中华人民共和国药典

2015 年版

三　　部

国家药典委员会　编

中国医药科技出版社

图书在版编目（CIP）数据

中华人民共和国药典：2015 年版. 三部 / 国家药典委员会编.
—北京：中国医药科技出版社，2015.6
ISBN 978-7-5067-7336-2

Ⅰ. ①中⋯　Ⅱ. ①国⋯　Ⅲ. ①药典—中国—2015

Ⅳ. ①R921.2

中国版本图书馆 CIP 数据核字（2015）第 051600 号

ISBN 978-7-5067-7336-2

9 787506 773362 >

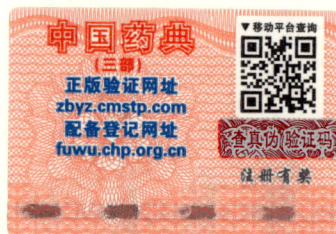

正版验证请扫描二维码或登录网址
zbyz. cmstp. com
配备登记请登录国家药典委员会网址
fuwu. chp. org. cn

责任编辑　浩云涛　裴　颢　薛　军　罗万杰
美术编辑　陈君杞
版式设计　郭小平

出版　中国医药科技出版社
地址　北京市海淀区文慧园北路甲 22 号
邮编　100082
电话　发行：010-62227427　邮购：010-62236938
网址　www. cmstp. com
规格　880×1230mm $\frac{1}{16}$
印张　41 $\frac{1}{8}$
字数　1516 千字
版次　2015 年 6 月第 1 版
印次　2015 年 6 月第 1 次印刷
印刷　北京新华印刷有限公司
经销　全国各地新华书店
书号　ISBN 978-7-5067-7336-2
定价　360.00 元

本社图书如存在印装质量问题请与本社联系调换

第十届药典委员会委员名单

名誉主任委员	桑国卫
主 任 委 员	陈竺
常务副主任委员	邵明立
副 主 任 委 员	陈新年 于文明 吴浈

执 行 委 员 （按姓氏笔画排序）

丁健	于文明	于德泉	王平	王居（女）
王立丰	王宁生	王永炎	庄辉	刘昌孝
孙燕	杜晓曦（女）	李大鹏	李云龙	李连达
李国庆	杨哲	杨宝峰	肖培根	吴浈
吴以岭	邱贵兴	沈倍奋（女）	张伟	张伯礼
陈竺	陈可冀	陈志南	陈凯先	陈新年
陈赛娟（女）	邵明立	周福成	赵铠	侯惠民
俞永新	姚宏	姚守拙	姚新生	顾健人
钱忠直	高润霖	桑国卫	曹洪欣	曹雪涛
彭东平	甄永苏			

委 员 （按姓氏笔画排序）

丁丽霞（女）	马辰（女）	马融	马双成	马玉楠（女）
王玉	王阶	王杰	王彦（女）	王勇
王浩	王璇（女）	王薇（女）	王大猷	王白露
王庆全	王庆国	王宇明	王字玲（女）	王军志
王如伟	王志斌	王佑春	王国治	王承德
王春龙	王荣福	王峥涛	王晓良	王铁杰（女）
王跃生	王喜军	王智民	王箐舟（女）	尤启冬
尹红章	巴信国（女）	邓开英（女）	孔令义	石建功
申昆玲（女）	叶久之（女）	叶文才	叶祖光	田瑞华
田嘉禾	史大卓	白政忠	仝小林	印春华
冯芳（女）	冯丽（女）	冯怡（女）	尼玛顿珠	匡安仁
匡海学	朴晋华（女）	毕开顺	吕扬（女）	吕佩源
吕爱平	朱俊	朱毅	朱立国	朱晓新
仲平	仲伯华	多杰	刘平	刘浩
刘又宁	刘大为	刘玉玲（女）	刘红宁	刘建勋
刘保奎	刘海青	刘海静（女）	刘菊妍（女）	刘铜华
米亚娴（女）	江云	江英桥	那生桑	阮力
孙文基	孙宁玲（女）	孙苓苓（女）	孙建宁（女）	孙晓波
孙飘扬	芮菁（女）	花宝金	苏来曼·哈力克	杜冠华
杜增辉	李宁	李军（女）	李波	李高
李萍（女）	李大魁	李云霞（女）	李文莉（女）	李玉华（女）
李玉珍（女）	李会林（女）	李泳雪（女）	李玲玲（女）	李素芝
李振国	李琦涵	李敬云（女）	杨明	杨梁

杨大坚	杨化新(女)	杨世林	杨汇川	杨永健
杨秀伟	杨建红(女)	杨晓明	肖 伟	肖小河
肖新月(女)	吴 松	吴玉章	吴传斌	邱模炎
何仲贵	何彦林	余 立(女)	余伯阳	邹全明
沈 琦(女)	沈心亮	沈平孃(女)	张 玫(女)	张 强
张小茜(女)	张卫东	张玉英(女)	张立群	张亚杰(女)
张志荣	张丽蓉(女)	张伯礼	张启明	张奉春
张秋生	张保献	张爱华(女)	张培培(女)	张庶民
张清波	张尊建	张满来	陆敏仪	阿吉艾克拜尔·艾萨
陈 钢	陈 楠(女)	陈 薇(女)	陈士林	陈万生
陈生弟	陈代杰	陈凯先	陈桂良	陈惠鹏
陈道峰	范 颖(女)	范慧红(女)	茅向军	林 娜(女)
林 梅(女)	林文翰	林瑞超	果德安	明全忠
罗 萍(女)	罗志福	罗卓雅(女)	罗国安	罗建辉
罗跃华	季 申(女)	金 方(女)	金于兰(女)	金少鸿
金征宇	周 旭(女)	周 凯	周立春(女)	周建平
郑 台	郑晓丽(女)	定天明	练鸿振	赵 明
赵 明(女)	赵 铠	赵中振	赵建邦	赵维良
赵瑞华(女)	胡 欣	胡昌勤	南 楠(女)	钟大放
钟国跃	钟瑞建	钟赣生	段金廒	俞 辉
饶春明	施亚琴(女)	闻京伟	姜 红(女)	姜良铎
姜雄平	洪利娅(女)	祝 明(女)	姚乃礼	贺浪冲
袁 军(女)	都广礼	聂小春	格桑巴珠	格桑索朗
贾天柱	贾立群	顾政一	钱家鸣(女)	钱维清(女)
倪 健	倪维芳(女)	徐 飞	徐安龙	徐志凯
徐丽华(女)	徐兵河	徐愚聪	殷 军(女)	高 申
高 华(女)	高 春(女)	高立勤(女)	高其品	郭 青(女)
郭洪祝	郭殿武	唐旭东	唐启盛	唐锁勤
涂家生	陶巧凤(女)	黄 民	黄 瑛(女)	黄尧洲
黄璐琦	梅之南	曹 晖	曹晓云(女)	戚中田
常俊标	庚石山	康双龙	梁争论	梁茂新
屠鹏飞	绳金房	彭 成	斯拉甫·艾白	董关木
董顺玲	蒋 琳(女)	嵇 扬(女)	程作用	程鹏飞(女)
程翼宇	奥乌力吉	鲁 静(女)	鲁卫星	鲁秋红(女)
曾 苏	曾 明	曾令冰	谢 宁	谢志洁
谢贵林	蒲旭峰	鲍家科	蔡少青	蔡宝昌
蔡姗英(女)	蔡美明(女)	裴雪涛	谭仁祥	潘卫三
潘 阳	潘锡强	戴 红(女)	戴 忠	魏立新
魏嘉陵(女)				

参与编写工作人员（按姓氏笔画排序）

目 录

中国药典沿革

1953 年版（第一版） 1949 年 10 月 1 日中华人民共和国成立后，党和政府十分关怀人民的医药卫生保健工作，当年 11 月卫生部召集在京有关医药专家研讨编纂药典问题。1950 年 1 月卫生部从上海抽调药学专家孟目的教授负责组建中国药典编纂委员会和处理日常工作的干事会，筹划编制新中国药典。

1950 年 4 月在上海召开药典工作座谈会，讨论药典的收载品种原则和建议收载的品种，并根据卫生部指示，提出新中国药典要结合国情，编出一部具有民族化、科学化、大众化的药典。随后，卫生部聘请药典委员 49 人，分设名词、化学药、制剂、植物药、生物制品、动物药、药理、剂量 8 个小组，另聘请通讯委员 35 人，成立了第一届中国药典编纂委员会。卫生部部长李德全任主任委员。

1951 年 4 月 24 日至 28 日在北京召开第一届中国药典编纂委员会第一次全体会议，会议对药典的名称、收载品种、专用名词、度量衡问题以及格式排列等作出决定。干事会根据全会讨论的意见，对药典草案进行修订，草案于 1952 年底报卫生部核转政务院文教委员会批准后，第一部《中国药典》1953 年版出卫生部编印发行。

该版药典共收载品种 531 种，其中化学药 215 种，植物药与油脂类 65 种，动物药 13 种，抗生素 2 种，生物制品 25 种，各类制剂 211 种。1957 年出版《中国药典》1953 年版增补本。

1963 年版（第二版） 1955 年卫生部组建第二届药典委员会，聘请委员 49 人，通讯委员 68 人，此届委员会因故未能开展工作。1957 年卫生部组建第三届药典委员会，聘请委员 80 人，药学专家汤腾汉教授为这届委员会主任委员（不设通讯委员），同年 7 月 28 日至 8 月 5 日在北京召开第一次全体会议，卫生部李德全部长做了药典工作报告，特别指出第一版《中国药典》未收载广大民众习用的中药的缺陷。会议在总结工作的基础上，通过了制订药典的原则，讨论了药典的性质和作用，修改了委员会章程，并一致认为应把合乎条件的中药收载到药典中。8 月 27 日卫生部批准委员会分设药理与医学、化学药品、药剂、生化药品、生药、生物制品六个专门委员会及名词小组，药典委员会设常务委员会，日常工作机构改称秘书室。

1958 年经常务委员会研究并经卫生部批准，增聘中医专家 8 人、中药专家 3 人组成中医药专门委员会，组织有关省市的中医药专家，根据传统中医药的理论和经验，起草中药材和中药成方（即中成药）的标准。

1959 年 6 月 25 日至 7 月 5 日在北京召开委员会第二次全体会议，会议主要审议新版药典草稿，并确定收载品种。草稿经修订补充后，分别由各专门委员会审定，于 1962 年完成送审稿，报请国务院批准后付印。1965 年 1 月 26 日卫生部颁布《中国药典》1963 年版。

该版药典共收载品种 1310 种，分一、二两部，各有凡例和有关的附录。一部收载中药材 446 种和中药成方制剂 197 种；二部收载化学药品 667 种。此外，一部记载药品的"功能与主治"，二部增加了药品的"作用与用途"。

1977 年版（第三版） 由于"文革"影响，在相当一段时间内，药典委员会工作陷于停顿。1972 年 4 月 28 日国务院批复卫生部"同意恢复药典委员会，四部（卫生部、燃料化学工业部、商业部、解放军总后卫生部）参加，卫生部牵头"。据此，同年 5 月 31 日至 6 月 10 日在北京召开了编制国家新药典工作会议，出席会议的有全国各省（自治区、直辖市）的药品检验、药政管理以及有关单位代表共 88 人。这次会议着重讨论了编制药典的指导思想、方法、任务和要求，交流了工作经验，确定了编制新药典的方案，并分工落实起草任务。1973 年 4 月，在北京召开第二次全国药典工作会议，讨论制订药典的原则要求，以及中西药品的标准样稿和起草说明书，并根据药材主产地和药品生产情况，调整了起草任务。1979 年 10 月 4 日卫生部颁布《中国药典》1977 年版，自 1980 年 1 月 1 日起执行。

该版药典共收载品种 1925 种。一部收载中草药（包括少数民族药材）、中草药提取物、植物油脂以及单味药制剂等 882 种，成方制剂（包括少数民族药成方）270 种，共 1152 种；二部收载化学药品、生物制品等 773 种。

1985 年版（第四版） 1979 年卫生部组建第四届药典委员会，聘请委员 112 人，卫生部部长钱信忠兼任主任委员。同年 11 月 22 日至 28 日在北京召开第一次全体委员会议，会议讨论修改了委员会章程、药品标准工作管理办法及工作计划。委员会分设：中医、中药、医学与药理、化学药、生化药、药剂、抗生素、生物制品、放射性药品及名词 10 个专业组。由有关专业组分别推荐新药典收载的品种，中医专业组负责审查拟定一部收载的品种范围；医学与药理专业组负责审查拟定二部收载的品种范围；由主产地所在的省（自治区、直辖市）药品检验所和有关单位负责起草标准，药典委员会办公室组织交叉复核；部分项目组成专题协作组，通过实验研究后起草，参与标准草案审议的除专业组委员外，还邀请了药品检验所和企业的代表。经卫生部批准，《中国药典》1985 年版于 1985 年 9 月出版，1986 年 4 月 1 日起执行。

该版药典共收载品种 1489 种。一部收载中药材、植物油脂及单味制剂 506 种，成方制剂 207 种，共713 种；二部收载化学药品、生物制品等 776 种。1987 年 11 月出版《中国药典》1985 年版增补本，新增品种 23 种，修订品种 172 种、附录 21 项。1988 年 10 月，第一部英文版《中国药典》1985 年版正式出版，同年还出版了药典二部注释选编。

1985 年 7 月 1 日《中华人民共和国药品管理法》正式执行，该法规定"药品必须符合国家药品标准或者省、自治区、直辖市药品标准"。明确"国务院卫生行政部门颁布的《中华人民共和国药典》和药品标准为国家药品标准"。"国务院卫生行政部门的药典委员会，负责组织国家药品标准的制定和修订"。进一步确定了药品标准的法定性质和药典委员会的任务。

1990 年版（第五版） 1986 年卫生部组建第五届药典委员会，聘请委员 150 人，卫生部崔月犁部长兼任主任委员，常设办事机构改为秘书长制。同年 5 月 5 日至 8 日召开第一次全体委员会议，讨论修订了委员会章程，通过了"七五"期间标准工作设想，确定了编制《中国药典》1990 年版的指导思想和原则要求，分别举行了中药材、中药成方制剂、化学药、抗生素、生化药及药理等专业会议，安排起草和科研任务。1989 年 3 月，药典委员会常设机构开始组织对 1990 年版药典标准的审稿和编辑加工。同年 12 月在北京举行药典委员会主任委员、副主任委员和各专业组长扩大会议进行审议，报卫生部批准后付印。1990 年 12 月 3 日卫生部颁布《中国药典》1990 年版，自 1991 年 7 月 1 日起执行。

该版药典收载品种共计 1751 种。一部收载 784 种，其中中药材、植物油脂等 509 种，中药成方及单味制剂 275 种；二部收载化学药品、生物制品等 967 种。与 1985 年版药典收载品种相比，一部新增 80 种，二部新增 213 种（含 1985 年版药典一部移入 5 种）；删去 25 种（一部 3 种，二部 22 种）；根据实际情况对药品名称作了适当修订。药典二部品种项下规定的"作用与用途"和"用法与用量"，分别改为"类别"和"剂量"，另组织编著《临床用药须知》一书，以指导临床用药。有关品种的红外光吸收图谱，收入《药品红外光谱集》另行出版，该版药典附录内不再刊印。

《中国药典》1990 年版的第一、第二增补本先后于 1992 年、1993 年出版，英文版于 1993 年 7 月出版。

第五届药典委员会还完成了《中国药典》1985 年版增补本和英文版的编制等工作。

1995 年版（第六版） 1991 年卫生部组建第六届药典委员会，聘请委员 168 人，卫生部陈敏章部长兼任主任委员。同年 5 月 16 日至 18 日召开第一次全体委员会议，讨论通过了委员会的章程和编制《中国药典》1995 年版设计方案，并成立由主任委员、副主任委员和专家共 11 人组成的常务委员会。分设 13 个专业组，即中医专业组、中药材专业组、中成药专业组、西医专业组、药理专业组、化学药专业一组、化学药专业二组、化学药专业三组、抗生素专业组、生化药品专业组、生物制品专业组、放射性药品专业组、药品名词专业组。

1993 年，《中国药典》1995 年版附录初稿发往各地，作为起草、修订正文标准的依据。1994 年 7 月各地基本完成了标准的起草任务，由药典委员会各专业委员会分别组织审稿工作。1994 年 11 月 29 日提交常务委员会扩大会议讨论审议，获得原则通过，报请卫生部审批付印。卫生部批准颁布《中国药典》1995 年版，自 1996 年 4 月 1 日起执行。

该版药典收载品种共计 2375 种。一部收载 920 种，其中中药材、植物油脂等 522 种，中药成方及单味制剂 398 种；二部收载 1455 种，包括化学药、抗生素、生化药、放射性药品、生物制品及辅料等。一部新增品种 142 种，二部新增品种 499 种。二部药品外文名称改用英文名，取消拉丁名；中文名称只收载药品法定通用名称，不再列副名。

《中国药典》1995 年版的第一、第二增补本先后于 1997 年、1998 年出版，英文版于 1997 年出版。

第六届药典委员会还完成了《中国药典》1990 年版的增补本、英文版及二部注释和一部注释选编、《药品红外光谱集》（第一卷）、《临床用药须知》（第二版）、《中药彩色图集》、《中药薄层色谱彩色图集》及《中国药品通用名称》的编制工作。

1993 年 5 月 21 日卫生部决定将药典委员会常设机构从中国药品生物制品检定所分离出来，作为卫生部的直属单位。

2000 年版(第七版)　1996 年卫生部组建第七届药典委员会，聘请委员 204 人，其中名誉委员 18 人，卫生部陈敏章部长兼任主任委员。1998 年 9 月，根据中编办（1998）32 号文，卫生部药典委员会更名为国家药典委员会，并成建制划转国家药品监督管理局管理。因管理体制的变化等原因，在经有关部门同意后，按照第七届药典委员会章程精神，1999 年 12 月第七届药典委员会常务委员会议同意调整主任委员和副主任委员。国家药品监督管理局局长郑筱萸兼任主任委员。本届委员会设专业委员会共 16 个，分别为：中医专业委员会、中药第一专业委员会、中药第二专业委员会、中药第三专业委员会、中药第四专业委员会、医学专业委员会、药品名词专业委员会、附录专业委员会、制剂专业委员会、药理专业委员会、化学药品第一专业委员会、化学药品第二专业委员会、抗生素专业委员会、生化药品专业委员会、放射性药品专业委员会、生物制品专业委员会。

1996 年召开第七届药典委员会常务委员会第一次会议，通过了《中国药典》2000 年版设计方案，一部确立了"突出特色，立足提高"，二部确立了"赶超与国情相结合，先进与特色相结合"的指导思想。1996 年 10 月起，各专业委员会先后召开会议，落实设计方案提出的任务并分工进行工作。1997 年底至 1999 年 10 月，先后对完成的附录与制剂通则和药典初稿征求了各有关方面的意见，并先后召开了 16 个专业委员会审定稿会议。《中国药典》2000 年版于 1999 年 12 月经第七届药典委员会常务委员会议审议通过，报请国家药品监督管理局批准颁布，于 2000 年 1 月出版发行，2000 年 7 月 1 日起正式执行。

该版药典共收载品种 2691 种，其中新增品种 399 种，修订品种 562 种。一部收载 992 种，二部收载 1699 种。附录作了较大幅度的改进和提高，一部新增 10 个，修订 31 个；二部新增 27 个，修订 32 个。二部附录中首次收载了药品标准分析方法验证要求等六项指导原则，现代分析技术在这版药典中得到进一步扩大应用。为了严谨起见，将"剂量"、"注意"项内容移至《临床用药须知》。

《中国药典》2000 年版的第一、第二增补本先后于 2002 年、2004 年出版，英文版于 2002 年出版。

第七届药典委员会还完成了《中国药典》1995 年版增补本和英文版、《中国药品通用名称》（一九九八年增补本）、《药品红外光谱集》（第二卷）及《临床用药须知》（第三版）的编制工作。

2005 年版(第八版)　2002 年 10 月国家药品监督管理局（2003 年 9 月更名为国家食品药品监督管理局）组建第八届药典委员会，聘请委员 312 人，不再设立名誉委员。国家药品监督管理局局长郑筱萸兼任主任委员，原常务委员会更名为执行委员会。本届委员会设专业委员会 24 个，在上一届专业委员会的基础上，增设了民族药专业委员会（筹）、微生物专业委员会、药品包装材料与辅料专业委员会；原生物制品专业委员会扩增为血液制品专业委员会、病毒制品专业委员会、细菌制品专业委员会、体细胞治疗与基因治疗专业委员会、重组制品专业委员会和体外诊断用生物试剂专业委员会。

2002 年 10 月召开的第八届药典委员会全体大会及执行委员会第一次会议，通过了本届药典委员会提出的"《中国药典》2005 年版设计方案"。设计方案明确了"坚持继承与发展、理论与实际相结合"的方针；确定了"科学、实用、规范"等药典编纂原则；决定将《中国生物制品规程》并入药典，设为药典三部；并编制首部中成药《临床用药须知》。

2002 年 11 月起，各专业委员会先后召开会议，安排设计方案提出的任务并分别进行工作。2003 年 7 月，首先完成了附录草案，并发有关单位征求意见。2004 年初药典附录与品种初稿基本完成，增修订内容陆续在国家药典委员会网站上公示 3 个月，征求全国各有关方面的意见。6 月至 8 月，各专业委员会相继召开了审定稿会议。9 月，《中国药典》2005 年版经过第八届药典委员会执行委员会议审议通过，12 月报请国家食品药品监督管理局批准颁布，于 2005 年 1 月出版发行，2005 年 7 月 1 日起正式执行。

该版药典共收载品种 3217 种，其中新增 525 种，修订 1032 种。一部收载 1146 种，其中新增 154 种、修订 453 种；二部收载 1970 种，其中新增 327 种、修订 522 种；三部收载 101 种，其中新增 44 种、修订 57 种。

该版药典附录亦有较大幅度调整。一部收载附录 98 个，其中新增 12 个、修订 48 个，删除 1 个；二部收载附录 137 个，其中新增 13 个、修订 65 个、删除 1 个；三部收载附录 134 个。一、二、三部共同采用的附录分别在各部中予以收载，并进行了协调统一。

该版药典对药品的安全性问题更加重视。药典一部增加了有害元素测定法和中药注射剂安全性检查法应用指导原则。药典二部增加了药品杂质分析指导原则、正电子类和锝［^{99m}Tc］放射性药品质量控制指导原则；有 126 个静脉注射剂增订了不溶性微粒检查，增修订细菌内毒素检查的品种达 112 种；残留溶剂测定法中引入国际间已协调统一的有关残留溶剂的限度要求，并有 24 种原料药增订了残留溶剂检查。药典三部增订了逆转录酶活性检查法、人血白蛋白铝残留量测定法等。该版药典结合我国医药工业的现状和临床用药的实际情况，将原《澄明度检查细则和判断标准》修订为"可见异物检查法"，以加强注射剂等药品的用药安全。

该版药典根据中医药理论，对收载的中成药标准项下的〔功能与主治〕进行了科学规范。

该版药典三部源于《中国生物制品规程》。自 1951 年以来，该规程已有六版颁布执行，分别为 1951 年及 1952 年修订版、1959 年版、1979 年版、1990 年版及 1993 年版（诊断制品类）、1995 年版、2000 年版及 2002 年版增补本。2002 年翻译出版了第一部英文版《中国生物制品规程》（2000 年版）。

《中国药典》2005 年版的增补本于 2009 年年初出版，英文版于 2005 年 9 月出版。

第八届药典委员会还完成了《中国药典》2000 年版增补本、《药品红外光谱集》（第三卷）、《临床用药须知》（中成药第一版、化学药第四版）及《中国药典》2005 年版英文版的编制工作。

2010 年版(第九版)　2007 年 11 月国家食品药品监督管理局组建第九届药典委员会。该届新增委员的遴选首次向社会公开选拔，采取差额选举、无记名投票的方式选举新增委员。该届委员会共有 323 名委员组成，其中续聘委员 163 名、新增委员 160 名（2008 年增补 2 名）。国家食品药品监督管理局局长邵明立兼任主任委员。该届委员会下设执行委员会和 25 个专业（工作）委员会。在上一届专业委员会的基础上，正式成立民族医药专业委员会；增设政策与发展委员会、标准物质专业委员会、标准信息工作委员会、注射剂工作委员会等 4 个专业（工作）委员会；取消原体细胞治疗与基因治疗专业委员会；将原体外诊断用生物试剂专业委员会与原血液制品专业委员会合并为血液制品专业委员会；将原 4 个中药专业委员会调整重组为中药材与饮片专业委员会、中成药专业委员会和天然药物专业委员会 3 个专业委员会。

2007 年 12 月召开第九届药典委员会成立暨全体委员大会，会议审议修订了《药典委员会章程》，并通过了"《中国药典》2010 年版编制大纲"，编制大纲明确了《中国药典》2010 年版编制工作的指导思想、基本原则、发展目标和主要任务。随后，各专业委员会分别开展工作，进行品种遴选、科研立项、任务落实。

该版药典在编制工作的组织保障和科学管理方面进行了大胆探索和管理上的创新。药典部分科研任务首次以《标准研究课题任务书》的形式，明晰承担单位的职责与义务，明确项目的工作任务、研究目标、考核指标及进度要求。2008 年 12 月首次在编制工作进行的过程中召开全体委员参加的药典工作会议，研究解决药典编制工作中存在的问题。2009 年 3 月至 8 月各专业委员会相继集中召开审定稿会议。2009 年 8 月 27 日提交第九届药典委员会执行委员会扩大会议讨论审议，获得原则通过。该版药典于 2010 年 1 月出版发行，自 2010 年 7 月 1 日起正式执行。

该版药典与历版药典比较，收载品种明显增加。共收载品种 4567 种，其中新增 1386 种，修订 2237 种。药典一部收载品种 2165 种，其中新增 1019 种、修订 634 种；药典二部收载品种 2271 种，其中新增 330 种、修订 1500 种；药典三部收载品种 131 种，其中新增 37 种、修订 94 种。

该版药典附录一部收载附录 112 个，其中新增 14 个、修订 47 个；二部收载附录 152 个，其中新增 15 个、修订 69 个；三部收载附录 149 个，其中新增 18 个、修订 39 个。一、二、三部共同采用的附录分别在各部中予以收载，并尽可能做到统一协调、求同存异、体现特色。

该版药典中现代分析技术得到进一步扩大应用，除在附录中扩大收载成熟的新技术方法外，品种正文中进一步扩大了对新技术的应用；药品的安全性保障得到进一步加强，除在凡例和附录中加强安全性检查总体要求外，在品种正文标准中增加或完善安全性检查项目；对药品质量可控性、有效性的技术保障得到进一步提升，除在附录中新增和修订相关的检查方法和指导原则外，在品种正文标准中增加或完善有效性检查项目；为适应药品监督管理的需要，制剂通则中新增了药用辅料总体要求；积极引入了国际协调组织在药品杂质控制、无菌检查法等方面的要求和限度。此外，该版药典也体现了对野生资源保护与中药可持续发展的理念，不再收载濒危野生药材。

第九届药典委员会还完成了《中国药典》2005 年版增补本、《药品红外光谱集》(第四卷)、《临床用药须知》(中药材和饮片第一版、中成药第二版、化学药第五版)、《中药材显微鉴别彩色图鉴》及《中药材薄层色谱彩色图集》(第一册、第二册)的编制工作。

2015 年版(第十版)　2010 年 12 月国家食品药品监督管理局(2013 年 3 月 22 日更名为国家食品药品监督管理总局)组建第十届药典委员会。本届药典委员遴选工作按照新修订的《新增委员遴选办法》和《第十届药典委员会委员遴选工作方案》，向全社会公开征集新增委员候选人，并采取差额选举、无记名投票的方式选举新增委员。本届委员会共有委员 351 名，其中续聘委员 248 名，新增委员 103 名。时任第十一届全国人大常委会副委员长桑国卫任名誉主任委员，时任卫生部部长陈竺任主任委员，时任卫生部副部长、国家药品监督管理局局长邵明立任常务副主任委员。本届委员会下设执行委员会和 23 个专业委员会。执行委员会委员共计 67 名，其中院士委员 28 名、资深专家 3 名、各专业委员会主任 20 名、相关部委专家 4 名、总局相关技术单位负责人 7 名。根据药典标准工作需要，本届委员会以第九届药典委员会专业委员会设置为基础，对专业委员会的设立进行了适当调整；为加强化学药标准的制定工作，增设了化学药品第三专业委员会，扩大化学药委员的人数；同时，根据实际工作需要，取消政策与发展委员会、标准信息工作委员会和注射剂工作委员会。

2010 年 12 月第十届药典委员会成立暨全体委员大会召开。会议审议通过了"《中国药典》2015 年版编制大纲"，编制大纲明确了《中国药典》2015 年版编制工作的指导思想、基本原则、发展目标和主要任务。

按照《国家药品安全"十二五"规划》的要求，国家药典委员会以实施"国家药品标准提高行动计划"为基础，组织各专业委员会和相关机构开展药典编制工作。药典委员会常设机构首次将 ISO 9001 质量管理体系引入药典编制的全过程管理，按照规范的"中国药典编制工作程序"开展品种遴选、课题立项、试验研究、标准起草、复核和审定等各项工作，稳步推进本版药典编制工作。2015 年 2 月 4 日《中国药典》2015 年版经第十届药典委员会执行委员会全体会议审议通过，于 2015 年 6 月 5 日经国家食品药品监督管理总局批准颁布，自 2015 年 12 月 1 日起实施。

本版药典进一步扩大药品品种的收载和修订，共收载品种 5608 种。一部收载品种 2598 种，其中新增品种 440 种、修订品种 517 种、不收载品种 7 种。二部收载品种 2603 种，其中新增品种 492 种、修订品种 415 种、不收载品种 28 种。三部收载品种 137 种，其中新增品种 13 种、修订品种 105 种、新增生物制品通则 1 个、新增生物制品总论 3 个、不收载品种 6 种。本版药典首次将上版药典附录整合为通则，并与药用辅料单独成卷作为《中国药典》四部。四部收载通则总数 317 个，其中制剂通则 38 个、检测方法 240 个(新增 27 个)、指导原则 30 个(新增 15 个)、标准品、标准物质及试液试药相关通则 9 个。药用辅料收载 270 种，其中新增 137 种、修订 97 种、不收载 2 种。

本版药典完善了药典标准体系的建设，整体提升质量控制的要求，进一步扩大了先进、成熟检测技术的应用，药用辅料的收载品种大幅增加，质量要求和安全性控制更加严格，使《中国药典》的引领作用和技术导向作用进一步体现。

在编制本版药典的过程中，还完成了《中国药典》2010 年版第一、二、三增补本，《红外光谱集》(第五卷)，《中国药品通用名称》，《国家药品标准工作手册》(第四版)，《中国药典注释》的编制和修订工作，组织开展了《中国药典》2015 年版英文版、《临床用药须知》2015 年版的编制工作。

本版药典（三部）新增品种名单

预防类

A 群 C 群脑膜炎球菌多糖结合疫苗

ACYW135 群脑膜炎球菌多糖疫苗

重组 B 亚单位/菌体霍乱疫苗（肠溶胶囊）

水痘减毒活疫苗

治疗类

静注乙型肝炎人免疫球蛋白（pH4）

冻干静注乙型肝炎人免疫球蛋白（pH4）

人纤维蛋白粘合剂

注射用重组人白介素-11

注射用重组人白介素-11（酵母）

注射用鼠神经生长因子

尼妥珠单抗注射液

重组牛碱性成纤维细胞生长因子滴眼液

重组人表皮生长因子滴眼液（酵母）

本版药典（三部）未收载 2010 年版药典（三部）及增补本中的品种名单

预防类

口服福氏宋内菌痢疾双价活疫苗

人用狂犬病疫苗（Vero 细胞）

人用狂犬病疫苗（地鼠肾细胞）

风疹减毒活疫苗（兔肾细胞）

治疗类

注射用抗人 T 细胞 CD3 鼠单抗

体外诊断类

抗 A 抗 B 血型定型试剂（人血清）

本版药典（三部）新增与修订的通则名单

一、新增的通则

0542	毛细管电泳法
0901	溶液颜色检查法
0902	澄清度检查法
1431	生物检定统计法
3127	单抗分子大小变异体测定法
3207	游离甲醛测定法（第二法）
3209	羟胺残留量测定法
3306	血液制品生产用人血浆病毒核酸检测技术要求
3523	干扰素生物学活性测定法（第二法）
3530	鼠神经生长因子生物学活性测定法
3531	尼妥珠单抗生物学活性测定法

3532	重组人白介素-11 生物学活性测定法
3533	A 型肉毒毒素效价测定法
3701	生物制品国家标准物质目录
8001	试药
8002	试液
8003	试纸
8004	缓冲液
8005	指示剂与指示液
8006	滴定液
9101	药品质量标准分析方法验证指导原则
9203	药品微生物实验室质量管理指导原则

二、修订的通则

3102	唾液酸测定法
3121	人血白蛋白多聚体测定法
3202	聚乙二醇残留量测定法
3301	支原体检查法
3302	外源病毒因子检查法
3407	外源性 DNA 残留量测定法
3412	大肠杆菌菌体蛋白质残留量测定法
3413	假单胞菌菌体蛋白质残留量测定法
3414	酵母工程菌菌体蛋白质残留量测定法
3523	干扰素生物学活性测定法
3524	重组人白介素-2 生物学活性测定法
3525	重组人粒细胞刺激因子生物学活性测定法

3526	重组人粒细胞巨噬细胞刺激因子生物学活性测定法
3527	重组牛碱性成纤维细胞生长因子生物学活性测定法
3528	重组人表皮生长因子生物学活性测定法
3517	人凝血因子 II 效价测定法
3518	人凝血因子 VII 效价测定法
3520	人凝血因子 X 效价测定法
3521	人凝血因子 VIII 效价测定法
3514	人免疫球蛋白 Fc 段生物学活性测定法
3604	新生牛血清检测要求

三、通则的编码对照

《中国药典》2015 年版三部通则编码对照

类别	《中国药典》2010 年版三部附录编号	《中国药典》2015 年版通则编号
制剂通则	Ｉ A 注射剂	0102 注射剂
	Ｉ B 栓剂	0107 栓剂
	Ｉ C 眼用制剂	0105 眼用制剂
	Ｉ E 片剂	0101 片剂
	Ｉ F 胶囊剂	0103 胶囊剂
	Ｉ G 软膏剂 乳膏剂	0109 软膏剂 乳膏剂

前　言

《中华人民共和国药典》（简称《中国药典》）2015 年版为第十版药典。按照第十届药典委员会成立大会暨全体委员大会审议通过的药典编制大纲所确立的指导思想、基本原则、任务目标及具体要求，在国家食品药品监督管理总局的领导下，在各级药检机构、科研院所和大专院校的大力支持和帮助下，以及各药品生产企业的积极参与和配合下，经过全体委员和常设机构工作人员的辛勤工作和不懈努力，顺利完成了《中国药典》2015 年版编制任务。2015 年 2 月 4 日，第十届药典委员会执行委员会全体会议审议通过了本版药典，2015 年 6 月 5 日由国家食品药品监督管理总局批准颁布，自 2015 年 12 月 1 日起实施。

《中国药典》2015 年版由一部、二部、三部和四部构成，收载品种总计 5608 种，其中新增 1082 种。一部收载药材和饮片、植物油脂和提取物、成方制剂和单味制剂等，品种共计 2598 种，其中新增 440 种、修订 517 种，不收载 7 种。二部收载化学药品、抗生素、生化药品以及放射性药品等，品种共计 2603 种，其中新增 492 种、修订 415 种，不收载 28 种。三部收载生物制品 137 种，其中新增 13 种、修订 105 种，不收载 6 种。为解决长期以来各部药典检测方法重复收录，方法间不协调、不统一、不规范的问题，本版药典对各部药典共性附录进行整合，将原附录更名为通则，包括制剂通则、检定方法、标准物质、试剂试药和指导原则。重新建立规范的编码体系，并首次将通则、药用辅料单独作为《中国药典》四部。四部收载通则总计 317 个，其中制剂通则 38 个、检验方法 240 个、指导原则 30 个、标准物质和试液试药相关通则 9 个；药用辅料 270 种，其中新增 137 种、修订 97 种，不收载 2 种。

本版药典的特点主要体现在：

收载品种显著增加。进一步扩大了收载品种的范围，基本实现了国家基本药物目录品种生物制品全覆盖，中药、化药覆盖率达到 90% 以上。对部分标准不完善、多年无生产、临床不良反应多、剂型不合理的品种加大调整力度，本版药典不再收载 2010 年版药典品种共计 43 种。

药典标准体系更加完善。将过去药典各部附录进行整合，归为本版药典四部。完善了以凡例为总体要求、通则为基本规定、正文为具体要求的药典标准体系。首次收载"国家药品标准物质制备""药包材通用要求"以及"药用玻璃材料和容器"等指导原则，形成了涵盖原料药及其制剂、药用辅料、药包材、标准物质等更加全面、系统、规范的药典标准体系。

现代分析技术的扩大应用。本版药典在保留常规检测方法的基础上，进一步扩大了对新技术、新方法的应用，以提高检测的灵敏度、专属性和稳定性。采用液相色谱法-串联质谱法、分子生物学检测技术、高效液相色谱-电感耦合等离子体质谱法等用于中药的质量控制。采用超临界流体色谱法、临界点色谱法、粉末 X 射线衍射法等用于化药的质量控制。采用毛细管电泳分析测定重组单克隆抗体产品分子大小异构体，采用高效液相色谱法测定抗毒素抗血清制品分子大小分布等。在检测技术储备方面，建立了中药材 DNA 条形码分子鉴定法、色素测定法、中药中真菌毒素测定法、近红外分光光度法、基于基因芯片的药物评价技术等指导方法。

药品安全性保障进一步提高。完善了"药材和饮片检定通则""炮制通则"和"药用辅料通则"；新增"国家药品标准物质通则""生物制品生产用原材料及辅料质量控制规程""人用疫苗总论""人用重组单克隆抗体制品总论"等，增订了微粒制剂、药品晶型研究及晶型质量控制、中药有害残留物限量制定等相关指导原则。一部制定了中药材及饮片中二氧化硫残留量限度标准，建立了珍珠、海藻等海洋类药物标准中有害元素限度标准，制定了人参、西洋参标准中有机氯等 16 种农药残留的检查，对柏子仁等 14 味易受黄曲霉毒素感染药材及饮片增加了"黄曲霉毒素"检查项目和限度标准。二部进一步加强了对有关物质的控制，增强了对方法的系统适用性要求，同时还增加了约 500 个杂质的结构信息；增加对手性杂质的控制；静脉输液及滴眼液等增加渗透压摩尔浓度的检测，增加对注射剂与滴眼剂中抑菌剂的控制要求等。三部加强对生物制品生产用原材料及辅料的质量控制，规范防腐剂的使用，加强残留溶剂的控制；增加疫苗产品

类别	《中国药典》2010 年版三部附录编号	《中国药典》2015 年版通则编号
制剂通则	Ⅰ H 喷雾剂	0112 喷雾剂
	Ⅰ J 颗粒剂	0104 颗粒剂
	Ⅰ K 散剂	0115 散剂
	Ⅰ L 鼻用制剂	0106 鼻用制剂
	Ⅰ M 凝胶剂	0114 凝胶剂
	Ⅰ D 外用制剂	0118 涂剂
分光光度法	Ⅱ A 紫外-可见分光光度法	0401 紫外-可见分光光度法
	Ⅱ B 原子吸收分光光度法	0406 原子吸收分光光度法
	Ⅱ C 荧光分析法	0405 荧光分光光度法
	Ⅱ D 火焰光度法	0407 火焰光度法
色谱法	Ⅲ A 纸色谱法	0501 纸色谱法
	Ⅲ B 高效液相色谱法	0512 高效液相色谱法
	Ⅲ E 离子色谱法	0513 离子色谱法
	Ⅲ C 气相色谱法	0521 气相色谱法
	Ⅲ D 分子排阻色谱法	0514 分子排阻色谱法
电泳法	Ⅳ A 醋酸纤维素薄膜电泳法	0541 电泳法 第二法 醋酸纤维素薄膜电泳法
	Ⅳ B 琼脂糖凝胶电泳法	0541 电泳法 第三法 琼脂糖凝胶电泳法
	Ⅳ C SDS-聚丙烯酰胺凝胶电泳法	0541 电泳法 第五法 SDS-聚丙烯酰胺凝胶电泳法
	Ⅳ D 等电聚焦电泳法	0541 电泳法 第六法 等电聚焦电泳法
		0542 毛细管电泳法（新增）
物理检查法	Ⅴ A pH 值测定法	0631 pH 值测定法
	Ⅴ H 渗透压摩尔浓度测定法	0632 渗透压摩尔浓度测定法
		0901 溶液颜色检查法（新增）
		0902 澄清度检查法（新增）
	Ⅴ I 不溶性微粒检查法	0903 不溶性微粒检查法
	Ⅴ B 可见异物检查法	0904 可见异物检查法
	Ⅴ C 崩解时限检查法	0921 崩解时限检查法
	Ⅴ D 融变时限检查法	0922 融变时限检查法
	Ⅴ E 片剂脆碎度检查法	0923 片剂脆碎度检查法
	Ⅴ F 最低装量检查法	0942 最低装量检查法
	Ⅴ G 粒度测定法	0982 粒度和粒度分布测定法
含量测定法	Ⅵ A 氮测定法	0704 氮测定法
	Ⅵ B 蛋白质测定法	0731 蛋白质含量测定法
	Ⅶ M 固体总量测定法	3101 固体总量测定法
	Ⅶ L 干燥失重测定法	0831 干燥失重测定法
	Ⅶ C 唾液酸测定法	3102 唾液酸测定法
	Ⅶ A 磷测定法	3103 磷测定法
	Ⅶ C 硫酸铵测定法	3104 硫酸铵测定法
	Ⅶ E 亚硫酸氢钠测定法	3105 亚硫酸氢钠测定法
	Ⅶ F 氢氧化铝（或磷酸铝）测定法	3106 氢氧化铝（或磷酸铝）测定法
	Ⅶ G 氯化钠测定法	3107 氯化钠测定法
	Ⅶ H 枸橼酸离子测定法	3108 枸橼酸离子测定法
	Ⅶ I 钾离子测定法	3109 钾离子测定法

续表

类别	《中国药典》2010 年版三部附录编号	《中国药典》2015 年版通则编号
含量测定法	Ⅶ J　钠离子测定法	3110　钠离子测定法
	Ⅵ K　辛酸钠测定法	3111　辛酸钠测定法
	Ⅶ W　乙酰色氨酸测定法	3112　乙酰色氨酸测定法
	Ⅵ M　苯酚测定法	3113　苯酚测定法
	Ⅵ N　间甲酚测定法	3114　间甲酚测定法
	Ⅶ B　硫柳汞测定法	3115　硫柳汞测定法
	Ⅵ T　对羟基苯甲酸甲酯、对羟基苯甲酸丙酯含量测定法	3116　对羟基苯甲酸甲酯、对羟基苯甲酸丙酯含量测定法
	Ⅵ F　O-乙酰基测定法	3117　O-乙酰基测定法
	Ⅷ K　己二酰肼含量测定法	3118　己二酰肼含量测定法
	Ⅷ L　高分子结合物含量测定法	3119　高分子结合物含量测定法
	Ⅵ P　人血液制品中糖及糖醇测定法	3120　人血液制品中糖及糖醇测定法
	Ⅵ Q　人血白蛋白多聚体测定法	3121　人血白蛋白多聚体测定法
	Ⅵ R　人免疫球蛋白类制品 IgG 单体加二聚体测定法	3122　人免疫球蛋白类制品 IgG 单体加二聚体测定法
	Ⅵ S　人免疫球蛋白中甘氨酸含量测定法	3123　人免疫球蛋白中甘氨酸含量测定法
	Ⅵ U　重组人粒细胞刺激因子蛋白质含量测定法	3124　重组人粒细胞刺激因子蛋白质含量测定法
	Ⅵ E　组胺人免疫球蛋白中游离磷酸组胺测定法	3125　组胺人免疫球蛋白中游离磷酸组胺测定法
	Ⅺ K　IgG 含量测定法	3126　IgG 含量测定法
		3127　单抗分子大小变异体测定法（新增）
化学残留物测定法	Ⅵ X　氰化物残留量测定法	0806　氰化物检查法
	Ⅶ D　水分测定法	0832　水分测定法
	Ⅵ V　残留溶剂测定法	0861　残留溶剂测定法
	Ⅵ D　乙醇残留量测定法	3201　乙醇残留量测定法
	Ⅵ G　聚乙二醇残留量测定法	3202　聚乙二醇残留量测定法
	Ⅶ H　聚山梨酯 80 残留量测定法	3203　聚山梨酯 80 残留量测定法
	Ⅵ I　戊二醛残留量测定法	3204　戊二醛残留量测定法
	Ⅵ J　磷酸三丁酯残留量测定法	3205　磷酸三丁酯残留量测定法
	Ⅵ Y　碳二亚胺残留量测定法	3206　碳二亚胺残留量测定法
	Ⅵ L　游离甲醛测定法	3207　游离甲醛测定法（新增第二法）
	Ⅶ K　人血白蛋白铝残留量测定法	3208　人血白蛋白铝残留量测定法
		3209　羟胺残留量测定法（新增）
微生物检查法	Ⅻ A　无菌检查法	1101　无菌检查法
	Ⅻ G　微生物限度检查法	1105　非无菌产品微生物限度检查：微生物计数法
		1106　非无菌产品微生物限度检查：控制菌检查法
		1107　非无菌药品微生物限度标准
		1121　抑菌效力检查法
	ⅩⅦ A　抑菌剂（防腐剂）效力检查法指导原则	1141　异常毒性检查法
	Ⅻ F　异常毒性检查法	1142　热原检查法
	Ⅻ D　热原检查法	1143　细菌内毒素检查法
	Ⅻ E　细菌内毒素检查法	3301　支原体检查法
	Ⅻ B　支原体检查法	3302　外源病毒因子检查法
	Ⅻ C　病毒外源因子检查法	3303　鼠源性病毒检查法
	Ⅻ H　鼠源性病毒检查法	3304　SV40 核酸序列检查法
	Ⅸ H　SV40 核酸序列检查法	3305　猴体神经毒力试验
	Ⅺ L　猴体神经毒力试验	3306　血液制品生产用人血浆病毒核酸检测技术要求（新增）

续表

类别	《中国药典》2010 年版三部附录编号	《中国药典》2015 年版通则编号
生物测定法	Ⅷ A　免疫印迹法	3401　免疫印迹法
	Ⅷ B　免疫斑点法	3402　免疫斑点法
	Ⅷ C　免疫双扩散法	3403　免疫双扩散法
	Ⅷ D　免疫电泳法	3404　免疫电泳法
	Ⅷ E　肽图检查法	3405　肽图检查法
	Ⅸ G　质粒丢失率检查法	3406　质粒丢失率检查法
	Ⅸ B　外源性 DNA 残留量测定法	3407　外源性 DNA 残留量测定法
	Ⅸ A　抗生素残留量检查法	3408　抗生素残留量检查法
	Ⅸ F　激肽释放酶原激活剂测定法	3409　激肽释放酶原激活剂测定法
	Ⅸ K　抗补体活性测定法	3410　抗补体活性测定法
	Ⅷ I　牛血清白蛋白残留量测定法	3411　牛血清白蛋白残留量测定法
	Ⅸ C　大肠杆菌菌体蛋白质残留量测定法	3412　大肠杆菌菌体蛋白质残留量测定法
	Ⅸ D　假单胞菌菌体蛋白质残留量测定法	3413　假单胞菌菌体蛋白质残留量测定法
	Ⅸ E　酵母工程菌菌体蛋白质残留量测定法	3414　酵母工程菌菌体蛋白质残留量测定法
	Ⅸ I　类 A 血型物质测定法	3415　类 A 血型物质测定法
	Ⅸ L　鼠 IgG 残留量测定法	3416　鼠 IgG 残留量测定法
	Ⅸ S　无细胞百日咳疫苗鉴别试验	3417　无细胞百日咳疫苗鉴别试验
	Ⅸ T　抗毒素、抗血清制品鉴别试验	3418　抗毒素、抗血清制品鉴别试验
	Ⅷ G　A 群脑膜炎球菌多糖分子大小测定法	3419　A 群脑膜炎球菌多糖分子大小测定法
	Ⅷ H　伤寒 Vi 多糖分子大小测定法	3420　伤寒 Vi 多糖分子大小测定法
	Ⅷ J　b 型流感嗜血杆菌结合疫苗多糖含量测定法	3421　b 型流感嗜血杆菌结合疫苗多糖含量测定法
	Ⅸ N　人凝血酶活性检查法	3422　人凝血酶活性检查法
	Ⅸ O　活化的凝血因子活性检查法	3423　活化的凝血因子活性检查法
	Ⅸ P　肝素含量测定法	3424　肝素含量测定法
	Ⅸ J　抗 A、抗 B 血凝素测定法	3425　抗 A、抗 B 血凝素测定法
	Ⅸ Q　人红细胞抗体测定法	3426　人红细胞抗体测定法
	Ⅸ R　人血小板抗体测定法	3427　人血小板抗体测定法
生物活性/效价测定法	Ⅹ A　重组乙型肝炎疫苗（酵母）体外相对效力检查法	3501　重组乙型肝炎疫苗（酵母）体外相对效力检查法
	Ⅹ S　甲型肝炎灭活疫苗体外相对效力检查法	3502　甲型肝炎灭活疫苗体外相对效力检查法
	Ⅺ A　人用狂犬病疫苗效价测定法	3503　人用狂犬病疫苗效价测定法
	Ⅺ B　吸附破伤风疫苗效价测定法	3504　吸附破伤风疫苗效价测定法
	Ⅺ C　吸附白喉疫苗效价测定法	3505　吸附白喉疫苗效价测定法
	Ⅺ D　类毒素絮状单位测定法	3506　类毒素絮状单位测定法
	Ⅺ E　白喉抗毒素效价测定法	3507　白喉抗毒素效价测定法
	Ⅺ F　破伤风抗毒素效价测定法	3508　破伤风抗毒素效价测定法
	Ⅺ G　气性坏疽抗毒素效价测定法	3509　气性坏疽抗毒素效价测定法
	Ⅺ H　肉毒抗毒素效价测定法	3510　肉毒抗毒素效价测定法
	Ⅺ I　抗蛇毒血清效价测定法	3511　抗蛇毒血清效价测定法
	Ⅺ J　狂犬病免疫球蛋白效价测定法	3512　狂犬病免疫球蛋白效价测定法
	Ⅹ O　人免疫球蛋白中白喉抗体效价测定法	3513　人免疫球蛋白中白喉抗体效价测定法
	Ⅹ P　人免疫球蛋白 Fc 段生物学活性测定法	3514　人免疫球蛋白 Fc 段生物学活性测定法
	Ⅹ Q　抗人 T 细胞免疫球蛋白效价测定法（E 玫瑰花环形成抑制试验）	3515　抗人 T 细胞免疫球蛋白效价测定法（E 玫瑰花环形成抑制试验）
	Ⅹ R　抗人 T 细胞免疫球蛋白效价测定法（淋巴细胞毒试验）	3516　抗人 T 细胞免疫球蛋白效价测定法（淋巴细胞毒试验）

续表

类别	《中国药典》2010年版三部附录编号	《中国药典》2015年版通则编号
生物活性/效价测定法	ⅩⅡ J　人凝血因子Ⅱ效价测定法	3517　人凝血因子Ⅱ效价测定法
	ⅩⅡ K　人凝血因子Ⅶ效价测定法	3518　人凝血因子Ⅶ效价测定法
	ⅩⅡ L　人凝血因子Ⅸ效价测定法	3519　人凝血因子Ⅸ效价测定法
	ⅩⅡ M　人凝血因子Ⅹ效价测定法	3520　人凝血因子Ⅹ效价测定法
	ⅩⅡ N　人凝血因子Ⅷ效价测定法	3521　人凝血因子Ⅷ效价测定法
	ⅩⅡ B　重组人促红素体内生物学活性测定法	3522　重组人促红素体内生物学活性测定法
	ⅩⅡ C　干扰素生物学活性测定法	3523　干扰素生物学活性测定法（新增第二法）
	ⅩⅡ D　重组人白介素-2 生物学活性测定法	3524　重组人白介素-2 生物学活性测定法
	ⅩⅡ E　重组人粒细胞刺激因子生物学活性测定法	3525　重组人粒细胞刺激因子生物学活性测定法
	ⅩⅡ F　重组人粒细胞巨噬细胞刺激因子生物学活性测定法	3526　重组人粒细胞巨噬细胞刺激因子生物学活性测定法
	ⅩⅡ G　重组牛碱性成纤维细胞生长因子生物学活性测定法	3527　重组牛碱性成纤维细胞生长因子生物学活性测定法
	ⅩⅡ H　重组人表皮生长因子生物学活性测定法	3528　重组人表皮生长因子生物学活性测定法
	ⅩⅡ I　重组链激酶生物学活性测定法	3529　重组链激酶生物学活性测定法
		3530　鼠神经生长因子生物学活性测定法（新增）
		3531　尼妥珠单抗生物学活性测定法（新增）
		3532　重组人白介素-11 生物学活性测定法（新增）
		3533　A 型肉毒毒素效价测定法（新增）
特定生物原材料/动物	ⅩⅢ A　无特定病原体鸡胚质量检测要求	3601　无特定病原体鸡胚质量检测要求
	ⅩⅢ B　实验动物微生物学检测要求	3602　实验动物微生物学检测要求
	ⅩⅢ C　实验动物寄生虫学检测要求	3603　实验动物寄生虫学检测要求
	ⅩⅢ D　新生牛血清检测要求	3604　新生牛血清检测要求
	ⅩⅣ　细菌生化反应培养基	3605　细菌生化反应培养基
试剂　试液标准品（新增）		8001　试药
		8002　试液
		8003　试纸
		8004　缓冲液
		8005　指示剂与指示液
		8006　滴定液
		3701　生物制品国家标准物质目录
其他	ⅩⅤ　灭菌法	1421　灭菌法
原子量表	ⅩⅥ　原子量表	附表　原子量表
其他		1431　生物检定统计法（新增）
技术指南	ⅩⅦ B　药品微生物检验替代方法验证指导原则	9101　药品质量标准分析方法验证指导原则（新增）
		9201　药品微生物检验替代方法验证指导原则
		9203　药品微生物实验室质量管理指导原则（新增）

凡　例

总　则

一、《中华人民共和国药典》简称《中国药典》，依据《中华人民共和国药品管理法》组织制定和颁布实施。《中国药典》一经颁布实施，其相关内容的上版标准或其原国家标准即同时停止使用。

《中国药典》由一部、二部、三部、四部及其增补本组成，药典一部收载药材和饮片、植物油脂和提取物、成方制剂和单味制剂等；药典二部收载化学药品、抗生素、生化药品、放射性药品等；药典三部收载生物制品；各部内容分别包括凡例、正文（各论）和通则。本版药典新增第四部，集中收载药典通则和药用辅料，为便于药典使用，对部分正文（各论）品种常用的通则亦列于各部之后。除特别注明版次外，《中国药典》均指现行版《中国药典》。

本部为《中国药典》三部。

二、国家生物制品标准由凡例、生物制品通则、总论与正文（各论）及其引用的检测方法通则（简称通则）共同构成。本部药典收载的凡例、生物制品通则、总论、通则对未载入本版药典但经国务院药品监督管理部门颁布的其他生物制品国家标准具同等效力。

三、凡例是为正确使用《中国药典》进行质量检定的基本原则，是对《中国药典》正文（各论）、生物制品通则、总论、通则及与质量检定有关的共性问题的统一规定。

生物制品通则是对各论生产和质量管理规范的原则性要求。

总论是对某一类别生物制品生产及质量控制的通用性技术要求。

四、凡例、生物制品通则、总论和通则中采用"除另有规定外"这一用语，表示存在与凡例、生物制品通则、正文（总论）或通则有关规定不一致的情况时，则在正文（各论）中另作规定，并按此规定执行。

五、正文（各论）所设各项规定是针对符合中国现行《药品生产质量管理规范》（Good Manufacturing Practices，GMP）的产品而言。任何违反 GMP 或有未经批准添加物质所生产的药品，即使符合《中国药典》或按照《中国药典》没有检出其添加物质或相关杂质，亦不能认为其符合规定。

六、《中国药典》的英文名称为 Pharmacopoeia of The People's Republic of China；英文简称为 Chinese Pharmacopoeia；英文缩写为 Ch. P. 。

正文（各论）

七、药典各品种项下收载的内容为标准正文（各论）。正文（各论）系根据生物制品自身的理化与生物学特性，按照批准的原材料、生产工艺、贮藏、运输条件等所制定的，用以检测生物制品质量是否达到用药要求并衡量其质量是否稳定均一的技术规定。

八、正文（各论）内容根据品种和剂型的不同，按顺序可分别列有：（1）品名（包括中文通用名称、汉语拼音与英文名称）；（2）定义、组成及用途；（3）基本要求；（4）制造；（5）检定（原液、半成品、成品）；（6）保存、运输及有效期；（7）使用说明（预防类制品）。

通　则

九、通则主要收载制剂通则、通用检测方法和指导原则。制剂通则系按照生物制品剂型分类，针对剂型特点所规定的统一技术要求；通用检测方法系各论品种进行相同检查项目的检测时所应采用的统一的设备、程序及方法等；指导原则系为执行药典、考察生物制品质量、起草与复核生物制品标准所制定的指导性规定。

名 称 及 编 排

十、本版药典收载的生物制品的中文名称系参照《中国药品通用名称》中生物制品通用名称命名原则命名，《中国药典》收载的中文名称均为法定名称；英文名称可采用世界卫生组织规程或国际惯用名称。已有国际非专利药名（International Nonproprietary Name，INN）亦可采用。

十一、本版药典由四部分组成：生物制品通则、总论、正文（各论）及通则。正文（各论）收载的生物制品包括：

1. 预防类生物制品（含细菌类疫苗、病毒类疫苗）；

2. 治疗类生物制品（含抗毒素及抗血清、血液制品、生物技术制品等）；

3. 体内诊断制品；

4. 体外诊断制品（系指本版药典收载的、国家法定用于血源筛查的体外诊断试剂）。

通则包括制剂通则、通用检测方法、指导原则，按分类编码；索引按汉语拼音顺序排序的中文索引、英文名和中文名对照索引排列。鉴于本版药典新增制剂通则和检测方法数量较多，原有编码系统容量有限，为此本版药典对通则统一重新编码。为与上一版药典做好衔接，本版药典列有新、旧通则编码对照表，以方便查询。

基 本 要 求

十二、设施与生产质量管理应符合现行版中国《药品生产质量管理规范》要求。

1. 致病性芽孢菌操作直至灭活过程完成前应使用专用设施。炭疽杆菌、肉毒梭状芽孢杆菌和破伤风梭状芽孢杆菌制品须在相应专用设施内生产。

2. 血液制品的生产厂房应为独立建筑物，不得与其他药品共用，并使用专用的生产设施和设备。

3. 卡介苗和结核菌素生产厂房必须与其他制品生产厂房严格分开，生产中涉及活有机体的生产设备应专用。

4. 涉及感染性材料的操作应符合国家生物安全的相关规定。

十三、直接用于生产和检定生物制品的菌种、毒种、来自人和动物的细胞、DNA 重组工程菌及工程细胞，均须经国务院药品监督管理部门批准。

十四、原材料及辅料

制剂中使用的辅料和生产中所用的原材料，其质量控制应符合"生物制品生产用原材料及辅料质量控制规程"及本版药典（二部和三部）的相关规定。本版药典未收载者，必须制定符合产品生产和质量控制要求的标准并需经国务院药品监督管理部门批准。辅料的生产和使用应符合国务院药品监督管理部门的有关规定。

生产用培养基不得含有可能引起人体不良反应的物质。

生产过程使用的过滤介质，应为无石棉的介质。

十五、生产用水及生产用具

生产用的水源水应符合国家饮用水标准，纯化水和注射用水应符合本版药典（二部）的标准。生产用水的制备、贮存、分配和使用及生产用具的处理均应符合中国《药品生产质量管理规范》要求。

十六、生产过程中抗生素和防腐剂使用的相关要求

1. 抗生素的使用

（1）除另有规定外，不得使用青霉素或其他 β-内酰胺类抗生素。

（2）成品中严禁使用抗生素作为防腐剂。

（3）生产过程中，应尽可能避免使用抗生素，必须使用时，应选择安全性风险相对较低的抗生素，使用抗生素的种类不得超过 1 种，且产品的后续工艺应保证可有效去除制品中的抗生素，去除工艺应经验证。

（4）生产过程中使用抗生素时，成品检定中应检测抗生素残留量，并规定残留量限值。

2．防腐剂的使用

（1）应尽可能避免在注射剂的中间品和成品中添加防腐剂，尤其是含汞类的防腐剂。

（2）单剂量注射用冻干制剂中不得添加任何防腐剂；单剂量注射液应尽可能避免添加防腐剂；供静脉用的注射液不得添加任何防腐剂。

（3）对于多剂量制品，根据使用时可能发生的污染与开盖后推荐的最长使用时间来确定是否使用有效的防腐剂。如需使用，应证明防腐剂不会影响制品的安全性与效力。

（4）成品中添加防腐剂的制品，其防腐剂应在有效抑菌范围内采用最小加量，且应设定控制范围。

十七、生产及检定用动物

1．用于制备注射用活疫苗的动物细胞应来源于无特定病原体（SPF 级）动物；用于制备口服疫苗和灭活疫苗的动物细胞应来自清洁级或清洁级以上动物。所用动物应符合实验动物微生物学和寄生虫学检测要求（通则 3602 与通则 3603）的相关规定。

2．培养细胞用牛血清应来源于无牛海绵状脑病地区的健康牛群，其质量应符合本版药典的有关规定。

3．消化细胞用的胰蛋白酶应证明无外源性或内源性病毒污染。

4．用于制备鸡胚或鸡胚细胞的鸡蛋，除另有规定外，应来自无特定病原体的鸡群。

5．生产用马匹应符合"免疫血清生产用马匹检疫和免疫规程"要求。

6．检定用动物，除另有规定外，均应用清洁级或清洁级以上的动物；小鼠至少应来自封闭群动物（Closed Colony Animals）。

7．生产用菌、毒种需用动物传代时，应使用 SPF 级动物。

十八、生产工艺

1．生产工艺应经验证，并经国务院药品监督管理部门批准。

2．生产过程采用菌、毒种和细胞基质（病毒性疫苗）时，应确定菌、毒种和细胞基质的具体代次；同一品种不同批制品的生产用菌、毒种及细胞代次均应保持一致。

3．生产工艺中涉及病毒、细菌的灭活处理时，应确定灭活工艺的具体步骤及参数，以保证灭活效果。

4．半成品配制时应规定有效成分或活性单位加入的定值。

十九、质量控制

制品的质量控制应包括安全性、有效性、可控性。各种需要控制的物质，系指该品种按规定工艺进行生产和贮藏过程中需要控制的成分，包括非目标成分（如残留溶剂、残留宿主细胞蛋白质以及目标成分的聚合体、降解产物等）；改变生产工艺时需相应地修订有关检查项目和标准。

1．生产过程中如采用有机溶剂或其他物质进行提取、纯化或灭活处理等，生产的后续工艺应能有效去除，去除工艺应经验证，残留量应符合残留溶剂测定法的相关规定（通则 0861）。

2．除另有规定外，制品有效性的检测应包括有效成分含量和效力的测定。

3．各品种中每项质量指标均应有相应的检测方法，以及明确的限度或要求。

4．除另有规定外，可量化的质量标准应设定限度范围。

5．复溶冻干制品的稀释剂应符合本版药典的规定，本版药典未收载的稀释剂，其制备工艺和质量标准应经国务院药品监督管理部门批准。

精　确　度

二十、检定时取样量的准确度和试验精密度

1. 试验中供试品与试药等"称重"或"量取"的量，均以阿拉伯数字表示，其精确度可根据数值的有效数位来确定，如称取"0.1g"，系指称取重量可为 0.06～0.14g；称取"2g"，系指称取重量可为 1.5～2.5g；称取"2.0g"，系指称取重量可为 1.95～2.05g；称取"2.00g"，系指称取重量可为 1.995～2.005g。

"精密称定"系指称取重量应准确至所取重量的千分之一；"称定"系指称取重量应准确至所取重量的百分之一；"精密量取"系指量取体积的准确度应符合国家标准中对该体积移液管的精密度要求；"量取"系指可用量筒或按照量取体积的有效数位选用量具。取用量为"约"若干时，系指取用量不得超过规定量的 ±10%。

2. 恒重，除另有规定外，系指供试品连续两次干燥或炽灼后的重量差异在 0.3mg 以下的重量；干燥至恒重的第二次及以后各次称重均应在规定条件下继续干燥 1 小时后进行；炽灼至恒重的第二次称重应在继续炽灼 30 分钟后进行。

3. 试验中规定"按干燥品（或无水物，或无溶剂）计算"时，除另有规定外，应取未经干燥（或未去水，或未去溶剂）的供试品进行试验，并将计算中的取用量按检查项下测得的干燥失重（或水分，或溶剂）扣除。

4. 试验中的"空白试验"，系指在不加供试品或以等量溶剂替代供试液的情况下，按同法操作所得的结果；含量测定中的"并将滴定的结果用空白试验校正"，系指按供试品所耗滴定液的量（ml）与空白试验中所耗滴定液量（ml）之差进行计算。

5. 试验用水，除另有规定外，系指纯化水；酸碱度检查所用的水，均系指新煮沸并放冷至室温的水。

6. 试验用的试药，除另有规定外，均应根据通则试药项下的规定，选用不同等级并符合国家标准或国务院有关行政主管部门规定的试剂标准。试液、缓冲液、指示剂与指示液、滴定液等，均应符合通则的规定或按照通则的规定制备。

7. 酸碱性试验时，如未指明用何种指示剂，均系指石蕊试纸。

8. 试验时的温度，未注明者，系指在室温下进行；温度高低对试验结果有显著影响者，除另有规定外，应以 25℃±2℃为准。

检定方法与限度

二十一、本版药典正文（各论）收载的所有品种，均应按规定的方法进行检定。如采用其他方法，应将该方法与法定方法做比较试验，证明其试验结果与法定方法的差异无显著性；但在仲裁时，仍以本版药典规定的方法为准。

采用本版药典收载的方法，应对方法的适用性进行验证。

二十二、本版药典中规定的各种纯度和限度数值以及制剂的重（装）量差异，系包括上限和下限两个数据本身和中间数值。规定的这些数值不论是百分数还是绝对数字，其最后一位数值都是有效位。

试验得到的结果与标准中规定的数值比较，以判断是否符合规定的限度。试验结果在运算过程中，可比规定的有效数字多保留一位数，计算所得最后数值或测定读数值，均可按修约规则进舍至规定的有效位。

数值修约规则：检定时测定和计算所得的各种数值，需要修约时，应按照国家标准 GB/T 8170—2008 进行。

二十三、制品的含量或效价限度范围，系根据有效成分或活性成分含量的多少、测定方法误差、生产过程不可避免的偏差和贮存期间可能产生降解的可接受程度而制定。

二十四、检测方法的建立应符合药品质量标准分析方法验证指导原则，生物检定应符合生物检定统计法的相关要求；新建的检测方法，一般应有三个单位实验室的独立的复核结果，试验结果数据的精确度应与技术要求量值的有效数位一致。

二十五、应尽量采用准确的理化分析方法或体外生物学方法取代动物试验进行生物制品质量检定，以减少动物的使用。

标准品、参考品、对照品

二十六、国家生物标准品及生物参考品，系指用于生物制品效价或含量测定或鉴别、检查其特性的标准物质，其制备与标定应符合"生物制品国家标准物质制备和标定规程"要求。企业工作标准品或参考品必须经国家标准品或参考品标化后方能使用。

对照品，系指用于生物制品理化等方面测定的特定物质。除另有规定外，均按干燥品（或无水物）进行计算后使用。

计　　量

二十七、试验用的计量仪器均应符合国家技术监督部门的规定。

二十八、本版药典采用的计量单位

1. 法定计量单位名称和单位符号如下：

长度　　　　　米（m）　　分米（dm）　厘米（cm）　毫米（mm）　微米（μm）　纳米（nm）

体积　　　　　升（L）　　毫升（ml）　微升（μl）

质（重）量　千克（kg）　克（g）　　毫克（mg）　微克（μg）　纳克（ng）　皮克（pg）

物质的量　　摩尔（mol）毫摩尔（mmol）

压力　　　　　兆帕（MPa）千帕（kPa）　帕（Pa）

摄氏温度　　摄氏度（℃）

2. 本版药典使用的滴定液和试液的浓度，以 mol/L（摩尔/升）表示，其浓度要求精密标定的滴定液用"XXX 滴定液（YYY mol/L）"表示；作其他用途不需精密标定其浓度时，用"YYY mol/L XXX 溶液"表示，以示区别。

3. 有关的温度描述，一般以下列名词术语表示：

水浴温度　　　　除另有规定外，均指 98～100℃；

热水　　　　　　系指 70～80℃；

微温或温水　　系指 40～50℃；

室温（常温）　系指 10～30℃；

冷水　　　　　　系指 2～10℃；

冰浴　　　　　　系指约 0℃；

放冷　　　　　　系指放冷至室温。

4. 符号"%"表示百分比，系指重量的比例；但溶液的百分比，除另有规定外，系指溶液 100ml 中含有溶质若干克；乙醇的百分比，系指在 20℃时容量的比例。此外，根据需要可采用下列符号：

%（g/g）　　　　表示产品或溶液 100g 中含有溶质若干克；

%（ml/ml）　　表示溶液 100ml 中含有溶质若干毫升；

%（ml/g）　　　表示溶液 100g 中含有溶质若干毫升；

%（g/ml）　　　表示溶液 100ml 中含有溶质若干克。

5. 缩写"ppm"表示百万分比，系指重量或体积的比例。

6. 缩写"ppb"表示十亿分比，系指重量或体积的比例。

7. 液体的滴，系在 20℃时，以 1.0ml 水为 20 滴进行换算。

8. 溶液后标示的"（1→10）"等符号，系指固体溶质 1.0g 或液体溶质 1.0ml 加溶剂使成 10ml 的溶液；未指明用何种溶剂时，均系指水溶液；两种或两种以上的混合物，名称间用半字线"-"隔开，其后括号内所示的"："符号，系指各液体混合时的体积（重量）比例。

9. 乙醇未指明浓度时，均系指 95% （ml/ml）的乙醇。

二十九、计算分子量以及换算因子等使用的原子量均以最新国际原子量表推荐的原子量为准。

包装、标签、使用说明、贮藏、运输

三十、直接接触生物制品的包装材料和容器（包括塞子等）应符合国务院药品监督管理部门的有关规定，应符合药用要求并应无毒、无害、洁净、无菌，与内容药物应不发生化学反应，并不得影响内容药物的质量。注射剂容器的密封性要用适宜的方法确证。

三十一、生物制品的标签及说明书应符合"生物制品包装规程"的规定。疫苗制品的说明书应符合《中国药典》相关品种"使用说明"项下通用模板的原则要求，生产企业应依据注册申报的临床试验结果和同品种上市后监测情况等资料确定和及时更新"【不良反应】""【禁忌】""【注意事项】"相关内容。上市疫苗的说明书应严格按照批准的执行。

三十二、贮藏项下的规定，系为避免污染和降解而对药品贮存与保管的基本要求，以下列名词术语表示：

遮光　系指用不透光的容器包装，例如棕色容器或黑纸包裹的无色透明、半透明容器；

避光　系指避免日光直射；

密闭　系指将容器密闭，以防止尘土及异物进入；

密封　系指将容器密封，以防止风化、吸潮、挥发或异物进入；

熔封或严封　系指将容器熔封或用适宜的材料严封，以防止空气与水分的侵入并防止污染；

阴凉处　系指不超过 20℃；

凉暗处　系指避光并不超过 20℃；

冷处　系指 2～10℃；

常温（室温）　系指 10～30℃。

生物制品的贮藏、运输应符合"生物制品贮藏和运输规程"的规定。

三十三、除另有规定外，凡经检定合格的成品，每批应保留足够两次全面检定用量的供试品。

三十四、除另有规定外，复溶冻干制剂的稀释剂应与制品复合包装，独立包装的稀释剂应有生产批准文号。

常用英文名称缩写与注释

ATCC	美国标准菌种保藏中心	ED_{50}	半数动物有效剂量
ALT	丙氨酸氨基转移酶	EID_{50}	半数动物感染有效剂量
BSA	牛血清白蛋白	ELISA	酶联免疫吸附试验
$CCID_{50}$	半数细胞感染剂量	EU	内毒素单位
CCU	变色单位	GMP	生产质量管理规范
CFU	集落形成单位	GLP	实验室操作规范
CFT	补体结合试验	HA	血球凝集反应
CH_{50}	半数补体溶血单位	HAV	甲型肝炎病毒
CPE	致细胞病变作用	HBV	乙型肝炎病毒
CMCC	中国菌种保藏中心	HBsAg	乙型肝炎病毒表面抗原
DNA	脱氧核糖核酸	HCV	丙型肝炎病毒

HI	血球凝集抑制反应	MOI	感染复数
HIV	人类免疫缺陷病毒	MVD	最大有效稀释度
HPLC	高效液相色谱法	PB	磷酸盐缓冲液
ID_{50}	半数动物感染剂量	PBS	磷酸盐缓冲生理氯化钠溶液
IFA	免疫荧光测定	PERT	产生增强的逆转录酶活性测定法
IOU	国际浊度单位	PFU	蚀斑形成单位
IU	国际单位	PCR	聚合酶链反应
kD	千道尔顿	PHA	被动血凝反应
K_D	分配系数	RIA	放射免疫测定
LAL	鲎血细胞溶解物	RNA	核糖核酸
Lf	毒素或类毒素絮状单位	RPHA	反向被动血凝反应
L+	毒素致死限量	SDS	十二烷基硫酸钠
LD_{50}	半数动物致死剂量	SDS-PAGE	SDS-聚丙烯酰胺凝胶电泳
Lr	毒素皮肤反应限量	SPF	无特定病原体
MEM	最低必需培养基	U	单位
MHU	最小溶血单位	WHO	世界卫生组织
MLD	最小致死量		

生物制品术语及名词解释

　　为统一《中国药典》2015 年版（三部）生物制品术语及名词，参照世界卫生组织相关技术要求、中国现行《药品生产质量管理规范》，制定本版《生物制品术语及名词解释》。

　　制造（Manufacturing）　指生物制品生产过程中的全部操作步骤。

　　生产单位（Manufacturer）　通指生产生物制品的企业。

　　国务院药品监督管理部门（National Regulatory Authority，NRA）　系颁布和实施药品监督管理法规的国家法定机构。

　　国家药品检定机构（National Control Laboratory，NCL）　系隶属于国务院药品监督管理部门，承担依法实施药品审批和药品质量监督检查所需的药品检验工作的机构。

　　生物制品（Biological Products）　指以微生物、细胞、动物或人源组织和体液等为起始原材料，用生物学技术制成，用于预防、治疗和诊断人类疾病的制剂，如疫苗、血液制品、生物技术药物、微生态制剂、免疫调节剂、诊断制品等。

　　联合疫苗（Combined Vaccines）　指两种或两种以上不同病原的抗原按特定比例混合，制成预防多种疾病的疫苗，如吸附百白破联合疫苗、麻腮风联合减毒活疫苗等。

　　双价疫苗及多价疫苗（Divalent Vaccines，Polyvalent Vaccines）　指由同种病原的两个或两个以上群或型别的抗原成分组成的疫苗，分别称为双价疫苗或多价疫苗，如双价肾综合征出血热灭活疫苗、23 价肺炎球菌多糖疫苗等。

　　重组 DNA 蛋白制品（Recombinant DNA Protein Products，rDNA Protein Products）　系采用遗传修饰，将所需制品的编码 DNA 通过一种质粒或病毒载体，引入适宜的宿主细胞表达的蛋白质，再经提取和纯化制得。

　　血液制品（Blood Products）　指源自人类血液或血浆的治疗产品，如人血白蛋白、人免疫球蛋白、人凝血因子等。

　　生物制品标准物质（Standard Substances of Biologics）　指用于生物制品效价、活性、含量测定或特性鉴别、检查的生物标准品和生物参考品。

　　原材料（Raw Materials，Source Materials）　指生物制品生产过程中使用的所有生物材料和化学材料，不包括辅料。

辅料（Excipients）　指生物制品在配制过程中所使用的辅助材料，如佐剂、稳定剂、赋形剂等。

包装材料（Packaging Materials）　指成品内、外包装的物料，标签，防伪标志和药品说明书。

血液（或称全血）（Blood，Whole Blood）　指采集于含有抗凝剂溶液中的血液。抗凝溶液中可含或不含营养物，如葡萄糖或腺嘌呤等。

血浆（Plasma）　指血液采集于含有抗凝剂的接收容器中，分离血细胞后保留的液体部分；或在单采血浆过程中抗凝血液经连续过滤或离心分离后的液体部分。

单采血浆术（Plasmapheresis）　指用物理学方法由全血分离出血浆，并将其余组分回输给供血浆者的操作技术。

载体蛋白（Carrier Protein）　指用化学方法与细菌多糖抗原共价结合后，以增强抗原 T 细胞依赖性免疫应答的蛋白质，如破伤风类毒素、白喉类毒素等。

载体（Vector）　系一种 DNA 片段，它可在宿主细胞内指导自主复制，其他 DNA 分子可与之连接从而获得扩增。很多载体是细菌质粒，在某些情况下，一种载体在导入细胞后可与宿主细胞染色体整合，并在宿主细胞生长和繁殖过程中保持其整合模式。

质粒（Plasmid）　系一种能自主复制的环状额外染色体 DNA 元件。它通常携带一定数量的基因，其中有些基因可对不同抗生素产生抗性，该抗性常作为依据，以辨别是否含有此种质粒而识别生物体。

减毒株（Attenuated Strains）　系一种细菌或病毒，其对特定宿主的毒力已被适当减弱或已消失。

种子批系统（Seed Lot System）　系指特定菌株、病毒或表达疫苗抗原的工程细胞的贮存物，通常包括原始种子/细胞种子、主种子批/主细胞库和工作种子批/工作细胞库，建立种子批系统旨在保证疫苗生产的一致性。

原始种子（Original Seed）　系指细菌、病毒分离株经适应性培养、传代后，经生物学特性、免疫原性和遗传稳定性等特性研究鉴定，可用于生物制品生产的种子。原始种子用于主种子批的制备。

主种子批（Master Seed Lot）　系由原始种子传代扩增至特定代次，并经一次制备获得的同质和均一的悬液分装于容器制备而成。主种子批用于制备工作种子批。

工作种子批（Working Seed Lot）　系由主种子批传代扩增至特定代次，并经一次制备获得的同质和均一的悬液分装于容器制备而成。

细胞基质（Cell Substrates）　指用于生物制品生产的细胞。

原代细胞培养物（Primary Cell Culture）　指直接取自一个或多个动物个体的组织或器官制备的细胞培养物。

细胞系（Cell Line）　系由原代细胞群经系列传代培养获得的细胞群。该细胞群通常是非均质的，且具有明确的特性，可供建库用。

连续传代细胞系（Continuous Cell Lines，CCL）　系在体外能无限倍增的细胞群，但不具有来源组织的细胞核型特征和细胞接触抑制特性。

二倍体细胞株（Diploid Cell Strains）　系在体外具有有限生命周期的细胞群，在培养一定代次后细胞会进入衰老期；其染色体具有二倍性，且具有与来源物种一致的染色体核型特征，生长具有接触抑制性。

细胞库系统（Cell Bank System）　系通过培养细胞用以连续生产多批制品的细胞系统，这些细胞来源于经充分鉴定并证明无外源因子的一个细胞种子和（或）一个主细胞库。从主细胞库中取一定数量容器的细胞制备工作细胞库。

细胞种子（Cell Seed）　指来源于人或动物的单一组织或细胞、经过充分鉴定的一定数量的细胞。这些细胞是由一个原始细胞群体发展成传代稳定的细胞群体，或经过克隆培养而形成的均一细胞群体，通过检定证明适用于生物制品生产或检定。细胞种子用于主细胞库的制备。

主细胞库（Master Cell Bank，MCB）　系由细胞种子培养至特定倍增水平或传代水平，并经一次制备获得的同质和均一的悬液分装于容器制备而成。主细胞库用于工作细胞库的制备。

工作细胞库（Working Cell Bank，WCB） 系由主细胞库的细胞经培养至特定倍增水平或传代水平，并经一次制备获得的同质和均一的悬液分装于容器制备而成。

成瘤性（Tumorigenicity） 系指细胞接种动物后在注射部位和（或）转移部位由接种细胞本身形成肿瘤的能力。

致瘤性（Oncogenicity） 系指细胞裂解物中的化学物质、病毒、病毒核酸或基因以及细胞成分接种动物后，导致被接种动物的正常细胞形成肿瘤的能力。

外源因子（Adventitious Agents） 系经无意中引入于接种物、细胞基质和（或）生产制品所用的原材料及制品中的、可复制或增殖的污染物，包括细菌、真菌、支原体和病毒等。

封闭群动物（Closed Colony Animals） 也称远交群动物（Outbred Stock Animals），系以非近亲交配方式进行繁殖生产的一个实验动物种群，在不从外部引入新个体的条件下，至少连续繁殖 4 代以上的群体。

单次收获物（Single Harvest） 指在单一轮生产或一个连续生产时段中，用同一病毒株或细菌株接种于基质（一组动物或一组鸡胚或细胞或一批培养基）并一起培养和收获的一定量病毒或细菌悬液。同一细胞批制备的病毒液经检定合格后合并为单次病毒收获液。

原液（Bulk） 指用于制造最终配制物（Final Formulation）或半成品（Final Bulk）的均一物质。

半成品（Final Bulk） 指由一批原液经稀释、配制成均一的用于分装至终容器的中间产物。

成品（Final Products） 指半成品分装（或经冻干）、以适宜方式封闭于最终容器后，再经目检、贴签、包装后的制品。

批（Batch） 指在同一生产周期中，用同一批原料、同一方法生产所得的一定数量、均一的一批制品。

亚批（Sub Lot） 指一批均一的半成品分装于若干个中间容器中或通过多个分装机进行分装或使用不同的冻干机进行冻干，即形成为不同亚批。亚批是批的一部分。

规格（Strength） 指每支（瓶）主要有效成分的效价（或含量及效价）或含量及装量（或冻干制剂复溶时加入溶剂的体积）。

有效期（Validity Period） 指由国务院药品监督管理部门许可用以签发制品供临床使用的最大有效期限（天数、月数或年数）。该有效期是根据在产品开发过程中进行稳定性研究获得的贮存寿命而确定。

抗原性（Antigenicity） 指在免疫学反应中抗原与特异性抗体或 T 淋巴细胞受体结合的能力。

免疫原性（Immunogenicity） 指抗原诱导机体产生体液免疫和（或）细胞免疫应答的能力。疫苗生产用菌毒种免疫原性特指其诱导机体产生体液免疫和（或）细胞免疫应答使机体免受相应传染源感染的能力。

均一性（Homogeneity） 指具有相同或相似的质量属性。

效价（效力）（Potency） 指用适当的定量生物测定法确定的生物活性的量度。该生物量度是基于产品相关的生物学属性。

药品生产质量管理规范（Good Manufacture Practices，GMP） 系质量管理体系的一部分，是药品生产管理和质量控制的基本要求，旨在最大限度地降低药品生产过程中污染、交叉污染以及混淆、差错等风险，确保持续稳定地生产出符合预定用途和注册要求的药品。

生物制品通则目次

总 论 目 次

各 论 目 次

Ⅰ 预 防 类

Ⅱ 治疗类

Ⅲ 体内诊断类

Ⅳ 体外诊断类

生物制品通则

生物制品生产检定用菌毒种管理规程

一、总则

1. 本规程所称之菌毒种，系指直接用于制造和检定生物制品的细菌、支原体、立克次体或病毒等，以下简称菌毒种。菌毒种按中国《人间传染的病原微生物名录》为基础分类。

2. 生产和检定用菌毒种，包括 DNA 重组工程菌菌种，来源途径应合法，并经国务院药品监督管理部门批准。

3. 生物制品生产用菌毒种应采用种子批系统。原始种子应验明其历史、来源和生物学特性。从原始种子传代和扩增后保存的为主种子批。从主种子批传代和扩增后保存的为工作种子批，工作种子批用于生产疫苗。工作种子批的生物学特性应与原始种子一致，每批主种子批和工作种子批均应按各论要求保管、检定和使用。由主种子批或工作种子批移出使用的菌毒种无论开瓶与否，均不得再返回贮存。生产过程中应规定各级种子批允许传代的代次，并经国务院药品监督管理部门批准。

4. 菌毒种的传代及检定实验室应符合国家生物安全的相关规定。

5. 各生产单位质量管理部门对本单位的菌毒种施行统一管理。

二、菌毒种登记程序

1. 由国家菌毒种保藏机构统一编号的菌毒种，使用单位不得更改及仿冒。

2. 保管菌毒种应有严格的登记制度，建立详细的总账及分类账。收到菌毒种后应立即进行编号登记，详细记录菌毒种的学名、株名、历史、来源、特性、用途、批号、传代冻干日期和数量。在保管过程中，凡传代、冻干及分发，记录均应清晰，可追溯，并定期核对库存数量。

3. 收到菌毒种后一般应及时进行检定。用培养基保存的菌种应立即检定。

三、生物制品生产用菌毒种生物安全分类（见本规程附录）

以《人间传染的病原微生物名录》为基础，根据病原微生物的传染性、感染后对个体或者群体的危害程度，将生物制品生产用菌毒种分为四类。

1. 第一类病原微生物，是指能够引起人类或者动物非常严重疾病的微生物，以及中国尚未发现或者已经宣布消灭的微生物。

2. 第二类病原微生物，是指能够引起人类或者动物严重疾病，比较容易直接或者间接在人与人、动物与人、动物与动物间传播的微生物。

3. 第三类病原微生物，是指能够引起人类或者动物疾病，但一般情况下对人、动物或者环境不构成严重危害，传播风险有限，实验室感染后很少引起严重疾病，并且具备有效治疗和预防措施的微生物。

4. 第四类病原微生物，是指在通常情况下不会引起人类或者动物疾病的微生物。

四、菌毒种的检定

1. 生产用菌毒种应按各论要求进行检定。

2. 所有菌毒种检定结果应及时记入菌毒种检定专用记录内。

3. 不同属或同属菌毒种的强毒株及弱毒株不得同时在同一洁净室内操作。涉及菌毒种的操作应符合国家生物安全的相关规定。

4. 应建立生产用菌毒种主种子批全基因序列的背景资料，减毒活疫苗主种子批应进行全基因序列测定。

5. 应对生产用菌毒种已知的主要抗原表位的遗传稳定性进行检测，并证明在规定的使用代次内其遗传性状是稳定的。减毒活疫苗中所含病毒或细菌的遗传性状应与主种子批一致。

五、菌毒种的保存

1. 菌毒种经检定后，应根据其特性，选用冻干或适当方法及时保存。

2. 不能冻干保存的菌毒种，应根据其特性，置适宜环境至少保存 2 份或保存于两种培养基。

3. 保存的菌毒种传代或冻干均应填写专用记录。

4. 保存的菌毒种应贴有牢固的标签，标明菌毒种编号、名称、代次、批号和制备日期等内容。

六、菌毒种的销毁

无保存价值的菌毒种可以销毁。销毁一、二类菌毒种的原始种子批、主种子批和工作种子批时，须经本单位领导批准，并报请国家卫生行政当局或省、自治区、直辖市卫生当局认可。销毁三、四类菌毒种须经单位领导批准。销毁后应在账上注销，作出专项记录，写明销毁原因、方式和日期。

七、菌毒种的索取、分发与运输

应符合中国《病原微生物实验室生物安全管理条例》等国家相关管理规定。

附录　常用生物制品生产用菌毒种生物安全分类

1. 细菌活疫苗生产用菌种

疫苗品种	生产用菌种	分类
皮内注射用卡介苗	卡介菌 BCGPB302 菌株	四类
皮上划痕用鼠疫活疫苗	鼠疫杆菌弱毒 EV 菌株	四类
皮上划痕人用布氏菌活疫苗	布氏杆菌牛型 104M 菌株	四类
皮上划痕人用炭疽活疫苗	炭疽杆菌 A16R 菌株	三类

2. 微生态活菌制品生产用菌种

生产用菌种	分类	生产用菌种	分类
青春型双歧杆菌	四类	屎肠球菌 R-026	四类
长型双歧杆菌	四类	凝结芽孢杆菌 TBC 169	四类
嗜热链球菌	四类	枯草芽孢杆菌 BS-3，R-179	四类
婴儿型双歧杆菌	四类	酪酸梭状芽孢杆菌 CGMCC No.0313-1，RH-2	四类
保加利亚乳杆菌	四类	地衣芽孢杆菌 63516	四类
嗜酸乳杆菌	四类	蜡样芽孢杆菌 CGMCC No.04060.4，CMCC 63305	四类
粪肠球菌 CGMCC No.04060.3，YIT 0072 株	四类		

3. 细菌灭活疫苗、纯化疫苗及治疗用细菌制品生产用菌种

疫苗品种	生产用菌种	分类
伤寒疫苗	伤寒菌	三类
伤寒甲型副伤寒联合疫苗	伤寒菌，甲型副伤寒菌	三类
伤寒甲型乙型副伤寒联合疫苗	伤寒菌，甲型、乙型副伤寒菌	三类
伤寒 Vi 多糖疫苗	伤寒菌	三类
霍乱疫苗	霍乱弧菌 O1 群，EL-Tor 型菌	三类
A 群脑膜炎球菌多糖疫苗及其相关联合疫苗	A 群脑膜炎球菌，C 群脑膜炎球菌	三类
吸附百白咳疫苗及其相关联合疫苗	百日咳杆菌，破伤风杆菌，白喉杆菌	三类
钩端螺旋体疫苗	钩端螺旋体	三类
b 型流感嗜血杆菌结合疫苗	b 型流感嗜血杆菌	三类
注射用母牛分枝杆菌	母牛分枝杆菌	三类
短棒杆菌注射液	短棒杆菌	三类
注射用 A 群链球菌	A 群链球菌	三类
注射用红色诺卡氏菌细胞壁骨架	红色诺卡氏菌	三类
铜绿假单胞菌注射液	铜绿假单胞菌	三类
卡介菌多糖核酸注射液	卡介菌 BCGPB 302 菌株	四类

4. 体内诊断制品生产用菌种

制品品种	生产用菌种	分类
结核菌素纯蛋白衍生物	结核杆菌	二类
锡克试验毒素	白喉杆菌 PW8 菌株	三类
布氏菌纯蛋白衍生物	猪布氏杆菌 I 型（S2）菌株	四类
卡介菌纯蛋白衍生物	卡介菌 BCGPB 302 菌株	四类

5. 重组制品

重组制品生产用工程菌株的生物安全按第四类管理。

6. 病毒活疫苗生产用毒种

疫苗品种	生产用毒种	分类
麻疹减毒活疫苗	沪-191，长-47 减毒株	四类
风疹减毒活疫苗	BRD II 减毒株，松叶减毒株	四类
腮腺炎减毒活疫苗	S_{79}，Wm_{84} 减毒株	四类
水痘减毒活疫苗	OKA 株	四类
乙型脑炎减毒活疫苗	SA14-14-2 减毒株	四类
甲型肝炎减毒活疫苗	H_2，L-A-1 减毒株	四类
脊髓灰质炎减毒活疫苗	Sabin 减毒株，中 III_2 株	四类
口服轮状病毒疫苗	LLR 弱毒株	四类
黄热疫苗	17D 减毒株	四类
天花疫苗	天坛减毒株	四类

7. 病毒灭活疫苗生产用毒种

疫苗品种	生产用毒种	分类
乙型脑炎灭活疫苗	P_3 实验室传代株	三类
双价肾综合征出血热灭活疫苗	啮齿类动物分离株（未证明减毒）	二类
人用狂犬病疫苗	狂犬病病毒（固定毒）	三类
甲型肝炎灭活疫苗	减毒株	三类
流感全病毒灭活疫苗	鸡胚适应株	三类
流感病毒裂解疫苗	鸡胚适应株	三类
森林脑炎灭活疫苗	森张株（未证明减毒）	二类

生物制品国家标准物质制备和标定规程

一、定义

生物制品标准物质，系指用于生物制品效价、活性或含量测定的或其特性鉴别、检查的生物标准品、生物参考品。

二、标准物质的种类

生物制品标准物质分为两类。

1. 国家生物标准品，系指用国际生物标准品标定的，或由中国自行研制的（尚无国际生物标准品者）用于定量测定某一制品含量、效价或毒性的标准物质，其含量以毫克（mg）表示，生物学活性以国际单位（IU）、特定单位（AU）或单位（U）表示。

2. 国家生物参考品，系指用国际生物参考品标定的，或由中国自行研制的（尚无国际生物参考品者）用于微生物（或其产物）的定性鉴定或疾病诊断的生物试剂、生物材料或特异性抗血清；或指用于定量检测某些制品的生物效价的参考物质，如用于麻疹活疫苗滴度或类毒素絮状单位测定的参考品，其效价以特定活性单位（AU）或单位（U）表示，不以国际单位（IU）表示。

三、标准物质的制备和标定

1. 标准物质制备用实验室、洁净室应符合中国现行《药品生产质量管理规范》或《实验室操作规范》要求。

2. 国家标准物质的标定由国家药品检定机构负责。

3. 新建标准物质的研制

（1）原材料选择

生物制品标准物质原材料应与供试品同质，不应含有干扰性杂质，应有足够的稳定性和高度的特异性，并有足够的数量。

（2）分装容器

容器材质应选择中硼硅玻璃，冻干标准物质采用安瓿分装后熔封有利于其稳定性。

（3）标准物质的配制、分装、冻干和熔封

根据各种标准物质的要求进行配制、稀释。需要加保护剂等物质者，该类物质应对标准物质的活性、稳定性和试验操作过程无影响，并且其本身在干燥时不挥发。

经一般质量检定合格后，精确分装，精确度应在±1%以内。需要干燥保存者应在分装后立即进行冻干和熔封。冻干者水分含量应不高于3.0%。

标准物质的分装、冻干和熔封过程，应保证对各安瓿间效价和稳定性的一致性不产生影响。

（4）检测项目

至少应进行分装精度、水分、无菌、生物活性/效价检测，以及稳定性研究，并根据需要增加其他必要的检测项目。

（5）标定

① 协作标定

新建标准物质的研制或标定，一般需经3个有经验的实验室协作进行。参加单位应采用统一的设计方案、统一的方法和统一的记录格式，标定结果须经统计学处理（标定结果至少需取得5次独立的有效结果）。

② 活性值（效价单位或毒性单位）的确定

一般用各协作单位结果的均值表示，由国家药品检定机构收集各协作单位的标定结果，整理统计，并上报国务院药品监督管理部门批准。

（6）稳定性研究

研制过程应进行加速破坏试验，根据制品性质放置不同温度（一般放置4℃、25℃、37℃、−20℃）、不同时间，做生物学活性测定，以评估其稳定情况。标准物质建立以后应定期与国际标准物质比较，观察生物学活性是否下降。

4. 标准物质替换批的制备与标定

（1）由国家药品检定机构负责标定。

（2）制备标准物质替换批的原材料，其生化特性和生物学特性指标应尽可能与上批标准相同或接近。

四、标准物质的审批

1. 新建标准物质由国家药品检定机构对协作标定结果进行审查并认可后，报上级主管机构批准，并发放批准证书。

2. 标准物质替换批由国家药品检定机构审查批准。

3. 新建标准物质在取得批准证书后，方可发出使用。

五、标签及说明书

1. 符合规定的合格的标准物质由国家药品检定机构的质量保证部门核发标签及说明书。

2. 标签内容一般包括：中文名称、批号、活性标示量（如含1个国际单位的固体量，或每1mg含国际单位的数量，或每瓶内所含国际单位的数量等）或含量标示量（mg/瓶，mg/ml/瓶）。

3. 标准品、参考品均应附有说明书，其内容应包括：中文名称、英文名称、组成和性状、装量及标示量、批号、保存条件、使用方法、生产单位等。

六、标准物质的索取和保管

1. 索取标准物质可直接向国家药品检定机构申请。国家标准物质系提供给各生产单位标定其工作标准品或直接用于检定。

2. 标准物质应贮存于适宜的温度、湿度等条件下，其保存条件需定期检查并记录。

3. 标准物质须由专人保管和发放。

生物制品生产用原材料
及辅料质量控制规程

　　生物制品是采用生物技术制备而成的具有活性的药品，其生产工艺复杂且易受多种因素影响；生产过程中使用的各种材料来源复杂，可能引入外源因子或毒性化学材料；制品组成成分复杂且一般不能进行终端灭菌，制品的质量控制仅靠成品检定难以保证其安全性和有效性。因此，对生物制品生产用原材料和辅料进行严格的质量控制，是降低制品中外源因子或有毒杂质污染风险，保证生物制品安全有效的必要措施。

　　本规程是对生物制品生产企业在生物制品生产过程中使用的原材料和辅料质量控制的通用性要求。

一、生物制品生产用原材料

　　生物制品生产用原材料系指生物制品生产过程中使用的所有生物原材料和化学原材料。本规程所述原材料不包括用于生物制品生产的起始原材料（如细胞基质、菌毒种、生产用人血浆和动物免疫血清等）。

　　1. 分类

　　按照来源可将生物制品生产用原材料分为两大类：一类为生物原材料，主要包括来源于微生物，人和动物细胞、组织、体液成分，以及采用重组技术或生物合成技术生产的生物原材料等；另一类为化学原材料，包括无机和有机化学材料。

　　2. 风险等级分级及用于生产的质量控制要求

　　根据原材料的来源、生产以及对生物制品潜在的毒性和外源因子污染风险等将生物制品生产用原材料按风险级别从低到高分为以下四级，各级生物制品原材料至少应进行的质量控制要求见表1。

表1　不同风险等级生物制品生产用原材料的质量控制要求

原材料等级	上市许可证明（如药品注册批件、生产许可证）	供应商药品生产GMP证书	供应商出厂检验报告	国家批签发合格证	按照国家药品标准或生物制品生产企业内控质量标准全检	关键项目检测（如鉴别、微生物限度、细菌内毒素、异常毒性检查等）	外源因子检测	进一步加工、纯化	来源证明	符合原产国和中国相关动物源性疾病的安全性要求，包括TSE	供应商审计
第1级	√	√	√	如有应提供	—	√					√
第2级	√	√	—		抽检（批）	√					√
第3级	—	—	√		√	—		如需要			
第4级	—	—	√		√		动物原材料应检测	如需要	动物原材料应提供	动物原材料应提供	√

　　注："√"为对每批原材料使用前的质控要求；"—"为不要求项目。

　　对于不同风险级别原材料的质量控制，应充分考虑来源于动物（或人）的生物原材料可能带来的外源因子污染的安全性风险。生产过程中应避免使用毒性较大的化学原材料，有机溶剂的使用应符合本版药典通则"残留溶剂测定法"的相关要求。

　　第1级为较低风险的原材料。这类原材料为已获得上市许可的生物制品或药品无菌制剂，如人血白蛋白、各种氨基酸、抗生素注射剂等。

　　第2级为低风险的原材料。这类原材料为已有国家药品标准、取得国家药品批准文号并按照中国现行《药品生产质量管理规范》生产的用于生物制品培养基成分以及提取、纯化、灭活等过程的化学原料药和药用级非动物来源的蛋白水解酶等。

　　第3级为中等风险的原材料。这类原材料非药用，包括生物制品生产用培养基成分、非动物来源蛋白水解酶、用于靶向纯化的单克隆抗体，以及用于生物制品提取、纯化、灭活的化学试剂等。这类生物制品原材料的质量控制要求应高于前两个等级的原材料，为使其符合生产用原材料的要求，使用时可能需进一步加工、纯化处理或增加病毒灭活和（或）去除步骤等。

　　第4级为高风险的原材料。这类原材料主要包括已知具有生物作用机制的毒性化学物质，如甲氨蝶呤、霍乱毒素、金黄色葡萄菌素孔道溶血素、金黄色葡萄菌素肠毒素A和B以及中毒性休克综合征毒素，以及大部分成分复杂的动物源性组织和体液，如用于细胞培养基成分的牛血清、用于细胞消化或蛋白质水解的动物来源的酶以及用于选择或去免疫靶向性成分的腹水来源的抗体或蛋白质。这类材料用于生物制品生产前，应进行严格的全面质量检定，或需要采取进一步的处理措施，包括：（1）改进原材料的生产工艺；（2）对原材料进行处理，以灭活或去除外源因子、致病物质或特定的污染物（如动物病毒、朊蛋白等）。

对于高风险等级的原材料，应在产品研发的早期评价使用这些原材料的必要性，并寻找其他替代物或替代来源。

　　3. 残留物的去除及限度要求

　　生产用原材料在生物制品中的残留物可能因其直接的毒性反应、外源因子污染或有害的免疫应答，引发受者产生不良反应或影响产品效力。生产过程中应尽可能采用经去除和（或）灭活外源因子的生物原材料，或采取相应措施对这些原材料中可能存在的外源因子、致病物质或与该材料相关的特定污染物予以去除和（或）灭活，去除和（或）灭活工艺应进行验证。应通过验证结果评价生产工艺对已知毒性原材料去除的一致性，或采用批放行检测，以证实所去除的毒性原材料已达到安全水平，残留有机溶剂应符合本版药典"残留溶剂测定法"的相关要求。

二、生物制品生产用辅料

　　生物制品生产用辅料系指生物制品配方中所使用的辅助材料，如佐剂、稳定剂、赋形剂等。生物制品生产用辅料的使用应经国务院药品监督管理部门批准，并符合国家相关技术要求和管理规范。

　　1. 生物制品生产用常用辅料及分类

　　根据用途，生物制品生产用常用辅料包括以下几类。

　　佐剂：是与一种疫苗抗原结合以增强〔如加强、加快、延长和（或）可能的定向〕其特异性免疫反应和疫苗临床效果的一种或多种成分混合的物质。

　　稳定剂或保护剂：用于稳定或保护生物制品有效成分、防止其降解或失去活性的物质。

　　防腐剂：用于抑制微生物生长、防止微生物污染的物质。

　　赋形剂：用于冻干制品中使药品成型、起支架作用的物质。

　　助溶剂：用于增加药品溶解性的物质。

　　矫味剂：用于改善口服药品口感的物质。

　　稀释剂、缓冲剂：用于溶解、稀释制品，调整制品酸碱度的溶剂，如注射用水、氯化钠注射液、磷酸盐缓冲生理氯化钠溶液（PBS）等。

　　2. 风险等级分级及用于生产的质量控制要求

　　根据辅料的来源、生产以及对生物制品潜在的毒性和安全性的影响等，将辅料按风险等级从低到高分为四级，各级生物制品辅料至少应进行的质量控制要求见表2。

表 2　不同风险等级生物制品生产用辅料的质量控制要求

辅料等级	上市许可证明（如药品或辅料注册批件，生产许可证）	供应商药品生产GMP证书	辅料注册或备案证明	供应商出厂检验报告	国家批签发合格证	按照国家药品标准或生物制品生产企业内控质量标准全检	关键项目检测（如鉴别、微生物限度、细菌内毒素、异常毒性检查等）	外源因子检测	进一步加工、纯化	来源证明	符合原产国和中国相关动物源性疾病的安全性要求，包括TSE	供应商审计
第1级	√	√	—	√	如有应提供	—	—	√	—	—	—	√
第2级	√	√	—	√	—	抽检（批）	—	√	—	—	—	√
第3级	—	—	如为注册管理或备案的辅料，应提供	√	—	√	—	—	如需要	—	—	√
第4级	—	非注射用的原料药用作注射剂的辅料，应提供	注册管理或备案的非注射用的药用辅料用作注射剂的辅料，应提供	√	—	√	—	如为动物来源应检测	如需要	如为动物来源应提供	如为动物来源应提供	√

　　注："√"为对每批辅料使用前的质控要求；"—"为不要求项目。

生物制品生产企业用于生物制品注射剂生产的药用辅料，其全检的质量标准中除理化、含量/活性等项目外，应包括常规的安全性检查，如微生物限度或无菌检查、热原和（或）细菌内毒素检查、异常毒性检查等。

第 1 级为较低风险的辅料。这类辅料是已获得上市许可的生物制品或药品无菌制剂，如人血白蛋白、肝素钠和氯化钠注射液等。

第 2 级为低风险的辅料。这类辅料为已有国家药品标准、取得国家药品批准文号并按照中国现行《药品生产质量管理规范》生产的化学原料药，如各种无机和有机化学原料药。

第 3 级为中等风险的辅料。这类辅料是按照《药用辅料生产质量管理规范》规范生产，取得国家药用辅料批准文号，或按照国家备案管理的非动物源性药用辅料。如用作稀释剂、缓冲剂配制的各种化学材料，用作保护剂/稳定剂的各种糖类，用作防腐剂的硫柳汞及软膏基质的单、双硬脂酸甘油酯等。其质量控制要求应高于前两个等级的材料。

第 4 级为高风险的辅料。这类辅料包括除上述 1~3 级以外的其他辅料，如用作疫苗赋形剂的动物来源的明胶等。非化学原料药或非药用辅料用作生物制品辅料、非注射用的化学原料药或药用辅料用作生物制品注射剂辅料时，应按风险等级第 4 级的辅料进行质量控制。这类辅料用于生物制品生产前，应进行严格的全面质量检定，必要时应采取进一步的处理措施，包括：（1）改进辅料的生产工艺；（2）对辅料进行处理，提高辅料纯度、灭活和（或）去除外源因子、致病物质或特定污染物（如动物病毒、朊蛋白等）。

同时存在几种风险等级的同一种辅料，应根据生物制品产品特性和生产工艺特性选用风险等级低的辅料。

对于高风险等级的辅料，应在产品研发的早期评价使用这些辅料的必要性，并寻找其他替代物或替代来源。

3. 辅料限度的控制

应根据生物制品制剂工艺和产品的安全性、有效性研究结果，以发挥有效作用的最小加量确定制剂配方中辅料的加量。具有明确功能且可采用适宜方法进行性能测试的辅料，还应结合辅料性能测试结果综合考虑配方中辅料的加量，如防腐剂抑菌效力检查、疫苗佐剂抗原吸附效果检测等。

具有毒副作用或特定功能的辅料以及其他需要在生物制品中控制含量的辅料，应在成品检定或适宜的中间产物阶段设定辅料含量检查项并规定限度要求。

生物制品分批规程

批号系用以区分和识别产品批的标志。为避免混淆和误差，各生物制品之成品均应按照本规程分批和编批，有专门规定者除外。

1. 生物制品之批号应由质量管理部门审定。

2. 生物制品批号和亚批号的编制

批号的编码顺序为"年　月　年流水号"。年号应写公历年号 4 位数，月份写 2 位数。年流水号可按生产企业所生产某制品批数编 2 位或 3 位数。某些制品还可加英文字母或中文，以表示某特定含义。

亚批号的编码顺序为"　批号-数字序号"。如某制品批号为：200801001，其亚批号应表示为：200801001-1，200801001-2，……。

3. 同一批号的制品，应来源一致、质量均一，按规定要求抽样检验后，能对整批制品作出评定。

4. 批、亚批及批号确定的原则

成品批号应在半成品配制后确定，配制日期即为生产日期。非同日或同次配制、混合、稀释、过滤、灌装的半成品不得作为一批。

制品的批及亚批编制应使整个工艺过程清晰并易于追溯，以最大限度保证每批制品被加工处理的过程是一致的。

单一批号的亚批编制应仅限于以下允许制定亚批的一种情况：

(1) 半成品配制后，在分装至终容器之前，如须分装至中间容器，应按中间容器划分为不同批或亚批。

(2) 半成品配制后，如采用不同滤器过滤，应按滤器划分为不同批或亚批。

(3) 半成品配制后直接分装至终容器时，如采用不同分装机进行分装，应按分装机划分为不同批或亚批。

(4) 半成品配制后经同一台分装机分装至终容器，采用不同冻干机进行冻干，应按冻干机划分为不同亚批。

5. 同一制品的批号不得重复；同一制品不同规格不应采用同一批号。

生物制品分装和冻干规程

本规程仅适用于生物制品的注射剂，而生物制品的胶囊剂、片剂、散剂、滴眼剂、栓剂及其他剂型的分装要求和实际装量等，均按"制剂通则"（通则 0102）中有关规定执行。

一、质量管理部门认可

待分装、冷冻干燥（以下简称冻干）的半成品，须经质量管理部门审查或检定，对符合质量标准者，发出分装通知单后，方可进行分装或分装冻干，有专门规定者除外。

二、分装、冻干用容器及用具

1. 分装、冻干制品的最终容器的质量标准，应符合国家药品包装用材料和容器管理的标准。分装容器及用具的清洁、灭菌处理工艺应经验证并确保达到清洁、灭菌效果。

2. 凡接触不同制品的分装容器及用具必须分别清洗。抗血清类制品、血液制品、卡介苗、结核菌素等分装用具必须专用。

三、分装、冻干车间及设施

1. 分装、冻干车间及设施应符合现行中国《药品生产质量管理规范》的要求。

2. 分装、冻干设备应满足生产工艺的要求，设备表面便于清洁消毒，与制品直接接触部件便于拆卸、清洁、灭菌和再利用。

3. 以下情况不得使用同一分装间和分装、冻干设施进行分装、冻干：

（1）不同给药途径的疫苗；

（2）预防类生物制品与治疗类生物制品；

（3）减毒活疫苗与灭活疫苗；

（4）病毒去除和（或）灭活处理前与后的血液制品。

4. 交替使用同一分装间和分装、冻干设施时应进行风险评估；在一种制品分装后，必须进行有效的清洁和消毒，清洁效果应定期验证。

四、人员

1. 直接参加分装、冻干的人员，每年至少应做 1 次健康检查。凡患有活动性结核、病毒性肝炎或其他有污染制品危险的传染病者，应禁止参加分装、冻干工作。

2. 进入分装区域的人员应严格限定数量，分装人员应经严格培训考核。

五、待分装半成品的规定

1. 除另有规定外，半成品自配制完成至分装的放置时间应不超过规定的检定时间。

2. 待分装制品的标签必须完整、明确，品名和批号须与分装通知单完全相符；存放制品的容器应密封且无破损。

3. 待分装制品的存放和运输应采取严密的防污染措施。

六、分装要求

1. 分装设备和无菌灌装工艺应经验证；除菌过滤系统应进行完整性测试的验证。

2. 分装前应加强核对，防止错批或混批。分装规格或制品颜色相同而品名不同不得在同室同时分装。

3. 分装过程应严格按照无菌操作的要求进行，应进行全过程的微生物和悬浮粒子动态监测并符合要求。

4. 除另有规定外，制品应尽量采用原容器直接分装，同一容器的制品，应根据验证结果，规定分装时间，最长不超过 24 小时。不同亚批制品的分装和冻干应符合"生物制品分批规程"的规定。

5. 液体制品分装后立即密封，冻干制品分装后应立即冻干。除另有规定外，应采用减压法或其他适宜的方法进行容器密闭性检查。

6. 活疫苗及其他对温度敏感的制品，在分装过程中制品的温度应根据相关验证试验和稳定性考察结果确定，最高不得超过 25℃。除另有规定外，分装后的制品应尽快移入 2~8℃ 冷库贮存。

7. 混悬状制品或含有吸附剂的制品，在分装过程中应保持均匀。

8. 分装所用最终容器及瓶塞，应不影响内容物的生物学效价、澄明度、pH 值和渗透压。

9. 制品实际分装量

瓶装制品的实际装量应多于标签标示量，应根据所选用最终容器的尺寸，以及待分装制品溶液黏度的不同，适度补加装量，以保证每瓶的抽出量不低于标签上所标示的数量。如，分装 100ml 者可补加 4.0ml；分装 50ml 者可补加 1.0ml；分装 20ml 者可补加 0.60ml；分装 10ml 者可补加 0.50ml；分装 5ml 者可补加 0.30ml；分装 2ml 者可补加 0.15ml；分装 1ml 者可补加 0.10ml；分装 0.5ml 者可补加 0.10ml。

预装式注射器制品的实际装量应不低于标示量。

七、冻干要求

1. 冻干设备及工艺应经验证，应根据制品的不同特性，制定并选择相适应的冻干工艺参数，冻干工艺应按实际冻干批量进行验证。冻干过程应有自动扫描记录。冻干全过程应严格无菌操作。

2. 真空封口者应在成品检定中测定真空度。充氮封口应充足氮量，氮气标示纯度应不低于 99.99%。

八、分装、冻干标识和记录

1. 分装后之制品要按批号填写分装、冻干卡片，注明制品名称、批号、亚批号、规格、数量、分装日期等，并应立即填写分装和冻干记录，并有分装、冻干、熔封、加塞、加铝盖等主要工序中直接操作人员及复核人员的签名。

2. 分装记录应包括容器具、分装器具、过滤器的灭菌记录和过滤器的完整性测试结果。

九、抽样、检定

成品应每批抽样进行全检，如分亚批，应根据亚批编制的情况确定各亚批需分别进行检测的项目。抽样应具有代表性，应在分装过程的前、中、后三个阶段或从冻干柜不同层中抽取样品。根据实际生产情况，成品检定部分项目可在贴签或包装前抽样进行检定。

生物制品包装规程

一、总则

1. 生物制品的包装应按国务院药品监督管理部门颁布的《药品说明书和标签管理规定》执行。

2. 包装车间的设施及包装用材料应符合中国现行《药品生产质量管理规范》要求。

3. 已分装或冻干后制品，经质量管理部门检定合格和综合审评，对符合质量标准者发出包装通知单后，方可进行包装。有专门规定者除外。

4. 同一车间有数条包装生产线同时进行包装时，各包装线之间应有隔离设施。外观相似的制品不得在相邻的包装线上包装。每条包装线均应标明正在包装的制品名称及批号。

二、透视检查（以下简称透检）

1. 除另有规定外，熔封后的安瓿，在透检前应采用减压法或其他适宜的方法进行容器密闭法检查。用减压法时，应避免将安瓿泡入液体中。

2. 制品在包装前必须按照各论中的要求进行外观检查。制品透检要求和标准如下：

（1）透检应采用日光灯（光照度应为 1000～3000lx），其背景和光照度按制品的性状调整；

（2）透检人员的视力应每半年检查一次，视力应在 4.9 或 4.9 以上，矫正视力应在 5.0 或 5.0 以上，无色盲；

（3）凡制品颜色或澄明度异常、有异物或有摇不散的凝块、有结晶析出、封口不严、有黑头或裂纹等应全部剔除，有专门规定者应按相关各论执行。

三、标签

1. 药品包装标签应符合《中华人民共和国药品管理法》及国务院药品监督管理部门的有关规定，不同包装的标签，其内容应根据上述规定印制。

2. 药品包装标签的文字表述应以国务院药品监督管理部门批准的药品说明书为依据，不得超出说明书内容，不得加入无关的文字和图案。

3. 药品内包装标签和外包装标签的内容、格式应符合国务院药品监督管理部门的有关规定。

四、包装

1. 包装前，应按质量管理部门发出的包装通知单所载有效期准备瓶签或印字戳。瓶签上的字迹应清楚。

2. 在包装时，要与质量管理部门发出的包装通知单仔细核对批号是否相符，防止包错、包混。在包装过程中，发现制品的外观异常、容器破漏或有异物者应剔除。

3. 包装制品应在 25℃ 以下进行。有专门规定者应按相关各论执行。

4. 瓶签应贴牢，不易脱落或模糊，瓶签内容不得用粘贴或剪贴的方式进行修改或补充。直接印字的制品字迹应清楚。

5. 不同制品及同一制品不同规格制品的瓶签及使用说明，应用不同颜色或式样，以资识别。

6. 外包装箱标签内容必须直接印在包装箱上。批号和有效期应用打码机直接打印在包装箱上，字迹应清楚，不易脱落和模糊。

7. 包装结束后应彻底清场，并填写清场记录。

8. 制品包装全部完成后，在未收到制品合格证前，应封存于待检区。收到合格证后，方可填写入库单，交送成品库。

9. 每个最小包装盒内均应附有药品说明书。

五、药品说明书

1. 药品说明书应符合《中华人民共和国药品管理法》及国务院药品监督管理部门有关药品说明书的规定，并根据国务院药品监督管理部门批准的内容编写。

2. 人血液制品说明书应注明相关警示语：因原料来自人血，虽然对原料血浆进行了相关病原体的筛查，并在生产工艺中加入了去除和灭活病毒的措施；但理论上仍存在传播某些已知和未知病原体的潜在风险，临床使用时应权衡利弊。

3. 生产过程使用抗生素时，应在制品的说明书中注明对所用抗生素过敏者不得使用的相关警示语。

生物制品贮藏和运输规程

一、总则

1. 本规程适用于生物制品成品的贮藏和运输管理。中间品、原液、半成品的贮藏和运输管理应符合各论或批准的要求。

2. 生物制品贮藏和运输管理应符合中国现行药品流通和运输的相关要求。

二、生物制品贮藏管理要求

1. 制品的贮藏条件（包括温、湿度，是否需避光）应符合相关各论或批准的要求，除另有规定外，贮藏温度为 2～8℃。

2. 应配备专用的冷藏设备或设施用于制品贮藏，并按照中国现行《药品生产质量管理规范》的要求划分区域，并分门别类有序存放。

（1）仓储区的设计和建造应合理。仓储区应当有足够的空间，确保有序贮藏成品。

（2）仓储区的贮存条件应符合制品规定的条件（如温、湿度，避光）和安全要求，应配备用于冷藏设备或设施的温度监控系统。

（3）应对冷库，储运温、湿度监测系统以及冷藏运输的设施或设备进行使用前验证、使用期间的定期验证及停用时间超过规定时限的验证。

（4）应由专人负责对贮存、运输设施设备进行定期检查、清洁和维护，并建立记录和档案。

3. 应建立制品出入库记录，应建立成品销售、出库复核、退回、运输、不合格药品处理等相关记录，记录应真实、完整、准确、有效和可追溯。

三、生物制品运输管理要求

生物制品中所含活性成分对温度敏感，应在规定的运输条件下采用最快速的运输方式，缩短运输时间；除另有规定外，应采用冷链运输。

1. 应对冷藏运输的设施或设备进行使用前验证、使用期间的定期验证及停用时间超过规定时限的验证。

2. 应由专人负责对运输设施设备进行定期检查、清洁和维护，并建立记录和档案。

3. 制品的运输条件应符合各论或批准的温度要求，温度范围的确定应依据制品的稳定性试验结果。运输时应注意防止制品冷冻。应避免运输过程中震动对制品质量的影响。

4. 冷链运输是指在运输全过程中，包括装卸搬运、变更运输方式、更换包装设备等环节，都能使所运输货物始终保持一定温度的运输。疫苗采用冷链运输时，应符合中国现行法规中关于药品流通和运输的相关要求。

免疫血清生产用马匹检疫和免疫规程

本规程适用于抗毒素及抗血清生产用马、骡的检疫,免疫与饲养管理。

马匹的饲养管理中免疫区及检疫区应严格划分,其设备、用具应固定专用,禁止外来人员与牲畜进入该区。马匹的检疫、饲养管理、治疗及剖检等工作的一切技术事宜应由经过专业培训的兽医负责。

一、马匹选购

1. 马匹的选购

(1) 马匹应无任何传染病,体质健康,营养程度中等以上,年龄以 4～15 岁为宜。不得采购青毛、全白等淡色的马匹用于生产治疗和预防制品。

(2) 不得在疫病流行的地区采购马匹。

(3) 采购马匹后,应对马匹进行鼻疽菌素点眼试验。必要时应进行布氏杆菌病及马传染性贫血等检查。

(4) 使用过青霉素及其他 β-内酰胺类抗生素、人血液制品的马匹不得购入。

2. 选好的马匹应予隔离,可进行破伤风预防接种。

3. 运输马匹应有专人护送,并注意安全。车运时应先检查和消毒车厢。

二、马匹检疫

1. 新马的检疫

(1) 新马直接进入检疫区应进行编号、烙印、检疫、调教及必要的预防接种。

(2) 检疫期为 3 个月。在检疫期间,除做系统临床观察外,并进行下列各项检查,方法及判定标准按中华人民共和国农业部颁布的有关检疫规定执行。

① 鼻疽 采用鼻疽菌素点眼试验。必要时可做其他变态反应试验或补体结合试验。

② 马传染性贫血 采用补体结合试验或琼脂扩散试验,亦可采用荧光抗体试验。

③ 布氏杆菌病 采用试管凝集试验。

④ 必要时应进行马副伤寒性流产检查,采用试管凝集试验。

必要时做其他传染病检查及一般常规检查。

2. 免疫马匹每年检查鼻疽 1～2 次,检查马传染性贫血至少 2 次(蚊蝇活动季节前后各 1 次)。必要时也做其他传染病及恶性肿瘤检查。

3. 检疫结果为可疑或阳性的马匹,应立即采取有效处理措施,不得用于生产。

三、马匹免疫及采血

1. 免疫用马匹

(1) 用于免疫采血的马匹必须符合本规程一、二项规定。

(2) 马匹一经发现有传染病或其他严重疾患时,必须立即停止免疫采血。

(3) 免疫不成功的马匹可淘汰,或在不产生安全隐患的前提下转用于其他种类抗原免疫。

(4) 用于抗毒素或抗血清生产的马匹不得使用青霉素或链霉素。

2. 抗原与佐剂

(1) 免疫用抗原应选用免疫原性好的细菌抗原、病毒抗原及精制类毒素或毒素,必要时也可用脱毒不完全或未经脱毒的抗原或抗原聚合体免疫。

(2) 种类不同的抗原应有明显的标记,予以严格区分。

(3) 抗原应妥善保存于 8℃ 以下避光处,分装和配制应在无菌操作下进行,凡发现染菌者应予废弃。

(4) 凡装过脱毒不完全或未经脱毒抗原的容器和注射器等须经消毒处理后再洗刷。

(5) 免疫用佐剂应优质、安全、高效、无抗原性,并不得含人体大分子成分。

3. 免疫及采血

操作时应严格进行核对,采血应尽可能在无菌条件下进行。

(1) 基础免疫

马匹在超免疫前应给予基础免疫,可根据实际情况确定免疫程序。

(2) 超免疫

根据基础免疫的具体情况,制定有效的超免疫程序及采血计划。

(3) 采血

免疫成功的马匹可进行采血,采用单采血浆机或人工采集血浆,人工采集血浆时应至少在 D 级条件下进行血浆分离。采集血清的效价应不低于各论要求。采血量应根据马匹体重及健康状况确定。所采血液应含适宜的抗凝剂。

采血马匹应于采血前至少 6 小时以内不喂精料。黄疸严重及其他患重病马均不得采血。

四、血浆分离

1. 防腐剂的使用要求

(1) 在确定有效抑菌浓度的基础上尽可能减少防腐剂的使用;防腐剂添加应按照有效抑菌浓度的范围采用最小加量。

(2) 血浆采集如需添加防腐剂,应尽可能与生产过程采用同一种防腐剂,如添加两种防腐剂应在成品中分别检测并规定限度要求。

2. 血浆分离应在无菌操作下进行,尽量做到每匹马的血浆单独分离。血浆应做效价检测并抽样做无菌检查。血浆中可加适宜的防腐剂,保存于 2～8℃ 避光处。

3. 分离血浆时,发现严重溶血或严重黄疸者应予废弃。

4. 发现患传染性贫血的马匹应追查,前次检疫以后的血浆及被该血浆污染的半成品及成品应予废弃。患恶性肿瘤或马鼻疽的马匹应追查，发现患病前 3 个月内的血浆及被该血浆污染的半成品及成品应予废弃。

5. 凡与血液及血浆直接接触的器皿、用具及溶液等均应无菌，并应注意不染有热原或含有毒性物质。

6. 加入血液或血浆中的化学试剂，应符合本版药典（二部）或国家其他相关标准。

7. 马匹免疫血清及血浆的效价可采用适宜的方法测定，其结果应与通则中各有关抗毒素或抗血清效价测定法的测定结果相符合。

8. 破伤风抗毒素、肉毒抗毒素、抗狂犬病血清和蛇毒血清制品血浆的保存应不超过 5 年；原液如需保存，应规定有效期。

五、马匹管理

1. 应给予免疫马匹富含蛋白质和维生素的饲料，每马日料量含可消化蛋白质不得低于 720g（约需精料 4kg）。马匹应适当运动。马厩、运动场、饲槽、水槽及马匹体表应保持清洁卫生。马厩、运动场等应定期消毒。马匹应定期称体重及削蹄。工作人员要爱护马匹，注意马匹的健康状况。

2. 应注意马匹饲养管理区的安全。饲草贮存场地禁止烟火。注意防止草料霉烂。

3. 马匹患非传染性疾病时，须经兽医检查同意后方可进行免疫或采血。

4. 发现马匹有传染病时，依下列原则处理，并制定详尽的防治措施。

(1) 对早期检出的病马、阳性马应立即处理；对可疑马进行隔离观察；对阴性马进行有效地预防。

(2) 改善马群营养，加强管理。

(3) 凡属烈性传染病，阳性马尸体应予焚烧或深埋，其粪便和环境应严格进行消毒，搜索疫源，杜绝传染，并应立即上报及与当地兽医机关联系，按中华人民共和国农业部颁布的有关规定处理。

5. 凡属下列情况的免疫马匹可予全采血：

(1) 免疫反应严重、体质衰弱不能持续免疫者；

(2) 非传染性疾病救治无效者；

(3) 肝脏破裂者；

(4) 其他特殊情况者。

6. 剖检

全采血马匹或病死马匹（不包括传染病），均须分别于专设解剖室内经兽医剖检后处理，必要时做病理检查。凡经剖检证实有传染病或恶性肿瘤等马匹的血液或血浆应予废弃。马匹尸体的处理应按国家农业及卫生行政管理部门的有关规定执行。

血液制品生产用人血浆

血液制品生产用人血浆系以单采血浆术采集的供生产血浆蛋白制品用的健康人血浆。

一、供血浆者的选择

为确保血液制品生产用人血浆的质量，供血浆者的确定应通过询问健康状况、体格检查和血液检验，由有经验的或经过专门培训的医师作出能否供血浆的决定，并对之负责。体检和血液检验结果符合要求者方可供血浆。

（一）供血浆者体格检查

1. 年龄

18～55 周岁；固定供血浆者年龄可延长至 60 周岁。

2. 体重

男不低于 50kg，女不低于 45kg。

3. 血压

90～140mmHg（12.0～18.7kPa）/60～90mmHg（8.0～12.0kPa），脉压差不低于 30mmHg（4.0kPa）。

4. 脉搏

节律整齐，每分钟 60～100 次，高度耐力的运动员脉搏低限应不低于每分钟 50 次。

5. 体温

正常。

6. 胸部

心肺正常，无病理性呼吸音及病理性心脏杂音，心率每分钟 60～100 次。初次申请供血浆者进行健康检查时，必须做 X 光胸片检查，固定供血浆者每年做一次胸片检查。

7. 腹部

腹平软，无肿块、无压痛，肝脾不肿大。

8. 皮肤

无黄染，无创面感染，无大面积皮肤病，浅表淋巴结无明显肿大。

9. 五官

无严重疾病，巩膜无黄染，甲状腺不肿大。

10. 四肢

无严重残疾、无严重功能性障碍及关节无红肿。双臂静脉穿刺部位无皮肤损伤，无静脉注射药物痕迹。

（二）供血浆者血液检验

下列检测项中，除另有规定外，单采血浆站应在每次采浆时对供血浆者进行检测。新供血浆者（包括第一次供血浆及两次供血浆间隔超过半年以上者）应在供血浆前检测，化验结果有效期 14 天。对固定供血浆者（系指半年内按照规定采浆间隔供浆 2 次及 2 次以上的供血浆者）可在采浆后留样检测，检测时间应在供血浆后 48 小时内。

1. 血型

用经批准的抗 A 抗 B 血型定型试剂测定。ABO 血型以正定型法鉴定。新供血浆者检验。

2. 血红蛋白含量

采用硫酸铜法，男不低于 1.0520；女不低于 1.0500（相当于男不低于 120g/L；女不低于 110g/L）。

3. 丙氨酸氨基转移酶（ALT）

采用速率法应不高于 40 单位，采用赖氏法应不高于 25 单位。

4. 血清/血浆蛋白质含量

采用通则 0731 第三法或折射仪法测定，血清蛋白质含量应不低于 60g/L，血浆蛋白质含量应不低于 50g/L。

5. 乙型肝炎病毒表面抗原（HBsAg）

用经批准的试剂盒检测，应为阴性。

6. 丙型肝炎病毒抗体（HCV 抗体）

用经批准的试剂盒检测，应为阴性。

7. 人类免疫缺陷病毒抗体（HIV-1 和 HIV-2 抗体）

用经批准的试剂盒检测，应为阴性。

8. 梅毒

用经批准的试剂盒检测，应为阴性。

9. 血清/血浆电泳

白蛋白应不低于 50%，并与前次比较无明显变化。新供血浆者检测（可在采集血浆后检测），以后每年检测一次。

（三）有下列情况者不能供血浆

1. 体弱多病，经常头晕、眼花、耳鸣、晕血、晕针、晕倒及有梅尼埃病者。

2. 有性病、麻风病、艾滋病，以及 HIV-1 或 HIV-2 抗体阳性者。

3. 有肝病史、经检测 HBsAg 阳性、HCV 抗体阳性者。甲型肝炎临床治愈 1 年后，连续 3 次每次间隔 1 个月 ALT 化验正常者，可供血浆。

4. 患反复发作过敏性疾病、荨麻疹、支气管哮喘、药物过敏者（患单纯性荨麻疹不在急性发作期者可以供血浆）。

5. 肺结核、肾结核、淋巴结核、骨结核患者。

6. 有心血管病及病史，各种心脏病、高血压、低血压、心肌炎、血栓性静脉炎者。

7. 呼吸系统疾病（包括慢性支气管炎、肺气肿、支气管扩张、肺功能不全）患者。

8. 消化系统疾病（如较严重的胃及十二指肠溃疡、慢性胃肠炎、慢性胰腺炎）患者。

9. 泌尿系统疾病（如急、慢性肾炎，慢性泌尿系统感染，肾病综合征以及急、慢性肾功能不全等）患者。

10. 各种血液病（包括贫血、白血病、真性红细胞增多症及各种出血凝血性疾病）患者。

11. 内分泌疾病或代谢障碍性疾病（如甲状腺功能亢进、肢端肥大症、尿崩症、糖尿病等）患者。

12. 器质性神经系统疾病或精神病（如脑炎、脑外伤后遗症、癫痫、精神分裂症、癔症、严重神经衰弱等）患者。

13. 寄生虫病及地方病（如黑热病、血吸虫病、丝虫病、钩虫病、绦虫病、肺吸虫病、克山病、大骨节病等）患者。

14. 恶性肿瘤及影响健康的良性肿瘤患者。

15. 已做过切除胃、肾、胆囊、脾、肺等重要脏器手术者。

16. 接触有害物质或放射性物质者。

17. 易感染人类免疫缺陷病毒的高危人群，如有吸毒史者、同性恋及有多个性伙伴者。

18. 克雅病（克罗依茨-雅克布病，CJD）和变异性克雅病（vCJD）患者及有家族病史者、接受过人和动物脑垂体来源物质（如生长激素、促性腺激素、甲状腺刺激素等）治疗者。接受器官（含角膜、骨髓、硬脑膜）移植者。可能暴露于牛海绵状脑病（BSE）和 vCJD 的人。

19. 慢性皮肤病患者，特别是传染性、过敏性及炎症性全身皮肤病（如黄癣、广泛性湿疹及全身性银屑病等）患者。

20. 自身免疫性疾病及胶原性疾病（如系统性红斑狼疮、皮肌炎、硬皮病等）患者。

21. 被携带狂犬病病毒的动物咬伤者。

22. 医生认为不能供血浆的其他疾病患者。

（四）有下列情况者暂不供血浆

1. 半月内曾做过拔牙或其他小手术者。

2. 妇女月经前后 3 天，月经失调、妊娠期、流产后未满 6 个月、分娩及哺乳期未满 1 年者。

3. 感冒、急性胃肠炎患者病愈未满 1 周，急性泌尿系统感染病愈未满 1 个月，肺炎病愈未满半年者。

4. 来自某些传染病和防疫部门特定的传染病流行高危地区的供血浆者。痢疾病愈未满半年，伤寒、布氏杆菌病病愈未满 1 年，3 年内有过疟疾病史者。

5. 接受过输血治疗者，2 年内不得供血浆。

6. 被血液或组织液污染的器材致伤者或污染伤口以及施行纹身术后未满 1 年者。

7. 与传染病患者有密切接触史者，自接触之日起至该病最长潜伏期。

8. 接受动物血清制品者于最后一次注射后 4 周内。

9. 接受乙型肝炎免疫球蛋白注射者 1 年内。

（五）供血浆者接受免疫接种后采集血浆的规定

除特异性免疫血浆制备时的免疫接种外，近期接受过免疫接种的无症状供血浆者，经下列期限后方可供血浆。

麻疹、腮腺炎、黄热、脊髓灰质炎、甲型肝炎减毒活疫苗免疫者最后一次免疫后 2 周，风疹活疫苗、狂犬病疫苗最后一次免疫后 4 周可供血浆。

二、血浆的采集

血浆采集应采用单采血浆术程序，并采用单采血浆机从供血浆者的血液中分离并收集血浆成分。

（一）单采血浆站要求

应符合国家卫生行政管理部门颁布的《单采血浆站质量管理规范》的要求。

（二）采集血浆器材的要求

1. 一切直接接触血液和血浆的一次性采血器材，均应保证无菌、无热原。每批器材需检查细菌内毒素含量，应符合要求（每批抽取一定数量进行检查，每套器材用 100ml 氯化钠注射液通过，照通则 1143 凝胶限度试验检查流过液的细菌内毒素含量，应小于 0.5EU/ml）。每批器材应标明生产批准文号、批号、有效期及生产企业。使用前应逐袋检查，有损坏渗漏者不得使用。

2. 抗凝剂溶液应无菌、无热原，不应含有防腐剂和抗生素。一般采用 4% 注射用枸橼酸钠（$C_6H_5Na_3O_7 \cdot 2H_2O$），pH7.2～7.6 或其他适宜的抗凝剂。灭菌后抽取一定比例的成品进行装量检查，误差不高于 5%；使用前应逐袋检查澄明度，不得有异物或浑浊；应按通则 1143 凝胶限度试验检查细菌内毒素含量，应小于 5.56EU/ml。每批抗凝剂应标明生产企业、批准文号、批号及有效期。

3. 所用氯化钠注射液应符合本版药典（二部）要求，应有正式批准文号、批号和生产企业。

（三）采集血浆的频度及限量

每人每次采集血浆量不得多于 580ml（含抗凝剂溶液，以容积比换算质量比不超过 600g）。采浆间隔不得短于 14 天。

三、血浆检验

（一）单人份血浆

1. 外观

血浆应为淡黄色、黄色或淡绿色，无溶血、无乳糜、无可见异物。冻结后应成型、平整、坚硬。

2. 蛋白质含量

采用双缩脲法（通则 0731 第三法）或折射仪法测定，应不低于 50g/L。

3. 丙氨酸氨基转移酶（ALT）

采用速率法应不高于 40 单位；采用赖氏法应不高于 25 单位。

4. 乙型肝炎病毒

用经批准的酶联免疫试剂盒检测 HBsAg，应为阴性；或用经批准的病毒核酸检测试剂检测病毒核酸，应为阴性（通则 3306）。

5. 梅毒螺旋体

用经批准的酶联免疫试剂盒检测，应为阴性。

6. 人类免疫缺陷病毒

用经批准的酶联免疫试剂盒检测 HIV-1 和 HIV-2 抗体，应为阴性；或用经批准的病毒核酸检测试剂检测病毒核酸，应为阴性（通则 3306）。

7. 丙型肝炎病毒

用经批准的酶联免疫试剂盒检测 HCV 抗体，应为阴性；或用经批准的病毒核酸检测试剂检测病毒核酸，应为阴性（通则 3306）。

（二）合并血浆

单份血浆混合后进行血液制品各组分的提取前，应于每个合并容器中取样进行以下项目的检测，检测方法及试剂应具有适宜的灵敏度和特异性。

1. HBsAg

用经批准的试剂盒检测，应为阴性。用于生产乙型肝炎人免疫球蛋白制品的合并血浆免做此项检测。

2. HIV-1 和 HIV-2 抗体

用经批准的试剂盒检测，应为阴性。

3. HCV 抗体

用经批准的试剂盒检测，应为阴性。

4. 乙型肝炎病毒表面抗体

用经批准的试剂盒检测，应不低于 0.05IU/ml。

5. 如用于生产特异性人免疫球蛋白制品，需进行相应抗体检测，标准应符合各论要求。

6. 血浆包装及标签

（1）包装应使用符合现行国家标准（GB 14232）的一次性塑料血袋。血浆袋应完好无破损，标本管内血浆与血浆袋内血浆应完全一致。

（2）血浆袋标签应包括供血浆者姓名、卡号、血型、血浆编号、采血浆日期、血浆重量及单采血浆站名称。

四、血浆贮存

1. 除另有规定外，血浆采集后，应在 6 小时内快速冻结，置−20℃或−20℃以下保存。用于分离人凝血因子Ⅷ的血浆，保存期自血浆采集之日起应不超过 1 年；用于分离其他血液制品的血浆，保存期自血浆采集之日起应不超过 3 年。

2. 如果在低温贮存中发生温度升高，但未超过−5℃，时间未超过 72 小时，且血浆仍处于冰冻状态，仍可用于分离白蛋白和免疫球蛋白。

五、血浆运输

1. 冰冻血浆应于−15℃以下运输。

2. 如果在运输过程中发生温度升高的意外事故，按"四、血浆贮存"规定处理。

六、特异性免疫血浆制备及其供血浆者免疫要求

（一）血浆

1. 采用经批准的疫苗或免疫原进行主动免疫，其抗体水平已达到要求的供血浆者血浆。

2. 经自然感染愈后获得免疫，其抗体水平已达到要求的供血浆者血浆。

3. 除另有规定外，单个供血浆者血浆及多个供血浆者的合并血浆，其抗体效价应分别制定明确的合格标准。

4. 以上供血浆者血浆的采集及质量要求应符合本规程"一、供血浆者的选择"至"五、血浆运输"规定。

（二）供血浆者

1. 供血浆者的健康标准应符合本规程"一、供血浆者的选择"规定。

2. 对接受免疫的供血浆者，事先应详细告知有关注意事项，如可能发生的局部或全身性免疫注射反应等，并取得供血浆者的同意和合作，或签订合同。

（三）供血浆者免疫

1. 免疫用疫苗或其他免疫原须经批准，免疫程序应尽可能采用最少剂量免疫原及注射针次。

2. 如需要对同一供血浆者同步进行 1 种以上免疫原的接种，应事先证明免疫接种的安全性。

3. 对供血浆者的免疫程序可以不同于疫苗的常规免疫程序，但采用的特定免疫程序需证明其安全性，并经批准。

4. 在任何一次免疫接种之后，应在现场观察供血浆者至少 30 分钟，确定是否有异常反应，以防意外。

5. 用人红细胞免疫供血浆者，必须有特殊规定和要求，并经批准。

生物制品生产检定用动物细胞基质制备及检定规程

本规程适用于人用生物制品生产用动物细胞基质及检定用动物细胞，包括具有细胞库体系的细胞及原代细胞。细胞基质系指可用于生物制品生产的所有动物或人源的连续传代细胞系、二倍体细胞株及原代细胞。

生产非重组制品所用的细胞基质，系指来源于未经修饰的用于制备其主细胞库的细胞系/株和原代细胞。生产重组制品的细胞基质，系指含所需序列的、从单个前体细胞克隆的转染细胞。生产杂交瘤制品的细胞基质，系指通过亲本骨髓瘤细胞系与另一亲本细胞融合的杂交瘤细胞系。

一、对生产用细胞基质总的要求

用于生物制品生产的细胞系/株均须通过全面检定，须具有如下相应资料，并经国家药品监督管理部门批准。

（一）细胞系/株历史资料

1. 细胞系/株来源资料

应具有细胞系/株来源的相关资料，如细胞系/株制备机构的名称，细胞系/株来源的种属、年龄、性别和健康状况的资料。这些资料最好从细胞来源实验室获得，也可引用正式发表文献。

人源细胞系/株须具有细胞系/株的组织或器官来源、种族及地域来源、年龄、性别、健康状况及病原体检测结果的相关资料。

动物来源的细胞系/株须具有动物种属、种系、饲养条件、组织或器官来源、地域来源、年龄、性别、供体的一般健康状况及病原体检测结果的相关资料。

如采用已建株的细胞系/株，应具有细胞来源的证明资料。应从能够提供初始细胞历史及其溯源性书面证明材料的机构获得，且应提供该细胞在该机构的详细传代记录，包括培养过程中所使用的所有原材料的详细信息，如种类、来源、批号、生产日期及有效期、制备或使用方法、质量标准及检测结果等。

2. 细胞系/株培养历史的资料

应具有细胞分离方法、细胞体外培养过程及细胞系/株建立过程的相关资料，包括所使用的物理、化学或生物学手段，外源插入序列，筛选细胞所进行的任何遗传操作或筛选方法、在动物体内传代过程以及细胞生长特征、培养液成分等；同时还应具有细胞鉴别、内源及外源因子检查结果的相关资料。

应提供细胞传代历史过程中所用的细胞培养液的详细成分并应具有溯源性，如使用人或动物源性成分，如血清、胰蛋白酶、乳蛋白水解物或其他生物学活性的物质，应具有这些成分的来源、批号、制备方法、质量控制、检测结果和质量保证的相关资料。

（二）细胞培养操作要求

细胞取材、建库及制备全过程应具有可溯源性及操作的一致性，并对各个环节的风险进行充分的评估。

1. 细胞来源供体

所有类型细胞的供体应无传染性疾病或未知病原的疾病。神经系统来源的细胞不得用于疫苗生产。

2. 原材料的选择

与细胞培养相关的所有材料，特别是人源或动物源性材料，应按照本版药典的相关要求进行风险评估，选择与生产相适应的原材料，必要时进行检测。所有生物源性材料均应无细菌、真菌、分枝杆菌、支原体及病毒等外源因子污染。细胞培养过程中所用的牛血清及胰酶应符合本版药典的相关要求。

细胞培养液中不得含有人血清。如果使用人血白蛋白，应使用获得国家药品管理当局批准的人用药品。

细胞制备过程中不得使用青霉素或 β-内酰胺（β-Lactam）类抗生素。配制各种溶液的化学药品应符合本版药典（二部）或其他相关国家标准的要求。

3. 细胞培养体系

应控制对细胞生长有重大影响的关键的已知可变因素，包括规定细胞培养液及其添加成分的化学组成及纯度；所有培养用试剂应有制备记录并经检定合格后使用，应规定细胞培养的理化参数（如 pH 值、温度、湿度、气体组成等）的变化范围并进行监测，以保证细胞培养条件的稳定性。

4. 细胞收获及传代

应结合生产工艺的特性，尽可能减少对细胞的操作。细胞收获及传代应采用可重复的方式，以保证收获时细胞的汇合率、孵育时间、温度、离心速度、离心时间以及传代后活细胞接种密度具有一致性。

传代细胞的体外细胞龄可采用细胞群体倍增水平或传代水平计算。

二倍体细胞的细胞龄通常以群体倍增水平计算，也可以每个培养容器细胞群体细胞数为基础，每增加 1 倍作为 1 世代粗略估算，即 1 瓶细胞传 2 瓶（1∶2 分种率），再长满瓶为 1 世代；1 瓶传 4 瓶（1∶4 分种率）为 2 世代；1 瓶传 8 瓶（1∶8 分种率）则为 3 世代。生产用细胞龄限制在细胞寿命期限的前 2/3 内。

连续传代细胞系的细胞龄可以群体倍增水平计算，也可以按照固定的传代比率进行传代，每传代一次视为一代。

5. 细胞系建立

细胞系建立过程中进行了对细胞特性有重要影响的操作，如导致细胞具有了成瘤性，或经细胞克隆及遗传修饰等操作的细胞，应被视为一个新的（或不同的）细胞系，应在原细胞名称后增加后缀或编号重新命名，并重新建立主细胞库。

在细胞克隆过程中，应选择单个细胞用于扩增，详细记录克隆过程，并根据整合的重组DNA的稳定性、细胞基因组及表型的稳定性、生长速率、目的产物表达水平和完整性及稳定性，筛选具有分泌目的蛋白最佳特性的候选克隆，用于建立细胞种子。

6. 细胞冻存

应在大多数细胞处于对数生长期时进行细胞冻存。应采用符合细胞培养物的最佳冻存方法；每一次冻存时均应采用相同的降温过程，并记录冻存过程。

每一个细胞库冻存时，应将同一次扩增的处于相同倍增水平的细胞培养物合并，混匀后分装。每支冻存管中的细胞数应足以保证细胞复苏后可获得有代表性的培养物。

对于一个新的细胞库，除早代培养物在组织采集时或重组细胞筛选时可能需要使用抗生素外，细胞建库培养时不应使用抗生素。

7. 人员

生产人员应定期检查身体，已知患有传染性疾病的人员不能进行细胞培养的操作。在生产区内不得进行非生产制品用细胞或微生物的操作；在同一工作日进行细胞培养前，不得接触动物或操作有感染性的微生物。

（三）细胞库

细胞库的建立可为生物制品的生产提供检定合格、质量相同、能持续稳定传代的细胞。

细胞建库应在符合中国现行《药品生产质量管理规范》的条件下制备。

1. 细胞库的建立

三级细胞库管理包括细胞种子、主细胞库（MCB）及工作细胞库（WCB）。在某些特殊情况下，也可采用细胞种子及MCB二级管理，但须得到国务院药品监督管理部门的批准。

（1）细胞种子（Cell Seed）

由一个原始细胞群体发展成传代稳定的细胞群体，或经过克隆培养而形成的均一细胞群体，通过检定证明适用于生物制品生产或检定。在特定条件下，将一定数量、成分均一的细胞悬液，定量均匀分装于一定数量的安瓿或适宜的细胞冻存管，于液氮或−130℃以下冻存，即为细胞种子，供建立主细胞库用。

对于引进细胞，生产者获得细胞后，冻存少量细胞，经过验证可用于生物制品生产，此细胞可作为细胞种子，供建立主细胞库用。

（2）主细胞库（MCB）

取细胞种子通过规定的方式进行传代、增殖后，在特定倍增水平或传代水平同次均匀地混合成一批，定量分装于一定数量的安瓿或适宜的细胞冻存管，保存于液氮或−130℃以下，经全面检定合格后，即可作为主细胞库，用于工作细胞库的制备。生产企业的主细胞库最多不得超过两个细胞代次。

（3）工作细胞库（WCB）

工作细胞库的细胞由MCB细胞传代扩增制成。由MCB的细胞经传代增殖，达到一定代次水平的细胞，合并后制成一批均质细胞悬液，定量分装于一定数量的安瓿或适宜的细胞冻存管，保存于液氮或−130℃以下备用，即为工作细胞库。生产企业的工作细胞库必须限定为一个细胞代次。冻存时细胞的传代水平须确保细胞复苏后传代增殖的细胞数量能满足生产一批或一个亚批制品。复苏后细胞的传代水平应不超过批准用于生产的最高限定代次。所制备的WCB必须经检定合格〔见本规程"一、（四）细胞检定"中有关规定〕后，方可用于生产。

2. 细胞库的管理

主细胞库和工作细胞库应分别存放。每一个库应在生产设施内至少2个不同的地点或区域存放。应监测并维护细胞库冻存容器，以保证细胞库贮存在一个高度稳定的环境中。

非生产用细胞应与生产用细胞严格分开存放。

每种细胞库均应分别建立台账，详细记录放置位置、容器编号、分装及冻存数量，取用记录等。细胞库中的每支细胞均应具有细胞系/株名、代次、批号、编号、冻存日期、贮存容器的编号等信息。

为保证细胞冻存后仍具有良好的活力，冻存前的细胞活力应不低于90%，冻存后应取一定量的可代表冻存全过程的冻存管复苏细胞，复苏后细胞的活力应不低于80%。二倍体细胞冻存后，应至少做一次复苏培养并连续传代至衰老期，检查不同传代水平的细胞生长情况。细胞冻存后，可通过定期复苏细胞及复苏后细胞的活力数据验证细胞在冻存及贮存条件下的稳定性。

（四）细胞检定

细胞检定主要包括以下几个方面：细胞鉴别、外源因子和内源因子的检查、成瘤性/致瘤性检查等。必要时还须进行细胞生长特性、细胞染色体检查、细胞均一性及稳定性检查。这些检测内容对于MCB细胞和WCB细胞及生产限定代次细胞均适用。

细胞检定的基本要求见表1。细胞库建立后应至少对MCB细胞及生产终末细胞（EOPC）进行一次全面检定。当生产工艺发生改变时，应重新对EOPC进行检测。每次从MCB建立一个新的WCB，均应按规定项目进行检定。

表1　细胞检定项目要求

检测项目		MCB	WCB	生产终末细胞（EOPC）[①]
细胞鉴别		+	+	(+)
细菌、真菌检查		+	+	+
分枝杆菌检查		(+)	(+)	(+)
支原体检查		+	+	+
内、外源病毒污染检查	细胞形态观察及血吸附试验	+	+	+

续表

检测项目		MCB	WCB	生产终末细胞 (EOPC)[①]
内、外源病毒污染检查	体外不同细胞接种培养法	+	+	+
	动物和鸡胚体内接种法	+	—	+
	逆转录病毒检查	+	—	+
	种属特异性病毒检查	(+)	—	—
	牛源性病毒检查	(+)	(+)	(+)
	猪源性病毒检查	(+)	(+)	(+)
	其他特定病毒检查	(+)	(+)	(+)
染色体检查		(+)	(+)	(+)
成瘤性检查*		(+)	(+)	—
致瘤性检查*		(+)	(+)	—

注：① 表示生产终末细胞，是指在或超过生产末期时收获的细胞，尽可能按生产规模制备的生产末期细胞。

"＋"为必检项目，"—"为非强制检定项目。

（＋）表示需要根据细胞特性、传代历史、培养过程等情况要求的检定项目。

＊表示 MCB 或 WCB。

1. 细胞鉴别试验

新建细胞系/株、细胞库（MCB 和 WCB）和生产终末细胞应进行鉴别试验，以确认为本细胞，且无其他细胞的交叉污染。细胞鉴别试验方法有多种，包括细胞形态、生物化学法（如同工酶试验）、免疫学检测（如组织相容性抗原、种特异性免疫血清）、细胞遗传学检测（如染色体核型、标记染色体检测）、遗传标志检测（如 DNA 指纹图谱，包括短串联重复序列（STR）、限制片段长度多态性（RFLP-PCR）和内含子多态性（EPIC-PCR）法等）以及其他方法（如杂交法、PCR 法、报告基因法等）。应至少选择上述一种或几种方法对细胞进行种属和细胞株间及专属特性的鉴别。

2. 细菌、真菌无菌检查

取混合细胞培养上清液或冻存细胞管样品，依法检查（通则 1101），应符合规定。对于 MCB 及 WCB 培养物，至少取混合细胞培养上清液 10ml，尽可能采用薄膜过滤法检测。对于冻存细胞，至少取冻存细胞总支数的 1% 或至少 2 支冻存细胞管（取量大者），可采用直接接种法检测。

3. 分枝杆菌检查

取至少 10^7 个活细胞用培养上清液制备细胞裂解物，按照无菌检查法（通则 1101）进行分枝杆菌检查。

取细胞裂解物接种于适宜的固体培养基（如罗氏培养基或 Middlebrook 7H10 培养基），每个培养基接种 1ml 并做 3 个重复，并同时以不高于 100CFU 的草分枝杆菌菌液作为阳性对照。将接种后的培养基置于 37℃ 培养 56 天，阳性对照应有菌生长，接种供试品的培养基未见分枝杆菌生长，则判为合格。

用于外源病毒检测的豚鼠接种法也可检测分枝杆菌，按表 2 所列方法进行试验和观察。豚鼠在注射前应观察 4 周，结核菌素试验为阴性者方可用于试验，观察期末应进行结核菌素试验，并剖检观察主要脏器是否有结节形成。结核菌素试验为阴性，主要脏器无结节，则为符合要求。

也可采用经过验证的分枝杆菌核酸检测法替代培养法。

4. 支原体检查

取细胞培养上清液样品，依法检查（通则 3301），应符合规定。

5. 细胞内、外源病毒因子检查

应注意检查细胞系/株中是否有来源物种中潜在的可传染的病毒，以及由于使用的原材料或操作带入的外源性病毒。细胞进行病毒检查的种类及方法，须根据细胞的种属来源、组织来源、细胞特性、传代历史、培养方法及过程等确定。如 MCB 进行了全面检定，WCB 需检测的外源病毒种类可主要考虑从 MCB 到 WCB 传代过程中可能引入的病毒，而仅存在于 MCB 建库前的病毒可不再重复检测。

（1）细胞形态观察及血吸附试验

取混合瓶细胞样品，接种至少 6 个细胞培养瓶或培养皿，待细胞长成单层或至一定数量后换维持液，持续培养两周。如有必要，可以适当换液。逐日镜检细胞，细胞应保持正常形态特征。

如为贴壁细胞或半贴壁细胞，细胞至少培养 14 天后，分别取 1/3 细胞培养瓶或培养皿，用 0.2%～0.5% 豚鼠红细胞和鸡红细胞混合悬液进行血吸附试验。一半加入红细胞后置 2～8℃ 作用 30 分钟，一半置 20～25℃ 作用 30 分钟，分别进行镜检，观察红细胞吸附情况，结果应为阴性。

新鲜红细胞在 2～8℃ 保存不得超过 7 天，且溶液中不应含有钙或镁离子。

（2）体外不同指示细胞接种培养法检测病毒因子

用待检细胞培养上清液制备活细胞或细胞裂解物，分别接种至少下列三种单层指示细胞，包括猴源细胞、人二倍体细胞和同种属、同组织类型来源的细胞。待测样本检测前，可于 -70℃ 或以下保存。

每种单层指示细胞至少接种 10^7 个活细胞或相当于 10^7 个活细胞的裂解物。接种量应占维持液的 1/4 以上，每种指示细胞至少接种 2 瓶。取培养 7 天的细胞各 1 瓶，取上清液或细胞裂解物再分别接种于新鲜制备的相应的指示细胞盲传一代，与初次接种的另一瓶细胞继续培养 7 天，观察细胞病变，并在观察期末取细胞培养物进行血吸附试验；取细胞培养上清液进行红细胞凝集试验。

用 0.2%～0.5% 豚鼠红细胞和鸡红细胞混合悬液进行血吸附试验和红细胞凝集试验。将混合红细胞加入细胞培养瓶，一半置于 2～8℃ 孵育 30 分钟，一半置于 20～25℃ 孵育 30 分钟，分别进行镜检，观察红细胞吸附情况。取细胞上清液从原倍起进行倍比稀释后，加入混合红细胞，先置 2～8℃ 孵育 30 分钟，然后置于 20～25℃ 孵育 30 分钟，分别观察红细胞凝集情况。

接种的每种指示细胞不得出现细胞病变，血吸附试验及红细胞凝集试验均应为阴性。试验应设立病毒阳性对照，包括可观察细胞病变的病毒阳性对照、血吸附阳性对照及血凝阳性对照。如待检细胞裂解物对单层细胞有干扰，则应排除干扰因素。

若已知待检细胞可支持人或猴巨细胞病毒（CMV）的生长，则应在接种人二倍体细胞后至少观察 28 天，应无细胞病变，且血吸附试验及红细胞凝集试验均应为阴性。

（3）动物和鸡胚体内接种法检测外源病毒因子

用待检细胞培养上清液制备活细胞（或适宜时采用相当量的细胞裂解物），接种动物体内进行外源病毒因子检测。待检细胞至少应接种乳鼠、成年小鼠和鸡胚（两组不同日龄）共计 4 组，如为新建细胞，还需接种豚鼠。原代猴肾细胞还需用家兔体内接种法或兔肾细胞培养法检查猴疱疹 B 病毒。按表 2 所列方法进行试验和观察。接种后 24 小时内动物死亡超过 20%，试验无效。

表 2　动物体内接种法检测外源病毒因子

动物组	要求	数量	接种途径	细胞浓度（个活细胞/ml）	接种细胞液量（ml/只）	观察天数
乳鼠	24 小时内	至少 20 只（2 窝）	脑内腹腔	>1×10⁷	0.01 0.1	21 天
成年小鼠	15～20g	至少 10 只	脑内腹腔	>1×10⁷	0.03 0.5	21 天
鸡胚①	9～11 日龄	10 枚	尿囊腔①	>5×10⁶	0.2	3～4 天
鸡胚	5～7 日龄	10 枚	卵黄囊	>2×10⁶	0.5	5 天
豚鼠	350～500g	5 只	腹腔	>4×10⁵	5.0	至少 42 天，观察期末解剖所有动物
家兔	1.5～2.5kg	5 只	皮下皮内②	>2×10⁵	9.0 0.1×10	至少 21 天

注：① 经尿囊腔接种的鸡胚，在观察末期，应用豚鼠和鸡红细胞混合悬液进行直接红细胞凝集试验。
　　② 每只家兔于皮内注射 10 处，每处 0.1ml。

观察期内，如被接种动物出现异常或疾病应进行原因分析，观察期内死亡的动物应进行大体解剖观察及组织学检查，以确定死亡原因。如动物显示有病毒感染，则应采用培养法或分子生物学方法对病毒进行鉴定（如观察期内超过 20% 的动物出现死亡，且可明确判定为因动物撕咬所致），试验判定为无效，应重试。

观察期末时，符合下列条件判为合格。

① 乳鼠和成年小鼠接种组　至少应有 80% 接种动物健存，且小鼠未显示有可传播性因子或其他病毒感染。

② 鸡胚接种组　卵黄囊接种的鸡胚至少应有 80% 存活，且未显示有病毒感染；尿囊腔接种的鸡胚至少应有 80% 存活，且尿囊液红细胞凝集试验为阴性。

③ 豚鼠接种组　至少应有 80% 接种动物健存，且动物未显示有可传播性因子或其他病毒感染。

④ 家兔接种组　至少应有 80% 接种动物健存，且动物未显示有可传播性因子或其他病毒感染（包括接种部分损伤）。

（4）逆转录病毒及其他内源性病毒或病毒核酸的检测

可采用下列方法对待检细胞进行逆转录病毒的检测。

① 逆转录酶活性测定　采用敏感的方法，如产物增强的逆转录酶活性测定法（PERT 或 PBRT 法）（本规程附录或其他适宜的方法，但灵敏度不得低于现行方法），但由于细胞中某些成分也具有逆转录酶活性；因此，逆转录酶阳性的细胞，应进一步确认是否存在感染性逆转录病毒。

② 透射电镜检查法　取至少 1×10⁷ 个活细胞采用超薄切片法进行透射电镜观察。

③ PCR 法或其他特异性体外法　根据细胞的种属特异性，在逆转录酶活性结果不明确或不能采用逆转录酶活性测定时，可采用种属特异性的逆转录病毒检测法，如逆转录病毒 PCR 法、免疫荧光法、ELISA 法

等，逆转录病毒的定量 PCR 法还可用于逆转录病毒颗粒的定量。

④ 感染性试验　将待检细胞感染逆转录病毒敏感细胞，培养后检测。根据待检细胞的种属来源，须使用不同或多种的敏感细胞进行逆转录病毒感染性试验。

不同的方法具有不同的检测特性，逆转录酶活性提示可能有逆转录病毒存在，透射电镜检查及特异性 PCR 法可证明是否有病毒性颗粒存在并进行定量，感染性试验可证明是否有感染性的逆转录病毒颗粒存在，因此应采用不同的方法联合检测。若细胞逆转录酶活性检测为阳性，则需进行透射电镜检查或 PCR 法及感染性试验，以确证是否存在感染性逆转录病毒颗粒。可产生感染性逆转录病毒颗粒，且下游工艺不能证明病毒被清除的细胞基质不得用于生产。

已知鸡胚成纤维细胞（CEF）或其他禽源性细胞含有逆转录病毒序列，常可产生缺陷型逆转录病毒颗粒，逆转录酶活性为阳性，对这类细胞进行逆转录病毒检测时，可直接检测细胞基质中是否存在外源性逆转录病毒污染，如禽白血病病毒、禽网状内皮病肿瘤病毒、感染性内源性逆转录病毒。在某些情况下，也可通过监测鸡群，以保证无上述感染性逆转录病毒污染。

小鼠及其他啮齿类动物来源的细胞系含有逆转录病毒基因序列，可能会表达内源性逆转录病毒颗粒，因此，对于这类细胞系，应进行感染性试验，以确定所表达的逆转录病毒是否具有感染性。对于特定啮齿类细胞（如CHO、BHK21、NS0 和 Sp2/0），还应确定其收获液中病毒颗粒的量及其是否有感染性逆转录病毒，并应在生产工艺中增加病毒去除和（或）灭活工艺。仅有高度纯化且可证明终产品中逆转录病毒被清除至低于现行检测方法的检测限以下时，方可使用这类细胞。

（5）种属特异性外源病毒因子的检测

应根据细胞系/株种属来源、组织来源及供体健康状况等确定检测病毒的种类。若在 MCB 或 WCB 中未检测到种属特异性病毒，后续过程中不再进行重复检测。

鼠源的细胞系，可采用小鼠、大鼠和仓鼠抗体产生试验（MAP、RAP 及 HAP）检测其种属特异性病毒。

人源的细胞系/株，应考虑检测如人 EB 病毒、人巨细胞病毒（HCMV）、人逆转录病毒（HIV-1/2、HTLV-1/2）、人肝炎病毒（HAV、HBV、HCV）、人细小病毒 B19、人乳头瘤病毒、人多瘤病毒、难培养的人腺病毒和人疱疹病毒-6/7/8 等。

猴源细胞系/株应考虑检测猴多瘤病毒（如 SV40）、猴免疫缺陷病毒（SIV）等。

这类病毒的检测可采用适当的体外检测技术，如分子检测技术，但所用方法应具有足够的灵敏度，以保证制品的安全。

（6）牛源性病毒检测

若在生产者建库之前，细胞基质在建立或传代历史中使用了牛血清，则所建立的 MCB 或 WCB 和（或）生产终末细胞至少应按照通则 3604 的要求检测一次牛源性病毒。取待检细胞用培养上清液制备成至少相当于 10^7 个活细胞/ml 的裂解物，进行检测。如果在后续生产过程中不再使用牛血清，且 MCB 和（或）EOPC 检测显示无牛源性病毒污染，则后续工艺中可不再重复进行此项检测。

（7）猪源性病毒的检测

如果在生产者建细胞库之前，细胞基质在建立或传代历史中使用了胰酶，则所建立的 MCB 或 WCB 和（或）超过生产限定水平的细胞至少应检测一次与胰酶来源动物相关的外源性病毒，包括猪细小病毒或牛细小病毒。如在后续生产过程中不再使用胰酶，且 MCB 和（或）EOPC 检测结果显示无相关动物源性病毒污染，则后续工艺中可不再重复进行此项检测。如使用重组胰酶，应根据胰酶生产工艺可能引入的外源性病毒评估需要检测的病毒种类及方法。

（8）其他特定病毒的检测

根据细胞的特性、传代历史或培养工艺等确定检测病毒的种类。有些细胞仅对某些特定病毒易感，采用上述检测方法无法检出，因此需要采用特定的方法检测，如对 CHO 细胞进行鼠细小病毒污染的检测等。

6. 成瘤性检查

成瘤性检查是确定细胞基质在动物体内是否能够形成肿瘤，是对细胞特性的鉴定。

新建细胞系/株及新型细胞基质应进行成瘤性检查。

某些传代细胞系已证明在一定代次内不具有成瘤性，而超过一定代次则具有成瘤性，如 Vero 细胞，因此必须进行成瘤性检查。

用于疫苗生产的细胞系/株应进行成瘤性检查，但当未经遗传修饰的二倍体细胞被证明无成瘤性后，可不作为常规检查要求。

已证明具有成瘤性的传代细胞，如 BHK21、CHO、HEK293、C127、NS0 细胞等，或细胞类型属成瘤性细胞，如杂交瘤细胞，用于生产治疗性制品时可不再做成瘤性检查。

成瘤性检查的方法见本规程附录 2。具有成瘤性的新建细胞或新型细胞基质，需采用定量的方法进一步分析细胞成瘤性的大小，并计算该细胞的半数致瘤量（TPD_{50}），并根据生产工艺及制品的特性，评估成瘤性的风险。

体内法是成瘤性评价的标准，但对于某些细胞，也可采用软琼脂克隆形成试验或器官培养试验等体外法检测细胞的成瘤性，特别是对于低代次、在动物体内无成瘤性的传代细胞系。体外法的结果可作为细胞成瘤性评价的参考。

7. 致瘤性检查

致瘤性检查是保证细胞基质中不存在可使细胞永生

化并具有形成肿瘤的因子。细胞基质致瘤性可能与细胞 DNA（或其他细胞成分）或细胞基质中含有致瘤性因子相关。来源于肿瘤的细胞或因未知机制形成肿瘤表型的细胞，含有致瘤性物质的理论风险性相对较高。

已建株的二倍体细胞，如 MRC-5、2BS、KMB17、WI-38 及 FRhL-2 新建主细胞库不要求进行致瘤性检查。

已建株的或有充分应用经验的连续传代细胞，如 CHO、NS0、Sp2/0、低代次的 Vero 细胞不要求进行致瘤性检查。

新型细胞基质，特别是成瘤性为阳性的细胞，用于疫苗生产时，需进行致瘤性检查。

可采用待测细胞裂解物和（或）细胞 DNA 按照本规程附录 3 的方法进行致瘤性检查。如根据细胞基质的表型或来源疑似有致瘤性病毒，建议用细胞基质裂解物接种动物进行致瘤性检查；若细胞基质具有成瘤性表型，建议用细胞 DNA 接种动物进行致瘤性检查。

对致瘤性检查中出现进行性结节的细胞，应开展进一步的研究，鉴别致瘤性因子或致瘤性活性，并确定细胞的可适用性。

（五）生产细胞培养

生产用原材料的选择和细胞操作环境应符合本规程"一、（二）细胞培养操作要求"及"一、（三）1. 细胞库的建立"中有关规定。

从冻存的 WCB 中取出 1 支或多支安瓿，混合后培养，传至一定代次后供生产用。其代次不得超过该细胞用于生产的最高限定代次。生产用细胞的最高限定代次应根据研究结果确定，但不得超过国际认可的最高限定代次。从 WCB 取出的细胞经增殖后获得的细胞不得再回冻保存用于生产。

二、连续传代细胞系的特殊要求

传代细胞系一般是由人或动物肿瘤组织或正常组织传代或转化而来，可悬浮培养或采用微载体培养，能大规模生产。这些细胞可无限传代，但到一定代次后，成瘤性会增强。应按本规程"一、（四）细胞检定"的规定进行细胞库的检查。对生产过程中细胞培养的要求如下：

1. 用于生产的细胞代次

用于生产的传代细胞系，代次应有一定限制。用于生物制品生产的细胞最高限定代次须经批准。

2. 生产过程中的细胞检查

除另有规定外，病毒类制品，在生产末期，取不接种病毒的对照细胞，按本规程"一、（四）1. 细胞鉴别试验，2. 细菌、真菌无菌检查，4. 支原体检查"以及病毒外源因子检查法（通则 3302），应符合规定。

三、人二倍体细胞株的特殊要求

新建的人二倍体细胞必须具有以下资料：建立细胞株所用胎儿的胎龄和性别、终止妊娠的原因、所用胎儿父母的年龄、职业及健康良好的证明（医师出具的健康状态良好、无潜在性传染病和遗传性疾患等证明），以及胎儿父系

及母系三代应无明显遗传缺陷疾病史的书面资料。

人二倍体细胞株应在传代过程的早期，选择适当世代水平（2～8 世代）增殖出大量细胞，定量分装后，置液氮中或 −130℃ 下冻存，供建立细胞种子之用，待全部检定合格后，即可正式定为细胞种子，供制备 MCB 用。

1. 染色体检查及判定标准

新建人二倍体细胞株及其细胞库必须进行染色体检查。对于已建株的人二倍体细胞株，如 WI-38、MRC-5、2BS、KMB17 等，在建立 MCB 时可不必进行细胞染色体检查；但如对细胞进行了遗传修饰，则须按新建细胞株进行染色体检查。

（1）染色体检查

新细胞建株过程中，每 8～12 世代应做一次染色体检查，在 1 株细胞整个生命期内的连续培养过程中，应至少有 4 次染色体检查结果。每次染色体检查，应至少随机取 1000 个分裂中期细胞，进行染色体数目、形态和结构检查，并做记录，以备复查。其中至少选择 50 个分裂中期细胞进行显微照相，作出核型分析，并应粗数 500 个分裂中期细胞，检查多倍体的发生率。

每次染色体检查，应从同一世代的不同培养瓶中取细胞，混合后进行再培养，制备染色体标本片。染色体标本片应长期保存，以备复查。

可用 G 分带或 Q 分带技术检查 50 个分裂中期细胞染色体带型，并作出带型分析。

（2）判定标准

对 1000 个和 500 个分裂中期细胞标本异常率进行检查，合格的上限（可信限 90% Poison 法）见表 3。

表 3　人二倍体细胞染色体分析标准

染色体分析项目	染色体异常细胞数上限		
	1000（检查细胞数）	500（检查细胞数）	100（检查细胞数）
染色单体和染色体断裂	47	26	8
结构异常	17	10	2
超二倍体	8	5	2
亚二倍体①	180	90	18
多倍体②	30	17	4

注：① 亚二倍体如超过上限，可能因制片过程人为丢失染色体，应选同批号标本重新计数。

② 一个分裂中期细胞内超过 53 条染色体，即为一个多倍体。

2. 无菌检查

每 8～12 世代细胞培养物，应进行无菌检查，依法检查（通则 1101），应符合规定。

3. 支原体检查

每 8～12 世代细胞培养物，应进行支原体检查，依法检查（通则 3301），应符合规定。

4. 病毒检查

二倍体细胞株传代过程中，至少对 2 个不同世代水平

进行病毒包涵体及特定人源病毒检测［见本规程一、（四）5.（5）种属特异性外源病毒因子的检测］，结果均应为阴性。

5. 成瘤性检查

每 8～12 世代应做一次成瘤性检查［方法见本规程一、（四）6. 成瘤性检查］，结果应无成瘤性。

6. 生产过程中的细胞检查

除另有规定外，在生产末期，取不接种病毒的细胞作为对照，进行以下各项检定，应符合规定。

（1）染色体检查

可根据制品特性及生产工艺，确定是否进行生产过程中细胞的染色体检查。通常含有活细胞的制品或下游纯化工艺不足的制品，应对所用细胞进行染色体检查及评价［见本规程三、1.（1）染色体检查及判定标准］；但如采用已建株的人二倍体细胞生产，则不要求进行染色体核型检查。

（2）细胞鉴别试验

按本规程“一、（四）细胞检定”项下细胞鉴别试验进行。生产用细胞每年应至少进行一次该项检定。

（3）无菌检查

依法检查（通则 1101），应符合规定。

（4）支原体检查

依法检查（通则 3301），应符合规定。

（5）对照细胞外源病毒因子检测

依法检查（通则 3302），应符合规定。

四、重组细胞的特殊要求

重组细胞系通过 DNA 重组技术获得的含有特定基因序列的细胞系，因此重组细胞系的建立应具有细胞基质构建方法的相关资料，如细胞融合、转染、筛选、集落分离、克隆、基因扩增及培养条件或培养液的适应性等方面的资料。细胞库细胞的检查除应按本规程“一、（四）细胞检定”的规定进行，还应进行下述检查。

1. 细胞基质的稳定性

生产者须具有该细胞用于生产的目的基因的稳定性资料，稳定性检测的项目及方法依据产品的特性确定，对于细胞基质来说，稳定性的分析是保证 MCB/WCB 与 EOPC 之间的一致性，包括：重组细胞的遗传稳定性（如插入基因拷贝数、插入染色体的位点、插入基因的序列等）、目的基因表达稳定性、目的产品持续生产的稳定性，以及一定条件下保存时细胞生产目的产品能力的稳定性等资料。

2. 细胞鉴别试验

除按本规程“一、（四）1. 细胞鉴别试验”进行外，还应通过检测目的蛋白基因或目的蛋白进行鉴别试验。

五、原代细胞的要求

原代细胞应来源于健康的动物脏器组织或胚胎，包括猴肾、地鼠肾、沙鼠肾、家兔肾、犬肾等动物脏器或动物的胎儿和其他组织，以及鸡胚和鹌鹑胚等正常组织，以适当的消化液消化、分散组织细胞进行培养，原代细胞不能建立细胞库，只能限于原始培养的细胞或传代少

数几代内（一般不超过 5 代）使用，无法事先确定细胞代次。因此，只能严格规范管理和操作措施，以保证以原代细胞为基质所生产的制品质量。

（一）动物组织来源和其他材料

1. 动物组织来源

应符合“凡例”的有关要求。对各种动物都应有明确健康状况和洁净级别要求。

2. 生产或检定用猴

多采用非洲绿猴、恒河猴等，中国以恒河猴为主。应为笼养或小群混养的正常健康猴。动物用于制备细胞前，应有 6 周以上的检疫期，检疫期中出现病猴或混入新猴，应重新检疫。从外面新引入的猴群应做结核菌素试验及猴疱疹 I 型病毒（B 病毒）的检查。

胎猴肾可用于生产，对其母猴应进行检疫。

（二）原代细胞培养物的检查

用于细胞制备的动物剖检应正常，取留的器官组织亦应正常，如有异常，不能用于制备细胞。

1. 细胞培养原材料检查及细胞培养操作

按本规程“一、（二）细胞培养操作要求”项进行。

2. 细胞培养物的检查

（1）细胞形态检查

细胞在接种病毒或用于生产前，其培养物均应进行外观检查和镜检，应无任何可疑、异常和病变，否则不得用于生产。

（2）特定病毒检查

原代猴肾细胞培养应检查 SV40 病毒、猴免疫缺陷病毒和 B 病毒；应采用 Vero 或原代绿猴肾细胞、兔肾细胞检查。地鼠肾原代细胞应采用 BHK21 细胞培养检查。观察细胞形态，如有可疑应在同种细胞上盲传一代继续观察。

（3）对照细胞检查

依法检查（通则 3302），应符合规定。

六、检定用细胞的要求

检定用细胞是指用于生物制品检定的细胞，包括原代细胞、连续传代细胞或二倍体细胞，以及经特定基因修饰过的细胞。检定用细胞的质量对检定结果的判定具有重要的影响，为保证检定结果的有效性、可靠性及真实性，检定用细胞应符合下列要求。

（一）细胞资料

1. 检定用细胞应具有明确合法来源的证明资料。

2. 如使用传代细胞系/株，应建立细胞库体系，即主细胞库及工作细胞库，如细胞使用量较少，可建立单一主细胞库。应根据制品特性，在保证检测结果可靠性的基础上，通过验证确定该细胞允许使用的最高限定代次，在此基础上规定检定用细胞的使用代次范围。检定时从工作细胞库复苏细胞后，不能再回冻保存。

3. 应详细记录检定用细胞建库的过程，包括细胞培养所用原材料的来源、批号，细胞生长液的配制方法、使

用浓度等，以及细胞的传代及冻存过程，并建立细胞冻存及使用台账。

（二）细胞检定

应至少进行以下 1～3 项检定，根据检定用细胞用途的不同，还应进行以下其他相关项目的检定。

1. 细胞鉴别试验

按本规程"一、（四）1. 细胞鉴别试验"项进行，或其他适宜的方法，应确认为本细胞，并且无其他细胞的交叉污染。

2. 无菌检查

依法检查，应符合要求（通则 1101）。

3. 支原体检查

依法检查，应符合要求（通则 3301）。

4. 外源病毒污染检查

采用本规程"一、（四）5.（2）体外不同指示细胞接种培养法检测病毒因子"项及本规程"一、（四）5.（3）动物和鸡胚体内接种法检测外源病毒因子"项检查，应无外源病毒污染。

5. 其他检测

（1）成瘤性检查

用于成瘤性检查的阳性对照细胞，应采用本规程"一、（四）6. 成瘤性检查"项进行检查，应具有成瘤性。

（2）病毒敏感性检查

用于检测活疫苗制品病毒滴度的细胞，应进行此项检查，证明所用细胞具有足够的相应病毒敏感性。

（3）细胞功能检查

用于生物学活性、效力或效价测定的细胞，应进行此项检查，证明所用细胞能够有效评价待检样品质量。

附录 1　逆转录酶活性检查法

本法系以噬菌体 MS2 RNA 为模板，经反转录后再采用实时荧光定量 PCR 法检测特异性扩增信号，从而测定供试品中的逆转录酶活性。

试剂

（1）供试品稀释液（A 液）　每 1L A 液含三羟甲基氨基甲烷-盐酸（Tris-HCl，pH7.5）25mmol，氯化钾 50mmol，二硫苏糖醇（DTT）5mmol，乙二胺四乙酸二钠（EDTA-Na$_2$，pH8.0）0.25mmol，TritonX-100 25ml，甘油 500ml。配制时，最后添加 DTT，混合后分装，—20℃保存，备用。

（2）供试品保存液（B 液）　每 1L A 液中含 1mg 亮抑蛋白酶肽、0.7mg 抑胃肽及 1mg 抑蛋白酶肽。

（3）引物及探针序列

上游引物：5'-AACATGCTCGAGGGCCTTA -3'

反转录及下游引物：5'-GCCTTAGCAGTGCCCT-GTCT-3'

探针：5'-（FAM）-CCCGTGGGATGCTCCTACAT-GTCA-（TAMRA）-3'

（4）模板　噬菌体 MS2 RNA。

（5）反转录缓冲液　每 1L 反转录缓冲液含 Tris-HCl（pH8.3）50mmol，氯化钾 40mmol，氯化镁 6mmol，DTT 2mmol，脱氧核糖核苷酸 200μmol，下游引物 0.8×10^{-3}mmol。

（6）扩增缓冲液　可采用市售荧光定量 PCR 混合液（Mix），每 30μl 反应体系中，加入上、下游引物各 2×10^{-8}mmol，探针 6×10^{-9}mmol，核糖核酸酶 A 10μg。若 Mix 中不含有 *Taq* DNA 聚合酶，可加入 2U 的 *Taq* DNA 聚合酶。

供试品、阳性对照及灵敏度供试品的制备

（1）取供试品 200μl，每分钟 5000 转离心 5 分钟，取上清液 100μl，加入 B 液 100μl 和焦碳酸二乙酯（DEPC）处理的 5% Triton X-100 2μl，混匀后，置冰浴 15 分钟后，置—70℃保存备用。

（2）阳性对照　用 Sp2/0 细胞培养上清液作阳性对照，同（1）处理后，按单次使用量分装，—70℃保存备用。

（3）标准曲线及灵敏度供试品制备　取 0.5μl 莫洛尼氏鼠白血病病毒逆转录酶（M-MLVRT）（200U/μl）加至 99.5μl A 液中，上下吹打 10 次并涡旋混匀，即将 M-MLVRT 稀释为 10^{12}pU/μl（1U/μl）。以此样本为初始样本，取 5μl 至 45μl A 液中，上下吹打 10 次并涡旋混匀，如此方法进行 10 倍系列稀释至 10^3pU/μl，每次稀释时均采用新吸头吸取样本。

取 10^4～10^9pU/μl 稀释度的 M-MLVRT 作标准曲线各点。10^4pU/μl 稀释度样本作为灵敏度供试品。置冰浴备用。

检查法

（1）反转录

将已处理的供试品及阳性对照用 A 液做 10 倍稀释。

反转录反应管中加入反转录缓冲液 19.7μl，800ng/μl MS2 RNA 0.3μl，混匀后，标记，70℃放置 10 分钟，置冰浴。

在相应的反转录反应管中分别加入 5μl 已稀释的标准曲线样品、供试品、阳性对照及灵敏度供试品，以 A 液作阴性对照。反转录反应体系为 25μl。37℃反应 4 小时。

（2）实时荧光 PCR 扩增

取反转录产物 5μl 加至实时荧光 PCR 扩增缓冲液 25μl 中，反应总体系为 30μl。混匀后，按下列条件进行扩增：37℃ 7 分钟，预变性 95℃ 5 分钟，然后 95℃ 20 秒，57℃ 60 秒，72℃ 10 秒，进行 50 个循环，在 57℃时采集信号，最后 72℃延伸 2 分钟。

结果判定

（1）实验方法灵敏度认可标准

灵敏度分析：分别检测 10^4pU/μl、10^3pU/μl 供试品各 10 个重复。至少 10^4pU/μl 的供试品应全部检出（10/10），实验方法的灵敏度为合格。

（2）试验有效性

标准曲线 R 应不低于 0.960，阳性对照应为阳性，Ct 值应≤28；灵敏度对照应为阳性，Ct 值应≤38；视为试验有效。

（3）待测样本结果判定

① 如果待测样本无 Ct 值结果，或 Ct 值≥40，且无明显的扩增曲线，则判定待测样本中逆转录酶活性为阴性。

② 如果待测样本的 Ct 值结果<40，且有明显的扩增曲线，则按照下式计算样本中逆转录酶活性单位：待测样本中逆转录酶活性单位（pU/ml）$=A \times D \times 1000$

式中　A 为测定值，pU/μl；D 为样本稀释倍数，$D=20$。

注意事项

（1）如供试品为培养细胞，则将细胞传代后，培养 3～4 天长成单层，取上清液检测，取供试品前不得换液。

（2）试验中所有试剂及吸头均需灭菌。与 RNA 操作有关的试剂及材料均需经过 DEPC 处理。

（3）标准品稀释时，用新吸头吸取上一个稀释度样本加至下一个稀释管中，反复吹吸 10 次，并涡旋混合均匀，然后换新吸头进行下一个稀释。

（4）与样本相关的操作建议使用带滤芯吸头，并注意实验分区。

（5）定期对各区进行消毒，PCR 产物及其加供试品吸头应及时进行有效处理。

附录 2　成瘤性检查法

成瘤性是指待检细胞接种动物后，接种细胞在动物体内形成（肿）瘤的过程，成瘤性检查的目的是确定细胞基质接种动物后形成（肿）瘤的能力。

待检细胞制备

从 MCB 或 WCB 复苏细胞，扩增至或超过生产用细胞龄限定代次 10 代以上，收获细胞并悬于无血清液体中（如 PBS），制备成浓度为每 1ml 含 5×10^7 个活细胞的待检细胞悬液，细胞活力应不低于 90％，用于成瘤性检测。

阳性对照细胞

用 HeLa 或 HeLa S3 细胞或其他已知成瘤性为阳性的细胞，扩增至所需细胞量，用与待检细胞相同的液体悬浮细胞，并制备成浓度为每 1ml 含 5×10^6 个活细胞的悬液，细胞活力应不低于 90％，作为阳性对照细胞。

阴性对照细胞

如需要，可用人二倍体细胞作为阴性对照，扩增至所需细胞量，用与待检细胞相同的液体悬浮细胞，制备成浓度为每 1ml 含 5×10^7 个活细胞的待检细胞悬液，细胞活力应不低于 90％，作为阴性对照细胞。

动物

下述两种动物可任选其一：

（1）裸鼠　4～7 周龄，尽量用雌鼠，每组至少 10 只。如使用新生裸鼠，则为 3～5 日龄。

（2）新生小鼠　3～5 日龄，体重 8～10g 小鼠，每组 10 只，在出生后第 0 天、第 2 天、第 7 天和第 14 天，分别用 0.1ml 抗胸腺血清（ATS）或球蛋白处理后用于试验。

动物接种

待检细胞组每只裸鼠皮下或肌内注射待检细胞 0.2ml（即每只裸鼠接种 10^7 个活细胞）；阳性对照组每只注射阳性对照细胞 0.2ml，含 10^6 个活细胞。皮下接种时细胞应接种于裸鼠背部区域，肌肉接种时细胞应接种于裸鼠大腿部位。对于弱成瘤性表型的细胞或新建细胞，最好再使用新生裸鼠进行成瘤性试验，每只接种 0.1ml，含 10^7 个活细胞。

观察

应定期观察及触摸所有动物在注射部位是否有结节形成，至少观察 16 周（至少 4 个月），前 3～6 周，每周观察 2 次，之后每周观察 1 次，并记录结果。

结果分析及判定

（1）如注射部位有结节形成，应对结节进行双向测量，并记录每周的测量结果，以判定结节是否为进行性、稳定还是消退。

（2）阳性对照组应至少有 9 只动物有进行性肿瘤生长时，试验才视为有效。

（3）对出现的结节开始消退的动物，应在观察期末处死。不能形成进行性结节的细胞，不视为具有成瘤性。

细胞在动物体内没有形成进行性结节，但结节在观察期内始终存留，且具有瘤的组织病理学形态时，则需考虑是否需要开展进一步的检测，如延长观察时间或采用新生裸鼠或其他动物模型分析细胞是否具有成瘤性。

（4）在观察期末，处死所有动物，包括对照组动物，肉眼及显微观察注射部位及其他部位（如心脏、肺、肝、脾、肾、脑及局部淋巴结）是否有接种细胞增生。将这些组织用 3.7％～4.0％甲醛溶液固定、切片，并用苏木精和伊红染色后进行组织病理学检查，判定接种细胞是否形成肿瘤或有转移瘤。如果有转移瘤形成，则需进一步分析转移瘤的性质及与原发瘤的相关性，并深入分析转移瘤形成的原因。

（5）如待检细胞接种组 10 只动物中至少有 2 只在注射部位或转移部位形成瘤，并且组织病理学及基因型分析显示形成瘤的细胞性质与接种的细胞一致时，则可判定为待检细胞具有成瘤性。

（6）如待检细胞接种组 10 只动物中仅有 1 只形成瘤且满足（5）的条件，则待测细胞可能具有成瘤性，需要做进一步的分析。

附录 3　致瘤性检查法

致瘤性是指将待检细胞的细胞成分接种动物后，诱导动物本身细胞形成肿瘤的特性，可参照下列方法进行检查。

接种动物及数量

采用新生（出生 3 日龄内）裸鼠、新生仓鼠及新生大鼠进行致瘤性检查，动物接种数量应多于成瘤性检查用量。

待检细胞

来源于 MCB 或 WCB 的细胞扩增至或超过生产用体外细胞龄至少 3～10 个细胞倍增水平，用于致瘤性检查。

对照

细胞裂解物阳性对照尚不明确，DNA 阳性对照可采用含有致瘤性基因的在动物体内可引起致瘤的 DNA 质粒。设置阴性对照可监测接种动物的自发肿瘤发生频率。设置阴性对照可根据具体情况而定，可采用 PBS 作为阴性对照。

供试品制备及接种

（1）细胞裂解物

采用对病毒破坏最小且能最大释放病毒的方法制备细胞裂解物，如可采用 3 次冻融及低速离心法，将样本悬浮于 PBS 中，取含 10^7 个细胞的裂解物 50～100μl 分别于肩胛骨处皮下接种新生裸鼠、新生仓鼠及新生大鼠。接种前应确认样本中无活细胞存在，以免影响结果的有效性。

（2）细胞 DNA

提取细胞基质全细胞 DNA 悬浮于 PBS 中，可适度进行超声波等剪切处理，取 50～100μl 含不低于 100μg 的 DNA 样本分别于肩胛骨处皮下接种新生裸鼠、新生仓鼠及新生大鼠。阳性对照组应将阳性对照质粒与待测细胞 DNA 混合后接种，以确认待测样本无抑制效应。

结果观察及分析

（1）每周观察并触摸接种部位是否有结节形成，应至少观察 4 个月。

（2）观察期内如有 1 个或多个结节出现，则应每周双向测量结节大小并记录结果，以确定结节是进行性生长、保持稳定还是随时间而消退。有进行性结节生长的动物，当结节达到直径约 2cm 或国家规定的大小时应处死。

（3）观察期末，所有动物均应处死，肉眼及显微观察接种部位或其他部位是否有瘤形成。任何疑似瘤均应采用适宜浓度甲醛溶液固定后进行组织学检查。如可行，建立细胞系并冻存后，以备进行后续的分子技术分析。

（4）显微检查肝、心、肺、脾及局部淋巴结是否存在转移性损伤。如有肿瘤形成，则要分析与接种部位原发瘤的相关性；如组织学检查显示与原发瘤不同，则要考虑可能有自发瘤形成，这种情况需跟踪结果。

结果判定

（1）观察期末，如接种部位或其他远端部位未观察到进行性生长肿瘤，可判定细胞无致瘤性。

（2）在致瘤性检查中形成的所有肿瘤均应检查其基因组 DNA，分析是否有细胞基质物种来源的 DNA 及接种动物来源的 DNA，致瘤性试验中形成的肿瘤应为接种动物宿主 DNA。保存所有的肿瘤样本，以备必要时开展深入研究。

（3）对致瘤性检查中出现进行性结节的细胞基质，应考虑开展进一步的研究，鉴别致瘤性因子或致瘤性活性，并确定细胞的可适用性。

总　　论

人用疫苗总论

1 概述

疫苗是以病原微生物或其组成成分、代谢产物为起始材料,采用生物技术制备而成,用于预防、治疗人类相应疾病的生物制品。疫苗接种人体后可刺激免疫系统产生特异性体液免疫和(或)细胞免疫应答,使人体获得对相应病原微生物的免疫力。本总论所述疫苗系指用于传染病预防的人用疫苗,按其组成成分和生产工艺可分为以下类型。

1.1 灭活疫苗

是指病原微生物经培养、增殖,用理化方法灭活后制成的疫苗,如百日咳疫苗、甲型肝炎灭活疫苗等。

1.2 减毒活疫苗

是指采用病原微生物的自然弱毒株或经培养传代等方法减毒处理后获得致病力减弱、免疫原性良好的病原微生物减毒株制成的疫苗,如皮内注射用卡介苗、麻疹减毒活疫苗等。

1.3 亚单位疫苗

是指病原微生物经培养后,提取、纯化其主要保护性抗原成分制成的疫苗,如 A 群脑膜炎球菌多糖疫苗、流感亚单位疫苗等。

1.4 基因工程重组蛋白疫苗

是指采用基因重组技术将编码病原微生物保护性抗原的基因重组到细菌(如大肠杆菌)、酵母或细胞,经培养、增殖后,提取、纯化所表达的保护性抗原制成的疫苗,如重组乙型肝炎疫苗等。

1.5 其他类疫苗

由不同病原微生物抗原混合制成的疫苗为联合疫苗,如吸附百白破联合疫苗、麻腮风联合减毒活疫苗;由同种病原微生物不同血清型的抗原混合制成的疫苗为多价疫苗,如 A 群 C 群脑膜炎球菌多糖疫苗、双价肾综合征出血热灭活疫苗;由病原微生物的保护性抗原组分与蛋白质载体结合制成的疫苗为结合疫苗,如 A 群 C 群脑膜炎球菌多糖结合疫苗。

本总论是对人用疫苗生产及质量控制的通用性要求,具体品种还应符合本版药典各论的要求。

2 过程控制的基本要求

2.1 全过程质量控制

疫苗是由具有免疫活性的成分组成,生产过程使用的各种材料来源及种类各异,生产工艺复杂且易受多种因素影响,应对生产过程中的每一个工艺环节以及使用的每一种材料进行质量控制,并制定其可用于生产的质量控制标准;应制定工艺过程各中间产物可进入后续工序加工处理的质量要求,应对生产过程制定偏差控制和处理程序。

2.2 批间一致性的控制

应对关键工艺步骤的中间产物的关键参数进行测定,并制定可接受的批间一致性范围。对半成品配制点的控制应选择与有效性相关的参数进行测定,半成品配制时应根据有效成分测定方法的误差、不同操作者之间及同一操作者不同次操作之间的误差综合确定配制点。对成品或疫苗原液,应选择多个关键指标进行批间一致性的控制。

用于批间一致性控制的测定方法应按照相关要求进行验证,使检测结果可准确有效地用于批间一致性的评价。

2.3 目标成分及非目标成分的控制

疫苗的目标成分系指疫苗有效成分。应根据至少能达到临床有效保护的最低含量或活性确定疫苗中有效成分的含量及(或)活性;添加疫苗佐剂、类别及用量应经充分评估。

疫苗的非目标成分包括工艺相关杂质和制品相关物质/杂质。工艺相关杂质包括来源于细胞基质、培养基成分以及灭活和提取、纯化工艺使用的生物、化学材料残留物等;制品相关物质/杂质包括与生产用菌毒种相关的除疫苗有效抗原成分以外的其他成分以及抗原成分的降解产物等。

生产过程中应尽可能减少使用对人体有毒、有害的材料,必须使用时,应验证后续工艺的去除效果。除非验证结果提示工艺相关杂质的残留量远低于规定要求,且低于检测方法的检测限,通常应在成品检定或适宜的中间产物控制阶段设定该残留物的检定项。

应通过工艺研究确定纯化疫苗的制品相关物质/杂质,并采用适宜的分析方法予以鉴定。应在成品检定或适宜的中间产物控制阶段进行制品相关物质/杂质的检测并设定可接受的限度要求。

3 疫苗生产用种子批系统

疫苗生产用种子批系统包括生产用菌毒种及基因工程疫苗生产用细胞株,应符合本版药典的相关要求。

种子批系统通常包括原始种子/细胞种子、主种子批/主细胞库和工作种子批/工作细胞库,建立种子批系统的目的旨在保证疫苗生产的一致性和连续性。应建立主种子批/主细胞库和工作种子批/工作细胞库并规定使用的限定代次。

3.1 三级种子系统

原始种子/细胞种子是指经培养、传代及遗传稳定性等研究并经鉴定可用于疫苗生产的菌毒种或者细胞株,可以是一个代次的,也可以是多代次菌毒种或者细胞株,是主种子批/主细胞库前各代次种子的总称;原始种子/细胞种子用于主种子批/主细胞库的制备。外购或经技术转让获得的生产用种子,应按规定建立主种子批/主细胞库,主种子批/主细胞库前的种子应按照原始种子/细胞种子管理。

主种子批/主细胞库是指由原始种子/细胞种子经传代,并经同次操作制备获得的组成均一的悬液。主种子批/主细胞库应为一个固定代次,用于工作种子批/工作细胞库的制备。

工作种子批/工作细胞库是指由主种子批/主细胞库经传代,并经同次操作制备获得的组成均一的悬液。工作种子批/工作细胞库应为一个固定代次，用于疫苗的生产。

种子批系统各种子批/细胞库应在符合中国现行《药品生产质量管理规范》的条件下建立和制备，并应有详细的记录。

主种子批/主细胞库确定无外源因子污染时，来自该主种子批/主细胞库的工作种子批/工作细胞库只需排除制备工作种子批/工作细胞库所需的材料和过程可能存在的外源因子污染的风险；如因主种子批/主细胞库数量限制而无法进行全面的外源因子检查时，应对工作种子批/工作细胞库进行全面检定。

3.2 细菌性疫苗种子批系统

应详细记录细菌的来源、传代及其所使用的所有原材料的情况。对种子批的建立，应确定菌种制备、扩增方式以及次数。应根据菌种的储存特点及生产规模，尽可能制备批量足够大的工作种子批，以满足一定生产周期的使用。

种子批的保藏应依据不同细菌的特性可采用在培养基上保存培养物、冷冻干燥、液体超低温冷藏等方式保藏菌种以保证其稳定性。

生产用菌种种子批的检定应符合相关各论的要求。检定内容应包括菌种形态特性、培养特性、增殖能力、分子遗传标识、免疫学特征、毒力、毒性、毒性逆转、免疫原性、免疫力等试验；同时应采用相对敏感的方法检测种子的菌株纯度，以保证菌株没有外源因子和杂菌污染。

3.3 病毒性疫苗种子批系统

应详细记录病毒的来源、传代历史以及传代过程中任何可能对病毒表型产生影响的操作（如冷适应、不同物种动物体内或细胞传代，或有目的的基因操作等）。

种子批的保藏应符合相关各论的要求；冻干保藏有利于种子批的稳定。

种子批检定项目的确定应根据每个病毒株种子批建立的特定情况，以及对病毒种子相关特征的评估，包括在生产细胞基质、禽胚或动物体内的生长特征、组织嗜性、遗传标志、鉴别（对重组载体目的蛋白基因或目的蛋白的鉴别）、贮存期间的活力、生产过程中的遗传稳定性、减毒特性、纯度以及无外源因子污染。如果毒种的减毒或驯化是通过不同物种间传代获得的，则应对该病毒种子进行评估，以证实无相关物种的外源性因子污染。种子批遗传稳定性的评估，通常应自主种子批代次起至少超过疫苗中病毒代次5代以上。

生产用毒种的检定应符合相关各论的要求。种子批的检定项目至少应包括鉴别（血清学、全病毒或部分特征性序列测序）、外源因子、病毒表型、遗传稳定性等。

外源因子检测如需进行病毒中和，应避免抗血清中存在中和潜在外源因子的抗体，使用特异性单克隆抗体可最大限度避免这种偶然性；如使用动物免疫血清中和病毒，应使用非疫苗生产株病毒免疫SPF动物制备的血清。人类血清抗体谱较广，不宜用作外源因子检测时中和用抗体。为增加外源因子检测的敏感性，可增加聚合酶链反应（PCR）、基因测序技术等敏感检测技术排除外源因子。

对已知具有神经嗜性的病毒，应选择适当的动物模型、方法及评分系统进行神经毒力评估。对于具有神经毒力的病毒或可能具有神经毒力回复的病毒（如脊髓灰质炎病毒），必要时应对超过主种子代次的毒种进行神经毒力评估。

在病毒分离和种子批系统的建立过程中，应避免使用人血白蛋白和抗生素等添加物。

3.4 基因工程疫苗种子批系统

应按规定建立工程细胞库系统，通常可采用有限稀释法以达到生产用细胞库同质性目的。应通过传代稳定性分析确定工程细胞的传代限度，应采取适宜控制措施确保建立细胞库时细胞不被外源因子污染。

种子库保藏一般可采取液体超低温冷藏或液氮等方式保藏，以保证其稳定性。

种子库检定时应证明表达系统的遗传稳定性、目的基因表达稳定性和生产稳定性等。主细胞库需进行全面检定，工作细胞库重点检测外源因子污染。

4 病毒性疫苗生产用细胞基质

4.1 疫苗生产用细胞基质的选择

选择疫苗生产用细胞基质应基于风险效益的综合评估，包括细胞的种属及组织来源、细胞对病毒的敏感性、扩增病毒的稳定性、细胞的特性及全面检定的可行性、细胞对制品的安全性、生产工艺的便利性以及下游纯化工艺能够去除风险因素的可能性和达到的安全水平等。通常情况下应选择风险较低的细胞用于生产，如人二倍体细胞等。

4.2 细胞基质的类别

疫苗生产用细胞基质通常包括原代细胞、二倍体细胞和连续传代细胞。

原代细胞是指直接取自健康动物的组织或器官，通过采用具有高度可重复性的组织分离、细胞处理及原代细胞培养工艺制备成细胞悬液并立即培养的细胞。原代细胞保持了来源组织或器官原有细胞的基本性质。疫苗生产时应只限于使用原始培养的细胞或有限传代的细胞（原始细胞传代一般不超过5代）。

二倍体细胞是指在体外具有有限生命周期的细胞，通过原代细胞体外传代培养获得（如MRC-5、2BS、KMB17及WI-38细胞），其染色体具有二倍体性且具有与来源物种一致的染色体核型特征。细胞体外倍增一定水平后会进入衰老期，即细胞复制停止，但仍存活且有代谢活动。

连续传代细胞是指体外具有无限增殖能力的细胞，但不具有来源组织的细胞核型特征和细胞接触抑制特性。有些传代细胞系是通过原代细胞在体外传代过程中自发突变产生的，如Vero细胞。

4.3 细胞使用代次的确定

疫苗生产用细胞应在与生产条件相同的培养条件下进行连续细胞传代，确定细胞可使用的传代水平。每次传代时应采用固定的培养时间、接种量或传代比率，通过细胞倍增时间的变化或传代水平,确定细胞在该条件下的最高传代水平;并结合细胞的生长特性、成瘤性/致瘤性及对病毒的敏感性、生产工艺及生产能力等参数,分别确定主细胞库、工作细胞库、生产代次及生产限定代次。通常,二倍体细胞应至少传代至衰老期,并计算其最高群体倍增水平,其最高使用代次应限定在该细胞在该培养条件下细胞群体倍增水平的前 2/3 内。传代细胞(如 Vero 细胞),用于疫苗生产的细胞代次应限定在细胞未出现致瘤性的安全代次内。

4.4 细胞库的管理

细胞库按照三级管理,即细胞种子、主细胞库及工作细胞库。细胞种子可以是自建的或经过克隆化筛选或经改造的,并证明可用于疫苗生产的细胞,也可以是引进的或引进后少量冻存的证明可用于生产的细胞,细胞种子用于建立主细胞库,主细胞库用于建立工作细胞库。

5 生产用培养基/培养液

培养基的成分应明确且能满足其使用目的,并符合本版药典的相关要求。禁止使用来自牛海绵状脑病疫区的牛源性原材料。

5.1 细菌用培养基

培养基中供细菌生长所需的营养成分包括蛋白质、糖类、无机盐、微量元素、氨基酸以及维生素等物质。应尽可能避免使用可引起人体过敏反应或动物来源的原材料,任何动物源性的成分均应溯源并进行外源因子检测。

5.2 细胞用培养液

病毒疫苗生产用细胞培养液应采用成分明确的材料制备,并验证生产用细胞的适应性。对使用无动物源性血清培养基的,应详细记载所有替代物及添加物质的来源、属性和数量比率等信息。疫苗生产用培养基中不得使用人血清。使用生物源性材料,应检测外源性因子污染,包括细菌和真菌、支原体、分枝杆菌以及病毒。对生产过程中添加的具有潜在毒性的外源物质,应对后续工艺去除效果进行验证,残留物检测及限度应符合相关规定。

5.3 常用添加成分

5.3.1 牛血清

牛血清应来源于无疯牛病地区的健康牛群,并应符合本版药典的要求。通过灭活程序的牛血清更具安全性,但使用经灭活的牛血清时,其检测应在灭活前进行,符合规定后方可使用。除另有规定外,病毒减毒活疫苗生产时制备病毒液的维持液不得添加牛血清或其他动物血清成分。

5.3.2 人血白蛋白

病毒培养阶段或病毒收获液保存时所用人血白蛋白,应符合国家对血液制品相关管理规定。同一批次疫苗生产工艺中需多步使用人血白蛋白时,宜采用来自同一厂家的同一批次产品,且有效期应能满足疫苗有效期。

5.3.3 抗生素

疫苗生产中不得添加青霉素和其他 β-内酰胺类抗生素。必须使用抗生素时,应选用毒性低、过敏反应发生率低、临床使用频率低的抗生素,使用抗生素种类不得超过

一种,除另有规定外,接种病毒后维持液不得再添加任何抗生素。

5.3.4 其他生物材料

无血清培养基若添加转铁蛋白、胰岛素、生长因子等生物材料,应对其可能引入的潜在外源因子进行评估,包括采用适宜的方法进行检测等,并应详细记录其材料来源。人和动物来源的生物材料,应符合本版药典和国家相关规定的要求。

6 生产

6.1 原液制备

6.1.1 细菌培养物的制备

6.1.1.1 细菌培养

将工作种子接种于规定的培养基进行培养扩增。自菌种开启到菌体收获应有明确的扩增次数规定。

细菌大规模培养可有固体培养法、瓶装静置培养法和大罐发酵培养法等。细菌培养过程中可进行细菌纯度、细菌总数、pH 值及耗氧量等监测。

6.1.1.2 菌体的收获

根据不同的培养扩增方法采用适宜的方法收获菌体;对以细菌分泌性抗原为有效成分的疫苗,采用离心取上清液等方法。培养物收获后应进行细菌纯度、细菌总数、活菌含量或抗原含量等检测。

6.1.1.3 细菌灭活和毒素抗原脱毒

细菌灭活或毒素抗原脱毒应选择适当的时间点、灭活剂(或脱毒剂)和剂量以及最佳灭活条件(温度、时间、细菌浓度、抗原浓度和纯度等),并应对灭活或脱毒效果、毒性逆转等进行验证。

6.1.2 病毒培养物的制备

6.1.2.1 细胞培养

(1)原代细胞培养　将产于同一种群的适宜日龄、体重的一批动物,获取目标组织或器官并在同一容器内消化制成均一悬液分装于多个细胞培养器皿培养获得的细胞为一个细胞消化批。源自同一批动物,于同一天制备的多个细胞消化批可为一个细胞批,可用于一批病毒原液的制备。

(2)鸡胚细胞培养　生产病毒性疫苗的鸡胚细胞应来自 SPF 鸡群。来源于同一批鸡胚、于同一容器内消化制备的鸡胚细胞为一个细胞消化批;源自同一批鸡胚、于同一天制备的多个细胞消化批可为一个细胞批,可用于一批病毒原液的制备。

(3)传代细胞培养　将工作细胞库细胞按规定传代,同一种疫苗生产用的细胞扩增应按相同的消化程序、分种扩增比率、培养时间进行传代。采用生物反应器微载体培养的应按固定的放大模式扩增,并建立与生物反应器培养相适应的外源因子检查用的正常对照细胞培养物。

(4)鸡胚培养　应使用同一供应商、同一批的鸡蛋或鸡胚用于同一批疫苗原液的生产。

原代细胞、传代细胞以及鸡胚培养的正常对照细胞/

鸡胚的外源因子检查应符合本版药典的要求。

6.1.2.2 病毒增殖和收获

接种病毒时应明确病毒感染滴度与细胞的最适比例，同一工作种子批按同一 MOI 的量接种，以保证每批收获液病毒产量的一致性。除另有规定外，接种病毒后维持液不得再添加牛血清、抗生素等成分。

同一细胞批接种同一工作种子批病毒后培养，在不同时间的多个单次病毒收获液经检验后可合并为一批病毒原液。

多次收获的病毒培养液，如出现单瓶细胞污染，则与该瓶有关的任何一次病毒收获液均不得用于生产。

6.1.2.3 病毒灭活

应选择适宜的灭活剂和灭活程序，对影响灭活效果的相关因素进行验证，确定灭活工艺技术参数。应建立至少连续 5 批次样品的病毒灭活动力曲线进行灭活效果的验证，通常以能完全灭活病毒的 2 倍时间确定灭活工艺的灭活时间。应在灭活程序前去除可能影响灭活效果的病毒聚合物。

灭活程序一经结束应立即取样进行灭活验证试验，取样后不能立即进行病毒灭活验证试验时应将样品置－70℃及以下暂存并尽快进行灭活验证试验。应选择敏感的病毒检测方法，并对方法学的最低检测能力进行验证。对同一批病毒原液分装于多个容器的，应按容器分别取样进行验证，不得采用合并样品进行验证。

6.2 抗原纯化

不同类型疫苗的纯化工艺技术及目的要求不尽相同，对于全菌体或全病毒疫苗主要是去除培养物中的培养基成分或细胞成分，对于亚单位疫苗、多糖疫苗、蛋白质疫苗等，除培养基或细胞成分外，还应去除细菌或病毒本身的其他非目标抗原成分，以及在工艺过程中加入的试剂等。应对纯化工艺过程进行验证，并设立抗原纯度、免疫活性、残留物限度等质量控制标准，具体要求一经确立不得随意改变。

6.2.1 细菌性疫苗

6.2.1.1 全菌体疫苗

通过适宜的方法去除培养基成分，收集菌体，制成活疫苗原液；菌体经灭活后制成灭活疫苗。

6.2.1.2 亚单位疫苗

根据所需组分的性质确定纯化方式并进行纯化。对具有毒性的组分还需经适宜的方法脱毒后制成疫苗原液。对脱毒的方法、程序和时间等应进行验证。

6.2.2 病毒性疫苗

6.2.2.1 减毒活疫苗

需要浓缩纯化的减毒活疫苗，应采用相对简单、温和的方法（如超滤、蔗糖密度梯度离心）进行病毒的浓缩、纯化，但应对在细胞培养过程中添加的牛血清、抗生素的残留量进行检测，并规定限度。对在细胞裂解、病毒提取过程使用有机溶剂的，应对其残留量进行检测，并符合规定。

6.2.2.2 灭活疫苗

通常应在病毒灭活后采用适宜的方法纯化。纯化方法应能有效去除非目标成分。

6.2.3 基因工程疫苗

采用适宜的方法纯化。纯化方法应能有效去除非目标成分。

6.3 中间产物

中间产物是从起始材料开始，通过一个或多个不同工艺如发酵、培养、分离以及纯化，添加必要的稳定剂等各工艺过程所获得的产物。

6.3.1 检测

应对中间产物制备成半成品前进行关键项目的质控检测，如病毒滴度、活菌数、抗原活性、蛋白质含量以及比活性指标的检测，并需考虑对后续工艺阶段无法检测的项目，如纯度、残留物等进行检测。

6.3.2 中间产物的存放

除另有规定外，中间产物应按照连续生产过程进入后续的加工处理步骤。中间产物因等待检测结果需要暂存时，应选择适宜的保存方式和条件，并对可能影响有效性和安全性的降解产物进行检测，制定可接受的标准。

6.4 半成品

6.4.1 配制

应按照批准的配方进行半成品配制，将所有组分按配制量均一混合制成半成品。这个过程可能包括一个或多个步骤，如添加稀释液、佐剂吸附、稳定剂、赋形剂以及防腐剂等。半成品配制完成后特别是铝佐剂吸附的疫苗应尽快分装。

半成品配制添加的辅料，其质量控制应符合本版药典相关要求，添加防腐剂应在有效抑菌范围内采用最小加量；添加佐剂应依据抗原含量及吸附效果确定其加量。

6.4.2 检测

应取样检测，所取待检样品应能代表该批半成品的质量属性。应依据生产工艺和疫苗特性设定检测项目，如无菌检查、细菌内毒素检查、残留有机溶剂、防腐剂等项目，铝佐剂疫苗应进行吸附率和铝含量检测。

6.5 成品

将半成品疫苗分装至最终容器后经贴签和包装后为成品。

6.5.1 分装

分装是指通过分装设备将半成品疫苗均一地分配至规定的终容器的过程。分装应符合本版药典的要求。应根据验证结果，对分装过程中产品的温度、分装持续的时间、分装环境的温度和湿度等进行控制。分装设备应经验证，以确保承载分装容器的温度控制系统和内容物分装量均一性等装置的性能稳定、可靠。

6.5.2 检测

疫苗成品检测项目一般包括鉴别、理化测定、纯度、效力、异常毒性检查、无菌检查、细菌内毒素检查、佐剂、防腐剂及工艺杂质残留物检测等，其中工艺杂质主要包括以传代细胞生产的病毒性疫苗中宿主细胞蛋白质和DNA残留，以及生产过程中用于培养、灭活、提取和纯化等工艺过程的化学、生物原材料残留物，如牛血清、甲醛和 β-丙内酯等灭活剂、抗生素残留等，由于制品特性无法在成品中检测的工艺杂质，应在适当的中间产物取样检测，其检测结果应能准确反映每一成品剂量中的残留水平。依据具体情况，成品的部分检定项目可在贴签或包装前进行。

应尽可能采用准确的理化分析方法或体外生物学方法取代动物试验进行生物制品质量检定，以减少动物的使用。检定用动物，除另有规定外，均应采用清洁级或清洁级以上的动物；小鼠至少应来自封闭群动物。

7　稳定性评价

疫苗稳定性评价应包括对成品以及需要放置的中间产物在生产、运输以及贮存过程中有可能暴露的所有条件下的稳定性研究，以此为依据设定制品将要放置的条件（如温度、光照度、湿度等），以及在这种条件下将要放置的时间。对变更主要生产工艺的制品也应进行稳定性评价，并应与变更前的制品比较。

疫苗稳定性评价的主要类型包括：实时实际条件下的稳定性研究；加速稳定性研究；极端条件下稳定性研究；热稳定性研究。疫苗最根本的稳定性评价应采用实时实际条件下的研究方案对疫苗产品进行评价，还应根据不同的研究目的所采用的其他适宜的评价方法进一步了解疫苗的稳定性。确定中间产物和成品保存条件的主要评估标准通常是看其效力能否保持合格，也可结合理化分析和生物学方法进行稳定性检测。应根据疫苗运输过程可能脱冷链及震动等情况，选择适宜的评价方法。

7.1　稳定性评价方案

稳定性评价应根据不同的产品、不同的目的制定适宜的稳定性研究方案，内容应包含检测项目、可接受的标准、检测间隔、数据及其分析的详细信息。通常包括保存条件、保存时间、取样点，以及对样品进行检测并分析等。同时，还应对不同条件下保存的样品按设定方案规定的取样间隔，尽可能取样检测至产品质量下降至不合格。

7.2　稳定性检测指标和检测方法

评价疫苗稳定性的检测指标和方法因每种疫苗的特性而异，这些指标应在质量控制研究、非临床安全性评价和临床试验中被证明与疫苗质量密切相关。对大多数疫苗来说，效力试验是反映产品稳定性的主要参数，不同疫苗可采用不同形式进行该项检测（如减毒活疫苗采用感染性试验、多糖蛋白结合疫苗可检测结合的多糖含量等）。其他与产品效力明确相关的检测项目可提供重要的补充数据，如抗原降解图谱、结合疫苗的载体蛋白解离，以及佐剂与抗原复合物的解离等。此外，一些常用检测也可作为稳定性研究的一部分，如一般安全性、聚合物程度、pH、水分、防腐剂、容器以及密封程度，内包材的影响因素

等等。

7.3　稳定性结果评价

稳定性研究结果用于确定疫苗的保存条件及有效期，并证明在有效期内疫苗的有效性和安全性等指标符合规定要求。

中间产物的稳定性研究结果用于生产过程中各中间产物保存条件的确定；应分析每一中间产物的保存时间及累积各中间产物规定的最长保存时间对成品稳定性评价结果的影响。成品稳定性研究结果用于确定保存条件及有效期，并证明在有效期内产品有效性和安全性等指标符合规定标准。对联合疫苗的稳定性评价，应以成品中最不稳定疫苗组分的结果确定保存条件及有效期。对模拟运输条件的稳定性评价，应根据评价结果考虑脱冷链的次数、最高温度及持续时间对疫苗质量的影响。

8　贮存和运输

8.1　疫苗贮存

贮存是指疫苗中间产物或成品，在规定条件下（包括容器、环境和时间等）的存放过程。

8.1.1　中间产物的贮存

在疫苗生产全过程中的不同阶段产生的中间产物，因工艺或生产过程控制的需要（如等待检验结果、多价或联合疫苗的序贯生产等），不能连续投入下一道工艺步骤，应在适宜的条件下保存。

8.1.1.1　贮存条件的确定原则

贮存条件的各参数确定应以疫苗生命周期的稳定有效为原则，即疫苗各中间产物经确定的保存时间、温度和内外环境等条件贮存至制备成品疫苗，该成品疫苗在规定效期内仍然能达到规定的质量标准。

应分别对不同阶段中间产物的贮存条件进行验证，证明该贮存条件不影响作为下一工艺用物料的质量指标；所需验证通常包括将各中间产物置于拟设定的最苛刻的贮存条件下（包括最苛刻温度、最长贮存时间、最可能出现的潜在污染风险等因素），至少应取3批由这些中间产物制成的成品疫苗进行加速稳定性和实时实际的稳定性验证。

8.1.1.2　贮存条件的参数确定

应考虑贮存容器与中间产物或其他组成成分的相互作用可能产生的影响（如容器吸附、释放或与内容物的物理化学反应等），以及中间产物与贮存容器空间的气体交换导致内容物的酸碱度改变；此外，还应考虑光照、湿度、在冷库中的存放位置等因素；采用强毒株病毒/细菌种子生产的、未经灭活处理的原液需贮存时，还应考虑生物安全等因素。

除另有规定外，中间产物贮存温度通常为 2～8℃，减毒活疫苗原液保存于 -60℃ 或以下更能保持病毒滴度活性。铝佐剂吸附的中间产物不得冻结。

疫苗以设定的工艺连续生产更利于批间一致性；生产各阶段的中间产物因质量控制的检验时限导致生产过程中断需要贮存的，贮存时间应不超过其最长检验项目的时

间；因多价疫苗、联合疫苗序贯生产致中间产物需要存放时，其贮存周期的设定应以全部生产完成所需的时间为原则。

8.1.2 成品的贮存

成品贮存包括疫苗完成包装工序进入成品库贮存至销售出库的过程（不包括疫苗运输、使用过程中的贮存）。

成品疫苗的贮存应符合本版药典的规定，贮存过程应设定适宜的温度，通常为 2~8℃；此外，还应考虑环境湿度的影响；应避免冰点温度保存。除另有规定外，不得冻存，尤其是液体剂型的疫苗，特别是含铝佐剂的疫苗。

8.2 疫苗的运输

疫苗运输应符合国家相关规定。

除另有规定外，疫苗应采用冷链运输。应依据疫苗在运输过程中的环境温度确定外包装方式，并应验证该疫苗在这种包装下在运输全过程中均能符合温度要求。验证应设定最长运输距离和时间，以及在运输过程中可能承受的最高和（或）最低温度等极端因素以及运输过程中震动对疫苗的影响。此外，还应考虑在短暂脱冷链等其他条件下对疫苗稳定性的影响。

9 标签和说明书

疫苗的标签和说明书应符合国家的相关规定。

9.1 标签

标签分为内标签和外标签，内标签指直接接触药品内包装的标签，外标签指内标签以外的其他包装标签。

9.1.1 内标签

疫苗的内标签尺寸通常较小，无法标明详细内容，但至少应当标注疫苗通用名称、规格、产品批号、有效期等内容。疫苗的内标签可以粘贴或直接印制。内包装容器粘贴标签的，应当能肉眼观察到内容物以及容器的高度或容器的周长。直接在内包装上印制的标签，应字迹清晰、坚固和具备规定的最小信息量。

9.1.2 外标签

应符合国家有关规定的要求。由于疫苗产品具有对温度特别敏感的特性，疫苗外标签应当载明本产品贮存和运输温度等符合冷链的醒目信息。

9.2 说明书

疫苗的说明书应按照本版药典的相关要求载明相关信息。成分和性状项下应简要描述采用的菌毒种和制备工艺、疫苗外观性状及组成成分，应列出有效成分和添加的全部辅料及已知残留物，供潜在过敏反应的疫苗受种者（选择）甄别。应依据注册申报的临床试验结果和同品种上市后监测情况等资料确定并及时更新"不良反应""禁忌""注意事项"的相关内容，不良反应项应载明依据本疫苗临床研究和临床使用过程中出现或监测到的，且不能排除因果关系的任何不良反应，并按照不良反应类型、程度、发生频率等分别描述；禁忌应包括疫苗受种者对所接种疫苗的任何成分过敏者，或处于接种该疫苗可能造成潜在危害的生理或病理状态。

人用重组DNA蛋白制品总论

1　概述

人用重组DNA蛋白制品是采用重组DNA技术，对编码所需蛋白质的基因进行遗传修饰，利用质粒或病毒载体将目的基因导入适当的宿主细胞，表达并翻译成蛋白质，经过提取和纯化等步骤制备而成的具有生物学活性的蛋白质制品，用于疾病的预防和治疗。

本总论是对治疗用人用重组DNA蛋白制品生产和质量控制的通用性技术要求，具体品种还应符合本版药典各论的要求。

2　制造

2.1　基本要求

人用重组DNA蛋白制品的制造主要包括工程细胞的制备、发酵或细胞培养，目的蛋白质的提取和纯化、制剂等过程。工程细胞的来源、管理及检定应符合"生物制品生产检定用菌毒种管理规程"和"生物制品生产检定用动物细胞基质制备及检定规程"的相关要求。生产过程中使用的原材料和辅料应符合相关要求。应采用经过验证的生产工艺进行生产，并对生产工艺全过程进行控制。

2.2　工程细胞的控制

应建立细胞种子、主细胞库及工作细胞库。一般情况下主细胞库来自细胞种子，工作细胞库来自主细胞库。主细胞库和工作细胞库均应有详细的制备过程、检定情况及管理规定，并应符合"生物制品生产检定用动物细胞基质制备及检定规程"的相关要求。

2.2.1　表达载体和宿主细胞

应描述宿主细胞和表达载体的起源、来源、遗传背景，包括克隆基因的来源和特性、构建和鉴别情况，以及表达载体遗传特性和结构等详细资料，同时应说明表达载体来源和各部分的功能。

应详细描述表达载体扩增、对宿主细胞的转化方法、生产用细胞克隆的筛选标准及其在宿主细胞中的位置、物理状态和遗传稳定性资料。应明确克隆基因、表达载体控制区及其两侧、与表达或产品质量相关的核苷酸序列，以及在生产过程中控制、提高表达水平的各种措施。

2.2.2　细胞库系统

通常包括主细胞库和工作细胞库。主细胞库是由含目的基因表达载体转化的细胞种子经传代扩增制成的均一悬液，分装于单独容器中用于贮存。工作细胞库是从主细胞库经有限传代扩增制成的均一悬液，并分装于单独容器中用于贮存。所有的贮藏容器应在相同条件下妥善保管，一旦取出使用，不得再返回库内保存。

应详细记录细胞库类型、容量、预期使用频率下的寿命、保存容器、冻存剂、培养基、冷冻保存步骤和贮存条件等信息，并提供库存细胞稳定性的证据。

2.2.3　细胞库的质量控制

应对主细胞库的表型和基因型标记进行鉴定。应采用分子生物学或其他适合的技术对表达载体基因拷贝数、基因插入或缺失、整合位点数量等情况进行分析。核苷酸序列应与表达载体一致，并与所预期的表达蛋白质的序列吻合。

应对细胞库进行支原体、外源病毒因子等相关微生物污染的检测，并确认细胞基质没有被污染。已知携带内源逆转录病毒的啮齿类细胞株，如CHO细胞等，已广泛用于生产时，应采取风险控制策略，在工艺中采用物理、化学等手段对其进行去除/灭活。

主细胞库应进行全面检定，并符合要求；工作细胞库可根据主细胞库的检定情况确定应检定的项目，并符合要求。

2.2.4　细胞基质的遗传稳定性

应评估细胞基质的稳定性。应基于宿主细胞经长时间培养后表达产物分子的完整性，以及细胞基质表型和基因型特征的综合情况，确定生产用细胞的最高限定代次。

长期发酵的多次收获物会导致一些质量属性的漂移，例如糖基化等。出现的"新"的变体可能会影响制品的质量、安全和有效性。这类漂移应在工艺验证的研究中充分鉴定并明确控制策略。

2.3　生产过程的控制

生产工艺应稳定可控，并有明确的过程控制参数，以确保制品安全有效、质量可控。生产工艺的确定应建立在对目标制品的质量属性、生产工艺的深入理解和全面设计的基础上。应根据研发早期到规模化生产的整个工艺周期的相关信息，确定原液和成品生产的关键步骤并制定可接受标准进行控制，同时对其他确保工艺一致性的环节进行控制。适当的工艺过程控制能够减少对原液和（或）成品常规检测的需求。

2.3.1　细胞培养

应对生产过程中使用的各种原材料进行质量控制，以保证这些原材料符合既定用途质量标准的要求。

2.3.1.1　有限传代水平的生产

应限定生产过程中表达载体细菌或细胞传代（或细胞群体倍增）的最高次数，最高限定代次的确定应基于细胞表型、基因型特性及其所表达基因的分子完整性、一致性，以及生产末期宿主细胞/载体的一致性研究，如质粒拷贝数及其在宿主细胞内的状态，证明上述特征的试验所涉及的传代范围应等于或超过规定的细胞最高限定代次。

应根据生产过程中培养、增殖和表达量一致性的研究资料，确定终止培养、废弃培养物以及摒弃收获物的技术参数。

2.3.1.2　连续培养生产

采用细胞连续培养生产时应根据系统特点和稳定性以及培养期间产品一致性的研究资料，确定连续培养的最长周期以及培养周期全过程的监测要求,包括生产过程中制品变异体或其他培养参数未超过标准限度的数据。应对收获阶段的微生物污染进行常规检测,收获物后续加工中批次的确定应清晰并易于追溯。

应根据宿主载体系统的稳定性和制品特性等确定对细胞、制品进行再评估的时间间隔。

2.3.2 提取和纯化

制品的提取、纯化主要依赖于各种蛋白质分离技术。采用的分离纯化方法或技术,应能适用于规模化生产并保持稳定。应对纯化工艺中可能残存的有害物质进行严格检测,这些组分包括固定相或者流动相中的化学试剂、各类亲和色谱柱的脱落抗体或配基以及可能对目标制品关键质量属性造成影响的各种物质等。

采用细胞培养或酵母等真核表达系统时,其蛋白质产物多为分泌性蛋白质,通常只需去除细胞或酵母即可初步获得较高纯度的目的蛋白;采用大肠杆菌等原核表达系统时,菌体裂解后应尽快进行蛋白质纯化。

纯化工艺应保证对制品中的一些特定工艺杂质,包括来自表达载体的核酸、宿主细胞蛋白质、病毒等外源因子污染,细菌内毒素以及源自培养液的各种其他残留物,必要时可采用特定的工艺将其去除或降低至可接受的水平。

生产工艺的优化应考虑残留宿主 DNA 片段的大小、残留量和对生物活性的影响。应采用适宜的方式将残留宿主 DNA 总量降至可接受的水平,并就降低残留宿主 DNA 片段的大小或者灭活 DNA 活性的方式进行说明。

对于人和动物源的细胞基质,病毒去除/灭活工艺均应充分显示能去除/灭活任何可能污染的病毒,确保原液的安全性。灭活工艺应经验证并符合要求。

2.3.3 原液

收获液经提取、纯化分装于中间贮存容器中即为原液。如需加入稳定剂或赋形剂,应不影响质量检定,否则应在添加辅料前取样进行原液检定。原液的检测项目取决于工艺的验证、一致性的确认和预期产品相关杂质与工艺相关杂质的水平。应采用适当方法对原液质量进行检测,必要时应与参比品进行比较。原液贮存应通过稳定性验证确定贮存条件和时间。

2.3.4 半成品

除另有规定外,制备成品前,如需对原液进行稀释或加入其他辅料制成半成品,应确定半成品的质量控制要求,包括检定项目和可接受的标准。

2.3.5 成品制剂

制剂生产应符合本版药典和中国现行《药品生产质量管理规范》的相关要求。

2.4 生产工艺变更

生产工艺变更应符合国家药品注册管理等相关要求。涉及重大生产工艺的变更,应对变更前后的制品质量、安全性和有效性进行比较和评估,以证明变更前后制品特性的高度相似,并确保任何质量属性方面的改变对制品安全

性和有效性无负面影响。

3 质量控制

人用重组 DNA 蛋白制品的质量控制与分子大小、结构特征、质量属性复杂程度以及生产工艺相关。质量控制体系主要包括原、辅料质量控制,生产工艺和过程控制及制品检定等。应通过终产品检测、过程控制和工艺验证结合的方法,确保各类杂质已去除或降低至可接受水平。制品质量控制包括采用参比品和经验证的方法评估已知和(或)潜在制品相关物质和工艺相关物质,以及采用适宜的方法对制品鉴别、生物学活性、纯度和杂质等检测进行分析。

3.1 特性分析

研发阶段以物理、化学和生物学方法对重组 DNA 蛋白制品的理化特性、生物学活性、免疫学特性、纯度和杂质等进行严格的特性分析鉴定是确保产品安全有效,建立并确定制品质量标准的基础。需采用广泛的分析技术来展示目标分子的理化性质(分子大小、电荷、等电点、氨基酸组成、疏水性等),以及对糖基化等各种翻译后修饰进行充分鉴定,并纳入适当的检测,以确认制品具有预期的构象、聚集和(或)降解状态及其高级结构。必要时,应采用新型分析技术用于特性分析。特性分析至少应包括以下范畴:

3.1.1 理化特性

3.1.1.1 一级结构

一级结构,即包括二硫键连接方式的氨基酸序列。应尽可能采用综合的方法测定目标制品的氨基酸序列,并与其基因序列推断的理论氨基酸序列进行比较。

氨基酸序列测定还应考虑可能存在的 N 端甲硫氨酸(如大肠杆菌来源的制品),信号肽或前导序列和其他可能的 N 端、C 端修饰(如乙酰化、酰胺化或者由于外肽酶导致的部分降解以及 C 端加工、N 端焦谷氨酸等),以及各种其他异质性(如脱酰胺化、氧化、异构化、碎片化、二硫键错配、N-连接和 O-连接的寡糖、糖基化、聚集等)。

3.1.1.2 糖基化修饰

应对糖基化修饰进行全面的分析和确定,如糖基化修饰与制品半衰期和生物学活性相关,则应确定糖的含量(如中性糖、氨基糖和唾液酸)。糖型结构可能与不良反应相关(如非人类的糖型结构或其残基),应尽可能对糖链的结构、糖型以及多肽链的糖基化位点进行深入分析。必要时应进一步就电荷异质性进行检测分析。

3.1.1.3 高级结构

应通过适合的理化方法分析高级结构,并且通过生物学功能来确认。生物学活性是对高级结构的确证,也可采用体外或体内证实其治疗功能的活性分析方法,作为高级结构确证的补充。

聚乙二醇修饰蛋白质的分析不仅限于平均修饰率,还应包括修饰位点等分析。

3.1.2 生物学活性

生物学活性测定应基于制品实现确定的生物学效应的特定能力或潜力。可采用体外或体内方法或生物化学（包括免疫化学试验）方法和（或）适宜的物理化学分析方法进行评估，如效价测定（以单位或国际单位表示）和（或）含量（以质量/重量表示）测定。

3.1.3　免疫化学特性

需全面说明制品的相关免疫学特性。应采用纯化的抗原和抗原确定的区域进行结合实验测定免疫学特性。必要时应确定亲和力和免疫反应性（包括与其他类似结构蛋白的交叉反应性）。应对目标分子中与相应表位作用的部分进行分析确证，包括对这些结构的生物化学鉴别（如蛋白质、低聚糖、糖蛋白、糖脂）和相关适合的特征研究（如氨基酸序列和糖型）。

糖基化和聚乙二醇化可能影响制品的药理学性质和免疫原性，应进行适当的特性研究。

3.1.4　纯度、杂质和污染物

生物技术制品杂质主要包括制品相关杂质、工艺相关杂质以及外源污染物。应尽可能地对杂质进行分析鉴定，并采用适宜的方法评价其对生物学活性的影响。

3.1.4.1　制品相关物质/杂质

制品相关物质/杂质主要源于生物技术制品异质性和降解产物。末端氨基酸异质性、电荷异质性、分子大小变异体以及包括糖基化在内的各类翻译后修饰等异质性（如 C 端加工，N 端焦谷氨酸化，脱酰胺化，氧化，异构化，片段化，二硫键错配，N-连接和 O-连接的寡糖，糖基化，聚集）可能导致其组成中存在几种分子或变异体，应对目标制品的各种分子变异体进行分离、鉴别和分析，如变异体的活性与目标制品一致时，可不作为杂质。但应考虑在生产和（或）贮存期间产品降解产物是否显著增加及其与免疫原性的相关性。

3.1.4.2　工艺相关杂质

工艺相关杂质包括来源于生产工艺本身，主要涉及细胞基质来源、细胞培养来源和下游工艺三个阶段。应对潜在的工艺相关杂质（如宿主细胞蛋白质、宿主细胞 DNA、细胞培养残留物、下游工艺的残留物等）进行鉴别、评估，并进行定性和（或）定量分析。

3.1.4.3　污染物

污染物系指所有引入且并非生产过程所需的物质（如各种微生物、细菌内毒素）。应严格避免引入污染物并对其进行相应控制。此外，还应考虑采用其他适宜检测方法，对可能污染的包括肽聚糖等在内的"非细菌内毒素促炎性污染物"进行控制。

3.1.5　含量

应采用适宜的物理化学和（或）免疫化学方法进行含量测定。以适宜的参考品为对照，蛋白质含量（以质量或重量/体积表示）可通过合适的方法进行测定（如 HPLC）。蛋白质含量也能通过一个绝对定量的方法测定，可采用第二种绝对定量的含量测定方法进行溯源和验证，

如果偏差太大，应考虑采用其他方法重新测定。

3.1.6　参比品

应选择已证明足够稳定且适合临床试验的一个（多个）批次，或用一个代表批次作为参比品，用于鉴别、理化和生物学活性等各种分析，并应按特性分析要求进行全面分析鉴定。参比品的建立和制备可参照"生物制品国家标准物质制备和标定规程"的相关要求。

用于理化测定等方面的对照品，如用于肽图或等电点测定的对照品，可用原液直接分装制得，一般−70℃以下保存。根据重组 DNA 蛋白制品特性应对对照品进行必要的分析鉴定，包括：蛋白质含量、比活性、等电点、纯度、N 端氨基酸序列、质谱分子量、液质肽图、二硫键分析、糖基分析（真核表达）等。

3.2　制品检定

应根据制品特性确定制品检定中需要进行的特性分析检测项目。建立或验证制品生产过程的有效性或可接受性的特性分析检测项目可不纳入常规质量控制中，但应对某一特定质量属性是否放入常规放行标准予以说明。

应根据一定数量的连续批次分析数据确定的批内和批间一致性分析数据，综合临床和非临床研究，以及稳定性评价数据建立制品的质量标准，包括各种分析方法及具体数值限度、可接受标准范围，以保证原液、成品或原材料在其生产的各阶段符合其预期的质量要求。可接受标准的范围确定应该考虑到所使用的分析方法的灵敏度。常规放行质量控制至少应包括以下方面：

3.2.1　鉴别

鉴别试验应高度特异，并应基于分子结构和（或）其他特有的专属性进行分析（如肽图、抗独特型免疫或其他适宜的方法）。根据制品特性，选择理化、生物和（或）免疫化学中的一种或一种以上的检测方法进行鉴别试验。

3.2.2　纯度和杂质

应采用类似正交组合的方法来评估制品纯度/杂质，并为制品相关的变异体建立单独和（或）总体的可接受标准。质量控制中包括的工艺相关杂质的质量控制（如蛋白 A、宿主细胞蛋白质、DNA、其他潜在的培养或纯化残留物等）通常在原液阶段进行。如经充分验证证明生产工艺对工艺相关杂质的去除已达到高水平时，工艺相关杂质的质量控制可在恰当工艺步骤的中间产物进行，可不列入常规放行检定中。

3.2.3　效价

效价测定是以制品生物学特性相关属性为基础的生物学活性定量分析，原则上效价测定方法应尽可能反映或模拟其作用机制。比活性（每毫克制品具有的生物学活性单位）对证明制品的一致性具有重要的价值。

应采用适宜的国家或国际标准品或参考品对每批原液和成品进行效价测定。尚未建立国际标准品/国家标准品或参考品的，应采用经批准的内控参比品。标准品和参考品的建立或制备应符合"生物制品国家标准物质制备和标

定规程"。

3.2.4 含量

采用适宜方法和参考品作为对照，测定原液和成品的含量。

3.2.5 安全性试验

应根据相关制品的各论视情况而定。检测应至少包括无菌、细菌内毒素、异常毒性检查等。

3.2.6 其他检测项目

应根据相关制品的特性而定。检测应包括外观（例如性状、颜色）、可见异物及不溶性微粒检查，溶解度、pH 值、渗透压摩尔浓度、装量、稳定剂和水分测定等。

3.3 包装及密闭容器系统

应对原液和成品与容器的相容性、容器吸附、制品和包装材料之间的浸出进行检测和确认，以避免蛋白质和制剂辅料和（或）容器包装系统发生相互作用，导致对制品的安全性和有效性带来潜在风险。此外，应采用适宜方法对容器完整性进行检测，防止容器泄露导致产品无菌状态的破坏。

4 贮存、有效期和标签

制品贮存应符合"生物制品贮藏和运输规程"规定，成品应在适合的环境条件下贮存和运输。自生产之日起，按批准的有效期执行。

标签应符合"生物制品包装规程"要求和国家相关规定，标示内容至少应包括：

（1）每瓶或每毫升的活性单位（如必要）；

（2）每瓶有效成分含量和（或）蛋白质含量；

（3）每瓶标示体积；

（4）冻干制剂复溶液体的名称、体积及复溶后的使用期限；

（5）使用前进行适量稀释（如果需要）；

（6）有效期。

人用重组单克隆抗体制品总论

1　概述

人用重组单克隆抗体制品，系指采用各种单克隆抗体筛选技术、重组 DNA 技术及细胞培养技术制备的单克隆抗体治疗药物，包括完整免疫球蛋白、具有特异性靶点的免疫球蛋白片段、基于抗体结构的融合蛋白、抗体偶联药物等。其作用机制是通过与相应抗原的特异性结合，从而直接发挥中和或阻断作用，或者间接通过 Fc 效应子发挥包括抗体依赖和补体依赖细胞毒作用等生物学功能。

本总论是对人用重组单克隆抗体制品生产和质量控制的通用性技术要求，由于此类制品种类较多，本总论内容重点阐述以哺乳动物细胞大规模培养技术制备的 IgG 型单克隆抗体制品，但其生产和质量控制的基本原则及分析方法，同样适用于其他各类重组单克隆抗体类生物治疗药物及其体内诊断药品。具体品种还应同时符合"人用重组 DNA 蛋白制品总论"与抗体制品相应各论的要求。

2　制造

2.1　基本要求

人用重组单克隆抗体制品具有复杂的质量属性，应在充分了解制品质量属性的基础上确定制品关键质量属性，以"质量源于设计""风险评估"的原则和理念，制定相应的质量控制策略，并通过建立有效的"质量管理体系"，保证制品质量可控。人用重组单克隆抗体制品的制造主要包括基因克隆、表达载体的制备、工程细胞的筛选及细胞库的建立、发酵或细胞培养及收获、目的蛋白的提取、纯化和制剂等过程。

生产过程中使用的原材料和辅料应符合相关要求。细胞株的来源、管理及检定应符合"生物制品生产检定用菌毒种管理规程"和"生物制品生产检定用动物细胞基质制备及检定规程"的相关要求。生产质量管理应符合中国现行《药品生产质量管理规范》的要求。

2.1.1　工艺验证

应采用经验证的生产工艺进行生产，并依据制品的关键质量属性，确定关键工艺参数及其范围，以确保工艺过程的重现性以及制品质量的批间一致性。

生产工艺验证应至少包括生产工艺的一致性、感染性因子灭活或去除、非内毒素热原、制品相关杂质和工艺相关杂质的去除、纯化用材料（如色谱柱填料）的重复使用性的可接受限度、制品质量属性批间一致性、抗体偶联药物的偶联方法或基于品种质量属性的其他抗体修饰方法，以及对生产中所需一次性材料的监控等。

2.1.2　特性分析

应采用现有先进的分析手段，从物理化学、免疫学、生物学等角度对制品进行全面的分析，并提供尽可能详尽的信息，以反映目标产品内在的天然质量属性。抗体特性分析至少包括结构完整性、亚类、氨基酸序列、二级结构、糖基化修饰、二硫键、特异性、亲和力、特异的生物学活性和异质性，以及是否与人体组织有交叉反应等。对于通过片段化或偶联修饰的制品，要确定使用的工艺对抗体质量属性的影响，并建立特异的分析方法。此外，还需采用合适的方法评价制品在有效期内的稳定性。

生产工艺验证、关键质量属性的确认以及质量标准的建立均有赖于对制品特性分析数据的不断积累。特性分析一般在研发阶段即应进行，并通过生产工艺的优化，以及具有代表性的足够批次制品的周期性监测加以完善。

2.1.3　生物学活性测定

依据单克隆抗体预期的、潜在的作用机制或工作模式（可能不限于一种），建立相应生物学分析方法。

2.1.4　参比品

选择已证明足够稳定且适合临床试验的一个（多个）批次，或用一个代表批次作为参比品，用于鉴别、理化和生物学活性等各种分析，并应按特性分析要求进行全面分析鉴定。

2.1.5　中间产物

生产工艺的设定应优先采用连续不间断的生产方式，如需贮存中间产物，应对中间产物的贮存条件进行验证，证明该贮存条件不影响后续工艺用物料的质量指标和制品在有效期内的稳定性。

2.1.6　批次的确定

制品批次的确定应符合"生物制品分批规程"，制品的批次应贯穿整个工艺过程并易于追溯，以保证每批制品的加工处理过程是一致的。

2.1.7　工艺变更

生产工艺变更应符合国家药品注册管理的相关要求。应对变更前后的制品进行比较和评估，以证明变更前后制品的特性高度相似，并确保任何质量属性方面的改变对制品安全性和有效性无负面影响。

2.2　工程细胞的控制

应分别建立主细胞库、工作细胞库的两级管理细胞库。一般情况下主细胞库来自于细胞种子，工作细胞库来自主细胞库。主细胞库和工作细胞库均应有详细的制备过程、检定情况及管理规定，并应符合"生物制品生产检定用动物细胞基质制备及检定规程"和"人用重组 DNA 蛋白制品总论"的相关要求。

2.3　细胞培养和收获

细胞培养和收获可采用限定细胞传代至与其稳定性相符的最高代次后，单次收获产物的方式；也可采用限定细胞培养时间连续传代培养并多次收获的方式。在整个培养过程中，两种方式均需监测细胞的生长状况，并根据生产系统的特点确定监测频率及检测指标。应根据生产过程中培养、增殖和表达量一致性的研究资料，确定终止培养、废弃培养物以及摒弃收获物的技术参数。

每次收获后均应检测抗体含量、细菌内毒素及支原体。应根据生产过程及所用材料的特点，在合适的阶段进行常规或特定的外源病毒污染检查。除另有规定外，应对限定细胞传代次数的生产方式，采用适当的体外方法至少对 3 次收获物进行外源病毒检测。

应明确进入下一步工艺的收获液接收标准，并与监测步骤关联。如检测到任何外源病毒，应停止收获并废弃同一细胞培养的前期收获液，追溯并确定污染的来源。

2.4 纯化

可将多次收获的产物合并后进行纯化。纯化工艺应经验证，以证明能够有效去除/灭活可能存在的感染性因子，并能将制品相关杂质与工艺相关杂质去除或降低至可接受的水平。如验证结果证明工艺相关杂质已得到有效地控制或去除，并达到可接受的水平，相关残留物的检定项目可不列入成品的常规放行检定中。应对工艺过程中微生物污染进行监控（如微生物限度、细菌内毒素检查等）。

2.5 原液

纯化的单克隆抗体经无菌过滤分装于中间贮存容器中，即成为原液。如需加入稳定剂或赋形剂，应不影响质量检定，否则应在添加辅料前取样进行原液检定。原液的检测项目取决于工艺的验证、一致性的确认和预期产品相关杂质与工艺相关杂质的水平。应采用适当方法对原液质量进行检测，必要时应与参比品进行比较。原液的贮存应考虑原液与容器的相容性、原液的稳定性及保存时间，应通过验证确定贮存条件和有效期。

2.6 半成品

制备成品前，如需对原液进行稀释或加入其他辅料制成半成品，应确定半成品的质量控制要求，包括检定项目和可接受的标准。

2.7 成品

原液或半成品经除菌过滤后分装于无菌终容器中并经包装后即为成品。将分装后的无菌容器密封，以防污染，如需冷冻干燥，先进行冷冻干燥再密封。

3 制品检定

应根据制品关键质量属性、对制品和工艺理解认识的积累和风险评估的原则，制定相应质量控制策略。制品检定采用的检测方法应经验证并符合要求。纳入质量标准的检定项目、可接受标准限度，应结合来自于临床前和（或）临床研究时多批样品的数据、用于证明生产一致性批次的数据、稳定性等研究数据来综合确定。重组单克隆抗体制品的质量检定应至少包括以下项目。

3.1 鉴别与一致性分析

3.1.1 鉴别

采用高度特异的、基于分子结构和（或）其他专属性的分析方法，对供试品进行鉴定。根据制品特性，可选适宜的方法，如毛细管区带电泳（CZE）、毛细管等点聚焦电泳（cIEF）、离子交换高效液相色谱（IEX-HPLC）、肽图、生物和（或）免疫学等方法中的一种或一种以上，对供试品进行鉴定，测定结果应在规定的范围内。必要时

应将供试品与参比品比较。

3.1.2 糖基化修饰分析

关键质量属性中包含糖基化修饰的单克隆抗体制品，应在成品检定中对供试品的糖基化进行检测和控制。采用适宜的方法测定，如毛细管电泳（CE）或高效液相色谱（HPLC）等方法，供试品测定结果应在规定的范围内。必要时应将供试品与参比品进行比较。

3.2 纯度和杂质

3.2.1 分子大小变异体

采用适宜的方法检测供试品分子大小变异体，采用非还原型或还原型十二烷基硫酸钠-聚丙烯酰胺凝胶电泳（SDS-PAGE）或十二烷基硫酸钠-聚丙烯酰胺毛细管电泳（CE-SDS）、分子排阻色谱法（SEC-HPLC）等方法，对单体、聚合体或片段进行定量分析，如供试品具备 Fc 效应子功能，则还需关注非糖基化重链的情况。供试品测定结果应在规定的范围内。

3.2.2 电荷变异体

采用适宜的方法检测供试品电荷变异体，如 cIEF、IEX-HPLC、疏水高效液相色谱（HIC-HPLC）、反相高效液相色谱（RP-HPLC）等方法，应尽可能对不同电荷变异体组分进行鉴别，并规定相应的可接受标准。供试品测定结果应在规定的范围内。

3.2.3 制品相关杂质

采用适宜的方法对供试品氧化产物、脱酰胺产物或其他结构不完整分子进行定量分析。供试品测定结果应在规定的范围内。

3.2.4 工艺相关杂质

采用适宜的方法对供试品宿主蛋白质、宿主细胞和载体 DNA、蛋白 A 及其他工艺相关杂质进行检测。供试品测定结果应在规定的范围内。

3.3 效价

3.3.1 生物学活性

依据单克隆抗体预期、潜在的作用机制和工作模式（可能不限于一种），采用相应的生物学测定方法和数据分析模式，并将供试品与参比品进行比较。供试品测定结果应在规定的范围内。

3.3.2 结合活性

依据单克隆抗体预期的作用靶点和作用机制，采用相应的结合活性测定方法和数据分析模式，并将供试品与参比品进行比较。供试品测定结果应在规定的范围内。

3.4 含量

根据制品质量属性建立品种特异的含量测定方法，如确定供试品 280nm 的特异消光系数，采用分光光度法进行总蛋白质含量测定，并建议采用第二种含量测定的绝对溯源方法进行验证。供试品测定结果应在规定的范围内。

3.5 其他检定

3.5.1 外观及性状

冻干粉应为白色、类白色或淡黄色饼状疏松体。注射

液或复溶的冻干粉其澄明度和颜色检查应符合相关制品的要求。除另有规定外，不应存在肉眼可见的不溶性颗粒。

3.5.2　复溶时间

根据规定的取样量，加入标示量体积的溶剂，冻干粉应该在限定的时间里完全溶解，平均和最长的溶解时间均应符合规定。

3.5.3　pH 值

依法测定（通则 0631），应符合规定。

3.5.4　渗透压摩尔浓度

依法测定（通则 0632），应符合规定。除另有规定外，不低于 240mOsmol/kg，对稀释使用的样品也适用。

3.5.5　装量/装量差异

除另有规定外，应符合装量检查（通则 0102）或装量差异检查（通则 0102）的规定。

3.5.6　不溶性微粒检查

依法检查（通则 0903）。除眼用制剂或另有规定外，每瓶≥10μm 的颗粒不超过 6000 个，每瓶≥25μm 的颗粒不超过 600 个。

3.5.7　可见异物检查

除另有规定外，依法检查（通则 0904），应符合规定。

3.5.8　水分

依法测定（通则 0832），除另有规定以外，冻干粉残留水分应不高于 3.0%。

3.5.9　无菌检查

采用薄膜过滤法检查（通则 1101），应符合规定。

3.5.10　细菌内毒素检查

依法检查（通则 1143），应符合规定。

3.5.11　异常毒性检查

除另有规定外，应进行异常毒性检查（通则 1141）并符合规定。

3.6　修饰抗体的检测

根据所修饰抗体的类型、修饰特性，采用适合的方法进行检测，或与参比品进行比较，对修饰效果、比率或相关特殊的工艺杂质进行定性或定量分析，供试品测定结果应在规定的范围内。

4　保存、运输及有效期

应符合"生物制品贮藏和运输规程"规定，成品应在适合的环境条件下贮存和运输。自生产之日起，按批准的有效期执行。

5　标签

应符合"生物制品包装规程"要求和国家相关规定，标签标示内容至少应包括：

（1）每瓶或每毫升的活性单位（如必要）；

（2）每瓶单克隆抗体含量或蛋白质含量；

（3）每瓶标示体积；

（4）冻干制剂复溶液体的名称、体积及复溶后的使用期限；

（5）使用前进行适量稀释（如果需要）；

（6）有效期。

微生态活菌制品总论

微生态活菌制品系由人体内正常菌群成员或具有促进正常菌群生长和活性作用的无害外籍细菌，经培养、收集菌体、干燥成菌粉后，加入适宜辅料混合制成。用于预防和治疗因菌群失调引起的相关症状和疾病。

微生态活菌制品必须由非致病的活细菌组成，无论在生产过程、制品贮存和使用期间均应保持稳定的活菌状态。它可由一株、多株或几种细菌制成单价或多价联合制剂。根据其不同的使用途径和方法可制备成片剂、胶囊剂、颗粒剂或散剂等多种剂型。

基本要求

微生态活菌制品的制备方法、工艺应能保证成品含有足够的活菌数量，保持其稳定性，同时应防止外源因子的污染。

生产和检定用设施、原材料及辅料、水、器具、动物等应符合"凡例"的有关要求。

制造

生产用菌种

生产用菌种应符合"生物制品生产检定用菌毒种管理规程"的有关规定。

1. 名称及来源

选用的生产用菌种应来自人体内正常菌群，或对人体无毒无害、具有促进正常菌群生长和活性作用的外籍细菌。细菌的分离过程和传代背景应清晰，应具备稳定的生物学和遗传学特性，并能保持稳定的活菌状态，经实验室和临床试验证明安全、有效。

2. 种子批的建立

生产用菌种应按照"生物制品生产检定用菌毒种管理规程"的有关规定建立种子批系统。三级种子批应分别冻干，置适宜温度保存；种子批传代应限定传代次数，原始种子批和主种子批启开后传代次数不得超过 10 代，工作种子批启开后至发酵培养传代次数不得超过 5 代。

3. 种子批的检定

菌种的属、种型分类鉴定，应依据最新版伯杰氏细菌系统鉴定手册（Bergey's Manual of Systematic Bacteriology）和伯杰氏细菌命名手册（Bergey's Manual of Determinative Bacteriology）的有关规定进行，包括形态、生长代谢特性检查。原始种子或主种子还应做遗传特性和抗生素敏感性等检查。

三级种子批常规检查包括以下 3 项：

（1）培养特性及染色镜检 将菌种接种于适宜培养基，置有氧或厌氧环境中培养，观察其生长情况，确定菌种为需氧性细菌或厌氧性细菌；以划线法观察在琼脂平皿上生长的单个菌落的形状、大小、表面、边缘、透明度、色泽等特征；也可观察菌种在不同温度、pH 值或不同浓

度的氯化钠溶液等条件下的生长特性等。

取菌种的新鲜培养物涂片做革兰氏染色，在显微镜下观察菌体的染色反应、形态、大小和排列等，有芽孢的细菌应同时观察芽孢的形状、大小和位置（也可增做芽孢染色）。检查结果均应符合原始菌种的特性。

（2）生化反应 按通则 3605 "细菌生化反应培养基"选择相应的培养基或其他适宜的方法进行，结果应符合原始菌种的特性。

（3）毒性试验 毒性试验是通过动物试验检查菌种是否存在不安全因素，以保证人体使用安全。

用体重 18～22g 小鼠 5 只，每只腹腔注射 0.3ml 新鲜菌液（不少于 1.0×10^9 CFU/0.3ml），连续观察 3 天，小鼠均应健康存活、体重增加；或每只小鼠经口灌胃 0.5ml 新鲜菌液（不少于 1.0×10^9 CFU/0.5ml），每天 1 次，连续 3 天，从第 1 天灌胃起连续观察至第 7 天，小鼠均应健康存活、体重增加。

除另有规定外，原始种子或主种子批还需进行以下检查：

（1）细菌代谢产物——脂肪酸测定 照气相色谱法（通则 0521）或其他适宜的方法进行，应符合该菌种的特性。

（2）遗传特性分析 可采用 16S rRNA 序列测定或其他适宜方法进行，应符合该菌种的遗传特性。

（3）抗生素敏感性试验 采用琼脂扩散纸片法或其他适宜方法进行菌株的抗生素敏感性检查，应符合该菌种的特性。

（4）稳定性试验 菌种在适宜培养基中，连续传代 30 代次后，将第 30 代培养物做种子批检定，全部检查结果应与原始菌种的特性一致。

4. 种子批的保存

原始种子和主种子应冻干保存于 8℃ 以下，工作种子应置于适宜温度保存。

菌粉制造

应包括种子液制备、大罐培养、收获菌体（或芽孢）和菌体干燥制成菌粉。如生产多价制品时，应每种菌分别培养，制备单价菌粉。

1. 生产用种子

启开工作种子批菌种，接种于适宜培养基进行多级种子扩增，应涂片做革兰氏染色，在显微镜下观察 5～10 个视野，细菌的染色反应、形态应一致并符合原始菌种的特征。制备过程应防止污染，菌种传代次数应符合规定。

2. 生产用培养基

采用经批准的培养基用于生产。

3. 培养

采用液体培养。将种子液置适宜条件下培养（包括厌氧或需氧、温度、时间等），培养过程中取样涂片做革兰氏染色镜检、pH 值检测等，芽孢菌需进行芽孢形成率的

检测，均应符合规定。培养结束后取样做纯菌检查，如发现污染应予废弃。

生产多价制品的单价菌粉时，应分别培养。

4. 收获菌体和制成菌粉

培养结束后离心收获湿菌体，与适宜的分散剂、稳定剂混合。采用真空冷冻干燥法干燥菌体，芽孢菌可采用加热干燥方法，再经粉碎、过筛制成粉末状菌粉。

5. 菌粉的保存及有效期

应通过活菌稳定性试验确定保存温度和有效期。

6. 菌粉检定

按"菌粉检定"项进行，符合规定后方可进行半成品配制。

半成品

1. 配制

同一工作种子批菌种生产的最多 2 批单价菌粉可按批准的比例与辅料混合均匀后制成半成品。配制多价制品时，应将各单价菌粉、辅料按配方比例和配制程序混合均匀，配制过程应防止污染。

2. 半成品检定

按"半成品检定"项进行，应符合规定。

成品

1. 剂型制备

根据制品的用途、使用对象和用药途径等因素确定剂型。制备过程应符合通则"制剂通则"项下相关剂型的规定。

2. 分批

成品批号应在半成品配制后确定，配制日期即为生产日期。同一批号的制品，应来源一致、质量均一，按规定要求抽样检验后，能对整批制品作出评定。应根据验证结果，规定半成品的分装时间，如超过 24 小时，应分为不同的亚批。

3. 分装、规格和包装

制品的分装应符合通则"制剂通则"的有关规定。包装应符合"生物制品包装规程"的有关规定。规格应符合批准的规格要求。

检定

微生态活菌制品质量检定应包括菌粉检定、半成品检定和成品检定。

菌粉检定

1. 外观

应为白色、灰白色或灰黄色粉末。

2. 目的菌检查

取少量菌粉加入适量灭菌生理氯化钠溶液或其他适宜稀释液后，涂布在适宜琼脂平皿上，在适宜条件下培养，其培养物的生长特性和染色镜检的特征应符合生产用菌种特征。

3. 杂菌检查

方法和结果判断见本总论附录 3。如不符合规定应

废弃。

4. 干燥失重

菌粉中残余水分的含量会直接影响活菌的生存，须进行菌粉干燥失重的检查。应按通则 0831 或仪器方法测定。

5. 活菌数测定

测定每克菌粉中含有的活菌数量。方法见本总论附录 2。

半成品检定

半成品须做杂菌检查，根据用药途径确定杂菌检查的质控指标。方法和结果判断见本总论附录 3。

成品检定

1. 鉴别试验

检查成品中所含的目的菌是否符合生产用菌种的特性。即按上述"种子批的检定"方法进行生长特性、染色镜检和生化反应检查，应符合规定。对于多价制品，则须逐一检查单价菌特性。

2. 理化检查

（1）外观　根据剂型，观察制品的外观、色泽。

片剂外观应完整、光洁，呈白色或类白色，间有菌粉色斑；颗粒剂、散剂和胶囊剂内粉末的粒子大小、色泽应均匀，间有菌粉色斑。

（2）干燥失重　按通则 0831 或仪器方法测定，除另有规定外，减失重量应不得超过 5.0%，芽孢菌制品应不得超过 7.0%。

（3）粒度　散剂和颗粒剂应进行粒度检查。

按通则 0982 第二法，采用单筛分法或双筛分法检查，应符合规定。

（4）装量（重量）差异　各剂型按通则"制剂通则"的相应规定进行，应符合规定。

（5）崩解时限　胶囊剂、片剂按通则 0921 进行，应符合规定。

3. 活菌数测定

按本总论附录 2 方法测定每克制品中的活菌数，应符合规定。多价制品应分别测定各单价活菌数。

4. 杂菌检查

目的是检查成品中外源微生物的污染情况，以保证人体使用安全。

方法和结果判断与半成品的"杂菌检查"项相同。

5. 安全试验

安全试验是通过动物试验进行的非特异性毒性检查，应根据制品的使用途径和人用剂量确定试验方法。

（1）肠道微生态活菌制品检查　称取 2g 制品，加入 8ml 生理氯化钠溶液中，混合均匀。用 5 只体重 18～22g 小鼠，每只小鼠经口灌胃 0.5ml，每天 1 次，连续 3 天。自第 1 天灌胃起，连续观察 7 天，小鼠应健康存活、体重增加，判为合格。如不合格，可另选 10 只小鼠复试 1 次，判定标准同前。

（2）阴道微生态活菌制品检查　用 24～26g 雌性小鼠 5

只，每只小鼠阴道内置入 10mg 制品，每天 1 次，连续 3 天。自给药第 1 天起，连续观察 7 天，小鼠应健康存活、体重增加，阴道局部无红肿、分泌物等症状，判为合格。

保存、运输及有效期

按批准的温度保存和运输。自生产之日起，按批准的有效期执行。

附录

附录 1   已批准上市的微生态活菌制品

附录 2   微生态活菌制品活菌数测定法

附录 3   微生态活菌制品杂菌检查法

使用说明

应符合"生物制品包装规程"规定和批准的内容。

附录 1   已批准上市的微生态活菌制品

制品名称	细菌种类
双歧杆菌活菌胶囊	青春型双歧杆菌
双歧杆菌活菌散	青春型双歧杆菌
双歧杆菌三联活菌胶囊	长型双歧杆菌 嗜酸乳杆菌 粪肠球菌
双歧杆菌三联活菌肠溶胶囊	长型双歧杆菌 嗜酸乳杆菌 粪肠球菌
双歧杆菌三联活菌散	长型双歧杆菌 嗜酸乳杆菌 粪肠球菌
双歧杆菌乳杆菌三联活菌片	长型双歧杆菌 保加利亚乳杆菌 嗜热链球菌
地衣芽孢杆菌活菌胶囊	地衣芽孢杆菌
地衣芽孢杆菌活菌颗粒	地衣芽孢杆菌
地衣芽孢杆菌活菌片	地衣芽孢杆菌
蜡样芽孢杆菌活菌胶囊	蜡样芽孢杆菌
蜡样芽孢杆菌活菌片	蜡样芽孢杆菌
双歧杆菌四联活菌片	婴儿型双歧杆菌 嗜酸乳杆菌 粪肠球菌 蜡样芽孢杆菌
酪酸梭菌活菌胶囊	酪酸梭状芽孢杆菌
酪酸梭菌活菌散	酪酸梭状芽孢杆菌
酪酸梭菌活菌片	酪酸梭状芽孢杆菌

续表

制品名称	细菌种类
凝结芽孢杆菌活菌片	凝结芽孢杆菌
酪酸梭菌二联活菌胶囊	酪酸梭状芽孢杆菌 婴儿型双歧杆菌
酪酸梭菌二联活菌散	酪酸梭状芽孢杆菌 婴儿型双歧杆菌
枯草杆菌活菌胶囊	枯草芽孢杆菌
枯草杆菌肠球菌二联活菌多维颗粒	枯草芽孢杆菌 屎肠球菌
枯草杆菌肠球菌二联活菌胶囊	枯草芽孢杆菌 屎肠球菌
阴道用乳杆菌活菌胶囊	德氏乳杆菌

附录 2   微生态活菌制品活菌数测定法

无菌称取 3.0g 制品或菌粉（胶囊取内容物），加入 27.0ml 稀释液中，充分摇匀，做 10 倍系列稀释（最终稀释度根据不同的指标要求而定）。取最终稀释度的菌液 $100\mu l$，滴入选择性琼脂培养基平皿上，共做 3 个平皿，并以玻棒涂布均匀，置适宜条件下培养，到期观察每个平皿菌落生长情况，并计数。当平皿菌落数小于 10 或大于 300 时，应调整最终稀释度，重新测定。根据 3 个平皿菌落总数按下列公式计算活菌数：

$$活菌数（CFU/g）=\frac{3 个平皿菌落数之和}{3}\times 10\times 最终稀释度$$

【附注】 （1）活菌数用"CFU"表示，即为细菌集落单位。

（2）稀释液使用灭菌生理氯化钠溶液或其他适宜的稀释液。

（3）选择性琼脂培养基，是指最适宜制剂（或菌粉）中活菌生长的培养基。须经批准后方可使用。

附录 3   微生态活菌制品杂菌检查法

微生态活菌制品杂菌检查法系检查微生态活菌制品的菌粉、半成品及成品受外源微生物污染程度的方法。检查项目包括控制菌检查，非致病性杂菌、真菌计数。

杂菌检查应在环境洁净度 10 000 级下的局部洁净度 100 级的单向流空气区域内进行。检验全过程必须严格遵守无菌操作，防止再污染。单向流空气区域、工作台面及环境应定期按《医药工业洁净室（区）悬浮粒子、浮游菌和沉降菌的测试方法》的现行国家标准进行洁净度验证。

除另有规定外，本检查法中细菌培养温度为 30～37℃；真菌培养温度为 20～28℃。

检验量及供试品的准备

检验量，即一次试验所用的供试品量（g）。检验时，应从 2 个以上最小包装单位中随机抽取不少于 3 倍检验用量的供试品。

菌粉、半成品以及成品为散剂和颗粒剂的可直接称取备用；成品为片剂、胶囊剂的需研碎后备用。

控制菌检查

控制菌检查用培养基的适用性检查

控制菌检查用的培养基，即成品培养基、由脱水培养基或按培养基处方配制的培养基，均应进行培养基的适用性检查。检查项目包括促生长、指示和抑制特性能力。

菌种　试验所用的菌株传代次数不得超过 5 代（从菌种保藏中心获得的冷冻干燥菌种为第 0 代），并采用适宜的菌种保藏技术，以保证试验菌株的生物学特性。

大肠埃希菌（*Escherichia coli*）〔CMCC（B）44102〕

金黄色葡萄球菌（*Staphylococcus aureus*）〔CMCC（B）26003〕

乙型副伤寒沙门菌（*Salmonella paratyphi* B）〔CMCC（B）50094〕

铜绿假单胞菌（*Pseudomonas aeruginosa*）〔CMCC（B）10104〕

生孢梭菌（*Clostridium sporogenes*）〔CMCC（B）64941〕

白色念珠菌（*Candida albicans*）〔CMCC（F）98001〕

痢疾志贺菌（*Shigella dysenteriae*）〔CMCC（B）51252〕

菌液制备　接种大肠埃希菌、金黄色葡萄球菌、乙型副伤寒沙门菌、铜绿假单胞菌的新鲜培养物至营养肉汤培养基或营养琼脂培养基中，接种生孢梭菌的新鲜培养物至硫乙醇酸盐流体培养基中，培养 18～24 小时；接种白色念珠菌的新鲜培养物至改良马丁培养基或改良马丁琼脂培养基中，培养 24～48 小时。用 0.9％无菌氯化钠溶液制成每 1ml 含菌数为 10～100CFU 或 100～1000CFU 的菌悬液。

菌悬液制备后应在 2 小时内使用，若保存在 2～8℃的菌悬液可以在 24 小时内使用。

适用性检查　控制菌检查用培养基的适用性检查所用的菌株及检测项目见表 1。

表 1　控制菌检查用培养基的促生长、抑制和指示能力检查

控制菌	培养基	特性	试验菌株
大肠埃希菌	胆盐乳糖培养基	促生长能力	大肠埃希菌
		抑制能力	金黄色葡萄球菌
	曙红亚甲蓝琼脂培养基	促生长能力+指示能力	大肠埃希菌

续表

控制菌	培养基	特性	试验菌株
沙门菌、志贺菌	胆盐乳糖培养基	促生长能力	乙型副伤寒沙门菌、痢疾志贺菌
		抑制能力	金黄色葡萄球菌
	沙门、志贺菌属琼脂培养基	促生长能力+指示能力	乙型副伤寒沙门菌、痢疾志贺菌
铜绿假单胞菌	NAC 液体培养基	促生长能力	铜绿假单胞菌
		抑制能力	金黄色葡萄球菌
	NAC 琼脂培养基	促生长能力	铜绿假单胞菌
		抑制能力	大肠埃希菌
	绿脓菌素测定用培养基	促生长能力+指示能力	铜绿假单胞菌
金黄色葡萄球菌	7.5％氯化钠肉汤培养基	促生长能力	金黄色葡萄球菌
		抑制能力	大肠埃希菌
	甘露醇氯化钠琼脂培养基	促生长能力+指示能力	金黄色葡萄球菌
		抑制能力	大肠埃希菌
梭菌	梭菌增菌培养基	促生长能力	生孢梭菌
	哥伦比亚琼脂培养基	促生长能力	生孢梭菌
白色念珠菌	沙氏葡萄糖肉汤培养基	促生长能力	白色念珠菌
	沙氏葡萄糖琼脂培养基	促生长能力+指示能力	白色念珠菌
	念珠菌显色培养基	促生长能力+指示能力	白色念珠菌
		抑制能力	大肠埃希菌
	1％聚山梨酯 80-玉米琼脂培养基	促生长能力+指示能力	白色念珠菌

（1）**增菌培养基促生长能力检查**　分别接种不超过 100CFU 的试验菌于被检培养基和对照培养基中，在相应控制菌检查规定的培养温度及最短培养时间下培养。与对照培养基比较，被检培养基试验菌应生长良好。

（2）**固体培养基促生长能力检查**　取试验菌各 0.1ml（含菌数 50～100CFU）分别涂布于被检培养基和对照培养基平皿中，每种培养基平行制备 2 个平皿，在相应控制菌检查规定的培养温度及最短培养时间下培养。被检培养基与对照培养基相比，生长的菌落大小、形态特征应一致。

（3）**培养基抑制能力检查**　接种不小于 100CFU 的试验菌于被检培养基中，在相应控制菌检查规定的培养温度及最长时间下培养，试验菌应不得生长。

（4）**培养基指示能力检查**　分别接种不超过 100CFU 的试验菌于被检培养基和对照培养基平皿上，在相应控制菌检查规定的培养温度及时间下培养。被检培养基中试验菌生长的菌落形态、大小、指示剂反应情况等应与对照培养基一致。

供试品检查

供试品的控制菌检查应按下述方法进行。

阳性对照试验 供试品进行控制菌检查时，应做阳性对照试验。取阳性对照菌于相应选择性培养基平皿上划线接种，按供试品的控制菌检查方法培养，观察菌落生长情况。阳性对照试验应检出相应的控制菌。

阴性对照试验 取增菌液 0.1ml，照相应控制菌检查法检查，作为阴性对照。阴性对照应无菌生长。

1. 大肠埃希菌（*Escherichia coli*）

（1）增菌培养 称取供试品 1g，加到 9ml 灭菌胆盐乳糖培养基中，培养 18～24 小时。

（2）特异培养 将上述增菌液摇匀，取 0.1ml 滴加到曙红亚甲蓝琼脂平皿上，以玻棒涂匀，一式 3 份，培养 18～24 小时，观察菌落生长情况。

（3）结果判定 阳性对照平皿应长出紫黑色、圆形、稍凸起、边缘整齐、表面光滑、带有金属光泽的菌落。

供试品平皿上若未见菌落生长或生长的菌落与阳性对照的菌落形态特征不符，判供试品未检出大肠埃希菌；若生长的菌落与阳性对照的菌落形态特征相符或疑似，应做革兰氏染色镜检等适宜的鉴定试验，鉴别是否为制品中的目的菌或大肠埃希菌。

2. 志贺菌（*Shigella*）、沙门菌（*Salmonella*）

（1）增菌培养 称取供试品 1g，加到 9ml 灭菌胆盐乳糖培养基中，培养 18～24 小时。

（2）特异培养 将上述增菌液摇匀，取 0.1ml 滴加到沙门、志贺菌属琼脂平皿上，以玻棒涂匀，一式 3 份，培养 24～48 小时，观察菌落生长情况。

（3）结果判定 阳性沙门菌对照平皿应长出无色透明或半透明、圆形、光滑、稍隆起菌落，中心呈黑褐色。阳性志贺菌对照平皿应长出无色、半透明、圆形、微凸、光滑的菌落。

供试品平皿培养 24 小时、48 小时各观察结果 1 次，若未见菌落生长，判供试品未检出志贺菌、沙门菌；若有菌落生长，应与阳性对照的菌落比较，并做革兰氏染色镜检等适宜的鉴定试验，鉴别是否为制品中的目的菌或志贺菌、沙门菌。

3. 铜绿假单胞菌（*Pseudomonas aeruginosa*）

（1）增菌培养 称取供试品 1g，加到 9ml 的 NAC 液体培养基中，培养 18～24 小时。

（2）特异培养 将上述增菌液摇匀，取 0.1ml 滴加到 NAC 琼脂平皿上，以玻棒涂匀，一式 3 份，培养 18～24 小时，观察菌落生长情况。

（3）结果判定 阳性对照平皿应长出产绿色色素的菌落，可使整个培养基呈绿色。

如平皿上无菌落生长或生长的菌落与阳性对照菌落形态特征不符，判供试品未检出铜绿假单胞菌；如平皿生长

的菌落与上述菌落形态特征相符或疑似，应挑选 2～3 个菌落，分别接种于营养琼脂培养基斜面上，培养 18～24 小时。取斜面培养物进行革兰氏染色、镜检及氧化酶试验，鉴别是否为制品中的目的菌或铜绿假单胞菌。

氧化酶试验 取洁净滤纸片置于平皿内，用无菌玻棒取斜面培养物涂于滤纸片上，滴加新配制的 1％二盐酸二甲基对苯二胺试液，在 30 秒内若培养物呈粉红色并逐渐变为紫红色为氧化酶试验阳性，否则为阴性。

若斜面培养物为非革兰氏阴性无芽孢杆菌或氧化酶试验阴性，均判供试品未检出铜绿假单胞菌。否则，应进行绿脓菌素试验。

绿脓菌素（Pyocyanin）试验 取斜面培养物接种于 PDP 琼脂培养基斜面上，培养 24 小时，加三氯甲烷 3～5ml 至培养管中，搅碎培养基并充分振摇。静置片刻，将三氯甲烷相移至另一试管中，加入 1mol/L 盐酸试液约 1ml，振摇后，静置片刻，观察。若盐酸溶液呈粉红色，为绿脓菌素试验阳性，否则为阴性。同时用未接种的 PDP 琼脂培养基斜面同法作阴性对照，阴性对照试验应呈阴性。

若上述疑似菌为革兰氏阴性杆菌、氧化酶试验阳性及绿脓菌素试验阳性，判供试品检出铜绿假单胞菌；若上述疑似菌为革兰氏阴性杆菌、氧化酶试验阳性及绿脓菌素试验阴性，应继续进行适宜的鉴定试验，确认是否为铜绿假单胞菌。

4. 金黄色葡萄球菌（*Staphylococcus aureus*）

（1）增菌培养 称取供试品 1g，加到 9ml 7.5％灭菌氯化钠肉汤培养基中，培养 18～24 小时。

（2）特异培养 将上述增菌液摇匀，取 0.1ml 滴加到甘露醇氯化钠琼脂平皿上，以玻棒涂匀，一式 3 份，培养 18～24 小时，观察菌落生长情况。

（3）结果判定 阳性对照平皿应长出产金黄色素的圆形、凸起、边缘整齐的菌落。

供试品平皿上若未见菌落生长或生长的菌落与阳性对照菌落形态不符，判未检出金黄色葡萄球菌；若平皿上生长的菌落与阳性对照品的菌落特征相符或疑似，应挑选 2～3 个菌落，分别接种于营养琼脂培养基斜面上，培养 18～24 小时。取营养琼脂培养基的培养物进行革兰氏染色，并接种于营养肉汤培养基中，培养 18～24 小时，做血浆凝固酶试验。

血浆凝固酶试验 取灭菌小试管 3 支，各加入血浆和无菌水混合液（体积比 1:1）0.5ml，再分别加入可疑菌株的营养肉汤培养物（或由营养琼脂培养基斜面培养物制备的浓菌悬液）0.5ml、金黄色葡萄球菌营养肉汤培养物（或由营养琼脂培养基斜面培养物制备的浓菌悬液）0.5ml、营养肉汤或 0.9％无菌氯化钠溶液 0.5ml，即为试验管、阳性对照管和阴性对照管。将 3 管同时培养，3 小时后开始观察直至 24 小时。阴性对照管的血浆应流动自如，阳性对照管血浆应凝固，若试验管血浆凝固者为血浆

凝固酶试验阳性，否则为阴性。如阳性对照管或阴性对照管不符合规定时，应另制备血浆，重新试验。

若上述疑似菌为非革兰氏阳性球菌、血浆凝固酶试验阴性，亦非制品中的目的菌，判供试品未检出金黄色葡萄球菌。

5. 梭菌 （*Clostridium*）

（1）增菌培养　取供试品 1g，2 份，其中 1 份置 80℃ 保温 10 分钟后迅速冷却。上述 2 份供试品直接或处理后分别接种至 9ml 的梭菌增菌培养基中，置厌氧条件下培养 48 小时。

（2）特异培养　取上述每一培养物 0.1ml，分别涂布接种于含庆大霉素的哥伦比亚琼脂培养基平皿上，一式 3 份，置厌氧条件下培养 48～72 小时。

（3）结果判定　阳性对照平皿应长出典型的梭菌菌落。若供试品平皿上未见菌落生长，判供试品未检出梭菌；若供试品平皿上有菌落生长，应挑选 2～3 个菌落分别进行革兰氏染色和过氧化氢酶试验。

过氧化氢酶试验　取上述平皿上的菌落，置洁净玻片上，滴加 3% 过氧化氢试液，若菌落表面有气泡产生，为过氧化氢酶试验阳性，否则为阴性。

若上述可疑菌落为革兰氏阳性菌落，应对芽孢的位置、大小、形态进行观察，并做适宜的鉴定试验，判断是否为梭菌。

6. 白色念珠菌 （*Candida albicans*）

（1）增菌培养　取供试品 1g，接种至 9ml 的沙氏葡萄糖肉汤培养基中，培养 24～48 小时。

（2）特异培养　取上述培养物 0.1ml，滴加到沙氏葡萄糖琼脂培养基平皿上，以玻棒涂匀，一式 3 份，培养 24～48 小时（必要时延长至 72 小时）。

（3）结果判定　阳性对照平皿应长出乳白色偶见淡黄色的菌落，菌落表面光滑，有浓酵母气味，培养时间稍久则菌落增大、颜色变深、质地变硬或有皱褶。若供试品平皿上未见菌落生长或生长的菌落与阳性对照菌落形态特征不符，判供试品未检出白色念珠菌。如供试品平皿上生长的菌落与阳性对照菌落形态特征相符或疑似，应挑选 2～3 个菌落分别接种至念珠菌显色培养基平皿上，培养 24～48 小时（必要时延长至 72 小时）。若供试品平皿上无绿色或翠绿色的菌落生长，判供试品未检出白色念珠菌。若供试品平皿上生长的菌落为绿色或翠绿色，挑取相符或疑似的菌落接种于 1% 聚山梨酯 80-玉米琼脂培养基上，培养 24～48 小时。取培养物进行革兰氏染色镜检及芽管试验。

芽管试验　挑取 1% 聚山梨酯 80-玉米琼脂培养基上的培养物，接种于加有 1 滴血清的载玻片上，盖上盖玻片，置湿润的平皿内，于 35～37℃ 放置 1～3 小时，显微镜下观察，可见到由孢子长出短小芽管。

若上述疑似菌为非革兰氏阳性菌，显微镜未见厚膜孢子、假菌丝、芽管，亦非制品中的目的菌，判供试品未检出白色念珠菌。

非致病性杂菌、真菌计数

1. 计数培养基的适用性检查

非致病性杂菌、真菌计数用的培养基，即成品培养基、由脱水培养基或按培养基处方配制的培养基，均应进行培养基的适用性检查。

菌种　对试验菌种的要求同控制菌培养基的适用性检查。枯草芽孢杆菌活菌制品不应选择枯草芽孢杆菌作为试验菌株。

大肠埃希菌 （*Escherichia coli*）［CMCC（B）44102］

金黄色葡萄球菌 （*Staphylococcus aureus*）［CMCC（B）26003］

枯草芽孢杆菌 （*Bacillus subtilis*）［CMCC（B）63501］

白色念珠菌 （*Candida albicans*）［CMCC（F）98001］

菌液制备　接种大肠埃希菌、金黄色葡萄球菌、枯草芽孢杆菌的新鲜培养物至营养肉汤培养基或营养琼脂培养基中，培养 18～24 小时；接种白色念珠菌的新鲜培养物至改良马丁培养基或改良马丁琼脂培养基中，培养 24～48 小时。上述培养物用 0.9% 无菌氯化钠溶液制成每 1ml 含菌数为 50～100CFU 或 500～1000CFU 的菌悬液。

菌悬液制备后应在 2 小时内使用，若保存在 2～8℃ 的菌悬液可在 24 小时内使用。

适用性检查　取大肠埃希菌、金黄色葡萄球菌、枯草芽孢杆菌菌液各 1ml（含 50～100CFU），分别注入无菌平皿中，立即倾注营养琼脂培养基。每株试验菌平行制备 2 个平皿，混匀，凝固，置 30～37℃ 培养 48 小时，计数；取白色念珠菌液 1ml（含 50～100CFU），注入无菌平皿中，立即倾注玫瑰红钠琼脂培养基，每株试验菌平行制备 2 个平皿，混匀，凝固，置 20～28℃ 培养 72 小时，计数。或采用涂布法，取上述菌液各 0.1ml（含菌数 50～100CFU），分别涂布于相应琼脂培养基平皿上，以玻棒涂布均匀，一式 2 份，同法培养，计数。同时，用相应的对照培养基替代被检培养基进行上述试验。

结果判定　被检培养基的菌落平均数与对照培养基的菌落平均数相比大于 70%，且菌落形态、大小应与对照培养基上的菌落一致，判该培养基的适用性检查符合规定。

2. 供试品检查

供试品的非致病性杂菌、真菌检查应按下述方法进行。

阳性对照　除另有规定外，真菌以白色念珠菌为对照菌，其他以金黄色葡萄球菌为对照菌。

因供试品为活菌制品，应选用能抑制目的菌生长的选择性培养基进行检查。除另有规定外，营养琼脂培养基用于非致病性杂菌的计数，玫瑰红钠琼脂培养基用于真菌计数。

（1）真菌计数　称取供试品 1g，加到 9ml 0.9% 无菌氯化钠溶液或其他适宜稀释液中，混匀，做 10 倍系列稀释，取适宜稀释度供试品溶液 0.1ml 加到已备好的玫瑰红钠琼脂培养基上，以玻棒涂匀，一式 3 份，倒置，于恒温培养箱中培养 96 小时，每天观察结果，记录平皿上生长的真菌菌落数。

结果计算：以 3 个平皿上生长的菌落平均数计算。

$$真菌数（CFU/g）=\frac{3个平皿菌落数之和}{3}\times 10\times 稀释倍数$$

（2）非致病性杂菌计数　称取供试品 1g，加到 9ml 0.9% 无菌氯化钠溶液或其他适宜稀释液中，混匀，做 10 倍系列稀释，取适宜稀释度供试品溶液 0.1ml 加到已备好的琼脂培养基上，以玻棒涂匀，一式 3 份，倒置，恒温培养箱中培养 48 小时，每天观察结果，记录平皿上生长的菌落数。

结果计算：方法同真菌计数。

结果判定

供试品检出控制菌或其他致病菌时，按一次检出结果为准，不再复试。

供试品的非致病性杂菌总数、真菌数，任何一项不符合规定，不再复试。

控制菌检查、非致病性杂菌总数、真菌数 3 项结果均符合规定，判供试品杂菌检查合格；若其中任何一项不符合规定，判供试品杂菌检查不合格。

稀释液

除另有规定外，微生态活菌制品杂菌检查用稀释液采用 0.9% 无菌氯化钠溶液。稀释液配制后，应采用验证合格的灭菌程序灭菌。

1. pH7.0 无菌氯化钠-蛋白胨缓冲液

照无菌检查法（通则 1101）制备。

2. 0.9% 无菌氯化钠溶液

称取氯化钠 9.0g，加水溶解使成 1000ml，过滤，分装，灭菌。

培养基及其制备方法

照无菌检查法（通则 1101）和微生物限度检查法（通则 1106 与通则 1107）中"培养基及其制备方法"的处方制备，未收录的培养基可按照以下配方配制，也可使用按该处方生产的符合要求的脱水培养基。配制后，应采用验证合格的灭菌程序灭菌。

1. 7.5% 氯化钠肉汤培养基

蛋白胨	10.0g	氯化钠	75.0g
牛肉浸粉	3.0g	水	1000ml

取上述成分混合，微温溶解，调 pH 值为弱碱性，煮沸，滤清，调 pH 值使灭菌后为 7.2±0.2，分装，灭菌。

2. NAC 液体培养基

蛋白胨	20.0g	萘啶酮酸	0.015g
硫酸镁	0.3g	磷酸氢二钾	0.3g
溴化十六烷基三甲铵	0.3g	水	1000ml

取上述成分，混合，微温溶解，调 pH 值使灭菌后为 7.5±0.1，分装，灭菌。

3. NAC 琼脂培养基

蛋白胨	20.0g	萘啶酮酸	0.015g
硫酸镁	0.3g	磷酸氢二钾	0.3g
琼脂	14.0g	溴化十六烷基三甲铵	0.3g
水	1000ml		

除琼脂外，取上述成分，混合，微温溶解，调 pH 值使灭菌后为 7.5±0.1，加入琼脂，加热溶胀后，分装，灭菌，冷至 60℃，倾注平皿。

限度标准

杂菌检查的限度标准是基于药品的给药途径和对患者健康潜在的危害以及活菌制品的特殊性而制订的。

1. 口服微生态活菌制品

（1）菌粉

大肠埃希菌　每 1g 不得检出。

金黄色葡萄球菌　每 1g 不得检出。

铜绿假单胞菌　每 1g 不得检出。

沙门菌及志贺菌　每 1g 不得检出。

非致病性杂菌数　每 1g 不超过 500CFU。

真菌数　每 1g 不超过 100CFU。

（2）半成品、成品

大肠埃希菌　每 1g 不得检出。

金黄色葡萄球菌　每 1g 不得检出。

铜绿假单胞菌　每 1g 不得检出。

沙门菌及志贺菌　每 1g 不得检出。

非致病性杂菌数　每 1g 不超过 1000CFU。

真菌数　每 1g 不得超过 100CFU。

2. 阴道微生态活菌制品

菌粉、半成品及成品：

金黄色葡萄球菌　每 1g 不得检出。

铜绿假单胞菌　每 1g 不得检出。

梭菌　每 1g 不得检出。

白色念珠菌　每 1g 不得检出。

真菌　每 1g 不得检出。

非致病性杂菌数　每 1g 不超过 100CFU。

各　论

I 预 防 类

伤寒疫苗

Shanghan Yimiao

Typhoid Vaccine

本品系用伤寒沙门菌培养制成悬液，经甲醛杀菌，用 PBS 稀释制成。用于预防伤寒。

1 基本要求

生产和检定用设施、原材料及辅料、水、器具、动物等应符合"凡例"的有关要求。

2 制造

2.1 菌种

生产用菌种应符合"生物制品生产检定用菌毒种管理规程"的有关规定。

2.1.1 名称及来源

采用伤寒沙门菌 CMCC 50098（Ty2 株）和 CMCC 50402。

2.1.2 种子批的建立

应符合"生物制品生产检定用菌毒种管理规程"的有关规定。

2.1.3 种子批的传代

主种子批菌种启开后传代次数不得超过 5 代；工作种子批菌种启开后至接种生产用培养基传代次数不得超过 5 代。

2.1.4 种子批的检定

2.1.4.1 培养特性

将待检菌种接种于肉汤琼脂、马丁琼脂或其他适宜的培养基，置 37℃ 培养 18～20 小时，应为无色半透明、边缘整齐、表面光滑湿润的圆形菌落。

2.1.4.2 染色镜检

应为革兰氏阴性杆菌。

2.1.4.3 生化反应

发酵葡萄糖、麦芽糖、甘露醇均产酸不产气；不发酵乳糖、蔗糖（通则 3605）；氧化酶试验阴性。

2.1.4.4 血清学特性

（1）玻片凝集试验

待检菌种的新鲜培养物与 Vi 及 H-d 参考血清有强凝集反应（＋＋＋以上），与 O-9 参考血清不产生凝集反应或仅有较弱凝集。

（2）定量凝集试验

将待检菌种的新鲜培养物，用 PBS 制成 6.0×10^8/ml

的菌悬液，与伤寒沙门菌参考血清做定量凝集试验。充分混匀后，置 35～37℃ 过夜。肉眼观察结果，以（＋）凝集之血清最高稀释度为凝集反应效价，凝集效价应不低于参考血清原效价之半。

2.1.4.5 毒力试验

用 35～37℃ 培养 12～16 小时的琼脂培养物，以生理氯化钠溶液稀释成含菌 6.0×10^8/ml、3.0×10^8/ml、1.5×10^8/ml 及 7.5×10^7/ml 等浓度的菌悬液（根据菌种毒力情况稀释度可作更改）。每一稀释度的菌悬液腹腔注射至少 5 只体重 14～16g 小鼠，每只 0.5ml，观察 3 天。小鼠感染后 3 天内全部死亡的最小剂量为 1 个最小致死量（MLD），1MLD 含菌应不高于 1.5×10^8。

2.1.4.6 毒性试验

将 35～37℃ 培养 18～20 小时之琼脂培养物混悬于 PBS 内，56℃ 加温 1 小时（或其他方法杀菌），不加防腐剂。杀菌检查合格后稀释成 6.0×10^9/ml、3.0×10^9/ml 及 1.5×10^9/ml 3 个浓度，每个浓度的菌悬液以 0.5ml 腹腔注射体重 15～18g 小鼠 5 只，观察 3 天，注射含菌 7.5×10^8 之小鼠应全部生存，注射含菌 1.5×10^9 之 5 只小鼠可有 3 只死亡。

2.1.4.7 免疫力试验

将经 56℃ 30 分钟加温（或用其他方法杀菌）不加防腐剂的菌液稀释为 2.5×10^8/ml。用该菌液免疫体重为 14～16g 小鼠至少 30 只，每只皮下注射 0.5ml，注射 2 次，间隔 7 天，末次免疫后 9～11 天进行毒菌攻击。免疫组小鼠每只腹腔注射 0.5ml 含 1MLD 的毒菌，同时应用同批饲养或体重与免疫组相同的小鼠 3 组（每组至少 5 只）作对照，分别于腹腔注射 2MLD、1MLD 及 1/2MLD 的毒菌（各含于 0.5ml 中）。观察 3 天，对照组小鼠感染 2MLD 及 1MLD 者应全部死亡，感染 1/2MLD 者有部分死亡。免疫组小鼠存活率应不低于 70%。

免疫力试验也可用 LD_{50} 攻击法。将经 56℃ 30 分钟加温（或用其他方法杀菌）不加防腐剂的菌液稀释为 2.5×10^8/ml。用该菌液免疫体重为 14～16g 小鼠至少 30 只，每只皮下注射 0.5ml，注射 2 次，间隔 7 天，末次免疫后 9～11 天进行毒菌攻击。用培养 12～16 小时的菌苔，以 pH7.2～7.4 的肉汤培养基或生理氯化钠溶液稀释至适当浓度，进行攻击。免疫组小鼠应感染 $100LD_{50}$ 以上的毒菌。同时应用同批饲养或体重与免疫组相同的小鼠 3～4 组（每组至少 5 只），分别感染不同剂量毒菌作对照。免疫组及对照组分别腹腔注射 0.5ml，观察 3 天，计算 LD_{50}。免疫组小鼠存活率应不低于 70%。

应同时用参考菌苗作对照。

2.1.4.8　抗原性试验

选用体重 2kg 左右之健康家兔至少 3 只，用经 56℃ 30 分钟加温（或用其他方法杀菌）不加防腐剂之菌液静脉注射 3 次，每次 0.5ml，第一次注射含菌 $7.0×10^8$，第二次注射含菌 $1.4×10^9$，第三次注射含菌 $2.1×10^9$，每次间隔 7 天。末次注射后 10～14 天采血做定量凝集试验测定效价，2/3 家兔血清之凝集效价应不低于 1∶12 800。

2.1.5　种子批的保存

种子批应冻干保存于 8℃ 以下。

2.2　原液

2.2.1　生产用种子

工作种子批检定合格后方可用于生产，将工作种子批菌种接种于改良半综合培养基或其他适宜培养基，制备生产用种子。

2.2.2　生产用培养基

采用 pH7.2～7.4 的马丁琼脂、肉汤琼脂或经批准的其他培养基。

2.2.3　菌种接种和培养

采用涂种法接种，接种后置 35～37℃ 培养 18～24 小时。

2.2.4　收获

刮取菌苔混悬于 PBS 中即为原液。逐瓶做纯菌检查，取样接种琼脂斜面 2 管，分别置 35～37℃ 培养 2 天，24～26℃ 培养 1 天，如有杂菌生长应废弃。

2.2.5　杀菌

在纯菌检查合格的原液中加入终浓度为 1.0%～1.2% 的甲醛溶液，置 37℃ 杀菌，时间不得超过 7 天，再保存于 2～8℃。

2.2.6　杀菌检查

杀菌后，取样接种于不含琼脂的硫乙醇酸盐培养基及普通琼脂斜面各 1 管，置 35～37℃ 培养 5 天。如有本菌生长，可加倍量复试 1 次，如有杂菌生长应废弃。

2.2.7　合并

杀菌检查合格之原液按不同菌株或不同制造日期分别除去琼脂及其他杂质，进行合并。合并后应加入不高于 3.0g/L 的苯酚或其他适宜防腐剂，保存于 2～8℃。

2.2.8　原液检定

按 3.1 项进行。

2.2.9　保存及有效期

原液应保存于 2～8℃。原液自收获之日起至用于菌苗稀释不得少于 4 个月，自收获之日起，有效期为 30 个月。

2.3　半成品

2.3.1　配制

稀释前应先将不同菌株所制之原液按菌数等量混合，但每个菌株所加的菌数与所加菌数在总菌数不变的原则下允许两个菌株之间在 40% 范围内互有增减。用含不高于 3.0g/L 的苯酚或其他适宜的防腐剂的 PBS 稀释。稀释后浓度为每 1ml 含伤寒沙门菌 $3.0×10^8$。

2.3.2　半成品检定

按 3.2 项进行。

2.4　成品

2.4.1　分批

应符合"生物制品分批规程"规定。

2.4.2　分装

应符合"生物制品分装和冻干规程"规定。

2.4.3　规格

每瓶 5ml。每 1 次人用剂量 0.2～1.0ml（根据年龄及注射针次不同），含伤寒沙门菌 $6.0×10^7$～$3.0×10^8$。

2.4.4　包装

应符合"生物制品包装规程"规定。

3　检定

3.1　原液检定

3.1.1　染色镜检

革兰氏阴性杆菌，不得有杂菌。

3.1.2　凝集试验

与相应血清进行定量凝集试验，其凝集效价应不低于血清原效价之半。

3.1.3　浓度测定

按"中国细菌浊度标准"测定浓度。

3.1.4　无菌检查

依法检查（通则 1101），应符合规定。

3.1.5　免疫力试验

无菌检查合格后进行本试验，抽检批数应不少于生产批数的 1/5。按 2.1.4.7 项进行，每组小鼠至少 15 只，60% 免疫小鼠存活为合格。

3.2　半成品检定

无菌检查

依法检查（通则 1101），应符合规定。

3.3　成品检定

3.3.1　鉴别试验

与相应血清做玻片凝集试验，应出现明显凝集反应。

3.3.2　物理检查

3.3.2.1　外观

应为乳白色悬液，无摇不散的菌块或异物。

3.3.2.2　装量

依法检查（通则 0102），应不低于标示量。

3.3.3　化学检定

3.3.3.1　pH 值

应为 6.8～7.4（通则 0631）。

3.3.3.2　苯酚含量

应不高于 3.0g/L（通则 3113）。

3.3.3.3　游离甲醛含量

应不高于 0.2g/L（通则 3207 第一法）。

3.3.4　菌形及纯菌检查

染色镜检，应为革兰氏阴性杆菌。至少观察 10 个视野，平均每个视野内不得有 10 个以上非典型菌（线状、粗大或染色可疑杆菌），并不应有杂菌。

3.3.5　无菌检查

依法检查（通则 1101），应符合规定。

3.3.6　异常毒性检查

依法检查（通则 1141），应符合规定。每只豚鼠注射剂量为 1.5ml。

4　保存、运输及有效期

于 2～8℃避光保存和运输。自生产之日起，有效期为 18 个月。如原液超过 1 年稀释，应相应缩短有效期（自原液收获之日起，总有效期不得超过 30 个月）。

5　使用说明

应符合"生物制品包装规程"规定和批准的内容。

伤寒疫苗使用说明

【药品名称】

通用名称：伤寒疫苗

英文名称：Typhoid Vaccine

汉语拼音：Shanghan Yimiao

【成分和性状】　本品系用伤寒沙门菌培养后，取菌苔制成悬液，经甲醛杀菌，以 PBS 稀释制成。为乳白色混悬液，含苯酚防腐剂。

有效成分：灭活的伤寒沙门菌菌体。

辅料：应列出全部批准的辅料成分。

【接种对象】　主要用于部队、港口、铁路沿线工作人员，下水道、粪便、垃圾处理人员，饮食行业、医务防疫人员及水上居民或有本病流行地区的人群。

【作用与用途】　接种本疫苗后，可使机体产生免疫应答。用于预防伤寒。

【规格】　每瓶 5ml。每 1 次人用剂量 0.2～1.0ml（根据年龄及注射针次不同），含伤寒沙门菌 6.0×10^7～3.0×10^8。

【免疫程序和剂量】　（1）于上臂外侧三角肌下缘附着处皮下注射。

（2）初次注射本疫苗者，需注射 3 针，每针间隔 7～10 天。注射剂量如下。

1～6 周岁：第 1 针 0.2ml，第 2 针 0.3ml，第 3 针 0.3ml；

7～14 周岁：第 1 针 0.3ml，第 2 针 0.5ml，第 3 针 0.5ml；

14 周岁以上：第 1 针 0.5ml，第 2 针 1.0ml，第 3 针 1.0ml。

加强注射剂量与第 3 针相同。

【不良反应】　局部可出现红肿，有时有寒战、发热或头痛。一般可自行缓解。

【禁忌】　（1）发热，患严重高血压、心脏疾病、肝脏疾病、肾脏疾病及活动性结核者。

（2）妊娠期、月经期及哺乳期妇女。

（3）有过敏史者。

【注意事项】　（1）用前摇匀。如出现摇不散的凝块、异物、疫苗瓶有裂纹或标签不清者，均不得使用。

（2）应备有肾上腺素等药物，以备偶有发生严重过敏反应时急救用。接受注射者在注射后应在现场观察至少 30 分钟。

（3）严禁冻结。

【贮藏】　于 2～8℃避光保存与运输。

【包装】　按批准的执行。

【有效期】　18 个月。

【执行标准】

【批准文号】

【生产企业】

企业名称：

生产地址：

邮政编码：

电话号码：

传真号码：

网　　址：

伤寒甲型副伤寒联合疫苗

Shanghan Jiaxing Fushanghan Lianhe Yimiao

Typhoid and Paratyphoid A Combined Vaccine

本品系用伤寒沙门菌、甲型副伤寒沙门菌分别培养制成悬液,经甲醛杀菌后用 PBS 稀释制成。用于预防伤寒及甲型副伤寒。

1 基本要求

生产和检定用设施、原材料及辅料、水、器具、动物等应符合"凡例"的有关要求。

2 制造

2.1 混合前单价原液

2.1.1 伤寒原液应符合"伤寒疫苗"中 2.1～2.2 项及 3.1 项的规定。

2.1.2 甲型副伤寒原液的制造按"伤寒疫苗"中 2.1～2.2 项及 3.1 项的规定进行,其中生产用菌种为甲型副伤寒沙门菌 CMCC 50093 和 CMCC 50503;2.1.4.5 项中甲型副伤寒沙门菌菌种毒力应为 1MLD 含菌不超过 7.5×10^8;2.1.4.7 项中甲型副伤寒菌液免疫浓度应为 5.0×10^8/ml,攻击后甲型副伤寒菌液免疫组小鼠存活率应不低于 60%;2.1.4.8 项中甲型副伤寒沙门菌免疫家兔血清之凝集效价不得低于 1∶6400;2.2.5 项中甲型副伤寒原液加入甲醛溶液的终浓度为 1.3%～1.5%。

2.2 半成品

2.2.1 配制

每 1ml 含伤寒沙门菌 1.5×10^8、甲型副伤寒沙门菌 1.5×10^8。

2.2.2 合并及稀释

先将不同菌种所制之原液按比例混合。每一种菌所加的菌数与应加菌数在总菌数不变的原则下,允许两种菌之间在 20% 的范围内互有增减;同一种菌不同菌株之原液按等量混合,但每个菌株所加的菌数与应加菌数在总菌数不变的原则下,允许两个菌株之间在 40% 范围内互有增减。再用含不高于 3.0g/L 苯酚或其他适宜防腐剂之 PBS 稀释,使每 1ml 含伤寒沙门菌 1.5×10^8,甲型副伤寒沙门菌 1.5×10^8。

2.2.3 半成品检定

按 3.1 项进行。

2.3 成品

2.3.1 分批

应符合"生物制品分批规程"规定。

2.3.2 分装

应符合"生物制品分装和冻干规程"规定。

2.3.3 规格

每瓶 5ml。每 1 次人用剂量 0.2～1.0ml(根据年龄及注射针次不同),含伤寒沙门菌和甲型副伤寒沙门菌各为

3.0×10^7～1.5×10^8。

2.3.4 包装

应符合"生物制品包装规程"规定。

3 检定

3.1 半成品检定

无菌检查

依法检查(通则 1101),应符合规定。

3.2 成品检定

3.2.1 鉴别试验

与相应血清做玻片凝集试验,应出现明显凝集反应。

3.2.2 物理检查

3.2.2.1 外观

应为乳白色悬液,无摇不散的菌块或异物。

3.2.2.2 装量

依法检查(通则 0102),应不低于标示量。

3.2.3 化学检定

3.2.3.1 pH 值

应为 6.8～7.4(通则 0631)。

3.2.3.2 苯酚含量

应不高于 3.0g/L(通则 3113)。

3.2.3.3 游离甲醛含量

应不高于 0.2g/L(通则 3207 第一法)。

3.2.4 菌形及纯菌检查

染色镜检,应为革兰氏阴性杆菌。至少观察 10 个视野,平均每个视野内不得有 10 个以上非典型菌(线状、粗大或染色可疑杆菌),并不应有杂菌。

3.2.5 无菌检查

依法检查(通则 1101),应符合规定。

3.2.6 异常毒性检查

依法检查(通则 1141),应符合规定。每只豚鼠注射剂量为 1.5ml。

4 保存、运输及有效期

于 2～8℃避光保存和运输。自生产之日起,有效期为 18 个月。如原液超过 1 年稀释,应相应缩短有效期(自原液收获之日起,总有效期不得超过 30 个月)。

5 使用说明

应符合"生物制品包装规程"规定和批准的内容。

伤寒甲型副伤寒联合疫苗使用说明

【药品名称】

通用名称:伤寒甲型副伤寒联合疫苗

英文名称:Typhoid and Paratyphoid A Combined Vaccine

汉语拼音:Shanghan Jiaxing Fushanghan Lianhe Yimiao

【成分和性状】 本品系用伤寒沙门菌、甲型副伤寒沙门菌分别培养,取菌苔制成悬液,并经甲醛杀菌,以 PBS 稀释制成。为乳白色的混悬液,含苯酚防腐剂。

有效成分：灭活的伤寒沙门菌、甲型副伤寒沙门菌菌体。

辅料：应列出全部批准的辅料成分。

【接种对象】　主要用于部队、港口、铁路沿线工作人员，下水道、粪便、垃圾处理人员，饮食行业、医务防疫人员及水上居民或有本病流行地区的人群。

【作用与用途】　接种本疫苗后，可使机体产生免疫应答。用于预防伤寒及甲型副伤寒。

【规格】　每瓶 5ml。每 1 次人用剂量 0.2～1.0ml（根据年龄及注射针次不同），含伤寒沙门菌和甲型副伤寒沙门菌各为 $3.0\times10^7\sim1.5\times10^8$。

【免疫程序和剂量】　（1）于上臂外侧三角肌下缘附着处皮下注射。

（2）初次注射本疫苗者，需注射 3 针，每次间隔 7～10 天。注射剂量如下：

1～6 周岁：第 1 针 0.2ml，第 2 针 0.3ml，第 3 针 0.3ml；

7～14 周岁：第 1 针 0.3ml，第 2 针 0.5ml，第 3 针 0.5ml；

14 周岁以上：第 1 针 0.5ml，第 2 针 1.0ml，第 3 针 1.0ml。

加强注射剂量与第 3 针相同。

【不良反应】　局部可出现红肿，有时有寒战、发热或头痛。一般可自行缓解。

【禁忌】　（1）发热，患严重心脏疾病、高血压、肝脏疾病、肾脏疾病及活动性结核者。

（2）妊娠期、月经期及哺乳期妇女。

（3）有过敏史者。

【注意事项】　（1）用前摇匀。如出现摇不散的凝块、异物、疫苗瓶有裂纹或标签不清者，均不得使用。

（2）应备有肾上腺素等药物，以备偶有发生严重过敏反应时急救用。接受注射者在注射后应在现场观察至少 30 分钟。

（3）严禁冻结。

【贮藏】　于 2～8℃避光保存与运输。

【包装】　按批准的执行。

【有效期】　18 个月。

【执行标准】

【批准文号】

【生产企业】

企业名称：

生产地址：

邮政编码：

电话号码：

传真号码：

网　　址：

伤寒甲型乙型副伤寒联合疫苗

Shanghan Jiaxing Yixing Fushanghan
Lianhe Yimiao

**Typhoid and Paratyphoid A & B
Combined Vaccine**

本品系用伤寒沙门菌、甲型副伤寒沙门菌、乙型副伤寒沙门菌分别培养制成悬液，经甲醛杀菌，用 PBS 稀释制成。用于预防伤寒及甲型副伤寒、乙型副伤寒。

1 基本要求

生产和检定用设施、原材料及辅料、水、器具、动物等应符合"凡例"的有关要求。

2 制造

2.1 混合前单价原液

2.1.1 伤寒原液应符合"伤寒疫苗"中 2.1～2.2 项及 3.1 项的规定。

2.1.2 甲型副伤寒原液应符合"伤寒甲型副伤寒联合疫苗"中 2.1.2 项的规定。

2.1.3 乙型副伤寒原液的制造按"伤寒疫苗"中 2.1～2.2 项及 3.1 项的规定进行。其中生产用菌种为乙型副伤寒沙门菌 CMCC 50094 和 CMCC 50602；2.1.4.8 项中乙型副伤寒沙门菌免疫家兔血清之凝集效价应不低于 1:6400；2.2.5 项中乙型副伤寒原液加入甲醛溶液的终浓度为 1.6%～2.0%。

2.2 半成品

2.2.1 配制

每 1ml 含伤寒沙门菌 1.5×10^8，甲型副伤寒沙门菌、乙型副伤寒沙门菌各 7.5×10^7。

2.2.2 合并及稀释

先将不同菌种所制之原液按比例混合。每一种菌所加的菌数与应加菌数在总菌数不变的原则下，允许互有增减，但各种菌之间菌数差异不得超过 20%。同一种菌不同菌株之原液按等量混合，但每个菌株所加的菌数与应加菌数在总菌数不变的原则下，允许两个菌株之间在 40% 范围内互有增减。再用含不高于 3.0g/L 苯酚或其他适宜防腐剂之 PBS 稀释，使每 1ml 含伤寒沙门菌 1.5×10^8，甲型副伤寒沙门菌、乙型副伤寒沙门菌各 7.5×10^7。

2.2.3 半成品检定

按 3.1 项进行。

2.3 成品

2.3.1 分批

应符合"生物制品分批规程"规定。

2.3.2 分装

应符合"生物制品分装和冻干规程"规定。

2.3.3 规格

每瓶 5ml。每 1 次人用剂量 0.2～1.0ml（根据年龄及注射针次不同）；含伤寒沙门菌 3.0×10^7～1.5×10^8，甲型副伤寒沙门菌、乙型副伤寒沙门菌各为 1.5×10^7～7.5×10^7。

2.3.4 包装

应符合"生物制品包装规程"规定。

3 检定

3.1 半成品检定

无菌检查

依法检查（通则 1101），应符合规定。

3.2 成品检定

3.2.1 鉴别试验

与相应血清做玻片凝集试验，应出现明显凝集反应。

3.2.2 物理检查

3.2.2.1 外观

应为乳白色悬液，无摇不散的菌块或异物。

3.2.2.2 装量

依法检查（通则 0102），应不低于标示量。

3.2.3 化学检定

3.2.3.1 pH 值

应为 6.8～7.4（通则 0631）。

3.2.3.2 苯酚含量

应不高于 3.0g/L（通则 3113）。

3.2.3.3 游离甲醛含量

应不高于 0.2g/L（通则 3207 第一法）。

3.2.4 菌形及纯菌检查

染色镜检，应为革兰氏阴性杆菌。至少观察 10 个视野，平均每个视野内不得有 10 个以上非典型菌（线状、粗大或染色可疑杆菌），并不应有杂菌。

3.2.5 无菌检查

依法检查（通则 1101），应符合规定。

3.2.6 异常毒性检查

依法检查（通则 1141），应符合规定。每只豚鼠注射剂量为 1.5ml。

4 保存、运输及有效期

于 2～8℃ 避光保存和运输。自生产之日起，有效期为 18 个月。如原液超过 1 年稀释，应相应缩短有效期（自原液收获之日起，总有效期不得超过 30 个月）。

5 使用说明

应符合"生物制品包装规程"规定和批准的内容。

伤寒甲型乙型副伤寒联合疫苗使用说明

【药品名称】

通用名称：**伤寒甲型乙型副伤寒联合疫苗**

英文名称：Typhoid and Paratyphoid A & B Combined Vaccine

汉语拼音：Shanghan Jiaxing Yixing Fushanghan Lianhe Yimiao

【成分和性状】 本品系用伤寒沙门菌、甲型副伤寒沙门菌和乙型副伤寒沙门菌分别培养，取菌苔制成悬液经甲醛杀菌，以 PBS 稀释制成。为乳白色的混悬液，含苯酚防腐剂。

有效成分：灭活的伤寒沙门菌、甲型副伤寒沙门菌和乙型副伤寒沙门菌菌体。

辅料：应列出全部批准的辅料成分。

【接种对象】 主要用于部队、港口、铁路沿线工作人员，下水道、粪便、垃圾处理人员，饮食行业、医务防疫人员及水上居民或有本病流行地区的人群。

【作用与用途】 接种本疫苗后，可使机体产生免疫应答。用于预防伤寒及甲、乙型副伤寒。

【规格】 每瓶 5ml。每 1 次人用剂量 0.2～1.0ml（根据年龄及注射针次不同）；含伤寒沙门菌 3.0×10^7～1.5×10^8，甲型副伤寒沙门菌、乙型副伤寒沙门菌各为 1.5×10^7～7.5×10^7。

【免疫程序和剂量】 （1）于上臂外侧三角肌下缘附着处皮下注射。

（2）初次注射本疫苗者，需注射 3 针，每针间隔 7～10 天。注射剂量如下：

1～6 周岁：第 1 针 0.2ml，第 2 针 0.3ml，第 3 针 0.3ml；

7～14 周岁：第 1 针 0.3ml，第 2 针 0.5ml，第 3 针 0.5ml；

14 周岁以上：第 1 针 0.5ml，第 2 针 1.0ml，第 3 针 1.0ml。

加强注射剂量与第 3 针相同。

【不良反应】 局部可出现红肿，有时有寒战、发热或头痛。一般可自行缓解。

【禁忌】 （1）发热，患严重心脏疾病、高血压、肝脏疾病、肾脏疾病及活动性结核者。

（2）妊娠期、月经期及哺乳期妇女。

（3）有过敏史者。

【注意事项】 （1）用前摇匀。如出现摇不散的凝块、异物、疫苗瓶有裂纹或标签不清者，均不得使用。

（2）应备有肾上腺素等药物，以备偶有发生严重过敏反应时急救用。接受注射者在注射后应在现场观察至少30分钟。

（3）严禁冻结。

【贮藏】 于 2～8℃避光保存与运输。

【包装】 按批准的执行。

【有效期】 18 个月。

【执行标准】

【批准文号】

【生产企业】

企业名称：

生产地址：

邮政编码：

电话号码：

传真号码：

网　　址：

伤寒 Vi 多糖疫苗

Shanghan Vi Duotang Yimiao

Vi Polysaccharide Typhoid Vaccine

本品系用伤寒沙门菌培养液纯化的 Vi 多糖，经用 PBS 稀释制成。用于预防伤寒。

1 基本要求

生产和检定用设施、原材料及辅料、水、器具、动物等应符合"凡例"的有关要求。

2 制造

2.1 菌种

生产用菌种应符合"生物制品生产检定用菌毒种管理规程"的有关规定。

2.1.1 名称及来源

生产用菌种为伤寒沙门菌 Ty2 株，CMCC 50098。

2.1.2 种子批的建立

应符合"生物制品生产检定用菌毒种管理规程"的有关规定。

2.1.3 种子批的传代

主种子批启开后传代次数不得超过 5 代。工作种子批启开后至接种发酵罐培养传代次数不得超过 5 代。

2.1.4 种子批的检定

2.1.4.1 培养特性

菌种接种于 pH7.2～7.4 的肉汤琼脂、马丁琼脂或其他适宜的培养基 35～37℃培养 16～20 小时，应为无色半透明、边缘整齐、表面光滑湿润的圆形菌落。

2.1.4.2 染色镜检

应为革兰氏阴性杆菌。

2.1.4.3 生化反应

发酵葡萄糖、麦芽糖、甘露醇均产酸不产气；不发酵乳糖、蔗糖（通则 3605）；氧化酶试验阴性。

2.1.4.4 血清学试验

（1）玻片凝集试验

菌种的新鲜培养物与 Vi 及 H-d 参考血清有强凝集反应（＋＋＋以上），与 O-9 参考血清不产生凝集或仅有较弱凝集反应。

（2）定量凝集试验

菌种的新鲜培养物，用 PBS 制成 6.0×10^8/ml 的菌悬液，加入终浓度为 0.5% 的甲醛溶液，杀菌后的菌液（或直接用活菌菌液），与伤寒 Vi 参考血清做定量凝集试验；另取经 100℃ 30 分钟加热杀菌的菌液，与伤寒 O 参考血清做定量凝集试验。出现（＋）凝集之血清最高稀释度为凝集反应效价，凝集效价应不低于参考血清原效价之半。

2.1.5 种子批的保存

种子批应冻干保存于 8℃ 以下。

2.2 原液

2.2.1 生产用种子

启开工作种子批菌种，检定培养特性及染色镜检合格后，接种于改良半综合培养基或其他适宜培养基，制备数量适宜的生产用种子。

2.2.2 生产用培养基

采用改良半综合培养基或经批准的其他培养基。培养基不应含有与十六烷基三甲基溴化铵能形成沉淀的成分。

2.2.3 培养

采用培养罐液体培养。在培养过程中及杀菌前取样进行菌液浓度测定及纯菌检查，涂片做革兰氏染色镜检，如发现污染杂菌，应废弃。

2.2.4 收获及杀菌

培养物于对数生长期的后期或静止期的前期收获。取样进行菌液浓度测定及纯菌检查，合格后在收获的培养液中加入甲醛溶液杀菌，杀菌条件以确保杀菌完全又不损伤其多糖抗原为宜。

2.2.5 纯化

2.2.5.1 去核酸

将已杀菌的培养液离心后收集上清液，加入十六烷基三甲基溴化铵，充分混匀，形成沉淀；离心后的沉淀物用注射用水溶解，并加入适量氯化钠（或氯化钙）溶液，使多糖与十六烷基三甲基溴化铵解离；加入乙醇至最终浓度为 25%，2～8℃ 静置 1～3 小时或过夜，离心收集澄清的上清液。

2.2.5.2 沉淀多糖

于上述上清液中加入乙醇至最终浓度为 80%，充分振摇，离心收集沉淀；沉淀物用无水乙醇及丙酮分别洗涤，沉淀物即为多糖粗制品。多糖粗制品应保存在 -20℃ 以下，待纯化。

2.2.5.3 多糖纯化

将多糖粗制品溶解于 1/10 饱和中性醋酸钠溶液中，稀释至适宜浓度，按适当比例用冷苯酚提取数次，离心收集上清液，并用 0.1mol/L 氯化钙溶液或其他适宜溶液透析或超滤；加入乙醇至最终浓度为 75%～80%，离心收集的沉淀物用无水乙醇及丙酮分别洗涤，然后用灭菌注射用水溶解，除菌过滤后即为多糖原液。提取过程应尽可能在 15℃ 以下进行。

2.2.6 原液检定

按 3.1 项进行。

2.2.7 保存及有效期

于 -20℃ 以下保存。自收获杀菌之日起，疫苗总有效期应不超过 60 个月。

2.3 半成品

2.3.1 配制

用无菌、无热原 PBS（pH6.5～7.5）稀释原液，可加入适量防腐剂。每 1 次人用剂量含多糖应不低于 30μg。

2.3.2 半成品检定

按 3.2 项进行。

2.4 成品

2.4.1 分批

应符合"生物制品分批规程"规定。

2.4.2 分装

应符合"生物制品分装和冻干规程"规定。

2.4.3 规格

每瓶 5ml（10 次人用剂量）、1ml（2 次人用剂量）、0.5ml（1 次人用剂量）。每 1 次人用剂量 0.5ml，含多糖应不低于 30μg。

2.4.4 包装

应符合"生物制品包装规程"规定。

3 检定

3.1 原液检定

3.1.1 鉴别试验

采用免疫双扩散法（通则 3403），本品与伤寒 Vi 血清 48 小时内应形成明显沉淀线，而与伤寒 O 血清不形成沉淀线。

3.1.2 化学检定

3.1.2.1 固体总量

依法测定（通则 3101）。

3.1.2.2 蛋白质含量

应小于 10mg/g（通则 0731 第二法）。

3.1.2.3 核酸含量

应小于 20mg/g，核酸在波长 260nm 处的吸收系数（$E_{1cm}^{1\%}$）为 200（通则 0401）。

3.1.2.4 O-乙酰基含量

应不低于 2.0mmol/g（通则 3117）。

3.1.2.5 多糖分子大小测定

多糖分子的 K_D 值在 0.25 以前的洗脱液多糖回收率应在 50% 以上（通则 3420）。

3.1.2.6 苯酚残留量

应不高于 0.1g/L（通则 3111）。

3.1.3 无菌检查

依法检查（通则 1101），应符合规定。

3.1.4 细菌内毒素检查

依法检查（通则 1143），应符合批准的要求。

3.2 半成品检定

无菌检查

依法检查（通则 1101），应符合规定。

3.3 成品检定

3.3.1 鉴别试验

按 3.1.1 项进行。

3.3.2 物理检查

3.3.2.1 外观

应为无色澄明液体，无异物。

3.3.2.2 装量

依法检查（通则 0102），应不低于标示量。

3.3.2.3 渗透压摩尔浓度

依法检查（通则 0632），应符合批准的要求。

3.3.3 化学检定

3.3.3.1 pH 值

应为 6.5～7.5（通则 0631）。

3.3.3.2 防腐剂含量

如加苯酚作防腐剂，其含量应不高于 3.0g/L（通则 3113）。

3.3.3.3 多糖含量

称取 0.5～0.6g 琼脂糖，加入 0.05mol/L 巴比妥缓冲液（pH8.6）40ml 中，加热溶胀完全，待冷却至约 56℃时，加入伤寒 Vi 血清 1ml，混匀后迅速倾倒于 12cm×6cm 的洁净水平玻板上，待凝胶凝固后用直径 3mm 的打孔器在距底边 1.5cm 处打孔。各孔中分别加入各稀释好的伤寒 Vi 抗原标准品溶液（浓度分别为：100μg/ml、50μg/ml、25μg/ml、12.5μg/ml、6.25μg/ml）和本品 5μl（本品做双孔）。靠近边缘一孔中，可加入 10μl 溴酚蓝指示液。加样后将玻板置于电泳槽上，滤纸搭桥，加样端与电泳仪阴极相连。采用 0.05mol/L 巴比妥缓冲液（pH8.6）为电极缓冲液，8V/cm 恒压电泳至指示剂迁移到前沿。取下玻板浸泡于生理氯化钠溶液 1～2 小时后，覆盖洁净滤纸移至培养箱中过夜烤干。用考马斯亮蓝染色液染色至火箭峰出现，用甲醇-醋酸溶液脱色至背景清晰。准确测量火箭峰高，以标准品浓度的对数和相应的峰高作直线回归，得直线回归方程，将本品的峰高均值代入直线回归方程，求出本品浓度。每 1 次人用剂量多糖含量应不低于 30μg。

3.3.3.4 O-乙酰基含量

每 1 次人用剂量应为 0.061～0.091μmol（通则 3117）。

3.3.4 无菌检查

依法检查（通则 1101），应符合规定。

3.3.5 异常毒性检查

依法检查（通则 1141），应符合规定。

3.3.6 热原检查

依法检查（通则 1142），注射剂量按家兔体重每 1kg 注射 0.025μg 多糖，应符合规定。

3.3.7 细菌内毒素检查

依法检查（通则 1143），应符合批准的要求。

4 保存、运输及有效期

于 2～8℃避光保存和运输。自生产之日起，有效期为 24 个月。

5 使用说明

应符合"生物制品包装规程"规定和批准的内容。

伤寒 Vi 多糖疫苗使用说明

【药品名称】

通用名称：伤寒 Vi 多糖疫苗

英文名称：Vi Polysaccharide Typhoid Vaccine

汉语拼音：Shanghan Vi Duotang Yimiao

【成分和性状】　本品系用伤寒沙门菌培养液纯化的 Vi 多糖，经用 PBS 稀释制成。为无色澄明液体。

有效成分：伤寒沙门菌 Vi 多糖。

辅料：应列出全部批准的辅料成分。

【接种对象】　主要用于部队、港口、铁路沿线的工作人员，下水道、粪便、垃圾处理人员，饮食行业、医务防疫人员及水上居民或有本病流行地区的人群。

【作用与用途】　接种本疫苗后，可使机体产生体液免疫应答。用于预防伤寒。

【规格】　每瓶 5ml（10 次人用剂量）、1ml（2 次人用剂量）、0.5ml（1 次人用剂量）。每 1 次人用剂量 0.5ml，含伤寒 Vi 多糖应不低于 $30\mu g$。

【免疫程序和剂量】　（1）上臂外侧三角肌肌内注射。

（2）注射 1 针，剂量为 0.5ml。

【不良反应】

常见不良反应：

可出现短暂低热，局部稍有压痛感，一般可自行缓解，不需特殊处理。

极罕见不良反应：

过敏性皮疹：一般接种疫苗后 72 小时内出现，应及时就诊。

【禁忌】　（1）已知对该疫苗的任何成分过敏者。

（2）患急性疾病、严重慢性疾病、慢性疾病的急性发作期和发热者。

（3）妊娠期妇女。

【注意事项】　（1）以下情况者慎用：家族和个人有惊厥史者、患慢性疾病者、有癫痫史者、过敏体质者、哺乳期妇女。

（2）用前摇匀。如出现摇不散的凝块、异物、疫苗瓶有裂纹或标签不清者，均不得使用。

（3）疫苗开启后应立即使用，如需放置，应置 2～8℃，并于 1 小时内用完，剩余均应废弃。

（4）应备有肾上腺素等药物，以备偶有发生严重过敏反应时急救用。接受注射者在注射后应在现场观察至少 30 分钟。

（5）严禁冻结。

【贮藏】　于 2～8℃避光保存和运输。

【包装】　按批准的执行。

【有效期】　24 个月。

【执行标准】

【批准文号】

【生产企业】

企业名称：

生产地址：

邮政编码：

电话号码：

传真号码：

网　　址：

重组 B 亚单位/菌体霍乱疫苗（肠溶胶囊）

Chongzu B Yadanwei/Junti Huoluan Yimiao
(Changrongjiaonang)

Recombinant B-subunit/Whole Cell Cholera Vaccine（Enteric-coated Capsule）

本品系用霍乱毒素 B 亚单位基因重组质粒（pMM-CTB）转化大肠杆菌 MM2，使其高效表达霍乱毒素 B 亚单位（CTB），经纯化、冻干制成干粉；O1 群霍乱弧菌经培养、灭活、冻干制成菌粉。将两者混合后加入适宜辅料制成肠溶胶囊，用于预防霍乱和产毒性大肠杆菌旅行者腹泻。

1　基本要求

生产和检定用设施、原材料及辅料、水、器具、动物等应符合"凡例"及国家生物安全防护的有关规定。

2　制造

2.1　原液

2.1.1　混合前原液

2.1.1.1　霍乱菌体原液

应符合本品种附录 1 "霍乱菌体原液制造及检定要求"中 1 项的规定。

2.1.1.2　重组霍乱毒素 B 亚单位原液

应符合本品种附录 2 "重组霍乱毒素 B 亚单位原液制造及检定要求"中 1 项的规定。

2.1.2　原液检定

2.1.2.1　霍乱菌体原液

应符合本品种附录 1 "霍乱菌体原液制造及检定要求"中 2 项的规定。

2.1.2.2　重组霍乱毒素 B 亚单位原液

应符合本品种附录 2 "重组霍乱毒素 B 亚单位原液制造及检定要求"中 2 项的规定。

2.1.3　原液冻干

2.1.3.1　霍乱菌体冻干粉

将霍乱菌体原液用稀释液稀释后，冷冻干燥制成菌粉。

2.1.3.2　重组霍乱毒素 B 亚单位冻干粉

将重组霍乱毒素 B 亚单位原液用稀释液稀释后，冷冻干燥制成冻干粉。

2.2　半成品

2.2.1　配制

将霍乱菌体冻干粉、重组霍乱毒素 B 亚单位冻干粉与适宜辅料按一定比例混匀制成药粉，使每粒（240mg）含霍乱菌体 5.0×10^{10} 个，重组霍乱毒素 B 亚单位 1mg，用于制备胶囊。

2.2.2　半成品检定

按 3.1 项进行。

2.3　成品

2.3.1　分批

应符合"生物制品分批规程"的规定。

2.3.2　分装

应符合"生物制品分装和冻干规程"及通则 0103 有关规定。

2.3.3　规格

每粒胶囊装量 240mg，含灭活霍乱菌体 5.0×10^{10} 个，重组霍乱毒素 B 亚单位 1mg。

2.3.4　包装

应符合"生物制品包装规程"及通则 0103 有关规定。

3　检定

3.1　半成品检定

微生物限度

依法检查（通则 1106 与通则 1107），每 1g 半成品细菌数不得超过 1000 个，霉菌和酵母菌数不得超过 100 个，不得检出大肠埃希菌。

3.2　成品检定

3.2.1　鉴别试验

3.2.1.1　染色镜检

应为革兰氏阴性短小弧形杆菌。

3.2.1.2　免疫双扩散法

采用免疫双扩散法（通则 3403），供试品应与兔抗 CTB 血清产生与对照品一致的沉淀线。

3.2.2　物理检查

3.2.2.1　外观

胶囊内药粉为淡黄色或浅褐色均匀粉末。

3.2.2.2　装量差异

依法检查（通则 0103），应符合规定。

3.2.3　崩解时限

依法检查（通则 0921），应符合规定。

3.2.4　干燥失重

依法检查（通则 0831），胶囊内容物在 80℃ 干烤至恒重，减失重量应不得超过 5.0%。

3.2.5　重组霍乱毒素 B 亚单位（CTB）含量

采用免疫单扩散法测定，CTB 含量应为标示量的 100%～200%。

用 0.9% 氯化钠溶液将重组霍乱毒素 B 亚单位（CTB）标准品稀释至适宜稀释程度，将胶囊内容物用 0.9% 氯化钠溶液稀释至每 1ml 含 CTB 约 $30\mu g$ 的供试品溶液，分别加入含适量 CTB 抗血清的凝胶板中，置湿盒中，于 37℃ 孵育扩散适宜时间，染色至沉淀圈显色清晰，用脱色液脱去背景颜色后，测量各沉淀圈的直径，以标准品浓度对数值为纵坐标，对应沉淀圈直径的平均值为横坐标作直线回归，求得直线回归方程。将供试品沉淀圈直径的值代入回归方程，计算供试品的浓度。

3.2.6　微生物限度

按 3.1 项进行。

3.2.7 免疫力试验

采用间接酶联免疫法检测免疫组小鼠血清抗体水平，与对照组小鼠血清相比较，免疫组小鼠霍乱弧菌抗体滴度应不低于对照组 4 倍，免疫组小鼠 CTB 抗体滴度应不低于对照组 8 倍。

取胶囊内容物，用磷酸盐缓冲液（pH7.4）稀释至每 1ml 含菌 1.0×10^9 个，免疫体重 10~12g 小鼠至少 10 只，每只腹腔注射 2 次，每次 0.5ml（含菌 5.0×10^8 个），间隔 7 天；对照组注射液为磷酸盐缓冲液（pH7.4）。末次免疫后 3~7 天眼窝取血，分离血清并将免疫组各只小鼠血清和对照组各只小鼠血清分别等量混合。用含 10% 小牛血清和 0.1% 聚山梨酯 20 的磷酸盐缓冲液（pH7.4）将上述血清分别稀释 400 倍待用。

将上述免疫血清稀释至适宜稀释度，以未免疫组小鼠血清为对照，采用间接酶联免疫法分别测定免疫血清中霍乱弧菌抗体和 CTB 抗体。计算对照组小鼠血清吸光度值的均值(X)+3 倍标准差（SD），选取免疫组小鼠血清系列稀释度中吸光度值大于对照组（X）+3 倍标准差（SD）的最大稀释倍数，以此最大稀释倍数除以对照组血清稀释倍数，得到免疫组小鼠抗体滴度倍数。

4 保存、运输及有效期

于 2~8℃ 干燥保存和运输。自生产之日起，有效期 24 个月。

5 附录

附录 1 霍乱菌体原液制造及检定要求

附录 2 重组霍乱毒素 B 亚单位原液制造及检定要求

6 使用说明

应符合"生物制品包装规程"规定和批准的内容。

附录 1 霍乱菌体原液制造及检定要求

本品系用 O1 群古典生物型或 Eltor 生物型霍乱弧菌经培养、加入甲醛溶液杀菌后冻干制成，用于制备重组 B 亚单位/菌体霍乱疫苗（肠溶胶囊）。

1 制造

1.1 菌种

生产用菌种应符合"生物制品生产检定用菌毒种管理规程"的有关规定。

1.1.1 名称及来源

采用霍乱弧菌 O1 群古典生物型 16012 菌株或 Eltor 生物型 18001 菌株。来源于中国医学细菌保藏管理中心。

1.1.2 种子批的建立

应符合"生物制品生产检定用菌毒种管理规程"的有关规定。

1.1.3 种子批的传代

主种子批菌种启开后传代次数不得超过 5 代；工作种子批菌种启开后至接种生产用培养基传代次数不得超过 5 代。

1.1.4 种子批的检定

主种子批应进行以下全面检定，工作种子批应进行 1.1.4.1~1.1.4.3（1）项检定。

1.1.4.1 培养特性及染色镜检

将待检菌种接种于 pH7.8~8.2 的肉汤琼脂或其他适宜培养基，置 37℃ 培养 18~24 小时，应为光滑、半透明的圆形菌落。涂片染色镜检应为革兰氏阴性短小弧形杆菌。

1.1.4.2 生化反应

发酵甘露糖和蔗糖，产酸、不产气；不发酵阿拉伯糖。

1.1.4.3 血清学试验

（1）用特异性血清做玻片凝集试验时，应与本型血清相凝集。

（2）用霍乱弧菌 O 多价诊断血清（原效价不低于 1:640）与 18~24 小时的 O1 霍乱弧菌培养物以生理氯化钠溶液稀释成细菌悬液（每 1ml 含菌 1.8×10^9 左右）进行定量凝集试验，凝集效价应不低于原血清效价之半。

1.1.4.4 毒力试验

将 37℃ 培养 8~16 小时的培养物刮入 30.0g/L 碱性蛋白胨水中，比浊后用胃膜素或其他适宜稀释液稀释成不同浓度的菌悬液。每个浓度的菌悬液用体重 18~20g 小鼠 5 只，每只腹腔注射 0.5ml，观察 3 天。计算 LD_{50} 应不超过 2×10^8 个菌。

1.1.4.5 抗原性试验

选体重约 2.0kg 的家兔 3 只，静脉注射菌悬液 3 次，每次 0.5ml，第一次注射含菌 1.0×10^9，第二次注射含菌 2.0×10^9，第三次注射含菌 3.0×10^9，每次间隔 7 天，末次注射后 10~14 天采血做定量凝集试验，2/3 家兔血清之凝集效价达到 1:2000（＋）即为合格。

1.1.5 种子批的保存

原始种子批和主代种子批应冻干保存于室温。工作种子批为半固体穿刺管室温保存，保存时间 24 个月。

1.2 原液

制造霍乱疫苗应用 O1 群古典生物型或 Eltor 生物型霍乱弧菌（根据流行情况确定）。

1.2.1 生产用种子

启开工作种子批菌种，接种于 LB 培养基上，制备生产用工作种子。

1.2.2 生产用培养基

采用改良 M9 培养基。生产用培养基不得含有使人产生毒性反应或变态反应的物质。

1.2.3 培养收获

1.2.3.1 培养

以液体培养法培养的种子液，用无菌操作注入培养罐内，37℃ 培养，种子罐 4~8 小时，发酵罐 6~10 小时。

1.2.3.2 纯菌检查

培养物涂片进行革兰氏染色镜检，应为革兰氏阴性短小弧形杆菌，若镜检发现有杂菌生长，应废弃。

1.2.3.3　杀菌

加入终浓度不超过 1%（ml/ml）的甲醛溶液，于 37℃杀菌 2～3 天。

1.2.3.4　杀菌检查

纯菌检查合格的菌液，应取样接种不含琼脂的硫乙醇酸盐培养基、琼脂斜面及碱性琼脂斜面各 1 管，于 37℃培养 5 天，若有菌生长应废弃。

1.2.3.5　收获

用 0.45μm 膜进行截向流超滤浓缩获取菌体，超滤后用灭菌生理氯化钠溶液连续洗涤，并制成菌悬液分装于容器中。

2　原液检定

2.1　染色镜检

应为典型革兰氏阴性短小弧形杆菌。

2.2　凝集试验

与霍乱弧菌 O 多价诊断血清做玻片定性凝集试验，呈阳性反应。

2.3　无菌检查

依法检查（通则 1101），应符合规定。另加试 1%碱性蛋白胨水培养基 1 管，于 30～35℃培养，应无菌生长。

2.4　浓度测定

按"中国细菌浊度标准"测定，每 1ml 含菌应为 $5.0\times10^{11}\sim1.05\times10^{12}$。

2.5　游离甲醛残留量

每 5.0×10^{10} 菌中含游离甲醛不得过 0.16mg（通则 3207 第一法）。

2.6　霍乱毒素残留量

采用间接 ELISA 法检测霍乱毒素（CT）残留量，每 5.0×10^{10} 菌中含霍乱毒素不得过 10ng。

以神经节苷脂（GM1）包被，用适宜稀释液将霍乱毒素对照品和供试品稀释至适宜浓度测定。以对照品溶液吸光度对其相应的浓度进行四参数方程拟合，将供试品吸光度值代入四参数方程拟合，得到供试品中 CT 含量。

3　保存及有效期

于 2～8℃保存，自收菌之日起保存时间不超过 6 个月。

附录 2　重组霍乱毒素 B 亚单位原液制造及检定要求

本品系用霍乱毒素 B 亚单位基因重组质粒（pMM-CTB）转化大肠杆菌 MM2，使其高效表达霍乱毒素 B 亚单位（CTB），纯化后用于配制重组 B 亚单位/菌体霍乱疫苗（肠溶胶囊）。

1　制造

1.1　菌种

1.1.1　名称及来源

重组霍乱毒素 B 亚单位工程菌株系由霍乱毒素 B 亚单位的重组质粒（pMM-CTB）转化的大肠杆菌 *E.coli* 的 MM2 菌株。

1.1.2　种子批的建立

应符合"生物制品生产检定用菌毒种管理规程"的有关规定。

1.1.3　种子批的传代

主种子批菌种启开后传代次数不得超过 5 代；工作种子批菌种启开后至接种生产用培养基传代次数不得超过 5 代。

1.1.4　种子批的检定

主种子批和工作种子批的菌种应进行以下各项全面检定。

1.1.4.1　培养特性

应呈典型大肠杆菌集落形态，无其他杂菌生长。

1.1.4.2　染色镜检

应为典型的革兰氏阴性杆菌。

1.1.4.3　对抗生素的抗性

在含氨苄西林为 50μg/ml 的培养基上正常生长。

1.1.4.4　电镜检查（工作种子批可免做）

应为典型的大肠杆菌形态，无支原体、病毒样颗粒及其他微生物污染。

1.1.4.5　生化反应

应符合大肠杆菌生物学性状。

1.1.4.6　重组霍乱毒素 B 亚单位表达量

用 LB 培养基或生产用培养基在摇床中培养后，获得的培养物上清液采用间接 ELISA 法检测，以神经节苷脂（GM1）包被，以兔抗 CTB 血清为一抗，辣根过氧化物酶标记的羊抗兔抗体为二抗。检测结果应为强阳性，P/N 值应大于 10。

1.1.4.7　质粒检查

用快速方法或其他适宜方法提取工程菌 DNA，以琼脂糖凝胶电泳分析，应检出一个大小为 5.1kb 的质粒。该质粒用 *Xba* I 和 *Eco*R I 双酶切后在琼脂糖凝胶电泳分析时应分别检出 2.4kb 和 2.7kb 的 DNA 带。电泳图谱应与原始重组质粒的相符。

1.1.4.8　目的基因核苷酸序列检查（工作种子批可免做）

目的基因核苷酸序列应与批准的序列相符。

1.2　原液

1.2.1　生产用种子

1.2.1.1　将检定合格的工作种子批菌种接种于含氨苄西林（100μg/ml）的 LB 斜面培养基上，于 32℃培养适宜时间，供种子罐接种用。

1.2.1.2　在灭菌 LB 培养基中接种种子液，种子罐 35℃培养 3～8 小时，供发酵罐接种用。

1.2.2　生产用培养基

采用不含任何抗生素的改良的 M9 培养基。

1.2.3　接种和培养

1.2.3.1　在灭菌发酵培养基中接种种子液。

1.2.3.2　35℃通气搅拌发酵培养，异丙基-β-硫代半乳糖苷（IPTG）诱导后培养 8～12 小时。

1.2.4　收获

调节发酵液至适宜 pH 值，连续离心，流速不高于每分钟 1000ml，收集上清液。

1.2.5　纯化

将上清液稀释至适宜电导率后，采用阳离子交换色谱纯化，以磷酸盐缓冲液洗脱目标蛋白质，在 280nm 波长下检测色谱峰，收集目标峰，即为 CTB 纯化液。

1.2.6　浓缩

采用适宜截留分子量的超滤膜，浓缩 CTB 溶液浓度至 0.7mg/ml 以上。

1.2.7　除菌过滤

将 CTB 浓缩液进行除菌过滤，分装于适宜容器中，即为 CTB 原液，于 2～8℃保存。

2　原液检定

2.1　CTB 含量

用 0.9％氯化钠溶液将原液稀释至每 1ml 含 CTB 约 30μg，按正文 3.2.5 项进行，CTB 含量应不低于 0.7mg/ml。

2.2　电泳纯度

依法测定（通则 0541），用还原型 SDS-聚丙烯酰胺凝胶电泳法，分离胶胶浓度为 15％，加样量应不低于 2.5μg（考马斯亮蓝 R250 染色法）。经扫描仪扫描，纯度应不低于 95.0％。

2.3　分子量

依法测定（通则 0541），用还原型 SDS-聚丙烯酰胺凝胶电泳法，分离胶胶浓度为 15％，加样量应不低于 0.5μg，分子质量应为 11.6kD±1.2kD。

2.4　抗生素残留量

依法检查（通则 3408），不应有残余氨苄西林活性。

2.5　等电点

依法测定（通则 0541），主区带等电点应为 7.2～8.2，且供试品的等电点图谱应与对照品的一致。

2.6　紫外光谱

依法检查（通则 0401），在光路 1cm、波长 230～360nm 下进行扫描，最大吸收峰波长应为 279nm±3nm。

2.7　肽图

按以下方法测定，应与对照品图谱一致。

取供试品适量，用醋酸-醋酸钠缓冲液（pH3.8）制成每 1ml 含 4mg 的溶液，于 25℃放置 72 小时。取此液 50μl，加 Tris 溶液（pH10.9）150μl，Tris-醋酸缓冲液（pH8.5）100μl，胰蛋白酶溶液［TPCK 处理，用 1mol/L 醋酸-醋酸钠缓冲液（pH5.0）制成每 1ml 含 1mg 的溶液］40μl，混匀。置 37℃水浴 24 小时后，加 40μl 冰醋酸终止反应，以每分钟 10 000 转离心 3 分钟，依法测定（通则

3405），其中色谱柱为十八烷基硅烷键合硅胶柱，柱温为 45℃，流速为每分钟 0.5ml，按下表进行梯度洗脱（表中 A 为 0.1％三氟乙酸的水溶液，B 为 0.1％三氟乙酸的乙腈溶液）。

时间（分钟）	流动相 A%（V/V）	流动相 B%（V/V）
0	100	
10	95	5
30	75	25
45	65	35
60	55	45

2.8　无菌检查

依法检查（通则 1101），应符合规定。

2.9　N 端氨基酸序列（至少每年测定 1 次）

用氨基酸序列分析仪测定，N 端序列应为：

Thr-Pro-Gln-Asn-Ile-Thr-Asp-Leu-Cys-Ala-Glu-Tyr-His-Asn-Thr

3　保存及有效期

于 2～8℃保存，原液自采集之日起保存时间不超过 6 个月。

重组 B 亚单位/菌体霍乱疫苗（肠溶胶囊）使用说明

【药品名称】

通用名称：重组 B 亚单位/菌体霍乱疫苗（肠溶胶囊）

英文名称：Recombinant B-subunit/Whole Cell Cholera Vaccine（Enteric-coated Capsule）

汉语拼音：Chongzu B Yadanwei/Junti Huoluan Yimiao（Changrongjiaonang）

【成分和性状】　本品系用工程菌制备重组霍乱毒素 B 亚单位，与灭活的 O1 型古典生物型或 Eltor 生物型霍乱弧菌菌体，经冷冻干燥成干粉，与适宜辅料混合后制成肠溶胶囊，用于预防霍乱和产毒性大肠杆菌旅行者腹泻。

有效成分：重组霍乱毒素 B 亚单位、霍乱弧菌菌体。

辅料：应列出全部批准的辅料成分。

【接种对象】　2 岁或 2 岁以上的儿童、青少年和有接触或传播危险的成人，主要包括以下人员：

（1）卫生条件较差的地区、霍乱流行和受流行感染威胁地区的人群；

（2）旅游者、旅游服务人员，水上居民；

（3）饮食业与食品加工业、医务防疫人员；

（4）遭受自然灾害地区的人员；

（5）军队执行野外战勤任务的人员；

（6）野外特种作业人员；

（7）港口、铁路沿线工作人员；

（8）下水道、粪便、垃圾处理人员。

【作用与用途】　接种疫苗后可使机体产生免疫应答。用于预防霍乱和预防产毒性大肠杆菌旅行者腹泻。

【规格】　每粒胶囊装量 240mg，每 1 次人用剂量为 1 粒，含灭活霍乱弧菌 5.0×10^{10} 个，重组霍乱毒素 B 亚单位 1mg。

【免疫程序和剂量】　（1）本品供口服用。

（2）初次免疫者须服本制剂 3 次，分别于第 0 天、第 7 天、第 28 天口服，每次 1 粒。

（3）接受过本品免疫的人员，可视疫情于流行季节前加强 1 次，方法、剂量同（2）。

【不良反应】　口服本品后一般无不良反应，有的可有轻度腹痛、荨麻疹、恶心、腹泻等，一般不需处理，可自愈。如有严重不良反应，应及时诊治。

【禁忌】　（1）发热，患严重高血压，心、肝、肾脏病，艾滋病及活动性结核者。

（2）孕妇及 2 岁以下婴幼儿。

（3）对本品过敏或服后发现不良反应者，停止服用。

【注意事项】　（1）为取得更好效果应于餐后 2 小时服苗，服苗后 1 小时勿进食。

（2）服苗后 2 天内忌食生冷、油腻、酸辣食品。

（3）本品忌冻结，在低温冻结后不能使用。

（4）胶囊经密封处理，裂开后不能使用。

（5）任何急性感染或发热性疾病患者都需推迟口服本品，除非医生认为不服苗会导致更大的危险。

（6）由于肠溶胶囊质地较脆，应从铝箔无字面沿椭圆形边缘轻启，将胶囊取出，谨防胶囊破损。

【贮藏】　于 $2 \sim 8℃$ 干燥保存。

【包装】　按批准的执行。

【有效期】　24 个月。

【执行标准】

【批准文号】

【生产企业】

企业名称：

生产地址：

邮政编码：

电话号码：

传真号码：

网　　　址：

A群脑膜炎球菌多糖疫苗

A Qun Naomoyanqiujun Duotang Yimiao

Group A Meningococcal Polysaccharide Vaccine

本品系用 A 群脑膜炎奈瑟球菌培养液，经提取获得的荚膜多糖抗原，纯化后加入适宜稳定剂后冻干制成。用于预防 A 群脑膜炎奈瑟球菌引起的流行性脑脊髓膜炎。

1　基本要求

生产和检定用设施、原材料及辅料、水、器具、动物等应符合"凡例"的有关要求。

2　制造

2.1　菌种

生产用菌种应符合"生物制品生产检定用菌毒种管理规程"的有关规定。

2.1.1　名称及来源

生产用菌种为 A 群脑膜炎奈瑟球菌 CMCC 29201（A4）菌株。

2.1.2　种子批的建立

应符合"生物制品生产检定用菌毒种管理规程"的有关规定。

2.1.3　种子批的传代

主种子批启开后至工作种子批，传代应不超过 5 代；工作种子批启开后至接种发酵罐培养，传代应不超过 5 代。

2.1.4　种子批的检定

2.1.4.1　培养特性

菌种接种于含 10% 羊血普通琼脂培养基，A 群脑膜炎奈瑟球菌在 25℃ 不生长。于 35～37℃ 二氧化碳环境中培养 16～20 小时，长出光滑、湿润、灰白色的菌落，菌苔易取下，在生理氯化钠溶液中呈现均匀混悬液。

2.1.4.2　染色镜检

应为革兰氏阴性双球菌、单球菌。

2.1.4.3　生化反应

发酵葡萄糖、麦芽糖，产酸、不产气；不发酵乳糖、甘露醇、果糖及蔗糖（通则 3605）。

2.1.4.4　血清学试验

取经 35～37℃ 培养 16～20 小时的菌苔；混悬于含 0.5% 甲醛的生理氯化钠溶液中，或 56℃ 加热 30 分钟杀菌以后，使每 1ml 含菌 $1.0 \times 10^9 \sim 2.0 \times 10^9$；与同群参考血清做定量凝集反应，置 35～37℃ 过夜，次日再置室温 2 小时观察结果，以肉眼可见清晰凝集现象（＋）之血清最高稀释度为凝集效价，必须达到血清原效价之半。

2.1.5　种子批的保存

种子批应冻干保存于 8℃ 以下。

2.2　原液

2.2.1　生产用种子

启开工作种子批菌种，经适当传代、检定培养特性及染色镜检合格后接种于培养基上，制备数量适宜的生产用种子。

2.2.2　生产用培养基

采用改良半综合培养基或经批准的其他适宜培养基。培养基不应含有与十六烷基三甲基溴化铵能形成沉淀的成分。含羊血的培养基仅用于菌种复苏。

2.2.3　培养

采用培养罐液体培养。在培养过程中取样进行纯菌检查，涂片做革兰氏染色镜检，如发现污染杂菌，应废弃。

2.2.4　收获及杀菌

于对数生长期的后期或静止期的前期收获，取样进行菌液浓度测定及纯菌检查，合格后在收获的培养液中加入甲醛溶液杀菌。杀菌条件以确保杀菌完全又不损伤其多糖抗原为宜。

2.2.5　纯化

2.2.5.1　去核酸

将已杀菌的培养液离心后收集上清液，加入十六烷基三甲基溴化铵，充分混匀，形成沉淀；离心后的沉淀物加入适量氯化钙溶液，使多糖与十六烷基三甲基溴化铵解离；加入乙醇至最终浓度为 25%，2～8℃ 静置 1～3 小时或过夜，离心收集澄清的上清液。

2.2.5.2　沉淀多糖

于上述上清液中加入冷乙醇至最终浓度为 75%～80%，充分振摇。离心收集沉淀，沉淀物用无水乙醇及丙酮分别洗涤，沉淀物即为多糖粗制品。应保存在 −20℃ 以下，待纯化。

2.2.5.3　多糖纯化

将多糖粗制品溶解于 1/10 饱和中性醋酸钠溶液中，稀释至适宜浓度，按适当比例用冷苯酚提取数次，离心收集上清液，并用 0.1mol/L 氯化钙溶液或其他适宜溶液透析或超滤，加入乙醇至终浓度为 75%～80%；离心收集的沉淀物用无水乙醇及丙酮分别洗涤，干燥后加灭菌注射用水溶解，除菌过滤后即为多糖原液。提取过程应尽量在 15℃ 以下进行。

2.2.6　原液检定

按 3.1 项进行。

2.2.7　保存及有效期

于 −20℃ 以下保存。自收获杀菌之日起，疫苗总有效期应不超过 60 个月。

2.3　半成品

2.3.1　配制

用无菌、无热原乳糖和灭菌注射用水稀释原液。每 1 次人用剂量含多糖应不低于 30μg，乳糖 2.5～3.0mg。

2.3.2　半成品检定

按 3.2 项进行。

2.4　成品

2.4.1　分批

应符合"生物制品分批规程"规定。

2.4.2　分装及冻干

应符合"生物制品分装和冻干规程"规定。冻干过程中制品温度应不高于 30℃，真空或充氮封口。

2.4.3　规格

按标示量复溶后每瓶 5ml（10 次人用剂量），含多糖 300μg；按标示量复溶后每瓶 2.5ml（5 次人用剂量），含多糖 150μg。每 1 次人用剂量含多糖应不低于 30μg。

2.4.4　包装

应符合"生物制品包装规程"规定。

3　检定

3.1　原液检定

3.1.1　鉴别试验

采用免疫双扩散法（通则 3403），本品与 A 群脑膜炎奈瑟球菌抗体应形成明显沉淀线。

3.1.2　化学检定

3.1.2.1　固体总量

依法测定（通则 3101）。

3.1.2.2　蛋白质含量

应小于 10mg/g（通则 0731 第二法）。

3.1.2.3　核酸含量

应小于 10mg/g，核酸在波长 260nm 处的吸收系数（$E_{1cm}^{1\%}$）为 200（通则 0401）。

3.1.2.4　O-乙酰基含量

应不低于 2mmol/g（通则 3117）。

3.1.2.5　磷含量

应不低于 80mg/g（通则 3103）。

3.1.2.6　多糖分子大小测定

多糖分子的 K_D 值应不高于 0.40，K_D 值小于 0.5 的洗脱液多糖回收率应大于 65%（通则 3419）。

3.1.2.7　苯酚残留量

应不高于 0.1g/L（通则 3113）。

3.1.3　无菌检查

依法检查（通则 1101），应符合规定。

3.1.4　细菌内毒素检查

依法检查（通则 1143），应不高于 25EU/μg；也可采用热原检查法（通则 1142）检查，注射剂量按家兔体重每 1kg 注射 0.05μg 多糖，应符合规定。

3.2　半成品检定

无菌检查

依法检查（通则 1101），应符合规定。

3.3　成品检定

除装量差异检查、水分测定、多糖含量测定、多糖分子大小测定和异常毒性检查外，按制品标示量加入灭菌

PBS 复溶后进行其余各项检定。

3.3.1　鉴别试验

按 3.1.1 项进行。

3.3.2　物理检查

3.3.2.1　外观

应为白色疏松体，按标示量加入 PBS 应迅速复溶为澄明液体，无异物。

3.3.2.2　装量差异

依法检查（通则 0102），应符合规定。

3.3.2.3　渗透压摩尔浓度

依法测定（通则 0632），应符合批准的要求。

3.3.3　化学检定

3.3.3.1　水分

应不高于 3.0%（通则 0832）。

3.3.3.2　多糖含量

每 1 次人用剂量多糖含量应不低于 30μg。根据以下比例（多糖含量：磷含量为 1000：75），先测定磷含量应不低于 2.25μg（通则 3103），再计算出多糖含量。

3.3.3.3　多糖分子大小测定

每 5 批疫苗至少抽 1 批检查多糖分子大小。K_D 值应不高于 0.40，K_D 值小于 0.5 的洗脱液多糖回收率应大于 65%（通则 3419）。

3.3.4　无菌检查

依法检查（通则 1101），应符合规定。

3.3.5　异常毒性检查

依法检查（通则 1141），应符合规定。注射剂量为每只小鼠 0.5ml，含 1 次人用剂量的制品；每只豚鼠 5ml，含 10 次人用剂量的制品。

3.3.6　热原检查

依法检查（通则 1142），注射剂量按家兔体重每 1kg 注射 0.05μg 多糖，应符合规定。

3.3.7　细菌内毒素检查

依法检查（通则 1143），每 1 次人用剂量应不高于 1250EU。

4　稀释剂

稀释剂为无菌、无热原 PBS。稀释剂的生产应符合批准的要求。

4.1　外观

应为无色澄明液体。

4.2　可见异物检查

依法检查（通则 0904），应符合规定。

4.3　pH 值

应为 6.8～7.2（通则 0631）。

4.4　无菌检查

依法检查（通则 1101），应符合规定。

4.5　细菌内毒素检查

依法检查（通则 1143），应不高于 0.25EU/ml。

5　保存、运输及有效期

于 2～8℃ 避光保存和运输。自生产之日起，有效期为 24 个月。

6　使用说明

应符合"生物制品包装规程"规定和批准的内容。

A 群脑膜炎球菌多糖疫苗使用说明

【药品名称】

通用名称：A 群脑膜炎球菌多糖疫苗

英文名称：Group A Meningococcal Polysaccharide Vaccine

汉语拼音：A Qun Naomoyanqiujun Duotang Yimiao

【成分和性状】　本品系用 A 群脑膜炎奈瑟球菌培养液，经提取获得的荚膜多糖抗原，纯化后加入适宜稳定剂冻干制成。为白色疏松体，复溶后为澄明液体。

有效成分：A 群脑膜炎奈瑟球菌荚膜多糖。

辅料：应列出全部批准的辅料成分。

疫苗稀释剂：无菌、无热原 PBS。

【接种对象】　6 个月～15 周岁少年儿童。

【作用与用途】　接种本疫苗后，可使机体产生体液免疫应答。用于预防 A 群脑膜炎奈瑟球菌引起的流行性脑脊髓膜炎。

【规格】　按标示量复溶后每瓶 5ml（10 次人用剂量），含多糖 300μg；按标示量复溶后每瓶 2.5ml（5 次人用剂量），含多糖 150μg。每 1 次人用剂量含多糖应不低于 30μg。

【免疫程序和剂量】　（1）按标示量加入所附稀释剂复溶，摇匀立即使用。

（2）于上臂外侧三角肌附着处皮下注射 0.5ml（含多糖不低于 30μg）。

（3）基础免疫注射 2 针，从 6 月龄开始，每针间隔 3 个月；3 岁以上儿童只需注射 1 次。接种应于流行性脑脊髓膜炎流行季节前完成。

根据需要每 3 年复种 1 次。在遇有流行情况下，可扩大年龄组做应急接种。

【不良反应】

常见不良反应：

（1）接种后 24 小时内，在注射部位可出现疼痛和触痛，注射局部有红肿、浸润等轻、中度反应，多数情况 2～3 天内自行消失。

（2）接种疫苗后可出现一过性发热反应。其中大多数为轻度发热反应，持续 1～2 天后可自行缓解，一般不需处理；对于中度发热反应或发热时间超过 48 小时者，可

对症处理。

罕见不良反应：

（1）严重发热反应，应给予对症处理，以防高热惊厥。

（2）注射局部重度红肿或出现其他并发症，应给予对症处理。

极罕见不良反应：

（1）过敏性皮疹：接种疫苗后 72 小时内可出现皮疹，应及时就诊，给予抗过敏治疗。

（2）过敏性休克：一般在注射疫苗后 1 小时内发生。应及时抢救，注射肾上腺素进行治疗。

（3）过敏性紫癜：出现过敏性紫癜反应时应及时就诊，应用皮质固醇类药物给予抗过敏治疗，治疗不当或不及时有可能并发紫癜性肾炎。

（4）血管神经性水肿、变态反应性神经炎。

【禁忌】　（1）已知对该疫苗的任何成分过敏者。

（2）患急性疾病、严重慢性疾病、慢性疾病的急性发作期和发热者。

（3）患脑病、未控制的癫痫和其他进行性神经系统疾病者。

【注意事项】　（1）以下情况者慎用：家族和个人有惊厥史者、患慢性疾病者、有癫痫史者、过敏体质者、哺乳期妇女。

（2）疫苗瓶有裂纹、标签不清或失效者、疫苗复溶后出现浑浊等外观异常者均不得使用。

（3）疫苗开启后应立即使用，如需放置，应置 2～8℃ 于 1 小时内用完，剩余均应废弃。

（4）应备有肾上腺素等药物，以备偶有发生严重过敏反应时急救用。接受注射者在注射后应在现场观察至少 30 分钟。

（5）严禁冻结。

【贮藏】　于 2～8℃ 避光保存和运输。

【包装】　按批准的执行。

【有效期】　24 个月。

【执行标准】

【批准文号】

【生产企业】

企业名称：

生产地址：

邮政编码：

电话号码：

传真号码：

网　　址：

A 群 C 群脑膜炎球菌多糖疫苗

A Qun C Qun Naomoyanqiujun Duotang Yimiao

Group A and C Meningococcal

Polysaccharide Vaccine

本品系用 A 群和 C 群脑膜炎奈瑟球菌培养液，分别提取和纯化 A 群和 C 群脑膜炎奈瑟球菌荚膜多糖抗原，混合后加入适宜稳定剂冻干制成。用于预防 A 群和 C 群脑膜炎奈瑟球菌引起的流行性脑脊髓膜炎。

1 基本要求

生产和检定用设施、原材料及辅料、水、器具、动物等应符合"凡例"的有关要求。

2 制造

2.1 菌种

生产用菌种为 A 群脑膜炎奈瑟球菌 CMCC 29201（A4）菌株和 C 群脑膜炎奈瑟球菌 CMCC 29205（C11）菌株。

2.2 原液

2.2.1 混合前单价多糖原液

混合前 A 群、C 群脑膜炎奈瑟球菌多糖原液应分别符合"A 群脑膜炎球菌多糖疫苗"中 2.1～2.2 项的规定。原液制备过程中可采用经批准的方法去除细菌内毒素。

2.2.2 原液检定

按 3.1 项进行。

2.3 半成品

2.3.1 配制

用无菌、无热原乳糖和灭菌注射用水稀释原液。每 1 次人用剂量含 A 群多糖 50μg、C 群多糖 50μg、乳糖 5～10mg。

2.3.2 半成品检定

按 3.2 项进行。

2.4 成品

2.4.1 分批

应符合"生物制品分批规程"规定。

2.4.2 分装及冻干

应符合"生物制品分装和冻干规程"规定。冻干过程中制品温度应不高于 30℃，真空或充氮封口。

2.4.3 规格

按标示量复溶后每瓶 0.5ml。每 1 次人用剂量 0.5ml，含 A 群、C 群多糖各 50μg。

2.4.4 包装

应符合"生物制品包装规程"规定。

3 检定

3.1 原液检定

3.1.1 鉴别试验

采用免疫双扩散法（通则 3403），本品应分别与 A 群及 C 群脑膜炎奈瑟球菌抗体形成明显沉淀线。

3.1.2 化学检定

3.1.2.1 固体总量

依法测定（通则 3101），A 群多糖于 50℃干燥至恒重，C 群多糖于 105℃干燥至恒重。

3.1.2.2 蛋白质含量

A 群、C 群多糖应分别小于 8mg/g（通则 0731 第二法）。

3.1.2.3 核酸含量

A 群多糖应小于 8mg/g，C 群多糖应小于 9mg/g。核酸在波长 260nm 处的吸收系数（$E_{1cm}^{1\%}$）为 200（通则 0401）。

3.1.2.4 O-乙酰基含量

A 群多糖应不低于 2mmol/g，C 群多糖应不低于 1.5mmol/g（通则 3117）。

3.1.2.5 磷含量

A 群多糖应不低于 80mg/g（通则 3103）。

3.1.2.6 唾液酸含量

以 N-乙酰神经氨酸为对照，C 群多糖应不低于 800mg/g（通则 3102）。

3.1.2.7 多糖分子大小测定

A 群、C 群多糖分子的 K_D 值均应不高于 0.40，K_D 值小于 0.5 的洗脱液多糖回收率：A 群多糖应大于 76%，C 群多糖应大于 80%（通则 3419）。

3.1.2.8 苯酚残留量

A 群、C 群多糖均应不高于 0.1g/L（通则 3113）。

3.1.3 无菌检查

依法检查（通则 1101），应符合规定。

3.1.4 细菌内毒素检查

依法检查（通则 1143），A 群、C 群多糖均应不高于 12EU/μg。

3.2 半成品检定

无菌试验

依法检查（通则 1101），应符合规定。

3.3 成品检定

除装量差异检查、水分测定、多糖含量测定、多糖分子大小测定和异常毒性检查外，按制品标示量加入灭菌 PBS 复溶后进行其余各项检定。

3.3.1 鉴别试验

按 3.1.1 项进行。

3.3.2 物理检查

3.3.2.1 外观

应为白色疏松体，按标示量加入 PBS 应迅速复溶为澄明液体，无异物。

3.3.2.2 装量差异

依法检查（通则 0102），应符合规定。

3.3.2.3 渗透压摩尔浓度

依法测定（通则 0632），应符合批准的要求。

3.3.3 化学检定

3.3.3.1 水分

应不高于 3.0%（通则 0832）。

3.3.3.2　多糖含量

先测定 A 群多糖磷含量应为 3.75～4.88μg（通则 3103），C 群多糖 N-乙酰神经氨酸含量应为 37.5～48.8μg，再根据以下比例（A 群多糖含量：磷含量为 1000：75；C 群多糖含量：N-乙酰神经氨酸含量为 1000：750）计算出多糖含量。每 1 次人用剂量含 A 群、C 群多糖应分别为 50～65μg。

3.3.3.3　多糖分子大小测定

来源于同批原液的成品可只抽取 1 批分别测定 A 群多糖和 C 群多糖的分子大小。K_D 值均应不高于 0.40。K_D 值小于 0.5 的洗脱液多糖回收率：A 群多糖大于 75%，C 群多糖应大于 80%（通则 3419）。

3.3.4　无菌检查

依法检查（通则 1101），应符合规定。

3.3.5　异常毒性检查

依法检查（通则 1141），应符合规定。注射剂量为每只小鼠 0.5ml，含 1 次人用剂量；每只豚鼠 5ml，含 10 次人用剂量。

3.3.6　热原检查

依法检查（通则 1142），注射剂量按家兔体重每 1kg 注射 0.2μg 多糖，应符合规定。

3.3.7　细菌内毒素检查

依法检查（通则 1143），每 1 次人用剂量应不高于 1250EU。

4　稀释剂

稀释剂为无菌、无热原 PBS。稀释剂的生产应符合批准的要求。

4.1　外观

应为无色澄明液体。

4.2　可见异物检查

依法检查（通则 0904），应符合规定。

4.3　pH 值

应为 6.8～7.2（通则 0631）。

4.4　无菌检查

依法检查（通则 1101），应符合规定。

4.5　细菌内毒素检查

依法检查（通则 1143），应不高于 0.25EU/ml。

5　保存、运输及有效期

于 2～8℃避光保存和运输。自生产之日起，有效期为 24 个月。

6　使用说明

应符合"生物制品包装规程"规定和批准的内容。

A 群 C 群脑膜炎球菌多糖疫苗使用说明

【药品名称】

通用名称：A 群 C 群脑膜炎球菌多糖疫苗

英文名称：Group A and C Meningococcal Polysaccharide Vaccine

汉语拼音：A Qun C Qun Naomoyanqiujun Duotang Yimiao

【成分和性状】　本品系用 A 群和 C 群脑膜炎奈瑟球菌培养液，分别提取和纯化 A 群和 C 群脑膜炎奈瑟球菌荚膜多糖抗原，混合后加入适宜稳定剂冻干制成。为白色疏松体，加入所附 PBS 后可迅速溶解，复溶后为澄明液体。

有效成分：A 群和 C 群脑膜炎奈瑟球菌荚膜多糖。

辅料：应列出全部批准的辅料成分。

疫苗稀释剂：无菌、无热原 PBS。

【接种对象】　2 周岁以上儿童及成人。

【作用与用途】　接种疫苗后，可使机体产生体液免疫应答。用于预防 A 群和 C 群脑膜炎奈瑟球菌引起的流行性脑脊髓膜炎。

【规格】　复溶后每瓶 0.5ml，每 1 次人用剂量 0.5ml，含 A 群、C 群多糖各 50μg。

【免疫程序和剂量】　（1）按标示量加入所附 PBS 复溶，摇匀后立即使用。

（2）于上臂外侧三角肌下缘附着处皮下注射。

（3）接种 1 次，每 1 次人用剂量为 0.5ml。接种应于流行性脑脊髓膜炎流行季节前完成。

【不良反应】

常见不良反应：

（1）接种后 24 小时内，注射部位可出现疼痛和触痛，注射局部有红肿、浸润等轻、中度反应，多数情况下 2～3 天内自行缓解。

（2）一般在接种疫苗后可能出现一过性发热反应。其中大多数为轻度发热反应，一般持续 1～2 天后可自行缓解，不需处理；对于中度发热反应或发热时间超过 48 小时者，可给予对症处理。

罕见不良反应：

（1）严重发热反应，应给予对症处理，以防高热惊厥。

（2）注射局部重度红肿或出现其他并发症时，应对症处理。

极罕见不良反应：

（1）过敏性皮疹：一般在接种疫苗后 72 小时内可能出现皮疹，应及时就诊，给予抗过敏治疗。

（2）过敏性休克：一般在注射疫苗后 1 小时内发生。应及时抢救，注射肾上腺素进行治疗。

（3）过敏性紫癜：出现过敏性紫癜反应时应及时就诊，应用皮质固醇类药物给予抗过敏治疗，治疗不当或不及时有可能并发紫癜性肾炎。

（4）偶见血管神经性水肿、变态反应性神经炎。

（5）文献报道可出现变态反应性剥脱性皮炎。

【禁忌】　（1）已知对该疫苗的任何成分过敏者。

（2）患急性疾病、严重慢性疾病、慢性疾病的急性发作期和发热者。

（3）患脑病、未控制的癫痫和其他进行性神经系统疾病者。

【注意事项】　　（1）以下情况者慎用：家族和个人有惊厥史者、患慢性疾病者、有癫痫史者、过敏体质者、哺乳期妇女。

（2）疫苗瓶有裂纹、标签不清或失效者，疫苗复溶后出现浑浊等外观异常者均不得使用。

（3）应备有肾上腺素等药物，以备偶有发生严重过敏反应时急救用。接受注射者在注射后应在现场观察至少30 分钟。

（4）严禁冻结。

【贮藏】　　于 2～8℃避光保存和运输。

【包装】　　按批准的执行。

【有效期】　　24 个月。

【执行标准】

【批准文号】

【生产企业】

企业名称：

生产地址：

邮政编码：

电话号码：

传真号码：

网　　址：

A 群 C 群脑膜炎球菌多糖结合疫苗

A Qun C Qun Naomoyanquijun
Duotang Jiehe Yimiao

**Group A and Group C Meningococcal
Conjugate Vaccine**

本品系用 A 群和 C 群脑膜炎奈瑟球菌荚膜多糖抗原,经活化、衍生后与破伤风类毒素蛋白共价结合为多糖蛋白结合物,加入适宜稳定剂后冻干制成。用于预防 A 群和 C 群脑膜炎奈瑟球菌引起的流行性脑脊髓膜炎。

1 基本要求

生产和检定用设施、原材料及辅料、水、器具、动物等应符合"凡例"的有关要求。

2 制造

2.1 菌种

生产用菌种采用 A 群脑膜炎奈瑟球菌 CMCC 29201 (A4) 菌株和 C 群脑膜炎奈瑟球菌 CMCC 29205 (C11) 菌株。

2.2 原液

2.2.1 混合前单价多糖原液

混合前 A 群、C 群脑膜炎奈瑟球菌多糖原液应分别符合"A 群脑膜炎球菌多糖疫苗"中 2.1～2.2 项的规定。原液制备过程中可采用经批准的方法去除细菌内毒素。

2.2.2 多糖原液检定

按 3.1 项进行。

2.2.3 保存及有效期

粗制多糖、精制多糖原液或原粉于 −20℃ 以下保存。自收获杀菌之日起,疫苗总有效期应不超过 60 个月。

2.2.4 多糖活化及衍生

2.2.4.1 将检测合格的 A 群、C 群多糖分别按适宜的比例加入溴化氰,在适宜的条件下进行活化,然后向反应液中加入适量己二酰肼溶液,在适宜的条件下反应一定时间。超滤去除残余溴化氰,收集多糖衍生物。

2.2.4.2 多糖衍生物检测

按 3.2 项进行。

2.2.4.3 保存及有效期

于适宜温度保存,保存时间应符合批准的要求。

2.2.5 载体蛋白

载体蛋白为破伤风类毒素,破伤风类毒素原液的制造及检定应符合"吸附破伤风疫苗"2.1～2.2 项规定。

可采用柱色谱法或其他经批准的方式对破伤风类毒素原液进一步纯化,并配制成适宜的浓度。

2.2.6 多糖蛋白结合物的制备

2.2.6.1 结合

A 群、C 群多糖衍生物分别与破伤风类毒素适量混合,加入碳二亚胺 (EDAC) 进行反应。

2.2.6.2 结合物纯化

反应物可经超滤或透析进行预处理,采用柱色谱法分别对 A 群多糖蛋白结合物和 C 群多糖蛋白结合物进行纯化,收集 V_0 附近的洗脱液,合并后即为纯化的结合物,除菌过滤后,即为结合物原液。于 2～8℃ 保存。

2.2.7 结合物原液检定

按 3.3 项进行。

2.2.8 保存及有效期

于 2～8℃ 保存,保存时间应不超过 3 个月。

2.3 半成品

2.3.1 配制

用无菌、无热原乳糖溶液和灭菌注射用水或生理氯化钠溶液稀释原液即为半成品。每 1 次人用剂量含 A 群多糖不低于 $10\mu g$,C 群多糖不低于 $10\mu g$,乳糖 5～10mg。

2.3.2 半成品检定

按 3.4 项进行。

2.4 成品

2.4.1 分批

应符合"生物制品分批规程"的规定。

2.4.2 分装及冻干

应符合"生物制品分装和冻干规程"规定。采用适宜条件冻干,冻干过程中制品温度不应高于 30℃,真空或充氮封口。

2.4.3 规格

按标示量复溶后每瓶 0.5ml。每 1 次人用剂量 0.5ml,含 A 群、C 群多糖各 $10\mu g$。

2.4.4 包装

应符合"生物制品包装规程"规定。

3 检定

3.1 多糖原液检定

3.1.1 鉴别试验

采用免疫双扩散法测定(通则 3403),A 群多糖和 C 群多糖应分别与相应的抗血清产生特异性沉淀线。

3.1.2 化学检定

3.1.2.1 固体总量

依法测定(通则 3101)。

3.1.2.2 蛋白质含量

A 群多糖和 C 群多糖应分别小于 8mg/g(通则 0731 第二法)。

3.1.2.3 核酸含量

A 群多糖和 C 群多糖应分别小于 8mg/g。核酸在 260nm 波长处的吸收系数 ($E_{1cm}^{1\%}$) 为 200(通则 0401)。

3.1.2.4 O-乙酰基含量

依法测定(通则 3117)。A 群多糖应不低于 2mmol/g,C 群多糖应不低于 1.5mmol/g。

3.1.2.5 磷含量

A 群多糖应不低于 80mg/g(通则 3103)。

3.1.2.6　唾液酸含量

以 N-乙酰神经氨酸为对照，C 群多糖应不低于 800mg/g（通则 3102）。

3.1.2.7　多糖分子大小测定

A 群、C 群多糖分子的 K_D 值均应不高于 0.40，K_D 值小于 0.5 的洗脱液多糖回收率：A 群多糖应大于 76%，C 群多糖应大于 80%（通则 3419）。

3.1.2.8　苯酚残留量

A 群、C 群多糖苯酚残留量均应不高于 6.0mg/g（通则 3113）。

3.1.3　无菌检查

依法检查（通则 1101），应符合规定。

3.1.4　细菌内毒素检查

依法检查（通则 1143），A 群、C 群多糖均应不高于 25EU/μg。

3.2　多糖衍生物检定

衍化率

依法测定（通则 3118），应符合批准的要求。

3.3　结合物原液检定

3.3.1　鉴别试验

应用免疫双扩散法（通则 3403）测定。多糖-破伤风类毒素结合物应分别与 A 群脑膜炎奈瑟球菌抗血清、C 群脑膜炎奈瑟球菌抗血清、破伤风抗毒素产生特异性沉淀线。

3.3.2　化学检定

3.3.2.1　多糖含量

A 群多糖含量应不低于 50μg/ml（通则 3103）。C 群多糖含量应不低于 50μg/ml（通则 3102）。

3.3.2.2　蛋白质含量

A 群多糖结合物中蛋白质含量应不低于 55μg/ml；C 群多糖结合物中蛋白质含量应不低于 33μg/ml（通则 0731 第二法）。

3.3.2.3　多糖与蛋白质比值

应符合批准的要求。

3.3.2.4　游离多糖含量

A 群：采用冷苯酚将结合物原液中与蛋白质结合的多糖沉淀，分别测定沉淀前原液和沉淀后上清液中的磷含量（通则 3103），计算出 A 群游离多糖的含量，应不高于 20%。

C 群：采用冷苯酚将结合物原液中与蛋白质结合的多糖沉淀，分别测定沉淀前原液和沉淀后上清中的唾液酸含量（通则 3102），计算出 C 群游离多糖的含量，应不高于 25%。

同法检测多糖原液沉淀前后的磷含量和唾液酸含量，分别计算多糖回收率，应为 80%～100%。

3.3.2.5　游离载体蛋白含量

采用高效液相色谱法测定（通则 0512）。色谱柱 TSK G-5000xl（7.8mm×300mm）；流动相为生理氯化钠溶液，pH6.8～7.2；上样量 200μl，检测波长 280nm，流速 0.5～0.8ml 每分钟，以破伤风类毒素色谱峰计算理论板数应不

低于 500。按面积归一化法计算，游离载体蛋白含量应不高于 5%。

3.3.2.6　多糖分子大小测定

A 群多糖和 C 群多糖 K_D 值在 0.2 以前的洗脱多糖回收率均应≥60%（通则 3419）。

3.3.2.7　碳二亚胺残留量

应不高于 5μmol/L（通则 3206）。

3.3.2.8　氰化物残留量

应不高于 5ng/mg（通则 0806）。

3.3.3　无菌检查

依法检查（通则 1101），应符合规定。

3.4　半成品检定

无菌检查

依法检查（通则 1101），应符合规定。

3.5　成品检定

除水分、多糖含量、游离多糖含量测定外，按制品标示量加入所附疫苗稀释剂复溶后进行各项检定。

3.5.1　鉴别试验

采用免疫双扩散法测定（通则 3403），应分别与 A 群、C 群多糖抗血清及破伤风抗毒素产生特异性沉淀线。

3.5.2　物理检查

3.5.2.1　外观

应为白色疏松体，加入所附疫苗稀释剂后迅速溶解，溶液应澄清无异物。

3.5.2.2　装量差异

依法检查（通则 0102），应符合规定。

3.5.3　化学检定

3.5.3.1　水分

应不高于 3.0%（通则 0832）。

3.5.3.2　pH 值

依法测定（通则 0631），应符合批准的要求。

3.5.3.3　渗透压摩尔浓度

依法测定（通则 0632），应符合批准的要求。

3.5.3.4　多糖含量

依法测定磷含量（通则 3103），计算 A 群多糖含量。依法测定唾液酸含量（通则 3102），以 N-乙酰神经氨酸作对照品，计算 C 群多糖含量。每 1 次人用剂量含 A 群多糖 10～15μg；C 群多糖 10～15μg。

3.5.3.5　游离多糖含量

供试品采用透析法去除乳糖后，按 3.3.2.4 项进行，A 群游离多糖含量应不高于 25%，C 群游离多糖含量应不高于 30%。

3.5.4　效力试验

每批疫苗皮下注射 12～14g NIH（或 BALb/c）小鼠，每组 10 只，另取同批小鼠 10 只作对照，注射生理氯化钠溶液，分别在第 0 天、第 14 天皮下注射 2 次，每次注射剂量分别含 A 群、C 群多糖各 2.5μg，于第 1 针后第 21～28 天采血，以 ELISA 法测定血清中抗 A 群和抗 C 群多糖 IgG

抗体滴度，以生理氯化钠溶液对照组小鼠血清的吸光度值求出 Cutoff 值。疫苗组抗体阳转率应不低于 80%。

3.5.5 无菌检查

依法检查（通则 1101），应符合规定。

3.5.6 热原检查

依法检查（通则 1142）。注射剂量按家兔体重每 1kg 注射 1ml，含多糖 0.1μg（含 A 群多糖 0.05μg、C 群多糖 0.05μg）。

3.5.7 细菌内毒素检查

依法检查（通则 1143），每 1 次人用剂量应不高于 500EU。

3.5.8 异常毒性检查

依法检查（通则 1141），应符合规定。注射剂量为每只小鼠 0.5ml，含 1 次人用剂量；每只豚鼠 5ml，含 10 次人用剂量。

4 稀释剂

稀释剂为无菌、无热原 PBS 或灭菌注射用水，稀释剂的生产工艺应符合批准的要求。

灭菌注射用水应符合本版药典（二部）的相关规定。

无菌、无热原 PBS 应符合以下要求。

4.1 外观

应为无色澄清液体。

4.2 可见异物检查

依法检查（通则 0904），应符合规定。

4.3 pH 值

应为 6.8～7.2（通则 0631）。

4.4 无菌检查

依法检查（通则 1101），应符合规定。

4.5 细菌内毒素检查

依法检查（通则 1143），应不高于 0.25EU/ml。

5 保存、运输及有效期

于 2～8℃避光保存和运输，自生产之日起，有效期为 24 个月。

6 使用说明

应符合"生物制品包装规程"规定和批准的内容。

A群C群脑膜炎球菌多糖结合疫苗使用说明

【药品名称】

通用名称：A 群 C 群脑膜炎球菌多糖结合疫苗

英文名称：Group A and Group C Meningococcal Conjugate Vaccine

汉语拼音：A Qun C Qun Naomoyanqiujun Duotang Yimiao

【成分和性状】 本品系用 A 群和 C 群脑膜炎奈瑟球菌经培养和提取纯化获取的荚膜多糖抗原，与破伤风类毒素共价结合后，加入适宜稳定剂冻干制成。为白色疏松体，加入所附稀释剂后应迅速溶解，溶液澄清无异物。

有效成分：A 群和 C 群脑膜炎奈瑟球菌荚膜多糖。

辅料：应列出全部批准的辅料成分。

疫苗稀释剂：无菌、无热原 PBS 或灭菌注射用水。

【接种对象】 按批准的接种对象和年龄执行。

【作用与用途】 本疫苗接种后，可使机体产生记忆性免疫应答，用于预防 A 群和 C 群脑膜炎奈瑟球菌引起的流行性脑脊髓膜炎。

【规格】 按标示量复溶后每瓶 0.5ml，每 1 次人用剂量 0.5ml，含 A 群结合多糖不少于 10μg，C 群结合多糖不少于 10μg。

【免疫程序和剂量】 （1）按标示量加入所附稀释剂复溶，摇匀后立即使用。

（2）于上臂外侧三角肌肌内注射 0.5ml。

（3）免疫程序和剂量按批准的执行。

【不良反应】 本疫苗偶有短暂的发热、皮疹、头晕、头痛、乏力、食欲减退、腹痛腹泻等不良反应，注射局部可出现压痛、瘙痒和红肿，多可自行缓解。

极少数儿童还可能出现嗜睡或烦躁、消化道不适等全身反应。

【禁忌】 有下列情况者，不得使用本疫苗。

（1）患癫痫、脑部疾病及有惊厥、过敏史者。

（2）患肾脏病、心脏病及活动性结核者。

（3）患急性传染病及发热者。

（4）对破伤风类毒素过敏者。

（5）已知对疫苗的某种成分过敏，尤其是对破伤风类毒素过敏者，或者先前接种本疫苗过敏者。

（6）HIV 感染者。

【注意事项】 （1）使用前应检查西林瓶，如有裂纹或瓶内有异物者，不得使用。

（2）每一西林瓶制品溶解后，应按规定人份（剂量）一次用完，不得分多次使用。

（3）接种本疫苗后若出现过敏反应，应迅速采取有效的治疗措施，包括使用肾上腺素。

（4）注射器针头不可刺破血管，严禁静脉或动脉内注射。

【贮藏】 于 2～8℃避光保存和运输。

【包装】 按批准的执行。

【有效期】 24 个月。

【执行标准】

【批准文号】

【生产企业】

企业名称：

生产地址：

邮政编码：

电话号码：

传真号码：

网　址：

ACYW135 群脑膜炎球菌多糖疫苗

ACYW135 Qun Naomoyanqiujun Duotang Yimiao

Group ACYW135 Meningococcal

Polysaccharide Vaccine

本品系分别用 A 群、C 群、Y 群、W135 群脑膜炎奈瑟球菌培养液，分别提取和纯化 A 群、C 群、Y 群、W135 群脑膜炎奈瑟球菌多糖抗原，混合后加入适宜稳定剂后冻干制成。用于预防 A 群、C 群、Y 群、W135 群脑膜炎奈瑟球菌引起的流行性脑脊髓膜炎。

1　基本要求

生产和检定用设施、原材料及辅料、水、器具、动物等应符合"凡例"的有关要求。

2　制造

2.1　菌种

生产用菌种为 A 群脑膜炎奈瑟球菌 CMCC 29201（A4）菌株、C 群脑膜炎奈瑟球菌 CMCC 29205（C11）菌株、Y 群脑膜炎奈瑟球菌 CMCC 29028 菌株、W135 群脑膜炎奈瑟球菌 CMCC 29037 菌株或其他经批准的菌种。

2.2　原液

2.2.1　混合前单价多糖原液

A 群、C 群、Y 群、W135 群脑膜炎奈瑟球菌多糖原液应分别符合"A 群脑膜炎球菌多糖疫苗"中 2.1～2.2 项的规定。原液制备过程中可采用经批准的方法去除细菌内毒素。

2.2.2　原液检定

按 3.1 项进行。

2.2.3　保存及有效期

粗制多糖、精制多糖原液或原粉于 −20℃ 以下保存。自收获杀菌之日起，疫苗总有效期应不超过 60 个月。

2.3　半成品

2.3.1　配制

用无菌、无热原乳糖溶液和灭菌注射用水稀释原液即为半成品。每 1 次人用剂量含 A 群多糖 50μg，C 群多糖 50μg，Y 群多糖 50μg，W135 群多糖 50μg，乳糖 2.5～10mg。

2.3.2　半成品检定

按 3.2 项进行。

2.4　成品

2.4.1　分批

应符合"生物制品分批规程"规定。

2.4.2　分装及冻干

应符合"生物制品分装和冻干规程"规定。冻干过程中制品温度应不高于 30℃，真空或充氮封口。

2.4.3　规格

按标示量复溶后每瓶 0.5ml。每 1 次人用剂量 0.5ml，含 A 群、C 群、Y 群、W135 群多糖各 50μg。

2.4.4　包装

符合"生物制品包装规程"规定。

3　检定

3.1　原液检定

3.1.1　鉴别试验

采用免疫双扩散法（通则 3403），本品与 A 群、C 群、Y 群及 W135 群脑膜炎球菌抗体应形成明显沉淀线。

3.1.2　化学检定

3.1.2.1　固体总量

依法测定（通则 3101）。A 群多糖于 50℃ 干燥至恒重，C 群、Y 群、W135 群多糖于 50℃ 或 105℃ 干燥至恒重。

3.1.2.2　蛋白质含量

A 群多糖和 C 群多糖均应小于 8mg/g，Y 群多糖和 W135 群多糖均应小于 10mg/g（通则 0731 第二法）。

3.1.2.3　核酸含量

A 群多糖和 C 群多糖均应小于 8mg/g，Y 群多糖和 W135 群多糖均应小于 10mg/g。核酸在 260nm 波长处的吸收系数（$E_{1cm}^{1\%}$）为 200（通则 0401）。

3.1.2.4　O-乙酰基含量

A 群多糖应不低于 2.0mmol/g，C 群多糖应不低于 1.5mmol/g，Y 群、W135 群多糖均应不低于 0.3mmol/g（通则 3117）。

3.1.2.5　磷含量

A 群多糖应不低于 80mg/g（通则 3103）。

3.1.2.6　唾液酸含量

以 N-乙酰神经氨酸为对照，C 群多糖应不低于 800mg/g，Y 群、W135 群多糖均应不低于 560mg/g（通则 3102）。

3.1.2.7　多糖分子大小测定

A 群、C 群、Y 群、W135 群多糖分子的 K_D 值均应不高于 0.40，K_D 值小于 0.5 的洗脱液多糖回收率：A 群多糖应大于 76%，C 群、Y 群、W135 群多糖应分别大于 80%（通则 3419）。

3.1.2.8　苯酚残留量

A 群、C 群、Y 群、W135 群多糖均应不高于 6.0mg/g（通则 3113）。

3.1.3　无菌检查

依法检查（通则 1101），应符合规定。

3.1.4　细菌内毒素检查

依法检查（通则 1143），A 群、C 群、Y 群、W135 群多糖均应不高于 12.5EU/μg。

3.2　半成品检定

无菌检查

依法检查（通则 1101），应符合规定。

3.3　成品检定

3.3.1　鉴别试验

按 3.1.1 项方法进行。

3.3.2　物理检查

3.3.2.1　外观

应为白色疏松体，按标示量加入所附稀释剂后应迅速复溶为澄明液体，无异物。

3.3.2.2　装量差异

依法检查（通则 0102），应符合规定。

3.3.3　化学检定

3.3.3.1　水分

应不高于 3.0%（通则 0832）。

3.3.3.2　pH 值

依法测定（通则 0631），应符合批准的要求。

3.3.3.3　渗透压摩尔浓度

依法测定（通则 0632），应符合批准的要求。

3.3.3.4　多糖含量

称取 1.0g 琼脂糖，加至 0.05mol/L 巴比妥缓冲液（pH8.6）100ml 中，加热溶解完全，待冷却至约 56℃时分别加入适量的 A 群、C 群、Y 群和 W135 群脑膜炎奈瑟球菌抗血清，混匀后迅速倾倒于水平放置的约 5.5cm×12.5cm 玻板上。待琼脂凝固后打孔，孔径 3mm，孔间距离 4~5mm。各孔中分别加入稀释好的脑膜炎奈瑟球菌多糖参考品溶液（浓度分别为 1μg/ml、2μg/ml、4μg/ml、6μg/ml、8μg/ml、10μg/ml、12μg/ml）和供试品溶液 10μl。在 60V 恒压条件下电泳适宜时间。取出琼脂糖凝胶放入生理氯化钠溶液内浸泡适宜时间后，用考马斯亮蓝染色液染色至火箭峰出现，用甲醇-醋酸溶液脱色至背景清晰。准确测量火箭峰高，将各群脑膜炎球菌多糖参考品含量及对应的峰高作直线回归分析，分别将供试品溶液电泳峰高度的值代入直线回归方程中，求出各群脑膜炎奈瑟球菌多糖的含量。

每 1 次人用剂量含 A 群、C 群、Y 群、W135 群多糖应分别为 35~65μg。

3.3.3.5　多糖分子大小测定

K_D 值均应不高于 0.40。K_D 值小于 0.5 的洗脱液多糖回收率：A 群多糖应大于 76%，C 群、Y 群、W135 群多糖应分别大于 80%（通则 3419）。

3.3.4　无菌检查

依法检查（通则 1101），应符合规定。

3.3.5　异常毒性检查

依法检查（通则 1141），应符合规定。注射剂量为每只小鼠 0.5ml，含 1 次人用剂量；每只豚鼠 5ml，含 10 次人用剂量。

3.3.6　热原检查

依法检查（通则 1142）。注射剂量按家兔体重每 1kg 注射 0.2μg 多糖，应符合规定。

3.3.7　细菌内毒素检查

依法检查（通则 1143），每 1 次人用剂量应不超过 1500EU。

4　稀释剂

稀释剂为灭菌注射用水或无菌、无热原 PBS，稀释剂的生产应符合批准的要求。

灭菌注射用水应符合本版药典（二部）的相关规定。

无菌、无热原 PBS 应符合以下要求。

4.1　外观

应为无色澄清液体。

4.2　可见异物检查

依法检查（通则 0904），应符合规定。

4.3　pH 值

应为 6.8~7.2（通则 0631）。

4.4　无菌检查

依法检查（通则 1101），应符合规定。

4.5　细菌内毒素检查

依法检查（通则 1143），应不高于 0.25EU/ml。

5　保存、运输及有效期

于 2~8℃避光保存和运输。自生产之日起，有效期为 24 个月。

6　使用说明

应符合"生物制品包装规程"规定和批准的内容。

ACYW135 群脑膜炎球菌多糖疫苗使用说明

【药品名称】

通用名称：ACYW135 群脑膜炎球菌多糖疫苗

英文名称：Group ACYW135 Meningococcal Polysaccharide Vaccine

汉语拼音：ACYW135 Qun Naomoyanqiujun Duotang Yimiao

【成分和性状】　本品系分别用 A 群、C 群、Y 群、W135 群脑膜炎奈瑟球菌培养液，分别提取和纯化 A 群、C 群、Y 群、W135 群脑膜炎奈瑟球菌多糖抗原，混合后加入适宜稳定剂后冻干制成。为白色疏松体，加入所附稀释剂复溶后为无色澄清液体。

有效成分：A 群、C 群、Y 群、W135 群脑膜炎奈瑟球菌荚膜多糖。

辅料：应列出全部批准的辅料成分。

疫苗稀释剂：无菌、无热原 PBS 或灭菌注射用水。

【接种对象】　目前仅推荐本品在以下范围内 2 周岁以上儿童及成人的高危人群使用：

1. 旅游到或居住到高危地区者，如非洲撒哈拉地区（A 群、C 群、Y 群及 W135 群脑膜炎奈瑟球菌传染流行区）；

2. 从事实验室或疫苗生产工作可从空气中接触到 A 群、C 群、Y 群及 W135 群脑膜炎奈瑟球菌者；

3. 根据流行病学调查，由国家卫生管理部门和疾病控制中心预测有 Y 群及 W135 群脑膜炎奈瑟球菌暴发地区的高危人群。

【作用与用途】　本品用于预防 A 群、C 群、Y 群及 W135 群脑膜炎奈瑟球菌引起的流行性脑脊髓膜炎。

【规格】　按标示量复溶后每瓶 0.5ml，每 1 次人用剂量 0.5ml，含 A 群、C 群、Y 群及 W135 群多糖各 50μg。

【免疫程序和剂量】　（1）按标示量加入所附稀释剂溶解，摇匀后立即使用。

（2）于上臂外侧三角肌附着处皮下注射本品。

（3）接种 1 次，每 1 次人用剂量为 0.5ml。接种应于流行性脑脊髓膜炎流行季节前完成。

（4）再次接种（国外推荐）：传染地区的高危个体，特别是第一次接种小于 4 岁的儿童，如果持续处于高危状态，应考虑初次免疫 2～3 年后再次接种；尽管还未确定大龄儿童和成人是否有再次接种的必要，但如果疫苗接种 2～3 年后抗体水平快速下降，则应考虑初次免疫 3～5 年内进行再次接种。

本品尚无免疫持久性和加强免疫的研究资料。

【不良反应】　局部不良反应：主要为接种部位疼痛，其次为红肿、肿胀、瘙痒。

全身不良反应：主要为发热，其次有头痛、乏力、嗜睡、恶心呕吐、腹泻、食欲不振、肌痛和皮疹，大多数可自行缓解，并在 72 小时内消失。

国内临床试验中 900 例受试者（包括幼儿、儿童和成人）接种本疫苗后的不良反应详见下表，此次观察时间是在接种后 4 周内。

临床试验中接种 ACYW135 群脑膜炎球菌多糖疫苗后的不良反应（%）

不良反应	轻度	中、重度
局部		
疼痛	5.00%（45/900）	0
红肿	1.33%（12/900）	0.22%（2/900）
瘙痒	1.00%（9/900）	0
全身		
发热	8.89%（80/900）	5.11%（46/900）
头痛	2.67%（24/900）	0.11%（1/900）
乏力	0.89%（8/900）	0.11%（1/900）
嗜睡	0.11%（1/900）	0
恶心呕吐	0.56%（5/900）	0.11%（1/900）
腹泻	0.89%（8/900）	0
食欲不振	0.11%（1/900）	0
肌痛	0.22%（2/900）	0.33%（3/900）
皮疹	0.11%（1/900）	0.77%（7/900）

与其他疫苗的使用一样，本疫苗中的成分可能在少数被接种者中引起过敏反应，甚至因西林瓶上的胶塞含干燥的天然橡胶而对天然橡胶塞过敏。

【禁忌】　有下列情况者，禁止使用本品：

（1）对本疫苗及其成分过敏者。

（2）患癫痫、脑部疾病者及有过敏史者。

（3）患肾脏病、心脏病、活动性结核者，HIV 感染者及其他急性疾病者。患严重慢性疾病、慢性疾病的急性发作期者。

（4）患急性传染病及发热者。

（5）本疫苗未在妊娠妇女及试验动物中进行生殖毒性试验，是否对胎儿有影响未知，因此，妊娠妇女应禁用此疫苗，尤其是妊娠的前 3 个月。

【注意事项】　（1）以下情况者慎用：家族和个人有惊厥史者、患慢性疾病者、有癫痫史者、过敏体质者、孕妇、哺乳期妇女。

（2）为预防注射后发生罕见的不良反应，注射本品时需要必要的监护和治疗措施，如备有肾上腺素，以备偶有过敏反应发生时急救用。接种后至少观察 30 分钟。

（3）使用前应检查本品，如有裂纹、瓶塞松动或疫苗复溶后外观异常者，均不得使用。

（4）本疫苗溶解后，应按规定剂量一次用完，不得分多次使用。如未立即使用，放置时间不得超过 30 分钟。

（5）应特别避免本品疫苗被注入皮内、肌肉内或静脉内，因上述三种注射途径临床还未被确定是安全的和有效的。

（6）由于细菌内毒素量的叠加，本疫苗不得与百日咳菌体疫苗和伤寒菌体疫苗同时注射。

（7）如果本疫苗接种给免疫缺陷者或正在采用免疫抑制剂治疗的患者，则无法获得免疫应答。

（8）本疫苗不能用于已经感染脑膜炎奈瑟球菌者的治疗，不能保护其他感染源（包括 B 群脑膜炎奈瑟球菌在内）导致的脑脊髓膜炎。

（9）本品不能对 2 岁以下的婴幼儿提供短期预防，但对 3 个月及以上的婴幼儿可提供对 A 群脑膜炎奈瑟球菌感染的短期保护。

（10）与其他疫苗一样，本品不可能对易感人群提供 100% 的保护。

（11）尚未确定本品是否会随乳汁分泌。因为许多药物会随人乳分泌，给哺乳期妇女使用本疫苗需特别谨慎。

【贮藏】　于 2～8℃避光保存和运输。

【包装】　按批准的执行。

【有效期】　24 个月。

【执行标准】

【批准文号】

【生产企业】

企业名称：

生产地址：

邮政编码：

电话号码：

传真号码：

网　　址：

b 型流感嗜血杆菌结合疫苗

b Xing Liuganshixueganjun Jiehe Yimiao

Haemophilus Influenzae Type b Conjugate Vaccine

本品系用纯化的 b 型流感嗜血杆菌（Hib）荚膜多糖抗原，通过己二酰肼与破伤风类毒素蛋白共价结合制成。用于预防 b 型流感嗜血杆菌引起儿童的感染性疾病，如脑膜炎、肺炎等。

1 基本要求

生产和检定用设施、原材料及辅料、水、器具、动物等应符合"凡例"的有关要求。

2 制造

2.1 菌种

生产用菌种应符合"生物制品生产检定用菌毒种管理规程"的有关规定。

2.1.1 名称及来源

采用 b 型流感嗜血杆菌 CMCC 58547 或 CMCC 58534 株。

2.1.2 种子批的建立

应符合"生物制品生产检定用菌毒种管理规程"的规定。

2.1.3 种子批的传代

主种子批启开后传代次数不超过 5 代；工作种子批启开后至接种发酵罐培养传代次数不得超过 5 代。

2.1.4 种子批的检定

检定菌种可用含羊血的巧克力培养基或 Hib 综合培养基。

2.1.4.1 培养特性

菌种在普通营养琼脂培养基上不生长，在含羊血的巧克力培养基或在 Hib 综合琼脂培养基上生长，生长需要 X 因子（氯化血红素）、V 因子（β辅酶 A）；卫星试验阳性，菌落呈灰白色、半透明、光滑凸起，湿润，边缘规则。

2.1.4.2 染色镜检

应为革兰氏阴性短小杆菌，有荚膜，有时连成线状，亦可有单个阴性球菌。

2.1.4.3 生化反应

发酵葡萄糖、木糖、半乳糖，产酸、不产气。不发酵蔗糖、乳糖和果糖（通则 3605）。赖氨酸脱羧酶反应呈阴性。

2.1.4.4 血清学试验

将在 35~37℃ 培养的菌苔，与 Hib 免疫血清进行玻片凝集试验，应有强凝集反应。

2.1.5 种子批的保存

种子批应冻干保存于 8℃ 以下。

2.2 原液

2.2.1 生产用种子

启开工作种子批菌种，经适当传代检查培养特性和染色镜检后接种在液体或固体 Hib 综合培养基上，制备数量适宜的生产用种子。

2.2.2 生产用培养基

采用 Hib 综合培养基。

2.2.3 培养

采用培养罐液体培养，在培养过程中取样进行纯菌检查、涂片革兰氏染色镜检，如发现污染杂菌，应废弃。

2.2.4 收获及杀菌

于对数生长期的后期或静止期的前期收获，取样进行菌液浓度测定及纯菌检查，然后于培养物中加入适宜浓度的甲醛溶液或脱氧胆酸钠溶液杀菌，以确保杀菌完全及不损伤 Hib 荚膜多糖为宜。

2.2.5 多糖提取和纯化

2.2.5.1 去核酸

将已杀菌的培养物，离心去菌体后收集上清液，采用十六烷基三甲基溴化铵沉淀收集复合多糖。

2.2.5.2 沉淀多糖

乙醇沉淀收集粗制多糖，或超滤浓缩后乙醇沉淀。取上清液，然后加入适宜浓度的乙醇溶液沉淀多糖，并依次用无水乙醇、丙酮洗涤沉淀物，干燥后即为粗制多糖，−20℃ 或以下保存。

2.2.5.3 多糖纯化

将粗制多糖溶解于 1/10 饱和醋酸钠溶液中，然后按适当比例用冷苯酚溶液重复抽提数次。收集上清液，并透析或超滤脱苯酚，再加乙醇至最终浓度为 60%~80%，离心后收集沉淀物，或超滤浓缩后乙醇沉淀，取上清液，然后加入 60%~80% 的乙醇溶液沉淀多糖，依次用无水乙醇、丙酮洗涤，真空干燥，所得固体即为精制多糖。

2.2.5.4 多糖检定

按 3.1 项进行。

2.2.5.5 保存及有效期

保存于 −20℃ 或以下，保存时间按批准的执行。

2.2.6 多糖衍生

2.2.6.1 将精制多糖溶解后，按适宜比例加入溴化氰进行活化，然后向反应液中加入适宜浓度的己二酰肼溶液，反应适宜时间。再将反应液超滤或透析。可冻干收集固体衍生物。

2.2.6.2 多糖衍生物检定

按 3.2 项进行。

2.2.6.3 保存及有效期

保存于 −20℃ 或以下，保存时间不超过 30 天。

2.2.7 载体蛋白

载体蛋白为破伤风类毒素。破伤风类毒素原液制造和检定应符合"吸附破伤风疫苗"2.1~2.2 项规定。

可采用柱色谱法或其他经批准的方法对破伤风类毒素原液进一步纯化，并配制至适宜浓度。

2.2.8 多糖蛋白结合物的制备

2.2.8.1 结合

多糖衍生物与破伤风类毒素蛋白等量混合，加入碳二亚胺（EDAC）进行反应，然后透析或超滤透析。

2.2.8.2　结合物纯化

结合物用柱色谱纯化，收集 V_0 附近的洗脱液，合并各次色谱收获的洗脱液即为纯化的结合物，除菌过滤后，即为结合物原液。

2.2.9　原液检定

按 3.3 项检定。

2.2.10　保存及有效期

保存于 2～8℃，保存时间不超过 6 个月。

2.3　半成品

2.3.1　配制

用氯化钠注射液稀释多糖蛋白结合物原液，每 1ml 疫苗溶液含多糖应不低于 20μg。

2.3.2　半成品检定

按 3.4 项进行。

2.4　成品

2.4.1　分批

应符合"生物制品分批规程"规定。

2.4.2　分装

应符合"生物制品分装和冻干规程"规定。

2.4.3　规格

每瓶 0.5ml。每 1 次人用剂量 0.5ml，含多糖 10μg。

2.4.4　包装

应符合"生物制品包装规程"规定。

3　检定

3.1　多糖检定

3.1.1　鉴别试验

采用免疫双扩散法（通则 3403），本品应与 b 型流感嗜血杆菌免疫血清形成明显沉淀线。

3.1.2　化学检定

3.1.2.1　固体总量

依法测定（通则 3101）。

3.1.2.2　核糖含量

以 D-核糖为对照，应为 320～410mg/g（通则 3421）。

3.1.2.3　磷含量

应为 68～90mg/g（通则 3103）。

3.1.2.4　蛋白质含量

应小于 10mg/g（通则 0731 第二法）。

3.1.2.5　核酸含量

应小于 10mg/g，核酸在波长 260nm 处的吸收系数（$E_{1cm}^{1\%}$）为 200（通则 0401）。

3.1.2.6　多糖分子大小测定

采用琼脂糖 CL-4B 凝胶柱（1.6cm×100cm）测定，K_D≤0.5 的多糖回收率应不低于 50%（通则 3419）。

3.1.3　细菌内毒素检查

依法检查（通则 1143），应不高于 25EU/μg。

3.2　多糖衍生物检定

3.2.1　己二酰肼含量

应为 16～45μg/mg（通则 3118）。

3.2.2　氰化物残留量

应不高于 10ng/mg（通则 0806）。

3.3　结合物原液检定

3.3.1　鉴别试验

采用免疫双扩散法（通则 3403），本品应与 b 型流感嗜血杆菌免疫血清及破伤风类毒素免疫血清形成明显沉淀线。

3.3.2　化学检定

3.3.2.1　多糖含量

以 D-核糖为对照，按核糖含量计算结合物中多糖含量，应不低于 28μg/ml（通则 3421）。

3.3.2.2　蛋白质含量

应不低于 48μg/ml（通则 0731 第二法）。

3.3.2.3　多糖与蛋白质的比值

按 3.3.2.1 和 3.3.2.2 测定结果计算，应为 0.30～0.59。

3.3.2.4　高分子结合物含量

高分子结合物应为 80%～100% 或游离多糖≤20%（通则 3119）。

3.3.2.5　多糖分子大小测定

采用琼脂糖 CL-4B 凝胶柱（1.6cm×100cm）测定，K_D 值不高于 0.20，K_D 值小于 0.20 的洗脱液回收率应不低于 60%（通则 3419）。

3.3.2.6　碳二亚胺残留量

采用 N. Wilchek 方法测定，碳二亚胺残留量应低于 10μmol/L（通则 3206）。

3.3.3　无菌检查

依法检查（通则 1101），应符合规定。

3.3.4　细菌内毒素检查

依法检查（通则 1143），应不高于 5EU/μg。

3.4　半成品检定

无菌检查

依法检查（通则 1101），应符合规定。

3.5　成品检定

3.5.1　鉴别试验

采用免疫双扩散法（通则 3403），应与 b 型流感嗜血杆菌免疫血清及破伤风类毒素免疫血清形成明显沉淀线。

3.5.2　物理检查

3.5.2.1　外观

应为无色透明液体，无异物。

3.5.2.2　装量

依法检查（通则 0102），应不低于标示量。

3.5.2.3　渗透压摩尔浓度

依法测定（通则 0632），应符合批准的要求。

3.5.3　化学检定

3.5.3.1　pH 值

应为 5.0～7.0（通则 0631）。

3.5.3.2   氯化钠含量

应为 7.5～9.5g/L（通则 3107）。

3.5.3.3   多糖含量

以 D-核糖为对照，按核糖含量计算供试品中多糖含量，每 1 次人用剂量应为 10～15μg（通则 3421）。

3.5.3.4   高分子结合物含量

高分子结合物应为 80%～100% 或游离多糖≤20%（通则 3119）。

3.5.3.5   多糖分子大小测定

采用琼脂糖 CL-4B 凝胶柱（1.6cm×100cm），K_D 值小于 0.2 的洗脱液回收率应大于 60%（通则 3419）。

3.5.4   效力试验

每批疫苗皮下注射体重 12～14g NIH（或 BALB/c）小鼠 10 只，另取同批小鼠 10 只作为对照，注射 0.85% 氯化钠溶液。于第 1 天、第 14 天皮下注射两次，每次注射剂量为含 2.5μg 多糖的 Hib 结合疫苗，于第 21～28 天经眼眶后静脉采血，以 ELISA 法测定抗 Hib IgG 抗体，以 0.85% 氯化钠溶液对照组小鼠血清的吸光度值求出 Cutoff 值，疫苗组应有 80% 以上小鼠的血清抗 Hib IgG 抗体水平高于 Cutoff 值。

3.5.5   无菌检查

依法检查（通则 1101），应符合规定。

3.5.6   热原检查

依法检查（通则 1142），注射剂量按家兔体重每 1kg 注射 1.0μg 多糖，应符合规定。

3.5.7   异常毒性检查

依法检查（通则 1141），应符合规定。

3.5.8   细菌内毒素检查

依法检查（通则 1143），每 1 次人用剂量应不高于 25EU。

4   保存、运输及有效期

于 2～8℃保存和运输。自生产之日起，有效期为 24 个月。

5   使用说明

应符合"生物制品包装规程"规定和批准的内容。

b 型流感嗜血杆菌结合疫苗使用说明

【药品名称】

通用名称：b 型流感嗜血杆菌结合疫苗

英文名称：Haemophilus Influenzae Type b Conjugate Vaccine

汉语拼音：b Xing Liuganshixueganjun Jiehe Yimiao

【成分和性状】   本品系用纯化的 b 型流感嗜血杆菌荚膜多糖与破伤风类毒素共价结合而成。为无色透明液体。

有效成分：b 型流感嗜血杆菌荚膜多糖。

辅料：应列出全部批准的辅料成分。

【接种对象】   2 或 3 月龄婴儿～5 周岁儿童。

【作用与用途】   本疫苗接种后，可使机体产生体液免疫应答。用于预防由 b 型流感嗜血杆菌引起的侵袭性感染（包括脑膜炎、肺炎、败血症、蜂窝织炎、关节炎、会厌炎等）。

【规格】   每瓶为 0.5ml，每 1 次人用剂量为 0.5ml，含纯化 b 型流感嗜血杆菌荚膜多糖应不低于 10μg。

【免疫程序和剂量】   臀部外上方 1/4 处或上臂外侧三角肌肌内注射。

自 2 或 3 月龄开始，每隔 1 个月或 2 个月接种 1 次（0.5ml），共 3 次，在 18 个月时进行加强接种 1 次；6～12 月龄儿童，每隔 1 个月或 2 个月注射 1 次（0.5ml），共 2 次，在 18 个月时进行加强接种 1 次；1～5 周岁儿童，仅需注射 1 次（0.5ml）。

【不良反应】   注射后一般反应轻微，接种部位可出现轻微红肿、硬结、压痛，偶有局部瘙痒感，一般不需特殊处理，即自行消退。必要时可对症治疗。

全身反应：主要为发热反应（多在 38.5℃以下），偶有烦躁、嗜睡、呕吐、腹泻、食欲不振，偶见非典型的皮疹，一般可自行缓解。

【禁忌】   （1）患急性疾病、严重慢性疾病者、慢性疾病的急性发作期和发热者。

（2）已知对该疫苗的任何成分过敏，特别对破伤风类毒素过敏者。

（3）患严重心脏疾病、高血压，患肝脏疾病、肾脏疾病者。

【注意事项】   （1）以下情况者慎用：家族和个人有惊厥史者、患慢性疾病者、有癫痫史者、过敏体质者。

（2）使用前应充分摇匀，如出现摇不散的凝块，异物，疫苗瓶有裂纹、标签不清或过期失效者，均不得使用。

（3）接受免疫抑制治疗或免疫缺陷者注射本疫苗可能影响疫苗的免疫效果。

（4）应备有肾上腺素等药物，以备偶有发生严重过敏反应时急救用。接受注射者在注射后应在现场观察至少 30 分钟。

（5）本疫苗如与其他疫苗同时接种，应在不同的部位注射。

（6）在任何情况下，疫苗中的破伤风类毒素不能代替常规破伤风类毒素的免疫接种。

（7）严禁冻结。

【贮藏】   于 2～8℃避光保存和运输。

【包装】   按批准的执行。

【有效期】   24 个月。

【执行标准】

【批准文号】

【生产企业】

企业名称：

生产地址：

邮政编码：

电话号码：

传真号码：

网　址：

吸附白喉疫苗

Xifu Baihou Yimiao

Diphtheria Vaccine，Adsorbed

本品系用白喉杆菌，在适宜的培养基中培养产生的毒素经甲醛脱毒、精制，加入氢氧化铝佐剂制成。用于 6 个月～12 岁的儿童预防白喉。

1 基本要求

生产和检定用设施、原材料及辅料、水、器具、动物等应符合"凡例"的有关要求。

2 制造

2.1 菌种

生产用菌种应符合"生物制品生产检定用菌毒种管理规程"的有关规定。

2.1.1 名称及来源

采用白喉杆菌 PW8 株（CMCC 38007）或由 PW8 株筛选的产毒高、免疫力强的菌种，或其他经批准的菌种。

2.1.2 种子批的建立

应符合"生物制品生产检定用菌毒种管理规程"的有关规定。

2.1.3 种子批的传代

主种子批自启开后传代不超过 5 代，工作种子批启开后至疫苗生产，传代应不超过 10 代。

2.1.4 种子批的检定

2.1.4.1 培养特性

在吕氏琼脂培养基上生长的菌落应呈灰白色、圆形突起、表面光滑、边缘整齐。在亚碲酸钾琼脂培养基上生长的菌落应呈灰黑色、具金属光泽。在血琼脂培养基上生长的菌落呈灰白色、不透明、不产生 α 溶血素。

2.1.4.2 染色镜检

应为革兰氏染色阳性，具异染颗粒；菌体呈一端或两端膨大、杆状，菌体排列呈栅栏状 X 形或 Y 形。

2.1.4.3 生化反应

发酵葡萄糖、麦芽糖、半乳糖，均产酸不产气；不发酵蔗糖、甘露醇、乳糖（通则 3605）。

2.1.4.4 特异性中和试验

接种在 Elek's 琼脂培养基上，可见明显白色沉淀线。

2.1.5 种子批的保存

种子批应冻干保存于 8℃ 以下。

2.2 类毒素原液

2.2.1 毒素

2.2.1.1 生产用种子

工作种子批检定合格后方可用于生产。由工作种子批传代于适宜的培养基，然后传代至产毒培养基种子管 2～3 代，再传至产毒培养基培养制成生产用种子。

2.2.1.2 生产用培养基

采用胰酶牛肉消化液培养基或经批准的其他适宜培养基。

2.2.1.3 产毒

采用培养罐液体培养，培养过程中应严格控制杂菌污染，凡经镜检或纯菌检查发现污染者应废弃。

2.2.1.4 收获

检测培养物滤液或离心上清液，毒素效价不低于 150Lf/ml 时收获。

2.2.2 精制

2.2.2.1 可采用硫酸铵、活性炭二段盐析法或经批准的其他适宜方法精制。

2.2.2.2 透析过程可加适量防腐剂，有肉眼可见染菌者应废弃。

2.2.2.3 用同一菌种、培养基处方、精制方法制造的类毒素在同一容器内混合后除菌过滤者为一批。

2.2.3 脱毒

2.2.3.1 毒素或精制毒素中加入适量的甲醛溶液，置适宜温度进行脱毒。精制毒素亦可加适量赖氨酸后再加甲醛溶液脱毒。

2.2.3.2 脱毒到期的类毒素或精制类毒素应每瓶取样做絮状单位（Lf）测定。

2.2.3.3 脱毒检查

脱毒到期的类毒素或精制类毒素应每瓶取样进行脱毒检查。用灭菌生理氯化钠溶液将供试品分别稀释成 100Lf/ml，用体重 2.0kg 左右的家兔 2 只，每只家兔分别皮内注射上述稀释供试品各 0.1ml 及 25 倍稀释的锡克试验毒素 0.1ml，另注射 0.1ml 灭菌生理氯化钠溶液作为阴性对照，于 96 小时判定结果。供试品注射部位应无反应或仅有极微反应，锡克毒素反应应为阳性，阴性对照应无反应。

2.2.3.4 脱毒不完全者可继续脱毒，必要时可补加适量甲醛溶液。

2.2.3.5 精制类毒素可加 0.1g/L 硫柳汞为防腐剂，毒素精制法制造的精制类毒素未除游离甲醛者可免加防腐剂。

2.2.4 类毒素原液检定

按 3.1 项进行。

2.2.5 保存及有效期

于 2～8℃ 避光保存。自脱毒试验合格之日起，原液有效期为 42 个月，疫苗总有效期为 72 个月。

2.3 半成品

2.3.1 佐剂配制

2.3.1.1 配制氢氧化铝可用三氯化铝加氨水法或三氯化铝加氢氧化钠法，用氨水配制时需透析除氨后使用。

2.3.1.2 配制成的氢氧化铝原液应为浅蓝色或乳白色的胶体悬液，不应含有凝块或异物。

2.3.1.3 氢氧化铝原液应测定氢氧化铝及氯化钠

含量。

2.3.2　吸附类毒素的配制

按适宜的方法配制，使每 1ml 半成品含白喉类毒素 30～50Lf，氢氧化铝含量不高于 3.0mg/ml，可加 0.05～ 0.1g/L 的硫柳汞作为防腐剂，补加氢氯化钠至 8.5g/L。

2.3.3　半成品检定

按 3.2 项进行。

2.4　成品

2.4.1　分批

应符合"生物制品分批规程"规定。

2.4.2　分装

应符合"生物制品分装和冻干规程"规定。

2.4.3　规格

每瓶 0.5ml、1.0ml、2.0ml、5.0ml。每 1 次人用剂量 0.5ml，含白喉类毒素效价应不低于 30IU。

2.4.4　包装

应符合"生物制品包装规程"规定。

3　检定

3.1　类毒素原液检定

3.1.1　pH 值

应为 6.4～7.4（通则 0631）。

3.1.2　絮状单位（Lf）测定

依法检查（通则 3506），应符合规定。

3.1.3　纯度

每 1mg 蛋白氮应不低于 1500Lf。

3.1.4　无菌检查

依法检查（通则 1101），应符合规定。

3.1.5　特异性毒性检查

每瓶原液取样，等量混合，用生理氯化钠溶液稀释 50Lf/ml，用体重 250～350g 豚鼠 4 只，每只腹侧皮下注射 5ml，观察 30 天。前 5 天注意观察注射局部，第 10 天、第 20 天、第 30 天分别称体重。观察期间每只动物体重不得持续下降，到期每只动物体重应比注射前增加，注射局部无坏死，无连片脱皮、无脱毛，后期不得有麻痹症状。

3.1.6　毒性逆转试验

每瓶原液取样，用 PBS（pH7.0～7.4）分别稀释至 30～50Lf/ml，置 37℃ 42 天，用体重 2.0kg 左右的家兔 2 只，于每只家兔背部分别皮内注射上述稀释原液各 0.1ml 及 25 倍稀释的锡克试验毒素 0.1ml，另注射 0.1ml PBS 作为阴性对照，于 72 小时判定结果。原液注射部位红肿反应直径应不高于 15mm，锡克毒素反应应为阳性，阴性对照应无反应。

3.2　半成品检定

无菌检查

依法检查（通则 1101），应符合规定。

3.3　成品检定

3.3.1　鉴别试验

可选择下列一种方法进行：（1）疫苗注射动物应产生抗体（同 3.3.4 效价测定）；（2）疫苗加枸橼酸钠或碳酸钠将佐剂溶解后，做絮状试验（通则 3506），应出现絮状反应；（3）疫苗经解聚液溶解佐剂后取上清液，做凝胶免疫沉淀试验（通则 3403），应出现免疫沉淀反应。

3.3.2　物理检查

3.3.2.1　外观

振摇后为乳白色均匀悬液，无摇不散的凝块或异物。

3.3.2.2　装量

依法检查（通则 0102），应不低于标示量。

3.3.3　化学检定

3.3.3.1　pH 值

应为 6.0～7.0（通则 0631）。

3.3.3.2　氢氧化铝含量

应不高于 3.0mg/ml（通则 3106）。

3.3.3.3　氯化钠含量

应为 7.5～9.5g/L（通则 3107）。

3.3.3.4　硫柳汞含量

应不高于 0.1g/L（通则 3115）。

3.3.3.5　游离甲醛含量

应不高于 0.2g/L（通则 3207 第一法）。

3.3.4　效价测定

每 1 次人用剂量中白喉类毒素效价应不低于 30IU（通则 3505）。

3.3.5　无菌检查

依法检查（通则 1101），应符合规定。

3.3.6　特异性毒性检查

每亚批取样，等量混合，用体重 250～350g 豚鼠 4 只，每只腹侧皮下注射 2.5ml，观察 30 天，注射部位可有浸润，经 5～10 天变成硬结，30 天可吸收不完全。在第 10 天、第 20 天、第 30 天分别称体重，到期每只豚鼠体重比注射前增加，无晚期麻痹症者为合格。

4　保存、运输及有效期

于 2～8℃避光保存和运输。自生产之日起，有效期为 36 个月。

5　使用说明

应符合"生物制品包装规程"规定和批准的内容。

吸附白喉疫苗使用说明

【药品名称】

通用名称：吸附白喉疫苗

英文名称：Diphtheria Vaccine, Adsorbed

汉语拼音：Xifu Baihou Yimiao

【成分和性状】　本品系用白喉杆菌，在适宜的培养基中产生的毒素经甲醛脱毒、精制，加入氢氧化铝佐剂制成。为乳白色均匀混悬液，长时间放置后佐剂下沉，溶液上层无色澄清，但经振摇后能均匀分散，含防腐剂。

有效成分：白喉类毒素。

辅料：应列出全部批准的辅料成分。

【接种对象】 6 个月～12 岁儿童。

【作用与用途】 接种本疫苗后，可使机体产生体液免疫应答。用于 6 个月～12 岁的儿童预防白喉。

【规格】 每瓶 0.5ml、1.0ml、2.0ml、5.0ml。每 1 次人用剂量 0.5ml，含白喉类毒素效价应不低于 30IU。

【免疫程序和剂量】 （1）上臂三角肌肌内注射。

（2）剂量如下：

项目	年份	针次	剂量/ml
全程免疫	第 1 年	第 1 针	0.5
		（间隔 4～8 周）	
		第 2 针	0.5
	第 2 年	注射 1 针	0.5
加强免疫	3～5 年后	加强 1 针	0.5

【不良反应】

常见不良反应：

（1）可出现轻度发热反应，一般不需处理；中度发热，应对症处理。

（2）注射部位可出现红肿、疼痛、瘙痒。

（3）全身性反应有不适、疲倦、头痛或全身疼痛等。

罕见不良反应：

（1）重度发热反应，应给予对症处理，以防高热惊厥。

（2）局部硬结，1～2 个月即可吸收。

（3）过敏性皮疹：一般在接种疫苗后 72 小时内出现荨麻疹，应及时就诊，给予抗过敏治疗。

极罕见不良反应：

（1）过敏性休克：一般在注射疫苗后 1 小时内发生。应及时抢救，注射肾上腺素进行治疗。

（2）过敏性紫癜：出现过敏性紫癜反应时应及时就诊，应用皮质固醇类药物给予抗过敏治疗，治疗不当或不及时有可能并发紫癜性肾炎。

（3）血管神经性水肿和神经系统反应。

【禁忌】 （1）已知对该疫苗的任何成分过敏者。

（2）患急性疾病、严重慢性疾病、慢性疾病的急性发作期和发热者。

（3）患脑病、未控制的癫痫和其他进行性神经系统疾病者。

（4）注射白喉类毒素后发生神经系统反应者。

【注意事项】 （1）以下情况者慎用：家族和个人有惊厥史者、患慢性疾病者、有癫痫史者、过敏体质者。

（2）使用时应充分摇匀，如出现摇不散的凝块、异物、疫苗瓶有裂纹或标签不清者，均不得使用。

（3）疫苗开启后应立即使用，如需放置，应置 2～8℃，并于 1 小时内用完，剩余均应废弃。

（4）注射后局部可能有硬结，1～2 个月即可吸收，注射第 2 针时应换另侧部位。

（5）应备有肾上腺素等药物，以备偶有发生严重过敏反应时急救用。接受注射者在注射后应在现场观察至少 30 分钟。

（6）严禁冻结。

【贮藏】 于 2～8℃避光保存和运输。

【包装】 按批准的执行。

【有效期】 36 个月。

【执行标准】

【批准文号】

【生产企业】

企业名称：

生产地址：

邮政编码：

电话号码：

传真号码：

网 址：

吸附白喉疫苗（成人及青少年用）

Xifu Baihou Yimiao（Chengren Ji
Qingshaonian Yong）

**Diphtheria Vaccine for Adults
and Adolescents，Adsorbed**

本品系用白喉类毒素原液加入氢氧化铝佐剂制成。用于经白喉疫苗全程免疫后的青少年及成人加强免疫和供预防白喉的应急使用。

1　基本要求

生产和检定用设施、原材料及辅料、水、器具、动物等应符合"凡例"的有关要求。

2　制造

2.1　菌种

按"吸附白喉疫苗"中 2.1 项进行。

2.2　类毒素原液

2.2.1　制造

按"吸附白喉疫苗"中 2.2.1～2.2.3 项进行。

2.2.2　原液检定

按 3.1 项进行。

2.2.3　保存及有效期

按"吸附白喉疫苗"中 2.2.5 项进行。

2.3　半成品

2.3.1　佐剂配制

2.3.1.1　配制氢氧化铝可用三氯化铝加氨水法或三氯化铝加氢氧化钠法，用氨水配制时需透析除氨后使用。

2.3.1.2　配制成的氢氧化铝原液应为浅蓝色或乳白色的胶体悬液，不应含有凝块或异物。

2.3.1.3　氢氧化铝原液应测定氢氧化铝及氯化钠含量。

2.3.2　吸附类毒素的配制

按适宜的方法配制，使每 1ml 半成品含白喉类毒素 4Lf，且纯度应不低于 2000Lf/mg 蛋白氮，氢氧化铝含量不高于 2.5mg/ml，可知 0.05～0.1g/L 的硫柳汞作为防腐剂，补加氢氧化钠至 8.5g/L。

2.3.3　半成品检定

按 3.2 项进行。

2.4　成品

2.4.1　分批

应符合"生物制品分批规程"规定。

2.4.2　分装

应符合"生物制品分装和冻干规程"规定。

2.4.3　规格

每瓶 0.5ml、1.0ml、2.0ml、5.0ml。每 1 次人用剂量 0.5ml，含白喉类毒素效价应不低于 2IU。

2.4.4　包装

应符合"生物制品包装规程"规定。

3　检定

3.1　类毒素原液检定

3.1.1　pH 值

应为 6.6～7.4（通则 0631）。

3.1.2　絮状单位（Lf）测定

依法检查（通则 3506），应符合规定。

3.1.3　纯度

每 1mg 蛋白氮应不低于 2000Lf。

3.1.4　无菌检查

依法检查（通则 1101），应符合规定。

3.1.5　特异性毒性检查

每瓶原液取样，等量混合，用生理氯化钠溶液稀释成 50Lf/ml，用 250～350g 豚鼠 4 只，每只腹侧皮下注射 5ml，观察 30 天。前 5 天注意观察注射局部，第 10 天、第 20 天、第 30 天分别称体重。观察期间每只动物体重不得持续下降，到期每只动物体重应比注射前增加，注射局部无坏死，无连片脱皮、无脱毛，后期不得有麻痹症状。

3.1.6　毒性逆转试验

每瓶原液取样，用 PBS（pH7.0～7.4）分别稀释至 30～50Lf/ml，置 37℃ 42 天，用体重 2.0kg 左右的家兔 2 只，于每只家兔背部分别皮内注射上述稀释原液各 0.1ml 及 25 倍稀释的锡克试验毒素 0.1ml，另注射 0.1ml PBS 作为阴性对照，于 72 小时判定结果。原液注射部位红肿反应直径应不高于 15mm，锡克毒素反应应为阳性，阴性对照应无反应。

3.2　半成品检定

无菌检查

依法检查（通则 1101），应符合规定。

3.3　成品检定

3.3.1　鉴别试验

可选择下列一种方法进行：（1）疫苗注射动物应产生抗体（同 3.3.4 效价测定）；（2）疫苗加枸橼酸钠或碳酸钠将佐剂溶解后，做絮状试验（通则 3506），应出现絮状反应；（3）疫苗经解聚液溶解佐剂后取上清液，做凝胶免疫沉淀试验（通则 3403），应出现免疫沉淀反应。

3.3.2　物理检查

3.3.2.1　外观

振摇后为乳白色均匀悬液，无摇不散的凝块或异物。

3.3.2.2　装量

依法检查（通则 0102），应不低于标示量。

3.3.3　化学检定

3.3.3.1　pH 值

应为 6.0～7.0（通则 0631）。

3.3.3.2　氢氧化铝含量

应不高于 2.5mg/ml（通则 3106）。

3.3.3.3　氯化钠含量

应为 7.5～9.5g/L（通则 3107）。

3.3.3.4 硫柳汞含量

应不高于 0.1g/L（通则 3115）。

3.3.3.5 游离甲醛含量

应不高于 0.2g/L（通则 3207 第一法）。

3.3.4 效价测定

每 1 次人用剂量中白喉类毒素效价应不低于 2IU（通则 3505）。

3.3.5 无菌检查

依法检查（通则 1101），应符合规定。

3.3.6 特异性毒性检查

每亚批取样，等量混合，用体重 250～350g 豚鼠 4 只，每只腹侧皮下注射 2.5ml，观察 30 天，注射部位可有浸润，经 5～10 天变成硬结，30 天可吸收不完全。在第 10 天、第 20 天、第 30 天分别称体重，到期每只动物体重比注射前增加，豚鼠无晚期麻痹者评为合格。

4 保存、运输及有效期

于 2～8℃避光保存和运输。自生产之日起，有效期为 36 个月。

5 使用说明

应符合"生物制品包装规程"规定和批准的内容。

吸附白喉疫苗（成人及青少年用）
使用说明

【药品名称】

通用名称：吸附白喉疫苗（成人及青少年用）

英文名称：Diphtheria Vaccine for Adults and Adolescents, Adsorbed

汉语拼音：Xifu Baihou Yimiao（Chengren Ji Qingshaonian Yong）

【成分和性状】 本品系用白喉类毒素原液加氢氧化铝佐剂制成。为乳白色均匀混悬液，长时间放置佐剂下沉，溶液上层应无色澄明，但经振摇后能均匀分散，含防腐剂。

有效成分：白喉类毒素。

辅料：应列出全部批准的辅料成分。

【接种对象】 12 岁以上的人群。

【作用与用途】 接种本疫苗后，可使机体产生体液免疫应答。用于经过白喉疫苗全程免疫后的青少年及成人加强注射和供预防白喉的应急使用。

【规格】 每瓶 0.5ml、1.0ml、2.0ml、5.0ml。每 1 次人用剂量 0.5ml，含白喉类毒素效价不低于 2IU。

【免疫程序和剂量】 （1）上臂外侧三角肌肌内注射。

（2）注射 1 次，注射剂量 0.5ml。

【不良反应】

常见不良反应：

（1）注射部位可出现红肿、疼痛、瘙痒。

（2）全身性反应可出现轻、中度发热反应，如疲倦、头痛或全身疼痛等，一般不需处理即可自行缓解。中度发热反应，可对症处理。

罕见不良反应：

（1）重度发热反应：应给予对症处理，以防高热惊厥。

（2）局部硬结，1～2 个月即可吸收。

极罕见不良反应：

（1）过敏性皮疹：一般在接种疫苗后 72 小时内出现荨麻疹，应及时就诊，给予抗过敏治疗。

（2）过敏性休克：一般在注射疫苗后 1 小时内发生。应及时抢救，注射肾上腺素进行治疗。

（3）过敏性紫癜：出现过敏性紫癜反应时应及时就诊，应用皮质固醇类药物给予抗过敏治疗，治疗不当或不及时有可能并发紫癜性肾炎。

（4）血管神经性水肿和神经系统反应。

【禁忌】 （1）已知对该疫苗的任何成分过敏者。

（2）患急性疾病、严重慢性疾病者、慢性疾病的急性发作期和发热者。

（3）患脑病、未控制的癫痫和其他进行性神经系统疾病者。

（4）注射白喉类毒素后发生神经系统反应者。

【注意事项】 （1）以下情况者慎用：家族和个人有惊厥史者、患慢性疾病者、有癫痫史者、过敏体质者。

（2）使用时应充分摇匀，如出现摇不散的凝块、异物、疫苗瓶有裂纹或标签不清者，均不得使用。

（3）疫苗开启后应立即使用，如需放置，应置 2～8℃，并于 1 小时内用完，剩余均应废弃。

（4）注射后局部可能有硬结，1～2 个月即可吸收，注射第 2 针时应换另侧部位。

（5）应备有肾上腺素等药物，以备偶有发生严重过敏反应时急救用。接受注射者在注射后应在现场观察至少 30 分钟。

（6）严禁冻结。

【贮藏】 于 2～8℃避光保存和运输。

【包装】 按批准的执行。

【有效期】 36 个月。

【执行标准】

【批准文号】

【生产企业】

企业名称：

生产地址：

邮政编码：

电话号码：

传真号码：

网 址：

吸附破伤风疫苗

Xifu Poshangfeng Yimiao

Tetanus Vaccine，Adsorbed

本品系用破伤风梭状芽孢杆菌，在适宜的培养基中培养产生的毒素经甲醛脱毒、精制，加入氢氧化铝佐剂制成。用于预防破伤风。

1　基本要求

生产和检定用设施、原材料及辅料、水、器具、动物等应符合"凡例"的有关要求。

2　制造

2.1　菌种

生产用菌种应符合"生物制品生产检定用菌毒种管理规程"的有关规定。

2.1.1　名称及来源

采用破伤风梭状芽孢杆菌 CMCC 64008 或其他经批准的破伤风梭状芽孢杆菌菌种。

2.1.2　种子批的建立

应符合"生物制品生产检定用菌毒种管理规程"的有关规定。

2.1.3　种子批的传代

主种子批自启开后传代应不超过 5 代；工作种子批启开后至疫苗生产，传代应不超过 10 代。

2.1.4　种子批的检定

2.1.4.1　培养特性

本菌为专性厌氧菌，适宜生长温度为 37℃。在庖肉液体培养基中培养，培养液呈浑浊、产生气体、具腐败性恶臭。在血琼脂平皿培养基培养，菌落呈弥漫生长。在半固体培养基穿刺培养，表现鞭毛动力。

2.1.4.2　染色镜检

初期培养物涂片革兰氏染色镜检呈阳性，杆形菌体，少见芽孢。48 小时以后培养物涂片革兰氏染色镜检，易转为阴性，可见芽孢，菌体呈鼓槌状，芽孢位于顶端并为正圆形。

2.1.4.3　生化反应

不发酵糖类，液化明胶，产生硫化氢；不还原硝酸盐（通则 3605）。

2.1.4.4　产毒试验

取培养物的滤液或离心上清液 0.1ml 注射于体重 18～22g 小鼠的尾根部皮下，至少 4 只。于注射后 12～24 小时观察小鼠，应出现尾部僵直竖起、后腿强直痉挛或全身肌肉痉挛等症状，甚至死亡。

2.1.4.5　特异性中和试验

取适量产毒培养物的滤液或离心上清液与相应稀释的破伤风抗毒素经体外中和后，注射于体重为 18～22g 小鼠的腹部皮下，每只小鼠注射 0.4ml，至少 4 只；同时取

未结合破伤风抗毒素的培养物的滤液或离心上清液 0.4ml，注射小鼠的腹部皮下，作为阳性对照。注射后观察 5 天，对照组小鼠 24 小时内应出现明显破伤风症状并死亡，试验组小鼠在观察时间内应存活。

2.1.5　种子批的保存

种子批应冻干保存于 8℃以下；工作种子批也可 2～8℃保存于液体培养基中，有效期为 12 个月。

2.2　类毒素原液

2.2.1　毒素

2.2.1.1　生产用种子

工作种子批检定合格后方可用于生产。

工作种子批先在产毒培养基种子管中传 1～3 代，再转至产毒培养基制成生产用种子。

2.2.1.2　生产用培养基

采用酪蛋白、黄豆蛋白、牛肉等蛋白质成分经加深水解后的培养基。

2.2.1.3　产毒

采用培养罐液体培养，培养过程应严格控制杂菌污染，经显微镜检查或纯菌检查发现污染者应废弃。

2.2.1.4　收获

检测培养物滤液或离心上清液，毒素效价不低于 40Lf/ml 时收获毒素。

2.2.2　脱毒

2.2.2.1　毒素或精制毒素的脱毒

毒素或精制毒素中加入适量甲醛溶液，置适宜温度进行脱毒，制成类毒素。

2.2.2.2　脱毒到期的类毒素应每瓶取样做絮状单位（Lf）测定。

2.2.2.3　脱毒检查

每瓶取样，用体重 300～400g 豚鼠至少 2 只，每只皮下注射 500Lf。精制毒素脱毒者可事先用生理氯化钠溶液稀释成 100Lf/ml，皮下注射 5ml，于注射后第 7 天、第 14 天、第 21 天进行观察，动物不应有破伤风症状，到期每只动物体重不得较注射前减轻，且健存者为合格。体重减轻者应加倍动物数进行复试。发生破伤风症状者，原液应继续脱毒。

2.2.2.4　类毒素应为黄色或棕黄色透明液体。

2.2.3　精制

2.2.3.1　类毒素或毒素可用等电点沉淀、超滤、硫酸铵盐析等方法或经批准的其他适宜方法精制。

2.2.3.2　类毒素精制后可加 0.1g/L 硫柳汞防腐，并应尽快除菌过滤。

2.2.3.3　用同一支菌种、培养基制备的类毒素，在同一容器内混合均匀后除菌过滤者为一批。

2.2.4　类毒素原液检定

按 3.1 项进行。

2.2.5　保存及有效期

于 2～8℃保存。类毒素原液自精制之日起或先精制

后脱毒的制品从脱毒试验合格之日起，原液有效期为 42 个月，疫苗总有效期不超过 72 个月。

2.3　半成品

2.3.1　佐剂配制

2.3.1.1　配制氢氧化铝可用三氯化铝加氨水法或三氯化铝加氢氧化钠法，用氨水配制需透析除氨后使用。

2.3.1.2　配制成的氢氧化铝原液应为浅蓝色或乳白色的胶体悬液，不应含有凝块或异物。

2.3.1.3　氢氧化铝原液应测定氢氧化铝及氯化钠含量。

2.3.2　吸附类毒素的配制

按适宜的方法配制，使每 1ml 半成品含破伤风类毒素 7～10Lf，氢氧化铝含量不高于 3.0mg/ml，可加 0.05～0.1g/L 的硫柳汞作为防腐剂，补加氢氧化钠至 8.5g/L。

2.3.3　半成品检定

按 3.2 项进行。

2.4　成品

2.4.1　分批

应符合"生物制品分批规程"规定。

2.4.2　分装

应符合"生物制品分装和冻干规程"规定。

2.4.3　规格

每瓶 0.5ml、1.0ml、2.0ml、5.0ml。每 1 次人用剂量 0.5ml，含破伤风类毒素效价不低于 40IU。

2.4.4　包装

应符合"生物制品包装规程"的规定。

3　检定

3.1　类毒素原液检定

3.1.1　pH 值

应为 6.6～7.4（通则 0631）。

3.1.2　絮状单位（Lf）测定

依法测定（通则 3506），应符合规定。

3.1.3　纯度

每 1mg 蛋白氮应不低于 1500Lf。

3.1.4　无菌检查

依法检查（通则 1101），应符合规定。

3.1.5　特异性毒性检查

每瓶原液取样，等量混合，用生理氯化钠溶液稀释为 250Lf/ml，用体重 250～350g 豚鼠 4 只，每只腹部皮下注射 2ml。于注射后第 7 天、第 14 天及第 21 天进行观察，局部无化脓、无坏死，动物不应有破伤风症状，到期每只动物体重比注射前增加者为合格。

3.1.6　毒性逆转试验

每瓶原液取样，用 PBS（pH7.0～7.4）分别稀释至 7～10Lf/ml，放置 37℃ 42 天，注射 250～350g 体重的豚鼠 4 只，每只皮下注射 5ml，于注射后第 7 天、第 14 天及第 21 天进行观察，动物不得有破伤风症状，到期每只

动物体重比注射前增加为合格。

3.2　半成品检定

无菌检查

依法检查（通则 1101），应符合规定。

3.3　成品检定

3.3.1　鉴别试验

可选择下列一种方式进行：（1）疫苗注射动物后应产生破伤风抗体（通则 3504）；（2）疫苗加入枸橼酸钠或碳酸钠将吸附剂溶解后做絮状试验（通则 3506），应出现絮状反应；（3）疫苗经解聚液溶解佐剂后取上清液，做凝胶免疫沉淀试验（通则 3403），应出现免疫沉淀反应。

3.3.2　物理检查

3.3.2.1　外观

振摇后应为乳白色均匀悬液，无摇不散的凝块及异物。

3.3.2.2　装量

依法检查（通则 0102），应不低于标示量。

3.3.3　化学检定

3.3.3.1　pH 值

应为 6.0～7.0（通则 0631）。

3.3.3.2　氢氧化铝含量

应不高于 3.0mg/ml（通则 3106）。

3.3.3.3　氯化钠含量

应为 7.5～9.5g/L（通则 3107）。

3.3.3.4　硫柳汞含量

应不高于 0.1g/L（通则 3115）。

3.3.3.5　游离甲醛含量

应不高于 0.2g/L（通则 3207 第一法）。

3.3.4　效价测定

每 1 次人用剂量中破伤风类毒素效价应不低于 40IU（通则 3504）。

3.3.5　无菌检查

依法检查（通则 1101），应符合规定。

3.3.6　特异性毒性检查

每亚批取样，等量混合，用体重 250～350g 豚鼠 4 只，每只腹部皮下注射 2.5ml，注射后第 7 天、第 14 天及第 21 天各观察 1 次并称体重，动物不应有破伤风症状，注射部位无化脓、无坏死，到期体重比注射前增加者为合格。

4　保存、运输及有效期

于 2～8℃ 避光保存和运输。自生产之日起，有效期为 42 个月。

5　使用说明

应符合"生物制品包装规程"规定和批准的内容。

吸附破伤风疫苗使用说明

【药品名称】

通用名称：吸附破伤风疫苗

英文名称：Tetanus Vaccine，Adsorbed

汉语拼音：Xifu Poshangfeng Yimiao

【成分和性状】 本品系用破伤风梭状芽孢杆菌菌种，在适宜的培养基中培养产生的毒素经甲醛脱毒、精制，并加入氢氧化铝佐剂制成。为乳白色均匀混悬液，长时间放置佐剂下沉，溶液上层应无色澄明，但经振摇后能均匀分散，含防腐剂。

有效成分：破伤风类毒素。

辅料：应列出全部批准的辅料成分。

【接种对象】 主要是发生创伤机会较多的人群，妊娠期妇女接种本品可预防产妇及新生儿破伤风。

【作用与用途】 接种本疫苗后，可使机体产生体液免疫应答。用于预防破伤风。

【规格】 每瓶 0.5ml、1.0ml、2.0ml、5.0ml。每 1 次人用剂量 0.5ml，含破伤风类毒素效价不低于 40IU。

【免疫程序和剂量】 上臂三角肌肌内注射，每 1 次人用剂量 0.5ml。

剂量如下：

（1）无破伤风类毒素免疫史者应按下表方法进行全程免疫。

项　　目	年份	针　　次	剂量/ml
全程免疫	第 1 年	第 1 针 （间隔 4～8 周）	0.5
		第 2 针	0.5
	第 2 年	注射 1 针	0.5
加强免疫	一般每 10 年加强注射 1 针，如遇特殊情况也可 5 年加强 1 针		

（2）经全程免疫和加强免疫之人员，自最后 1 次注射后 3 年以内受伤时，不需注射本品。超过 3 年者，用本品加强注射 1 次。严重污染的创伤或受伤前未经全程免疫者，除注射本品外，可酌情在另一部位注射破伤风抗毒素或破伤风人免疫球蛋白。

（3）用含破伤风类毒素的混合制剂做过全程免疫者，以后每 10 年用本品加强注射 1 针即可。

妊娠期妇女可在妊娠第 4 个月注射第 1 针，6～7 个月时注射第 2 针，每 1 次注射 0.5ml。

【不良反应】 注射本品后局部可出现红肿、疼痛、瘙痒或有低热、疲倦、头痛等，一般不需处理即自行消退。

【禁忌】 （1）患严重疾病、发热者。

（2）有过敏史者。

（3）注射破伤风类毒素后发生神经系统反应者。

【注意事项】 （1）使用时应充分摇匀，如出现摇不散的凝块、异物、疫苗瓶有裂纹或标签不清者，均不得使用。

（2）注射后局部可能有硬结，1～2 个月即可吸收，注射第 2 针时应换另侧部位。

（3）应备有肾上腺素等药物，以备偶有发生严重过敏反应时急救用。接受注射者在注射后应在现场观察至少 30 分钟。

（4）严禁冻结。

【贮藏】 于 2～8℃避光保存和运输。

【包装】 按批准的执行。

【有效期】 42 个月。

【执行标准】

【批准文号】

【生产企业】

企业名称：

生产地址：

邮政编码：

电话号码：

传真号码：

网　　址：

吸附白喉破伤风联合疫苗

Xifu Baihou Poshangfeng Lianhe Yimiao

Diphtheria and Tetanus Combined

Vaccine，Adsorbed

本品系用白喉类毒素原液及破伤风类毒素原液加入氢氧化铝佐剂制成。用于经吸附百白破联合疫苗全程免疫后儿童的白喉、破伤风加强免疫。

1 基本要求

生产和检定用设施、原材料及辅料、水、器具、动物等应符合"凡例"的有关要求。

2 制造

2.1 混合前单价原液

2.1.1 白喉类毒素原液制造应符合"吸附白喉疫苗"中 2.1～2.2 项的规定。

2.1.2 破伤风类毒素原液制造应符合"吸附破伤风疫苗"中 2.1～2.2 项的规定。

2.1.3 原液检定

各按"吸附白喉疫苗"和"吸附破伤风疫苗"中 3.1 项进行。

2.2 半成品

2.2.1 佐剂配制

2.2.1.1 配制氢氧化铝可用三氯化铝加氨水法或三氯化铝加氢氧化钠法，用氨水配制需透析除氨后使用。

2.2.1.2 配制成的氢氧化铝原液应为浅蓝色或乳白色的胶体悬液，不应含有凝块或异物。

2.2.1.3 氢氧化铝原液应测定氢氧化铝及氯化钠含量。

2.2.2 吸附类毒素的配制

按适宜的方法配制，使每 1ml 半成品含白喉类毒素应不高于 20Lf，破伤风类毒素应不高于 3Lf，氢氧化铝含量不高于 3.0mg/ml，可加 0.05～0.1g/L 的硫柳汞作为防腐剂，补加氢氧化钠至 8.5g/L。

2.2.3 半成品检定

按 3.1 项进行。

2.3 成品

2.3.1 分批

应符合"生物制品分批规程"规定。

2.3.2 分装

应符合"生物制品分装和冻干规程"规定。

2.3.3 规格

每瓶 0.5ml、1.0ml、2.0ml、5.0ml。每 1 次人用剂量 0.5ml，含白喉类毒素效价应不低于 30IU，破伤风类毒素效价应不低于 40IU。

2.3.4 包装

应符合"生物制品包装规程"规定。

3 检定

3.1 半成品检定

无菌检查

依法检查（通则 1101），应符合规定。

3.2 成品检定

3.2.1 鉴别试验

3.2.1.1 白喉类毒素

可选择下列一种方式进行：（1）疫苗注射动物应产生抗体（同 3.2.4.1 白喉疫苗效价测定）；（2）疫苗加枸橼酸钠或碳酸钠将佐剂溶解后，做絮状试验（通则 3506），应出现絮状反应；（3）疫苗经解聚液溶解佐剂后取上清液，做凝胶免疫沉淀试验（通则 3403），应出现免疫沉淀反应。

3.2.1.2 破伤风类毒素

可选择下列一种方式进行：（1）疫苗注射动物后应产生破伤风抗体（通则 3504）；（2）疫苗加入枸橼酸钠或碳酸钠将吸附剂溶解后做絮状试验（通则 3506），应出现絮状反应；（3）疫苗经解聚液溶解佐剂后取上清液，做凝胶免疫沉淀试验（通则 3403），应出现免疫沉淀反应。

3.2.2 物理检查

3.2.2.1 外观

振摇后应为乳白色均匀悬液，无摇不散的凝块或异物。

3.2.2.2 装量

依法检查（通则 0102），应不低于标示量。

3.2.3 化学检定

3.2.3.1 pH 值

应为 6.0～7.0（通则 0631）。

3.2.3.2 氢氧化铝含量

应不高于 2.5mg/ml（通则 3106）。

3.2.3.3 氯化钠含量

应为 7.5～9.5g/L（通则 3107）。

3.2.3.4 硫柳汞含量

应不高于 0.1g/L（通则 3115）。

3.2.3.5 游离甲醛含量

应不高于 0.2g/L（通则 3207 第一法）。

3.2.4 效价测定

3.2.4.1 白喉疫苗

每 1 次人用剂量中白喉类毒素的效价应不低于 30IU（通则 3505）。

3.2.4.2 破伤风疫苗

每 1 次人用剂量中破伤风类毒素的效价应不低于 40IU（通则 3504）。

3.2.5 无菌检查

依法检查（通则 1101），应符合规定。

3.2.6 特异性毒性检查

每亚批取样等量混合，用体重 250～350g 豚鼠 4 只，每只腹部皮下注射 2.5ml，观察 30 天。注射部位可有浸润，经 5～10 天变成硬结，可能 30 天不完全吸收。在第 10 天、第

20 天、第 30 天分别称体重，到期体重比注射前增加，局部无化脓、无坏死、无破伤风症状及无晚期麻痹症者为合格。

4 保存、运输及有效期

于 2~8℃避光保存和运输。自生产之日起，有效期为 36 个月。

5 使用说明

应符合"生物制品包装规程"规定和批准的内容。

吸附白喉破伤风联合疫苗使用说明

【药品名称】

通用名称：吸附白喉破伤风联合疫苗

英文名称：Diphtheria and Tetanus Combined Vaccine, Adsorbed

汉语拼音：Xifu Baihou Poshangfeng Lianhe Yimiao

【成分和性状】 本品系用白喉类毒素原液和破伤风类毒素原液加入氢氧化铝佐剂制成。为乳白色均匀悬液，长时间放置佐剂下沉，溶液上层应无色澄明，但经振摇后能均匀分散，含防腐剂。

有效成分：白喉类毒素和破伤风类毒素。

辅料：应列出全部批准的辅料成分。

【接种对象】 12 岁以下儿童。

【作用与用途】 接种本疫苗后，可使机体产生免疫应答反应。用于经吸附百白破联合疫苗全程免疫后的儿童的白喉和破伤风加强免疫。

【规格】 每瓶 0.5ml、1.0ml、2.0ml、5.0ml。每 1 次人用剂量 0.5ml，含白喉类毒素效价应不低于 30IU，破伤风类毒素效价应不低于 40IU。

【免疫程序和剂量】 （1）上臂三角肌肌内注射。

（2）注射 1 次，注射剂量 0.5ml。

【不良反应】

常见不良反应：

（1）可出现发热反应，一般不需处理。当出现重度发热反应时，应给予对症处理，以防高热惊厥。

（2）注射部位可出现红肿、疼痛、瘙痒。

（3）全身性反应有疲倦、头痛或全身疼痛等。

罕见不良反应：

（1）局部硬结，1~2 个月即可吸收。

（2）过敏性皮疹：一般在接种疫苗后 72 小时内出现

荨麻疹，应及时就诊，给予抗过敏治疗。

极罕见不良反应：

（1）过敏性休克：一般在注射疫苗后 1 小时内发生。应及时抢救，注射肾上腺素进行治疗。

（2）过敏性紫癜：出现过敏性紫癜反应时应及时就诊，应用皮质固醇类药物给予抗过敏治疗，治疗不当或不及时有可能并发紫癜性肾炎。

（3）血管神经性水肿和神经系统反应。

【禁忌】 （1）已知对该疫苗的任何成分过敏者。

（2）患急性疾病、严重慢性疾病者，慢性疾病的急性发作期和发热者。

（3）患脑病、未控制的癫痫和其他进行性神经系统疾病者。

（4）注射白喉或破伤风类毒素后发生神经系统反应者。

【注意事项】 （1）以下情况者慎用：家族和个人有惊厥史者、患慢性疾病者、有癫痫史者、过敏体质者。

（2）使用时应充分摇匀，如出现摇不散的凝块、异物、疫苗瓶有裂纹或标签不清者，均不得使用。

（3）疫苗开启后应立即使用，如需放置，应置 2~8℃，并于 1 小时内用完，剩余均应废弃。

（4）注射后局部可能有硬结，1~2 个月即可吸收，注射第 2 针时应换另侧部位。

（5）应备有肾上腺素等药物，以备偶有发生严重过敏反应时急救用。接受注射者在注射后应在现场观察至少 30 分钟。

（6）严禁冻结。

【贮藏】 于 2~8℃避光保存和运输。

【包装】 按批准的执行。

【有效期】 36 个月。

【执行标准】

【批准文号】

【生产企业】

企业名称：

生产地址：

邮政编码：

电话号码：

传真号码：

网　　址：

吸附白喉破伤风联合疫苗
（成人及青少年用）

Xifu Baihou Poshangfeng Lianhe Yimiao

(Chengren Ji Qingshaonian Yong)

**Diphtheria and Tetanus Combined Vaccine
for Adults and Adolescents，Adsorbed**

本品系用白喉类毒素原液及破伤风类毒素原液加入氢氧化铝佐剂制成。用于经白喉、破伤风疫苗基础免疫的 12 岁以上人群加强免疫及预防白喉的应急接种。

1 基本要求

生产和检定用设施、原材料及辅料、水、器具、动物等应符合"凡例"的有关要求。

2 制造

2.1 混合前单价原液

2.1.1 白喉类毒素原液制造应符合"吸附白喉疫苗"中 2.1～2.2 项的规定。

2.1.2 破伤风类毒素原液制造应符合"吸附破伤风疫苗"中 2.1～2.2 项的规定。

2.1.3 原液检定

各按"吸附白喉疫苗（成人及青少年用）"和"吸附破伤风疫苗"中 3.1 项进行。

2.2 半成品

2.2.1 佐剂配制

2.2.1.1 配制氢氧化铝可用三氯化铝加氨水法或三氯化铝加氢氧化钠法，用氨水配制需透析除氨后使用。

2.2.1.2 配制成的氢氧化铝原液应为浅蓝色或乳白色的胶体悬液，不应含有凝块或异物。

2.2.1.3 氢氧化铝原液应测定氢氧化铝及氯化钠含量。

2.2.2 吸附类毒素的配制

按适宜的方法配制，使每 1ml 半成品含白喉类毒素应不高于 4Lf，破伤风类毒素应不高于 5Lf，氢氧化铝含量不高于 3.0mg/ml，可加 0.05～0.1g/L 的硫柳汞作为防腐剂，补加氢氧化钠至 8.5g/L。

2.2.3 半成品检定

按 3.1 项进行。

2.3 成品

2.3.1 分批

应符合"生物制品分批规程"规定。

2.3.2 分装

应符合"生物制品分装和冻干规程"规定。

2.3.3 规格

每瓶 0.5ml、1.0ml、2.0ml、5.0ml。每 1 次人用剂量 0.5ml，含白喉类毒素效价应不低于 2IU，破伤风类毒素效价应不低于 40IU。

2.3.4 包装

应符合"生物制品包装规程"规定。

3 检定

3.1 半成品检定

无菌检查

依法检查（通则 1101），应符合规定。

3.2 成品检定

3.2.1 鉴别试验

3.2.1.1 白喉类毒素

可选择下列一种方法进行：（1）疫苗注射动物应产生抗体（同 3.2.4.1 白喉疫苗效价测定）；（2）疫苗加枸橼酸钠或碳酸钠将佐剂溶解后，做絮状试验（通则 3506），应出现絮状反应；（3）疫苗经解聚液溶解佐剂后取上清液，做凝胶免疫沉淀试验（通则 3403），应出现免疫沉淀反应。

3.2.1.2 破伤风类毒素

可选择下列一种方法进行：（1）疫苗注射动物后应产生破伤风抗体（通则 3504）；（2）疫苗加入枸橼酸钠或碳酸钠将吸附剂溶解后做絮状试验（通则 3506），应出现絮状反应；（3）疫苗经解聚液溶解佐剂后取上清液，做凝胶免疫沉淀试验（通则 3403），应出现免疫沉淀反应。

3.2.2 物理检查

3.2.2.1 外观

振摇后应为乳白色均匀悬液，无摇不散的凝块或异物。

3.2.2.2 装量

依法检查（通则 0102），应不低于标示量。

3.2.3 化学检定

3.2.3.1 pH 值

应为 6.0～7.0（通则 0631）。

3.2.3.2 氢氧化铝含量

应不高于 2.5mg/ml（通则 3106）。

3.2.3.3 氯化钠含量

应为 7.5～9.5g/L（通则 3107）。

3.2.3.4 硫柳汞含量

应不高于 0.1g/L（通则 3115）。

3.2.3.5 游离甲醛含量

应不高于 0.2g/L（通则 3207 第一法）。

3.2.4 效价测定

3.2.4.1 白喉疫苗

每 1 次人用剂量中白喉类毒素的效价应不低于 2IU（通则 3505）。

3.2.4.2 破伤风疫苗

每 1 次人用剂量中破伤风类毒素的效价应不低于 40IU（通则 3504）。

3.2.5 无菌检查

依法检查（通则 1101），应符合规定。

3.2.6 特异性毒性检查

每亚批取样，等量混合，用体重 250～350g 豚鼠 4 只，每只腹部皮下注射 2.5ml，观察 30 天。注射部位可有浸润，经 5～10 天变成硬结，可能 30 天不完全吸收。在第 10 天、第 20 天及第 30 天分别称体重，到期体重比注射前增加，局部无化脓、无坏死、无破伤风症状及无晚期麻痹症者为合格。

4 保存、运输及有效期

于 2～8℃避光保存和运输。自生产之日起，有效期为 36 个月。

5 使用说明

应符合"生物制品包装规程"规定和批准的内容。

吸附白喉破伤风联合疫苗（成人及青少年用）使用说明

【药品名称】
通用名称：吸附白喉破伤风联合疫苗（成人及青少年用）
英文名称：Diphtheria and Tetanus Combined Vaccine for Adults and Adolescents，Adsorbed
汉语拼音：Xifu Baihou Poshangfeng Lianhe Yimiao (Chengren Ji Qingshaonian Yong)

【成分和性状】 本品系用白喉类毒素原液和破伤风类毒素原液加入氢氧化铝佐剂制成。应为乳白色均匀悬液，长时间放置佐剂下沉，溶液上层应无色澄明，但经振摇后能均匀分散，含防腐剂。
有效成分：白喉类毒素和破伤风类毒素。
辅料：应列出全部批准的辅料成分。

【接种对象】 12 岁以上人群。

【作用与用途】 接种本疫苗后，机体产生体液免疫应答反应。用于经白喉、破伤风疫苗基础免疫的 12 岁以上人群作加强免疫及预防白喉的应急接种。

【规格】 每瓶 0.5ml、1.0ml、2.0ml、5.0ml。每 1 次人用剂量 0.5ml，含白喉类毒素效价应不低于 2IU，破伤风类毒素效价应不低于 40IU。

【免疫程序和剂量】 （1）上臂三角肌肌内注射。
（2）注射 1 次，注射剂量 0.5ml。

【不良反应】
常见不良反应：
（1）注射部位可出现红肿、疼痛、瘙痒。
（2）全身性反应可出现轻度发热、疲倦、头痛或全身疼痛等，一般不需处理即可自行缓解。

罕见不良反应：
（1）短暂重度发热反应：应给予对症处理，以防高热惊厥。
（2）局部硬结，1～2 个月即可吸收。
极罕见不良反应：
（1）过敏性皮疹：一般在接种疫苗后 72 小时内出现荨麻疹，应及时就诊，给予抗过敏治疗。
（2）过敏性休克：一般在注射疫苗后 1 小时内发生。应及时抢救，注射肾上腺素进行治疗。
（3）过敏性紫癜：出现过敏性紫癜反应时应及时就诊，应用皮质固醇类药物给予抗过敏治疗，治疗不当或不及时有可能并发紫癜性肾炎。
（4）血管神经性水肿和神经系统反应。

【禁忌】 （1）已知对该疫苗的任何成分过敏者。
（2）患急性疾病、严重慢性疾病、慢性疾病的急性发作期和发热者。
（3）患脑病、未控制的癫痫和其他进行性神经系统疾病者。
（4）注射白喉或破伤风类毒素后发生神经系统反应者。

【注意事项】 （1）以下情况者慎用：家族和个人有惊厥史者、患慢性疾病者、有癫痫史者、过敏体质者。
（2）使用时应充分摇匀，如出现摇不散的凝块、异物、疫苗瓶有裂纹或标签不清者，均不得使用。
（3）疫苗开启后应立即使用，如需放置，应置 2～8℃，并于 1 小时内用完，剩余均应废弃。
（4）注射后局部可能有硬结，1～2 个月即可吸收，注射第 2 针时应换另侧部位。
（5）应备有肾上腺素等药物，以备偶有发生严重过敏反应时急救用。接受注射者在注射后应在现场观察至少 30 分钟。
（6）严禁冻结。

【贮藏】 于 2～8℃避光保存和运输。
【包装】 按批准的执行。
【有效期】 36 个月。
【执行标准】
【批准文号】
【生产企业】
企业名称：
生产地址：
邮政编码：
电话号码：
传真号码：
网 址：

吸附百日咳白喉联合疫苗

Xifu Bairike Baihou Lianhe Yimiao

Diphtheria and Pertussis Combined

Vaccine，Adsorbed

本品系用百日咳疫苗原液和白喉类毒素原液加入氢氧化铝佐剂制成。用于预防百日咳、白喉，作加强免疫用。

1 基本要求

生产和检定用设施、原材料及辅料、水、器具、动物等应符合"凡例"的有关要求。

2 制造

2.1 混合前单价原液

2.1.1 百日咳疫苗原液制造应符合"吸附百白破联合疫苗"中附录 1 的 1 项的规定。

2.1.2 白喉类毒素原液制造应符合"吸附白喉疫苗"中 2.1～2.2 项的规定。

2.1.3 原液检定

2.1.3.1 百日咳疫苗

按"吸附百白破联合疫苗"中附录 1 的 2 项进行。

2.1.3.2 白喉类毒素

按"吸附白喉疫苗"中 3.1 项进行。

2.2 半成品

2.2.1 配制

2.2.1.1 氢氧化铝佐剂稀释

按吸附后之最终浓度，将氢氧化铝原液用注射用水稀释成 1.0～1.5mg/ml。加入硫柳汞含量不高于 0.1g/L，补足氯化钠含量至 8.5g/L。

2.2.1.2 吸附

按计算量将白喉类毒素及百日咳疫苗原液加入已稀释的氢氧化铝内，调 pH 值至 5.8～7.2，使每 1ml 半成品含百日咳杆菌应不高于 9.0×10^9 个菌（应不高于 30IOU），白喉类毒素应不高于 20Lf。

2.2.2 半成品检定

按 3.1 项进行。

2.3 成品

2.3.1 分批

应符合"生物制品分批规程"规定。

2.3.2 分装

应符合"生物制品分装和冻干规程"规定。

2.3.3 规格

每瓶 0.5ml、1.0ml、2.0ml、5.0ml。每 1 次人用剂量为 0.5ml，含百日咳疫苗效价应不低于 4.0IU，白喉疫苗效价应不低于 30IU。

2.3.4 包装

应符合"生物制品包装规程"规定。

3 检定

3.1 半成品检定

无菌检查

依法检查（通则 1101），应符合规定。

3.2 成品检定

3.2.1 鉴别试验

3.2.1.1 百日咳杆菌

按"吸附百白破联合疫苗"附录 2 进行，动物免疫后应产生相应抗体；或加枸橼酸钠或碳酸钠将佐剂溶解后，离心沉淀百日咳菌体，加相应抗血清做凝集试验，应呈明显凝集反应（按"吸附百白破联合疫苗"附录 1 中 2.3 项进行）。

3.2.1.2 白喉类毒素

可选择下列一种方法进行：（1）疫苗注射动物应产生抗体（通则 3505）；（2）疫苗加枸橼酸钠或碳酸钠将佐剂溶解后，做絮状试验（通则 3506），应出现絮状反应；（3）疫苗经解聚液溶解佐剂后取上清液，做凝胶免疫沉淀试验（通则 3403），应出现免疫沉淀反应。

3.2.2 物理检查

3.2.2.1 外观

振摇后应呈均匀乳白色混悬液，无摇不散的凝块或异物。

3.2.2.2 装量

依法检查（通则 0102），应不低于标示量。

3.2.3 化学检定

3.2.3.1 pH 值

应为 5.8～7.2（通则 0631）。

3.2.3.2 氯化钠含量

应为 7.5～9.5g/L（通则 3107）。

3.2.3.3 氢氧化铝含量

应为 1.0～1.5mg/ml（通则 3106）。

3.2.3.4 硫柳汞含量

应不高于 0.1g/L（通则 3115）。

3.2.3.5 游离甲醛含量

应不高于 0.2g/L（通则 3207 第一法）。

3.2.4 效价测定

3.2.4.1 百日咳疫苗

按"吸附百白破联合疫苗"中附录 2 进行。每 1 次人用剂量的免疫效价应不低于 4.0IU，且 95% 可信限的低限应不低于 2.0IU。如达不到上述要求时可进行复试，但所有的有效试验结果必须以几何平均值（如用概率分析法时应用加权几何平均）来计算，达到上述要求判为合格。

3.2.4.2 白喉疫苗

每 1 次人用剂量中白喉类毒素的免疫效价应不低于 30IU（通则 3505）。

3.2.5 无菌检查

依法检查（通则 1101），应符合规定。

3.2.6 特异性毒性检查

3.2.6.1　百日咳疫苗

应符合"吸附百白破联合疫苗"附录 3 的规定。

3.2.6.2　白喉疫苗

用体重 250～350g 豚鼠，每批制品不少于 4 只，每只腹部皮下注射 2.5ml，分两侧，每侧 1.25ml，观察 30 天。注射部位可有浸润，经 5～10 天变成硬结，可能 30 天不完全吸收。在第 10 天、第 20 天、第 30 天分别称体重，到期每只豚鼠体重比注射前增加，无晚期麻痹症者为合格。

4　保存、运输及有效期

于 2～8℃避光保存和运输。自生产之日起，有效期为 18 个月。百日咳疫苗原液保存时间超过 18 个月者，自原液采集之日起，疫苗总有效期不得超过 36 个月。

5　使用说明

应符合"生物制品包装规程"规定和批准的内容。

吸附百日咳白喉联合疫苗使用说明

【药品名称】

通用名称：吸附百日咳白喉联合疫苗

英文名称：Diphtheria and Pertussis Combined Vaccine, Adsorbed

汉语拼音：Xifu Bairike Baihou Lianhe Yimiao

【成分和性状】　本品系用百日咳疫苗原液和白喉类毒素原液加氢氧化铝佐剂制成。为乳白色悬液，放置后佐剂下沉，摇动后即成均匀悬液，含防腐剂。

有效成分：灭活的百日咳杆菌全菌体和白喉类毒素。

辅料：应列出全部批准的辅料成分。

【接种对象】　3 个月～6 周岁儿童。

【作用与用途】　接种本疫苗后，可使机体产生免疫应答。用于预防百日咳、白喉，作加强免疫用。

【规格】　每瓶 0.5ml、1.0ml、2.0ml、5.0ml。每 1 次人用剂量 0.5ml，含百日咳疫苗效价应不低于 4.0IU，白喉疫苗效价不低于 30IU。

【免疫程序和剂量】　（1）臀部或上臂外侧三角肌肌内注射。

（2）注射剂量为 0.5ml。

【不良反应】　注射本品后局部可有红肿、疼痛、瘙痒或有低热、疲倦、头痛等，一般不需特殊处理即可消退，如有严重反应及时诊治。

【禁忌】　（1）患癫痫、神经系统疾病及有惊厥史者。

（2）患急性传染病（包括恢复期）及发热者，暂缓注射。

（3）有过敏史者。

【注意事项】　（1）使用时应充分摇匀，如出现摇不散的凝块、异物、疫苗瓶有裂纹、标签不清者，均不得使用。

（2）注射后局部可能有硬结，可逐步吸收。注射第 2 针时应换另一侧部位。

（3）应备有肾上腺素等药物，以备偶有发生严重过敏反应时急救用。接受注射者在注射后应在现场观察至少 30 分钟。

（4）注射第 1 针后出现高热、惊厥等异常情况者，不再注射第 2 针。

（5）严禁冻结。

【贮藏】　于 2～8℃避光保存和运输。

【包装】　按批准的执行。

【有效期】　36 个月。

【执行标准】

【批准文号】

【生产企业】

企业名称：

生产地址：

邮政编码：

电话号码：

传真号码：

网　　址：

吸附百白破联合疫苗

Xifu Bai Bai Po Lianhe Yimiao

Diphtheria，Tetanus and Pertussis

Combined Vaccine，Adsorbed

本品系由百日咳疫苗原液、白喉类毒素原液及破伤风类毒素原液加入氢氧化铝佐剂制成。用于预防百日咳、白喉、破伤风。

1　基本要求

生产和检定用设施、原材料及辅料、水、器具、动物等应符合"凡例"的有关要求。

2　制造

2.1　混合前单价原液

2.1.1　百日咳疫苗原液制造应符合本品种附录 1 中的 1 项的规定。

2.1.2　白喉类毒素原液制造应符合"吸附白喉疫苗"中 2.1～2.2 项的规定。

2.1.3　破伤风类毒素原液制造应符合"吸附破伤风疫苗"中 2.1～2.2 项的规定。

2.1.4　原液检定

2.1.4.1　百日咳疫苗

按本品种附录 1 中 2 项进行。

2.1.4.2　白喉类毒素

按"吸附白喉疫苗"中 3.1 项进行。

2.1.4.3　破伤风类毒素

按"吸附破伤风疫苗"中 3.1 项进行。

2.2　半成品

2.2.1　配制

2.2.1.1　氢氧化铝佐剂稀释

按吸附后之最终浓度，将氢氧化铝原液用注射用水稀释成 1.0～1.5mg/ml。加入硫柳汞含量不高于 0.1g/L，氯化钠含量补足至 8.5g/L。

2.2.1.2　吸附

按计算量将白喉类毒素、破伤风类毒素及百日咳疫苗原液加入已稀释的氢氧化铝内，调 pH 值至 5.8～7.2,使每 1ml 半成品含百日咳杆菌应不高于 9.0×10^9 个菌（应不高于 30IOU）；白喉类毒素应不高于 20Lf；破伤风类毒素应不高于 5Lf。

2.2.2　半成品检定

按 3.1 项进行。

2.3　成品

2.3.1　分批

应符合"生物制品分批规程"规定。

2.3.2　分装

应符合"生物制品分装和冻干规程"规定。

2.3.3　规格

每瓶 0.5ml、1.0ml、2.0ml、5.0ml。每 1 次人用剂量 0.5ml，含百日咳疫苗效价应不低于 4.0IU，白喉疫苗效价应不低于 30IU，破伤风疫苗效价应不低于 40IU（豚鼠法）或 60IU（小鼠法）。

2.3.4　包装

应符合"生物制品包装规程"规定。

3　检定

3.1　半成品检定

无菌检查

依法检查（通则 1101），应符合规定。

3.2　成品检定

3.2.1　鉴别试验

3.2.1.1　百日咳疫苗

按本品种附录 2 进行效价测定，动物免疫后应产生相应抗体；或加枸橼酸钠或碳酸钠将佐剂溶解，离心沉淀百日咳菌体，加相应抗血清做凝集试验，应呈明显凝集反应（按本品种附录 1 中 2.3 项进行）。

3.2.1.2　白喉类毒素

可选择下列一种方法进行：（1）疫苗注射动物应产生抗体（通则 3505）；（2）疫苗加枸橼酸钠或碳酸钠将佐剂溶解后，做絮状试验（通则 3506），应出现絮状反应；（3）疫苗经解聚液溶解佐剂后取上清液，做凝胶免疫沉淀试验（通则 3403），应出现免疫沉淀反应。

3.2.1.3　破伤风类毒素

可选择下列一种方法进行：（1）疫苗注射动物后应产生破伤风抗体（通则 3504）；（2）疫苗加入枸橼酸钠或碳酸钠将吸附剂溶解后做絮状试验（通则 3506），应出现絮状反应；（3）疫苗经解聚液溶解佐剂后取上清液，做凝胶免疫沉淀试验（通则 3403），应出现免疫沉淀反应。

3.2.2　物理检查

3.2.2.1　外观

振摇后应呈均匀乳白色混悬液，不应有摇不散的凝块或异物。

3.2.2.2　装量

依法检查（通则 0102），应不低于标示量。

3.2.2.3　渗透压摩尔浓度

依法测定（通则 0632），应符合批准的要求。

3.2.3　化学检定

3.2.3.1　pH 值

应为 5.8～7.2（通则 0631）。

3.2.3.2　氢氧化铝含量

应为 1.0～1.5mg/ml（通则 3106）。

3.2.3.3　硫柳汞含量

应不高于 0.1g/L（通则 3115）。

3.2.3.4　游离甲醛含量

应不高于 0.2g/L（通则 3207 第一法）。

3.2.4　效价测定

3.2.4.1　百日咳疫苗

按本品种附录 2 进行。每 1 次人用剂量中百日咳疫苗的免疫效价应不低于 4.0IU，且 95% 可信限的低限应不低于 2.0IU。如达不到上述要求，可进行复试，但所有有效试验的结果必须以几何平均值（如用概率分析法时应用加权几何平均）计算，达到上述要求判为合格。

3.2.4.2 白喉疫苗

每 1 次人用剂量中白喉类毒素的免疫效价应不低于 30IU（通则 3505）。

3.2.4.3 破伤风疫苗

依法测定（通则 3504），每 1 次人用剂量中破伤风类毒素的免疫效价应不低于 40IU（通则 3504 豚鼠法），或应不低于 60IU（通则 3504 小鼠法）。

3.2.5 无菌检查

依法检查（通则 1101），应符合规定。

3.2.6 特异性毒性检查

3.2.6.1 百日咳疫苗

应符合本品种附录 3 的规定。

3.2.6.2 白喉、破伤风疫苗

用体重 250～350g 豚鼠，每批制品不少于 4 只，每只腹部皮下注射 2.5ml，分两侧，每侧 1.25ml，观察 30 天。注射部位可有浸润，经 5～10 天变成硬结，可能 30 天不完全吸收。在第 10 天、第 20 天、第 30 天称体重，到期体重比注射前增加，局部无化脓、无坏死、无破伤风症状及无晚期麻痹症者为合格。

4 保存、运输及有效期

于 2～8℃ 避光保存和运输。自生产之日起，有效期为 18 个月；百日咳疫苗原液保存时间超过 18 个月者，自原液采集之日起，疫苗总有效期不得超过 36 个月。

5 附录

附录 1 百日咳疫苗原液制造及检定要求
附录 2 百日咳疫苗原液效价测定方法
附录 3 百日咳疫苗原液毒性检查方法

6 使用说明

应符合"生物制品包装规程"规定和批准的内容。

附录 1 百日咳疫苗原液制造及检定要求

本品系用百日咳杆菌 I 相菌种，经培养后，取菌体制成悬液，加适当杀菌剂，以 PBS 稀释制成。用于制备百白破联合疫苗。

1 制造

1.1 菌种

生产用菌种应符合"生物制品生产检定用菌毒种管理规程"规定。

1.1.1 名称及来源

采用百日咳杆菌 I 相 CMCC 58001、58003、58004、58031 和沪 64-21 株。

1.1.2 种子批的建立

应符合"生物制品生产检定用菌毒种管理规程"的有关规定。

1.1.3 种子批的传代

工作种子批菌种启开后传代不应超过 10 代用于生产。

1.1.4 种子批的检定

1.1.4.1 培养特性

于包-姜（Bordet-Gengou）培养基或其他适宜培养基上培养，各菌株应具有典型的形态，葡萄糖、尿素酶、硝酸盐、枸橼酸盐、半固体（动力）营养琼脂结果均应为阴性。

1.1.4.2 血清学试验

菌种经 35～37℃ 培养 40～48 小时，取适量菌苔混悬于生理氯化钠溶液或 PBS 内，制成适宜浓度的菌悬液，与 I 相参考血清做定量凝集反应，凝集效价应达到血清原效价之半。同时进行 Fim2、Fim3 血清学检测，应为阳性。

1.1.4.3 皮肤坏死试验

菌种经 35～37℃ 培养 40～48 小时，取适量菌苔混悬于 PBS 内稀释成不同浓度的菌液；取家兔（或豚鼠）至少 2 只，分别用每一稀释度的菌液注射于家兔（或豚鼠）皮内 0.1ml，经 72 小时观察注射部位皮肤反应，如其中有 1 只家兔（或豚鼠）在注射含菌 4.0×10^7 以下稀释度的部位出现出血性坏死者，为阳性反应，判为合格。

1.1.4.4 毒力试验

用体重 16～18g 的小鼠至少 3 组，每组至少 10 只，在麻醉状态下从鼻腔滴入经培养 20～24 小时、以 PBS 稀释的菌液 0.05ml，观察 14 天，记录小鼠生死情况，按 Reed-Muench 法计算 LD_{50}，$1LD_{50}$ 的菌数应不高于 1.2×10^8。

1.1.4.5 效价测定

用适宜方法杀菌后，按本品种附录 2 进行。

1.1.5 菌种保存

种子批应冻干保存于 8℃ 以下。

1.2 原液

1.2.1 生产用种子

工作种子批菌种启开后，接种于改良包-姜培养基或活性炭半综合培养基或其他适宜培养基，于 35～37℃ 培养不超过 72 小时，以后各代不超过 48 小时，传代菌种保存不得超过 14 天，工作种子批启开后用于生产时不应超过 10 代。

1.2.2 培养

用适宜方法培养，培养时间不得超过 48 小时，经纯菌检查后，用适当方法收集菌体，混悬于 pH7.0～7.4 的 PBS 中，制成菌悬液。

1.2.3 纯菌检查

菌悬液应逐瓶（罐）抽样，接种普通琼脂斜面及改良包-姜培养基（或活性炭半综合培养基）各 1 管，置

35～37℃培养 2 天，然后于 24～26℃培养 1 天，有杂菌生长者应废弃。

1.2.4　杀菌

采用终浓度小于 0.1% 甲醛溶液杀菌，亦可用经批准的其他适宜的杀菌剂和杀菌方法。

1.2.5　杀菌检查

依法检查（通则 1101），应符合规定。并同时接种改良包-姜培养基（或活性炭半综合培养基），分别置 35～37℃培养 72 小时和 24～26℃培养 24 小时。有微生物生长者应废弃。不同菌株不同日制造的原液应分别合并。合并后，可加适量防腐剂，并保存于 2～8℃。

2　检定

2.1　浓度测定

每瓶原液应按"中国细菌浊度标准"测定浓度，稀释疫苗时即按此浓度计算。

2.2　染色镜检

每瓶原液取样稀释至成品浓度，涂片染色镜检，应为革兰氏阴性球杆菌，至少观察 10 个视野，应无杂菌。

2.3　血清学试验

每瓶原液应与 I 相参考血清做定量凝集反应，凝集效价应达到血清原效价之半，若未能达到者，应做效价测定，合格后方可使用；同时进行 Fim2、Fim3 检测。

2.4　效价测定

每批原液进行效价测定按本品种附录 2 进行。

2.5　无菌检查

每瓶原液依法检查（通则 1101），应符合规定。

2.6　特异性毒性检查

按本品种附录 3 进行。

3　保存及有效期

于 2～8℃保存。自收菌之日起，疫苗总有效期为 36 个月。

附录 2　百日咳疫苗原液效价测定方法

1　试验材料

1.1　动物

体重 10～12g 同性或雌雄各半的 NIH 小鼠。

1.2　百日咳参考菌苗

由国家药品检定机构分发。将该参考菌苗按标示量进行稀释。

1.3　供试品

将供试品稀释至合适的浓度。半数有效剂量（ED_{50}）应在所用的稀释浓度范围之内。

1.4　攻击菌及攻击菌液

1.4.1　攻击菌为百日咳杆菌 CMCC 58030（18323）菌株。

1.4.2　培养基

可用包-姜培养基（含羊血 20%～30%）或其他适宜的培养基。

1.4.3　培养温度及时间

置 35～37℃培养，第 1 代不超过 72 小时，此代菌种可置 2～8℃保存 2 周。攻击时菌种的培养时间为 20～24 小时。

1.4.4　攻击菌液的制备

将培养 20～24 小时的菌苔经肉眼检查为纯菌后，刮至适量的生理氯化钠溶液或 PBS（pH7.2～7.4）中，用灭菌脱脂棉过滤，测定浓度，然后用适宜稀释液稀释成每 0.03ml 含菌 8.0×10^4，作为试验组的攻击菌液。然后再连续稀释，使每 0.03ml 分别含 8000 个菌、800 个菌、80 个菌及 8 个菌，以上 5 个不同稀释度的菌液作为对照组的攻击菌液，用于测定攻击菌液的 LD_{50}。

2　试验步骤

2.1　免疫

至少使用 3 个稀释度的参考菌苗和供试品，分别免疫小鼠（每个稀释度之间不超过 5 倍），每稀释度免疫 20 只小鼠（同性或雌雄各半），每只小鼠各腹腔注射 0.5ml。同时饲养小鼠 55～60 只作对照用。

2.2　攻击

小鼠免疫后 14～16 天，此期间内参考菌苗和供试品的每个稀释度的免疫小鼠的健存率应至少为 94%。每只小鼠用 0.25ml 注射器脑内攻击 0.03ml 菌液（含 8.0×10^4）。试验应按 1.4.4 的要求，设立对照组进行攻击菌的 LD_{50} 的测定，每组设定 5 个稀释度，对照组每稀释度攻击 10 只小鼠。

3　结果观察

小鼠攻击后观察 14 天。攻击后第 3 天，试验组动物每组至少 16 只，逐日观察动物并记录死亡数，最初 3 天死亡的动物不作统计，至第 14 天有麻痹、头部肿胀、弓背及明显耸毛的动物也按死亡计算。

4　结果计算和判定

按质反应平行线法计算供试品效价。

供试品按成品疫苗浓度稀释后，每 1 次人用剂量的免疫效价应不低于 4.0IU，且 95% 可信限的低限应不低于 2.0IU。如达不到上述要求时可进行复试，但所有有效试验的结果必须以几何平均值（如用概率分析法时，应用加权几何平均）来计算。达到上述要求判为合格。

5　附注

5.1　试验成立的条件

5.1.1　参考菌苗和供试品的 ED_{50} 应在最大和最小免疫剂量之间。

5.1.2　参考菌苗和供试品的剂量反应曲线在平行性及直线性上无明显偏差。

5.1.3　按 Reed-Muench 法计算 LD_{50}，攻击菌的

LD$_{50}$应在 100～1000 的范围。

　　5.2　工作起止时间

　　自攻击菌制备（开始刮菌）至注射完最后 1 只小鼠不得超过 2.5 小时。

附录3　百日咳疫苗原液毒性检查方法

1　试验材料

1.1　动物

选用体重 14～16g NIH 小鼠（同性或雌雄各半）。注射前 2 小时禁止喂食，注射后恢复供食，并于注射前称取各组小鼠的总体重。

1.2　供试品

供试品可用生理氯化钠溶液或 PBS（pH7.2～7.4）稀释，其菌数含量应不低于每 1 次人用剂量之半。

2　试验步骤

　　2.1　每批供试品注射小鼠不少于 10 只（同性或雌雄各半），每只小鼠腹腔注射稀释的原液 0.5ml。

　　2.2　对照组取同数量同体重的小鼠（同性或雌雄各半），腹腔注射稀释用生理氯化钠溶液或 PBS（pH7.2～7.4）0.5ml，其中防腐剂浓度应与供试品中的浓度相同。

3　结果观察及判定标准

　　3.1　注射后 72 小时及第 7 天分别称取试验组及对照组小鼠的总体重。

　　3.2　试验组的小鼠注射后 72 小时的总体重应不低于注射前的总体重。

　　3.3　试验组 7 天后小鼠平均增加的体重应不少于对照组平均增加体重的 60%。

　　3.4　试验组的小鼠不得有死亡。

试验结果符合上述要求，该批原液毒性试验判为合格。试验结果若达不到上述要求，原液可放置 2～8℃保存 3～4 个月再进行复试。仍达不到上述要求，该批原液的毒性判为不合格。

吸附百白破联合疫苗使用说明

【药品名称】

通用名称：吸附百白破联合疫苗

英文名称：Diphtheria, Tetanus and Pertussis Combined Vaccine, Adsorbed

汉语拼音：Xifu Bai Bai Po Lianhe Yimiao

【成分和性状】　本品系由百日咳疫苗原液、白喉类毒素原液及破伤风类毒素原液加氢氧化铝佐剂制成。为乳白色悬液，放置后佐剂下沉，摇动后即成均匀悬液，含防腐剂。

有效成分：灭活的百日咳杆菌全菌体、白喉类毒素及破伤风类毒素。

辅料：应列出全部批准的辅料成分。

【接种对象】　3 月龄～6 周岁儿童。

【作用与用途】　接种本疫苗后，可使机体产生免疫应答。用于预防百日咳、白喉、破伤风。

【规格】　每瓶 0.5ml、1.0ml、2.0ml、5.0ml。每 1 次人用剂量 0.5ml，含百日咳疫苗效价不低于 4.0IU，白喉疫苗效价不低于 30IU，破伤风疫苗效价不低于 40IU（豚鼠法）或 60IU（小鼠法）。

【免疫程序和剂量】　（1）臀部或上臂外侧三角肌肌内注射。

　　（2）自 3 月龄开始免疫，至 12 月龄完成 3 针免疫，每针间隔 4～6 周，18～24 月龄注射第 4 针。每 1 次注射剂量为 0.5ml。

【不良反应】

常见不良反应：

　　（1）注射部位局部可出现红肿、疼痛、瘙痒。

　　（2）全身性反应可有低热、哭闹、烦躁、厌食、呕吐、精神不振等，一般不需处理即自行缓解。

　　（3）中度发热，应对症处理。

罕见不良反应：

　　（1）重度发热反应：应给予对症处理，以防高热惊厥。

　　（2）局部硬结，1～2 个月即可吸收。严重者可伴有淋巴管或淋巴结炎，应及时就诊。

极罕见不良反应：

　　（1）局部无菌性化脓：一般需反复抽出脓液，严重时（破溃）扩创清除坏死组织，病程较长，最后可吸收愈合。

　　（2）过敏性皮疹：一般在接种疫苗后 72 小时内出现荨麻疹，应及时就诊，给予抗过敏治疗。

　　（3）过敏性休克：一般在注射疫苗后 1 小时内发生。应及时抢救，注射肾上腺素进行治疗。

　　（4）过敏性紫癜：出现过敏性紫癜反应时应及时就诊，应用皮质固醇类药物给予抗过敏治疗，治疗不当或不及时有可能并发紫癜性肾炎。

　　（5）血管神经性水肿，应及时就诊。

　　（6）神经系统反应，临床表现为抽搐、痉挛、惊厥、嗜睡及异常哭叫等症状，神经炎及神经根炎，变态反应性脑脊髓膜炎。

【禁忌】　（1）已知对该疫苗的任何成分过敏者。

　　（2）患急性疾病、严重慢性疾病、慢性疾病的急性发作期和发热者。

　　（3）患脑病、未控制的癫痫和其他进行性神经系统疾病者。

　　（4）注射百日咳、白喉、破伤风疫苗后发生神经系统反应者。

【注意事项】　（1）以下情况者慎用：家族和个人有惊厥史者、患慢性疾病者、有癫痫史者、过敏体质者。

　　（2）使用时应充分摇匀，如出现摇不散的凝块、异

物、疫苗瓶有裂纹或标签不清者，均不得使用。

（3）疫苗开启后应立即使用，如需放置，应置 2～8℃，并于 1 小时内用完，剩余均应废弃。

（4）注射后局部可能有硬结，1～2 个月即可吸收。注射第 2 针时应换另侧部位。

（5）应备有肾上腺素等药物，以备偶有发生严重过敏反应时急救用。接受注射者在注射后应在现场观察至少30 分钟。

（6）注射第 1 针后出现高热、惊厥等异常情况者，不再注射第 2 针。

（7）严禁冻结。

【贮藏】　于 2～8℃避光保存和运输。

【包装】　按批准的执行。

【有效期】　18 个月。

【执行标准】

【批准文号】

【生产企业】

企业名称：

生产地址：

邮政编码：

电话号码：

传真号码：

网　　址：

吸附无细胞百白破联合疫苗

Xifu Wuxibao Bai Bai Po Lianhe Yimiao

Diphtheria，Tetanus and Acellular Pertussis Combined Vaccine，Adsorbed

本品系由无细胞百日咳疫苗原液、白喉类毒素原液及破伤风类毒素原液加入氢氧化铝佐剂制成。用于预防百日咳、白喉、破伤风。

1　基本要求

生产和检定用设施、原材料及辅料、水、器具、动物等应符合"凡例"的有关要求。

2　制造

2.1　混合前单价原液

2.1.1　无细胞百日咳疫苗原液制造应符合本品种附录的规定。

2.1.2　白喉类毒素原液制造应符合"吸附白喉疫苗"中 2.1～2.2 项的规定。

2.1.3　破伤风类毒素原液制造应符合"吸附破伤风疫苗"中 2.1～2.2 项的规定。

2.1.4　原液检定

2.1.4.1　百日咳疫苗原液检定

按本品种附录中 2 项进行。

2.1.4.2　白喉类毒素原液检定

按"吸附白喉疫苗"中 3.1 项进行。

2.1.4.3　破伤风类毒素原液检定

按"吸附破伤风疫苗"中 3.1 项进行。

2.2　半成品

2.2.1　佐剂配制

2.2.1.1　配制氢氧化铝，可用三氯化铝加氨水法或三氯化铝加氢氧化钠法。用氨水配制者需透析除氨后使用，也可用其他适宜方法配制。

2.2.1.2　配制成的氢氧化铝原液应为浅蓝色或乳白色的胶体悬液，不应含有凝块或异物。

2.2.1.3　氢氧化铝原液应取样测定氢氧化铝及氯化钠含量。

2.2.2　合并及稀释

将白喉类毒素、破伤风类毒素及无细胞百日咳疫苗原液加入已稀释的佐剂内，调 pH 值至 5.8～7.2，使每 1ml 半成品含无细胞百日咳疫苗原液应不高于 18μgPN；白喉类毒素应不高于 25Lf；破伤风类毒素应不高于 7Lf。

2.2.3　半成品检定

按 3.1 项进行。

2.3　成品

2.3.1　分批

应符合"生物制品分批规程"规定。

2.3.2　分装

应符合"生物制品分装和冻干规程"规定。

2.3.3　规格

每瓶 0.5ml、1.0ml、2.0ml、5.0ml。每 1 次人用剂量 0.5ml，含无细胞百日咳疫苗效价应不低于 4.0IU，白喉疫苗效价应不低于 30IU，破伤风疫苗效价应不低于 40IU。

2.3.4　包装

应符合"生物制品包装规程"规定。

3　检定

3.1　半成品检定

无菌检查

依法检查（通则 1101），应符合规定。

3.2　成品检定

3.2.1　鉴别试验

3.2.1.1　无细胞百日咳疫苗

可选择下列一种方法进行：（1）疫苗注射动物应产生抗体（按 3.2.4.1 项进行）；（2）采用酶联免疫法检测 PT、FHA 抗原，应含有相应抗原（通则 3417）；（3）其他适宜的抗原抗体反应试验。

3.2.1.2　白喉类毒素

可选择下列一种方法进行：（1）疫苗注射动物应产生抗体（通则 3505）；（2）疫苗加枸橼酸钠或碳酸钠将佐剂溶解后，做絮状试验（通则 3506），应出现絮状反应；（3）疫苗经解聚液溶解佐剂后取上清液，做凝胶免疫沉淀试验（通则 3403），应出现免疫沉淀反应。

3.2.1.3　破伤风类毒素

可选择下列一种方法进行：（1）疫苗注射动物后应产生破伤风抗体（通则 3504）；（2）疫苗加入枸橼酸钠或碳酸钠将吸附剂溶解后做絮状试验（通则 3506），应出现絮状反应；（3）疫苗经解聚液溶解佐剂后取上清液，做凝胶免疫沉淀试验（通则 3403），出现免疫沉淀反应。

3.2.2　物理检查

3.2.2.1　外观

振摇后应呈均匀乳白色混悬液，无摇不散的凝块或异物。

3.2.2.2　装量

依法检查（通则 0102），应不低于标示量。

3.2.2.3　渗透压摩尔浓度

依法测定（通则 0632），应符合批准的要求。

3.2.3　化学检定

3.2.3.1　pH 值

应为 5.8～7.2（通则 0631）。

3.2.3.2　氢氧化铝含量

应为 1.0～1.5mg/ml（通则 3106）。

3.2.3.3　硫柳汞含量

应不高于 0.1g/L（通则 3115）。

3.2.3.4　游离甲醛含量

应不高于 0.2g/L（通则 3207 第一法）。

3.2.3.5　戊二醛含量

应小于 0.01g/L（通则 3204）。

3.2.4　效价测定

3.2.4.1　无细胞百日咳疫苗

按"吸附百白破联合疫苗"中附录 2 进行。以适宜的稀释倍数稀释至第一个免疫剂量，再按 5 倍系列稀释。免疫时间为 21 天。每 1 次人用剂量的免疫效价应不低于 4.0IU，且 95％可信限的低限应不低于 2.0IU。如达不到上述要求时可进行复试，但所有的有效试验结果必须以几何平均值（如用概率分析法时，应用加权几何平均）来计算。达到上述要求即判为合格。

3.2.4.2　白喉疫苗

每 1 次人用剂量中白喉类毒素的免疫效价应不低于 30IU（通则 3505）。

3.2.4.3　破伤风疫苗

每 1 次人用剂量中破伤风类毒素的免疫效价应不低于 40IU（通则 3504）。

3.2.5　无菌检查

依法检查（通则 1101），应符合规定。

3.2.6　特异性毒性检查

3.2.6.1　无细胞百日咳疫苗

按本品种附录中 2.5 项进行。

3.2.6.2　白喉、破伤风疫苗

用体重 250～350g 豚鼠，每批制品不少于 4 只，每只腹部皮下注射 2.5ml，分两侧注射，每侧 1.25ml，观察 30 天。注射部位可有浸润，经 5～10 天变成硬结，可能 30 天不完全吸收。在第 10 天、第 20 天、第 30 天称体重，到期体重比注射前增加，局部无化脓、无坏死、无破伤风症状及无晚期麻痹症者为合格。

3.2.7　毒性逆转试验

每批供试品置 37℃ 4 周，按本品种附录中 2.6 项进行。

3.2.8　细菌内毒素检查

依法检查（通则 1143），应符合批准的要求。

4　保存、运输及有效期

于 2～8℃避光保存和运输。自生产之日起，有效期为 24 个月；自百日咳原液脱毒之日起，疫苗总有效期不得超过 36 个月。

5　附录

无细胞百日咳疫苗原液制造及检定要求

6　使用说明

应符合"生物制品包装规程"规定和批准的内容。

附录　无细胞百日咳疫苗原液制造及检定要求

本品系由百日咳杆菌的培养物或其上清液，经硫酸铵盐析和蔗糖密度梯度离心法提取百日咳毒素（PT）和丝状血凝素（FHA）等有效组分，经脱毒制成。用于制备吸附无细胞百白破联合疫苗。

1　制造

1.1　菌种

生产用菌种应符合"生物制品生产检定用菌毒种管理规程"的有关规定。

1.1.1　名称及来源

生产用菌种应采用百日咳Ⅰ相 CMCC 58003（CS 株）或其他适宜菌株。

1.1.2　种子批的建立

应符合"生物制品生产检定用菌毒种管理规程"的规定。

1.1.3　种子批的传代

工作种子批菌种启开后传代不应超过 10 代用于生产。

1.1.4　种子批的检定

1.1.4.1　培养特性

于包-姜（Bordet-Gengou）培养基或其他适宜培养基上培养，各菌株应具有典型的形态，葡萄糖、尿素酶、硝酸盐、枸橼酸盐、半固体（动力）营养琼脂结果均应为阴性。

1.1.4.2　血清学试验

取经 35～37℃培养 40～48 小时的菌苔，混悬于生理氯化钠溶液或 PBS 内，制成适宜浓度的菌悬液，与Ⅰ相参考血清做定量凝集反应，凝集效价应达到血清原效价之半。并同时进行 Fim2、Fim3 的血清学检测，应为阳性。

1.1.4.3　皮肤坏死试验

取经 35～37℃培养 40～48 小时的菌苔，混悬于 PBS 内，并稀释成不同浓度的菌液；取家兔或豚鼠至少 2 只，分别用每一稀释度的菌液皮内注射 0.1ml，经 72 小时观察注射部位的皮肤反应，如其中 1 只家兔或豚鼠在注射含菌 4.0×10^7 以下稀释度的部位出现出血性坏死者，为阳性反应，判为合格。

1.1.4.4　毒力试验

用体重 16～18g 的小鼠至少 3 组，每组至少 10 只，在麻醉状态下从鼻腔滴入经培养 20～24 小时、以 PBS 稀释的菌液 0.05ml，观察 14 天，记录小鼠生死情况，按 Reed-Muench 法计算 LD_{50}，$1LD_{50}$ 的菌数应不高于 1.2×10^8。

1.1.4.5　效价测定

按"吸附百白破联合疫苗"附录 2 进行。

1.1.5　菌种保存

种子批应冻干保存于 8℃以下。

1.2　原液

1.2.1　生产用种子

将工作种子批菌种启开后，接种于改良包-姜培养基或活性炭半综合培养基或其他适宜培养基上，于 35～37℃培养不超过 72 小时，以后各代不超过 48 小时。传代

菌种保存不得超过 14 天，工作种子批启开后用于生产时不应超过 10 代。

1.2.2 生产用培养基

应选用 S-S（Stainer-Scholte）培养基或其他适宜培养基。

1.2.3 培养

可采用静置培养法或发酵罐培养法，培养过程应取样做纯菌检查。

1.2.4 收获和杀菌

培养物于对数生长期后期或静止期前期收获。在培养物中加入硫柳汞杀菌。

1.2.5 纯化

采用硫酸铵盐析和蔗糖密度梯度离心去除内毒素，收集 PT、FHA 有效组分。

1.2.6 蛋白氮含量测定

依法测定（通则 0731 第二法）。

1.2.7 纯度测定

采用聚丙烯酰胺凝胶电泳法或 SDS-聚丙烯酰胺凝胶电泳法检测，应显示主要含有 PT 和 FHA 两种组分，且批间比例应保持一致。PT 和 FHA 等有效组分应不低于总蛋白质含量的 85%。

1.2.8 脱毒和匀化

采用甲醛溶液或戊二醛溶液脱毒，然后用适宜方法除去脱毒剂，再经超声波匀化处理即为原液。

2 检定

2.1 染色镜检

取供试品的沉淀物，涂片染色镜检，不应有百日咳杆菌和其他细菌。

2.2 效价测定

按"吸附百白破联合疫苗"附录 2 进行。即先将原液稀释至成品的浓度后，以适宜的稀释倍数为第一个免疫剂量，再按 5 倍系列稀释，免疫 21 天后攻击。

2.3 无菌检查

依法检查（通则 1101），应符合规定。

2.4 不耐热毒素试验

用生理氯化钠溶液将供试品稀释至半成品浓度的 2 倍，用 48～72 小时龄的乳鼠至少 4 只，每只皮内注射 0.025ml，或用体重 2.5kg 的家兔至少 2 只，每只皮内注射 0.1ml，观察 4 日，受试动物不得出现不耐热毒素引起的任何局部反应。

2.5 特异性毒性检查

毒性参考品按照每批标示进行稀释，将供试品稀释至与成品相同浓度。用体重 14～16g NIH 小鼠（雌性或雌雄各半），毒性参考品的每一稀释度和供试品各用一组，每组至少 10 只。每只小鼠腹腔注射 0.5ml，分别进行 2.5.1～2.5.3 项试验。

2.5.1 小鼠白细胞增多试验

于注射后 3 天分别取小鼠末梢血进行白细胞计数。试验结果经统计学方法处理后，注射供试品的小鼠白细胞增多毒性的活性应不高于 0.5LPU/ml。

2.5.2 小鼠组胺致敏试验

于注射后 4 天，每只小鼠腹腔注射 0.5ml 溶液（含二盐酸组胺 4mg 或二磷酸组胺 2mg），30 分钟后分别测小鼠肛温。试验结果经统计学方法处理后，供试品的小鼠组胺致敏毒性的活性应不高于 0.8HSU/ml，且无动物死亡。

2.6 毒性逆转试验

每批供试品置 37℃ 4 周，然后按 2.5.2 项进行试验。

2.7 热原检查

用生理氯化钠溶液将供试品稀释成半成品浓度的 1/50，依法检查（通则 1142），注射剂量按家兔体重每 1kg 注射 1ml，应符合规定。

3 保存、运输及有效期

于 2～8℃ 避光保存和运输。原液自脱毒之日起，疫苗总有效期为 36 个月。

吸附无细胞百白破联合疫苗使用说明

【药品名称】

通用名称：吸附无细胞百白破联合疫苗

英文名称：Diphtheria, Tetanus and Acellular Pertussis Combined Vaccine, Adsorbed

汉语拼音：Xifu Wuxibao Bai Bai Po Lianhe Yimiao

【成分和性状】 本品系由无细胞百日咳疫苗原液、白喉类毒素原液及破伤风类毒素原液加氢氧化铝佐剂制成。为乳白色悬液，放置后佐剂下沉，摇动后即成均匀悬液，含防腐剂。

有效成分：百日咳杆菌有效组分、白喉类毒素及破伤风类毒素。

辅料：应列出全部批准的辅料成分。

【接种对象】 3 个月～6 周岁儿童。

【作用与用途】 接种本疫苗后，可使机体产生免疫应答。用于预防百日咳、白喉、破伤风。

【规格】 每瓶 0.5ml、1.0ml、2.0ml、5.0ml。每 1 次人用剂量 0.5ml，含无细胞百日咳疫苗效价不低于 4.0IU，白喉疫苗效价不低于 30IU，破伤风疫苗效价不低于 40IU。

【免疫程序和剂量】 （1）臀部或上臂外侧三角肌肌内注射。

（2）基础免疫：共 3 针，自 3 月龄开始至 12 月龄，每针间隔 4～6 周，每次注射 0.5ml。

加强免疫通常在基础免疫后 18～24 月龄内进行，注射剂量为 0.5ml。

【不良反应】

常见不良反应：

（1）注射部位可出现红肿、疼痛、瘙痒。

（2）全身性反应可有低热、哭闹等，一般不需处理即可自行缓解。

罕见不良反应：

（1）烦躁、厌食、呕吐、精神不振等。

（2）重度发热反应：应给予对症处理，以防高热惊厥。

（3）局部硬结，1～2 个月即可吸收。严重者可伴有淋巴管或淋巴结炎，应及时就诊。

极罕见不良反应：

（1）局部无菌性化脓：一般需反复抽出脓液，严重时（破溃）扩创清除坏死组织，病程较长，最后可吸收愈合。

（2）过敏性皮疹：一般在接种疫苗后 72 小时内出现荨麻疹，应及时就诊，给予抗过敏治疗。

（3）过敏性休克：一般在注射疫苗后 1 小时内发生。应及时抢救，注射肾上腺素进行治疗。

（4）过敏性紫癜：出现过敏性紫癜反应时应及时就诊，应用皮质固醇类药物给予抗过敏治疗，治疗不当或不及时有可能并发紫癜性肾炎。

（5）血管神经性水肿。

（6）神经系统反应，临床表现为抽搐、痉挛、惊厥、嗜睡及异常哭叫等症状，神经炎及神经根炎，变态反应性脑脊髓膜炎。

【禁忌】　（1）已知对该疫苗的任何成分过敏者。

（2）患急性疾病、严重慢性疾病、慢性疾病的急性发作期和发热者。

（3）患脑病、未控制的癫痫和其他进行性神经系统疾病者。

（4）注射百日咳、白喉、破伤风疫苗后发生神经系统反应者。

【注意事项】　（1）以下情况者慎用：家族和个人有惊厥史者、患慢性疾病者、有癫痫史者、过敏体质者。

（2）使用时应充分摇匀，如出现摇不散的凝块、异物、疫苗瓶有裂纹或标签不清者，均不得使用。

（3）疫苗开启后应立即使用，如需放置，置 2～8℃，并于 1 小时内用完，剩余均应废弃。

（4）注射后局部可能有硬结，1～2 个月即可吸收。注射第 2 针时应换另侧部位。

（5）应备有肾上腺素等药物，以备偶有发生严重过敏反应时急救用。接受注射者在注射后应在现场观察至少 30 分钟。

（6）注射第 1 针后出现高热、惊厥等异常情况者，不再注射第 2 针。

（7）严禁冻结。

【贮藏】　于 2～8℃避光保存和运输。

【包装】　按批准的执行。

【有效期】　24 个月。

【执行标准】

【批准文号】

【生产企业】

企业名称：

生产地址：

邮政编码：

电话号码：

传真号码：

网　　　址：

皮上划痕用鼠疫活疫苗

Pishang Huahenyong Shuyi Huoyimiao

Plague Vaccine（Live）for Percutaneous
Scarification

本品系用鼠疫杆菌的弱毒菌株经培养后收集菌体，加入稳定剂冻干制成。用于预防鼠疫。

1. 基本要求

生产和检定用设施、原材料及辅料、水、器具、动物等应符合"凡例"的有关要求。

2 制造

2.1 菌种

生产用菌种应符合"生物制品生产检定用菌毒种管理规程"的有关规定。

2.1.1 名称及来源

采用鼠疫杆菌弱毒菌株 EV 株。

2.1.2 种子批的建立

应符合"生物制品生产检定用菌毒种管理规程"的有关规定。

2.1.3 种子批的传代

工作种子批菌种启开至疫苗生产，传代应不超过3代。

2.1.4 种子批的检定

2.1.4.1 培养特性

在琼脂平皿上，35～37℃培养 44～48 小时之菌落应为粗糙型，在肉汤培养基的液面有薄菌膜，管底有沉淀物，肉汤透明。

2.1.4.2 染色镜检

应为革兰氏阴性杆菌。

2.1.4.3 生化反应

发酵葡萄糖，产酸不产气；石蕊牛乳轻度变红；在甘油培养基内不产酸不产气（通则 3605）。

2.1.4.4 噬菌体裂解试验

将 EV 菌种涂于琼脂平皿上，加入 10^6 以上的鼠疫噬菌体1滴，于28℃培养 44～48 小时，噬菌体流过处应无本菌生长。

2.1.4.5 特异性毒性试验

选用体重 300～400g 豚鼠3只，每只皮下注射含菌 1.2×10^{10}（于28～30℃培养 44～48 小时）的培养物。在注射后第6天解剖1只，第21天解剖2只。肉眼检查注射部位、脾、肝和肺，并用脾、肝、肺及心血进行培养，其中心血和肺经培养应无本菌生长。肉眼检查病变，注射部位可见充血，浸润变为脓疡，肝和脾可有丘疹状结节，肺部不应有鼠疫特异病变为合格。肺部如有显著病变时，应用同数量豚鼠复试，若仍有显著病变时，菌种应废弃。

2.1.4.6 免疫力试验

选用体重 200～250g 的豚鼠 10 只，每只皮下注射含菌 7.0×10^5（于 28～30℃培养 44～48 小时）的培养物，于 20～25 天后进行攻击，每只皮下感染鼠疫强毒菌 200MLD。同时用3组豚鼠作对照，每组3只，各组豚鼠分别皮下注射 0.5MLD、1MLD 及 2MLD 的毒菌。免疫组及对照组至少观察 25 天。免疫动物存活不少于8只；而对照动物注射 0.5MLD 部分死亡，注射 1MLD 或 2MLD 全部死亡时，免疫力试验为合格。

2.1.5 种子批的保存

种子批应冻干保存于8℃以下。

2.2 原液

2.2.1 生产用种子

2.2.1.1 第1代菌种

将工作种子批菌种启开后，接种于厚金格尔琼脂培养基上，于 28～30℃培养 44～48 小时为第1代，置 2～8℃保存可使用 15 天。

2.2.1.2 第2代菌种

用生理氯化钠溶液将第1代菌种洗下，接种足够量的种子瓶，于 28～30℃培养 44～48 小时为第2代，培养物经纯菌检查合格后，弃去凝固水，用无菌生理氯化钠溶液制成菌悬液。由此制备适宜数量的生产用种子。

2.2.1.3 第3代菌种

在第2代菌种不够的情况下，用生理氯化钠溶液将第2代菌种洗下，接种足够量的种子瓶，于 28～30℃培养 44～48 小时为第3代，培养物经纯菌检查合格后，弃去凝固水，用无菌生理氯化钠溶液制成菌悬液。由此制备适宜数量的生产用种子。

2.2.2 生产用培养基

采用厚金格尔琼脂培养基（pH6.8～7.2）或经批准的其他培养基。

2.2.3 接种和培养

将第2代或第3代生产用种子接种在生产用培养基上，于 28～30℃培养 44～48 小时后，逐瓶检查，有杂菌者废弃。

2.2.4 收获

用由蔗糖、明胶、硫脲、谷氨酸钠及尿素组成的稳定剂洗下菌苔（洗菌前弃去凝固水）或将菌苔刮入上述稳定剂内即为收获液，收获液进行纯菌检查，合格者合并制成原液。收获液和原液置 2～8℃保存。

2.2.5 原液检定

按 3.1 项进行。

2.3 半成品

2.3.1 配制

根据 3.1.2 项测定的原液浓度，用稳定剂稀释至每 1ml 含菌 1.6×10^{10}。

2.3.2 半成品检定

按 3.2 项进行。

2.4　成品

2.4.1　分批

应符合"生物制品分批规程"规定。

2.4.2　分装与冻干

应符合"生物制品分装和冻干规程"规定。分装后应立即冻干，可真空封口，亦可充氮封口。

2.4.3　规格

按标示量复溶后每瓶 0.5ml（10 次人用剂量），含菌 8.0×10^9；按标示量复溶后每瓶 1.0ml（20 次人用剂量），含菌 1.6×10^{10}。每 1 次人用剂量含活菌数应不低于 2.0×10^8。

2.4.4　包装

应符合"生物制品包装规程"规定。

3　检定

3.1　原液检定

3.1.1　纯菌检查

按通则 1101 方法做纯菌检查，生长物做涂片镜检，应符合鼠疫 EV 菌株特征，不得有杂菌。

3.1.2　浓度测定

用国家药品检定机构分发的浓度测定用参考品，以分光光度法或其他方法测定浓度。

3.2　半成品检定

纯菌检查

按 3.1.1 项进行。

3.3　成品检定

除装量差异和水分测定外，按标示量加入氯化钠注射液复溶后，进行其余各项检定。

3.3.1　鉴别试验

按 2.1.4.4 项进行。

3.3.2　物理检查

3.3.2.1　外观

应为白色或淡黄色疏松体，按标示量加入生理氯化钠溶液后，应在半分钟内复溶，并呈均匀悬液。

3.3.2.2　装量差异

依法检查（通则 0102），应符合规定。

3.3.3　水分

应不高于 3.0%（通则 0832）。

3.3.4　纯菌检查

3.3.4.1　按 3.1.1 项进行。

3.3.4.2　噬菌体裂解试验

取一支待检疫苗，加入 0.5ml 生理盐水复溶，取复溶菌液 $120\mu l$ 与 $120\mu l$ 鼠疫噬菌体在 1.5ml EP 管中混合，接种 2 个营养琼脂培养基平皿，每个平皿接种 $100\mu l$。用 L 型玻璃棒均匀涂抹后分别置 20～25℃、30～35℃ 培养观察 44～48 小时，无杂菌生长判为合格。

3.3.5　菌落和菌形检查

应呈典型粗糙型菌落，涂片染色镜检，为革兰氏阴性杆菌。

3.3.6　浓度测定

用国家药品检定机构分发的浓度测定用参考品，以分光光度法测定，每 1 次人用剂量含菌数不高于 9.5×10^8。

3.3.7　活菌数测定

取本品 3 瓶，混匀并稀释至菌数为 $1.0\times10^3/ml$，接种 5 个平皿，每个平皿接种 0.1ml。均匀涂抹后置 28～30℃ 培养 2～3 天。每 1 次人用剂量含活菌数应不低于 2.0×10^8。

3.3.8　效力测定

取每 5 批疫苗中的首批进行效力测定。用体重 250～300g 豚鼠 10 只，每只皮下注射含菌 5.0×10^7，注射后 20～25 天以 200MLD 的鼠疫毒菌进行皮下攻击。同时有 3 组豚鼠作对照，每组 3 只，分别于各组豚鼠皮下注射 0.5MLD、1MLD 和 2MLD。各组动物于注射后，观察 25 天。免疫动物存活不少于 8 只；而对照组动物注射 0.5MLD 部分死亡，注射 1MLD 或 2MLD 全部死亡时，效力测定为合格。

3.3.9　特异性毒性检查

取体重 250～350g 豚鼠 2 只，每只皮下注射含菌 1.2×10^{10} 的本品，第 6 天称体重，体重减轻应不超过 20%，并取其中 1 只解剖，另 1 只观察到 21 天解剖。检查项目及要求同 2.1.4.5 项。

4　稀释剂

稀释剂为氯化钠注射液，稀释剂的生产应符合批准的要求，氯化钠注射液应符合本版药典（二部）的相关规定。

5　保存、运输及有效期

于 2～8℃ 避光保存和运输。自生产之日起，有效期为 12 个月。

6　使用说明

应符合"生物制品包装规程"规定和批准的内容。

皮上划痕用鼠疫活疫苗使用说明

【药品名称】

通用名称：皮上划痕用鼠疫活疫苗

英文名称：Plague Vaccine (Live) for Percutaneous Scarification

汉语拼音：Pishang Huahenyong Shuyi Huoyimiao

【成分和性状】　本品系用鼠疫杆菌弱毒菌株经培养后收集菌体，加入稳定剂冻干制成。为白色或淡黄色疏松体，复溶后为均匀悬液。

有效成分：鼠疫弱毒株活菌体。

辅料：应列出全部批准的辅料成分。

疫苗稀释剂：氯化钠注射液。

【接种对象】　疫区或通过疫区的人员。

【作用与用途】　接种本疫苗后，可使机体产生免疫应答。用于预防鼠疫。

【规格】　按标示量复溶后每瓶0.5ml（10次人用剂量），含菌$8.0×10^9$；按标示量复溶后每瓶1.0ml（20次人用剂量），含菌$1.6×10^{10}$。每1次人用剂量活菌数不低于$2.0×10^8$。

【免疫程序和剂量】　（1）按标示量加入氯化钠注射液溶解。每瓶20次人用剂量者加入1.0ml，10次人用剂量者加入0.5ml，复溶后的疫苗应在1小时内用完。

（2）在上臂外侧三角肌上部附着处皮上划痕接种。在接种部位上滴加疫苗，每1次人用剂量0.05ml。用消毒针划成"井"字，划痕长度约1～1.5cm，应以划破表皮稍见血迹为宜。划痕处用针涂压10余次，使菌液充分进入划痕内。接种后局部应裸露至少5分钟。

（3）14周岁以下儿童，疫苗滴于两处划2个"井"字，14周岁以上者疫苗滴于三处划3个"井"字。"井"字间隔2～3cm。

（4）接种人员每年应免疫1次。

【不良反应】

常见不良反应：

（1）接种后24小时内，在注射部位可出现疼痛和触痛，注射局部红肿浸润轻、中度反应，多数情况2～3天内自行消失。

（2）接种疫苗后可出现一过性发热反应。其中大多数为轻度发热反应，持续1～2天后可自行缓解，一般不需处理；对于中度发热反应或发热时间超过48小时者，可给予对症处理。

罕见不良反应：

严重发热反应，应给予对症处理，以防高热惊厥。

极罕见不良反应：

淋巴结肿大，血管神经性水肿。

【禁忌】　（1）已知对该疫苗的任何成分过敏者。

（2）患急性疾病、严重慢性疾病、慢性疾病的急性发作期和发热者。

（3）免疫缺陷、免疫功能低下或正在接受免疫抑制治疗者。

（4）妊娠期或6个月内的哺乳期妇女。

【注意事项】　（1）本品仅供皮上划痕用，严禁注射！

（2）以下情况者慎用：家族和个人有惊厥史者、患慢性疾病者、有癫痫史者、过敏体质者、6个月以上的哺乳期妇女。

（3）疫苗瓶有裂纹、标签不清或失效者、疫苗复溶后外观异常者均不得使用。

（4）疫苗开启后应立即使用，如需放置，应置2～8℃，并于1小时内用完，剩余均应废弃。

（5）应备有肾上腺素等药物，以备偶有发生严重过敏反应时急救用。接受注射者在注射后应在现场观察至少30分钟。

（6）注射免疫球蛋白者，应至少间隔1个月以上接种本品，以免影响免疫效果。

（7）开启疫苗瓶和接种时，切勿使消毒剂接触疫苗。

（8）消毒皮肤只可用酒精，不可用碘酒，并在酒精挥发后再行接种。

（9）本品与抗生素同时应用时可能影响疫苗的免疫效果。

（10）本品为减毒活疫苗，不推荐在该疾病流行季节使用。

【贮藏】　于2～8℃避光保存和运输。

【包装】　按批准的执行。

【有效期】　12个月。

【执行标准】

【批准文号】

【生产企业】

企业名称：

生产地址：

邮政编码：

电话号码：

传真号码：

网　　址：

皮上划痕人用炭疽活疫苗

Pishang Huahen Renyong Tanju Huoyimiao

Anthrax Vaccine（Live）for Percutaneous

Scarification

本品系用炭疽芽孢杆菌的弱毒菌株经培养、收集菌体后稀释制成的活菌悬液。用于预防炭疽。

1 基本要求

生产和检定用设施、原材料及辅料、水、器具、动物等应符合"凡例"的有关要求。

炭疽疫苗生产车间必须与其他生物制品生产车间及实验室分开。所需设备及器具均须单独设置并专用。

2 制造

2.1 菌种

生产用菌种应符合"生物制品生产检定用菌毒种管理规程"的有关规定。

2.1.1 名称及来源

采用无荚膜、水肿型具有一定残余毒力的炭疽芽孢杆菌弱毒菌株 CMCC 63001（A16R）。

2.1.2 种子批的建立

应符合"生物制品生产检定用菌毒种管理规程"的有关规定。

2.1.3 种子批的传代

工作种子批菌种启开后至疫苗生产，传代应不超过 3 代。

2.1.4 种子批的检定

每 3～5 年应对菌种培养特性、残余毒力、特异性毒性及免疫力进行全面检定。生产前应检查菌形、培养特性及噬菌体特异性。

2.1.4.1 培养特性

在牛肉消化液琼脂或其他适宜固体培养基上生长，菌落为灰白色、不透明、呈卷发状。液体培养呈絮状发育，在血清培养基上不形成荚膜，无动力。

2.1.4.2 染色镜检

应为革兰氏阳性大杆菌，呈链状排列，可形成芽孢。

2.1.4.3 生化反应

能发酵葡萄糖、麦芽糖、蔗糖，不分解水杨苷（通则 3605）。

2.1.4.4 残余毒力试验

用体重 350～400g 豚鼠 5 只，各皮下注射含菌 $5.0×10^7$/ml 的菌悬液 1ml。另用体重 18～20g 小鼠 5 只，各皮下注射含菌 $5.0×10^7$/ml 的菌悬液 0.1ml。观察 10 天，可有特异死亡，但脏器涂片应仅找到无荚膜的本菌。应有部分动物出现水肿，若全部动物不出现水肿，应复试，复试仍无水肿，菌种不得用于生产。

2.1.4.5 特异性毒性试验

用体重 2.0～2.5kg 家兔 10 只，各皮下注射含菌 $2.5×10^8$/ml 的菌悬液 1ml，观察 10 天，在注射部位应出现水肿，全部动物应存活。如有死亡，应用同数量动物复试，复试仍有死亡，菌种不得用于生产。

2.1.4.6 免疫力试验

用体重 2.0～2.5kg 家兔 10 只，各皮下注射含菌 $2.5×10^8$/ml 的菌悬液 1ml，于注射后 18～20 天，用炭疽毒菌攻击，各皮下注射 20MLD。同时用同体重的家兔 3 只，各皮下注射 1MLD 毒菌作为对照。观察 10 天，对照动物应全部死亡，试验组保护率 60％为合格。

2.1.4.7 噬菌体特异性试验

用平皿法检查，接种菌液后，加入工作浓度的炭疽噬菌体 1 滴，置 33～34℃培养后，在滴噬菌体处应无本菌生长。

2.1.5 种子批的保存

种子批应冻干保存于 8℃以下。

2.2 原液

2.2.1 生产用种子

将工作种子批启开后，接种于牛肉消化液琼脂或其他适宜培养基，置 33～34℃培养 18～20 小时，经检查为纯菌者，保存于 2～8℃，2 周内使用。

2.2.2 生产用培养基

采用牛肉汁琼脂（pH7.2～7.4）或经批准的其他培养基。

2.2.3 接种和培养

将生产用种子移种于牛肉消化液中，置 33～34℃培养 18～24 小时，检查其生长特性、菌形及纯度，应符合 2.1.4.1～2.1.4.2 项要求。

经检查合格的种子培养物，接种于牛肉消化液琼脂，置 33～34℃培养。成熟的典型芽孢应达 80％以上，无杂菌者可采集。

2.2.4 收获

将培养物刮入 50％甘油溶液内，振摇使成均匀悬液，即为收获液。每瓶取样做纯菌检查（通则 1101），生长物做涂片镜检，应符合炭疽芽孢杆菌 CMCC 63001（A16R）株特征，不得有杂菌。合格者合并制成原液。收获液和原液置 2～8℃保存。

2.2.5 原液检定

按 3.1 项进行。

2.3 半成品

2.3.1 配制

用灭菌的 50％甘油溶液将原液稀释成每 1ml 含菌 $4.0×10^9$。

2.3.2 半成品检定

按 3.2 项进行。

2.4 成品

2.4.1 分批

应符合"生物制品分批规程"规定。

2.4.2 分装

应符合"生物制品分装和冻干规程"规定。

2.4.3 规格

每瓶 0.25ml（5 次人用剂量）含菌 1.0×10^9，0.5ml（10 次人用剂量）含菌 2.0×10^9，1ml（20 次人用剂量）含菌 4.0×10^9。每 1 次人用剂量含活菌数应不低于 8.0×10^7。

2.4.4 包装

应符合"生物制品包装规程"规定。

3 检定

3.1 原液检定

3.1.1 纯菌检查

按通则 1101 方法做纯菌检查，生长物做涂片镜检，应符合炭疽芽孢杆菌 CMCC 63001（A16R）株特征，不得有杂菌。

3.1.2 浓度测定

用国家药品检定机构分发的浓度测定用参考品，以分光光度法或其他方法测定原液浓度。

3.2 半成品检定

纯菌检查

按 3.1.1 项进行。

3.3 成品检定

3.3.1 鉴别试验

按 2.1.4.7 项进行。

3.3.2 物理检查

3.3.2.1 外观

应为灰白色均匀悬液，无摇不散的菌块及异物。

3.3.2.2 装量

依法检查（通则 0102），应不低于标示量。

3.3.3 纯菌检查

3.3.3.1 按 3.1.1 项进行。

3.3.3.2 噬菌体裂解试验

开启一支待检疫苗，取疫苗菌液 $120\mu l$ 与 $120\mu l$ 炭疽噬菌体在 1.5ml EP 管中混合，接种 2 个营养琼脂培养基平皿，每个平皿接种 $100\mu l$。用 L 型玻璃棒均匀涂抹后分别置 20～25℃、30～35℃培养观察 16～24 小时，无杂菌生长判为合格。

3.3.4 浓度测定

用国家药品检定机构分发的浓度测定用参考品，以分光光度法测定浓度，应为每 1ml 含菌 3.2×10^9 ～ 4.8×10^9。

3.3.5 活菌数测定

取本品 3 瓶，混匀并稀释至菌为 $5.0\times10^2/ml$，接种 5 个平皿，每个平皿接种 0.1ml。均匀涂抹后置 35～37℃培养 24 小时，每 1 次人用剂量含活菌数应不低于 8.0×10^7。

3.3.6 效力测定

取每 5 批疫苗中的首批按 2.1.4.6 项进行效力测定。

3.3.7 特异性毒性检查

用体重 2.0～2.5kg 家兔 5 只，各皮下注射含菌 $2.5\times10^8/ml$ 的菌悬液 1ml，观察 10 天，注射部位可有水肿，动物应全部存活。如有死亡，应用加倍量动物复试。如仍有死亡，判为不合格。

4 保存、运输及有效期

于 2～8℃避光保存和运输。自生产之日起，有效期为 24 个月。

5 使用说明

应符合"生物制品包装规程"规定和批准的内容。

皮上划痕人用炭疽活疫苗使用说明

【药品名称】

通用名称：皮上划痕人用炭疽活疫苗

英文名称：Anthrax Vaccine（Live）for Percutaneous Scarification

汉语拼音：Pishang Huahen Renyong Tanju Huoyimiao

【成分和性状】 本品系用炭疽芽孢杆菌的弱毒株经培养、收集菌体后稀释制成。为灰白色均匀悬液。

有效成分：炭疽芽孢杆菌弱毒株活菌体。

辅料：应列出全部批准的辅料成分。

【接种对象】 炭疽常发地区人群，皮毛加工与制革工人、放牧员以及其他与牲畜密切接触者。

【作用与用途】 接种本疫苗后，可使机体产生免疫应答。用于预防炭疽。

【规格】 每瓶 0.25ml（5 次人用剂量）含菌 1.0×10^9，0.5ml（10 次人用剂量）含菌 2.0×10^9，1ml（20 次人用剂量）含菌 4.0×10^9。每 1 次人用剂量含活菌数应不低于 8.0×10^7。

【免疫程序和剂量】 （1）在上臂外侧三角肌附着处皮上划痕接种。用消毒注射器吸取疫苗，在接种部位滴 2 滴，间隔 3～4cm，划痕时用手将皮肤绷紧，用消毒划痕针在每滴疫苗处作"井"字划痕，每条痕长约 1～1.5cm。划破表皮以出现间断小血点为宜。

（2）用同一划痕针反复涂压，使疫苗充分进入划痕处。接种后局部至少应裸露 5～10 分钟，然后用消毒干棉球擦净。

（3）接种后 24 小时划痕部位无任何反应者应重新接种。

【不良反应】

常见不良反应：

（1）接种后 24 小时内，在注射部位可出现疼痛和触痛，注射局部红肿浸润轻、中度反应，多数情况 2～3 天内自行消失。

（2）接种疫苗后可出现一过性发热反应。其中大多数为轻度发热反应，持续 1～2 天后可自行缓解，一般不需处理；对于中度发热反应或发热时间超过 48 小时者，可给予对症处理。

罕见不良反应：

严重发热反应，应给予对症处理，以防高热惊厥。

极罕见不良反应：

淋巴结肿大，血管神经性水肿。

【禁忌】 （1）已知对该疫苗的任何成分过敏者。

（2）患急性疾病、严重慢性疾病、慢性疾病的急性发作期和发热者。

（3）免疫缺陷、免疫功能低下或正在接受免疫抑制治疗者。

（4）妊娠期或 6 个月内的哺乳期妇女。

【注意事项】 （1）本品仅供皮上划痕用，严禁注射！

（2）以下情况者慎用：家族和个人有惊厥史者、患慢性疾病者、有癫痫史者、过敏体质者、6 个月以上的哺乳期妇女。

（3）疫苗瓶有裂纹、标签不清或失效者、疫苗复溶后外观异常者均不得使用。

（4）疫苗开启后应立即使用，如需放置，应置 2～8℃于 1 小时内用完，剩余均应废弃。

（5）应备有肾上腺素等药物，以备偶有发生严重过敏反应时急救用。接受注射者在注射后应在现场观察至少 30 分钟。

（6）注射免疫球蛋白者，应至少间隔 1 个月以上接种本品，以免影响免疫效果。

（7）开启疫苗瓶和接种时，切勿使消毒剂接触疫苗。

（8）消毒皮肤只可用酒精，不可用碘酒，并在酒精挥发后再行接种。

（9）本品与抗生素同时应用时可能影响疫苗的免疫效果。

（10）本品为减毒活疫苗，不推荐在该疾病流行季节使用。

（11）剩余疫苗、空疫苗瓶及用具，需用 3‰碱水煮沸消毒 30 分钟。

（12）严禁冻结。

【贮藏】 于 2～8℃避光保存和运输。

【包装】 按批准的执行。

【有效期】 24 个月。

【执行标准】

【批准文号】

【生产企业】

企业名称：

生产地址：

邮政编码：

电话号码：

传真号码：

网 址：

皮上划痕人用布氏菌活疫苗

Pishang Huahen Renyong Bushijun Huoyimiao

Brucellosis Vaccine（Live）for Percutaneous Scarification

本品系用布氏菌的弱毒菌株经培养、收集菌体加入稳定剂后冻干制成。用于预防布氏菌病。

1 基本要求

生产和检定用设施、原材料及辅料、水、器具、动物等应符合"凡例"的有关要求。

2 制造

2.1 菌种

生产用菌种应符合"生物制品生产检定用菌毒种管理规程"的有关规定。

2.1.1 名称及来源

采用牛布氏菌的弱毒菌株104M株。

2.1.2 种子批的建立

应符合"生物制品生产检定用菌毒种管理规程"的有关规定。

禁止使用通过动物传代后再分离之菌株制造疫苗。

2.1.3 种子批的传代

工作种子批启开后至疫苗生产，传代应不超过3代。

2.1.4 种子批的检定

2.1.4.1 培养特性

在含有1：50 000碱性品红培养基应生长，但在含同浓度的硫堇培养基应不生长（亦可用纸片法检查），在肝琼脂斜面培养基产生微量硫化氢。

2.1.4.2 染色镜检

应为革兰氏阴性球杆菌。

2.1.4.3 变异检查

用生理氯化钠溶液将新鲜培养物制成含菌 $2.5\times10^9\sim3.0\times10^9$/ml的菌悬液，置90℃水浴中30分钟，不应出现凝集现象。用同浓度的菌悬液与1：1000三胜黄素水溶液等量混合，于37℃放置24小时，不应出现凝集现象。用结晶紫染色检查菌落，菌落变异率不高于3%。

2.1.4.4 噬菌体裂解试验

将菌种接种于肝琼脂平皿，加入布氏菌Tb噬菌体1滴，于35～37℃培养44～48小时，噬菌体流过处应无本菌生长。

2.1.4.5 血清学试验

用生理氯化钠溶液将新鲜培养物制成含菌 5.0×10^9/ml的菌悬液，与布氏菌参考血清做凝集反应，其凝集效价应达到血清原效价。

2.1.4.6 残余毒力检查

用生理氯化钠溶液将35～37℃培养44～48小时之肝琼脂斜面新鲜培养物制成菌悬液，并稀释成含菌 $1.5\times$

10^9/ml、3.0×10^9/ml、6.0×10^9/ml、1.2×10^{10}/ml 和 2.4×10^{10}/ml等5个浓度的菌悬液。取体重18～20g小鼠25只分为5组，各组分别用不同浓度的菌悬液腹腔注射，每只0.5ml，观察7天，计算 LD_{50}，应为 $1.0\times10^9\sim6.0\times10^9$ 个菌。

2.1.4.7 免疫力试验

每3～5年至少做一次免疫力试验。用生理氯化钠溶液将菌种第1代新鲜培养物制成 2.0×10^8/ml的菌悬液。取体重300～350g豚鼠10只，每只皮下注射1ml，经25～30天后，每只豚鼠皮下攻击羊型强毒布氏菌10个或20个感染量（MID）。同时取3只豚鼠作对照，皮下注射1MID。免疫及对照豚鼠于注射毒菌悬液后均观察25～30天后解剖，取出鼠腹股沟淋巴结、腹主动脉旁淋巴结、肝及脾，分别接种肝琼脂中管斜面培养基，于35～37℃培养10天。如免疫动物组织之培养物有布氏菌生长，应用硫堇培养基（亦可用纸片法）和硫化氢反应做菌型鉴别试验。对照组3只豚鼠都必须发生全身感染，即肝脏或脾脏应分离出羊型毒菌。免疫组攻击10MID时，10只豚鼠中不应有2只以上分离出羊型毒菌；攻击20MID时，10只豚鼠中不应有3只以上分离出羊型毒菌。

2.1.5 种子批的保存

种子批应冻干保存于8℃以下。

2.2 原液

2.2.1 生产用种子

2.2.1.1 将工作种子批菌种启开后，接种在肝琼脂斜面或其他适宜培养基上，置35～37℃培养44～48小时为第1代。第1代菌种须进行1：500三胜黄素玻片凝集试验，只有光滑型菌方可用于疫苗生产。第1代菌种斜面于2～8℃可保存15天。

2.2.1.2 将菌种接种到肝琼脂或其他适宜培养基上，置35～37℃培养44～48小时，培养物经纯菌检查合格后，弃去凝固水，用无菌生理氯化钠溶液制成菌悬液。由此制备适宜数量的生产用种子。

2.2.2 生产用培养基

采用适宜pH值的肝琼脂或经批准的其他培养基。

2.2.3 菌种接种和培养

将第2代或第3代生产用种子接种在生产用培养基上，置35～37℃培养44～48小时，肉眼逐瓶检查，有杂菌者应废弃。

2.2.4 收获

用含有蔗糖、明胶、硫脲和谷氨酸钠的稳定剂或其他适宜的稳定剂洗下菌苔或刮取菌苔于稳定剂内即为收获液，收获液进行纯菌检查，合格者合并制成原液。收获液和原液置2～8℃保存。

2.2.5 原液检定

按3.1项进行。

2.3 半成品

2.3.1 配制

将原液稀释成每 1ml 含菌 1.9×10^{11}。由细菌收获到冻干不得超过 7 天。

2.3.2　半成品检定

按 3.2 项进行。

2.4　成品

2.4.1　分批

应符合"生物制品分批规程"规定。

2.4.2　分装与冻干

应符合"生物制品分装和冻干规程"规定。分装后应立即进行冻干，真空封口，亦可充氮封口。

2.4.3　规格

按标示量复溶后每瓶 0.5ml（10 次人用剂量），含菌 9.5×10^{10}。每 1 次人用剂量含活菌数应不低于 3.0×10^{9}。

2.4.4　包装

应符合"生物制品包装规程"规定。

3　检定

3.1　原液检定

3.1.1　纯菌检查

按通则 1101 方法做纯菌检查，生长物做涂片镜检，不得有杂菌。

3.1.2　浓度测定

用国家药品检定机构分发的浓度测定用参考品，以分光光度法或其他方法测定浓度。

3.2　半成品检定

纯菌检查

按 3.1 项进行。

3.3　成品检定

除装量差异和水分测定外，按标示量加入氯化钠注射液，复溶后进行其余各项检定。

3.3.1　鉴别试验

用特异血清做凝集试验，应出现明显凝集反应，或按 2.1.4.4 项进行。

3.3.2　物理检查

3.3.2.1　外观

应为乳白色疏松体。按标示量加入生理氯化钠溶液后应于 1 分钟内复溶，并呈均匀悬液。

3.3.2.2　装量差异

依法检查（通则 0102），应符合规定。

3.3.3　水分

应不高于 3.0%（通则 0832）。

3.3.4　纯菌检查

按 3.1 项进行。

3.3.5　菌型检查

每亚批疫苗应用硫堇培养基（或纸片法）及硫化氢反应做菌型鉴别检查，应呈牛布氏菌的培养特性。

3.3.6　浓度测定

用国家药品检定机构分发的浓度测定用参考品，以分光光度法测定浓度，每 1 次人用剂量应含菌数不高于 1.1×10^{10}。

3.3.7　活菌数测定及菌落变异检查

每亚批取 3 瓶，加生理氯化钠溶液复溶混匀后比浊。将菌液浓度稀释为含菌 1.0×10^{3}/ml，接种 5 个平皿，每个平皿接种 0.1ml。用涂菌棒涂匀后置 35～37℃ 培养 4～5 天，计算活菌数，每 1 次人用剂量含活菌数应不低于 3.0×10^{9}；同时用结晶紫染色检查菌落，菌落变异率不得超过 10%。

3.3.8　效力测定

取每 5 批疫苗中的首批进行效力测定。将复溶后的本品用无菌生理氯化钠溶液稀释成含菌 5.0×10^{8}/ml 菌悬液。取体重 300～350g 豚鼠 10 只，每只皮下注射 1ml。经 25～30 天后，每只豚鼠皮下攻击羊型强毒布氏菌 10MID 或 20MID。同时用 3 只豚鼠作对照，于皮下注射 1MID。各组动物于注射菌悬液后 25～30 天解剖，取鼠腹股沟淋巴结、腹主动脉旁淋巴结、肝及脾，分别接种肝琼脂中管斜面培养基，于 37℃ 培养 10 天。如免疫动物组织之培养物有布氏菌生长，需用硫堇培养基（亦可用纸片法）和硫化氢反应做菌型鉴别试验。对照组 3 只豚鼠都必须发生全身感染，即肝脏或脾脏应分离出羊型毒菌。攻击 10MID 时，10 只免疫豚鼠中不应有 3 只以上分离出羊型毒菌；攻击 20MID 时，10 只免疫豚鼠中不应有 4 只以上分离出羊型毒菌。

3.3.9　特异性毒性试验

每亚批取 3 瓶，用体重 18～20g 小鼠 5 只，每只皮下注射含菌 1.0×10^{9}/ml 的菌悬液 0.5ml。观察 7 天不应有死亡，如有死亡应复试一次，仍有死亡，为不合格。

4　稀释剂

稀释剂为氯化钠注射液，稀释剂的生产应符合批准的要求，氯化钠注射液应符合本版药典（二部）的相关规定。

5　保存、运输及有效期

于 2～8℃ 避光保存和运输。自生产之日起，有效期为 12 个月。

6　使用说明

应符合"生物制品包装规程"规定和批准的内容。

皮上划痕人用布氏菌活疫苗使用说明

【药品名称】

通用名称：皮上划痕人用布氏菌活疫苗

英文名称：Brucellosis Vaccine（Live）for Percutaneous Scarification

汉语拼音：Pishang Huahen Renyong Bushijun Huoyimiao

【成分和性状】　本品系用布氏菌的弱毒菌株经培养、收集菌体加入稳定剂后冻干制成。为乳白色疏松体，复溶后为均匀悬液。

有效成分：布氏菌弱毒株活菌体。

辅料：应列出全部批准的辅料成分。

疫苗稀释剂：氯化钠注射液。

【接种对象】　与布氏菌病传染源有密切接触者，每年应免疫一次。布氏菌素反应阳性者可不予接种。

【作用与用途】　接种本疫苗后，可使机体产生免疫应答。用于预防布氏菌病。

【规格】　按标示量复溶后每瓶 0.5ml（10 次人用剂量），含菌 9.5×10^{10}。每 1 次人用剂量含活菌数应不低于 3.0×10^9。

【免疫程序和剂量】　（1）每瓶加入 0.5ml 氯化钠注射液，复溶后的疫苗应在 1 小时内用完，剩余的疫苗应废弃。

（2）上臂外侧三角肌上部附着处皮上划痕接种。在接种部位滴加疫苗，每 1 次人用剂量 0.05ml，再用消毒针划痕。划痕长度为 1～1.5cm，应以划破表皮微见血迹为宜。划痕处用针涂压 10 余次，使菌液充分进入划痕内。接种后局部应裸露至少 5 分钟。

（3）10 岁以下儿童及复种者疫苗滴于一处划 1 个"井"字，10 岁以上初种者疫苗滴于两处划 2 个"井"字，间隔 2～3cm。

【不良反应】

常见不良反应：

（1）接种后 24 小时内，在注射部位可出现疼痛和触痛，注射局部红肿浸润轻、中度反应，多数情况 2～3 天内自行消失。

（2）接种疫苗后可出现一过性发热反应。其中大多数为轻度发热反应，持续 1～2 天后可自行缓解，一般不需处理；对于中度发热反应或发热时间超过 48 小时者，可给予对症处理。

罕见不良反应：

（1）严重发热反应，应给予对症处理，以防高热惊厥。

（2）注射局部重度红肿或其他并发症，应给予对症处理。

极罕见不良反应：

淋巴结肿大，血管神经性水肿。

【禁忌】　（1）已知对该疫苗的任何成分过敏者。

（2）患急性疾病、严重慢性疾病、慢性疾病的急性发作期和发热者。

（3）免疫缺陷、免疫功能低下或正在接受免疫抑制治疗者。

（4）妊娠期或 6 个月内的哺乳期妇女。

【注意事项】　（1）本品仅供皮上划痕用，严禁注射！

（2）以下情况者慎用：家族和个人有惊厥史者、患慢性疾病者、有癫痫史者、过敏体质者、6 个月以上的哺乳期妇女。

（3）疫苗瓶有裂纹、标签不清或失效者、疫苗复溶后外观异常者均不得使用。

（4）疫苗开启后应立即使用，如需放置，应置 2～8℃，并于 1 小时内用完，剩余均应废弃。

（5）应备有肾上腺素等药物，以备偶有发生严重过敏反应时急救用。接受注射者在注射后应在现场观察至少 30 分钟。

（6）注射免疫球蛋白者，应至少间隔 1 个月以上接种本品，以免影响免疫效果。

（7）开启疫苗瓶和接种时，切勿使消毒剂接触疫苗。

（8）消毒皮肤只可用酒精，不可用碘酒，并在酒精挥发后再行接种。

（9）本品与抗生素同时应用时可能影响疫苗的免疫效果。

（10）本品为减毒活疫苗，不推荐在该疾病流行季节使用。

【贮藏】　于 2～8℃避光保存和运输。

【包装】　按批准的执行。

【有效期】　12 个月。

【执行标准】

【批准文号】

【生产企业】

企业名称：

生产地址：

邮政编码：

电话号码：

传真号码：

网　　址：

皮内注射用卡介苗

Pinei Zhusheyong Kajiemiao

BCG Vaccine for Intradermal Injection

本品系用卡介菌经培养后，收集菌体，加入稳定剂冻干制成。用于预防结核病。

1　基本要求

生产和检定用设施、原材料及辅料、水、器具、动物等应符合"凡例"的有关要求。

卡介苗生产车间必须与其他生物制品生产车间及实验室分开。所需设备及器具均须单独设置并专用。卡介苗制造、包装及保存过程均须避光。

从事卡介苗制造的工作人员及经常进入卡介苗制造室的人员，必须身体健康，经 X 射线检查无结核病，且每年经 X 射线检查 1～2 次，可疑者应暂离卡介苗的制造。

2　制造

2.1　菌种

生产用菌种应符合"生物制品生产检定用菌毒种管理规程"规定。

2.1.1　名称及来源

采用卡介菌 D_2 PB 302 菌株。严禁使用通过动物传代的菌种制造卡介苗。

2.1.2　种子批的建立

应符合"生物制品生产检定用菌毒种管理规程"规定。

2.1.3　种子批的传代

工作种子批启开至菌体收集传代应不超过 12 代。

2.1.4　种子批的检定

2.1.4.1　鉴别试验

（1）培养特性

卡介菌在苏通培养基上生长良好，培养温度在 37～39℃之间。抗酸染色应为阳性。在苏通马铃薯培养基上培养的卡介菌应是干皱成团略呈浅黄色。在牛胆汁马铃薯培养基上为浅灰色黏膏状菌苔。在鸡蛋培养基上有突起的皱型和扩散型两类菌落，且带浅黄色。在苏通培养基上卡介菌应浮于表面，为多皱、微带黄色的菌膜。

（2）多重 PCR 法

采用多重 PCR 法检测卡介菌基因组特异的缺失区 RD1，应无 RD1 序列存在，供试品 PCR 扩增产物大小应与参考品一致。

多重 PCR 鉴别试验：采用 ET1（5′-AAGCGGTT-GCCGCCGACCGACC-3′）、ET2（5′-CTGGCTATATTC-CTGGGCCCGG-3′）、ET3（5′-GAGGCGATCTGGCG-GTTTGGGG-3′）三条引物，分别以灭菌超纯水稀释至终浓度为 $10\mu mol/L$。DNA 分子量标记物为 50bp DNA ladder。

取供试品 1 支，加入灭菌水 1ml 复溶，将内容物移入 1.5ml EP 管中，12 000r/min，离心 5 分钟，弃上清，留 40～50μl 液体重悬供试品沉淀物，沸水浴 10 分钟，8000r/min 离心 5 分钟，取上清作为多重 PCR 检测模板。

取供试品 PCR 检测模板 5μl，加至 45μl 反应试剂中［10 倍 PCR 缓冲液（pH8.3 100mmol/L Tris-HCl，500mmol/L KCl，15mmol/L $MgCl_2$）5μl、dNTP Mixture 2μl、5U/μl *Taq* DNA 聚合酶 0.3μl、引物 ET1 2μl、引物 ET2 4μl、引物 ET3 2μl，灭菌超纯水 29.7μl］，共 50μl 反应体系。检测参考品同法操作。每个供试品平行做 2 管。

反应体系于 94℃预变性 10 分钟，然后 94℃变性 1 分钟，64℃退火 1 分钟，72℃延伸 30 秒，循环 30 次后，72℃再延伸 7 分钟。取 PCR 产物 10μl 加 6 倍 loading buffer［配方为：①吸取 2ml EDTA（500mmol/L pH8.0）加入约 40ml 双蒸水；②称量加入 250mg 溴酚蓝；③量取加入 50ml 丙三醇；④定容至 100ml，4℃保存］2μl 混匀后上样于 3% 的琼脂糖凝胶泳道，50bp DNA ladder 直接上样 6μl。于 100mA 电泳 50 分钟。采用凝胶成像仪，以 50bp DNA ladder 为分子量标记，观察供试品与参考品 PCR 扩增片段分子量大小。

2.1.4.2　纯菌检查

按通则 1101 的方法进行，生长物做涂片镜检，不得有杂菌。

2.1.4.3　毒力试验

用结核菌素纯蛋白衍生物皮肤试验（皮内注射 0.2ml，含 10IU）阴性、体重 300～400g 的同性豚鼠 4 只，各腹腔注射 1ml 菌液（5mg/ml），每周称体重，观察 5 周动物体重不应减轻；同时解剖检查，大网膜上可出现脓疱，肠系膜淋巴结及脾可能肿大，肝及其他脏器应无肉眼可见的病变。

2.1.4.4　无有毒分枝杆菌试验

用结核菌素纯蛋白衍生物皮肤试验（皮内注射 0.2ml，含 10IU）阴性、体重 300～400g 的同性豚鼠 6 只，于股内侧皮下各注射 1ml 菌液（10mg/ml），注射前称体重，注射后每周观察 1 次注射部位及局部淋巴结的变化，每 2 周称体重 1 次，豚鼠体重不应降低。6 周时解剖 3 只豚鼠，满 3 个月时解剖另 3 只，检查各脏器应无肉眼可见的结核病变。若有可疑病灶时，应做涂片和组织切片检查，并将部分病灶磨碎，加少量生理氯化钠溶液混匀后，由皮下注射 2 只豚鼠，若证实系结核病变，该菌种即应废弃。当试验未满 3 个月时，豚鼠死亡则应解剖检查，若有可疑病灶，即按上述方法进行，若证实系结核病变，该菌种即应废弃。若证实属非特异性死亡，且豚鼠死亡 1 只以上时应复试。

2.1.4.5　免疫力试验

用体重 300～400g 豚鼠 8 只，分成两组各 4 只，免疫组经皮下注射 0.2ml（1/10 人用剂量）用种子批菌种制备的疫苗，对照组注射 0.2ml 生理氯化钠溶液。豚鼠免疫后 4～5 周，经皮下攻击 10^3～10^4 强毒人型结核分枝杆菌，攻击后 5～6 周解剖动物，免疫组与对照组动物的病变指数及脾脏毒菌分离数的对数值经统计学处理，应有显著差异。

2.1.5 种子批的保存

种子批应冻干保存于 8℃ 以下。

2.2 原液

2.2.1 生产用种子

启开工作种子批菌种，在苏通马铃薯培养基、胆汁马铃薯培养基或液体苏通培养基上每传 1 次为 1 代。在马铃薯培养基培养的菌种置冰箱保存，不得超过 2 个月。

2.2.2 生产用培养基

生产用培养基为苏通马铃薯培养基、胆汁马铃薯培养基或液体苏通培养基。

2.2.3 接种与培养

挑取生长良好的菌膜，移种于改良苏通综合培养基或经批准的其他培养基的表面，置 37～39℃ 静止培养。

2.2.4 收获和合并

培养结束后，应逐瓶检查，若有污染、湿膜、浑浊等情况应废弃。收集菌膜压干，移入盛有不锈钢珠瓶内，钢珠与菌体的比例应根据研磨机转速控制在一适宜的范围，并尽可能在低温下研磨。加入适量无致敏原稳定剂稀释，制成原液。

2.2.5 原液检定

按 3.1 项进行。

2.3 半成品

2.3.1 配制

用稳定剂将原液稀释成 1.0mg/ml 或 0.5mg/ml，即为半成品。

2.3.2 半成品检定

按 3.2 项进行。

2.4 成品

2.4.1 分批

应符合"生物制品分批规程"规定。

2.4.2 分装与冻干

应符合"生物制品分装和冻干规程"规定。分装过程中应使疫苗液混合均匀。疫苗分装后立即冻干，冻干后应立即封口。

2.4.3 规格

按标示量复溶后每瓶 1ml（10 次人用剂量），含卡介菌 0.5mg；按标示量复溶后每瓶 0.5ml（5 次人用剂量），含卡介菌 0.25mg。每 1mg 卡介菌含活菌数应不低于 1.0×10^6 CFU。

2.4.4 包装

应符合"生物制品包装规程"规定。

3 检定

3.1 原液检定

3.1.1 纯菌检查

按通则 1101 的方法进行，生长物做涂片镜检，不得有杂菌。

3.1.2 浓度测定

用国家药品检定机构分发的卡介苗参考比浊标准，以分光光度法测定原液浓度。

3.2 半成品检定

3.2.1 纯菌检查

按 3.1.1 项进行。

3.2.2 浓度测定

按 3.1.2 项进行。应不超过配制浓度的 110%。

3.2.3 沉降率测定

将供试品置室温下静置 2 小时，采用分光光度法测定供试品放置前后的吸光度值（A_{580}），计算沉降率，应 ≤20%。

3.2.4 活菌数测定

应不低于 1.0×10^7 CFU/mg。

3.2.5 活力测定

采用 XTT 法测定，将供试品和参考品稀释至 0.5mg/ml，取 100μl 分别加到培养孔中，于 37～39℃ 避光培养 24 小时，检测吸光度（A_{450}），供试品吸光度应大于参考品吸光度。

3.3 成品检定

除装量差异、水分测定、活菌数测定和热稳定性试验外，按标示量加入灭菌注射用水，复溶后进行其余各项检定。

3.3.1 鉴别试验

3.3.1.1 抗酸染色法

抗酸染色涂片检查，细菌形态与特性应符合卡介菌特征。

3.3.1.2 多重 PCR 法

按 2.1.4.1 项进行，采用多重 PCR 法检测卡介菌基因组特异的缺失区 RD1，应无 RD1 序列存在，供试品 PCR 扩增产物大小应与检测参考品一致。

3.3.2 物理检查

3.3.2.1 外观

应为白色疏松体或粉末状，按标示量加入注射用水，应在 3 分钟内复溶至均匀悬液。

3.3.2.2 装量差异

依法检查（通则 0102），应符合规定。

3.3.2.3 渗透压摩尔浓度

依法测定（通则 0632），应符合批准的要求。

3.3.3 水分

应不高于 3.0%（通则 0832）。

3.3.4 纯菌检查

按 3.1.1 项进行。

3.3.5 效力测定

用结核菌素纯蛋白衍生物皮肤试验（皮内注射 0.2ml，含 10IU）阴性、体重 300～400g 的同性豚鼠 4 只，每只皮下注射 0.5mg 供试品，注射 5 周后皮内注射 TB-PPD 10IU/0.2ml，并于 24 小时后观察结果，局部硬结反应直径应不小于 5mm。

3.3.6　活菌数测定

每亚批疫苗均应做活菌数测定。抽取 5 支疫苗稀释并混合后进行测定，培养 4 周后含活菌数应不低于 1.0×10^6 CFU/mg。本试验可与热稳定性试验同时进行。

3.3.7　无有毒分枝杆菌试验

选用结核菌素纯蛋白衍生物皮肤试验（皮内注射 0.2ml，含 10IU）阴性、体重 300～400g 的同性豚鼠 6 只，每只皮下注射相当于 50 次人用剂量的供试品，每 2 周称体重一次，观察 6 周，动物体重不应减轻；同时解剖检查每只动物，若肝、脾、肺等脏器无结核病变，即为合格。若动物死亡或有可疑病灶时，应按 2.1.4.3 项进行。

3.3.8　热稳定性试验

取每亚批疫苗于 37℃ 放置 28 天测定活菌数，并与 2～8℃ 保存的同批疫苗进行比较，计算活菌率；放置 37℃ 的本品活菌数应不低于置 2～8℃ 本品的 25%，且不低于 2.5×10^5 CFU/mg。

4　稀释剂

稀释剂为灭菌注射用水，稀释剂的生产应符合批准的要求，灭菌注射用水应符合本版药典（二部）的相关规定。

5　保存、运输及有效期

于 2～8℃ 避光保存和运输。自生产之日起，按批准的有效期执行。

6　使用说明

应符合"生物制品包装规程"规定和批准的内容。

皮内注射用卡介苗使用说明

【药品名称】

通用名称：皮内注射用卡介苗

英文名称：BCG Vaccine for Intradermal Injection

汉语拼音：Pinei Zhusheyong Kajiemiao

【成分和性状】　本品系用卡介菌经培养后收集菌体，加入稳定剂冻干制成。为白色疏松体或粉末，复溶后为均匀悬液。

有效成分：卡介苗活菌体。

辅料：应列出全部批准的辅料成分。

疫苗稀释剂：灭菌注射用水。

【接种对象】　出生 3 个月以内的婴儿或用 5IU PPD 试验阴性的儿童（PPD 试验后 48～72 小时局部硬结在 5mm 以下者为阴性）。

【作用与用途】　接种本疫苗后，可使机体产生细胞免疫应答。用于预防结核病。

【规格】　按标示量复溶后每瓶 1.0ml（10 次人用剂量），含卡介菌 0.5mg；按标示量复溶后每瓶 0.5ml（5 次人用剂量），含卡介菌 0.25mg。每 1mg 卡介菌含活菌数

应不低于 1.0×10^6 CFU。

【免疫程序和剂量】　（1）10 次人用剂量卡介苗加入 1ml 所附稀释剂，5 次人用剂量卡介苗加入 0.5ml 所附稀释剂，放置约 1 分钟，摇动使之溶解并充分混匀。疫苗溶解后必须在半小时内用完。

（2）用灭菌的 1ml 蓝芯注射器（25～26 号针头）吸取摇匀的疫苗，在上臂外侧三角肌中部略下处皮内注射 0.1ml。

【不良反应】

常见不良反应：

（1）接种后 2 周左右，局部可出现红肿浸润，若随后化脓，形成小溃疡，一般 8～12 周后结痂。一般不需处理，但要注意局部清洁，防止继发感染。脓疱或浅表溃疡可涂 1‰ 甲紫（龙胆紫），使其干燥结痂，有继发感染者，可在创面撒布消炎药粉，不要自行排脓或揭痂。

（2）局部脓肿和溃疡直径超过 10mm 及长期不愈（大于 12 周），应及时诊治。

（3）淋巴结反应：接种侧腋下淋巴结（少数在锁骨上或对侧腋下淋巴结）可出现轻微肿大，一般不超过 10mm，1～2 个月后消退。如遇局部淋巴结肿大软化形成脓疱，应及时诊治。

（4）接种疫苗后可出现一过性发热反应。其中大多数为轻度发热反应，持续 1～2 天后可自行缓解，一般不需处理；对于中度发热反应或发热时间超过 48 小时者，可给予对症处理。

罕见不良反应：

（1）严重淋巴结反应：在临床上分为干酪性、脓肿型、窦道型等。接种处附近如腋下、锁骨上下或颈部淋巴结强反应，局部淋巴结肿大软化形成脓疱，应及时诊治。

（2）复种时偶见瘢痕疙瘩。

极罕见不良反应：

（1）骨髓炎。

（2）过敏性皮疹和过敏性紫癜。

【禁忌】　（1）已知对该疫苗的任何成分过敏者。

（2）患急性疾病、严重慢性疾病、慢性疾病的急性发作期和发热者。

（3）免疫缺陷、免疫功能低下或正在接受免疫抑制治疗者。

（4）患脑病、未控制的癫痫和其他进行性神经系统疾病者。

（5）妊娠期妇女。

（6）患湿疹或其他皮肤病患者。

【注意事项】　（1）严禁皮下或肌内注射！

（2）接种卡介苗的注射器应专用，不得用作其他注射，以防止产生化脓反应。

（3）以下情况者慎用：家族和个人有惊厥史者、患慢性疾病者、有癫痫史者、过敏体质者、哺乳期妇女。

（4）开启疫苗瓶和注射时，切勿使消毒剂接触疫苗。

（5）疫苗瓶有裂纹、标签不清或失效者、疫苗复溶后出现浑浊等外观异常者均不得使用。

（6）疫苗开启后应立即使用，如需放置，应置 2～8℃，并于半小时内用完，剩余均应废弃。

（7）应备有肾上腺素等药物，以备偶有发生严重过敏反应时急救用。接受注射者在注射后应在现场观察至少30 分钟。

（8）注射免疫球蛋白者，应至少间隔 1 个月以上接种本品，以免影响免疫效果。

（9）使用时应注意避光。

【贮藏】　于 2～8℃避光保存和运输。

【包装】　按批准的执行。

【有效期】　按批准的有效期执行。

【执行标准】

【批准文号】

【生产企业】

企业名称：

生产地址：

邮政编码：

电话号码：

传真号码：

网　　址：

钩端螺旋体疫苗

Gouduanluoxuanti Yimiao

Leptospira Vaccine

本品系用各地区主要的钩端螺旋体流行菌型的菌株，经培养、杀菌后，制成单价或多价疫苗。用于预防钩端螺旋体病。

1 基本要求

生产和检定用设施、原材料及辅料、水、器具、动物等应符合"凡例"的有关要求。

2 制造

2.1 菌种

生产用菌种应符合"生物制品生产检定用菌毒种管理规程"的有关规定。

2.1.1 名称及来源

主要生产用菌种如下：

血清群	血清型	株名	毒力
黄疸出血群	赖型	赖、017、江4、70091	强
犬群	犬型	611、桂44	弱
致热群	致热型	[4]、HBS5	强
秋季群	秋季型	临4	强
澳洲群	澳洲型	沃34、115、620	弱
波摩那群	波摩那型	罗、109	弱
流感伤寒群	临海型	临6	强
七日热群	七日热型	401、广229、245	弱

2.1.2 生产用菌种的建立

应符合"生物制品生产检定用菌毒种管理规程"的有关规定。

2.1.3 生产用菌种的检定

生产用菌种应先通过体重 120～220g 的豚鼠传代，2～3 代后或豚鼠濒死前抽取其心血或摘取肝组织，接种生产用培养基或其他适宜培养基，并培养 4 代以上方可进行各项检定。

2.1.3.1 形态及培养特性

将菌种接种于生产用培养基，接种量在 5% 以下，28～32℃培养 5～10 天，培养物在显微镜下放大 400 倍观察，钩端螺旋体菌数为每视野 100 条以上。培养物应透明，微带乳光，摇动时稍有云雾状浑浊，菌形整齐、运动良好、两端形成钩状。

2.1.3.2 血清凝集试验

用培养 3～10 天的活培养物，在显微镜下放大 400 倍观察，钩端螺旋体菌数为每视野 50～100 条，运动良好，且无自凝，与参考血清做定量凝集反应，其凝集效价应达血清原效价之半。终点效价以菌数减少 50%（＋＋）为判定标准。新菌种要求用凝集素交叉吸收试验法定型。

2.1.3.3 毒力试验

用体重 180～220g 的豚鼠 6 只，分成两组，每只豚鼠经皮下注射已培养 5～10 天、在显微镜下放大 400 倍观察菌数为每视野 50～100 条活的待检培养物 2ml。其中一组于注射后 48 小时抽取心血，按 1% 量接种生产培养基或其他适宜培养基 2 支，培养 14 天，镜检呈阳性（生长钩端螺旋体），即属弱毒菌株；另一组于注射后观察 10 天，至少应有 2 只豚鼠因患钩端螺旋体病死亡，即属强毒菌株。

对于传代保存的已知的弱毒或强毒株菌种，也分别按上述相应方法进行，符合弱毒株或强毒株规定者为合格。

2.1.3.4 免疫力试验

用培养 5～10 天的活培养物，在显微镜下放大 400 倍观察菌数，每视野钩端螺旋体为 70～100 条，将该培养物于 56～58℃加温 1 小时或以 3.0g/L 苯酚杀菌，以生理氯化钠溶液做 3 倍稀释，取体重 120～220g 豚鼠 3 只（同时饲养 3 只豚鼠作为对照组），皮下免疫 2 次，第 1 次 0.5ml，第 2 次 1ml，间隔 5 天，末次注射后 10～12 天，用同株或同型异株培养 5～10 天、在显微镜下放大 400 倍观察菌数为每视野 50～100 条的培养物 2ml 进行皮下攻击。

强毒株：攻击后观察 10 天，免疫组豚鼠应健存，外观及食欲正常，不耸毛，运动活泼，体重增加，解剖无黄疸。对照组豚鼠至少应有 2 只患钩端螺旋体病死亡，判为合格。

弱毒株：攻击后，24 小时抽取心血，取 2 管 5%～8% 兔血清培养基，每管 4～5ml，各加 1～2 滴心血（约为 1% 接种量）。培养 14 天。免疫组 2/3 以上为阴性，对照组均为阳性，判为合格。

2.1.3.5 抗原性试验

用培养 5～10 天的活培养物，在显微镜下放大 400 倍观察菌数，每视野钩端螺旋体为 70～100 条，将该培养物于 56～58℃加温 1 小时或以 3.0g/L 苯酚杀菌，静脉免疫体重 2.0～2.5kg 家兔 3 只，共注射 3 次，间隔 5 天，第 1 次 1ml，第 2 次 2ml，第 3 次 5ml，末次注射后 10～15 天取家兔血清与同株培养物做凝集反应，至少有 2 只家兔血清效价达到 1∶10 000 以上判为合格。

2.1.4 菌种传代及保存

2.1.4.1 菌种传代

为保存菌种的毒力及纯度，每传 3～6 代，应通过体重 120～220g 豚鼠传代一次，并同时做血清学特性检查和生物学特性检查，合格方可作为保存菌种。

2.1.4.2 菌种保存

菌种应保存于含兔血清培养基或其他适宜培养基内，于 18～22℃避光定期传代保存或液氮保存。

2.2 原液

每种血清型使用 1 个菌株。

2.2.1 生产用种子

生产用菌种经培养 5~10 天生长良好后，取 2ml 培养液，皮下注射体重 120~220g 的豚鼠，2~3 天后或动物濒死前取心血（或摘取肝组织），按不高于 1% 的量接种于生产用培养基或其他适宜培养基，28~32℃ 培育 7~18 天（不易生长的菌株可延至 30 天），经纯菌检查及血清学特性检查合格后，再于生产用培养基或其他适宜培养基连续传代至少 4 次，经检查为生长良好、运动活泼的纯培养物方可用于大量接种。

液氮保存的菌种复苏后即可用于生产。

2.2.2 生产用培养基

采用综合培养基或半综合培养基。

2.2.3 培养

采用 10L 大瓶或大罐通气培养，经 28~32℃ 培养 4~14 天，在显微镜下放大 400 倍观察，菌数应达 300 条以上。取样做纯菌检查及镜检，应无杂菌。培养物可用适宜的方法浓缩。

2.2.4 浓度测定

采用显微镜计数法测定菌数。

2.2.5 杀菌

培养物用苯酚（含量应不高于 3.0g/L）或其他适宜杀菌剂杀菌。至少放置 30 分钟，取样镜检杀菌情况。大罐培养亦可先合并后杀菌。原液如放置半年以上，合并前应逐瓶做无菌检查。

2.2.6 原液检定

按 3.1 项进行。

2.2.7 原液保存

应于 2~8℃ 保存。

2.3 半成品

2.3.1 配制

2.3.1.1 杀菌后的原液按预定比例将不同菌型培养物混合成 1 批。

2.3.1.2 疫苗所含菌型应按当地主要流行菌型配制，5 价以下（含 5 价）者，每型含菌数应不低于 $1.5×10^8$ 条/ml；6 价（含 6 价）以上，每型含菌数应不低于 $1.0×10^8$ 条/ml。各型比例不应超过或低于计算量的 10%，疫苗的总菌数应不超过 $1.25×10^9$ 条/ml。

2.3.1.3 加入氯化钠，使其最终含量为 8.5g/L。

2.3.2 半成品检定

按 3.2 项进行。

2.4 成品

2.4.1 分批

应符合"生物制品分批规程"规定。

2.4.2 分装

应符合"生物制品分装和冻干规程"规定。

2.4.3 规格

每瓶 5ml。

2.4.4 包装

应符合"生物制品包装规程"规定。

3 检定

3.1 原液检定

3.1.1 苯酚测定

应不高于 3.0g/L（通则 3113）。

3.1.2 无菌检查

依法检查（通则 1101），应符合规定。如大瓶培养应逐瓶做无菌检查。

3.2 半成品检定

无菌检查

依法检查（通则 1101），应符合规定。若移至大瓶存放，应按前、中、后抽样做无菌检查。

3.3 成品检定

3.3.1 鉴别试验

采用血清凝集试验，按疫苗所含菌型抗原的抗血清与本品做试管凝集试验，应产生特异性凝集。

3.3.2 物理检查

3.3.2.1 外观

应为微带乳光的悬液，无异臭，无摇不散的凝块及异物。

3.3.2.2 装量

依法检查（通则 0102），应不低于标示量。

3.3.3 化学检定

3.3.3.1 pH 值

应为 6.4~7.4（通则 0631）。

3.3.3.2 氯化钠含量

应为 7.5~9.50（通则 3107）。

3.3.3.3 苯酚含量

应不高于 3.0g/L（通则 3113）。

3.3.4 效力测定

按疫苗所含菌型价数，用生理氯化钠溶液将本品稀释成每型含菌数 $5×10^7$ 条/ml，按 2.1.3.4 项进行。

3.3.5 无菌检查

依法检查（通则 1101），应符合规定。

3.3.6 异常毒性检查

依法检查（通则 1141），应符合规定。

4 保存、运输及有效期

于 2~8℃ 避光保存和运输。自生产之日起，有效期为 18 个月。

5 使用说明

应符合"生物制品包装规程"规定和批准的内容。

钩端螺旋体疫苗使用说明

【药品名称】

通用名称：钩端螺旋体疫苗

英文名称：Leptospira Vaccine

汉语拼音：Gouduanluoxuanti Yimiao

【成分和性状】　本品系用各地区主要的钩端螺旋体流行菌型的菌株，经培养杀菌后制成单价或多价疫苗。为微带乳光的液体，含苯酚防腐剂。

有效成分：灭活的单价或多价钩端螺旋体菌体。

辅料：应列出全部批准的辅料成分。

【接种对象】　流行地区 7～60 岁的人群。

【作用与用途】　接种本疫苗后，可使机体产生免疫应答。用于预防钩端螺旋体病。

【规格】　每瓶 5ml。

【免疫程序和剂量】　（1）上臂外侧三角肌下缘附着处皮下注射。

（2）共注射 2 针，间隔 7～10 天。第 1 针注射 0.5ml，第 2 针注射 1.0ml。

7～13 周岁用量减半。必要时 7 周岁以下儿童可酌量注射，但不超过成人量之 1/4。

应在流行季节前完成注射。

【不良反应】

常见不良反应：

接种后可出现短暂发热，注射部位可出现疼痛、触痛和红肿，多数情况 2～3 天内自行消退。

极罕见不良反应：

过敏性皮疹：应及时就诊。

【禁忌】　（1）已知对该疫苗的任何成分过敏者。

（2）患急性疾病、严重慢性疾病、慢性疾病的急性发作期和发热者。

（3）妊娠期和哺乳期妇女。

（4）患脑病、未控制的癫痫和其他进行性神经系统疾病者。

【注意事项】　（1）以下情况者慎用：家族和个人有惊厥史者、患慢性疾病者、有癫痫史者、过敏体质者。

（2）如出现摇不散的凝块、异物、疫苗瓶有裂纹或标签不清者，均不得使用。

（3）疫苗开启后应立即使用，如需放置，应置 2～8℃，并于 1 小时内用完，剩余均应废弃。

（4）注射免疫球蛋白者，应至少间隔 1 个月以上接种本品，以免影响免疫效果。

（5）月经期妇女暂缓注射。

（6）应备有肾上腺素等药物，以备偶有发生严重过敏反应时急救用。接受注射者在注射后应在现场观察至少 30 分钟。

（7）严禁冻结。

【贮藏】　于 2～8℃避光保存和运输。

【包装】　按批准的执行。

【有效期】　18 个月。

【执行标准】

【批准文号】

【生产企业】

企业名称：

生产地址：

邮政编码：

电话号码：

传真号码：

网　　址：

乙型脑炎减毒活疫苗

Yixing Naoyan Jiandu Huoyimiao

Japanese Encephalitis Vaccine，Live

本品系用乙型脑炎（简称乙脑）病毒减毒株接种于原代地鼠肾细胞，经培养、收获病毒液，加入适宜稳定剂冻干制成。用于预防乙型脑炎。

1 基本要求

生产和检定用设施、原材料及辅料、水、器具、动物等应符合"凡例"的有关要求。

2 制造

2.1 生产用细胞

生产用细胞为原代地鼠肾细胞或连续传代不超过5代的地鼠肾细胞。SPF地鼠特定病毒检查除应符合"实验动物微生物学检测要求"（通则3602）外，亦不得检出小鼠肝炎病毒、小鼠细小病毒、小鼠脊髓灰质炎病毒、仙台病毒、汉坦病毒、猴病毒5、淋巴脉络丛脑膜炎病毒、大鼠K病毒、吐兰病毒、地鼠多瘤病毒、逆转录病毒。

2.1.1 细胞管理及检定

应符合"生物制品生产检定用动物细胞基质制备及检定规程"规定。

2.1.2 细胞制备

选用10～14日龄地鼠，无菌取肾，剪碎，经胰蛋白酶消化，用培养液分散细胞，制备细胞悬液，分装培养瓶，置37℃±1℃培养。细胞生长成致密单层后接种病毒。来源于同一批地鼠、同一容器内消化制备的地鼠肾细胞为一个细胞消化批；源自同一批地鼠、于同一天制备的多个细胞消化批为一个细胞批。

2.2 毒种

2.2.1 名称及来源

生产用毒种为乙脑病毒SA14-14-2减毒株或其他经批准的减毒株。

2.2.2 种子批的建立

应符合"生物制品生产检定用菌毒种管理规程"规定。

原始种子传代应不超过第6代，主种子批应不超过第8代，工作种子批应不超过第9代，生产的疫苗应不超过第10代。

2.2.3 种子批毒种的检定

主种子批应进行以下全面检定，工作种子批应至少进行2.2.3.1～2.2.3.5项检定。

2.2.3.1 鉴别试验

将毒种做10倍系列稀释，取适宜稀释度分别与非同源性乙脑特异性免疫血清和乙脑阴性血清混合，置37℃水浴90分钟，接种地鼠肾单层细胞或BHK$_{21}$细胞进行中和试验，观察5～7天判定结果。中和指数应大于1000。

2.2.3.2 病毒滴定

将毒种做10倍系列稀释，至少取3个稀释度的病毒液，分别接种BHK$_{21}$细胞，用蚀斑法进行滴定。冻干种子批病毒滴度应不低于5.7 lg PFU/ml；液体种子批病毒滴度应不低于7.2 lg PFU/ml。

2.2.3.3 无菌检查

依法检查（通则1101），应符合规定。

2.2.3.4 分枝杆菌检查

照无菌检查法（通则1101）进行。

以草分枝杆菌（CMCC 95024）作为阳性对照菌。取阳性对照菌接种于罗氏固体培养基，于37℃培养3～5天收集培养物，以0.9%氯化钠溶液制成菌悬液，采用细菌浊度法确定菌含量，该菌液浊度与中国细菌浊度标准一致时活菌量约为2×10^{7}CFU/ml。稀释菌悬液，取不高于100CFU的菌液作为阳性对照。

供试品小于1ml时采用直接接种法，将供试品全部接种于适宜固体培养基（如罗氏培养基或Middlebrook 7H10培养基），每种培养基做3个重复。并同时设置阳性对照。将接种后的培养基置于37℃培养56天，阳性对照应有菌生长，接种供试品的培养基未见分枝杆菌生长，则判为合格。

供试品大于1ml时采用薄膜过滤法集菌后接种培养基。将供试品以0.22μm滤膜过滤后，取滤膜接种于适宜固体培养基，同时设阳性对照。所用培养基、培养时间及结果判定同上。

2.2.3.5 支原体检查

依法检查（通则3301），应符合规定。

2.2.3.6 外源病毒因子检查

依法检查（通则3302），应符合规定。

2.2.3.7 E蛋白基因稳定性试验

以E蛋白基因区核苷酸序列测定验证其遗传稳定性。编码E蛋白基因区的8个关键位点氨基酸不能发生改变（E-107：苯丙氨酸，E-138：赖氨酸，E-176：缬氨酸，E-177：丙氨酸，E-264：组氨酸，E-279：甲硫氨酸，E-315：缬氨酸，E-439：精氨酸）。

与基因库中登录号为D90195的乙型脑炎减毒株SA14-14-2株的E蛋白基因区核苷酸序列的同源性应不低于99.6%。

2.2.3.8 免疫原性检查

用主种子批毒种制备疫苗，取10^{-3}、10^{-4}、10^{-5}至少3个稀释度，分别免疫体重为10～12g小鼠10只，每只皮下注射0.1ml，免疫1次。免疫后14天用P$_3$株乙脑强毒腹腔攻击，每只注射0.3ml，其病毒量应不低于500腹腔滴定的LD$_{50}$。同时每只小鼠脑内接种稀释液0.03ml，接种后3天内死亡者不计（动物死亡数量应不得超过试验动物总数的 20%），攻击后 14 天判定结果。ED_{50} 应不高于 3.0 lg PFU，攻击对照组小鼠死亡率应不低于 80%。

2.2.3.9　猴体神经毒力试验

用冻干主种子批进行猴体神经毒力试验（病毒滴度不低于 5.7 lg PFU/ml），分别注射 2～3.5 岁 10 只恒河猴的两侧丘脑各 0.5ml、腰部脊髓内 0.2ml。对照组用强毒 SA_{14} 株稀释成 10^2 PFU/ml 和 10^3 PFU/ml 病毒量，以同法接种恒河猴，每个稀释度注射 4 只恒河猴。试验用恒河猴乙脑抗体应为阴性。

对 SA14-14-2 减毒组的 10 只恒河猴观察至少 21 天，应无任何特异性乙脑发病症状，组织学检查仅表现为注射部位、脑和脊髓有轻微的炎症反应。而对照组 SA_{14} 株在注射后于观察期内病毒量 10^3 PFU/ml 组 4 只恒河猴应全部特异性死亡；病毒量为 10^2 PFU/ml 组的 4 只恒河猴，至少应有 2 只死亡。组织学检查表现主要特征为神经细胞坏死，较少炎症反应。

2.2.3.10　脑内致病力试验

用种子批毒种接种 17～19 日龄小鼠，至少 10 只，每只脑内注射 0.03ml，观察 14 天应存活。接种后 3 天内死亡者不计（动物死亡数量应不得超过试验动物总数的 20%）。3 天后如有小鼠发病，应处死后取脑，测定致病力。小鼠脑内毒力应不高于 3.0 lg LD_{50}/0.03ml，同时以 10^{-1} 病鼠脑悬液皮下注射 17～19 日龄小鼠 10 只，每只 0.1ml，观察 14 天，应全部健存。

2.2.3.11　皮下感染入脑试验

用种子批毒种接种 17～19 日龄小鼠 10 只，每只皮下注射 0.1ml，同时右侧脑内空刺，观察 14 天，应全部健存。

2.2.3.12　乳鼠传代返祖试验

用病毒滴度不低于 7.2 lg PFU/ml（液体毒种）或不低于 5.7 lg PFU/ml（冻干毒种）的种子批毒种接种 3～5 日龄乳鼠 10 只，每只脑内注射 0.02ml。取最早发病的 3 只乳鼠处死，解剖取脑，用 17～19 日龄小鼠测其致病力，脑内毒力应不高于 3.0 lg LD_{50}/0.03ml，同时以 10^{-1} 的发病乳鼠脑悬液皮下注射 17～19 日龄小鼠 10 只，每只 0.1ml，观察 14 天，应全部健存。

2.2.4　毒种保存

毒种应于 -60℃ 以下保存。

2.3　原液

新制备的种子批用于生产时，连续制备的前三批疫苗原液应对 E 蛋白基因区核苷酸序列进行测定，与基因库中登录号为 D90195 的乙型脑炎减毒株 SA14-14-2 株的 E 蛋白基因区核苷酸序列的同源性应不低于 99.6%，8 个关键位点氨基酸的核苷酸序列不能改变。

2.3.1　细胞制备

按 2.1.2 项进行。

2.3.2　培养液

培养液为含适量新生牛血清和乳蛋白水解物的 Earle's 液或其他适宜培养液。用于细胞培养的新生牛血清应为乙脑抗体阴性。新生牛血清的质量应符合要求（通则 3604）。

2.3.3　对照细胞外源病毒因子检查

依法检查（通则 3302），应符合规定。

2.3.4　病毒接种和培养

挑选生长致密的单层细胞，用洗涤液充分冲洗后加入适量维持液，按 0.001MOI 接种病毒，置 36℃±1℃ 培养。

2.3.5　病毒收获

种毒后 72 小时左右细胞出现病变时收获病毒液。检定合格的同一细胞批的同一次病毒收获液可合并为单次病毒收获液。

2.3.6　单次病毒收获液检定

按 3.1 项进行。

2.3.7　单次病毒收获液保存

于 2～8℃ 保存不超过 30 天。

2.3.8　单次病毒收获液合并

检定合格的同一细胞批生产的多个单次病毒收获液，经澄清过滤，合并为 1 批原液。

2.3.9　原液检定

按 3.2 项进行。

2.4　半成品

2.4.1　配制

将原液按规定的同一病毒滴度适当稀释，加入适宜稳定剂即为半成品，每批半成品总量不得超过 150L。

2.4.2　半成品检定

按 3.3 项进行。

2.5　成品

2.5.1　分批

应符合"生物制品分批规程"规定。

2.5.2　分装及冻干

应符合"生物制品分装和冻干规程"规定。

2.5.3　规格

按标示量复溶后每瓶 0.5ml、1.5ml、2.5ml。每 1 次人用剂量为 0.5ml，含乙脑活病毒应不低于 5.4 lg PFU。

2.5.4　包装

应符合"生物制品包装规程"规定。

3　检定

3.1　单次病毒收获液检定

3.1.1　病毒滴定

按 2.2.3.2 项进行，病毒滴度应不低于 7.0 lg PFU/ml。

3.1.2　无菌检查

依法检查（通则 1101），应符合规定。

3.1.3 支原体检查

依法检查（通则 3301），应符合规定。

3.2 原液检定

3.2.1 病毒滴定

按 2.2.3.2 项进行，病毒滴度应不低于 7.0 lg PFU/ml。

3.2.2 无菌检查

依法检查（通则 1101），应符合规定。

3.2.3 支原体检查

依法检查（通则 3301），应符合规定。

3.2.4 逆转录酶活性检查

按本品种附录进行，应为阴性。

3.3 半成品检定

3.3.1 病毒滴定

按 2.2.3.2 项进行，病毒滴度应不低于 6.8 lg PFU/ml。

3.3.2 无菌检查

依法检查（通则 1101），应符合规定。

3.4 成品检定

除水分测定外，按标示量加入所附疫苗稀释剂，复溶后进行以下各项检定。

3.4.1 鉴别试验

按 2.2.3.1 项进行。

3.4.2 外观

应为淡黄色疏松体，复溶后为橘红色或淡粉红色澄明液体，无异物。

3.4.3 水分

应不高于 3.0%（通则 0832）。

3.4.4 pH 值

依法测定（通则 0631），应符合批准的要求。

3.4.5 渗透压摩尔浓度

依法测定（通则 0632），应符合批准的要求。

3.4.6 病毒滴定

按 2.2.3.2 项进行，病毒滴度应不低于 5.7 lg PFU/ml。

3.4.7 热稳定性试验

疫苗出厂前应进行热稳定性试验，应与病毒滴定同时进行。于 37℃放置 7 天，按 2.2.3.2 项进行，病毒滴度应不低于 5.7 lg PFU/ml，病毒滴度下降应不高于 1.0 lg。

3.4.8 牛血清白蛋白残留量

应不高于 50ng/剂（通则 3411）。

3.4.9 抗生素残留量

生产过程中加入抗生素的应进行该项检查。采用酶联免疫法，应不高于 50ng/剂。

3.4.10 安全试验

3.4.10.1 脑内致病力试验

按 2.2.3.10 项进行。

3.4.10.2 乳鼠传代返祖试验

按 2.2.3.12 项进行。

3.4.11 无菌检查

依法检查（通则 1101），应符合规定。

3.4.12 异常毒性检查

依法检查（通则 1141），应符合规定。

3.4.13 细菌内毒素检查

应不高于 50EU/剂（通则 1143 凝胶限度试验）。

4 疫苗稀释剂

疫苗稀释剂为灭菌注射用水或灭菌 PBS，稀释剂的生产应符合批准的要求。灭菌注射用水应符合本版药典（二部）的相关规定。

灭菌 PBS 的检定

4.1 外观

应为无色澄明液体。

4.2 可见异物检查

依法检查（通则 0904），应符合规定。

4.3 pH 值

应为 7.2～8.0（通则 0631）。

4.4 无菌检查

依法检查（通则 1101），应符合规定。

4.5 细菌内毒素检查

应不高于 0.25EU/ml（通则 1143 凝胶限度试验）。

5 保存、运输及有效期

于 2～8℃避光保存和运输。自生产之日起，有效期为 18 个月。

6 附录

逆转录酶活性检查法。

7 使用说明

应符合"生物制品包装规程"规定和批准的内容。

附录　逆转录酶活性检查法

本法系采用 PERT 法通过以噬菌体 MS2 RNA 为模板，在外源逆转录酶作用时产生 cDNA，再经 PCR 法扩增后，以电泳法分析扩增产物，检查供试品中逆转录酶活性。

试剂

1. 噬菌体 MS2 RNA 寡核苷酸引物

RT-1：5′-d（CATAGGTCAAACCTCGTAGGAATG ）-3′

RT-2：5′-d（TCCTGCTCAACTTCCTGTCGAG）-3′

2. 模板　噬菌体 MS2 RNA。

3. 逆转录体系

（1）模板引物基本反应体系

0.28pmol/µl 的噬菌体 MS2 RNA　　0.5µl

10pmol/µl 引物 RT-1　　0.5µl

焦碳酸二乙酯（DEPC）处理的水　　0.4µl

（2）逆转录反应体系

逆转录缓冲液　　5µl

供试品（或不同灵敏度标准逆转录
酶或阳性对照、阴性对照）　　2µl

2.5mmol/ml 脱氧核糖核苷酸（dNTPs）　　0.5µl

25mmol/ml 氯化镁　　0.5µl

二硫苏糖醇（DTT）　　0.5µl

DEPC 处理的水 15.1µl 至总量为 23.6µl。

4. PCR 扩增体系

PCR 缓冲液　　10µl

2.5mmol/ml dNTPs　　2µl

10pmol/µl 引物 RT-1　　2µl

10pmol/µl 引物 RT-2　　3µl

RNA 酶 H　　1µl

DEPC 处理的水至 75µl

加入 Taq DNA 聚合酶 0.2µl。

5. 甲基氨基甲烷-硼酸（TBE）电泳缓冲液

甲基氨基甲烷　　54g

硼酸　　27.5g

加入 0.5mol/L 四甲基乙二胺（pH8.0）20ml

定容至 1000ml，使用时 1：5 倍稀释。

供试品、灵敏度标准及阳性对照品的制备

1. 按标示量复溶供试品。

2. 取 1U 逆转录酶用 DEPC 处理的水做 10 倍系列稀释，取 10^{-6}、10^{-7} 和 10^{-8} 稀释度各 2µl 作为灵敏度标准。

3. 阳性对照：用 SP2/0 细胞培养上清液作为阳性对照。

4. 阴性对照：用 2µl DEPC 处理的水代替。

检查法

1. 逆转录

1.1　将模板引物基本反应体系 1.4µl 依次置于 95℃反应 5 分钟，37℃反应 30 分钟，4℃反应 5 分钟后，加入逆转录反应体系 23.6µl（总体积为 25µl），置 37℃作用 30 分钟。

1.2　分别将供试品、阳性对照、阴性对照及稀释度为 10^{-6}～10^{-8} 灵敏度标准的逆转录酶 2µl 加入上述逆转录反应体系，分别置 37℃作用 30 分钟。

2. PCR 扩增

取 PCR 扩增体系 75µl，加入上述经各逆转录后的样品，混匀后，按下列条件进行扩增：94℃30 秒，55℃100 秒，72℃110 秒，共 35 个循环周期，72℃延伸 10 分钟。产物作琼脂糖凝胶电泳分析，如不能立即进行琼脂糖凝胶电泳分析，PCR 扩增产物于 2～8℃保存。

3. PCR 扩增产物的电泳

将适量的 PCR 扩增产物加到 2％琼脂糖凝胶板上进行电泳分析（通则 0541 第三法），同时加 DNA 分子量标准，电泳后紫外灯下观察 DNA 条带结果。

结果判定

阳性对照于 112bp 处呈现条带，阴性对照不出现任何条带，供试品于 112bp 处呈现条带判为阳性。

【附注】

逆转录酶灵敏度标准应大于等于 10^{-7}。

乙型脑炎减毒活疫苗使用说明

【药品名称】

通用名称：乙型脑炎减毒活疫苗

英文名称：Japanese Encephalitis Vaccine, Live

汉语拼音：Yixing Naoyan Jiandu Huoyimiao

【成分和性状】　本品系用流行性乙型脑炎病毒减毒株接种原代地鼠肾细胞，经培养、收获病毒液，加入适宜稳定剂冻干制成。为淡黄色疏松体，复溶后为橘红色或淡粉红色澄明液体。

有效成分：乙型脑炎减毒活病毒。

辅料：应列出全部批准的辅料成分。

疫苗稀释剂：灭菌注射用水或灭菌 PBS。

【接种对象】　8 月龄以上健康儿童及由非疫区进入疫区的儿童和成人。

【作用与用途】　接种本疫苗后，可刺激机体产生抗乙型脑炎病毒的免疫力。用于预防流行性乙型脑炎。

【规格】　复溶后每瓶 0.5ml、1.5ml、2.5ml。每 1 次人用剂量为 0.5ml，含乙型脑炎活病毒应不低于 5.4 lg PFU。

【免疫程序和剂量】　（1）按标示量加入所附疫苗稀释剂，待疫苗复溶并摇匀后使用。

（2）于上臂外侧三角肌下缘附着处皮下注射。

（3）8 月龄儿童首次注射 1 次；于 2 岁再注射 1 次，每次注射 0.5ml，以后不再免疫。

【不良反应】

常见不良反应：

（1）一般接种疫苗后 24 小时内，注射部位可出现疼痛和触痛，多数情况下于 2～3 天内自行消失。

（2）一般接种疫苗后 1～2 周内，可能出现一过性发热反应。其中大多数为轻度发热反应，一般持续 1～2 天后可自行缓解，不需处理，必要时适当休息，多喝开水，注意保暖，防止继发感染；对于中度发热反应或发热时间超过 48 小时者，可给予物理方法或药物对症处理。

（3）接种疫苗后，偶有散在皮疹出现，一般不需特殊处理，必要时可对症治疗。

罕见不良反应：

重度发热反应：应采用物理方法及药物对症处理，以防高热惊厥。

极罕见不良反应：

(1) 过敏性皮疹：一般接种疫苗后 72 小时内出现荨麻疹，出现反应时，应及时就诊，给予抗过敏治疗。

(2) 过敏性休克：一般接种疫苗后 1 小时内发生。应及时注射肾上腺素等抢救措施进行治疗。

(3) 过敏性紫癜：出现过敏性紫癜反应时应及时就诊，应用皮质固醇类药物给予抗过敏规范治疗，治疗不当或不及时有可能并发紫癜性肾炎。

(4) 出现血管神经性水肿，应及时就诊。

【禁忌】   (1) 已知对该疫苗所含的任何成分，包括辅料以及抗生素过敏者。

(2) 患急性疾病、严重慢性疾病、慢性疾病的急性发作期和发热者。

(3) 妊娠期妇女。

(4) 免疫缺陷、免疫功能低下或正在接受免疫抑制治疗者。

(5) 患脑病、未控制的癫痫和其他进行性神经系统疾病者。

【注意事项】   (1) 以下情况者慎用：家族和个人有惊厥史者、患慢性疾病者、有癫痫史者、过敏体质者、哺乳期妇女。

(2) 开启疫苗瓶和注射时，切勿使消毒剂接触疫苗。

(3) 疫苗瓶有裂纹、标签不清或失效者、疫苗复溶后出现浑浊等外观异常者均不得使用。

(4) 疫苗瓶开启后应立即使用，如需放置，应置 2～8℃于 30 分钟内用完，剩余均应废弃。

(5) 应备有肾上腺素等药物，以备偶有发生严重过敏反应时急救用。接受注射者在注射后应在现场观察至少 30 分钟。

(6) 注射免疫球蛋白者应至少间隔 3 个月以上接种本品，以免影响免疫效果。

(7) 使用其他减毒活疫苗与接种本疫苗应至少间隔 1 个月。

(8) 本品为减毒活疫苗，不推荐在该疾病流行季节使用。

(9) 育龄妇女注射本疫苗后，应至少 3 个月内避免怀孕。

(10) 严禁冻结。

【贮藏】   于 2～8℃避光保存和运输。

【包装】   按批准的执行。

【有效期】   18 个月。

【执行标准】

【批准文号】

【生产企业】

企业名称：

生产地址：

邮政编码：

电话号码：

传真号码：

网　　址：

冻干乙型脑炎灭活疫苗（Vero 细胞）

Donggan Yixing Naoyan Miehuoyimiao

（Vero Xibao）

Japanese Encephalitis Vaccine（Vero Cell），

Inactivated，Freeze-dried

本品系用乙型脑炎（以下简称乙脑）病毒接种于 Vero 细胞，经培养、收获、灭活病毒、浓缩、纯化后，加入适宜稳定剂冻干制成。用于预防乙型脑炎。

1 基本要求

生产和检定用设施、原材料及辅料、水、器具、动物等应符合"凡例"的有关要求。

2 制造

2.1 生产用细胞

生产用细胞为 Vero 细胞。

2.1.1 细胞管理及检定

应符合"生物制品生产检定用动物细胞基质制备及检定规程"规定。各级细胞库细胞代次应不超过批准的限定代次。

取自同批工作细胞库的 1 支或多支细胞，经复苏、扩增后的细胞仅用于一批疫苗的生产。

2.1.2 细胞制备

取工作细胞库中的 1 支或多支细胞，细胞复苏、扩增至接种病毒的细胞为一批。将复苏后的单层细胞用胰蛋白酶或其他适宜的消化液进行消化，分散成均匀的细胞，加入适宜的培养液混合均匀，置 35～37℃培养形成致密单层细胞。

2.2 毒种

2.2.1 名称及来源

生产用毒种为乙脑病毒 P_3 株或其他经批准的 Vero 细胞适应株。

2.2.2 种子批的建立

应符合"生物制品生产检定用菌毒种管理规程"规定。

乙脑病毒 P_3 株原始种子应不超过第 53 代，主种子批和工作种子批应不超过批准的限定代次。

2.2.3 种子批毒种的检定

主种子批应进行以下全面检定，工作种子批至少应进行 2.2.3.1～2.2.3.5 项检定。

2.2.3.1 鉴别试验

将毒种做 10 倍系列稀释，取 10^{-1}～10^{-5} 稀释度的病毒液与乙脑特异性免疫血清等量混合为试验组，取 10^{-4}～10^{-8} 稀释度的病毒液与乙脑阴性血清等量混合为对照组，于 37℃水浴 90 分钟，试验组和对照组每个稀释度分别接种体重为 7～9g 昆明小鼠或其他品系小鼠 6 只，每只脑内注射 0.03ml，逐日观察，3 天内死亡者不计（动物死亡数

量应不得超过试验动物总数的 20%），观察 14 天判定结果。中和指数应大于 500。

2.2.3.2 无菌检查

依法检查（通则 1101），应符合规定。

2.2.3.3 支原体检查

依法检查（通则 3301），应符合规定。

2.2.3.4 病毒滴定

将毒种做 10 倍系列稀释，取 10^{-6}～10^{-9} 稀释度病毒液脑内接种体重为 7～9g 昆明小鼠或其他品系小鼠，每稀释度注射小鼠 5 只，每只 0.03ml，逐日观察，3 天内死亡者不计（动物死亡数量应不得超过试验动物总数的 20%），观察 14 天。病毒滴度应不低于 8.0 lg LD_{50}/ml。

2.2.3.5 外源病毒因子检查

依法检查（通则 3302），应符合规定。

2.2.3.6 免疫原性检查

用主种子批毒种制备疫苗，腹腔免疫体重为 12～14g NIH 小鼠或其他品系小鼠 10 只，每只 0.3ml，免疫 2 次，间隔 7 天，作为试验组。未经免疫的同批小鼠作为对照组。初免后第 14 天，试验组和对照组小鼠分别用不低于 10 000 LD_{50} 病毒量的非生产用乙脑病毒 P_3 株进行腹腔攻击，同时各组小鼠每只脑腔注射 0.03ml 稀释液，3 天内死亡者不计（动物死亡数量应不得超过试验动物总数的 20%）。攻击 21 天后免疫组应 100%保护，对照组死亡率应不低于 80%。

2.2.4 毒种保存

冻干毒种应于 -20℃以下保存；液体毒种应于 -60℃以下保存。

2.3 原液

2.3.1 细胞制备

按 2.1.2 项进行。

2.3.2 培养液

培养液为含有适量灭能新生牛血清的 199 或其他适宜培养液。新生牛血清的质量应符合要求（通则 3604），且乙脑抗体应为阴性。

2.3.3 对照细胞外源病毒因子检查

依法检查（通则 3302），应符合规定。

2.3.4 病毒接种和培养

细胞生长成致密单层时，弃去细胞培养液，用 Earle's 液或其他适宜的洗涤液充分冲洗细胞，除去牛血清后，加入 MEM 维持液。工作种子批毒种按 0.05～0.3MOI 接种（同一工作种子批毒种应按同一 MOI 接种）。置适宜温度下培养。

2.3.5 病毒收获

经培养 60～84 小时，澄清过滤后收获病毒液。根据细胞生长情况，可加入新鲜维持液继续培养，进行多次病毒收获。检定合格的同一细胞批生产的同一次病毒收获液可合并为单次病毒收获液。

2.3.6　单次病毒收获液检定

按3.1项进行。

2.3.7　病毒灭活

应在规定的蛋白质含量范围内进行病毒灭活。单次病毒收获液中加入终浓度为200μg/ml甲醛，置适宜温度灭活一定时间。病毒灭活到期后，每个病毒灭活容器应立即取样，分别进行病毒灭活验证试验。

2.3.8　超滤浓缩

同一细胞批制备的多个单次病毒收获液进行病毒灭活，检定合格的病毒液进行适宜倍数的超滤浓缩至规定的蛋白质含量范围。

2.3.9　纯化

浓缩后的病毒液采用蔗糖密度梯度离心法或其他适宜的方法进行纯化。

2.3.10　脱糖

采用蔗糖密度梯度离心进行病毒纯化的应以截留分子质量100kD膜进行超滤脱糖。可加入适宜浓度的稳定剂，即为原液。

2.3.11　原液检定

按3.2项进行。

2.4　半成品

2.4.1　配制

将原液按规定的同一蛋白质含量或抗原含量进行稀释，且总蛋白质含量应不超过20μg/ml，加入适宜的稳定剂即为半成品。

2.4.2　半成品检定

按3.3项进行。

2.5　成品

2.5.1　分批

应符合"生物制品分批规程"规定。

2.5.2　分装及冻干

应符合"生物制品分装和冻干规程"规定。

2.5.3　规格

复溶后每瓶0.5ml。每1次人用剂量0.5ml。

2.5.4　包装

应符合"生物制品包装规程"规定。

3　检定

3.1　单次病毒收获液检定

3.1.1　无菌检查

依法检查（通则1101），应符合规定。

3.1.2　支原体检查

依法检查（通则3301），应符合规定。

3.1.3　病毒滴定

按2.2.3.4项进行，应不低于7.0 lg LD_{50}/ml。

3.2　原液检定

3.2.1　无菌检查

依法检查（通则1101），应符合规定。

3.2.2　病毒灭活验证试验

取灭活后病毒液脑内接种体重12～14g小鼠8只，每只0.03ml，同时腹腔接种0.5ml，为第1代；7天后将第1代小鼠处死3只，取脑制成10％脑悬液，同法脑内接种12～14g小鼠6只，为第2代；7天后将第2代小鼠处死3只，同法脑内接种12～14g小鼠6只，为第3代，接种后逐日观察14天，3天内死亡者不计（动物死亡数量应不得超过试验用动物总数的20％），每代小鼠除处死和接种后非特异性死亡的以外，全部健存为合格。

3.2.3　蛋白质含量

依法测定（通则0731第二法），应符合批准的要求。

3.2.4　抗原含量

可采用酶联免疫法，应符合批准的要求。

3.3　半成品检定

3.3.1　无菌检查

依法检查（通则1101），应符合规定。

3.3.2　抗原含量

可采用酶联免疫法，应符合批准的要求。

3.4　成品检定

除水分测定外，应按标示量加入所附灭菌注射用水，复溶后进行以下各项检定。

3.4.1　鉴别试验

采用酶联免疫法检查，应证明含有乙脑病毒抗原。

3.4.2　外观

应为白色疏松体，复溶后应为无色澄明液体，无异物。

3.4.3　水分

应不高于3.0％（通则0832）。

3.4.4　pH值

依法检查（通则0631），应符合批准的要求。

3.4.5　渗透压摩尔浓度

依法测定（通则0632），应符合批准的要求。

3.4.6　游离甲醛含量

应不高于10μg/ml（通则3207第一法）。

3.4.7　效价测定

采用免疫小鼠中和抗体测定法，以蚀斑减少中和试验测定中和抗体。参考疫苗（RA和RB）以及中和试验阳性血清由国家药品检定机构提供。

将被检疫苗（T）稀释成1∶32，参考疫苗（R）按要求的稀释度稀释，分别腹腔免疫体重为12～14g小鼠10只，每只0.5ml，免疫2次，间隔7天。第2次免疫后第7天采血，分离血清，同组小鼠血清等量混合，于56℃灭能30分钟。稀释阳性血清、被检疫苗血清和参考疫苗血清，分别与稀释病毒（约200PFU/0.4ml）等量混合，同时将稀释后的病毒液与正常小鼠血清等量混合，作为病毒对照，置37℃水浴90分钟，接种6孔细胞培养板 BHK_{21} 细胞，每孔0.4ml，置37℃培养90分钟，加入含甲基纤维素的培养基覆盖物，于 37℃5％二氧化碳孵箱中培养 5 天，染色，蚀斑计数，计算被检疫苗和参考疫苗组对病毒对照组的蚀斑减少率。病毒对照组的蚀斑平均数应在 50～150 之间。

$$Y（\%）=\left(1-\frac{S}{CV}\right)\times100$$

式中　S 为被检疫苗平均斑数；

　　　CV 为病毒对照组平均斑数。

按以下公式计算被检疫苗效力 T 值。

$$T=\frac{Y-50}{47.762}+\lg X$$

式中　T 为被检疫苗引起 50％蚀斑减少的抗体稀释度的对数；

　　　Y 为被检疫苗的蚀斑减少率；

　　　X 为蚀斑中和试验时所用的血清稀释倍数。

结果判定：

（1）合格：$T\geqslant\frac{RA+RB}{2}-0.33$

（2）重试：$\frac{RA+RB}{2}-0.66<T<\frac{RA+RB}{2}-0.33$

（3）不合格：$T<\frac{RA+RB}{2}-0.66$

3.4.8　热稳定性试验

疫苗出厂前应进行热稳定性试验，于 37℃放置 7 天，按 3.4.7 项进行效价测定，仍应合格。如合格，视为效价测定合格。

3.4.9　牛血清白蛋白残留量

应不高于 50ng/剂（通则 3411）。

3.4.10　抗生素残留量

生产过程中加入抗生素的应进行该项检查。采用酶联免疫法，应不高于 50ng/剂。

3.4.11　Vero 细胞 DNA 残留量

应不高于 100pg/剂（通则 3407 第一法）。

3.4.12　Vero 细胞蛋白质残留量

采用酶联免疫法，应不高于 $2\mu g/ml$。

3.4.13　无菌检查

依法检查（通则 1101），应符合规定。

3.4.14　异常毒性检查

依法检查（通则 1141），应符合规定。

3.4.15　细菌内毒素检查

应不高于 50EU/ml（通则 1143 凝胶限度试验）。

4　疫苗稀释剂

疫苗稀释剂为灭菌注射用水，稀释剂的生产应符合批准的要求。灭菌注射用水应符合本版药典（二部）的相关规定。

5　保存、运输及有效期

于 2～8℃保存和运输。自生产之日起，有效期为 24 个月。

6　使用说明

应符合"生物制品包装规程"规定和批准的内容。

冻干乙型脑炎灭活疫苗（Vero 细胞）使用说明

【药品名称】

通用名称：冻干乙型脑炎灭活疫苗（Vero 细胞）

英文名称：Japanese Encephalitis Vaccine（Vero Cell），Inactivated，Freeze-dried

汉语拼音：Donggan Yixing Naoyan Miehuoyimiao（Vero Xibao）

【成分和性状】　本品系用乙型脑炎病毒接种 Vero 细胞，经培养、收获、灭活病毒、浓缩、纯化后，加入适宜稳定剂冻干制成。为白色疏松体，复溶后为澄明液体。

有效成分：灭活的乙型脑炎病毒 P_3 株。

辅料：应列出全部批准的辅料成分。

疫苗稀释剂：灭菌注射用水。

【接种对象】　6 月龄～10 周岁儿童和由非疫区进入疫区的儿童和成人。

【作用与用途】　接种本疫苗后，可刺激机体产生抗乙型脑炎病毒的免疫力。用于预防流行性乙型脑炎。

【规格】　复溶后每瓶为 0.5ml。每 1 次人用剂量为 0.5ml。

【免疫程序和剂量】　（1）按标示量加入所附灭菌注射用水，待疫苗复溶并摇匀后使用。

（2）于上臂外侧三角肌下缘附着处皮下注射。

（3）基础免疫应注射两针，初免后第 7 天注射第 2 针，基础免疫后 1 个月至 1 年内加强免疫 1 次。可根据当地流行情况在基础免疫后的 3～4 年再加强 1 次。每次注射 1 剂。

【不良反应】

常见不良反应：

一般接种疫苗后 24 小时内，可出现一过性发热反应。其中大多数为轻度发热反应，一般持续 1～2 天后可自行缓解，不需处理，必要时适当休息，多喝开水，注意保暖，防止继发感染；对于中度发热反应或发热时间超过 48 小时者，可采用物理方法或药物对症处理。

罕见不良反应：

一过性的重度发热反应，可采用物理方法或药物对症处理。

极罕见不良反应：

（1）过敏性皮疹：一般接种疫苗后 72 小时内出现荨麻疹，出现反应时，应及时就诊，给予抗过敏治疗。

（2）过敏性休克：一般接种疫苗后 1 小时内发生。应及时注射肾上腺素等抢救措施进行治疗。

（3）过敏性紫癜：出现过敏性紫癜反应时应及时就诊，可用皮质固醇类药物给予抗过敏治疗，治疗不当或不及时有可能并发紫癜性肾炎。

【禁忌】　（1）已知对该疫苗所含的任何成分，包括辅料、甲醛以及抗生素过敏者。

（2）患急性疾病、严重慢性疾病、慢性疾病的急性发作期和发热者。

（3）妊娠期妇女。

（4）患脑病、未控制的癫痫和其他进行性神经系统疾病者。

【注意事项】　（1）以下情况者慎用：家族和个人有惊厥史者、患慢性疾病者、有癫痫史者、过敏体质者。

（2）疫苗瓶有裂纹、标签不清或失效者、疫苗复溶后出现浑浊等外观异常者均不得使用。

（3）疫苗开启后应立即使用。

（4）注射免疫球蛋白者应至少间隔 1 个月以上接种本品，以免影响免疫效果。

（5）应备有肾上腺素等药物，以备偶有发生严重过敏反应时急救用。接受注射者在注射后应在现场观察至少 30 分钟。

（6）严禁冻结。

【贮藏】　于 2～8℃避光保存和运输。

【包装】　按批准的执行。

【有效期】　24 个月。

【执行标准】

【批准文号】

【生产企业】

企业名称：

生产地址：

邮政编码：

电话号码：

传真号码：

网　　址：

森林脑炎灭活疫苗

Senlinnaoyan Miehuoyimiao

Tick-borne Encephalitis Vaccine，Inactivated

本品系用森林脑炎病毒接种原代地鼠肾细胞，经培养、病毒收获、灭活、纯化后，加入稳定剂和氢氧化铝佐剂制成。用于预防森林脑炎。

1　基本要求

生产和检定用设施、原材料及辅料、水、器具、动物等应符合"凡例"的有关要求。

2　制造

2.1　生产用细胞

生产用细胞为原代地鼠肾细胞。

2.1.1　细胞管理及检定

应符合"生物制品生产检定用动物细胞基质制备及检定规程"规定。

2.1.2　细胞制备

选用 10～14 日龄地鼠，无菌取肾，剪碎，经胰蛋白酶消化，用培养液分散细胞，制备细胞悬液，分装培养瓶，置 37℃±1℃培养成致密单层细胞。来源于同一批地鼠、同一容器内消化制备的地鼠肾细胞为一个细胞消化批；源自同一批地鼠、于同一天制备的多个细胞消化批为一个细胞批。

2.2　毒种

2.2.1　名称及来源

生产用毒种为分离自森林脑炎患者脑组织的"森张"株。

2.2.2　种子批的建立

应符合"生物制品生产检定用菌毒种管理规程"规定。每 3～5 年采用新分离的流行株病毒攻击，检测"森张"株的免疫保护力，以确保该毒株的有效性。

"森张"株原始种子应不超过第 3 代；主种子批应不超过第 6 代；工作种子批应不超过第 10 代。

2.2.3　种子批毒种的检定

主种子批应进行以下全面检定，工作种子批应至少进行 2.2.3.1～2.2.3.6 项检定。

2.2.3.1　鉴别试验

采用小鼠脑内中和试验法。将毒种做 10 倍系列稀释，取 10^{-3}～10^{-6} 稀释度，每个稀释度加入等量的森林脑炎病毒特异性免疫血清作为试验组；取 10^{-6}～10^{-9} 稀释度，每个稀释度加入等量的稀释液作为对照组，试验组和对照组同时置 37℃水浴 30 分钟，每个稀释度分别脑内接种 7～9g 小鼠 10 只，每只 0.03ml；3 天内死亡者不计（动物死亡数量应不得超过试验动物总数的 20%），逐日观察 14 天。中和指数应不低于 500。

2.2.3.2　病毒滴定

采用小鼠脑内滴定法。将毒种做 10 倍系列稀释，取

适宜稀释度，每个稀释度脑内接种 7～9g 小鼠 6 只，每只 0.03ml，3 天内死亡者不计（动物死亡数量应不得超过试验动物总数的 20%），逐日观察 14 天。病毒滴度应不低于 9.0 lg LD_{50}/ml。

2.2.3.3　无菌检查

依法检查（通则 1101），应符合规定。

2.2.3.4　分枝杆菌检查

照无菌检查法（通则 1101）进行。

以草分枝杆菌（CMCC 95024）作为阳性对照菌。取阳性对照菌接种于罗氏固体培养基，于 37℃培养 3～5 天收集培养物，以 0.9%氯化钠溶液制成菌悬液，采用细菌浊度法确定菌含量，该菌液浊度与中国细菌浊度标准一致时活菌量约为 $2×10^{7}$CFU/ml。稀释菌悬液，取不高于 100CFU 的菌液作为阳性对照。

供试品小于 1ml 时采用直接接种法，将供试品全部接种于适宜固体培养基（如罗氏培养基或 Middlebrook 7H10 培养基），每种培养基做 3 个重复。并同时设置阳性对照。将接种后的培养基置 37℃培养 56 天，阳性对照应有菌生长，接种供试品的培养基未见分枝杆菌生长，则判为合格。

供试品大于 1ml 时采用薄膜过滤法集菌后接种培养基。将供试品以 0.22μm 滤膜过滤后，取滤膜接种于适宜固体培养基，同时设阳性对照。所用培养基、培养时间及结果判定同上。

2.2.3.5　支原体检查

依法检查（通则 3301），应符合规定。

2.2.3.6　外源病毒因子检查

依法检查（通则 3302），应符合规定。

2.2.3.7　免疫原性检查

取主种子批毒种制备疫苗，免疫 10～12g 小鼠 35 只作为试验组，每只腹腔注射 0.3ml，同时设未经免疫小鼠 30 只作为对照组。分别于第 1 天、第 3 天、第 5 天免疫，于第 10 天用"森张"株病毒进行腹腔攻击，每只腹腔注射 0.3ml。试验组的病毒稀释度取 10^{-2}～10^{-6}，对照组的病毒稀释度取 10^{-6}～10^{-10}，每个病毒稀释度分别攻击 6 只，攻击后 3 天内死亡者不计（动物死亡数量应不得超过试验动物总数的 20%），观察 21 天判定结果。对照组病毒滴度应不低于 7.5 lg LD_{50}/0.3ml，毒种的免疫保护指数应大于 10^{5}。

2.2.4　毒种保存

冻干毒种应于 −20℃以下保存；鼠脑毒种和液体毒种应于 −60℃以下保存。

2.3　原液

2.3.1　细胞制备

按 2.1.2 项进行。

2.3.2　培养液

培养液为含适量灭能新生牛血清和乳蛋白水解物的 Earle's 液。新生牛血清的质量应符合要求（通则 3604）。

2.3.3 对照细胞外源病毒因子检查

依法检查（通则 3302），应符合规定。

2.3.4 病毒接种和培养

选择细胞生长良好的细胞瓶弃去培养液，加入适宜维持液，用毒种按 0.1～1.0 MOI 接种细胞（同一工作种子批毒种按同一 MOI 接种），置 33℃±1.0℃ 培养适宜时间。

2.3.5 病毒收获

选择有典型细胞病变的培养瓶，进行病毒收获。根据细胞生长情况，可换以维持液继续培养，检定合格的同一细胞批生产的同一次病毒收获液可合并为单次病毒收获液。

2.3.6 单次病毒收获液检定

按 3.1 项进行。

2.3.7 单次病毒收获液保存

于 2～8℃ 保存不超过 90 天。

2.3.8 病毒灭活

应在规定的蛋白质含量范围内进行病毒灭活。于收获的各单次病毒收获液中加入最终浓度为 500μg/ml 的甲醛，置 2～8℃ 灭活 21 天。病毒灭活到期后，每个病毒灭活容器应立即取样，分别进行病毒灭活验证试验。

2.3.9 合并、离心、超滤浓缩

同一细胞批生产的单次病毒收获液经病毒灭活后可进行合并。合并的病毒收获液经离心后，进行适宜倍数的超滤浓缩至规定的蛋白质含量范围。

2.3.10 纯化

采用柱色谱法将超滤浓缩后的病毒液进行纯化。

2.3.11 除菌过滤

纯化后的病毒液经除菌过滤后，即为原液。

2.3.12 原液检定

按 3.2 项进行。

2.4 半成品

2.4.1 配制

将原液按抗原含量为 1:16 进行配制，且蛋白质含量应不高于 40μg/ml，加入适宜稳定剂、适量的氢氧化铝佐剂和硫柳汞防腐剂，即为半成品。

2.4.2 半成品检定

按 3.3 项进行。

2.5 成品

2.5.1 分批

应符合"生物制品分批规程"。

2.5.2 分装

应符合"生物制品分装和冻干规程"。

2.5.3 规格

每瓶 1.0ml。每 1 次人用剂量为 1.0ml。

2.5.4 包装

应符合"生物制品包装规程"。

3 检定

3.1 单次病毒收获液检定

3.1.1 病毒滴定

按 2.2.3.2 项进行，病毒滴度应不低于 7.0 lg LD$_{50}$/ml。

3.1.2 无菌检查

依法检查（通则 1101），应符合规定。

3.1.3 支原体检查

依法检查（通则 3301），应符合规定。

3.1.4 病毒灭活验证试验

取灭活后病毒液接种 12～14g 小鼠 8 只，每只脑内接种 0.03ml，同时每只腹腔接种 0.5ml，为第 1 代；接种后第 7 天将第 1 代小鼠处死 3 只，取脑后制成 10% 悬液，脑内接种 6 只小鼠，为第 2 代；接种后第 7 天将第 2 代小鼠处死 3 只，取脑后制成 10% 悬液，同法脑内接种 6 只小鼠，为第 3 代；每代小鼠自接种之日起，接种后 3 天内死亡者不计（动物死亡数量应不得超过试验动物总数的 20%），逐日观察 14 天，动物应全部健存。

3.2 原液检定

3.2.1 无菌检查

依法检查（通则 1101），应符合规定。

3.2.2 抗原含量

采用酶联免疫法，应不低于 1:32。

3.2.3 蛋白质含量

应不高于 80μg/ml（通则 0731 第二法）。

3.2.4 牛血清白蛋白残留量

应不高于 50ng/ml（通则 3411）。

3.2.5 地鼠肾细胞蛋白质残留量

采用酶联免疫法，应不高于 12μg/ml。

3.3 半成品检定

无菌检查

依法检查（通则 1101），应符合规定。

3.4 成品检定

3.4.1 鉴别试验

按 3.4.6 项进行，应符合规定。效价测定不合格，鉴别试验不成立。

3.4.2 外观

应为微乳白色混悬液体，久置形成可摇散的沉淀，无异物。

3.4.3 装量

依法检查（通则 0102），应不低于标示量。

3.4.4 渗透压摩尔浓度

依法测定（通则 0632），应符合批准的要求。

3.4.5 化学检定

3.4.5.1 pH 值

应为 7.2～8.0（通则 0631）。

3.4.5.2 游离甲醛含量

应不高于 100μg/ml（通则 3207 第一法）。

3.4.5.3 硫柳汞含量

应不高于 $70\mu g/ml$（通则 3115）。

3.4.5.4 氢氧化铝含量

应不高于 0.70mg/ml（通则 3106）。

3.4.6 效价测定

将供试品腹腔免疫体重 $10\sim12g$ 小鼠 30 只，免疫 2 次，间隔 7 天，每只小鼠每次腹腔注射 0.3ml。另取同批小鼠 30 只作为空白对照。初次免疫后第 14 天以适宜稀释度的"森张"株病毒悬液分别进行小鼠腹腔攻击，每个病毒稀释度分别攻击 6 只，每只 0.3ml，攻击后 3 天内死亡者不计（动物死亡数量应不得超过试验动物总数的 20%），观察 21 天判定结果。对照组病毒滴度应不低于 7.5 lg $LD_{50}/$ 0.3ml，免疫保护指数应大于 5.0×10^5。

3.4.7 热稳定性试验

疫苗出厂前应进行热稳定性试验。于 37℃放置 7 天后，按 3.4.6 项进行效价测定。如合格，视为效价测定合格。

3.4.8 抗生素残留量

生产过程中加入抗生素的应进行该项检查。采用酶联免疫法，应不高于 50ng/剂。

3.4.9 无菌检查

依法检查（通则 1101），应符合规定。

3.4.10 异常毒性检查

依法检查（通则 1141），应符合规定。

3.4.11 细菌内毒素检查

应不高于 100EU/ml（通则 1143 凝胶限度试验）。

4 保存、运输及有效期

于 2～8℃避光保存和运输。自生产之日起，有效期为 21 个月。

5 使用说明

应符合"生物制品包装规程"规定和批准的内容。

森林脑炎灭活疫苗使用说明

【药品名称】

通用名称：森林脑炎灭活疫苗

英文名称：Tick-borne Encephalitis Vaccine, Inactivated

汉语拼音：Senlinnaoyan Miehuoyimiao

【成分和性状】 本品系用森林脑炎病毒"森张"株接种于原代地鼠肾细胞，经培养、收获病毒液，病毒灭活、纯化后，加入稳定剂和氢氧化铝佐剂制成。为乳白色混悬液体，含硫柳汞防腐剂。

有效成分：灭活的森林脑炎病毒。

辅料：应列出全部批准的辅料成分。

【接种对象】 在有森林脑炎发生的地区居住的及进入该地区的 8 岁以上人员。

【作用与用途】 接种本疫苗后，可刺激机体产生抗森林脑炎病毒的免疫力，用于森林脑炎疾病的预防。

【规格】 每瓶 1.0ml。每 1 次人用剂量为 1.0ml。

【免疫程序和剂量】 （1）于上臂外侧三角肌肌内注射。

（2）基础免疫为 2 针，于 0 天（第 1 天，当天）、14 天（第 15 天）各注射本疫苗 1 剂；以后可在流行季节前加强免疫 1 剂。

【不良反应】

常见不良反应：

（1）接种疫苗后注射部位可出现局部疼痛、瘙痒、轻微红肿。

（2）全身性反应可有轻度发热反应、不适、疲倦等，一般不需处理可自行消退。

罕见不良反应：

（1）短暂中度以上发热：应采用物理方法或药物对症处理，以防高热惊厥或继发其他疾病。

（2）局部中度以上红肿，一般 3 天内即可自行消退，不需任何处理，适当休息即可恢复正常，但反应较重的局部红肿可用干净的毛巾热敷，每天数次，每次一般10～15分钟可助红肿消退。

极罕见不良反应：

（1）过敏性皮疹：一般接种疫苗后 72 小时内出现荨麻疹，出现反应时，应及时就诊，给予抗过敏治疗。

（2）过敏性休克：一般接种疫苗后 1 小时内发生。应及时注射肾上腺素等抢救措施进行治疗。

（3）过敏性紫癜：出现过敏性紫癜反应时应及时就诊，应用皮质固醇类药物给予抗过敏治疗，治疗不当或不及时有可能并发紫癜性肾炎。

（4）周围神经炎：应及时就诊。

【禁忌】 （1）已知对该疫苗的任何成分，包括辅料、甲醛以及抗生素过敏者。

（2）患急性疾病、严重慢性疾病、慢性疾病的急性发作期和发热者。

（3）患未控制的癫痫和其他进行性神经系统疾病者。

（4）妊娠及哺乳期妇女。

【注意事项】 （1）以下情况者慎用：家族和个人有惊厥史者、患慢性疾病者、有癫痫史者、过敏体质者。

（2）使用时应充分摇匀，如出现摇不散的凝块、异物、疫苗瓶有裂纹、标签不清或失效者，均不得使用。

（3）注射免疫球蛋白者应至少间隔 1 个月以上接种本品，以免影响免疫效果。

（4）应备有肾上腺素等药物，以备偶有发生严重过敏反应时急救用。接受注射者在注射后应在现场观察至少 30 分钟。

（5）严禁冻结。

【贮藏】 于 2～8℃避光保存和运输。

【包装】 按批准的执行。

【有效期】 21 个月。

【执行标准】　　　　　　　　　　　　　　　邮政编码：

【批准文号】　　　　　　　　　　　　　　　电话号码：

【生产企业】　　　　　　　　　　　　　　　传真号码：

企业名称：　　　　　　　　　　　　　　　　网　　址：

生产地址：

双价肾综合征出血热灭活疫苗
（Vero 细胞）

Shuangjia Shenzonghezheng Chuxuere
Miehuoyimao（Vero Xibao）

**Haemorrhagic Fever with Renal Syndrome Bivalent
Vaccine（Vero Cell），Inactivated**

本品系用Ⅰ型和Ⅱ型肾综合征出血热（简称出血热）病毒分别接种 Vero 细胞，经培养、收获、病毒灭活、纯化，混合后加入氢氧化铝佐剂制成。用于预防Ⅰ型和Ⅱ型肾综合征出血热。

1 基本要求

生产和检定用设施、原材料及辅料、水、器具、动物等应符合"凡例"的有关要求。

2 制造

2.1 生产用细胞

生产用细胞为 Vero 细胞。

2.1.1 细胞管理及检定

应符合"生物制品生产检定用动物细胞基质制备及检定规程"规定。各级细胞库细胞代次应不超过批准的限定代次。

取自同批工作细胞库的 1 支或多支细胞，经复苏、扩增后的细胞仅用于一批疫苗的生产。

2.1.2 细胞制备

取工作细胞库的 1 支或多支细胞，经复苏、扩增至接种病毒的细胞为一批。将复苏后的单层细胞用胰蛋白酶或其他适宜的消化液进行消化，分散成均匀的细胞，加入适宜培养液混合均匀，置 37℃ 培养成均匀单层细胞。

2.2 毒种

2.2.1 名称及来源

生产用毒种为分离自肾综合征出血热病人血清的Ⅰ型出血热病毒 SD9805 株和Ⅱ型出血热病毒 HB9908 株，或其他经批准的出血热Ⅰ型和Ⅱ型毒株。

2.2.2 种子批的建立

应符合"生物制品生产检定用菌毒种管理规程"规定。

出血热毒种 SD9805 株和 HB9908 株的原始种子均为鼠脑第 3 代。原始种子毒种经 Vero 细胞传代分别建立主种子批和工作种子批。Ⅰ型出血热毒种 SD9805 株主种子批应不超过第 9 代，工作种子批应不超过第 14 代；Ⅱ型出血热毒种 HB9908 株主种子批应不超过第 8 代，工作种子批应不超过第 13 代。

2.2.3 种子批毒种的检定

主种子批应进行以下全面检定，工作种子批应至少进行 2.2.3.1～2.2.3.4 项检定。

2.2.3.1 鉴别试验

将各型毒种做 10 倍系列稀释，每个稀释度分别与已知相应型别的出血热病毒免疫血清参考品和阴性兔血清等量混合，分别置 37℃ 水浴 90 分钟，接种于 Vero-E$_6$ 单层细胞，于 37℃ 培养 10～14 天，以免疫荧光法测定，中和指数应大于 1000。同时设病毒阳性对照、细胞阴性对照。

2.2.3.2 病毒滴定

将各型毒种做 10 倍系列稀释，取适宜稀释度接种 Vero-E$_6$ 细胞，于 33℃ 培养 10～12 天，采用免疫荧光法进行测定，病毒滴度均应不低于 7.0 lg CCID$_{50}$/ml。

2.2.3.3 无菌检查

依法检查（通则 1101），应符合规定。

2.2.3.4 支原体检查

依法检查（通则 3301），应符合规定。

2.2.3.5 外源病毒因子检查

依法检查（通则 3302），应符合规定。

2.2.3.6 免疫原性检查

取主种子批毒种制备双价疫苗，接种 2kg 左右的白色家兔 4 只（家兔出血热病毒抗体应为阴性），免疫 2 次，间隔 7 天，每只后肢肌内注射 1.0ml。第 1 次免疫后 4 周采血分离血清，用蚀斑减少中和试验检测中和抗体，中和用病毒为出血热病毒 76-118 株和 UR 株，同时用血清参考品作对照（参考血清应符合规定）。4 只家兔的Ⅰ型和Ⅱ型出血热中和抗体滴度均应不低于 1：10。

2.2.4 毒种保存

冻干毒种应于 -20℃ 以下保存；液体毒种应于 -60℃ 以下保存。

2.3 单价原液

2.3.1 细胞制备

按 2.1.2 项进行。

2.3.2 培养液

培养液为含适量灭能新生牛血清的 MEM。新生牛血清的质量应符合规定（通则 3604）。

2.3.3 对照细胞外源病毒因子检查

依法检查（通则 3302），应符合规定。

2.3.4 病毒接种和培养

当细胞培养成致密单层后，将出血热病毒Ⅰ型和Ⅱ型毒种按 0.002～0.02MOI 分别接种细胞（每个型别的同一工作种子批毒种应按同一 MOI 接种），置适宜温度培养一定时间后，弃去培养液，用灭菌 PBS 或其他适宜洗液冲洗去除牛血清，加入适量的维持液，置 33～35℃ 继续培养适宜的时间。

2.3.5 病毒收获

继续培养一定时间后，收获病毒液。根据细胞生长情况，可换以维持液继续培养，进行多次病毒收获。检定合格的同一细胞批生产的同一次病毒收获液可合并为单次病毒收获液。

2.3.6　单次病毒收获液检定

按 3.1 项进行。

2.3.7　单次病毒收获液保存

于 2～8℃保存不超过 30 天。

2.3.8　病毒灭活

应在规定的蛋白质含量范围内进行病毒灭活。病毒收获液中按 1：4000 的比例加入 β-丙内酯，置适宜温度、在一定的时间内灭活病毒，并于适宜的温度放置一定时间，以确保 β-丙内酯完全水解。病毒灭活到期后，每个病毒灭活容器应立即取样，分别进行病毒灭活验证试验。

2.3.9　合并、超滤浓缩

检定合格的同一细胞批生产的单次病毒收获液可合并为单价病毒收获液，并进行适宜倍数的超滤浓缩至规定的蛋白质含量范围。

2.3.10　纯化

采用柱色谱法或其他适宜的方法进行纯化。纯化后取样进行抗原含量及蛋白质含量测定，加入适宜的稳定剂，即为单价原液。

2.3.11　单价原液保存

于 2～8℃条件下保存不超过 90 天。

2.3.12　单价原液检定

按 3.2 项进行。

2.4　半成品

2.4.1　配制

将Ⅰ型和Ⅱ型出血热病毒单价原液分别按抗原含量为 1：128 稀释后等量混合，且总蛋白质含量应不超过 $40\mu g$/剂，加入适宜稳定剂以及适量硫柳汞防腐剂和氢氧化铝佐剂后，即为半成品。

2.4.2　半成品检定

按 3.3 项进行。

2.5　成品

2.5.1　分批

应符合"生物制品分批规程"规定。

2.5.2　分装

应符合"生物制品分装和冻干规程"规定。

2.5.3　规格

每瓶 1.0ml。每 1 次人用剂量为 1.0ml。

2.5.4　包装

应符合"生物制品包装规程"规定。

3　检定

3.1　单次病毒收获液检定

3.1.1　病毒滴定

按 2.2.3.2 项进行，病毒滴度应不低于 $6.5 \lg CCID_{50}$/ml。

3.1.2　无菌检查

依法检查（通则 1101），应符合规定。

3.1.3　支原体检查

依法检查（通则 3301），应符合规定。

3.1.4　抗原含量

采用酶联免疫法，应不低于 1：64。

3.1.5　病毒灭活验证试验

按灭活后的单次病毒收获液总量的 0.1％抽取供试品，透析后接种于 Vero-E$_6$ 细胞，盲传 3 代，每 10～14 天传 1 代，每代以免疫荧光法检查病毒，结果应均为阴性。

3.2　单价原液检定

3.2.1　蛋白质含量

应不高于 $160\mu g$/ml（通则 0731 第二法）。

3.2.2　抗原含量

采用酶联免疫法，应不低于 1：512。

3.2.3　无菌检查

依法检查（通则 1101），应符合规定。

3.2.4　牛血清白蛋白残留量

应不高于 $50ng$/ml（通则 3411）。

3.2.5　Vero 细胞 DNA 残留量

应不高于 $100pg$/ml（通则 3407 第一法）。

3.2.6　Vero 细胞蛋白质残留量

采用酶联免疫法，应不高于 $2\mu g$/剂。

3.3　半成品检定

无菌检查

依法检查（通则 1101），应符合规定。

3.4　成品检定

3.4.1　鉴别试验

按 2.2.3.6 项进行，应符合规定。效价测定不合格时，鉴别试验不成立。

3.4.2　外观

应为微乳白色混悬液体，久置形成可摇散的沉淀，无异物。

3.4.3　装量

依法检查（通则 0102），应不低于标示量。

3.4.4　渗透压摩尔浓度

依法测定（通则 0632），应符合批准的要求。

3.4.5　化学检定

3.4.5.1　pH 值

应为 7.2～8.0（通则 0631）。

3.4.5.2　硫柳汞含量

应不高于 $50\mu g$/ml（通则 3115）。

3.4.5.3　氢氧化铝含量

应不高于 $0.6mg$/ml（通则 3106）。

3.4.6　效价测定

按 2.2.3.6 项进行，4 只家兔的Ⅰ型和Ⅱ型出血热中和抗体滴度均应不低于 1：10。

3.4.7　热稳定性试验

疫苗出厂前应进行热稳定性试验，于 37℃放置 7 天，按 3.4.6 项进行效价测定，如合格，视为效价测定合格。

3.4.8　抗生素残留量

生产过程中加入抗生素的应进行该项检查。采用酶联免疫法，应不高于 50ng/剂。

3.4.9　无菌检查

依法检查（通则 1101），应符合规定。

3.4.10　异常毒性检查

依法检查（通则 1141），应符合规定。

3.4.11　细菌内毒素检查

应不高于 50EU/剂（通则 1143 凝胶限度试验）。

4　保存、运输及有效期

于 2～8℃避光保存和运输。自生产之日起，有效期为 20 个月。

5　使用说明

应符合"生物制品包装规程"规定和批准的内容。

双价肾综合征出血热灭活疫苗（Vero 细胞）使用说明

【药品名称】

通用名称：双价肾综合征出血热灭活疫苗（Vero 细胞）

英文名称：Haemorrhagic Fever with Renal Syndrome Bivalent Vaccine（Vero Cell），Inactivated

汉语拼音：Shuangjia Shenzonghezheng Chuxuere Miehuoyimiao（Vero Xibao）

【成分和性状】　本品系用Ⅰ型和Ⅱ型肾综合征出血热病毒分别接种 Vero 细胞，经培养、收获、病毒灭活、纯化，混合后加入稳定剂和氢氧化铝佐剂制成。为微乳白色混悬液体，含硫柳汞防腐剂。

有效成分：灭活的Ⅰ型和Ⅱ型肾综合征出血热病毒。

辅料：应列出全部批准的辅料成分。

【接种对象】　肾综合征出血热疫区的居民及进入该地区的人员，主要对象为 16～60 岁的高危人群。

【作用与用途】　接种本品后，可刺激机体产生针对Ⅰ型和Ⅱ型肾综合征出血热病毒的免疫力。用于预防Ⅰ型和Ⅱ型肾综合征出血热。

【规格】　每瓶 1.0ml。每 1 次人用剂量为 1.0ml。

【免疫程序和剂量】　（1）于上臂外侧三角肌肌内注射。

（2）基础免疫为 2 针，于 0 天（第 1 天，当天）、14 天（第 15 天）各接种 1 剂疫苗，基础免疫后 1 年应加强免疫 1 剂。

【不良反应】

常见不良反应：

（1）接种本疫苗后，注射部位可出现局部疼痛、瘙痒、局部轻微红肿。

（2）全身性反应可有轻度发热反应、不适、疲倦等，

一般不需处理可自行消退。

罕见不良反应：

（1）短暂中度以上发热：应采用物理方法或药物对症处理，以防高热惊厥或继发其他疾病。

（2）局部中度以上红肿，一般 3 天内即可自行消退，不需任何处理，适当休息即可恢复正常；反应较重的局部红肿可用干净的毛巾热敷，每天数次，每次 10～15 分钟可助红肿消退。

极罕见不良反应：

（1）过敏性皮疹：一般接种疫苗后 72 小时内出现荨麻疹，出现反应时，应及时就诊，给予抗过敏治疗。

（2）过敏性休克：一般接种疫苗后 1 小时内发生。应及时注射肾上腺素等抢救措施进行治疗。

（3）过敏性紫癜：出现过敏性紫癜反应时应及时就诊，应用皮质固醇类药物给予抗过敏治疗，治疗不当或不及时有可能并发紫癜性肾炎。

（4）周围神经炎：应及时就诊。

【禁忌】　（1）已知对该疫苗所含任何成分，包括辅料以及抗生素过敏者。

（2）患急性疾病、严重慢性疾病、慢性疾病的急性发作期和发热者。

（3）患未控制的癫痫和其他进行性神经系统疾病者。

（4）妊娠及哺乳期妇女。

【注意事项】　（1）以下情况者慎用：家族和个人有惊厥史者、患慢性疾病者、有癫痫史者、过敏体质者。

（2）疫苗瓶有裂纹、标签不清或失效者、疫苗瓶内有异物者均不得使用。

（3）疫苗瓶开启后应立即使用。

（4）注射免疫球蛋白者应至少间隔 1 个月以上接种疫苗，以免影响免疫效果。

（5）应备有肾上腺素等药物，以备偶有发生严重过敏反应时急救用。接受注射者在注射后应在现场观察至少 30 分钟。

（6）严禁冻结。

【贮藏】　于 2～8℃避光保存和运输。

【包装】　按批准的执行。

【有效期】　20 个月。

【执行标准】

【批准文号】

【生产企业】

企业名称：

生产地址：

邮政编码：

电话号码：

传真号码：

网　　址：

双价肾综合征出血热灭活疫苗
（地鼠肾细胞）

Shuangjia Shenzonghezheng Chuxuere
Miehuoyimiao (Dishushen Xibao)

**Haemorrhagic Fever with Renal Syndrome Bivalent
Vaccine（Hamster Kidney Cell），Inactivated**

本品系用Ⅰ型和Ⅱ型肾综合征出血热（简称出血热）病毒分别接种原代地鼠肾细胞，经培养、收获病毒液，病毒灭活、纯化，混合后加入氢氧化铝佐剂制成。用于预防Ⅰ型和Ⅱ型肾综合征出血热。

1 基本要求

生产和检定用设施、原材料及辅料、水、器具、动物等应符合"凡例"的有关要求。

2 制造

2.1 生产用细胞

生产用细胞为原代地鼠肾细胞。

2.1.1 细胞管理及检定

应符合"生物制品生产检定用动物细胞基质制备及检定规程"规定。

2.1.2 细胞制备

选用 12～14 日龄的地鼠，无菌取肾，剪碎，经胰蛋白酶消化，用培养液分散细胞，制备成细胞悬液，分装培养瓶，置 37℃培养成致密单层细胞。来源于同一批地鼠、同一容器内消化制备的地鼠肾细胞为一个细胞消化批；源自同一批地鼠、于同一天制备的多个细胞消化批为一个细胞批。

2.2 毒种

2.2.1 名称及来源

生产用毒株为Ⅰ型出血热病毒 PS-6 株和Ⅱ型出血热病毒 L_{99} 株，或经批准的其他适应地鼠肾细胞的Ⅰ型和Ⅱ型出血热毒株。

2.2.2 种子批的建立

应符合"生物制品生产检定用菌毒种管理规程"规定。

Ⅰ型和Ⅱ型出血热病毒分别接种原代地鼠肾细胞制备原始种子、主种子批和工作种子批。PS-6 株原始种子为第 5 代，主种子批应不超过第 8 代，工作种子批应不超过第 10 代，生产的疫苗应不超过第 11 代；L_{99} 株原始种子为第 13 代，主种子批 L_{99} 株应不超过第 16 代，工作种子批应不超过第 18 代，生产的疫苗应不超过第 19 代。

2.2.3 种子批毒种的检定

主种子批应进行以下全面检定，工作种子批应至少进行 2.2.3.1～2.2.3.5 项检定。

2.2.3.1 鉴别试验

将各型毒种做 10 倍系列稀释，每个稀释度分别与已知相应型别的出血热病毒免疫血清参考品和阴性兔血清等量混合，置 37℃水浴 90 分钟，接种于单层 Vero-E6 细胞或地鼠肾细胞，于适宜条件下培养，观察 10～14 天。以免疫荧光法测定，中和指数应大于 1000。同时设病毒阳性对照、细胞阴性对照。

2.2.3.2 病毒滴定

将各型毒种做 10 倍系列稀释，接种地鼠肾细胞，于 33℃培养 10～12 天，用免疫荧光法测定，主种子批病毒滴度应不低于 7.5 lg $CCID_{50}$/ml，工作种子批病毒滴度应不低于 7.0 lg $CCID_{50}$/ml。

2.2.3.3 无菌检查

依法检查（通则 1101），应符合规定。

2.2.3.4 分枝杆菌检查

照无菌检查法（通则 1101）进行。

以草分枝杆菌（CMCC 95024）作为阳性对照菌。取阳性对照菌接种于罗氏固体培养基，于 37℃培养 3～5 天收集培养物，以 0.9%氯化钠溶液制成菌悬液，采用细菌浊度法确定菌含量，该菌液浊度与中国细菌浊度标准一致时活菌量约为 $2×10^7$ CFU/ml。稀释菌悬液，取不高于 100CFU 的菌液作为阳性对照。

供试品小于 1ml 时采用直接接种法，将供试品全部接种于适宜固体培养基（如罗氏培养基或 Middlebrook 7H10 培养基），每种培养基做 3 个重复。并同时设置阳性对照。将接种后的培养基置于 37℃培养 56 天，阳性对照应有菌生长，接种供试品的培养基未见分枝杆菌生长，则判为合格。

供试品大于 1ml 时采用薄膜过滤法集菌后接种培养基。将供试品以 0.22μm 滤膜过滤后，取滤膜接种于适宜固体培养基，同时设阳性对照。所用培养基、培养时间及结果判定同上。

2.2.3.5 支原体检查

依法检查（通则 3301），应符合规定。

2.2.3.6 外源病毒因子检查

依法检查（通则 3302），应符合规定。

2.2.3.7 免疫原性检查

取主种子批毒种制备双价疫苗，接种体重为 2kg 左右的白色家兔 4 只（家兔出血热病毒抗体应为阴性），免疫 2 次，间隔 14 天。每只后肢肌内注射 1.0ml。第 1 次免疫后 4 周采血分离血清，用蚀斑减少中和试验测中和抗体，中和用病毒为出血热病毒 76-118 株和 UR 株；同时用参考血清作对照（参考血清应符合规定），4 只家兔的Ⅰ型和Ⅱ型出血热病毒中和抗体滴度均应不低于 1∶10。

2.2.4 毒种保存

种子批毒种应于 -60℃以下保存。

2.3 单价原液

2.3.1 细胞制备

按 2.1.2 项进行。

2.3.2　培养液

培养液为加入适量灭能新生牛血清和乳蛋白水解物的 Earle's 液或其他适宜培养液。新生牛血清的质量应符合要求（通则 3604）。

2.3.3　对照细胞外源病毒因子检查

依法检查（通则 3302），应符合规定。

2.3.4　病毒接种和培养

当细胞培养成致密单层后，用出血热病毒Ⅰ型和Ⅱ型毒种按 0.01～0.1MOI 分别接种细胞（每个型别的同一工作种子批毒种应按同一 MOI 接种），置适宜的温度下培养一定时间后，弃去培养液，用灭菌 PBS 或其他适宜洗液冲洗去除牛血清，加入适量的维持液，置 33～35℃继续培养适当的时间。

2.3.5　病毒收获

培养适宜天数后，收获病毒液。根据细胞生长情况，可换以维持液继续培养，进行多次病毒收获。检定合格的同一细胞批生产的同一次病毒收获液可合并为单次病毒收获液。

2.3.6　单次病毒收获液检定

按 3.1 项进行。

2.3.7　单次病毒收获液保存

于 2～8℃保存不超过 30 天。

2.3.8　病毒灭活

应在规定的蛋白质含量范围内进行病毒灭活。单次病毒收获液中加入终浓度为 $500\mu g/ml$ 的甲醛，于适宜温度灭活一定时间。病毒灭活到期后，每个病毒灭活容器应立即取样，分别进行病毒灭活验证试验。

2.3.9　合并、离心、超滤浓缩

检定合格的同一细胞批生产的单次病毒收获液可合并为单价病毒收获液。经离心去除细胞碎片后，进行适当倍数的超滤浓缩至规定的蛋白质含量范围。

2.3.10　纯化

采用柱色谱法或其他适宜的方法将浓缩后的单价病毒收获液进行纯化。

2.3.11　除菌过滤

纯化后的单价病毒收获液经除菌过滤后，即为单价病毒原液。

2.3.12　单价原液检定

按 3.2 项进行。

2.3.13　单价原液保存

于 2～8℃保存不超过 90 天。

2.4　半成品

2.4.1　配制

将Ⅰ型和Ⅱ型出血热病毒单价原液分别按抗原含量为 1：128 稀释后等量混合，且总蛋白质含量应不超过 $40\mu g/$剂，加入适宜稳定剂、适量的硫柳汞防腐剂和氢氧化铝佐剂后，即为半成品。

2.4.2　半成品检定

按 3.3 项进行。

2.5　成品

2.5.1　分批

应符合"生物制品分批规程"规定。

2.5.2　分装

应符合"生物制品分装和冻干规程"规定。

2.5.3　规格

每瓶为 1.0ml。每 1 次人用剂量为 1.0ml。

2.5.4　包装

应符合"生物制品包装规程"规定。

3　检定

3.1　单次病毒收获液检定

3.1.1　无菌检查

依法检查（通则 1101），应符合规定。

3.1.2　支原体检查

依法检查（通则 3301），应符合规定。

3.1.3　病毒滴定

按 2.2.3.2 项进行病毒滴定。各型单次病毒收获液的病毒滴度应不低于 $6.5\ lg\ CCID_{50}/ml$。

3.1.4　病毒灭活验证试验

按灭活后的单次病毒收获液总量的 0.1％抽取供试品。透析后接种地鼠肾细胞，连续盲传 3 代，每 10～14 天为 1 代，每代用免疫荧光法检查病毒抗原，结果均应为阴性。

3.1.5　抗原含量

采用酶联免疫法，应不低于 1：64。

3.2　单价原液检定

3.2.1　无菌检查

依法检查（通则 1101），应符合规定。

3.2.2　抗原含量

采用酶联免疫法，应不低于 1：512。

3.2.3　蛋白质含量

应不高于 $80\mu g/ml$（通则 0731 第二法）。

3.2.4　牛血清白蛋白残留量

应不高于 50ng/ml（通则 3411）。

3.2.5　地鼠肾细胞蛋白质残留量

采用酶联免疫法，应不高于 $12\mu g/$剂。

3.3　半成品检定

无菌检查

依法检查（通则 1101），应符合规定。

3.4　成品检定

3.4.1　鉴别试验

按 2.2.3.7 项进行，应符合规定。效价测定不合格时，鉴别试验不成立。

3.4.2　外观

应为微乳白色混悬液体，久置形成可摇散的沉淀，无异物。

3.4.3　装量

依法检查（通则 0102），应不低于标示量。

3.4.4　渗透压摩尔浓度

依法测定（通则 0632），应符合批准的要求。

3.4.5　化学检定

3.4.5.1　pH 值

应为 7.2～8.0（通则 0631）。

3.4.5.2　硫柳汞含量

应不高于 70μg/ml（通则 3115）。

3.4.5.3　氢氧化铝含量

应不高于 0.70mg/ml（通则 3106）。

3.4.5.4　游离甲醛含量

应不高于 100μg/ml（通则 3207 第一法）。

3.4.6　效价测定

按 2.2.3.7 项进行。4 只家兔的 I 型和 II 型出血热病毒的中和抗体滴度均应不低于 1：10。

3.4.7　热稳定性试验

疫苗出厂前应进行热稳定性试验。于 37℃放置 7 天，按 2.2.3.7 项进行效价测定，如合格，视为效价测定合格。

3.4.8　抗生素残留量

生产过程中加入抗生素的应进行该项检查。采用酶联免疫法，应不高于 50ng/剂。

3.4.9　无菌检查

依法检查（通则 1101），应符合规定。

3.4.10　异常毒性检查

依法检查（通则 1141），应符合规定。

3.4.11　细菌内毒素检查

应小于 50EU/ml（通则 1143 凝胶限度试验）。

4　保存、运输及有效期

于 2～8℃避光保存和运输。自生产之日起，有效期为 18 个月。

5　使用说明

应符合"生物制品包装规程"规定和批准的内容。

双价肾综合征出血热灭活疫苗（地鼠肾细胞）使用说明

【药品名称】

通用名称：双价肾综合征出血热灭活疫苗（地鼠肾细胞）

英文名称：Haemorrhagic Fever with Renal Syndrome Bivalent Vaccine（Hamster Kidney Cell），Inactivated

汉语拼音：Shuangjia Shenzonghezheng Chuxuere Miehuoyimiao（Dishushen Xibao）

【成分和性状】　本品系用 I 型和 II 型肾综合征出血热病毒分别接种原代地鼠肾细胞，经培养、收获病毒液，病毒灭活、纯化，混合后加入氢氧化铝佐剂制成。为微乳白色混悬液体，含硫柳汞防腐剂。

有效成分：灭活的 I 型和 II 型肾综合征出血热病毒。

辅料：应列出全部批准的辅料成分。

【接种对象】　肾综合征出血热疫区的居民及进入该地区的人员，主要对象为 16～60 岁的高危人群。

【作用与用途】　接种本疫苗后，可刺激机体产生抗 I 型和 II 型肾综合征出血热病毒的免疫力。用于预防 I 型和 II 型肾综合征出血热。

【规格】　每瓶 1.0ml。每 1 次人用剂量为 1.0ml。

【免疫程序和剂量】　（1）于上臂外侧三角肌肌内注射。

（2）基础免疫为 2 针，于 0 天（第 1 天，当天）、14 天（第 15 天）各注射 1 剂疫苗；基础免疫后 1 年加强免疫 1 剂。

【不良反应】

常见不良反应：

（1）接种本疫苗后，注射部位可出现局部疼痛、瘙痒、局部轻微红肿。

（2）全身性反应可有轻度发热反应、不适、疲倦等，一般不需处理可自行缓解。

罕见不良反应：

（1）短暂中度以上发热：应采用物理方法或药物对症处理，以防高热惊厥或继发其他疾病。

（2）局部中度以上红肿，一般 3 天内即可自行消退，不需任何处理，适当休息即可恢复正常；反应较重的局部红肿可用干净的毛巾热敷，每天数次，每次一般 10～15 分钟可助红肿消退。

极罕见不良反应：

（1）过敏性皮疹：一般接种疫苗后 72 小时内出现荨麻疹，出现反应时，应及时就诊，给予抗过敏治疗。

（2）过敏性休克：一般注射疫苗后 1 小时内发生。应及时注射肾上腺素等抢救措施进行治疗。

（3）过敏性紫癜：出现过敏性紫癜反应时应及时就诊，应用皮质固醇类药物给予抗过敏治疗，治疗不当或不及时有可能并发紫癜性肾炎。

（4）周围神经炎：应及时就诊。

【禁忌】　（1）已知对该疫苗所含的任何成分，包括辅料、甲醛以及抗生素过敏者。

（2）患急性疾病、严重慢性疾病、慢性疾病的急性发作期和发热者。

（3）患未控制的癫痫和其他进行性神经系统疾病者。

（4）妊娠及哺乳期妇女。

【注意事项】　（1）以下情况者慎用：家族和个人有惊厥史者、患慢性疾病者、有癫痫史者、过敏体质者。

（2）疫苗瓶有裂纹、标签不清或失效者、疫苗瓶内有异物者均不得使用。

（3）疫苗瓶开启后应立即使用。

（4）注射免疫球蛋白者应至少间隔 1 个月以上接种本品，以免影响免疫效果。

（5）应备有肾上腺素等药物，以备偶有发生严重过敏反应时急救用。接受注射者在注射后应在现场观察至少 30 分钟。

（6）严禁冻结。

【贮藏】   于 2～8℃避光保存和运输。

【包装】   按批准的执行。

【有效期】   18 个月。

【执行标准】

【批准文号】

【生产企业】

企业名称：

生产地址：

邮政编码：

电话号码：

传真号码：

网   址：

双价肾综合征出血热灭活疫苗
（沙鼠肾细胞）

Shuangjia Shenzonghezheng Chuxuere

Miehuoyimiao（Shashushen Xibao）

Haemorrhagic Fever with Renal Syndrome Bivalent Vaccine（Gerbil Kidney Cell），Inactivated

本品系用Ⅰ型和Ⅱ型肾综合征出血热（简称出血热）病毒分别接种原代沙鼠肾细胞，经培养、收获病毒液，病毒灭活、纯化，混合后加入氢氧化铝佐剂制成。用于预防Ⅰ型和Ⅱ型肾综合征出血热。

1 基本要求

生产和检定用设施、原材料及辅料、水、器具、动物等应符合"凡例"的有关要求。

2 制造

2.1 生产用细胞

生产用细胞为原代沙鼠肾细胞。

2.1.1 细胞管理及检定

应符合"生物制品生产检定用动物细胞基质制备及检定规程"规定。

2.1.2 细胞制备

选用10～20日龄沙鼠，无菌取肾，剪碎，经胰蛋白酶消化，用培养液分散细胞，制成细胞悬液，分装培养瓶，置37℃培养成致密单层细胞。来源于同一批沙鼠、同一容器内消化制备的沙鼠肾细胞为一个细胞消化批；源自同一批沙鼠、于同一天制备的多个细胞消化批为一个细胞批。

2.2 毒种

2.2.1 名称及来源

生产用毒株为Ⅰ型出血热病毒 Z_{10} 株和Ⅱ型出血热病毒 Z_{37} 株，或经批准的其他适应沙鼠肾细胞的Ⅰ型和Ⅱ型出血热毒株。

2.2.2 种子批的建立

应符合"生物制品生产检定用菌毒种管理规程"规定。

Ⅰ型和Ⅱ型出血热病毒分别接种乳鼠脑制备原始种子和主种子批，主种子批毒种接种原代沙鼠肾细胞制备工作种子批。Ⅰ型出血热毒种 Z_{10} 株原始种子应不超过第12代；主种子批应不超过第13代；工作种子批应不超过第14代；Ⅱ型出血热毒种 Z_{37} 株原始种子应不超过第10代，主种子批应不超过第11代；工作种子批应不超过第12代。

2.2.3 种子批毒种的检定

主种子批应进行以下全面检定，工作种子批应至少进行2.2.3.1～2.2.3.5项检定。

2.2.3.1 鉴别试验

将各型毒种做10倍系列稀释，每个稀释度分别与已知的相应型别的出血热病毒免疫血清参考品和阴性兔血清等量混合，置37℃水浴90分钟，接种于单层 Vero-E₆ 细胞，于34.5℃±1℃培养，观察10～14天。以免疫荧光法测定，中和指数应大于1000。同时设病毒阳性对照、细胞阴性对照。

2.2.3.2 病毒滴定

将各型毒种做10倍系列稀释，取适宜稀释度接种 Vero-E₆ 细胞，于34.5℃±1℃培养10～12天，以免疫荧光法测定，病毒滴度应不低于 $6.0\lg CCID_{50}/ml$。

2.2.3.3 无菌检查

依法检查（通则1101），应符合规定。

2.2.3.4 分枝杆菌检查

照无菌检查法（通则1101）进行。

以草分枝杆菌（CMCC 95024）作为阳性对照菌。取阳性对照菌接种于罗氏固体培养基，于37℃培养3～5天收集培养物，以0.9%氯化钠溶液制成菌悬液，采用细菌浊度法确定菌含量，该菌液浊度与中国细菌浊度标准一致时活菌量约为 $2\times10^{7}CFU/ml$。稀释菌悬液，取不高于100CFU的菌液作为阳性对照。

供试品小于1ml时采用直接接种法，将供试品全部接种于适宜固体培养基（如罗氏培养基或 Middlebrook 7H10 培养基），每种培养基做3个重复。并同时设置阳性对照。将接种后的培养基置于37℃培养56天，阳性对照应有菌生长，接种供试品的培养基未见分枝杆菌生长，则判为合格。

供试品大于1ml时采用薄膜过滤法集菌后接种培养基。将供试品以 $0.22\mu m$ 滤膜过滤后，取滤膜接种于适宜固体培养基，同时设阳性对照。所用培养基、培养时间及结果判定同上。

2.2.3.5 支原体检查

依法检查（通则3301），应符合规定。

2.2.3.6 外源病毒因子检查

依法检查（通则3302），应符合规定。

2.2.3.7 免疫原性检查

取主种子批毒种制备双价疫苗，接种体重为2kg左右的白色家兔4只（家兔出血热病毒抗体应为阴性），免疫2次，间隔7天，每只后肢肌内注射1.0ml。第1次免疫后4周采血分离血清，用蚀斑减少中和试验测中和抗体，中和用病毒为出血热病毒76-118株和UR株；同时用参考血清作对照（参考血清应符合规定），4只家兔的Ⅰ型和Ⅱ型出血热病毒中和抗体滴度均应不低于1：10。

2.2.4 毒种保存

冻干毒种应于−20℃以下保存；液体种子批毒种应于−60℃以下保存。

2.3 单价原液

2.3.1 细胞制备

按2.1.2项进行。

2.3.2　培养液

培养液为加入适量灭能新生牛血清的 MEM 液或其他适宜培养液。新生牛血清的质量应符合要求（通则3604）。

2.3.3　对照细胞外源病毒因子检查

依法检查（通则3302），应符合规定。

2.3.4　病毒接种和培养

当细胞培养成致密单层后，将出血热病毒 Ⅰ 型和 Ⅱ 型毒种按 0.02～0.2MOI 分别接种细胞（每个型别的同一工作种子批毒种应按同一 MOI 接种），置适宜的温度下培养一定时间后，弃去培养液，用灭菌 PBS 或其他适宜洗液冲洗去除牛血清，加入适量的维持液，置 33～35℃继续培养适当的时间。

2.3.5　病毒收获

培养适宜天数，收获病毒液。根据细胞生长情况，可换以维持液继续培养，进行多次病毒收获。检定合格的同一细胞批生产的同一次病毒收获液可合并为单次病毒收获液。

2.3.6　单次病毒收获液检定

按 3.1 项进行。

2.3.7　单次病毒收获液保存

于 2～8℃保存不超过 30 天。

2.3.8　病毒灭活

应在规定的蛋白质含量范围内进行病毒灭活。单次病毒收获液中按 1：4000 的比例加入 β-丙内酯，置 2～8℃灭活适宜的时间后，于适宜的温度放置一定时间，以确保β-丙内酯完全水解。病毒灭活到期后，每个病毒灭活容器应立即取样，分别进行病毒灭活验证试验。

2.3.9　合并、离心、超滤浓缩

检定合格的同一细胞批生产的单次病毒收获液可合并为单价病毒收获液。经离心去除细胞碎片后，再进行适当倍数的超滤浓缩至规定的蛋白质含量范围。

2.3.10　纯化

采用柱色谱法或其他适宜的方法将浓缩后的单价病毒收获液进行纯化。

2.3.11　除菌过滤

纯化后的单价病毒收获液经除菌过滤后，即为单价病毒原液。

2.3.12　单价原液检定

按 3.2 项进行。

2.3.13　单价原液保存

于 2～8℃保存不超过 90 天。

2.4　半成品制备

2.4.1　配制

将 Ⅰ 型和 Ⅱ 型出血热病毒单价原液分别按抗原含量为1：128 稀释后等量混合，且总蛋白质含量应不超过 $40\mu g/$剂，加入适宜稳定剂、适量的硫柳汞防腐剂和氢氧化铝佐剂后，即为半成品。

2.4.2　半成品检定

按 3.3 项进行。

2.5　成品

2.5.1　分批

应符合"生物制品分批规程"规定。

2.5.2　分装

应符合"生物制品分装和冻干规程"规定。

2.5.3　规格

每瓶为 1.0ml。每 1 次人用剂量为 1.0ml。

2.5.4　包装

应符合"生物制品包装规程"规定。

3　检定

3.1　单次病毒收获液检定

3.1.1　无菌检查

依法检查（通则1101），应符合规定。

3.1.2　支原体检查

依法检查（通则3301），应符合规定。

3.1.3　病毒滴定

按 2.2.3.2 项进行病毒滴定。各型单次病毒收获液的病毒滴度应不低于 $6.0\ \lg\ CCID_{50}/ml$。

3.1.4　病毒灭活验证试验

按灭活后的单次病毒收获液总量的 0.1％抽取供试品，透析后接种 Vero-E_6 细胞，连续盲传 3 代，每 10～14 天为 1 代，每代以免疫荧光法检查病毒，结果均应为阴性。

3.1.5　抗原含量

采用酶联免疫法，应不低于 1：64。

3.2　单价病毒原液检定

3.2.1　无菌检查

依法检查（通则1101），应符合规定。

3.2.2　抗原含量

采用酶联免疫法，应不低于 1：512。

3.2.3　蛋白质含量

应不高于 $80\mu g/ml$（通则0731 第二法）。

3.2.4　牛血清白蛋白残留量

应不高于 $50ng/ml$（通则3411）。

3.3　半成品检定

无菌检查

依法检查（通则1101），应符合规定。

3.4　成品检定

3.4.1　鉴别试验

按 2.2.3.7 项进行，应符合规定。效价测定不合格时，鉴别试验不成立。

3.4.2　外观

应为微乳白色混悬液体，久置形成可摇散的沉淀，无异物。

3.4.3　装量

依法检查（通则0102），应不低于标示量。

3.4.4 渗透压摩尔浓度

依法测定（通则 0632），应符合批准的要求。

3.4.5 化学检定

3.4.5.1 pH 值

应为 7.2～8.0（通则 0631）。

3.4.5.2 硫柳汞含量

应不高于 70μg/ml（通则 3115）。

3.4.5.3 氢氧化铝含量

应不高于 0.70mg/ml（通则 3106）。

3.4.6 效价测定

按 2.2.3.7 项进行。4 只家兔的 Ⅰ 型和 Ⅱ 型出血热病毒的中和抗体滴度均应不低于 1：10。

3.4.7 热稳定性试验

疫苗出厂前应进行热稳定性试验。于 37℃ 放置 7 天，按 2.2.3.7 项进行效价测定，如合格，视为效价测定合格。

3.4.8 抗生素残留量

生产过程中加入抗生素的应进行该项检查。采用酶联免疫法，应不高于 50ng/剂。

3.4.9 无菌检查

依法检查（通则 1101），应符合规定。

3.4.10 异常毒性检查

依法检查（通则 1141），应符合规定。

3.4.11 细菌内毒素检查

应小于 50EU/ml（通则 1143 凝胶限度试验）。

4 保存、运输及有效期

于 2～8℃ 避光保存和运输。自生产之日起，有效期为 24 个月。

5 使用说明

应符合“生物制品包装规程”规定和批准的内容。

双价肾综合征出血热灭活疫苗（沙鼠肾细胞）使用说明

【药品名称】

通用名称：双价肾综合征出血热灭活疫苗（沙鼠肾细胞）

英文名称：Haemorrhagic Fever with Renal Syndrome Bivalent Vaccine (Gerbil Kidney Cell), Inactivated

汉语拼音：Shuangjia Shenzonghezheng Chuxuere Miehuoyimiao (Shashushen Xibao)

【成分和性状】 本品系用 Ⅰ 型和 Ⅱ 型肾综合征出血热病毒分别接种原代沙鼠肾细胞，经培养、收获病毒液，病毒灭活、纯化，混合后加入氢氧化铝佐剂制成。为微乳白色混悬液体，含硫柳汞防腐剂。

主要成分：灭活的 Ⅰ 型和 Ⅱ 型肾综合征出血热病毒。

辅料：应列出全部批准的辅料成分。

【接种对象】 肾综合征出血热疫区的居民及进入该地区的人员，主要对象为 16～60 岁的高危人群。

【作用与用途】 接种本疫苗后，可刺激机体产生抗 Ⅰ 型和 Ⅱ 型肾综合征出血热病毒的免疫力。用于预防 Ⅰ 型和 Ⅱ 型肾综合征出血热。

【规格】 每瓶 1.0ml。每 1 次人用剂量为 1.0ml。

【免疫程序和剂量】 （1）于上臂外侧三角肌肌内注射。

（2）基础免疫为 2 针，于 0 天（第 1 天，当天）、14 天（第 15 天）各注射 1 次；基础免疫后 1 年加强免疫 1 针，每次 1.0ml。

【不良反应】

常见不良反应：

（1）接种本疫苗后，注射部位可出现局部疼痛、瘙痒、局部轻微红肿。

（2）全身性反应可有轻度发热反应、不适、疲倦等，一般不需处理可自行消退。

罕见不良反应：

（1）短暂中度以上发热：应采用物理方法或药物对症处理，以防高热惊厥或继发其他疾病。

（2）局部中度以上红肿，一般 3 天内即可自行消退，不需任何处理，适当休息即可恢复正常；反应较重的局部红肿可用干净的毛巾热敷，每天数次，每次一般 10～15 分钟可助红肿消退。

极罕见不良反应：

（1）过敏性皮疹：一般接种疫苗后 72 小时内出现荨麻疹，出现反应时，应及时就诊，给予抗过敏治疗。

（2）过敏性休克：一般注射疫苗后 1 小时内发生。应及时注射肾上腺素等抢救措施进行治疗。

（3）过敏性紫癜：出现过敏性紫癜反应时应及时就诊，应用皮质固醇类药物给予抗过敏治疗，治疗不当或不及时有可能并发紫癜性肾炎。

（4）周围神经炎：应及时就诊。

【禁忌】 （1）已知对该疫苗所含的任何成分，包括辅料和抗生素过敏者。

（2）患急性疾病、严重慢性疾病、慢性疾病的急性发作期和发热者。

（3）患未控制的癫痫和其他进行性神经系统疾病者。

（4）妊娠及哺乳期妇女。

【注意事项】 （1）以下情况者慎用：家族和个人有惊厥史者、患慢性疾病者、有癫痫史者、过敏体质者。

（2）疫苗瓶有裂纹、标签不清或失效者、疫苗瓶内有异物者均不得使用。

（3）疫苗瓶开启后应立即使用。

（4）注射免疫球蛋白者应至少间隔 1 个月以上接种本品，以免影响免疫效果。

（5）应备有肾上腺素等药物，以备偶有发生严重过敏反应时急救用。接受注射者在注射后应在现场观察至少 30 分钟。

（6）严禁冻结。

【贮藏】　于 2～8℃避光保存和运输。

【包装】　按批准的执行。

【有效期】　24 个月。

【执行标准】

【批准文号】

【生产企业】

企业名称：

生产地址：

邮政编码：

电话号码：

传真号码：

网　　址：

冻干人用狂犬病疫苗（Vero 细胞）

Donggan Renyong Kuangquanbing Yimiao

（Vero Xibao）

Rabies Vaccine（Vero Cell）for Human Use，Freeze-dried

本品系用狂犬病病毒固定毒接种于 Vero 细胞，经培养、收获、浓缩、灭活病毒、纯化后，加入适宜稳定剂冻干制成。用于预防狂犬病。

1 基本要求

生产和检定用设施、原材料及辅料、水、器具、动物等应符合"凡例"的有关要求。

2 制造

2.1 生产用细胞

生产用细胞为 Vero 细胞。

2.1.1 细胞管理及检定

应符合"生物制品生产检定用动物细胞基质制备及检定规程"规定。各级细胞库细胞代次应不超过批准的限定代次。

取自同批工作细胞库的 1 支或多支细胞，经复苏扩增后的细胞仅用于一批疫苗的生产。

2.1.2 细胞制备

取工作细胞库中的 1 支或多支细胞，细胞复苏、扩增至接种病毒的细胞为一批。将复苏后的单层细胞用胰蛋白酶或其他适宜的消化液进行消化，分散成均匀的细胞，加入适宜的培养液混合均匀，置 37℃培养成均匀单层细胞。

2.2 毒种

2.2.1 名称及来源

生产用毒种为狂犬病病毒固定毒 CTN-1V 株、aGV 株或经批准的其他 Vero 细胞适应的狂犬病病毒固定毒株。

2.2.2 种子批的建立

应符合"生物制品生产检定用菌毒种管理规程"规定。各种子批代次应不超过批准的限定代次。狂犬病病毒固定毒 CTN-1V 株在 Vero 细胞上传代，至工作种子批传代次数应不超过 35 代；aGV 株在 Vero 细胞上传代，至工作种子批传代次数应不超过 15 代。

2.2.3 种子批毒种的检定

主种子批应进行以下全面检定，工作种子批应至少进行 2.2.3.1～2.2.3.4 项检定。

2.2.3.1 鉴别试验

采用小鼠脑内中和试验鉴定毒种的特异性。将毒种做 10 倍系列稀释，取适宜稀释度病毒液分别与狂犬病病毒特异性免疫血清（试验组）和阴性血清（对照组）等量混合，试验组与对照组的每个稀释度分别接种 11～13g 小鼠 6 只，每只脑内接种 0.03ml，逐日观察，3 天内死亡者不计（动物死亡数量应不得超过试验动物总数的 20%），观察 14 天。中和指数应不低于 500。

2.2.3.2 病毒滴定

将毒种做 10 倍系列稀释，每个稀释度脑内接种体重为 11～13g 小鼠至少 6 只，每只脑内接种 0.03ml，逐日观察，3 天内死亡者不计（动物死亡数量应不得超过试验动物总数的 20%），观察 14 天。病毒滴度应不低于 7.5 lg LD_{50}/ml。

2.2.3.3 无菌检查

依法检查（通则 1101），应符合规定。

2.2.3.4 支原体检查

依法检查（通则 3301），应符合规定。

2.2.3.5 外源病毒因子检查

依法检查（通则 3302），应符合规定。

2.2.3.6 免疫原性检查

用主种子批毒种制备疫苗，腹腔注射体重为 12～14g 小鼠，每只 0.5ml，免疫 2 次，间隔 7 天，为试验组。未经免疫的同批小鼠为对照组。初免后的第 14 天，试验组和对照组分别用 10 倍系列稀释的 CVS 病毒脑腔攻击，每只注射 0.03ml，每个稀释度注射 10 只小鼠，逐日观察，3 天内死亡者不计（动物死亡数量应不得超过试验动物总数的 20%），观察 14 天。保护指数应不低于 100。

2.2.4 毒种保存

毒种应于－60℃以下保存。

2.3 原液

2.3.1 细胞制备

按 2.1.2 项进行。

2.3.2 培养液

培养液为含适量灭能新生牛血清的 MEM、199 或其他适宜培养液。新生牛血清的质量应符合规定（通则 3604）。

2.3.3 对照细胞外源病毒因子检查

依法检查（通则 3302），应符合规定。

2.3.4 病毒接种和培养

细胞培养成致密单层后，将毒种按 0.01～0.1 MOI 接种细胞（同一工作种子批毒种应按同一 MOI 接种），置适宜温度下培养一定时间后，弃去培养液，用灭菌 PBS 或其他适宜洗液冲洗去除牛血清，加入适量维持液，置 33～35℃继续培养。

2.3.5 病毒收获

经培养适宜时间，收获病毒液。根据细胞生长情况，可换以维持液继续培养，进行多次病毒收获。检定合格的同一细胞批生产的同一次病毒收获液可合并为单次病毒收获液。

2.3.6 单次病毒收获液检定

按 3.1 项进行。

2.3.7 单次病毒收获液保存

于 2～8℃保存不超过 30 天。

2.3.8　单次病毒收获液合并、浓缩

检定合格的同一细胞批生产的单次病毒收获液可进行合并。合并后的病毒液，经超滤或其他适宜方法浓缩至规定的蛋白质含量范围。

2.3.9　病毒灭活

于浓缩后的病毒收获液中按 1∶4000 的比例加入 β-丙内酯，置适宜温度、在一定时间内灭活病毒，并于适宜的温度放置一定的时间，以确保 β-丙内酯完全水解。病毒灭活到期后，每个病毒灭活容器应立即取样，分别进行病毒灭活验证试验。

2.3.10　纯化

灭活后的病毒液采用柱色谱法或其他适宜的方法进行纯化，纯化后加入适量人血白蛋白或其他适宜的稳定剂，即为原液。

2.3.11　原液检定

按 3.2 项进行。

2.4　半成品

2.4.1　配制

将原液按规定的同一蛋白质含量或抗原含量进行配制，且总蛋白质含量应不高于 80μg/剂，加入适宜的稳定剂即为半成品。

2.4.2　半成品检定

按 3.3 项进行。

2.5　成品

2.5.1　分批

应符合"生物制品分批规程"规定。

2.5.2　分装及冻干

应符合"生物制品分装和冻干规程"规定。

2.5.3　规格

按标示量复溶后每瓶 0.5ml 或 1.0ml。每 1 次人用剂量为 0.5ml 或 1.0ml，狂犬病疫苗效价应不低于 2.5IU。

2.5.4　包装

应符合"生物制品包装规程"规定。

3　检定

3.1　单次病毒收获液检定

3.1.1　病毒滴定

按 2.2.3.2 项进行，病毒滴度应不低于 $6.0\,\lg\,LD_{50}/ml$。

3.1.2　无菌检查

依法检查（通则 1101），应符合规定。

3.1.3　支原体检查

依法检查（通则 3301），应符合规定。

3.2　原液检定

3.2.1　无菌检查

依法检查（通则 1101），应符合规定。

3.2.2　病毒灭活验证试验

取灭活后病毒液 25ml 接种于 Vero 细胞，每 3cm² 单层细胞接种 1ml 病毒液，37℃ 吸附 60 分钟后加入细胞培养液，培养液与病毒液量比例不超过 1∶3，每 7 天传 1

代，培养 21 天后收获培养液，混合后取样，脑内接种体重为 11～13g 小鼠 20 只，每只 0.03ml，3 天内死亡者不计（动物死亡数量应不得超过试验动物总数的 20％），观察 14 天，应全部健存。

3.2.3　蛋白质含量

取纯化后未加入人血白蛋白的病毒液，依法测定（通则 0731 第二法），应不高于 80μg/剂。

3.2.4　抗原含量

可采用酶联免疫法，应符合批准的要求。

3.3　半成品检定

无菌检查

依法检查（通则 1101），应符合规定。

3.4　成品检定

除水分测定外，按标示量加入所附灭菌注射用水，复溶后进行以下各项检定。

3.4.1　鉴别试验

采用酶联免疫法检查，应证明含有狂犬病病毒抗原。

3.4.2　外观

应为白色疏松体，复溶后应为澄明液体，无异物。

3.4.3　渗透压摩尔浓度

依法测定（通则 0632），应符合批准的要求。

3.4.4　化学检定

3.4.4.1　pH 值

应为 7.2～8.0（通则 0631）。

3.4.4.2　水分

应不高于 3.0％（通则 0832）。

3.4.5　效价测定

应不低于 2.5IU/剂（通则 3503）。

3.4.6　热稳定性试验

疫苗出厂前应进行热稳定性试验。于 37℃ 放置 28 天后，按 3.4.5 项进行效价测定，应合格。

3.4.7　牛血清白蛋白残留量

应不高于 50ng/剂（通则 3411）。

3.4.8　抗生素残留量

生产过程中加入抗生素的应进行该项检查。采用酶联免疫法，应不高于 50ng/剂。

3.4.9　Vero 细胞 DNA 残留量

应不高于 100pg/剂（通则 3407 第一法）。

3.4.10　Vero 细胞蛋白质残留量

采用酶联免疫法，应不高于 4μg/剂。

3.4.11　无菌检查

依法检查（通则 1101），应符合规定。

3.4.12　异常毒性检查

依法检查（通则 1141），应符合规定。

3.4.13　细菌内毒素检查

应不高于 25EU/剂（通则 1143 凝胶限度试验）。

4　疫苗稀释剂

疫苗稀释剂为灭菌注射用水，稀释剂的生产应符合

批准的要求。灭菌注射用水应符合本版药典（二部）的相关规定。

5 保存、运输及有效期

于 2~8℃避光保存和运输。自生产之日起，按批准的有效期执行。

6 使用说明

应符合"生物制品包装规程"规定和批准的内容。

冻干人用狂犬病疫苗（Vero 细胞）使用说明

【药品名称】

通用名称：冻干人用狂犬病疫苗（Vero 细胞）

英文名称：Rabies Vaccine（Vero Cell）for Human Use，Freeze-dried

汉语拼音：Donggan Renyong Kuangquanbing Yimiao（Vero Xibao）

【成分和性状】

本品系用狂犬病病毒固定毒接种 Vero 细胞，经培养、收获、浓缩、灭活病毒、纯化后，加入适宜的稳定剂冻干制成。为白色疏松体，复溶后为澄明液体，不含任何防腐剂。

有效成分：灭活的狂犬病病毒固定毒。

辅料：应列出全部批准的辅料成分。

疫苗稀释剂：灭菌注射用水。

【接种对象】

凡被狂犬或其他疯动物咬伤、抓伤时，不分年龄、性别应立即处理局部伤口（用清水或肥皂水反复冲洗后再用碘酊或酒精消毒数次），并及时按暴露后免疫程序注射本疫苗；凡有接触狂犬病病毒危险的人员（如兽医、动物饲养员、林业从业人员、屠宰场工人、狂犬病实验人员等）按暴露前免疫程序注射本疫苗。

【作用与用途】

接种本疫苗后，可刺激机体产生抗狂犬病病毒免疫力。用于预防狂犬病。

【规格】

复溶后每瓶 0.5ml 或 1.0ml。每 1 次人用剂量为 0.5ml 或 1.0ml，狂犬病疫苗效价应不低于 2.5IU。

【免疫程序和剂量】

（1）按标示量加入所附灭菌注射用水，待疫苗复溶并摇匀后注射。

（2）于上臂三角肌肌内注射，幼儿可在大腿前外侧区肌内注射。

（3）暴露后免疫程序：一般咬伤者于 0 天（第 1 天，当天）、3 天（第 4 天，以下类推）、7 天、14 天和 28 天各注射本疫苗 1 剂，全程免疫共注射 5 剂，儿童用量相同。对有下列情形之一的，建议首剂狂犬病疫苗剂量加倍给予：

① 注射疫苗前一天或更早一些时间内注射过狂犬病人免疫球蛋白或抗狂犬病血清的慢性病人。

② 先天性或获得性免疫缺陷病人。

③ 接受免疫抑制剂（包括抗疟疾药物）治疗的病人。

④ 老年人。

⑤ 于暴露后 48 小时或更长时间后才注射狂犬病疫苗的人员。

暴露后免疫程序按下述伤及程度分级处理：

Ⅰ级暴露 触摸动物，被动物舔及无破损皮肤，一般不需处理，不必注射狂犬病疫苗；

Ⅱ级暴露 未出血的皮肤咬伤、抓伤，应按暴露后免疫程序接种狂犬病疫苗；

Ⅲ级暴露 一处或多处皮肤出血性咬伤或被抓伤出血，可疑或确诊的疯动物唾液污染黏膜，破损的皮肤被舔应按暴露后程序立即接种狂犬病疫苗和抗狂犬病免疫血清或狂犬病人免疫球蛋白。抗狂犬病血清按 40IU/kg 给予，或狂犬病人免疫球蛋白按 20IU/kg 给予，将尽可能多的抗狂犬病血清或狂犬病人免疫球蛋白做咬伤局部浸润注射，剩余部分肌内注射，抗狂犬病血清或狂犬病人免疫球蛋白仅为单次应用。

（4）暴露前免疫程序：于 0 天、7 天、21 天或 28 天各注射本疫苗 1 剂，全程免疫共注射 3 剂。

（5）对曾经接种过狂犬病疫苗的一般患者再需接种疫苗的建议：

① 1 年内进行过全程免疫，被可疑疯动物咬伤者，应于 0 天和 3 天各注射 1 剂疫苗。

② 1 年前进行过全程免疫，被可疑疯动物咬伤者，则应全程接种疫苗。

③ 3 年内进行过全程免疫，并且进行过加强免疫，被可疑疯动物咬伤者，则应于 0 天和 3 天各注射 1 剂疫苗。

④ 3 年前进行过全程免疫，并且进行过加强免疫，被可疑疯动物咬伤者，应全程接种疫苗。

【不良反应】

常见不良反应：

（1）一般接种疫苗后 24 小时内，注射部位可出现红肿、疼痛、瘙痒，一般不需处理，即可自行缓解。

（2）全身性反应可有轻度发热、无力、头痛、眩晕、关节痛、肌肉痛、呕吐、腹痛等，一般不需处理，即自行消退。

罕见不良反应：

短暂中度以上发热反应：应采用物理方法及药物对症处理，以防高热惊厥。

极罕见不良反应：

（1）过敏性皮疹：一般接种疫苗后 72 小时内出现荨麻疹，出现反应时，应及时就诊，给予抗过敏治疗。

（2）过敏性休克：一般接种疫苗后 1 小时内发生。应及时注射肾上腺素等抢救措施进行治疗。

（3）过敏性紫癜：出现过敏性紫癜反应时应及时就诊，应用皮质固醇类药物给予抗过敏治疗，治疗不当或不及时有可能并发紫癜性肾炎。

（4）出现血管神经性水肿和神经系统反应，应及时就诊。

【禁忌】 　由于狂犬病是致死性疾病，暴露后接种疫苗无任何禁忌证。

暴露前接种时：

（1）已知对该疫苗的所含任何成分，包括辅料以及抗生素过敏者。

（2）患急性疾病、严重慢性疾病、慢性疾病的急性发作期和发热者。

（3）患未控制的癫痫和其他进行性神经系统疾病者。

【注意事项】 　（1）以下情况者慎用：家族和个人有惊厥史者、患慢性疾病者、有癫痫史者、过敏体质者、哺乳期、妊娠期妇女。

（2）疫苗瓶有裂纹、标签不清或失效者、疫苗复溶后出现浑浊等外观异常者均不得使用。

（3）疫苗开启后应立即使用。

（4）应备有肾上腺素等药物，以备偶有发生严重过敏反应时急救用。接受注射者在注射后应在现场观察至少30 分钟。

（5）忌饮酒、浓茶等刺激性食物及剧烈运动等。

（6）禁止臀部注射，不能进行血管内注射。

（7）抗狂犬病血清或狂犬病人免疫球蛋白不得与疫苗使用同一支注射器，不得在同侧肢体注射。

（8）暴露后免疫应遵循及时、足量、全程的原则。发生过敏者，可到医院就诊，进行抗过敏治疗，完成全程疫苗的注射。

（9）使用皮质类固醇或免疫抑制剂治疗时可干扰抗体产生，并导致免疫接种失败。

（10）严禁冻结。

【贮藏】 　于 2～8℃避光保存和运输。

【包装】 　按批准的执行。

【有效期】 　按批准的执行。

【执行标准】

【批准文号】

【生产企业】

企业名称：

生产地址：

邮政编码：

电话号码：

传真号码：

网　　址：

冻干甲型肝炎减毒活疫苗

Dongggan Jiaxing Ganyan Jiandu Huoyimiao

Hepatitis A（Live）Vaccine，Freeze-dried

本品系用甲型肝炎（简称甲肝）病毒减毒株接种人二倍体细胞，经培养、收获、提取病毒后，加入适宜稳定剂冻干制成。用于预防甲型肝炎。

1 基本要求

生产和检定用设施、原材料及辅料、水、器具、动物等应符合"凡例"的有关要求。

2 制造

2.1 生产用细胞

生产用细胞为人二倍体细胞（2BS株、KMB$_{17}$株或其他批准的细胞株）。

2.1.1 细胞管理及检定

应符合"生物制品生产检定用动物细胞基质制备及检定规程"规定。取自同批工作细胞库的1支或多支细胞，经复苏扩增后的细胞仅用于一批疫苗的生产。

2BS株细胞种子代次应不超过第14代，主细胞库细胞代次应不超过第31代，工作细胞库细胞代次应不超过第44代；KMB$_{17}$株细胞种子代次应不超过第6代，主细胞库细胞代次应不超过第15代，工作细胞库细胞代次应不超过第45代。

2.1.2 细胞制备

取工作细胞库中的1支或多支细胞，经复苏、胰蛋白酶消化、37℃±0.5℃静置或旋转培养制备的一定数量并用于接种病毒的细胞为一个细胞批。

2.2 毒种

2.2.1 名称及来源

生产用毒种为甲肝病毒H$_2$减毒株或L-A-1减毒株。

2.2.2 种子批的建立

应符合"生物制品生产检定用菌毒种管理规程"规定。

H$_2$减毒株原始种子传代应不超过第7代，主种子批应不超过第8代，工作种子批应不超过第14代，生产的疫苗病毒代次应不超过第15代；L-A-1减毒株原始种子传代应不超过第22代，主种子批应不超过第25代，工作种子批应不超过第26代，生产的疫苗病毒代次应不超过第27代。

2.2.3 种子批毒种的检定

主种子批应进行以下全面检定，工作种子批应至少进行2.2.3.1～2.2.3.4项检定。

2.2.3.1 鉴别试验

用甲肝病毒特异性免疫血清及甲肝病毒抗体阴性血清分别与500～1000CCID$_{50}$/ml甲肝病毒等量混合，置37℃水浴60分钟，接种人二倍体细胞，置35℃培养至病毒增殖

高峰期，提取甲肝病毒后用酶联免疫法测定，经中和的病毒液检测结果应为阴性，证明甲肝病毒被完全中和；未经中和的病毒液检测结果应为阳性，证明为甲肝病毒。

2.2.3.2 病毒滴定

将毒种做10倍系列稀释，取至少3个稀释度，分别接种人二倍体细胞，置35℃培养至病毒增殖高峰期，收获后提取甲肝病毒，用酶联免疫法测定，病毒滴度应不低于6.50 lg CCID$_{50}$/ml。

2.2.3.3 无菌检查

依法检查（通则1101），应符合规定。

2.2.3.4 支原体检查

依法检查（通则3301），应符合规定。

2.2.3.5 外源病毒因子检查

依法检查（通则3302），应符合规定。供试品可不经甲肝病毒特异性免疫血清中和，直接接种小鼠和细胞观察。

2.2.3.6 免疫原性检查

用主种子批毒种制备疫苗，按常规接种甲肝易感者至少40名，分别于免疫前及免疫后6～8周采血，血清抗体阳转率应不低于90%。

2.2.3.7 猴体安全及免疫原性试验

用主种子批毒种制备疫苗进行猴体试验。取甲肝病毒抗体阴性、丙氨酸氨基转移酶指标正常、体重为1.5～4.5kg的健康恒河猴或红面猴5只，于下肢静脉注射1次人用剂量的疫苗，滴度应不低于6.50 lg CCID$_{50}$/剂。试验猴于第0周、第4周、第8周肝穿刺做组织病理检查。于第0周、第2周、第3周、第4周、第6周、第8周采血测定丙氨酸氨基转移酶及甲肝病毒抗体。应设2只猴为阴性对照。

试验组符合下列情况者判定合格：

（1）至少4只猴抗体阳转；

（2）血清丙氨酸氨基转移酶有一过性（1周次）升高者不超过2只猴；

（3）肝组织无与接种供试品有关的病理改变。

有下列情况之一者可重试：

（1）接种猴抗体阳转率低于4/5；

（2）抗体阳转前后2周内血清丙氨酸氨基转移酶异常升高超过2次；

（3）试验猴不能排除其他原因所致的肝组织病理改变。

重试后仍出现上述情况之一者，判为不合格。

2.2.4 毒种保存

毒种应于−60℃以下保存。

2.3 原液

2.3.1 细胞制备

按2.1.2项进行。

2.3.2 培养液

培养液为含适量灭能新生牛血清的MEM或其他适宜培养液。新生牛血清的质量应符合规定（通则3604），且

甲肝抗体检测应为阴性。

2.3.3　对照细胞外源病毒因子检查

依法检查（通则 3302），应符合规定。

2.3.4　病毒接种和培养

将毒种按 0.05～1.0MOI 接种细胞（同一工作种子批毒种应按同一 MOI 接种），于 35℃±0.5℃培养，培养期间，根据细胞生长情况，可用不少于原倍培养液量的洗液洗涤去除牛血清，并加入维持液或其他适宜的液体继续培养。

2.3.5　病毒收获物

于病毒增殖高峰期，采用适宜浓度的胰蛋白酶或其他适宜方法消化含甲肝病毒的细胞，并经离心或其他适宜的方法收集含甲肝病毒的细胞为病毒收获物。检定合格的同一细胞批生产的同一次病毒收获物可合并为单次病毒收获物。

2.3.6　病毒收获物检定

按 3.1 项进行。

2.3.7　病毒收获物保存

于 −20℃以下保存，保存时间按批准的执行。

2.3.8　病毒提取

检定合格的病毒收获物经冻融和（或）超声波处理后，用适宜浓度的三氯甲烷抽提以提取病毒。

2.3.9　合并

检定合格的同一细胞批生产的单次病毒收获液可合并为一批。

2.3.10　原液检定

按 3.2 项进行。

2.3.11　原液保存

于 2～8℃保存，保存时间按批准的执行。

2.4　半成品

2.4.1　配制

将原液按规定的同一病毒滴度进行配制，并加入适宜稳定剂，即为半成品。

2.4.2　半成品检定

按 3.3 项进行。

2.5　成品

2.5.1　分批

应符合"生物制品分批规程"规定。

2.5.2　分装及冻干

应符合"生物制品分装和冻干规程"规定。

2.5.3　规格

按标示量复溶后每瓶 0.5ml 或 1.0ml。每 1 次人用剂量为 0.5ml 或 1.0ml，含甲型肝炎活病毒应不低于 6.50 lg $CCID_{50}$。

2.5.4　包装

应符合"生物制品包装规程"规定。

3　**检定**

3.1　病毒收获物检定

3.1.1　病毒滴定

按 2.2.3.2 项进行，病毒滴度应不低于 7.00 lg $CCID_{50}$/ml。

3.1.2　无菌检查

依法检查（通则 1101），应符合规定。

3.1.3　支原体检查

依法检查（通则 3301），应符合规定。

3.2　原液检定

3.2.1　病毒滴定

按 2.2.3.2 项进行，病毒滴度应不低于 7.00 lg $CCID_{50}$/ml。

3.2.2　无菌检查

依法检查（通则 1101），应符合规定。

3.2.3　支原体检查

依法检查（通则 3301），应符合规定。

3.3　半成品检定

无菌检查

依法检查（通则 1101），应符合规定。

3.4　成品检定

除水分测定外，应按标示量加入所附灭菌注射用水，复溶后进行以下各项检定。

3.4.1　鉴别试验

采用酶联免疫法进行检测，应证明含有甲肝病毒抗原。

3.4.2　外观

应为乳酪色疏松体，复溶后为澄明液体，无异物。

3.4.3　水分

应不高于 3.0%（通则 0832）。

3.4.4　pH 值

依法检查（通则 0631），应符合批准的要求。

3.4.5　渗透压摩尔浓度

依法检查（通则 0632），应符合批准的要求。

3.4.6　三氯甲烷残留量

应不高于 0.006 %（通则 0861）。

3.4.7　病毒滴定

取疫苗 3～5 瓶混合滴定，按 2.2.3.2 项进行，病毒滴度应不低于 6.50 lg $CCID_{50}$/剂。

3.4.8　热稳定性试验

疫苗出厂前应进行热稳定性试验，应与病毒滴定同时进行。于 37℃放置 72 小时后，按 2.2.3.2 项进行，病毒滴度应不低于 6.50 lg $CCID_{50}$/剂，病毒滴度下降应不高于 0.50 lg。

3.4.9　牛血清白蛋白残留量

应不高于 50ng/剂（通则 3411）。

3.4.10　抗生素残留量

生产过程中加入抗生素的应进行该项检查。采用酶联免疫法检测，应不高于 50ng/剂。

3.4.11　无菌检查

依法检查（通则 1101），应符合规定。

3.4.12　异常毒性检查

依法检查（通则 1141），应符合规定。

3.4.13 细菌内毒素检查

应不高于 50EU/剂（通则 1143 凝胶限度试验）。

4 疫苗稀释剂

疫苗稀释剂为灭菌注射用水，稀释剂的生产应符合批准的要求。灭菌注射用水应符合本版药典（二部）的相关规定。

5 保存、运输及有效期

于 2~8℃避光保存和运输。自生产之日起，按批准的有效期执行。

6 使用说明

应符合"生物制品包装规程"规定和批准的内容。

冻干甲型肝炎减毒活疫苗使用说明

【药品名称】

通用名称：冻干甲型肝炎减毒活疫苗

英文名称：Hepatitis A (Live) Vaccine，Freeze-dried

汉语拼音：Donggan Jiaxing Ganyan Jiandu Huoyimiao

【成分和性状】 本品系用甲型肝炎病毒减毒株接种人二倍体细胞，经培养、收获病毒液、提取后，加适宜的稳定剂冻干制成。为乳酪色疏松体，复溶后为澄明液体。

有效成分：甲型肝炎减毒活病毒。

辅料：应列出全部批准的辅料成分。

疫苗稀释剂：灭菌注射用水。

【接种对象】 1 岁半以上的甲型肝炎易感者。

【作用与用途】 接种本疫苗后，可刺激机体产生抗甲型肝炎病毒的免疫力。用于预防甲型肝炎。

【规格】 复溶后每瓶 0.5ml 或 1.0ml。每 1 次人用剂量为 0.5ml 或 1.0ml，含甲型肝炎活病毒应不低于 6.50 lg $CCID_{50}$。

【免疫程序和剂量】 （1）按标示量加入所附灭菌注射用水，待疫苗复溶并摇匀后使用。

（2）于上臂外侧三角肌附着处皮下注射 1 剂。

【不良反应】

常见不良反应：

（1）一般接种疫苗后 24 小时内，注射部位可出现疼痛和触痛，多数情况下于 2~3 天内自行消失。

（2）一般接种疫苗后 1~2 周内，可能出现一过性发热反应。其中大多数为轻度发热反应，一般持续 1~2 天后可自行缓解，不需处理，必要时适当休息，多喝开水，注意保暖，防止继发感染；对于中度发热反应或发热时间一般超过 48 小时者，可采用物理方法或药物对症处理。

（3）接种疫苗后，偶有皮疹出现，不需特殊处理，必要时可对症治疗。

罕见不良反应：

重度发热反应：应采用物理方法及药物对症处理，以防高热惊厥。

极罕见不良反应：

（1）过敏性休克：一般接种疫苗后 1 小时内发生。应及时注射肾上腺素等抢救措施进行治疗。

（2）过敏性皮疹：一般接种疫苗后 72 小时内出现荨麻疹，出现反应时，应及时就诊，给予抗过敏治疗。

（3）过敏性紫癜：出现过敏性紫癜反应时应及时就诊，应用皮质固醇类药物给予抗过敏治疗，治疗不当或不及时有可能并发紫癜性肾炎。

【禁忌】 （1）已知对该疫苗所含的任何成分，包括辅料以及抗生素过敏者。

（2）妊娠期妇女。

（3）患急性疾病、严重慢性疾病、慢性疾病的急性发作期、发热者。

（4）免疫缺陷、免疫功能低下或正在接受免疫抑制剂治疗者。

（5）患未控制的癫痫和其他进行性神经系统疾病者。

【注意事项】 （1）有以下情况者慎用：家族和个人有惊厥史者、患慢性疾病者、有癫痫史者、过敏体质者、哺乳期妇女。

（2）疫苗瓶有裂纹、标签不清或失效者、疫苗复溶后出现浑浊等外观异常者均不得使用。

（3）开启疫苗瓶和注射时，切勿使消毒剂接触疫苗。

（4）疫苗瓶开启后应立即使用。

（5）应备有肾上腺素等药物，以备偶有发生严重过敏反应时急救用。接受注射者在注射后应在现场观察至少 30 分钟。

（6）注射人免疫球蛋白者应至少间隔 3 个月以上接种本疫苗，以免影响免疫效果。

（7）使用其他减毒活疫苗与接种本疫苗应至少间隔 1 个月以上，以免影响免疫效果。

（8）本品为减毒活疫苗，一般不推荐在该病流行季节使用。

（9）育龄期妇女注射本疫苗后，应至少 3 个月内避免怀孕。

（10）严禁冻结。

【贮藏】 于 2~8℃避光保存和运输。

【包装】 按批准的执行。

【有效期】 按批准的执行。

【执行标准】

【批准文号】

【生产企业】

企业名称：

生产地址：

邮政编码：

电话号码：

传真号码：

网　　址：

甲型肝炎灭活疫苗（人二倍体细胞）

Jiaxing Ganyan Miehuoyimiao (Ren Erbeiti Xibao)

Hepatitis A Vaccine（Human Diploid Cell），

Inactivated

本品系用甲型肝炎（简称甲肝）病毒接种人二倍体细胞，经培养、收获、病毒纯化、灭活后，加入铝佐剂制成。用于预防甲型肝炎。

1　基本要求

生产和检定用设施、原材料及辅料、水、器具、动物等应符合"凡例"的有关要求。

2　制造

2.1　生产用细胞

生产用细胞为人二倍体细胞（2BS 株、KMB_{17} 株或其他经批准的细胞株）。

2.1.1　细胞管理及检定

应符合"生物制品生产检定用动物细胞基质制备及检定规程"的有关规定。取自同批工作细胞库的 1 支或多支细胞，经复苏扩增后的细胞仅用于一批疫苗的生产。

2BS 株细胞种子代次应不超过第 14 代，主细胞库细胞代次应不超过第 31 代，工作细胞库细胞代次应不超过第 44 代；KMB_{17} 株细胞种子代次应不超过第 6 代，主细胞库细胞代次应不超过第 15 代，工作细胞库细胞代次应不超过第 45 代。

2.1.2　细胞制备

取工作细胞库中的 1 支或多支细胞，经复苏、胰蛋白酶消化、37℃±0.5℃静置或旋转培养制备的一定数量并用于接种病毒的细胞为一个细胞批。

2.2　毒种

2.2.1　名称及来源

生产用毒种为甲肝病毒 TZ84 株、吕 8 株或其他批准的人二倍体细胞适应的甲肝病毒株。

2.2.2　种子批的建立

应符合"生物制品生产检定用菌毒种管理规程"的有关规定。

甲肝病毒 TZ84 株原始种子应不超过第 20 代，主种子批应不超过第 22 代，工作种子批应不超过第 23 代，生产的疫苗应不超过第 24 代。吕 8 株原始种子应不超过第 24 代，主种子批不超过第 25 代，工作种子批不超过第 30 代，生产的疫苗应不超过第 31 代。

2.2.3　种子批毒种的检定

主种子批应进行以下全面检定，工作种子批进行 2.2.3.1~2.2.3.4 项检定。

2.2.3.1　鉴别试验

用甲肝病毒特异性免疫血清和甲肝病毒抗体阴性血清分别与 500~1000$CCID_{50}$/ml 甲肝病毒等量混合，置

37℃水浴 60 分钟，接种人二倍体细胞 2BS 株或 KMB_{17} 株，置 35℃培养至病毒增殖高峰期，提取甲肝病毒后用酶联免疫法测定，经中和的病毒液检测结果应为阴性，证明甲肝病毒被完全中和；未经中和的病毒液检测结果应为阳性，证明为甲肝病毒。

2.2.3.2　病毒滴定

将毒种做 10 倍系列稀释，取至少 3 个稀释度，分别接种人二倍体细胞，置 35℃培养至病毒增殖高峰期，收获后提取甲肝病毒，用酶联免疫法测定，病毒滴度应不低于 6.50 lg $CCID_{50}$/ml。

2.2.3.3　无菌检查

依法检查（通则 1101），应符合规定。

2.2.3.4　支原体检查

依法检查（通则 3301），应符合规定。

2.2.3.5　外源病毒因子检查

依法检查（通则 3302），应符合规定。供试品可不经甲肝病毒特异性免疫血清中和，直接接种小鼠和细胞观察。

2.2.3.6　免疫原性检查

用主种子批毒种制备疫苗。取甲肝病毒抗体阴性、肝功能指标正常、体重为 1.5~4.5kg 的健康恒河猴 7 只，其中试验组 5 只，肌内注射 1.0ml（甲肝病毒抗原含量应不低于一个成人剂量），另设 2 只为对照。免疫后 28 天采血，采用酶联免疫法检测甲肝病毒抗体。对照组甲肝病毒抗体应全部为阴性，试验组至少有 4 只血清抗体阳转为合格。

2.2.4　毒种保存

毒种应于 -60℃以下保存。

2.3　原液

2.3.1　细胞制备

按 2.1.2 项进行。

2.3.2　培养液

培养液为含适宜灭能新生牛血清的 MEM 或 Earle's 液。新生牛血清的质量应符合要求（通则 3604），且甲肝抗体检测应为阴性。

2.3.3　对照细胞外源病毒因子检查

依法检查（通则 3302），应符合规定。

2.3.4　病毒接种和培养

将毒种按 0.05~1.0MOI 接种细胞（同一工作种子批毒种应按同一 MOI 接种）。于适宜温度下培养，培养期间根据细胞生长情况换维持液，维持液为含适宜浓度新生牛血清的 MEM 或 Earle's 液。

2.3.5　病毒收获

培养至病毒增殖高峰期后，采用适宜浓度的胰蛋白酶或其他适宜方法消化含甲肝病毒的细胞，经离心或过滤的方法收集后为病毒收获物。

2.3.6　病毒收获物检定

按 3.1 项进行。

2.3.7　病毒提取

检定合格的病毒收获物经冻融和（或）超声波或其他适宜方法处理收获病毒后，用三氯甲烷抽提以提取甲肝病毒。

2.3.8　合并

同一细胞批生产的病毒收获物经提取病毒后可进行合并。

2.3.9　病毒纯化

采用柱色谱法或其他适宜的方法进行纯化。纯化前或纯化后超滤浓缩至规定蛋白质含量范围内，纯化后取样进行抗原含量测定。

2.3.10　病毒灭活

应在规定的蛋白质含量范围内进行病毒灭活。将纯化后甲肝病毒液除菌过滤后，加入终浓度不超过 $250\mu g/ml$ 的甲醛，于 $37℃\pm1℃$ 灭活 12 天，病毒灭活到期后，每个病毒灭活容器应立即取样，分别进行病毒灭活验证试验。灭活后的病毒液即为原液。

2.3.11　原液保存

于 $2\sim8℃$ 保存。

2.3.12　原液检定

按 3.2 项进行。

2.4　半成品

2.4.1　配制

病毒原液经铝吸附后，按规定的抗原含量进行稀释，可加入适宜浓度的 2-苯氧乙醇作为防腐剂及其他适宜稳定剂，即为半成品。

2.4.2　半成品检定

按 3.3 项进行。

2.5　成品

2.5.1　分批

应符合"生物制品分批规程"规定。

2.5.2　分装

应符合"生物制品分装和冻干规程"规定。

2.5.3　规格

每支 0.5ml 或 1.0ml，每 1 次成人用剂量为 1.0ml，儿童剂量为 0.5ml，成人剂量和儿童剂量含甲肝病毒抗原含量按批准的执行。

2.5.4　包装

应符合"生物制品包装规程"规定。

3　检定

3.1　病毒收获物检定

3.1.1　无菌检查

依法检查（通则 1101），应符合规定。

3.1.2　支原体检查

依法检查（通则 3301），应符合规定。

3.1.3　抗原含量

采用酶联免疫法测定，应符合批准的要求。

3.1.4　蛋白质含量

采用通则 0731 第二法测定，应符合批准的要求。

3.2　原液检定

3.2.1　无菌检查

依法检查（通则 1101），应符合规定。

3.2.2　抗原含量

采用酶联免疫法测定，应符合批准的要求。

3.2.3　蛋白质含量

采用通则 0731 第二法测定，应符合批准的要求。

3.2.4　病毒灭活验证试验

取灭活后病毒液，接种人二倍体细胞，置 $33\sim35℃$ 培养适宜时间（TZ84 株不少于 21 天，吕 8 株不少于 12 天）收获，同法盲传 2 代，用酶联免疫法检测甲肝病毒，应为阴性。

3.2.5　牛血清白蛋白残留量

应不高于 $100ng/ml$（通则 3411）。

3.2.6　去氧胆酸钠残留量

采用去氧胆酸钠作为细胞裂解剂的，按本品种附录 1 进行检测，残留量应不高于 $20\mu g/ml$。

3.2.7　聚山梨酯 80 残留量

生产过程中使用聚山梨酯 80 的，残留量应不高于 $20\mu g/ml$（通则 3203）。

3.3　半成品检定

3.3.1　无菌检查

依法检查（通则 1101），应符合规定。

3.3.2　pH 值

应为 $5.5\sim7.0$（通则 0631）。

3.3.3　铝吸附效果测定

取吸附后上清液，用酶联免疫法检测甲肝病毒抗原含量，上清液中甲肝病毒抗原含量应不高于吸附前抗原总量的 5%。

3.3.4　铝含量

应为 $0.35\sim0.62mg/ml$（通则 3106）。

3.3.5　聚乙二醇 6000 残留量

生产过程中加入聚乙二醇 6000 的，残留量应小于 $10\mu g/ml$（通则 3202）。

3.4　成品检定

3.4.1　鉴别试验

采用酶联免疫法检查，应证明含有甲肝病毒抗原。

3.4.2　外观

应为微乳白色混悬液体，可因沉淀而分层，易摇散，不应有摇不散的块状物。

3.4.3　装量

依法检查（通则 0102），应不低于标示量。

3.4.4　pH 值

应为 $5.5\sim7.0$（通则 0631）。

3.4.5　渗透压摩尔浓度

依法测定（通则 0632），应符合批准的要求。

3.4.6　铝含量

应为 $0.35\sim0.62mg/ml$（通则 3106）。

3.4.7　游离甲醛含量

应不高于 50μg/ml（通则 3207 第二法）。

3.4.8　三氯甲烷残留量

应不高于 0.006%（通则 0861）。

3.4.9　2-苯氧乙醇含量

采用 2-苯氧乙醇作为防腐剂的进行该项检测，按本品种附录 2 进行检测，应为 4.0~6.0mg/ml。

3.4.10　体外相对效力测定

应不低于 0.75（通则 3502）。

3.4.11　抗生素残留量

生产过程中加入抗生素的应进行该项检查。采用酶联免疫法，应不高于 50ng/剂。

3.4.12　无菌检查

依法检查（通则 1101），应符合规定。

3.4.13　细菌内毒素检查

应不高于 10EU/ml（通则 1143 凝胶限度试验）。

3.4.14　异常毒性检查

依法检查（通则 1141），应符合规定。

4　保存、运输及有效期

于 2~8℃避光保存。自生产之日起，按批准的有效期执行。

5　附录

附录 1　去氧胆酸钠残留量测定法
附录 2　2-苯氧乙醇含量测定法

6　使用说明

应符合"生物制品包装规程"规定和批准的内容。

附录 1　去氧胆酸钠残留量测定法

本法系依据去氧胆酸钠在酸性条件下生成有色化合物，用比色法测定供试品中去氧胆酸钠的残留量。

试剂

（1）去氧胆酸钠对照品溶液（100μg/ml）

精密称取干燥至恒重的去氧胆酸钠 0.05g 于烧杯内，加入冰醋酸 30ml 使溶解，转入 50ml 量瓶内，用适量水冲洗烧杯洗液转入容量瓶，再补加水至 50ml。临用前 10 倍稀释即为 100μg/ml。

（2）60% 醋酸溶液

取冰醋酸 150ml，加水 100ml，混匀。

（3）43.5% 硫酸溶液

量取浓硫酸 453ml，缓慢加入 500ml 水中，边加边搅拌，补水至 1000ml。

测定法

取供试品 1.0ml 于 50ml 比色管中，加 43.5% 硫酸溶液 14.0ml，摇匀，于 70℃ 加热 20 分钟，冷却至室温，照紫外-可见分光光度法（通则 0401）在波长 387nm 处测定吸光度。

精密吸取去氧胆酸钠对照品溶液（100μg/ml）0ml、0.1ml、0.2ml、0.4ml、0.8ml 于 50ml 比色管中，各加 60% 乙酸溶液至 1.0ml，使去氧胆酸钠浓度分别为 0μg/ml、10μg/ml、20μg/ml、40μg/ml、80μg/ml，自"加 43.5% 硫酸溶液 14.0ml"起，同法操作，测定各管吸光度。

以去氧胆酸钠对照品溶液的浓度对其相应的吸光度作直线回归，将供试品溶液的吸光度代入回归方程，计算供试品中去氧胆酸钠含量。

附录 2　2-苯氧乙醇含量测定法

本法系采用高效液相色谱法测定 2-苯氧乙醇含量。

照高效液相色谱法（通则 0512）测定。

色谱条件　采用 C_{18} 柱，粒度 10μm；流动相为水-乙腈（50/50），检测波长为 270nm，流速为每分钟 1ml。

对照品溶液的制备

准确称取 2-苯氧乙醇对照品 50mg 于 10ml 量瓶中，用流动相定容至 10ml，用 0.45μm 滤膜过滤。

供试品溶液的制备

取供试品 1ml，用 0.45μm 滤膜过滤。

测定法

精密量取同体积的对照品溶液和供试品溶液，分别注入液相色谱仪，记录色谱图；上样量为 10μl。

按下式计算：

$$2\text{-苯氧乙醇含量}（mg/ml）=\frac{供试品峰面积}{对照品峰面积}\times$$

$$供试品稀释倍数\times对照品浓度（mg/ml）$$

甲型肝炎灭活疫苗（人二倍体细胞）使用说明

【药品名称】

通用名称：甲型肝炎灭活疫苗（人二倍体细胞）

英文名称：Hepatitis A Vaccine（Human Diploid Cell），Inactivated

汉语拼音：Jiaxing Ganyan Miehuoyimiao（Ren Erbeiti Xibao）

【成分和性状】　本品系用甲型肝炎病毒株接种人二倍体细胞，经培养、收获、病毒纯化、灭活和铝吸附制成。为微乳白色混悬液体，可因沉淀而分层，易摇散，可含有防腐剂。

主要成分：灭活的甲型肝炎病毒。

辅料：应列出全部批准的辅料成分。

【接种对象】　本疫苗适用于 1 岁以上甲型肝炎易感者。

【作用和用途】　接种本疫苗可刺激机体产生抗甲型肝炎病毒的免疫力。用于预防甲型肝炎。

【规格】 每瓶 0.5ml 或 1.0ml。每 1 次成人剂量为 1.0ml，每 1 次儿童剂量为 0.5ml，成人剂量和儿童剂量含甲肝病毒抗原按批准的执行。

【免疫程序和剂量】 （1）上臂三角肌肌内注射。

（2）16 岁及以上用成人剂量，1～15 岁用儿童剂量。初次免疫接种 1 剂疫苗，间隔 6 个月加强免疫 1 剂疫苗。

【不良反应】

常见不良反应：

接种疫苗后，少数人可能出现轻度低热反应，局部疼痛、红肿，一般在 72 小时内自行缓解。

罕见不良反应：

（1）局部硬结，1～2 个月即可吸收。

（2）偶有皮疹出现，不需特殊处理，必要时对症治疗。

极罕见不良反应：

（1）过敏性皮疹：一般接种疫苗后 72 小时内出现荨麻疹，出现反应时，应及时就诊，给予抗过敏治疗。

（2）过敏性休克：一般接种疫苗后 1 小时内发生。应及时注射肾上腺素等抢救措施进行治疗。

（3）过敏性紫癜：出现过敏性紫癜反应时应及时就诊，应用皮质固醇类药物给予抗过敏治疗，治疗不当或不及时有可能并发紫癜性肾炎。

（4）血小板减少性紫癜。

【禁忌】 （1）已知对该疫苗所含任何成分，包括辅料、甲醛以及抗生素过敏者。

（2）妊娠期妇女。

（3）患急性疾病、严重慢性疾病、慢性疾病的急性发作期、发热者。

（4）患未控制的癫痫和其他进行性神经系统疾病者。

【注意事项】 （1）有以下情况者慎用：家族和个人有惊厥史者、患慢性疾病者、有癫痫史者、过敏体质者。

（2）疫苗瓶有裂纹、标签不清或失效者、疫苗出现浑浊等外观异常者均不得使用。

（3）疫苗瓶开启后应立即使用。

（4）注射人免疫球蛋白者应至少间隔 1 个月以上接种本疫苗，以免影响免疫效果。

（5）应备有肾上腺素等药物，以备偶有发生严重过敏反应时急救用。接受注射者在注射后应在现场观察至少 30 分钟。

（6）严禁冻结。

【贮藏】 于 2～8℃ 避光保存和运输。

【包装】 按批准的执行。

【有效期】 按批准的执行。

【执行标准】

【批准文号】

【生产企业】

企业名称：

生产地址：

邮政编码：

电话号码：

传真号码：

网　　址：

重组乙型肝炎疫苗（酿酒酵母）

Chongzu Yixing Ganyan Yimiao (Niangjiu Jiaomu)

Recombinant Hepatitis B Vaccine

（*Saccharomyces cerevisiae*）

本品系由重组酿酒酵母表达的乙型肝炎（简称乙肝）病毒表面抗原（HBsAg）经纯化，加入铝佐剂制成。用于预防乙型肝炎。

1 基本要求

生产和检定用设施、原材料及辅料、水、器具、动物等应符合"凡例"的有关要求。

2 制造

2.1 生产用菌种

2.1.1 名称及来源

生产用菌种为美国默克公司以 DNA 重组技术构建的表达 HBsAg 的重组酿酒酵母原始菌种，菌种号为 2150-2-3（pHBS56-GAP347/33）。

2.1.2 种子批的建立

应符合"生物制品生产检定用菌毒种管理规程"规定。

由美国默克公司提供的菌种经扩增 1 代为主种子批，主种子批扩增 1 代为工作种子批。

2.1.3 种子批菌种的检定

主种子批及工作种子批应进行以下全面检定。

2.1.3.1 培养物纯度

培养物接种于哥伦比亚血琼脂平板和酶化大豆蛋白琼脂平板，分别于 20～25℃和 30～35℃培养 5～7 天，应无细菌和其他真菌被检出。

2.1.3.2 HBsAg 基因序列测定

HBsAg 基因序列应与原始菌种 2150-2-3 保持一致。

2.1.3.3 质粒保有率

采用平板复制法检测。将菌种接种到复合培养基上培养，得到的单个克隆菌落转移到限制性培养基上培养，计算质粒保有率，应不低于 95%。

$$PR（\%）= \frac{A}{A+L} \times 100$$

式中 PR 为质粒保有率，%；

A 为在含腺嘌呤的基本培养基上生长的菌落数，CFU/皿；

$A+L$ 为在含腺嘌呤和亮氨酸的基本培养基上生长的菌落数，CFU/皿。

2.1.3.4 活菌率

采用血细胞计数板，分别计算每 1ml 培养物中总菌数和活菌数，活菌率应不低于 50%。

$$活菌率（\%）= \frac{活菌数}{总菌数} \times 100$$

2.1.3.5 抗原表达率

取种子批菌种扩增培养，采用适宜的方法将培养后的细胞破碎，测定破碎液的蛋白质含量（通则 0731 第二法），并采用酶联免疫法或其他适宜方法测定 HBsAg 含量。抗原表达率应不低于 0.5%。

$$抗原表达率（\%）= \frac{抗原含量}{蛋白质含量} \times 100$$

2.1.4 菌种保存

主种子批和工作种子批菌种应于液氮中保存，工作种子批菌种于 −70℃保存应不超过 6 个月。

2.2 原液

2.2.1 发酵

取工作种子批菌种，于适宜温度和时间经锥形瓶、种子罐和生产罐进行三级发酵，收获的酵母菌应冷冻保存。

2.2.2 培养物检定

2.2.2.1 培养物纯度

按 2.1.3.1 项进行。

2.2.2.2 质粒保有率

按 2.1.3.3 项进行，应不低于 90%。

2.2.3 培养物保存

于 −60℃以下保存不超过 6 个月。

2.2.4 纯化

用细胞破碎器破碎酿酒酵母，除去细胞碎片，以硅胶吸附法粗提 HBsAg，疏水色谱法纯化 HBsAg，用硫氰酸盐处理，经稀释和除菌过滤后即为原液。

2.2.5 原液检定

按 3.1 项进行。

2.2.6 原液保存

于 2～8℃保存不超过 3 个月。

2.3 半成品

2.3.1 甲醛处理

原液中按终浓度为 100μg/ml 加入甲醛，于 37℃保温适宜时间。

2.3.2 铝吸附

每 1μg 蛋白质和铝剂按一定比例置 2～8℃吸附适宜的时间，用无菌生理氯化钠溶液洗涤，去上清液后再恢复至原体积，即为铝吸附产物。

2.3.3 配制

蛋白质浓度为 20.0～27.0μg/ml 的铝吸附产物可与铝佐剂等量混合后，即为半成品。

2.3.4 半成品检定

按 3.2 项进行。

2.4 成品

2.4.1 分批

应符合"生物制品分批规程"规定。

2.4.2 分装

应符合"生物制品分装和冻干规程"规定。

2.4.3 规格

每瓶 0.5ml 或 1.0ml。每 1 次人用剂量 0.5ml，含 HBsAg 10μg；或每 1 次人用剂量 1.0ml，含 HBsAg 20μg。

2.4.4 包装

应符合"生物制品包装规程"规定。

3 检定

3.1 原液检定

3.1.1 无菌检查

依法检查（通则 1101），应符合规定。

3.1.2 蛋白质含量

应为 20.0～27.0μg/ml（通则 0731 第二法）。

3.1.3 特异蛋白带

采用还原型 SDS-聚丙烯酰胺凝胶电泳法（通则 0541 第五法），分离胶胶浓度为 15%，上样量为 1.0μg，银染法染色。应有分子质量为 20～25kD 蛋白带，可有 HBsAg 多聚体蛋白带。

3.1.4 N 端氨基酸序列测定（每年至少测定 1 次）

用氨基酸序列分析仪测定，N 端氨基酸序列应为：
Met-Glu-Asn-Ile-Thr-Ser-Gly-Phe-Leu-Gly-Pro-Leu-Leu-Val-Leu。

3.1.5 纯度

采用免疫印迹法测定（通则 3401），所测供试品中酵母杂蛋白应符合批准的要求；采用高效液相色谱法（通则 0512），亲水硅胶高效体积排阻色谱柱；排阻极限 1000kD；孔径 45nm，粒度 13μm，流动相为含 0.05% 叠氮钠和 0.1% SDS 的磷酸盐缓冲液（pH7.0）；上样量 100μl；检测波长 280nm。按面积归一法计算 P60 蛋白质含量，杂蛋白应不高于 1.0%。

3.1.6 细菌内毒素检查

应小于 10EU/ml（通则 1143 凝胶限度试验）。

3.1.7 宿主细胞 DNA 残留量

应不高于 10ng/剂（通则 3407）。

3.2 半成品检定

3.2.1 吸附完全性

将供试品于 6500g 离心 5 分钟取上清液，依法测定（通则 3501）参考品、供试品及其上清液中 HBsAg 含量。以参考品 HBsAg 含量的对数对其相应吸光度对数作直线回归，相关系数应不低于 0.99，将供试品及其上清液的吸光度值代入直线回归方程，计算其 HBsAg 含量，再按下式计算吸附率，应不低于 95%。

$$P\,(\%) = \left(1 - \frac{c_s}{c_t}\right) \times 100$$

式中 P 为吸附率，%；

c_s 为供试品上清液的 HBsAg 含量，μg/ml；

c_t 为供试品的 HBsAg 含量，μg/ml。

3.2.2 化学检定

3.2.2.1 硫氰酸盐含量

将供试品于 6500g 离心 5 分钟，取上清液。分别取含量为 1.0μg/ml、2.5μg/ml、5.0μg/ml、10.0μg/ml 的硫氰酸盐标准溶液、供试品上清液、生理氯化钠溶液各 5.0ml 于试管中，每一供试品取 2 份，在每管中依次加入硼酸盐缓冲液（pH9.2）0.5ml，2.25% 氯胺 T-0.9% 氯化钠溶液 0.5ml，50% 吡啶溶液（用生理氯化钠溶液配制）1.0ml，每加一种溶液后立即混匀，加完上述溶液后静置 10 分钟，以生理氯化钠溶液为空白对照，在波长 415nm 处测定各管吸光度。以标准溶液中硫氰酸盐的含量对其吸光度均值作直线回归，计算相关系数，应不低于 0.99，将供试品上清液的吸光度均值代入直线回归方程，计算硫氰酸盐含量，应小于 1.0μg/ml。

3.2.2.2 Triton X-100 含量

将供试品于 6500g 离心 5 分钟，取上清液。分别取含量为 5μg/ml、10μg/ml、20μg/ml、30μg/ml、40μg/ml 的 Triton X-100 标准溶液、供试品上清液、生理氯化钠溶液各 2.0ml 于试管中，每一供试品取 2 份，每管分别加入 5%（ml/ml）苯酚溶液 1.0ml，迅速振荡，室温放置 15 分钟。以生理氯化钠溶液为空白对照，在波长 340nm 处测定各管吸光度。以标准溶液中 Triton X-100 的含量对其吸光度均值作直线回归，计算相关系数，应不低于 0.99，将供试品上清液的吸光度均值代入直线回归方程，计算 Triton X-100 含量，应小于 15.0μg/ml。

3.2.2.3 pH 值

应为 5.5～7.2（通则 0631）。

3.2.2.4 游离甲醛含量

应不高于 20μg/ml（通则 3207 第二法）。

3.2.2.5 铝含量

应为 0.35～0.62mg/ml（通则 3106）。

3.2.2.6 渗透压摩尔浓度

应为 280mOsmol/kg±65mOsmol/kg（通则 0632）。

3.2.3 无菌检查

依法检查（通则 1101），应符合规定。

3.2.4 细菌内毒素检查

应小于 5EU/ml（通则 1143 凝胶限度试验）。

3.3 成品检定

3.3.1 鉴别试验

采用酶联免疫法检查，应证明含有 HBsAg。

3.3.2 外观

应为乳白色混悬液体，可因沉淀而分层，易摇散，不应有摇不散的块状物。

3.3.3 装量

依法检查（通则 0102），应不低于标示量。

3.3.4 渗透压摩尔浓度

依法测定（通则 0632），应符合批准的要求。

3.3.5 化学检定

3.3.5.1 pH 值

应为 5.5～7.2（通则 0631）。

3.3.5.2　铝含量

应为 0.35～0.62mg/ml（通则 3106）。

3.3.6　体外相对效力测定

应不低于 0.5（通则 3501）。

3.3.7　无菌检查

依法检查（通则 1101），应符合规定。

3.3.8　异常毒性检查

依法检查（通则 1141），应符合规定。

3.3.9　细菌内毒素检查

应小于 5EU/ml（通则 1143 凝胶限度试验）。

4　保存、运输及有效期

于 2～8℃ 避光保存和运输。自生产之日起，有效期为 36 个月。

5　使用说明

应符合"生物制品包装规程"规定和批准的内容。

重组乙型肝炎疫苗（酿酒酵母）使用说明

【药品名称】

通用名称：重组乙型肝炎疫苗（酿酒酵母）

英文名称：Recombinant Hepatitis B Vaccine (*Saccharomyces cerevisciae*)

汉语拼音：Chongzu Yixing Ganyan Yimiao（Niangjiu Jiaomu）

【成分和性状】　本品系由重组酿酒酵母表达的乙型肝炎病毒表面抗原（HBsAg）经纯化，加入铝佐剂制成。为乳白色混悬液体，可因沉淀而分层，易摇散。

有效成分：乙型肝炎病毒表面抗原。

辅料：应列出全部批准的辅料成分。

【接种对象】　本疫苗适用于乙型肝炎易感者，尤其是下列人员：

（1）新生儿，特别是母亲为 HBsAg、HBeAg 阳性者。

（2）从事医疗工作的医护人员及接触血液的实验人员。

【作用与用途】　接种本疫苗后，可刺激机体产生抗乙型肝炎病毒的免疫力。用于预防乙型肝炎。

【规格】　每瓶 0.5ml 或 1.0ml。每 1 次人用剂量 0.5ml，含 HBsAg 10μg；或每 1 次人用剂量 1.0ml，含 HBsAg 20μg。

【免疫程序和剂量】　（1）于上臂三角肌肌内注射。

（2）基础免疫程序为 3 针，分别在 0、1、6 月接种。新生儿第 1 针在出生后 24 小时内注射。16 岁以下人群每 1 次剂量为 10μg，16 岁或以上人群每 1 次剂量为 20μg。

【不良反应】

常见不良反应：

一般接种疫苗后 24 小时内，在注射部位可出现疼痛和触痛，多数情况下于 2～3 天内自行消失。

罕见不良反应：

（1）一般接种疫苗后 72 小时内，可能出现一过性发热反应，一般持续 1～2 天后可自行缓解。

（2）接种部位轻、中度的红肿、疼痛，一般持续 1～2 天后可自行缓解，不需处理。

（3）接种部位可出现硬结，一般 1～2 个月可自行吸收。

极罕见不良反应：

（1）局部无菌性化脓：一般要用注射器反复抽出脓液，严重时（如出现破溃）需扩创清除坏死组织，病时较长，最后可吸收愈合。

（2）过敏反应：过敏性皮疹、阿瑟反应。阿瑟反应一般出现在接种后 10 天左右，局部红肿持续时长，可用固醇类药物进行全身和局部治疗。

（3）过敏性休克：一般在接种疫苗后 1 小时内发生，应及时注射肾上腺素等抢救措施进行治疗。

【禁忌】　（1）已知对该疫苗所含任何成分，包括辅料以及甲醛过敏者。

（2）患急性疾病、严重慢性疾病、慢性疾病的急性发作期和发热者。

（3）妊娠期妇女。

（4）患未控制的癫痫和其他进行性神经系统疾病者。

【注意事项】　（1）以下情况者慎用：家族和个人有惊厥史者、患慢性疾病者、有癫痫史者、过敏体质者。

（2）使用时应充分摇匀，如疫苗瓶有裂纹、标签不清或失效者、疫苗瓶内有异物者均不得使用。

（3）疫苗瓶开启后应立即使用。

（4）应备有肾上腺素等药物，以备偶有发生严重过敏反应时急救用。接受注射者在注射后应在现场观察至少 30 分钟。

（5）注射第 1 针后出现高热、惊厥等异常情况者，一般不再注射第 2 针。对于母婴阻断的婴儿，如注射第 2、3 针应遵照医嘱。

（6）严禁冻结。

【贮藏】　于 2～8℃ 避光保存和运输。

【包装】　按批准的执行。

【有效期】　36 个月。

【执行标准】

【批准文号】

【生产企业】

企业名称：

生产地址：

邮政编码：

电话号码：

传真号码：

网　　址：

重组乙型肝炎疫苗（CHO 细胞）

Chongzu Yixing Ganyan Yimiao（CHO Xibao）

Recombinant Hepatitis B Vaccine

（CHO Cell）

本品系由重组 CHO 细胞表达的乙型肝炎（简称乙肝）病毒表面抗原（HBsAg）经纯化，加入氢氧化铝佐剂制成。用于预防乙型肝炎。

1 基本要求

生产和检定用设施、原材料及辅料、水、器具、动物应符合"凡例"的有关要求。

2 制造

2.1 生产用细胞

2.1.1 细胞名称及来源

生产用细胞为 DNA 重组技术获得的表达 HBsAg 的 CHO 细胞 C_{28} 株。

2.1.2 细胞库的建立及传代

应符合"生物制品生产检定用动物细胞基质制备及检定规程"规定。

C_{28} 株主细胞库细胞代次应不超过第 21 代，工作细胞库细胞代次应不超过第 26 代，生产疫苗的最终细胞代次应不超过第 33 代。

2.1.3 主细胞库及工作细胞库细胞的检定

应符合"生物制品生产检定用动物细胞基质制备及检定规程"规定。

2.1.3.1 细胞外源因子检查

细菌和真菌、支原体、细胞外源病毒因子检查均应为阴性。

2.1.3.2 细胞鉴别试验

应用同工酶分析、生物化学方法、免疫学、细胞学和遗传标记物等任何方法进行鉴别，应为典型 CHO 细胞。

（1）细胞染色体检查

用染色体分析法进行检测，染色体应为 20 条。

（2）目的蛋白鉴别

采用酶联免疫法检查，应证明为 HBsAg。

2.1.3.3 HBsAg 表达量

主细胞库及工作细胞库细胞 HBsAg 表达量应不低于原始细胞库的表达量。

2.1.4 保存

细胞库细胞应保存于液氮中。

2.2 原液

2.2.1 细胞制备

取工作细胞库细胞，复苏培养后，经胰蛋白酶消化，置适宜条件下培养。

2.2.2 培养液

培养液为含有适量灭能新生牛血清的 DMEM 液。新生牛血清的质量应符合要求（通则 3604）。

2.2.3 细胞收获

培养适宜天数后，弃去培养液，换维持液继续培养，当细胞表达 HBsAg 达到 1.0mg/L 以上时收获培养上清液。根据细胞生长情况，可换以维持液继续培养，进行多次收获。应按规定的收获次数进行收获。每次收获物应逐瓶进行无菌检查。收获物应于 2～8℃保存。

2.2.4 对照细胞外源病毒因子检查

依法检查（通则 3302），应符合规定。

2.2.5 收获物合并

来源于同一细胞批的收获物经无菌检查合格后可进行合并。

2.2.6 纯化

合并的收获物经澄清过滤，采用柱色谱法进行纯化，脱盐，除菌过滤后即为纯化产物。

2.2.7 纯化产物检定

按 3.1 项进行。

2.2.8 纯化产物保存

于 2～8℃保存不超过 3 个月。

2.2.9 纯化产物合并

同一细胞批来源的 HBsAg 纯化产物检定合格后，经除菌过滤后可进行合并。

2.2.10 甲醛处理

合并后的 HBsAg 纯化产物中按终浓度为 $200\mu g/ml$ 加入甲醛，置 37℃保温 72 小时。

2.2.11 除菌过滤

甲醛处理后的 HBsAg 经超滤、浓缩、除菌过滤后即为原液（亦可在甲醛处理前进行除菌过滤）。

2.2.12 原液检定

按 3.2 项进行。

2.3 半成品

2.3.1 配制

按最终蛋白质含量为 $10\mu g/ml$ 或 $20\mu g/ml$ 进行配制。加入氢氧化铝佐剂吸附后，即为半成品。

2.3.2 半成品检定

按 3.3 项进行。

2.4 成品

2.4.1 分批

应符合"生物制品分批规程"规定。

2.4.2 分装

应符合"生物制品分装和冻干规程"规定。

2.4.3 规格

每瓶 0.5ml 或 1.0ml。每 1 次人用剂量为 0.5ml，含 HBsAg $10\mu g$；每 1 次人用剂量为 1.0ml，含 HBsAg $10\mu g$ 或 $20\mu g$。

2.4.4 包装

符合"生物制品包装规程"规定。

3 检定

3.1 纯化产物检定

3.1.1 蛋白质含量

应为 100～200μg/ml（通则 0731 第二法）。

3.1.2 特异蛋白带

采用还原型 SDS-聚丙烯酰胺凝胶电泳法（通则 0541 第五法），分离胶胶浓度 15%，浓缩胶胶浓度 5%，上样量为 5μg，银染法染色。应有分子质量 23kD、27kD 蛋白带，可有 30kD 蛋白带及 HBsAg 多聚体蛋白带。

3.1.3 纯度

采用高效液相色谱法（通则 0512）测定，用 SEC-HPLC 法：亲水树脂体积排阻色谱柱，排阻极限 1000kD，孔径 100nm，粒度 17μm，直径 7.5mm，长 30cm；流动相为 0.05mol/L PBS（pH6.8）；检测波长 280nm，上样量 100μl。按面积归一化法计算 HBsAg 纯度，应不低于 95.0%。

3.1.4 细菌内毒素检查

每 10μg 蛋白质应小于 10EU（通则 1143 凝胶限度试验）。

3.2 原液检定

3.2.1 无菌检查

依法检查（通则 1101），应符合规定。

3.2.2 支原体检查

依法检查（通则 3301），应符合规定。

3.2.3 蛋白质含量

应在 100～200μg/ml（通则 0731 第二法）。

3.2.4 特异蛋白带

按 3.1.2 项进行。

3.2.5 牛血清白蛋白残留量

应不高于 50ng/剂（通则 3411）。

3.2.6 纯度

按 3.1.3 项进行。

3.2.7 CHO 细胞 DNA 残留量

应不高于 10pg/剂（通则 3407）。

3.2.8 CHO 细胞蛋白质残留量

采用酶联免疫法测定，应不高于总蛋白质含量的 0.05%。

3.2.9 细菌内毒素检查

每 10μg 蛋白质应小于 5EU（通则 1143 凝胶限度试验）。

3.2.10 N 端氨基酸序列（每年至少测定 1 次）

用氨基酸序列分析仪测定，N 端氨基酸序列应为：Met-Glu-Asn-Thr-Ala-Ser-Gly-Phe-Leu-Gly-Pro-Leu-Leu-Val-Leu。

3.3 半成品检定

3.3.1 无菌检查

依法检查（通则 1101），应符合规定。

3.3.2 细菌内毒素检查

应小于 10 EU/剂（通则 1143 凝胶限度试验）。

3.3.3 吸附完全性试验

将供试品于 6500g 离心 5 分钟取上清液，依法测定（通则 3501）参考品、供试品及其上清液中 HBsAg 含量。以参考品 HBsAg 含量的对数对其相应吸光度对数作直线回归，相关系数应不低于 0.99，将供试品及其上清液的吸光度值代入直线回归方程，计算其 HBsAg 含量，再按下式计算吸附率，应不低于 95%。

$$P(\%) = \left(1 - \frac{c_s}{c_t}\right) \times 100$$

式中 P 为吸附率，%；

      c_s 为供试品上清液的 HBsAg 含量，μg/ml；

      c_t 为供试品的 HBsAg 含量，μg/ml。

3.4 成品检定

3.4.1 鉴别试验

采用酶联免疫法检查，应证明含有 HBsAg。

3.4.2 外观

应为乳白色混悬液体，可因沉淀而分层，易摇散，不应有摇不散的块状物。

3.4.3 装量

依法检查（通则 0102），应不低于标示量。

3.4.4 渗透压摩尔浓度

依法测定（通则 0632），应符合批准的要求。

3.4.5 化学检定

3.4.5.1 pH 值

应为 5.5～6.8（通则 0631）。

3.4.5.2 铝含量

应不高于 0.43mg/ml（通则 3106）。

3.4.5.3 游离甲醛含量

应不高于 50μg/ml（通则 3207 第二法）。

3.4.6 效价测定

将疫苗连续稀释，每个稀释度接种 4～5 周龄未孕雌性 NIH 或 BALB/c 小鼠 20 只，每只腹腔注射 1.0ml，用参考疫苗做平行对照，4～6 周后采血，采用酶联免疫法或其他适宜方法测定抗-HBs，计算 ED_{50}，供试品 ED_{50}（稀释度）/参考疫苗 ED_{50}（稀释度）之值应不低于 1.0。

3.4.7 无菌检查

依法检查（通则 1101），应符合规定。

3.4.8 异常毒性检查

依法检查（通则 1141），应符合规定。

3.4.9 细菌内毒素检查

应小于 10EU/剂（通则 1143 凝胶限度试验）。

3.4.10 抗生素残留量

生产过程中加入抗生素的应进行该项检查。采用酶联免疫法检测，应不高于 50ng/剂。

4 保存、运输及有效期

于 2～8℃避光保存和运输。自生产之日起，按批准的有效期执行。

5 使用说明

应符合"生物制品包装规程"规定和批准的内容。

重组乙型肝炎疫苗（CHO 细胞）使用说明

【药品名称】

通用名称：重组乙型肝炎疫苗（CHO 细胞）

英文名称：Recombinant Hepatitis B Vaccine (CHO Cell)

汉语拼音：Chongzu Yixing Ganyan Yimiao (CHO Xibao)

【成分和性状】 本品系由重组 CHO 细胞表达的乙型肝炎病毒表面抗原（HBsAg）经纯化，加入氢氧化铝佐剂制成。为乳白色混悬液体，可因沉淀而分层，易摇散。

主要成分：乙型肝炎病毒表面抗原。

辅料：应列出所有批准的辅料成分。

【接种对象】 本疫苗适用于乙型肝炎易感者，尤其是下列人员：

（1）新生儿，特别是母亲为 HBsAg、HBeAg 阳性者。

（2）从事医疗工作的医护人员及接触血液的实验人员。

【作用与用途】 接种本疫苗后，可使机体产生抗乙型肝炎病毒的免疫力。用于预防乙型肝炎。

【规格】 每瓶 0.5ml 或 1.0ml。每 1 次人用剂量为 0.5ml，含 HBsAg $10\mu g$；每 1 次人用剂量为 1.0ml，含 HBsAg $10\mu g$ 或 $20\mu g$。

【免疫程序和剂量】 （1）于上臂三角肌肌内注射。

（2）基础免疫程序为 3 针，分别在 0、1、6 月接种，新生儿第 1 针在出生 24 小时内注射。一般易感者每剂注射使用 $10\mu g$/瓶，母婴阻断的新生儿每剂注射 $20\mu g$/瓶。

【不良反应】

常见不良反应：

一般接种疫苗后 24 小时内，在注射部位可出现疼痛和触痛，多数情况下于 2～3 天内自行消失。

罕见不良反应：

（1）一般接种疫苗后 72 小时内，可能出现一过性发热反应，一般持续 1～2 天后可自行缓解。

（2）接种部位轻、中度的红肿、疼痛，一般持续 1～2 天后可自行缓解，不需处理。

（3）接种部位可出现硬结，一般 1～2 个月可自行吸收。

极罕见不良反应：

（1）过敏反应：过敏性皮疹、阿瑟反应。阿瑟反应一般出现在接种后 10 天左右，局部红肿持续时长，可用固醇类药物进行全身和局部治疗。

（2）过敏性休克：一般在注射疫苗后 1 小时内发生，应及时抢救，注射肾上腺素进行治疗。

【禁忌】 （1）已知对该疫苗所含任何成分，包括辅料、甲醛以及抗生素过敏者。

（2）患急性疾病、严重慢性疾病、慢性疾病的急性发作期和发热者。

（3）妊娠期妇女。

（4）患未控制的癫痫和其他进行性神经系统疾病者。

【注意事项】 （1）以下情况者慎用：家族和个人有惊厥史者、患慢性疾病者、有癫痫史者、过敏体质者。

（2）使用时应充分摇匀，疫苗瓶有裂纹、标签不清或失效者、疫苗瓶内有异物者均不得使用。

（3）疫苗瓶开启后应立即使用。

（4）应备有肾上腺素等药物，以备偶有发生严重过敏反应时急救用。接受注射者在注射后应在现场观察至少 30 分钟。

（5）注射第 1 针后出现高热、惊厥等异常情况者，一般不再注射第 2 针。对于母婴阻断的婴儿，如注射第 2、3 针应遵照医嘱。

（6）严禁冻结。

【贮藏】 于 2～8℃ 避光保存和运输。

【包装】 按批准的执行。

【有效期】 按批准的执行。

【执行标准】

【批准文号】

【生产企业】

企业名称：

生产地址：

邮政编码：

电话号码：

传真号码：

网　　址：

重组乙型肝炎疫苗（汉逊酵母）

Chongzu Yixing Ganyan Yimiao

（Hanxun Jiaomu）

Recombinant Hepatitis B Vaccine

（*Hansenula polymorpha*）

本品系由重组汉逊酵母表达的乙型肝炎（简称乙肝）病毒表面抗原（HBsAg）经纯化，加入铝佐剂制成。用于预防乙型肝炎。

1　基本要求

生产和检定用设施、原材料及辅料、水、器具、动物等应符合"凡例"的有关要求。

2　制造

2.1　生产用菌种

2.1.1　名称及来源

以 DNA 重组技术构建的表达 HBsAg 的重组汉逊酵母工程菌株。菌种号为 HBsAgU35-16-9 或其他批准的重组汉逊酵母工程菌株。

2.1.2　种子批的建立

应符合"生物制品生产检定用菌毒种管理规程"规定。

原始种子 HBsAgU35-16-9 在酵母完全培养基上连续扩增 2 代为主种子批，主种子批连续扩增 2 代为工作种子批。

2.1.3　种子批菌种的检定

主种子批及工作种子批应进行以下全面检定。

2.1.3.1　HBsAg 基因序列测定

HBsAg 基因序列应与原始种子批保持一致。

2.1.3.2　HBsAg 外源基因和酵母 MOX 基因的检定

扩增得 2 条 PCR 产物的 DNA 电泳条带长度应为：HBsAg 外源基因 DNA 761bp；酵母 MOX 基因 DNA 2072bp。

2.1.3.3　外源基因整合于宿主染色体中的检定

种子批菌种基因组 DNA 应无游离质粒 DNA 电泳条带；扩增的 PCR 产物中应有 HBsAg 外源基因 DNA 电泳条带。

2.1.3.4　HBsAg 外源基因拷贝数检定

种子批菌种采用杂交法检测，整合 HBsAg 外源基因拷贝数应在 30 个以上。

2.1.3.5　整合基因稳定性试验

种子批菌种培养 160 小时，应符合 2.1.3.4 项要求。

2.1.3.6　培养物纯度

将菌种接种至酵母完全培养基中，于 33℃ 培养 14～18 小时后，将培养物分别接种于胰酪胨大豆肉汤培养基与液体硫乙醇酸盐培养基，于 30～35℃ 培养 7 天，应无细菌和其他真菌检出。

2.1.4　菌种保存

种子批应于液氮中保存，工作种子批于 -70℃ 保存时应不超过 6 个月。

2.2　原液

2.2.1　发酵

取工作种子批菌种，于适宜温度和时间，经锥形瓶、种子罐和生产罐进行三级发酵，收获汉逊酵母。

2.2.2　培养物的检定

2.2.2.1　HBsAg 外源基因拷贝数检定

按 2.1.3.4 项进行。

2.2.2.2　培养物纯度

将培养物分别接种于胰酪胨大豆肉汤培养基与液体硫乙醇酸盐培养基，于 30～35℃ 培养 7 天，应无细菌和其他真菌检出。

2.2.3　纯化

采用适宜的方法破碎汉逊酵母，离心除去细胞碎片，用硅胶吸附，柱色谱法和溴化钾密度梯度离心法或其他适宜方法纯化 HBsAg 后，进行除菌过滤，即为原液。

2.2.4　原液检定

按 3.1 项进行。

2.2.5　原液保存

于 2～8℃ 保存应不超过 3 个月。

2.3　半成品

2.3.1　甲醛处理

原液中按终浓度为 100μg/ml 加入甲醛，于 37℃ 保温适宜时间。

2.3.2　铝吸附

将蛋白质和铝剂以一定比例混合，置适宜温度下吸附一定时间，经洗涤后即为铝吸附产物。

2.3.3　配制

用无菌生理氯化钠溶液按最终蛋白质含量为 20μg/ml 稀释铝吸附产物，即为半成品。

2.3.4　半成品检定

按 3.2 项进行。

2.4　成品

2.4.1　分批

应符合"生物制品分批规程"规定。

2.4.2　分装

应符合"生物制品分装和冻干规程"规定。

2.4.3　规格

每瓶 0.5ml。每 1 次人用剂量 0.5ml，含 HBsAg 10μg。

2.4.4　包装

应符合"生物制品包装规程"规定。

3　检定

3.1　原液检定

3.1.1　无菌检查

依法检查（通则 1101），应符合规定。

3.1.2 蛋白质含量

应为 100～300μg/ml（通则 0731 第二法）。

3.1.3 特异蛋白带

采用还原型 SDS-聚丙烯酰胺凝胶电泳（通则 0541 第五法），分离胶胶浓度 15%，上样量为 0.5μg，银染法染色。应有分子质量为 20～25kD 的蛋白带；可有多聚体蛋白带。

3.1.4 纯度

采用分子排阻色谱法（通则 0514），亲水甲基丙烯酸树脂体积排阻色谱柱；排阻极限 10 000kD；孔径 100nm；粒度 17μm；流动相为含 0.05% 叠氮钠的 1mmol/L PBS（pH7.0）；上样量 10μl；检测波长 280nm，按面积归一化法计算，HBsAg 含量应不低于 99.0%。

3.1.5 细菌内毒素检查

应小于 5EU/ml（通则 1143 凝胶限度试验）。

3.1.6 宿主细胞 DNA 残留量

应不高于 10ng/剂（通则 3407）。

3.1.7 宿主细胞蛋白质残留量

应不超过总蛋白质含量的 1.0%（通则 3414）。

3.1.8 N 端氨基酸序列测定（每年至少测定 1 次）

用氨基酸序列分析仪测定，N 端氨基酸序列应为：
(Met)-Glu-Asn-Ile-Thr-Ser-Gly-Phe-Leu-Gly-Pro-Leu-Leu-Val-Leu。

3.1.9 聚山梨酯 20 残留量

应不高于 10μg/20μg 蛋白质（通则 3203）。

3.2 半成品检定

3.2.1 无菌检查

依法检查（通则 1101），应符合规定。

3.2.2 pH 值

应为 5.5～7.0（通则 0631）。

3.2.3 铝含量

应为 0.45～0.60mg/ml（通则 3106）。

3.2.4 细菌内毒素检查

应小于 5EU/ml（通则 1143 凝胶限度试验）。

3.2.5 吸附完全性试验

将供试品于 6500g 离心 5 分钟取上清液，依法测定（通则 3501）参考品、供试品及其上清液中 HBsAg 含量。以参考品 HBsAg 含量的对数对其相应吸光度对数作直线回归，相关系数应不低于 0.99，将供试品及其上清液的吸光度值代入直线回归方程，计算其 HBsAg 含量，再按下式计算吸附率，应不低于 95%。

$$P(\%) = \left(1 - \frac{c_s}{c_t}\right) \times 100$$

式中　P 为吸附率，%；

c_s 为供试品上清液的 HBsAg 含量，μg/ml；

c_t 为供试品的 HBsAg 含量，μg/ml。

3.2.6 渗透压摩尔浓度

应为 280mOsmol/kg±65mOsmol/kg（通则 0632）。

3.3 成品检定

3.3.1 鉴别试验

采用酶联免疫法检查，应证明含有 HBsAg。

3.3.2 外观

应为乳白色混悬液体，可因沉淀而分层，易摇散，不应有摇不散的块状物。

3.3.3 装量

依法检查（通则 0102），应不低于标示量。

3.3.4 渗透压摩尔浓度

依法测定（通则 0632），应符合批准的要求。

3.3.5 化学检定

3.3.5.1 pH 值

应为 5.5～7.0（通则 0631）。

3.3.5.2 铝含量

应为 0.45～0.60mg/ml（通则 3106）。

3.3.5.3 游离甲醛含量

应不高于 15μg/ml（通则 3207 第二法）。

3.3.5.4 聚乙二醇 6000 残留量

应小于 200μg/ml（通则 3202）。

3.3.6 体外相对效力测定

应不低于 1.0（通则 3501）。

3.3.7 无菌检查

依法检查（通则 1101），应符合规定。

3.3.8 异常毒性检查

依法检查（通则 1141），应符合规定。

3.3.9 细菌内毒素检查

应小于 5EU/ml（通则 1143 凝胶限度试验）。

4　保存、运输及有效期

于 2～8℃ 避光保存和运输。自生产之日起，有效期为 36 个月。

5　使用说明

应符合"生物制品包装规程"规定和批准的内容。

重组乙型肝炎疫苗（汉逊酵母）说明书

【药品名称】

通用名称：重组乙型肝炎疫苗（汉逊酵母）

英文名称：Recombinant Hepatitis B Vaccine（*Hansenula polymorpha*）

汉语拼音：Chongzu Yixing Ganyan Yimiao (Hanxun Jiaomu)

【成分和性状】　本品系由重组汉逊酵母表达的乙型肝炎病毒表面抗原（HBsAg）经纯化，加入铝佐剂制成。为乳白色混悬液体，可因沉淀而分层，易摇散。

有效成分：乙型肝炎病毒表面抗原。

辅料：应列出全部批准的辅料成分。

【接种对象】　本疫苗适用于乙型肝炎易感者，尤其是下列人员：

（1）新生儿，特别是母亲为 HBsAg、HBeAg 阳性者。

（2）从事医疗工作的医护人员及接触血液的实验人员。

【作用与用途】　接种本疫苗后，可刺激机体产生抗乙型肝炎病毒的免疫力。用于预防乙型肝炎。

【规格】　每瓶 0.5ml。每 1 次人用剂量 0.5ml，含 HBsAg $10\mu g$。

【免疫程序和剂量】　（1）于上臂三角肌肌内注射。

（2）免疫程序为 3 针，分别在 0、1、6 月接种，新生儿在出生后 24 小时内注射第 1 针，每次注射 1 剂疫苗。

【不良反应】

常见不良反应：

接种后 24 小时内，在注射部位可能感到疼痛和触痛，多数情况下于 2～3 天内自行消失。

罕见不良反应：

（1）接种者在接种疫苗后 72 小时内，可能出现一过性发热反应，一般持续 1～2 天后可自行缓解。

（2）接种部位轻、中度的红肿、疼痛，一般持续 1～2 天后可自行缓解，不需处理。

极罕见不良反应：

（1）接种部位可出现硬结，一般 1～2 个月可自行吸收。

（2）局部无菌性化脓：一般要用注射器反复抽出脓液，严重时（破溃）需扩创清除坏死组织，病时较长，最后可吸收愈合。

（3）过敏反应：过敏性皮疹、阿瑟反应。阿瑟反应一般出现在接种后 10 天左右，局部红肿持续时间长，可用固醇类药物进行全身和局部治疗。

（4）过敏性休克：一般在注射疫苗后 1 小时内发生，应及时注射肾上腺素等抢救措施进行治疗。

【禁忌】　（1）已知对该疫苗的任何成分，包括辅料以及甲醛过敏者。

（2）患急性疾病、严重慢性疾病、慢性疾病的急性发作期和发热者。

（3）妊娠期妇女。

（4）对未控制的癫痫和其他进行性神经系统疾病者。

【注意事项】　（1）以下情况者慎用：家族和个人有惊厥史者、患慢性疾病者、有癫痫史者、过敏体质者。

（2）使用时应充分摇匀，如出现摇不散的凝块、异物、疫苗瓶有裂纹或标签不清者，均不得使用。

（3）疫苗瓶开启后应立即使用。

（4）应备有肾上腺素等药物，以备偶有发生严重过敏反应时急救用。接受注射者在注射后应在现场观察至少 30 分钟。

（5）注射第 1 针后出现高热、惊厥等异常情况者，一般不再注射第 2 针，对于母婴阻断的婴儿，如注射第 2、3 针应遵照医嘱。

（6）严禁冻结。

【贮藏】　于 2～8℃ 避光保存和运输。

【包装】　按批准的执行。

【有效期】　36 个月。

【执行标准】

【批准文号】

【生产企业】

企业名称：

生产地址：

邮政编码：

电话号码：

传真号码：

网　　址：

甲型乙型肝炎联合疫苗

Jiaxing Yixing Ganyan Lianhe Yimiao

Hepatitis A and B Combined Vaccine

本品系用甲型肝炎（简称甲肝）病毒抗原与重组酿酒酵母表达的乙型肝炎（简称乙肝）病毒表面抗原（HBsAg）分别经铝佐剂吸附后，按比例混合制成。用于预防甲型肝炎和乙型肝炎。

1　基本要求

生产和检定用设施、原材料及辅料、水、器具、动物等应符合"凡例"的有关要求。

2　制造

2.1　单价原液

2.1.1　甲肝灭活疫苗原液制备

应符合"甲型肝炎灭活疫苗（人二倍体细胞）"2.1～2.3 项的有关规定。

2.1.2　甲肝灭活疫苗原液检定

应符合"甲型肝炎灭活疫苗（人二倍体细胞）"3.2 项的有关规定。

2.1.3　乙肝疫苗原液制备

应符合"重组乙型肝炎疫苗（酿酒酵母）"2.1～2.2 项的有关规定。

2.1.4　乙肝疫苗原液检定

应符合"重组乙型肝炎疫苗（酿酒酵母）"3.1 项的有关规定。

2.2　半成品

2.2.1　铝吸附产物

2.2.1.1　甲肝病毒抗原铝吸附产物

将灭活后的甲肝病毒原液加入适宜浓度的铝佐剂于适宜的温度下吸附一定的时间。

2.2.1.2　HBsAg 铝吸附产物

应符合"重组乙型肝炎疫苗（酿酒酵母）"2.3.1～2.3.2 项的有关规定。

2.2.2　铝吸附产物的检定

2.2.2.1　甲肝病毒抗原铝吸附产物检定

按 3.1.1 项进行。

2.2.2.2　HBsAg 铝吸附产物检定

按 3.1.2 项进行。

2.2.3　配制

将甲肝病毒抗原铝吸附产物与 HBsAg 铝吸附产物按比例混合后即为半成品，其中含甲肝病毒抗原按批准的执行；HBsAg 应为 10μg/ml。

2.2.4　半成品检定

按 3.2 项进行。

2.3　成品

2.3.1　分批

应符合"生物制品分批规程"规定。

2.3.2　分装

应符合"生物制品分装和冻干规程"规定。

2.3.3　规格

每支 0.5ml 或 1.0ml。每 1 次成人用剂量 1.0ml，含甲肝病毒抗原按批准的执行、HBsAg 10μg；或每 1 次儿童用剂量为 0.5ml，含甲肝病毒抗原按批准的执行、HBsAg 5μg。

2.3.4　包装

应符合"生物制品包装规程"规定。

3　检定

3.1　铝吸附产物的检定

3.1.1　甲肝病毒抗原铝吸附产物检定

3.1.1.1　甲肝病毒抗原鉴别试验

用疫苗稀释液将疫苗原液稀释至成品浓度，将供试品解离后以酶联免疫法或其他适宜的方法检查，应证明含有甲肝病毒抗原。

3.1.1.2　无菌检查

依法检查（通则 1101），应符合规定。

3.1.1.3　铝含量

应为 0.35～0.62mg/ml（通则 3106）。

3.1.1.4　pH 值

应为 5.5～7.2（通则 0631）。

3.1.1.5　聚乙二醇 6000 残留量

应小于 100μg/ml（通则 3202）。

3.1.1.6　细菌内毒素检查

应小于 10EU/ml（通则 1143 凝胶限度试验）。

3.1.1.7　吸附完全性

取供试品上清液，用酶联免疫法检测甲肝病毒抗原含量，上清液中甲肝抗原应不高于吸附前抗原总量的 5%。

3.1.2　HBsAg 铝吸附产物检定

3.1.2.1　无菌检查

依法检查（通则 1101），应符合规定。

3.1.2.2　HBsAg 鉴别试验

用疫苗稀释液将疫苗原液稀释至成品浓度，将供试品解离后以酶联免疫法或其他适宜的方法，应证明含有 HBsAg。

3.1.2.3　pH 值

应为 5.5～7.2（通则 0631）。

3.1.2.4　渗透压摩尔浓度

应为 280mOsmol/kg±65mOsmol/kg（通则 0632）。

3.1.2.5　铝含量

应为 0.35～0.62mg/ml（通则 3106）。

3.1.2.6　游离甲醛含量

应不高于 20μg/ml（通则 3207 第二法）。

3.1.2.7　硫氰酸盐含量

供试品于 6500g 离心 5 分钟，取上清液。分别取含量为 1.0μg/ml、2.5μg/ml、5.0μg/ml、10.0μg/ml 的硫氰酸盐标准溶液、供试品上清液、生理氯化钠溶液各 5.0ml 于试管中，每一样品取 2 份，在每管中依次加入硼酸盐缓冲液（pH9.2）0.5ml、2.25％氯胺 T-生理氯化钠溶液 0.5ml、50％吡啶溶液（用生理氯化钠溶液配制）1.0ml，每加一种溶液后立即混匀，加完上述溶液后静置 10 分钟，以生理氯化钠溶液为空白对照，在波长 415nm 处测定各管吸光度。以标准溶液中硫氰酸盐的含量对其吸光度均值作直线回归，计算相关系数，应不低于 0.99，将供试品上清液的吸光度均值代入直线回归方程，计算硫氰酸盐含量，应小于 1.0μg/ml。

3.1.2.8　Triton X-100 含量

将供试品于 6500g 离心 5 分钟，取上清液。分别取含量为 5μg/ml、10μg/ml、20μg/ml、30μg/ml、40μg/ml 的 Triton X-100 标准溶液、供试品上清液、生理氯化钠溶液各 2.0ml 于试管中。每一供试品溶液取 2 份，每管分别加入 5％（ml/ml）苯酚溶液 1.0ml，迅速振荡，室温放置 15 分钟。以生理氯化钠溶液为空白对照，在波长 340nm 处测定各管吸光度。以标准溶液中 Triton X-100 的含量对其吸光度均值作直线回归，计算相关系数，应不低于 0.99，将供试品上清液的吸光度均值代入直线回归方程，计算出 Triton X-100 含量，应小于 15.0μg/ml。

3.1.2.9　细菌内毒素检查

应小于 10EU/ml（通则 1143 凝胶限度试验）。

3.1.2.10　吸附完全性

将供试品于 6500g 离心 5 分钟取上清液，依法测定（通则 3501）参考品、供试品中 HBsAg 含量。以参考品 HBsAg 含量的对数对其相应吸光度对数作直线回归，相关系数应不低于 0.99，将供试品及其上清液的吸光度值代入直线回归方程，计算其 HBsAg 含量，再按下式计算吸附率，应不低于 95％。

$$P（\%）=\left(1-\frac{c_s}{c_t}\right)\times100$$

式中　P 为吸附率，％；

c_s 为供试品上清液的 HBsAg 含量，μg/ml；

c_t 为供试品的 HBsAg 含量，μg/ml。

3.2　半成品检定

无菌检查

依法检查（通则 1101），应符合规定。

3.3　成品检定

3.3.1　鉴别试验

将供试品用适宜的方法解离后，以酶联免疫法或其他适宜的方法分别检查，应证明含有甲肝病毒抗原和 HBsAg。

3.3.2　外观

应为乳白色混悬液体，可因沉淀而分层，易摇散，不应有摇不散的块状物。

3.3.3　装量

依法检查（通则 0102），应不低于标示量。

3.3.4　化学检定

3.3.4.1　pH 值

应为 5.5～7.2（通则 0631）。

3.3.4.2　铝含量

应为 0.35～0.62mg/ml（通则 3106）。

3.3.4.3　游离甲醛含量

应不高于 20μg/ml（通则 3207 第二法）。

3.3.4.4　三氯甲烷残留量

应小于 0.006％（通则 0861）。

3.3.4.5　渗透压摩尔浓度

应为 280mOsmol/kg±65mOsmol/kg（通则 0632）。

3.3.5　抗生素残留量

生产过程中加入抗生素的应进行该项检查。采用酶联免疫法，应不高于 50ng/剂。

3.3.6　效力测定

3.3.6.1　甲肝体外相对效力测定

应不低于 0.75（通则 3502）。

3.3.6.2　乙肝体外相对效力测定

应不低于 0.5（通则 3501）。

3.3.7　无菌检查

依法检查（通则 1101），应符合规定。

3.3.8　异常毒性检查

依法检查（通则 1141），应符合规定。

3.3.9　细菌内毒素检查

应小于 10EU/ml（通则 1143 凝胶限度试验）。

4　保存、运输及有效期

于 2～8℃避光保存和运输。自生产之日起，有效期为 24 个月。

5　使用说明

应符合“生物制品包装规程”规定和批准的内容。

甲型乙型肝炎联合疫苗使用说明

【药品名称】
通用名称：甲型乙型肝炎联合疫苗
英文名称：Hepatitis A and B Combined Vaccine
汉语拼音：Jiaxing Yixing Ganyan Lianhe Yimiao

【成分和性状】　本品系用甲型肝炎（简称甲肝）病毒抗原与重组酿酒酵母表达的乙型肝炎（简称乙肝）病毒表面抗原（HBsAg）分别经铝佐剂吸附后，按比例混合制成。为乳白色混悬液体。
主要成分：灭活的甲型肝炎病毒和 HBsAg。
辅料：应列出所有批准的辅料成分。

【接种对象】　本疫苗适用于 1 岁以上甲型和乙型肝炎病毒易感者。

【作用与用途】　接种本疫苗后，可刺激机体产生抗甲型肝炎病毒和抗乙型肝炎病毒的免疫力，用于预防甲型肝炎病毒和乙型肝炎病毒的感染。

【规格】 每瓶 0.5ml 或 1.0ml。每 1 次成人用剂量为 1.0ml，含灭活甲型肝炎病毒抗原应符合批准的要求、HBsAg 10μg；每 1 次儿童用剂量为 0.5ml，含灭活甲型肝炎病毒抗原应符合批准的要求、HBsAg 5μg。

【免疫程序和剂量】 （1）于上臂三角肌肌内注射。

（2）免疫程序为 3 针。分别在 0、1、6 月接种。1～15 岁人群接种用儿童剂量，16 岁及以上人群接种用成人剂量，每次接种 1 剂。

【不良反应】

常见不良反应：

一般接种后 24 小时内，在注射部位可出现疼痛和触痛，多数情况下于 2～3 天内自行消失。

罕见不良反应：

（1）一般接种疫苗后 72 小时内，可能出现一过性发热反应，一般持续 1～2 天后可自行缓解。

（2）接种部位轻、中度的红肿、疼痛，一般持续 1～2 天后可自行缓解，不需处理。

（3）接种部位可出现硬结，一般 1～2 个月可自行吸收。

极罕见不良反应：

（1）局部无菌性化脓：一般要用注射器反复抽出脓液，严重时（如出现破溃）需扩创清除坏死组织，病时较长，最后可吸收愈合。

（2）过敏反应：过敏性皮疹、阿瑟反应。阿瑟反应一般出现在接种后 10 天左右，局部红肿持续时长，可用固醇类药物进行全身和局部治疗。

（3）过敏性休克：一般在接种疫苗后 1 小时内发生，应及时注射肾上腺素等抢救措施进行治疗。

【禁忌】 （1）已知对该疫苗所含任何成分，包括辅料以及甲醛过敏者。

（2）患急性疾病、严重慢性疾病、慢性疾病的急性发作期和发热者。

（3）妊娠期妇女。

（4）患未控制的癫痫和其他进行性神经系统疾病者。

【注意事项】 （1）以下情况者慎用：家族和个人有惊厥史者、患慢性疾病者、有癫痫史者、过敏体质者。

（2）使用时应充分摇匀，如疫苗瓶有裂纹、标签不清或失效者、疫苗瓶内有异物者均不得使用。

（3）疫苗开启后应立即使用。

（4）应备有肾上腺素等药物，以备偶有发生严重过敏反应时急救用。接受注射者在注射后应在现场观察至少 30 分钟。

（5）注射第 1 针后出现高热、惊厥等异常情况者，不再注射第 2 针。

（6）严禁冻结。

【贮藏】 2～8℃避光保存和运输。

【包装】 按批准的执行。

【有效期】 24 个月。

【执行标准】

【批准文号】

【生产企业】

企业名称：

生产地址：

邮政编码：

电话号码：

传真号码：

网　　址：

麻疹减毒活疫苗

Mazhen Jiandu Huoyimiao

Measles Vaccine，Live

本品系用麻疹病毒减毒株接种原代鸡胚细胞，经培养、收获病毒液后，加入适宜稳定剂冻干制成。用于预防麻疹。

1 基本要求

生产和检定用设施、原材料及辅料、水、器具、动物等应符合"凡例"的有关要求。

2 制造

2.1 生产用细胞

毒种制备及疫苗生产用细胞为原代鸡胚细胞。

2.1.1 细胞管理及检定

应符合"生物制品生产检定用动物细胞基质制备及检定规程"规定。

2.1.2 细胞制备

选用 9～11 日龄鸡胚，经胰蛋白酶消化、分散细胞，用适宜的培养液进行培养。来源于同一批鸡胚、同一容器内消化制备的鸡胚细胞为一个细胞消化批；源自同一批鸡胚、于同一天制备的多个细胞消化批为一个细胞批。

2.2 毒种

2.2.1 名称及来源

生产用毒种为麻疹病毒沪-191 株、长-47 株或经批准的其他麻疹病毒减毒株。

2.2.2 种子批的建立

应符合"生物制品生产检定用菌毒种管理规程"规定。

沪-191 主种子批应不超过第 28 代，工作种子批应不超过第 32 代；长-47 主种子批应不超过第 34 代，工作种子批应不超过第 40 代。采用沪-191 生产的疫苗应不超过第 33 代，采用长-47 生产的疫苗应不超过第 41 代。

2.2.3 种子批毒种的检定

主种子批应进行以下全面检定，工作种子批应至少进行 2.2.3.1～2.2.3.5 项检定。

2.2.3.1 鉴别试验

将稀释至 500～2000 $CCID_{50}$/ml 的病毒液与适当稀释的麻疹病毒特异性免疫血清等量混合后，置 37℃ 水浴 60 分钟，接种 Vero 细胞或 FL 细胞，在适宜的温度下培养 7～8 天判定结果。麻疹病毒应被完全中和（无细胞病变）；同时设血清和细胞对照，均应为阴性；病毒对照的病毒滴度应不低于 500 $CCID_{50}$/ml。

2.2.3.2 病毒滴定

将毒种做 10 倍系列稀释，每稀释度病毒液接种 Vero 细胞或 FL 细胞，置适宜温度下培养 7～8 天判定结果。病毒滴度应不低于 4.5 lg $CCID_{50}$/ml。应同时进行病毒参考品滴定。

2.2.3.3 无菌检查

依法检查（通则 1101），应符合规定。

2.2.3.4 分枝杆菌检查

照无菌检查法（通则 1101）进行。

以草分枝杆菌（CMCC 95024）作为阳性对照菌。取阳性对照菌接种于罗氏固体培养基，于 37℃ 培养 3～5 天收集培养物，以 0.9% 氯化钠溶液制成菌悬液，采用细菌浊度法确定菌含量，该菌液浊度与中国细菌浊度标准一致时活菌量约为 $2×10^7$ CFU/ml。稀释菌悬液，取不高于 100CFU 的菌液作为阳性对照。

供试品小于 1ml 时采用直接接种法，将供试品全部接种于适宜固体培养基（如罗氏培养基或 Middlebrook 7H10 培养基），每种培养基做 3 个重复。并同时设备阳性对照。将接种后的培养基置于 37℃ 培养 56 天，阳性对照应有菌生长，接种供试品的培养基未见分枝杆菌生长，则判为合格。

供试品大于 1ml 时采用薄膜过滤法集菌后接种培养基。将供试品以 0.22μm 滤膜过滤后，取滤膜接种于适宜固体培养基，同时设阳性对照。所用培养基、培养时间及结果判定同上。

2.2.3.5 支原体检查

依法检查（通则 3301），应符合规定。

2.2.3.6 外源病毒因子检查

依法检查（通则 3302），应符合规定。

2.2.3.7 免疫原性检查

用主种子批毒种制备疫苗，按常规接种健康易感儿童至少 30 名，分别于免疫前及免疫后 4～6 周采血，测定麻疹病毒抗体，其抗体阳转率应不低于 95%（HI 法＜1：2，ELISA 法＜1：200 为阴性；HI 法≥1：2，ELISA 法≥1：200 为阳性）。

2.2.3.8 猴体神经毒力试验

主种子批或工作种子批的毒种应进行猴体神经毒力试验，以证明无神经毒力。每次至少用 10 只麻疹抗体阴性的易感猴，每侧丘脑注射 0.5ml（应不低于 1 个人用剂量的病毒量），观察 17～21 天，不应有麻痹及其他神经症状出现。注射后 48 小时内猴死亡数不超过 2 只可以更换；如死亡超过 20%，即使为非特异性死亡，试验也不能成立，应重试。观察期末，每只猴采血测麻疹病毒抗体，阳转率应不低于 80%，并处死解剖，对大脑和脊髓的适当部位做病理组织学检查，应为阴性。每次试验同时有 4 只易感猴作为对照，待试验猴处死后 10 天，第 2 次采血，对照猴麻疹抗体应仍为阴性。

2.2.4 毒种保存

冻干毒种应于 －20℃ 以下保存；液体毒种应于 －60℃ 以下保存。

2.3 原液

2.3.1 细胞制备

按 2.1.2 项进行。

2.3.2 培养液

培养液为含适量灭能新生牛血清和乳蛋白水解物的 Earle's 液或其他适宜培养液。新生牛血清的质量应符合要求（通则 3604）。

2.3.3 对照细胞外源病毒因子检查

依法检查（通则 3302），应符合规定。

2.3.4 病毒接种和培养

毒种按 0.001～0.2MOI 和细胞混合后分装于培养瓶中（同一工作种子批毒种应按同一 MOI 接种），置适宜温度培养。当细胞出现一定程度病变时，倾去培养液，用不少于原培养液量的洗液洗涤细胞表面，并换以维持液继续培养。

2.3.5 病毒收获

观察细胞病变达到适宜程度时，收获病毒液。根据细胞生长情况，可换以维持液继续培养，进行多次病毒收获。检定合格的同一细胞批生产的同一次病毒收获液可合并为单次病毒收获液。

2.3.6 单次病毒收获液检定

按 3.1 项进行。

2.3.7 单次病毒收获液保存

于 2～8℃保存不超过 30 天。

2.3.8 单次病毒收获液合并

检定合格的同一细胞批生产的多个单次病毒收获液可合并为一批原液。

2.3.9 原液检定

按 3.2 项进行。

2.3.10 原液保存

于 2～8℃保存不超过 30 天。

2.4 半成品

2.4.1 配制

将原液按规定的同一病毒滴度进行配制，加入适宜稳定剂，即为半成品。多批检定合格的原液可制备成一批半成品。

2.4.2 半成品检定

按 3.3 项进行。

2.5 成品

2.5.1 分批

应符合"生物制品分批规程"规定。

2.5.2 分装及冻干

应符合"生物制品分装和冻干规程"规定。

2.5.3 规格

按标示量复溶后每瓶 0.5ml、1.0ml 或 2.0ml。每 1 次人用剂量为 0.5ml，含麻疹活病毒应不低于 3.0 lg $CCID_{50}$。

2.5.4 包装

应符合"生物制品包装规程"规定。

3 检定

3.1 单次病毒收获液检定

3.1.1 病毒滴定

按 2.2.3.2 项进行。病毒滴度应不低于 4.5 lg $CCID_{50}$/ml。

3.1.2 无菌检查

依法检查（通则 1101），应符合规定。

3.1.3 支原体检查

依法检查（通则 3301），应符合规定。

3.2 原液检定

3.2.1 病毒滴定

按 2.2.3.2 项进行。病毒滴度应不低于 4.5 lg $CCID_{50}$/ml。

3.2.2 无菌检查

依法检查（通则 1101），应符合规定。

3.2.3 支原体检查

依法检查（通则 3301），应符合规定。

3.3 半成品检定

无菌检查

依法检查（通则 1101），应符合规定。

3.4 成品检定

除水分测定外，应按标示量加入所附灭菌注射用水，复溶后进行以下各项检定。

3.4.1 鉴别试验

按 2.2.3.1 项进行。

3.4.2 外观

应为乳酪色疏松体，复溶后应为橘红色或淡粉红色澄明液体，无异物。

3.4.3 水分

应不高于 3.0%（通则 0832）。

3.4.4 pH 值

依法检查（通则 0631），应符合批准的要求。

3.4.5 渗透压摩尔浓度

依法检查（通则 0632），应符合批准的要求。

3.4.6 病毒滴定

取疫苗 3～5 瓶混合滴定，按 2.2.3.2 项进行，病毒滴度应不低于 3.3 lg $CCID_{50}$/ml。

3.4.7 热稳定性试验

疫苗出厂前应进行热稳定性试验，应与病毒滴定同时进行。于 37℃放置 7 天后，按 2.2.3.2 项进行，病毒滴度应不低于 3.3 lg $CCID_{50}$/ml，病毒滴度下降应不高于 1.0 lg。

3.4.8 牛血清白蛋白残留量

应不高于 50ng/剂（通则 3411）。

3.4.9 抗生素残留量

生产过程中加入抗生素的应进行该项检查。采用酶联免疫法，应不高于 50ng/剂。

3.4.10 无菌检查

依法检查（通则 1101），应符合规定。

3.4.11 异常毒性检查

依法检查（通则 1141），应符合规定。

3.4.12 细菌内毒素检查

应不高于 50EU/剂（通则 1143 凝胶限度试验）。

4　疫苗稀释剂

疫苗稀释剂为灭菌注射用水，稀释剂的生产应符合批准的要求。灭菌注射用水应符合本版药典（二部）的相关规定。

5　保存、运输及有效期

于 2～8℃避光保存和运输。自生产之日起，有效期为 18 个月。

6　使用说明

应符合"生物制品包装规程"规定和批准的内容。

麻疹减毒活疫苗使用说明

【药品名称】

通用名称：麻疹减毒活疫苗

英文名称：Measles Vaccine，Live

汉语拼音：Mazhen Jiandu Huoyimiao

【成分和性状】　本品系用麻疹病毒减毒株接种原代鸡胚细胞，经培养、收获病毒液，加入适宜稳定剂冻干制成。为乳酪色疏松体，复溶后为橘红色或淡粉红色澄明液体。

有效成分：麻疹减毒活病毒。

辅料：应列出全部批准的辅料成分。

疫苗稀释剂：灭菌注射用水。

【接种对象】　8 月龄以上的麻疹易感者。

【作用与用途】　接种本疫苗后，可刺激机体产生抗麻疹病毒的免疫力。用于预防麻疹。

【规格】　复溶后每瓶 0.5ml、1.0ml 或 2.0ml。每 1 次人用剂量 0.5ml，含麻疹活病毒应不低于 $3.0\lg CCID_{50}$。

【免疫程序和剂量】　（1）按标示量加入所附灭菌注射用水，待疫苗复溶并摇匀后使用。

（2）于上臂外侧三角肌下缘附着处皮下注射 0.5ml。

【不良反应】

常见不良反应：

（1）一般接种疫苗后 24 小时内，在注射部位可出现疼痛和触痛，多数情况下于 2～3 天内自行消失。

（2）一般接种疫苗后 1～2 周内，可能出现一过性发热反应。其中大多数为轻度发热反应，一般持续 1～2 天后可自行缓解，不需处理，必要时适当休息，多喝水，注意保暖，防止继发感染；对于中度发热反应或发热时间超过 48 小时者，可采用物理方法或药物进行对症处理。

（3）一般接种疫苗后 6～12 天内，少数儿童可能出现一过性皮疹，一般不超过 2 天可自行缓解，通常不需特殊处理，必要时可对症治疗。

罕见不良反应：

重度发热反应：应采用物理方法及药物对症处理，以防高热惊厥。

极罕见不良反应：

（1）过敏性皮疹：一般接种疫苗后 72 小时内出现荨

麻疹，出现反应时，应及时就诊，给予抗过敏治疗。

（2）过敏性休克：一般注射疫苗后 1 小时内发生。应及时注射肾上腺素等抢救措施进行治疗。

（3）过敏性紫癜：出现过敏性紫癜反应时应及时就诊，应用皮质固醇类药物给予抗过敏治疗，治疗不当或不及时有可能并发紫癜性肾炎。

（4）血小板减少性紫癜。

【禁忌】　（1）已知对该疫苗所含任何成分，包括辅料以及抗生素过敏者。

（2）患急性疾病、严重慢性疾病、慢性疾病的急性发作期和发热者。

（3）妊娠期妇女。

（4）免疫缺陷、免疫功能低下或正在接受免疫抑制治疗者。

（5）患脑病、未控制的癫痫和其他进行性神经系统疾病者。

【注意事项】　（1）以下情况者慎用：家族和个人有惊厥史者、患慢性疾病者、有癫痫史者、过敏体质者、哺乳期妇女。

（2）开启疫苗瓶和注射时，切勿使消毒剂接触疫苗。

（3）疫苗瓶有裂纹、标签不清或失效者、疫苗复溶后出现浑浊等外观异常者均不得使用。

（4）疫苗瓶开启后应立即使用，如需放置，应置 2～8℃，并于 30 分钟内用完，剩余均应废弃。

（5）应备有肾上腺素等药物，以备偶有发生严重过敏反应时急救用。接受注射者在注射后应在现场观察至少 30 分钟。

（6）注射免疫球蛋白者应至少间隔 3 个月以上接种本疫苗，以免影响免疫效果。

（7）使用其他减毒活疫苗与接种本疫苗应至少间隔 1 个月；但本疫苗与风疹和腮腺炎减毒活疫苗可同时接种。

（8）本品为减毒活疫苗，不推荐在该疾病流行季节使用。

（9）育龄妇女注射本疫苗后，应至少 3 个月内避免怀孕。

（10）严禁冻结。

【贮藏】　于 2～8℃避光保存和运输。

【包装】　按批准的执行。

【有效期】　18 个月。

【执行标准】

【批准文号】

【生产企业】

企业名称：

生产地址：

邮政编码：

电话号码：

传真号码：

网　　址：

腮腺炎减毒活疫苗

Saixianyan Jiandu Huoyimiao

Mumps Vaccine，Live

本品系用腮腺炎病毒减毒株接种原代鸡胚细胞，经培养、收获病毒液后，加适宜稳定剂冻干制成。用于预防流行性腮腺炎。

1 基本要求

生产和检定用设施、原材料及辅料、水、器具、动物等应符合"凡例"的有关要求。

2 制造

2.1 生产用细胞

毒种制备及疫苗生产用细胞为原代鸡胚细胞。

2.1.1 细胞管理及检定

应符合"生物制品生产检定用动物细胞基质制备及检定规程"规定。

2.1.2 细胞制备

选用 9～11 日龄鸡胚，经胰蛋白酶消化，分散细胞，用适宜的培养液进行培养。来源于同一批鸡胚、同一容器内消化制备的鸡胚细胞为一个细胞消化批；源自同一批鸡胚、于同一天制备的多个细胞消化批为一个细胞批。

2.2 毒种

2.2.1 名称及来源

生产用毒种为腮腺炎病毒 S_{79} 株、Wm_{84} 株或经批准的其他腮腺炎病毒减毒株。

2.2.2 种子批的建立

应符合"生物制品生产检定用菌毒种管理规程"规定。

S_{79} 株主种子批应不超过第 3 代，工作种子批应不超过第 6 代；Wm_{84} 株主种子批应不超过第 8 代，工作种子批应不超过第 10 代。S_{79} 株生产的疫苗应不超过第 7 代，Wm_{84} 株生产的疫苗应不超过第 11 代。

2.2.3 种子批毒种的检定

主种子批应进行以下全面检定，工作种子批应至少进行 2.2.3.1～2.2.3.5 项检定。

2.2.3.1 鉴别试验

将稀释至 500～2000 CCID$_{50}$/ml 的病毒液与腮腺炎病毒特异性免疫血清等量混合后，置 37℃水浴 60 分钟，接种 Vero 细胞或 FL 细胞，在适宜的温度下培养 8～10 天判定结果。腮腺炎病毒应被完全中和（无细胞病变）；同时设血清和细胞对照，应均为阴性；病毒对照的病毒滴度应不低于 500 CCID$_{50}$/ml。

2.2.3.2 病毒滴定

将毒种做 10 倍系列稀释，每稀释度病毒液接种 Vero 细胞或 FL 细胞，置适宜温度下培养 8～10 天判定结果，病毒滴度应不低于 5.5 lg CCID$_{50}$/ml。应同时进行病毒参

考品滴定。

2.2.3.3 无菌检查

依法检查（通则 1101），应符合规定。

2.2.3.4 分枝杆菌检查

照无菌检查法（通则 1101）进行。

以草分枝杆菌（CMCC 95024）作为阳性对照菌。取阳性对照菌接种于罗氏固体培养基，于 37℃培养 3～5 天收集培养物，以 0.9％氯化钠溶液制成菌悬液，采用细菌浊度法确定菌含量，该菌液浊度与中国细菌浊度标准一致时活菌量约为 $2×10^7$ CFU/ml。稀释菌悬液，取不高于 100CFU 的菌液作为阳性对照。

供试品小于 1ml 时采用直接接种法，将供试品全部接种于适宜固体培养基（如罗氏培养基或 Middlebrook 7H10 培养基），每种培养基做 3 个重复。并同时设置阳性对照。将接种后的培养基置于 37℃培养 56 天，阳性对照应有菌生长，接种供试品的培养基未见分枝杆菌生长，则判为合格。

供试品大于 1ml 时采用薄膜过滤法集菌后接种培养基。将供试品以 0.22μm 滤膜过滤后，取滤膜接种于适宜固体培养基，同时设阳性对照。所用培养基、培养时间及结果判定同上。

2.2.3.5 支原体检查

依法检查（通则 3301），应符合规定。

2.2.3.6 外源病毒因子检查

依法检查（通则 3302），应符合规定。

2.2.3.7 免疫原性检查

用主种子批毒种制备疫苗，按常规接种健康易感儿童至少 30 名，分别于免疫前及免疫后 4～6 周采血，测定腮腺炎病毒抗体，其抗体阳转率应不低于 90％（HI 法及中和法抗体＜1：2 为阴性，HI 法及中和法抗体≥1：2 为阳性）。

2.2.3.8 猴体神经毒力试验

主种子批或工作种子批的毒种应进行猴体神经毒力试验，以证明无神经毒力。每次至少用 10 只腮腺炎抗体阴性的易感猴，每侧丘脑接种 0.5ml（应不低于 1 个人用剂量的病毒量），观察 17～21 天，不应有麻痹及其他神经症状出现。注射后 48 小时内猴死亡数不超过 2 只可以更换，如超过 20％，即使为非特异性死亡，试验也不能成立，应重试。观察期末，每只猴采血测腮腺炎病毒抗体，阳转率应不低于 80％，并处死解剖，对大脑和脊髓的适当部位做病理组织学检查，应为阴性。每次试验同时有 2 只易感猴作为对照，待试验猴处死后 10 天，第 2 次采血，对照猴腮腺炎抗体应仍为阴性。

2.2.4 毒种保存

冻干毒种应于−20℃以下保存；液体毒种应于−60℃以下保存。

2.3 原液

2.3.1 细胞制备

按 2.1.2 项进行。

2.3.2 培养液

培养液为含适量灭能新生牛血清和乳蛋白水解物的 Earle's 液或其他适宜培养液。新生牛血清的质量应符合要求（通则 3604）。

2.3.3 对照细胞外源病毒因子检查

依法检查（通则 3302），应符合规定。

2.3.4 病毒接种和培养

毒种按 0.0001～0.05MOI 和细胞混合后分装于培养瓶中（同一工作种子批毒种应按同一 MOI 接种），置适宜温度培养。当细胞出现一定程度病变时，倾去培养液，用不少于原培养液量的洗液洗涤细胞表面，并换以维持液继续培养。

2.3.5 病毒收获

观察细胞病变达到适宜程度时，收获病毒液。根据细胞生长情况，可换以维持液继续培养，进行多次病毒收获。检定合格的同一细胞批生产的同一次病毒收获液可合并为单次病毒收获液。

2.3.6 单次病毒收获液检定

按 3.1 项进行。

2.3.7 单次病毒收获液保存

于 2～8℃保存不超过 30 天。

2.3.8 单次病毒收获液合并

检定合格的同一细胞批生产的多个单次病毒收获液可合并为一批原液。

2.3.9 原液检定

按 3.2 项进行。

2.3.10 原液保存

于 2～8℃保存不超过 30 天。

2.4 半成品

2.4.1 配制

将原液按同一病毒滴度进行配制，并加入适量稳定剂，即为半成品。多批检定合格的原液可制备成一批半成品。

2.4.2 半成品检定

按 3.3 项进行。

2.5 成品

2.5.1 分批

应符合"生物制品分批规程"规定。

2.5.2 分装及冻干

应符合"生物制品分装和冻干规程"规定。分装过程中半成品疫苗应于 2～8℃放置。

2.5.3 规格

按标示量复溶后每瓶 0.5ml 或 1.0ml。每 1 次人用剂量为 0.5ml，含腮腺炎活病毒应不低于 3.7 lg $CCID_{50}$。

2.5.4 包装

应符合"生物制品包装规程"规定。

3 检定

3.1 单次病毒收获液检定

3.1.1 病毒滴定

按 2.2.3.2 项进行。病毒滴度应不低于 5.0 lg $CCID_{50}$/ml。

3.1.2 无菌检查

依法检查（通则 1101），应符合规定。

3.1.3 支原体检查

依法检查（通则 3301），应符合规定。

3.2 原液检定

3.2.1 病毒滴定

按 2.2.3.2 项进行。病毒滴度应不低于 5.0 lg $CCID_{50}$/ml。

3.2.2 无菌检查

依法检查（通则 1101），应符合规定。

3.2.3 支原体检查

依法检查（通则 3301），应符合规定。

3.3 半成品检定

无菌检查

依法检查（通则 1101），应符合规定。

3.4 成品检定

除水分测定外，应按标示量加入所附灭菌注射用水，复溶后进行以下各项检定。

3.4.1 鉴别试验

按 2.2.3.1 项进行。

3.4.2 外观

应为乳酪色疏松体，复溶后应为橘红色或淡粉红色澄明液体，无异物。

3.4.3 水分

应不高于 3.0%（通则 0832）。

3.4.4 pH 值

依法检查（通则 0631），应符合批准的要求。

3.4.5 渗透压摩尔浓度

依法检查（通则 0632），应符合批准的要求。

3.4.6 病毒滴定

取疫苗 3～5 瓶混合滴定，方法同 2.2.3.2 项。病毒滴度应不低于 4.0 lg $CCID_{50}$/ml。

3.4.7 热稳定性试验

疫苗出厂前应进行热稳定性试验，应与病毒滴定同时进行。于 37℃放置 7 天后，按 2.2.3.2 项进行，病毒滴度应不低于 4.0 lg $CCID_{50}$/ml，病毒滴度下降应不高于 1.0 lg。

3.4.8 牛血清白蛋白残留量

应不高于 50ng/剂（通则 3411）。

3.4.9 抗生素残留量

生产过程中加入抗生素的应进行该项检查。采用酶联免疫法，应不高于 50ng/剂。

3.4.10 无菌检查

依法检查（通则 1101），应符合规定。

3.4.11 异常毒性检查

依法检查（通则 1141），应符合规定。

3.4.12 细菌内毒素检查

应不高于 50EU/剂（通则 1143 凝胶限度试验）。

4 疫苗稀释剂

疫苗稀释剂为灭菌注射用水，稀释剂的生产应符合批准的要求。灭菌注射用水应符合本版药典（二部）的相关规定。

5 保存、运输及有效期

于 2~8℃ 避光保存和运输。自生产之日起，有效期为 18 个月。

6 使用说明

应符合"生物制品包装规程"规定和批准的内容。

腮腺炎减毒活疫苗使用说明

【药品名称】

通用名称：腮腺炎减毒活疫苗

英文名称：Mumps Vaccine, Live

汉语拼音：Saixianyan Jiandu Huoyimiao

【成分和性状】 本品系用腮腺炎病毒减毒株接种原代鸡胚细胞，经培养、收获病毒液，加适宜稳定剂冻干制成。为乳酪色疏松体，复溶后为橘红色或淡粉红色澄明液体。

有效成分：腮腺炎减毒活病毒。

辅料：应列出全部批准的辅料成分。

疫苗稀释剂：灭菌注射用水。

【接种对象】 8 月龄以上的腮腺炎易感者。

【作用与用途】 接种本疫苗后，可刺激机体产生抗腮腺炎病毒的免疫力。用于预防流行性腮腺炎。

【规格】 复溶后每瓶 0.5ml 或 1.0ml。每 1 次人用剂量为 0.5ml，含腮腺炎活病毒应不低于 3.7 lg CCID$_{50}$。

【免疫程序和剂量】 （1）按标示量加入所附灭菌注射用水，待疫苗复溶并摇匀后使用。

（2）于上臂外侧三角肌附着处皮下注射 0.5ml。

【不良反应】

常见不良反应：

（1）一般接种疫苗后 24 小时内，在注射部位可出现疼痛和触痛，多数情况下于 2~3 天内自行消失。

（2）一般接种疫苗后 1~2 周内，可能出现一过性发热反应。其中大多数为轻度发热反应，一般持续 1~2 天后可自行缓解，不需处理，必要时适当休息，多喝水，注意保暖，防止继发感染；对于中度发热反应或发热时间超过 48 小时者，可采用物理方法或药物对症处理。

（3）一般接种疫苗后 6~12 天内，少数儿童可能出现一过性皮疹，一般不超过 2 天可自行缓解，通常不需特殊处理，必要时可对症治疗。

（4）可能出现轻度腮腺和唾液腺肿大，一般在 1 周内自行好转，必要时可对症处理。

罕见不良反应：

重度发热反应：应采用物理方法及药物对症处理，以防高热惊厥。

极罕见不良反应：

（1）过敏性皮疹：一般接种疫苗后 72 小时内出现荨麻疹，出现反应时，应及时就诊，给予抗过敏治疗。

（2）过敏性休克：一般接种疫苗后 1 小时内发生。应及时注射肾上腺素等抢救进行治疗。

（3）出现睾丸炎。

（4）出现感觉神经性耳聋和急性肌炎。

【禁忌】 （1）已知对该疫苗所含任何成分，包括辅料以及抗生素成分过敏者。

（2）患急性疾病、严重慢性疾病、慢性疾病的急性发作期和发热者。

（3）妊娠期妇女。

（4）免疫缺陷、免疫功能低下或正在接受免疫抑制治疗者。

（5）患脑病、未控制的癫痫和其他进行性神经系统疾病者。

【注意事项】 （1）以下情况者慎用：家族和个人有惊厥史者、患慢性疾病者、有癫痫史者、过敏体质者、哺乳期妇女。

（2）开启疫苗瓶和注射时，切勿使消毒剂接触疫苗。

（3）疫苗瓶有裂纹、标签不清或失效者、疫苗复溶后出现浑浊等外观异常者均不得使用。

（4）疫苗瓶开启后应立即使用，如需放置，应置 2~8℃，并于 30 分钟内用完，剩余均应废弃。

（5）应备有肾上腺素等药物，以备偶有发生严重过敏反应时急救用。接受注射者在注射后应在现场观察至少 30 分钟。

（6）注射免疫球蛋白者应至少间隔 3 个月以上接种本疫苗，以免影响免疫效果。

（7）使用其他减毒活疫苗与接种本疫苗应至少间隔 1 个月；但本疫苗与风疹和麻疹减毒活疫苗可同时接种。

（8）本品为减毒活疫苗，不推荐在该疾病流行季节使用。

（9）育龄妇女注射本疫苗后，应至少 3 个月内避免怀孕。

（10）严禁冻结。

【贮藏】 于 2~8℃ 避光保存和运输。

【包装】 按批准的执行。

【有效期】 18 个月。

【执行标准】

【批准文号】

【生产企业】

企业名称：

生产地址：

邮政编码：

电话号码：

传真号码：

网　址：

风疹减毒活疫苗（人二倍体细胞）

Fengzhen Jiandu Huoyimiao (Ren Erbeiti Xibao)

Rubella Vaccine（Human Diploid Cell），Live

本品系用风疹病毒减毒株接种人二倍体细胞，经培养、收获病毒液后，加入适宜稳定剂冻干制成。用于预防风疹。

1　基本要求

生产和检定用设施、原材料及辅料、水、器具、动物等应符合"凡例"的有关要求。

2　制造

2.1　生产用细胞

生产用细胞为人二倍体细胞 2BS 株、MRC-5 株或经批准的其他细胞株。

2.1.1　细胞管理及检定

应符合"生物制品生产检定用动物细胞基质制备及检定规程"规定。

取自同批工作细胞库的 1 支或多支细胞，经复苏、扩增后的细胞仅用于一批疫苗的生产。

2BS 株主细胞库细胞代次应不超过第 23 代，工作细胞库细胞代次应不超过第 27 代，生产疫苗用的细胞代次应不超过第 44 代；MRC-5 株主细胞库细胞代次应不超过第 23 代，工作细胞库细胞代次应不超过第 27 代，生产疫苗用的细胞代次应不超过第 33 代。

2.1.2　细胞制备

取工作细胞库中的 1 支或多支细胞，经复苏、胰蛋白酶消化、37℃±0.5℃静置或旋转培养制备的一定数量并用于接种病毒的细胞为一个细胞批。

2.2　毒种

2.2.1　名称及来源

生产用毒株为风疹病毒 BRD Ⅱ 减毒株或经批准的其他经人二倍体细胞适应的减毒株。

2.2.2　种子批的建立

应符合"生物制品生产检定用菌毒种管理规程"规定。

BRD Ⅱ 株原始种子为第 25 代，主种子批应不超过第 28 代，工作种子批应不超过第 31 代。生产疫苗的病毒代次应不超过第 32 代。

2.2.3　种子批毒种的检定

主种子批应进行以下全面检定，工作种子批应至少进行 2.2.3.1～2.2.3.4 项检定。

2.2.3.1　鉴别试验

将稀释至 100～500 $CCID_{50}$/ml 的病毒液与适当稀释的风疹病毒特异性免疫血清等量混合后，置 37℃水浴 60 分钟，接种 RK-13 细胞，置 32℃培养 7～10 天判定结果。风疹病毒应被完全中和（无细胞病变）；同时设血清和细胞对照，均应为阴性；病毒对照的病毒滴度应不低于 100 $CCID_{50}$/ml。

2.2.3.2　病毒滴定

将毒种做 10 倍系列稀释，每稀释度病毒液接种 RK-13 细胞，置 32℃培养 7～10 天判定结果。病毒滴度应不低于 4.8 lg $CCID_{50}$/ml。应同时进行病毒参考品滴定。

2.2.3.3　无菌检查

依法检查（通则 1101），应符合规定。

2.2.3.4　支原体检查

依法检查（通则 3301），应符合规定。

2.2.3.5　外源病毒因子检查

依法检查（通则 3302），应符合规定。

2.2.3.6　免疫原性检查

用主种子批毒种制备疫苗，按常规接种健康易感儿童至少 30 名，分别于免疫前及免疫后 4～6 周采血，测定风疹病毒抗体，抗体阳转率应不低于 95%（HI 法＜1∶8 为阴性，HI 法≥1∶8 为阳性）。

2.2.3.7　猴体神经毒力试验

主种子批或工作种子批的毒种应进行猴体神经毒力试验，以证明无神经毒力。每次至少用 10 只风疹抗体阴性的易感猴，每侧丘脑接种 0.5ml（应不低于 1 个人用剂量的病毒量），观察 17～21 天，不应有麻痹及其他神经症状出现。注射后 48 小时内猴死亡数不超过 2 只可以更换；如超过 20%，即使为非特异性死亡，试验也不能成立，应重试。观察期末，每只猴采血测风疹病毒抗体，阳转率应不低于 80%，并处死解剖，对大脑和脊髓的适当部位做病理组织学检查，应为阴性。每次试验同时有 2 只易感猴作为对照，待试验猴处死后 10 天，第 2 次采血，对照猴风疹抗体应仍为阴性。

2.2.4　毒种保存

冻干毒种应于－20℃以下保存；液体毒种应于－60℃以下保存。

2.3　原液

2.3.1　细胞制备

按 2.1.2 项进行。

2.3.2　培养液

培养液为含适量灭能新生牛血清的 MEM 或其他适宜培养液。新生牛血清的质量应符合要求（通则 3604）。

2.3.3　对照细胞外源病毒因子检查

依法检查（通则 3302），应符合规定。

2.3.4　病毒接种和培养

将毒种按 0.01～0.1MOI 接种细胞（同一工作种子批毒种按同一 MOI 接种），置 30～32℃培养，当细胞出现一定程度病变时，倾去培养液，用不少于原培养液量的洗液洗涤细胞表面，并换以维持液继续培养。

2.3.5　病毒收获

观察细胞病变达到适宜程度时，收获病毒液。根据细胞的生长情况，可换以维持液继续培养，进行多次病毒收获。检定合格的同一细胞批生产的同一次病毒收获液可合并为单次病毒收获液。

2.3.6　单次病毒收获液检定

按3.1项进行。

2.3.7　单次病毒收获液保存

于2～8℃保存不超过30天。

2.3.8　单次病毒收获液合并

检定合格的同一细胞批生产的多个单次病毒收获液可合并为一批原液。

2.3.9　原液检定

按3.2项进行。

2.3.10　原液保存

于2～8℃保存不超过30天。

2.4　半成品

2.4.1　配制

将原液按规定的同一病毒滴度进行适当稀释，加入适宜稳定剂，即为半成品。多批检定合格的原液可制成一批半成品。

2.4.2　半成品检定

按3.3项进行。

2.5　成品

2.5.1　分批

应符合"生物制品分批规程"规定。

2.5.2　分装及冻干

应符合"生物制品分装和冻干规程"规定。分装过程中半成品疫苗应于2～8℃放置。

2.5.3　规格

按标示量复溶后每瓶0.5ml或1.0ml。每1次人用剂量为0.5ml，含风疹活病毒应不低于3.2 lg CCID$_{50}$。

2.5.4　包装

应符合"生物制品包装规程"规定。

3　检定

3.1　单次病毒收获液检定

3.1.1　病毒滴定

按2.2.3.2项进行，病毒滴度应不低于4.8 lg CCID$_{50}$/ml。

3.1.2　无菌检查

依法检查（通则1101），应符合规定。

3.1.3　支原体检查

依法检查（通则3301），应符合规定。

3.2　原液检定

3.2.1　病毒滴定

按2.2.3.2项进行，病毒滴度应不低于4.8 lg CCID$_{50}$/ml。

3.2.2　无菌检查

依法检查（通则1101），应符合规定。

3.2.3　支原体检查

依法检查（通则3301），应符合规定。

3.3　半成品检定

无菌检查

依法检查（通则1101），应符合规定。

3.4　成品检定

除水分测定外，应按标示量加入所附灭菌注射用水，复溶后进行以下各项检定。

3.4.1　鉴别试验

按2.2.3.1项进行。

3.4.2　外观

应为乳酪色疏松体，复溶后为橘红色澄明液体，无异物。

3.4.3　水分

应不高于3.0%（通则0832）。

3.4.4　pH值

依法检查（通则0631），应符合批准的要求。

3.4.5　渗透压摩尔浓度

依法检查（通则0632），应符合批准的要求。

3.4.6　病毒滴定

取疫苗3～5瓶混合滴定，按2.2.3.2项进行，病毒滴度应不低于3.5 lg CCID$_{50}$/ml。

3.4.7　热稳定性试验

疫苗出厂前应进行热稳定性试验，应与病毒滴定同时进行。于37℃放置7天后，按2.2.3.2项进行，病毒滴度应不低于3.5 lg CCID$_{50}$/ml，病毒滴度下降应不高于1.0 lg。

3.4.8　牛血清白蛋白残留量

应不高于50ng/剂（通则3411）。

3.4.9　抗生素残留量

生产过程中加入抗生素的应进行该项检查。采用酶联免疫法，应不高于50ng/剂。

3.4.10　无菌检查

依法检查（通则1101），应符合规定。

3.4.11　异常毒性检查

依法检查（通则1141），应符合规定。

3.4.12　细菌内毒素检查

应不高于50EU/剂（通则1143凝胶限度试验）。

4　疫苗稀释剂

疫苗稀释剂为灭菌注射用水，稀释剂的生产应符合批准的要求。灭菌注射用水应符合本版药典（二部）的相关规定。

5　保存、运输及有效期

于2～8℃避光保存和运输。自生产之日起，有效期为18个月。

6　使用说明

应符合"生物制品包装规程"规定和批准的内容。

风疹减毒活疫苗（人二倍体细胞）
使用说明

【药品名称】
通用名称：风疹减毒活疫苗（人二倍体细胞）
英文名称：Rubella Vaccine（Human Diploid Cell），Live

汉语拼音：Fengzhen Jiandu Huoyimiao（Ren Erbeiti Xibao）

【成分和性状】　本品系用风疹病毒减毒株接种人二倍体细胞，经培养、收获病毒液，加适宜稳定剂冻干制成。为乳酪色疏松体，复溶后应为橘红色澄明液体。

有效成分：风疹减毒活病毒。

辅料：应列出全部批准的辅料成分。

疫苗稀释剂：灭菌注射用水。

【接种对象】　8 月龄以上的风疹易感者。

【作用与用途】　接种本疫苗后，可刺激机体产生抗风疹病毒的免疫力。用于预防风疹。

【规格】　复溶后每瓶 0.5ml 或 1.0ml。每 1 次人用剂量为 0.5ml，含风疹活病毒应不低于 3.2 lg $CCID_{50}$。

【免疫程序和剂量】　（1）按标示量加入所附灭菌注射用水，待疫苗复溶并摇匀后使用。

（2）于上臂外侧三角肌下缘附着处皮下注射 0.5ml。

【不良反应】

常见不良反应：

（1）一般接种疫苗后 24 小时内，在注射部位可出现疼痛和触痛，多数情况下于 2～3 天内自行消失。

（2）一般接种疫苗后 1～2 周内，可能出现一过性发热反应。其中大多数为轻度发热反应，一般持续 1～2 天后可自行缓解，不需处理，必要时适当休息，多喝水，注意保暖，防止继发感染；对于中度发热反应或发热时间超过 48 小时者，可采用物理方法或药物对症处理。

（3）皮疹：一般接种疫苗后 72 小时之内出现可能有轻微皮疹，可给予适当对症治疗，出疹时间一般不超过 2 天。

罕见不良反应：

重度发热反应：应采用物理方法及药物对症处理，以防高热惊厥。

极罕见不良反应：

（1）过敏性皮疹：一般接种疫苗后 72 小时内出现荨麻疹，出现反应时，应及时就诊，给予抗过敏治疗。

（2）过敏性休克：一般接种疫苗后 1 小时内发生。应及时注射肾上腺素等抢救措施进行治疗。

（3）过敏性紫癜：出现过敏性紫癜反应时应及时就诊，应用皮质固醇类药物给予抗过敏治疗，治疗不当或不及时有可能并发紫癜性肾炎。

（4）成年人接种风疹疫苗后发生关节炎，临床表现为大关节疼痛、肿胀。

【禁忌】　（1）已知对该疫苗所含任何成分，包括辅料以及抗生素过敏者。

（2）患急性疾病、发热者。

（3）妊娠期妇女。

（4）免疫缺陷、免疫功能低下或正在接受免疫抑制治疗者。

（5）患脑病、未控制的癫痫和其他进行性神经系统疾病者。

【注意事项】　（1）以下情况者慎用：家族和个人有惊厥史者、患慢性疾病者、有癫痫史者、过敏体质者、哺乳期妇女。

（2）开启疫苗瓶和注射时，切勿使消毒剂接触疫苗。

（3）疫苗瓶有裂纹、标签不清或失效者、疫苗复溶后出现浑浊等外观异常者均不得使用。

（4）疫苗瓶开启后应立即使用，如需放置，置 2～8℃，并于 30 分钟内用完，剩余均应废弃。

（5）应备有肾上腺素等药物，以备偶有发生严重过敏反应时急救用。接受注射者在注射后应在现场观察至少 30 分钟。

（6）注射免疫球蛋白者应至少间隔 3 个月以上接种本疫苗，以免影响免疫效果。

（7）使用其他减毒活疫苗与接种本疫苗应至少间隔 1 个月；但本疫苗与麻疹和腮腺炎减毒活疫苗可同时接种。

（8）本品为减毒活疫苗，不推荐在该疾病流行季节使用。

（9）育龄妇女注射本疫苗后，应至少 3 个月内避免怀孕。

（10）严禁冻结。

【贮藏】　于 2～8℃避光保存和运输。

【包装】　按批准的执行。

【有效期】　18 个月。

【执行标准】

【批准文号】

【生产企业】

企业名称：

生产地址：

邮政编码：

电话号码：

传真号码：

网　　　址：

水痘减毒活疫苗

Shuidou Jiandu Huoyimiao

Varicella Vaccine，Live

本品系用水痘-带状疱疹病毒接种人二倍体细胞，经培养，收获病毒，加入适宜稳定剂冻干制成。用于预防水痘。

1 基本要求

生产和检定用设施、原材料及辅料、水、器具、动物等应符合"凡例"的有关要求。

2 制造

2.1 生产用细胞

生产用细胞为人二倍体细胞 2BS 株、MRC-5 株或经批准的其他细胞株。

2.1.1 细胞库管理及检定

应符合"生物制品生产检定用动物细胞基质制备及检定规程"规定。

取自同批工作细胞库的 1 支或多支细胞管，经复苏、扩增后的细胞仅用于一批疫苗的生产。

2BS 株主细胞库细胞代次应不超过第 23 代，工作细胞库细胞代次应不超过第 27 代，生产疫苗用的细胞代次应不超过第 44 代；MRC-5 株主细胞库细胞代次应不超过第 23 代，工作细胞库细胞代次应不超过第 27 代，生产疫苗用的细胞代次应不超过第 35 代。

2.1.2 细胞制备

取工作细胞库中的 1 支或多支细胞管，经复苏、胰蛋白酶消化、37℃±1℃静置或旋转培养制备的一定数量并用于接种病毒的细胞为一个细胞批。

2.2 毒种

2.2.1 名称及来源

生产用毒株为水痘-带状疱疹病毒减毒株 Oka 株或经批准的其他经人二倍体细胞适应的减毒株。

2.2.2 种子批的建立

应符合"生物制品生产检定用菌毒种管理规程"规定。各级种子批代次应不超过批准的限定代次。

2.2.3 种子批毒种的检定

主种子批应进行以下全面检定，工作种子批应至少进行 2.2.3.1～2.2.3.5 项检定。

2.2.3.1 鉴别试验

将稀释至 500～1000PFU/ml 的病毒液与适当稀释的水痘病毒特异性免疫血清等量混合后，置 37℃水浴中和 60 分钟，接种人二倍体细胞 2BS 株或 MRC-5 株，置 37℃±1℃、5％CO_2 培养 7～10 天判定结果，水痘病毒应完全被中和。同时设血清和细胞对照，均应为阴性，病毒对照的病毒滴度应不低于 500PFU/ml。

2.2.3.2 病毒滴定

采用蚀斑法进行病毒滴定。取供试品作适宜倍数系列稀释。每个稀释度接种人二倍体细胞 2BS 株或 MRC-5 株，置 37℃±1℃、5％CO_2 培养 7～10 天判定结果，病毒滴度应不低于 3.7 lg PFU/ml。应同时用病毒参考品进行滴定。

2.2.3.3 无菌检查

依法检查（通则 1101），应符合规定。

2.2.3.4 支原体检查

依法检查（通则 3301），应符合规定。

2.2.3.5 外源病毒因子检查

依法检查（通则 3302），应符合规定。

2.2.3.6 免疫原性检查

用主种子批毒种制备疫苗，按常规接种健康易感儿童至少 20 名，分别于免疫前及免疫后 4～6 周采血，采用 ELISA 法（IgG＜200 为阴性，IgG≥200 为阳性）或间接免疫荧光法（FAMA＜1∶4 为阴性，FAMA≥1∶4 为阳性）测定水痘病毒抗体，抗体阳转率应不低于 90％。

2.2.3.7 猴体神经毒力试验

主种子批应进行神经毒力试验，以证明无神经毒力，每次至少用 10 只水痘抗体阴性的易感猴，每侧丘脑注射 0.5ml（应不低于 1 个人用剂量的病毒量），观察 17～21 天，不应有麻痹及其他神经症状出现，注射后 48 小时内猴死亡数不超过 2 只可以更换，如死亡超过 20％，即使为非特异性死亡，试验也不能成立，应重试。观察期末，每只猴处死解剖，对大脑及脊髓适当部位做病理组织学检查，应无病理改变。试验应设立 2 只易感猴作为阴性对照，分别于观察期末和试验猴处死后 10 天采血，对照猴两次血清样品的水痘抗体均应为阴性。

2.2.4 毒种保存

冻干毒种置－20℃以下保存，液体毒种置－60℃以下保存。

2.3 原液

2.3.1 细胞制备

同 2.1.2 项。

2.3.2 培养液

培养液为含适量灭能新生牛血清或胎牛血清的 MEM 或其他适宜的培养液。新生牛血清的质量应符合要求（通则 3604）。

2.3.3 对照细胞外源病毒因子检查

依法检查（通则 3302），应符合规定。

2.3.4 病毒接种和培养

将毒种按 0.001～0.1MOI 接种细胞（同一工作种子批毒种按同一 MOI 接种），置适宜的温度和时间进行培养。当出现一定程度的病变时，弃去培养液，用不少于原倍培养液量的洗涤液洗涤细胞表面，可换维持液继续培养。

2.3.5 病毒收获

采用适当方法收集感染细胞，并加入适宜的稳定剂为病毒收获物。

2.3.6 病毒收获物检定

按 3.1 项进行。

2.3.7 病毒收获物保存

于 −60℃ 以下保存，保存时间应按批准的执行。

2.3.8 细胞破碎、离心

将感染细胞冻融后，采用超声波或其他适宜的方法破碎感染细胞，经离心或其他适宜方法去除细胞碎片，收集含有病毒的上清液。

2.3.9 合并

检定合格的来源于同一细胞批的病毒上清液合并后即为原液。

2.3.10 原液检定

按 3.2 项进行。

2.3.11 原液保存

置 −60℃ 以下保存，保存时间应按批准的执行。

2.4 半成品

2.4.1 配制

将原液按规定的同一病毒滴度进行适当稀释，加入适宜稳定剂即为半成品。

2.4.2 半成品检定

按 3.3 项进行。

2.5 成品

2.5.1 分批

应符合"生物制品分批规程"规定。

2.5.2 分装及冻干

应符合"生物制品分装和冻干规程"，分装过程中半成品疫苗应置冰浴中。

2.5.3 规格

按标示量复溶后每瓶为 0.5ml。每 1 次人用剂量为 0.5ml，含水痘-带状疱疹活病毒应不低于 3.3 lg PFU。

2.5.4 包装

应符合"生物制品包装规程"规定。

3 检定

3.1 病毒收获物检定

无菌检查

依法检查（通则 1101），应符合规定。

3.2 原液检定

3.2.1 病毒滴定

按 2.2.3.2 项进行。病毒滴度应不低于 4.0 lg PFU/ml。

3.2.2 无菌检查

依法检查（通则 1101），应符合规定。

3.2.3 支原体检查

依法检查（通则 3301），应符合规定。

3.3 半成品检定

无菌检查

依法检查（通则 1101），应符合规定。

3.4 成品检定

除水分测定外，应按标示量加入所附灭菌注射用水，复溶后进行以下各项检定。

3.4.1 鉴别试验

按 2.2.3.1 项进行。

3.4.2 外观

应为乳白色或白色疏松体，复溶后为澄明液体，可微带乳光，无异物。

3.4.3 pH 值

依法检查（通则 0631），应符合批准的要求。

3.4.4 渗透压摩尔浓度

依法检查（通则 0632），应符合批准的要求。

3.4.5 水分

应不高于 3.0%（通则 0832）。

3.4.6 病毒滴定

取疫苗 3～5 瓶混合后滴定，按 2.2.3.2 项进行，病毒滴度应不低于 3.6 lg PFU/ml。

3.4.7 热稳定性试验

疫苗出厂前应进行热稳定性试验，应与病毒滴定同时进行。于 37℃ 放置 7 天后，按 2.2.3.2 项进行，病毒滴度应不低于 3.6 lg PFU/ml，病毒滴度下降应不高于 1.0 lg。

3.4.8 牛血清白蛋白残留量

应不高于 50ng/剂（通则 3411）。

3.4.9 抗生素残留量

生产过程中加入抗生素的应进行该项检查。采用酶联免疫法，应不高于 50ng/剂。

3.4.10 无菌检查

依法检查（通则 1101），应符合规定。

3.4.11 异常毒性检查

依法检查（通则 1141），应符合规定。

3.4.12 细菌内毒素含量

应不高于 50EU/剂（通则 1143 凝胶限度试验）。

4 疫苗稀释剂

疫苗稀释剂为灭菌注射用水，稀释剂的生产应符合批准的要求。灭菌注射用水应符合本版药典（二部）的相关规定。

5 保存、运输及有效期

于 2～8℃ 避光保存和运输。自生产之日起，按批准的有效期执行。

6 使用说明

应符合"生物制品包装规程"规定和批准的内容。

水痘减毒活疫苗使用说明

【药品名称】

通用名称：水痘减毒活疫苗

英文名称：Varicella Vaccine，Live

汉语拼音：Shuidou Jiandu Huoyimiao

【成分和性状】 本品系用水痘-带状疱疹病毒减毒株接种人二倍体细胞，经培养、收获病毒液，加适宜稳定剂冻干制成。为乳白色或白色疏松体，复溶后为澄明液体，可微带乳光。

有效成分：水痘-带状疱疹活病毒。

辅料：应列出全部批准的辅料成分。

疫苗稀释剂：灭菌注射用水。

【接种对象】 12 个月龄以上的水痘易感者。

【作用与用途】 接种本疫苗后，可刺激机体产生抗水痘-带状疱疹病毒的免疫力。用于预防水痘。

【规格】 复溶后每瓶 0.5ml。每 1 次人用剂量为 0.5ml，含水痘-带状疱疹活病毒应不低于 3.3 lg PFU。

【免疫程序和剂量】 （1）按标示量加入所附灭菌注射用水，待疫苗复溶并摇匀后立即使用。

（2）于上臂外侧三角肌下缘附着处皮下注射 0.5ml。

【不良反应】

常见不良反应：

（1）一般接种疫苗后 24 小时内，在注射部位可出现疼痛和触痛，多数情况下于 2~3 天内自行消失。

（2）一般接种疫苗后 1~2 周内，可能出现一过性发热反应。其中大多数为轻度发热反应，一般持续 1~2 天后可自行缓解，不需处理，必要时适当休息，多喝水，注意保暖，防止继发感染；对于中度发热反应或发热时间超过 48 小时者，可采用物理方法或药物对症处理。

（3）皮疹：一般接种疫苗后 72 小时内可能有轻微皮疹，可给予适当对症治疗，出疹时间一般不超过 2 天。

极罕见不良反应：

（1）过敏性皮疹：一般接种疫苗后 72 小时内出现荨麻疹，出现反应时，应及时就诊，给予抗过敏治疗。

（2）过敏性休克：一般接种疫苗后 1 小时内发生。应及时注射肾上腺素等抢救措施进行治疗。

（3）过敏性紫癜：出现过敏性紫癜反应时应及时就诊，应用皮质固醇类药物给予抗过敏治疗，治疗不当或不及时有可能并发紫癜性肾炎。

【禁忌】 （1）已知对该疫苗所含任何成分，包括辅料以及抗生素过敏者。

（2）患急性疾病、严重慢性疾病、慢性疾病的急性发作期和发热者。

（3）妊娠期妇女。

（4）免疫缺陷、免疫功能低下或正在接受免疫抑制治疗者。

（5）患脑病、未控制的癫痫和其他进行性神经系统疾病者。

【注意事项】 （1）以下情况者慎用：家族和个人有惊厥史者、患慢性疾病者、有癫痫史者、过敏体质者、哺乳期妇女。

（2）开启疫苗瓶和注射时，切勿使消毒剂接触疫苗。

（3）疫苗瓶有裂纹、标签不清或失效者、疫苗复溶后出现浑浊等外观异常者均不得使用。

（4）疫苗瓶开启后应立即使用，如需放置，置于 2~8℃，并于 30 分钟内用完，剩余均应废弃。

（5）应备有肾上腺素等药物，以备偶有发生严重过敏反应时急救用，接受注射者在注射后应在现场观察至少 30 分钟。

（6）注射免疫球蛋白者应至少间隔 3 个月以上接种本疫苗，以免影响免疫效果。

（7）使用其他减毒活疫苗与接种本疫苗应至少间隔 1 个月；但本疫苗与麻疹、风疹和腮腺炎减毒活疫苗可同时接种。

（8）本品为减毒活疫苗，不推荐在该疾病流行季节使用。

（9）育龄妇女注射本疫苗后，应至少 3 个月内避免怀孕。

（10）严禁冻结。

【贮藏】 于 2~8℃ 避光保存和运输。

【包装】 按批准的执行。

【有效期】 按批准的执行。

【执行标准】

【批准文号】

【生产企业】

企业名称：

生产地址：

邮政编码：

电话号码：

传真号码：

网　　址：

采用适当方法收集感染细胞，并加入适宜的稳定剂为病毒收获物。

2.3.6　病毒收获物检定

按 3.1 项进行。

2.3.7　病毒收获物保存

于－60℃以下保存，保存时间应按批准的执行。

2.3.8　细胞破碎、离心

将感染细胞冻融后，采用超声波或其他适宜的方法破碎感染细胞，经离心或其他适宜方法去除细胞碎片，收集含有病毒的上清液。

2.3.9　合并

检定合格的来源于同一细胞批的病毒上清液合并后即为原液。

2.3.10　原液检定

按 3.2 项进行。

2.3.11　原液保存

置－60℃以下保存，保存时间应按批准的执行。

2.4　半成品

2.4.1　配制

将原液按规定的同一病毒滴度进行适当稀释，加入适宜稳定剂即为半成品。

2.4.2　半成品检定

按 3.3 项进行。

2.5　成品

2.5.1　分批

应符合"生物制品分批规程"规定。

2.5.2　分装及冻干

应符合"生物制品分装和冻干规程"，分装过程中半成品疫苗应置冰浴中。

2.5.3　规格

按标示量复溶后每瓶为 0.5ml。每 1 次人用剂量为 0.5ml，含水痘-带状疱疹活病毒应不低于 3.3 lg PFU。

2.5.4　包装

应符合"生物制品包装规程"规定。

3　检定

3.1　病毒收获物检定

无菌检查

依法检查（通则 1101），应符合规定。

3.2　原液检定

3.2.1　病毒滴定

按 2.2.3.2 项进行。病毒滴度应不低于 4.0 lg PFU/ml。

3.2.2　无菌检查

依法检查（通则 1101），应符合规定。

3.2.3　支原体检查

依法检查（通则 3301），应符合规定。

3.3　半成品检定

无菌检查

依法检查（通则 1101），应符合规定。

3.4　成品检定

除水分测定外，应按标示量加入所附灭菌注射用水，复溶后进行以下各项检定。

3.4.1　鉴别试验

按 2.2.3.1 项进行。

3.4.2　外观

应为乳白色或白色疏松体，复溶后为澄明液体，可微带乳光，无异物。

3.4.3　pH 值

依法检查（通则 0631），应符合批准的要求。

3.4.4　渗透压摩尔浓度

依法检查（通则 0632），应符合批准的要求。

3.4.5　水分

应不高于 3.0%（通则 0832）。

3.4.6　病毒滴定

取疫苗 3～5 瓶混合后滴定，按 2.2.3.2 项进行，病毒滴度应不低于 3.6 lg PFU/ml。

3.4.7　热稳定性试验

疫苗出厂前应进行热稳定性试验，应与病毒滴定同时进行。于 37℃放置 7 天后，按 2.2.3.2 项进行，病毒滴度应不低于 3.6 lg PFU/ml，病毒滴度下降应不高于 1.0 lg。

3.4.8　牛血清白蛋白残留量

应不高于 50ng/剂（通则 3411）。

3.4.9　抗生素残留量

生产过程中加入抗生素的应进行该项检查。采用酶联免疫法，应不高于 50ng/剂。

3.4.10　无菌检查

依法检查（通则 1101），应符合规定。

3.4.11　异常毒性检查

依法检查（通则 1141），应符合规定。

3.4.12　细菌内毒素含量

应不高于 50EU/剂（通则 1143 凝胶限度试验）。

4　疫苗稀释剂

疫苗稀释剂为灭菌注射用水，稀释剂的生产应符合批准的要求。灭菌注射用水应符合本版药典（二部）的相关规定。

5　保存、运输及有效期

于 2～8℃避光保存和运输。自生产之日起，按批准的有效期执行。

6　使用说明

应符合"生物制品包装规程"规定和批准的内容。

水痘减毒活疫苗使用说明

【药品名称】

通用名称：水痘减毒活疫苗

英文名称：Varicella Vaccine，Live

汉语拼音：Shuidou Jiandu Huoyimiao

【成分和性状】 本品系用水痘-带状疱疹病毒减毒株接种人二倍体细胞，经培养、收获病毒液，加适宜稳定剂冻干制成。为乳白色或白色疏松体，复溶后为澄明液体，可微带乳光。

有效成分：水痘-带状疱疹活病毒。

辅料：应列出全部批准的辅料成分。

疫苗稀释剂：灭菌注射用水。

【接种对象】 12 个月龄以上的水痘易感者。

【作用与用途】 接种本疫苗后，可刺激机体产生抗水痘-带状疱疹病毒的免疫力。用于预防水痘。

【规格】 复溶后每瓶 0.5ml。每 1 次人用剂量为 0.5ml，含水痘-带状疱疹活病毒应不低于 3.3 lg PFU。

【免疫程序和剂量】 （1）按标示量加入所附灭菌注射用水，待疫苗复溶并摇匀后立即使用。

（2）于上臂外侧三角肌下缘附着处皮下注射 0.5ml。

【不良反应】

常见不良反应：

（1）一般接种疫苗后 24 小时内，在注射部位可出现疼痛和触痛，多数情况下于 2～3 天内自行消失。

（2）一般接种疫苗后 1～2 周内，可能出现一过性发热反应。其中大多数为轻度发热反应，一般持续 1～2 天后可自行缓解，不需处理，必要时适当休息，多喝水，注意保暖，防止继发感染；对于中度发热反应或发热时间超过 48 小时者，可采用物理方法或药物对症处理。

（3）皮疹：一般接种疫苗后 72 小时内可能有轻微皮疹，可给予适当对症治疗，出疹时间一般不超过 2 天。

极罕见不良反应：

（1）过敏性皮疹：一般接种疫苗后 72 小时内出现荨麻疹，出现反应时，应及时就诊，给予抗过敏治疗。

（2）过敏性休克：一般接种疫苗后 1 小时内发生。应及时注射肾上腺素等抢救措施进行治疗。

（3）过敏性紫癜：出现过敏性紫癜反应时应及时就诊，应用皮质固醇类药物给予抗过敏治疗，治疗不当或不及时有可能并发紫癜性肾炎。

【禁忌】 （1）已知对该疫苗所含任何成分，包括辅料以及抗生素过敏者。

（2）患急性疾病、严重慢性疾病、慢性疾病的急性发作期和发热者。

（3）妊娠期妇女。

（4）免疫缺陷、免疫功能低下或正在接受免疫抑制治疗者。

（5）患脑病、未控制的癫痫和其他进行性神经系统疾病者。

【注意事项】 （1）以下情况者慎用：家族和个人有惊厥史者、患慢性疾病者、有癫痫史者、过敏体质者、哺乳期妇女。

（2）开启疫苗瓶和注射时，切勿使消毒剂接触疫苗。

（3）疫苗瓶有裂纹、标签不清或失效者、疫苗复溶后出现浑浊等外观异常者均不得使用。

（4）疫苗瓶开启后应立即使用，如需放置，应置 2～8℃，并于 30 分钟内用完，剩余均应废弃。

（5）应备有肾上腺素等药物，以备偶有发生严重过敏反应时急救用，接受注射者在注射后应在现场观察至少 30 分钟。

（6）注射免疫球蛋白者应至少间隔 3 个月以上接种本疫苗，以免影响免疫效果。

（7）使用其他减毒活疫苗与接种本疫苗应至少间隔 1 个月；但本疫苗与麻疹、风疹和腮腺炎减毒活疫苗可同时接种。

（8）本品为减毒活疫苗，不推荐在该疾病流行季节使用。

（9）育龄妇女注射本疫苗后，应至少 3 个月内避免怀孕。

（10）严禁冻结。

【贮藏】 于 2～8℃ 避光保存和运输。

【包装】 按批准的执行。

【有效期】 按批准的执行。

【执行标准】

【批准文号】

【生产企业】

企业名称：

生产地址：

邮政编码：

电话号码：

传真号码：

网　　址：

麻疹腮腺炎联合减毒活疫苗

Mazhen Saixianyan Lianhe Jiandu Huoyimiao

Measles and Mumps Combined

Vaccine，Live

本品系用麻疹病毒减毒株和腮腺炎病毒减毒株分别接种鸡胚细胞，经培养、收获病毒液，按比例混合配制，加适宜稳定剂冻干制成。用于预防麻疹和流行性腮腺炎。

1　基本要求

生产和检定用设施、原材料及辅料、水、器具、动物等应符合"凡例"的有关要求。

2　制造

2.1　单价原液

2.1.1　麻疹病毒原液制备

应符合"麻疹减毒活疫苗"中 2.1～2.3.9 项的规定。

2.1.2　腮腺炎病毒原液制备

应符合"腮腺炎减毒活疫苗"中 2.1～2.3.9 项的规定。

2.2　单价原液检定

2.2.1　麻疹病毒原液检定

除按"麻疹减毒活疫苗"中 3.2 项进行外，并应按本品种 3.1.1 项进行检定。

2.2.2　腮腺炎病毒原液检定

除按"腮腺炎减毒活疫苗"中 3.2 项进行外，并应按本品种 3.1.2 项进行检定。

2.3　单价原液保存

各单价原液的保存应按批准的执行。

2.4　半成品

2.4.1　配制

将麻疹及腮腺炎单价原液按一定比例进行混合，且腮腺炎病毒滴度至少是麻疹病毒滴度的 5 倍，加入适量稳定剂后，即为半成品。

2.4.2　半成品检定

按 3.2 项进行。

2.5　成品

2.5.1　分批

应符合"生物制品分批规程"规定。

2.5.2　分装及冻干

应符合"生物制品分装和冻干规程"规定。分装过程中的半成品疫苗应于 2～8℃放置。

2.5.3　规格

复溶后每瓶 0.5ml。每 1 次人用剂量为 0.5ml，含麻疹活病毒应不低于 3.0 lg $CCID_{50}$，含腮腺炎活病毒应不低于 3.7 lg $CCID_{50}$。

2.5.4　包装

应符合"生物制品包装规程"规定。

3　检定

3.1　原液检定

3.1.1　麻疹病毒原液检定

3.1.1.1　鉴别试验

将稀释至 500～2000 $CCID_{50}$/ml 的麻疹病毒原液与麻疹病毒特异性免疫血清等量混合后，置 37℃ 水浴 60 分钟，接种 Vero 细胞或 FL 细胞，在适宜的温度下培养 7～8 天判定结果。麻疹病毒应被完全中和（无细胞病变）；同时设血清和细胞对照，应均为阴性，病毒对照的病毒滴度应不低于 500 $CCID_{50}$/ml。

3.1.1.2　牛血清白蛋白残留量

应不高于 50ng/ml（通则 3411）。

3.1.2　腮腺炎病毒原液检定

3.1.2.1　鉴别试验

将稀释至 500～2000 $CCID_{50}$/ml 的腮腺炎病毒原液与腮腺炎病毒特异性免疫血清等量混合后，置 37℃水浴 60 分钟，接种 Vero 细胞或 FL 细胞，在适宜的温度下培养 7～8天判定结果。腮腺炎病毒应被完全中和（无细胞病变）；同时设血清和细胞对照，均应为阴性；病毒对照的病毒滴度应不低于 500 $CCID_{50}$/ml。

3.1.2.2　牛血清白蛋白残留量

应不高于 50ng/ml（通则 3411）。

3.2　半成品检定

无菌检查

依法检查（通则 1101），应符合规定。

3.3　成品检定

除水分测定外，应按标示量加入所附灭菌注射用水，复溶后进行以下各项检定。

3.3.1　鉴别试验

鉴别试验应与病毒滴定同时进行。将适当稀释的麻疹病毒和腮腺炎病毒特异性免疫血清分别与经适当稀释的疫苗混合后，20～25℃中和 90 分钟，接种 Vero 细胞或 FL 细胞，37℃培养 7～8 天后判定结果。麻疹和腮腺炎病毒应被完全中和，不得出现任何其他细胞病变；同时设血清和细胞对照，均应为阴性；病毒对照应为阳性。

3.3.2　外观

应为乳酪色疏松体，复溶后应为橘红色澄明液体，无异物。

3.3.3　水分

应不高于 3.0%（通则 0832）。

3.3.4　pH 值

依法检查（通则 0631），应符合批准的要求。

3.3.5　渗透压摩尔浓度

依法检查（通则 0632），应符合批准的要求。

3.3.6　病毒滴定

取疫苗 3～5 瓶混合滴定，并应同时进行病毒参考品滴定。

麻疹疫苗病毒滴定：经腮腺炎病毒特异性免疫血清

中和腮腺炎病毒后，在 Vero 细胞或 FL 细胞上滴定麻疹病毒。病毒滴度应不低于 $3.3\ \lg\ CCID_{50}/ml$。

腮腺炎疫苗病毒滴定：经麻疹病毒特异性免疫血清中和麻疹病毒后，在 Vero 细胞或 FL 细胞上滴定腮腺炎病毒。病毒滴度应不低于 $4.0\ \lg\ CCID_{50}/ml$。

3.3.7　热稳定性试验

疫苗出厂前应进行热稳定性试验，应与病毒滴定同时进行。于 37℃ 放置 7 天后，按 3.3.6 项进行，麻疹疫苗病毒滴度应不低于 $3.3\ \lg\ CCID_{50}/ml$，腮腺炎疫苗病毒滴度应不低于 $4.0\ \lg\ CCID_{50}/ml$，两种疫苗病毒滴度下降均应不高于 $1.0\ \lg$。

3.3.8　牛血清白蛋白残留量

应不高于 50ng/剂（通则 3411）。

3.3.9　抗生素残留量

生产过程中加入抗生素的应进行该项检查。采用酶联免疫法，应不高于 50ng/剂。

3.3.10　无菌检查

依法检查（通则 1101），应符合规定。

3.3.11　异常毒性检查

依法检查（通则 1141），应符合规定。

3.3.12　细菌内毒素检查

应不高于 50EU/剂（通则 1143 凝胶限度试验）。

4　疫苗稀释剂

疫苗稀释剂为灭菌注射用水，稀释剂的生产应符合批准的要求。灭菌注射用水应符合本版药典（二部）的相关规定。

5　保存、运输及有效期

于 2～8℃ 避光保存和运输。自生产之日起，有效期为 18 个月。

6　使用说明

应符合"生物制品包装规程"规定和批准的内容。

麻疹腮腺炎联合减毒活疫苗使用说明

【药品名称】

通用名称：麻疹腮腺炎联合减毒活疫苗

英文名称：Measles and Mumps Combined Vaccine，Live

汉语拼音：Mazhen Saixianyan Lianhe Jiandu Huoyimiao

【成分和性状】　本品系用麻疹病毒减毒株和腮腺炎病毒减毒株分别接种原代鸡胚细胞，经培养、收获病毒液，按比例混合配制，加适宜稳定剂冻干制成。为乳酪色疏松体，复溶后为橘红色澄明液体。

有效成分：麻疹和腮腺炎减毒活病毒。

辅料：应列出所有批准的辅料成分。

疫苗稀释剂：灭菌注射用水。

【接种对象】　8 月龄以上的麻疹和流行性腮腺炎易感者。

【作用与用途】　接种本疫苗后，可刺激机体产生抗麻疹病毒和腮腺炎病毒的免疫力。用于预防麻疹和流行性腮腺炎。

【规格】　复溶后每瓶 0.5ml。每 1 次人用剂量为 0.5ml，含麻疹活病毒应不低于 $3.0\ \lg\ CCID_{50}$，含腮腺炎活病毒应不低于 $3.7\ \lg\ CCID_{50}$。

【免疫程序和剂量】　（1）按标示量加入所附灭菌注射用水，待疫苗复溶并摇匀后使用。

（2）于上臂外侧三角肌下缘附着处皮下注射 0.5ml。

【不良反应】

常见不良反应：

（1）一般接种疫苗后 24 小时内，注射部位可出现疼痛和触痛，多数情况下于 2～3 天内自行消失。

（2）一般接种疫苗后 1～2 周内，可能出现一过性发热反应。其中大多数为轻度发热反应，一般持续 1～2 天后可自行缓解，不需处理，必要时适当休息，多喝开水，注意保暖，防止继发感染；对于中度发热反应或发热时间超过 48 小时者，可给予物理方法或药物对症处理。

（3）一般接种疫苗后 6～12 天内，少数儿童可能出现一过性皮疹，一般不超过 2 天可自行缓解，通常不需特殊处理，必要时可对症治疗。

（4）可有轻度腮腺和唾液腺肿大，一般在 1 周内自行缓解，必要时可对症处理。

罕见不良反应：

重度发热反应：应采用物理方法及药物对症处理，以防高热惊厥。

极罕见不良反应：

（1）过敏性皮疹：一般接种疫苗后 72 小时内出现荨麻疹，出现反应时，应及时就诊，给予抗过敏治疗。

（2）过敏性休克：一般接种疫苗后 1 小时内发生。应及时注射肾上腺素等抢救措施进行治疗。

（3）偶有接种者出现睾丸炎。

（4）过敏性紫癜：出现过敏性紫癜反应时应及时就诊，应用皮质固醇类药物给予抗过敏治疗，治疗不当或不及时有可能并发紫癜性肾炎。

（5）血小板减少性紫癜。

（6）感觉神经性耳聋和急性肌炎。

【禁忌】　（1）已知对该疫苗所含任何成分，包括辅料以及抗生素过敏者。

（2）患急性疾病、严重慢性疾病、慢性疾病的急性发作期和发热者。

（3）妊娠期妇女。

（4）免疫缺陷、免疫功能低下或正在接受免疫抑制治疗者。

（5）患脑病、未控制的癫痫和其他进行性神经系统疾病者。

【注意事项】　（1）以下情况者慎用：家族和个人有

惊厥史者、患慢性疾病者、有癫痫史者、过敏体质者、哺乳期妇女。

（2）开启疫苗瓶和注射时，切勿使消毒剂接触疫苗。

（3）疫苗瓶有裂纹、标签不清或失效者、疫苗复溶后出现浑浊等外观异常者均不得使用。

（4）疫苗瓶开启后应立即使用。

（5）应备有肾上腺素等药物，以备偶有发生严重过敏反应时急救用。接受注射者在注射后应在现场观察至少30 分钟。

（6）注射免疫球蛋白者应至少间隔 3 个月以上接种本疫苗，以免影响免疫效果。

（7）使用其他减毒活疫苗与接种本疫苗应至少间隔 1个月；但本疫苗与风疹减毒活疫苗可同时接种。

（8）本品为减毒活疫苗，不推荐在该疾病流行季节使用。

（9）育龄妇女注射本疫苗后，应至少 3 个月内避免怀孕。

（10）严禁冻结。

【贮藏】　于 2～8℃避光保存和运输。

【包装】　按批准的执行。

【有效期】　18 个月。

【执行标准】

【批准文号】

【生产企业】

企业名称：

生产地址：

邮政编码：

电话号码：

传真号码：

网　　　址：

麻疹风疹联合减毒活疫苗

Mazhen Fengzhen Lianhe Jiandu Huoyimiao

Measles and Rubella Combined Vaccine，Live

本品系用麻疹病毒减毒株接种原代鸡胚细胞和风疹病毒减毒株接种人二倍体细胞，经培养、收获病毒液后，按比例混合配制，加入适宜稳定剂冻干制成。用于预防麻疹和风疹。

1 基本要求

生产和检定用设施、原材料及辅料、水、器具、动物等应符合"凡例"的有关要求。

2 制造

2.1 单价原液

2.1.1 麻疹病毒原液制备

应符合"麻疹减毒活疫苗"中 2.1～2.3.9 项的规定。

2.1.2 风疹病毒原液制备

应符合"风疹减毒活疫苗（人二倍体细胞）"中 2.1～2.3.9 项的规定。

2.2 单价原液检定

2.2.1 麻疹病毒原液检定

除按"麻疹减毒活疫苗"中 3.2 项进行外，并应按本品种 3.1.1 项进行检定。

2.2.2 风疹病毒原液检定

除按"风疹减毒活疫苗（人二倍体细胞）"中 3.2 项进行外，并应按本品种 3.1.2 项进行检定。

2.3 单价原液保存

各单价原液的保存应按批准的执行。

2.4 半成品

2.4.1 配制

将麻疹和风疹病毒单价原液分别按规定的同一病毒滴度进行稀释后，等比例混合，加入适宜的稳定剂配制，即为半成品。

2.4.2 半成品检定

按 3.2 项进行。

2.5 成品

2.5.1 分批

应符合"生物制品分批规程"规定。

2.5.2 分装及冻干

应符合"生物制品分装和冻干规程"规定。分装过程中半成品疫苗应于 2～8℃放置。

2.5.3 规格

复溶后每瓶 0.5ml。每 1 次人用剂量为 0.5ml，含麻疹和风疹活病毒均应不低于 3.0 lg CCID$_{50}$。

2.5.4 包装

应符合"生物制品包装规程"规定。

3 检定

3.1 原液检定

3.1.1 麻疹病毒原液检定

3.1.1.1 鉴别试验

将稀释至 500～2000 CCID$_{50}$/ml 的病毒液与适当稀释的麻疹病毒特异性免疫血清等量混合后，置 37℃ 水浴 60 分钟，接种 Vero 细胞或 FL 细胞，在适宜温度下培养 7～8 天判定结果。麻疹病毒应被完全中和（无细胞病变）；同时设血清和细胞对照，均应为阴性；病毒对照的病毒滴度应不低于 500 CCID$_{50}$/ml。

3.1.1.2 牛血清白蛋白残留量

应不高于 50ng/ml（通则 3411）。

3.1.2 风疹病毒原液检定

3.1.2.1 鉴别试验

将稀释至 100～500 CCID$_{50}$/ml 的病毒液与适当稀释的风疹病毒特异性免疫血清等量混合后，置 37℃ 水浴 60 分钟，接种 RK-13 细胞，置 32℃ 培养 7～10 天判定结果。风疹病毒应被完全中和（无细胞病变）；同时设血清和细胞对照，均应为阴性；病毒对照的病毒滴度应不低于 100 CCID$_{50}$/ml。

3.1.2.2 牛血清白蛋白残留量

应不高于 50ng/ml（通则 3411）。

3.2 半成品检定

无菌检查

依法检查（通则 1101），应符合规定。

3.3 成品检定

除水分测定外，应按标示量加入所附灭菌注射用水，复溶后进行以下各项检定。

3.3.1 鉴别试验

鉴别试验应和病毒滴定同时进行。将适当稀释的麻疹病毒和风疹病毒特异性免疫血清混合后，与经适当稀释的疫苗供试品（稀释至风疹病毒含量为 100～500 CCID$_{50}$/ml）混合，于适宜温度中和一定时间后，分别接种 Vero 细胞和 RK-13 细胞，再分别于 37℃±1℃ 和 32℃±1℃ 培养 7～10 天判定结果。麻疹病毒和风疹病毒应被完全中和，不应出现任何细胞病变。同时设血清和细胞对照，均应为阴性；病毒对照应为阳性。

3.3.2 外观

应为乳酪色疏松体，复溶后为橘红色或淡粉红色澄明液体，无异物。

3.3.3 水分

应不高于 3.0%（通则 0832）。

3.3.4 pH 值

依法检查（通则 0631），应符合批准的要求。

3.3.5 渗透压摩尔浓度

依法检查（通则 0632），应符合批准的要求。

3.3.6 病毒滴定

取疫苗 3～5 瓶复溶后混合滴定，并应同时进行病毒参考品滴定。

麻疹病毒滴定：供试品经风疹病毒特异性免疫血清中

和风疹病毒后，在 Vero 细胞上滴定麻疹病毒。麻疹病毒滴度应不低于 $3.3 \lg CCID_{50}/ml$。

风疹病毒滴定：供试品经麻疹病毒特异性免疫血清中和麻疹病毒后，在 RK-13 细胞上进行风疹病毒滴定，风疹病毒滴度应不低于 $3.3 \lg CCID_{50}/ml$。

3.3.7　热稳定性试验

疫苗出厂前应进行热稳定性试验，应与病毒滴定同时进行。于 37℃放置 7 天后，按 3.3.6 项进行，麻疹和风疹病毒滴度均应不低于 $3.3 \lg CCID_{50}/ml$。病毒滴度下降均应不高于 1.0 lg。

3.3.8　牛血清白蛋白残留量

应不高于 50ng/剂（通则 3411）。

3.3.9　抗生素残留量

生产过程中加入抗生素的应进行该项检查。采用酶联免疫法，应不高于 50ng/剂。

3.3.10　无菌检查

依法检查（通则 1101），应符合规定。

3.3.11　异常毒性检查

依法检查（通则 1141），应符合规定。

3.3.12　细菌内毒素检查

应不高于 50EU/剂（通则 1143 凝胶限度试验）。

4　疫苗稀释剂

疫苗稀释剂为灭菌注射用水，稀释剂的生产应符合批准的要求。灭菌注射用水应符合本版药典（二部）的相关规定。

5　保存、运输及有效期

于 2～8℃避光保存和运输。自生产之日起，有效期为 18 个月。

6　使用说明

应符合"生物制品包装规程"规定和批准的内容。

麻疹风疹联合减毒活疫苗使用说明

【药品名称】

通用名称：麻疹风疹联合减毒活疫苗

英文名称：Measles and Rubella Combined Vaccine, Live

汉语拼音：Mazhen Fengzhen Lianhe Jiandu Huoyimiao

【成分和性状】　本品系用麻疹病毒减毒株接种原代鸡胚细胞和风疹病毒减毒株接种人二倍体细胞，经培养、收获病毒液，按比例混合配制，加入适宜稳定剂冻干制成。为乳酪色疏松体，复溶后为橘红色澄明液体。

有效成分：麻疹和风疹减毒活病毒。

辅料：应列出全部批准的辅料成分。

疫苗稀释剂：灭菌注射用水。

【接种对象】　8 月龄以上的麻疹和风疹易感者。

【作用与用途】　接种本疫苗后，可刺激机体产生抗麻疹病毒和风疹病毒的免疫力。用于预防麻疹和风疹。

【规格】　复溶后每瓶 0.5ml。每 1 次人用剂量为 0.5ml，含麻疹和风疹活病毒均应不低于 $3.0 \lg CCID_{50}$。

【免疫程序和剂量】　（1）按标示量加入所附灭菌注射用水，待疫苗复溶并摇匀后使用。

（2）于上臂外侧三角肌下缘附着处皮下注射 0.5ml。

【不良反应】

常见不良反应：

（1）一般接种疫苗后 24 小时内，在注射部位可出现疼痛和触痛，多数情况下于 2～3 天内自行消失。

（2）一般接种疫苗后 1～2 周内，可能出现一过性发热反应。其中大多数为轻度发热反应，一般持续 1～2 天后可自行缓解，不需处理，必要时适当休息，多喝水，注意保暖，防止继发感染；对于中度发热反应或发热时间超过 48 小时者，可采用物理方法或药物进行对症处理。

（3）皮疹：一般接种疫苗后 12 天内可能有轻微皮疹出现，出疹时间一般不超过 2 天，通常不需特殊处理，必要时可对症治疗。

罕见不良反应：

重度发热反应：应采用物理方法及药物对症处理，以防高热惊厥。

极罕见不良反应：

（1）过敏性皮疹：一般接种疫苗后 72 小时内出现荨麻疹，出现反应时，应及时就诊，给予抗过敏治疗。

（2）过敏性休克：一般接种疫苗后 1 小时内发生。应及时注射肾上腺素等抢救措施进行治疗。

（3）过敏性紫癜：出现过敏性紫癜反应时应及时就诊，应用皮质固醇类药物给予抗过敏治疗，治疗不当或不及时有可能并发紫癜性肾炎。

（4）出现血小板减少性紫癜。

（5）成年人接种本疫苗后发生关节炎，大关节疼痛、肿胀。

【禁忌】　（1）已知对该疫苗所含任何成分，包括辅料以及抗生素过敏者。

（2）患急性疾病、严重慢性疾病、慢性疾病的急性发作期和发热者。

（3）妊娠期妇女。

（4）免疫缺陷、免疫功能低下或正在接受免疫抑制治疗者。

（5）患脑病、未控制的癫痫和其他进行性神经系统疾病者。

【注意事项】　（1）以下情况者慎用：家族和个人有惊厥史者、患慢性疾病者、有癫痫史者、过敏体质者、哺乳期妇女。

（2）开启疫苗瓶和注射时，切勿使消毒剂接触疫苗。

（3）疫苗瓶有裂纹、标签不清或失效者、疫苗复溶后出现浑浊等外观异常者均不得使用。

（4）疫苗瓶开启后应立即使用。

（5）应备有肾上腺素等药物，以备偶有发生严重过敏反应时急救用。接受注射者在注射后应在现场观察至少 30 分钟。

（6）注射免疫球蛋白者应至少间隔 3 个月以上接种本疫苗，以免影响免疫效果。

（7）使用其他减毒活疫苗与接种本疫苗应至少间隔 1 个月；但本疫苗与腮腺炎减毒活疫苗可同时接种。

（8）本品为减毒活疫苗，不推荐在该疾病流行季节使用。

（9）育龄妇女注射本疫苗后，应至少 3 个月内避免怀孕。

（10）严禁冻结。

【贮藏】　于 2～8℃避光保存和运输。

【包装】　按批准的执行。

【有效期】　18 个月。

【执行标准】

【批准文号】

【生产企业】

企业名称：

生产地址：

邮政编码：

电话号码：

传真号码：

网　　址：

麻腮风联合减毒活疫苗

Ma Sai Feng Lianhe Jiandu Huoyimiao

Measles，Mumps and Rubella

Combined Vaccine，Live

本品系用麻疹病毒减毒株和腮腺炎病毒减毒株分别接种原代鸡胚细胞、风疹病毒减毒株接种人二倍体细胞，经培养、收获病毒液，按比例混合配制，加入适宜稳定剂冻干制成。用于预防麻疹、腮腺炎和风疹。

1　基本要求

生产和检定用设施、原材料及辅料、水、器具、动物等应符合"凡例"的有关要求。

2　制造

2.1　单价原液

2.1.1　麻疹病毒原液制备

应符合"麻疹减毒活疫苗"中 2.1～2.3.9 项的规定。

2.1.2　腮腺炎病毒原液制备

应符合"腮腺炎减毒活疫苗"中 2.1～2.3.9 项的规定。

2.1.3　风疹病毒原液制备

应符合"风疹减毒活疫苗（人二倍体细胞）"中 2.1～2.3.9 项的规定。

2.2　单价原液检定

2.2.1　麻疹病毒原液检定

除按"麻疹减毒活疫苗"中 3.2 项进行外，并应按本品种 3.1.1 项进行检定。

2.2.2　腮腺炎病毒原液检定

除按"腮腺炎减毒活疫苗"中 3.2 项进行外，并应按本品种 3.1.2 项进行检定。

2.2.3　风疹病毒原液检定

除按"风疹减毒活疫苗（人二倍体细胞）"中 3.2 项进行外，并应按本品种 3.1.3 项进行检定。

2.3　单价原液保存

各单价原液的保存应按批准的执行。

2.4　半成品

2.4.1　配制

将检定合格的麻疹病毒、腮腺炎病毒和风疹病毒单价原液根据病毒滴度按一定比例进行配制，其中麻疹和风疹病毒滴度比例应为 1∶1，腮腺炎病毒滴度至少是麻疹或风疹病毒滴度的 5 倍。加入适宜的稳定剂后即为半成品。

2.4.2　半成品检定

按 3.2 项进行。

2.5　成品

2.5.1　分批

应符合"生物制品分批规程"规定。

2.5.2　分装及冻干

应符合"生物制品分装和冻干规程"规定。分装过程中的半成品疫苗应于 2～8℃放置。

2.5.3　规格

复溶后每瓶 0.5ml。每 1 次人用剂量为 0.5ml，含麻疹和风疹活病毒均应不低于 3.0 lg $CCID_{50}$，含腮腺炎活病毒应不低于 3.7 lg $CCID_{50}$。

2.5.4　包装

应符合"生物制品包装规程"规定。

3　检定

3.1　原液检定

3.1.1　麻疹病毒原液检定

3.1.1.1　鉴别试验

将稀释至 $500～2000$ $CCID_{50}/ml$ 的病毒液与适当稀释的麻疹病毒特异性免疫血清等量混合后，置 37℃水浴 60 分钟，接种 Vero 细胞或 FL 细胞，在适宜温度下培养 7～8 天判定结果。麻疹病毒应被完全中和（无细胞病变）；同时设血清和细胞对照，均应为阴性；病毒对照的病毒滴度应不低于 500 $CCID_{50}/ml$。

3.1.1.2　牛血清白蛋白残留量

应不高于 50ng/ml（通则 3411）。

3.1.2　腮腺炎病毒原液检定

3.1.2.1　鉴别试验

将稀释至 $500～2000$ $CCID_{50}/ml$ 的病毒液与腮腺炎病毒特异性免疫血清等量混合后，置 37℃水浴 60 分钟，接种 Vero 细胞或 FL 细胞，在适宜温度下培养 8～10 天判定结果。腮腺炎病毒应被完全中和（无细胞病变）；同时设血清和细胞对照，均应为阴性；病毒对照的病毒滴度应不低于 500 $CCID_{50}/ml$。

3.1.2.2　牛血清白蛋白残留量

应不高于 50ng/ml（通则 3411）。

3.1.3　风疹病毒原液检定

3.1.3.1　鉴别试验

将稀释至 $100～500$ $CCID_{50}/ml$ 病毒原液与适当稀释的风疹病毒特异性免疫血清等量混合后，置 37℃水浴 60 分钟，接种 RK-13 细胞，置 32℃培养 7～10 天判定结果。风疹病毒应被完全中和（无细胞病变）；同时设血清和细胞对照，均应为阴性；病毒对照的病毒滴度应不低于 100 $CCID_{50}/ml$。

3.1.3.2　牛血清白蛋白残留量

应不高于 50ng/ml（通则 3411）。

3.2　半成品检定

无菌检查

依法检查（通则 1101），应符合规定。

3.3　成品检定

除水分测定外，应按标示量加入所附灭菌注射用水，复溶后进行以下各项检定。

3.3.1　鉴别试验

鉴别试验应与病毒滴定同时进行。将适当稀释的麻疹病毒、腮腺炎病毒和风疹病毒特异性免疫血清混合后，与经适当稀释的疫苗供试品（稀释至风疹病毒含量为100～500 $CCID_{50}$/ml）混合，于适宜温度中和一定时间后，分别接种 Vero 细胞和 RK-13 细胞，再分别于 37℃±1℃ 和 32℃±1℃ 培养7～10天判定结果。麻疹、腮腺炎和风疹病毒应被完全中和，不应出现任何细胞病变。同时设血清和细胞对照，均应为阴性；病毒对照应为阳性。

3.3.2　外观

应为乳酪色疏松体，复溶后为橘红色澄明液体，无异物。

3.3.3　水分

应不高于3.0%（通则0832）。

3.3.4　pH 值

依法检查（通则0631），应符合批准的要求。

3.3.5　渗透压摩尔浓度

依法检查（通则0632），应符合批准的要求。

3.3.6　病毒滴定

取疫苗3～5瓶复溶后混合滴定，并应同时进行病毒参考品滴定。

麻疹病毒滴定：供试品经腮腺炎病毒和风疹病毒特异性免疫血清中和腮腺炎病毒和风疹病毒后，在 Vero 细胞上滴定麻疹病毒，麻疹病毒滴度应不低于 3.3 lg $CCID_{50}$/ml。

腮腺炎病毒滴定：供试品经麻疹病毒和风疹病毒特异性免疫血清中和麻疹病毒和风疹病毒后，在 Vero 细胞上滴定腮腺炎病毒，腮腺炎病毒滴度应不低于 4.0 lg $CCID_{50}$/ml。

风疹病毒滴定：供试品经腮腺炎病毒和麻疹病毒特异性免疫血清中和腮腺炎病毒和麻疹病毒后，在 RK-13 细胞上进行风疹病毒滴定，风疹病毒滴度应不低于 3.3 lg $CCID_{50}$/ml。

3.3.7　热稳定性试验

疫苗出厂前应进行热稳定性试验，应与病毒滴定同时进行。于37℃放置7天后，按3.3.6项进行，麻疹病毒滴度应不低于 3.3 lg $CCID_{50}$/ml，腮腺炎病毒滴度应不低于 4.0 lg $CCID_{50}$/ml，风疹病毒滴度应不低于 3.3 lg $CCID_{50}$/ml，各病毒滴度下降均应不高于 1.0 lg。

3.3.8　牛血清白蛋白残留量

应不高于 50ng/剂（通则3411）。

3.3.9　抗生素残留量

生产过程中加入抗生素的应进行该项检查。采用酶联免疫法，应不高于 50ng/剂。

3.3.10　无菌检查

依法检查（通则1101），应符合规定。

3.3.11　异常毒性检查

依法检查（通则1141），应符合规定。

3.3.12　细菌内毒素检查

应不高于50EU/剂（通则1143凝胶限度试验）。

4　疫苗稀释剂

疫苗稀释剂为灭菌注射用水，稀释剂的生产应符合批准的要求。灭菌注射用水应符合本版药典（二部）的相关规定。

5　保存、运输及有效期

于 2～8℃ 避光保存和运输。自生产之日起，有效期为18个月。

6　使用说明

应符合"生物制品包装规程"规定和批准的内容。

麻腮风联合减毒活疫苗使用说明

【药品名称】

通用名称：麻腮风联合减毒活疫苗

英文名称：Measles，Mumps and Rubella Combined Vaccine，Live

汉语拼音：Ma Sai Feng Lianhe Jiandu Huoyimiao

【成分和性状】　本品系用麻疹病毒减毒株和腮腺炎病毒减毒株分别接种原代鸡胚细胞、风疹病毒减毒株接种人二倍体细胞，经培养、收获病毒液，按比例混合配制，加入适宜稳定剂冻干制成。为乳酪色疏松体，复溶后为橘红色澄明液体。

有效成分：麻疹、风疹和腮腺炎减毒活病毒。

辅料：应列出所有批准的辅料成分。

疫苗稀释剂：灭菌注射用水。

【接种对象】　8月龄以上的麻疹、腮腺炎和风疹易感者。

【作用与用途】　接种本疫苗后，可刺激机体产生抗麻疹病毒、腮腺炎病毒和风疹病毒的免疫力。用于预防麻疹、腮腺炎和风疹。

【规格】　复溶后每瓶 0.5ml。每 1 次人用剂量为 0.5ml，含麻疹和风疹活病毒均应不低于 3.0 lg $CCID_{50}$，含腮腺炎活病毒应不低于 3.7 lg $CCID_{50}$。

【免疫程序和剂量】　（1）按标示量加入所附灭菌注射用水，待疫苗复溶并摇匀后使用。

（2）于上臂外侧三角肌下缘附着处皮下注射 0.5ml。

【不良反应】

常见不良反应：

（1）一般接种疫苗后 24 小时内，注射部位可出现疼痛和触痛，多数情况下于2～3天内自行消失。

（2）一般接种疫苗后1～2周内，可能出现一过性发热反应。其中为轻度发热反应，一般持续1～2天后可自行缓解，不需处理，必要时适当休息，多喝开水，注意保暖，防止继发感染；对于中度发热反应或发热时间超过48小时者，可采用物理方法或药物对症处理。

（3）皮疹：出疹时间一般接种疫苗后 6～12 天，可能出现散在皮疹，出疹时间一般不超过 2 天，通常不需特殊处理，必要时可对症治疗。

（4）可有轻度腮腺和唾液腺肿大，一般在 1 周内自行好转，必要时可对症处理。

极罕见不良反应：应采用物理方法及药物对症处理，以防高热惊厥。

过敏性反应：

（1）过敏性皮疹：一般接种疫苗后 72 小时内出现荨麻疹，出现反应时，应及时就诊。

（2）过敏性休克：一般接种疫苗后 1 小时内发生。应及时注射肾上腺素等抢救措施给予抗过敏治疗。

（3）过敏性紫癜：出现过敏性紫癜反应时应及时就诊，应用肾上腺皮质类药物给予抗过敏治疗，治疗不当或治疗不及时有可能并发紫癜性肾炎。

（4）血小板减少性紫癜。

（5）成年人接种本疫苗后发生关节炎，大关节疼痛肿胀。

【禁忌】（1）已知对该疫苗所含任何成分，包括辅料以及抗生素过敏者。

（2）患急性疾病、严重慢性疾病、慢性疾病的急性发作期和发热者。

（3）妊娠期妇女。

（4）免疫功能低下或正在接受免疫抑制治疗者。

（5）患脑病、未控制的癫痫和其他进行性神经系统疾病者。

【注意事项】（1）以下情况者慎用：家族和个人有惊厥史者，患慢性疾病者，有癫痫史者，过敏体质者，哺乳期妇女。

（2）开启疫苗瓶和注射时，切勿使消毒剂接触疫苗。

（3）疫苗瓶有裂纹、标签不清或失效者，疫苗复溶后出现浑浊等外观异常者均不得使用。

（4）疫苗瓶开启后应立即使用。

（5）应备有肾上腺素等药物，以备偶有发生严重过敏反应时急救用。接受注射者在注射后应在现场观察至少 30 分钟。

（6）注射免疫球蛋白者应至少间隔 3 个月以上接种本疫苗，以免影响免疫效果。

（7）使用其他减毒活疫苗与接种本疫苗间隔至少 1 个月。

（8）本品为减毒活疫苗，不推荐偶有流行季节使用。

（9）育龄妇女注射本疫苗后，应至少 3 个月内避免怀孕。

（10）严禁冻结。

【贮藏】于 2～8℃避光保存和运输。

【有效期】18 个月。

【包装】按批准的执行。

【执行标准】

【批准文号】

【生产企业】

企业名称：

生产地址：

邮政编码：

电话号码：

传真号码：

网址：

流感全病毒灭活疫苗

Liugan Quanbingdu Miehuoyimiao

Influenza Vaccine (Whole Virion), Inactivated

本品系用世界卫生组织（WHO）推荐的并经国务院药品监督管理部门批准的甲型和乙型流行性感冒（简称流感）病毒毒株分别接种鸡胚，经培养、收获病毒液，灭活病毒、浓缩和纯化后制成。用于预防本株病毒引起的流行性感冒。

1 基本要求

生产和检定用设施、原材料及辅料、水、器具、动物等应符合"凡例"的有关要求。

2 制造

2.1 生产用鸡胚

生产用鸡胚应来源于封闭式房舍内饲养的健康鸡群，活动的鸡胚。毒种传代和制备用鸡胚应来源于 SPF 鸡群；疫苗生产用 9～11 日龄无畸形、血管清晰、活动的鸡胚。

2.2 毒种

2.2.1 名称及来源

生产用毒种为 WHO 推荐并提供的甲型和乙型流感毒株。

2.2.2 种子批的建立

应符合"生物制品生产检定用菌毒种管理规程"规定。以 WHO 推荐并提供的流感毒株代次为基础，传代建立主种子批和工作种子批，至成品疫苗病毒总传代不得超过 5 代。

2.2.3 种子批的检定

主种子批和工作种子批应至少进行 2.2.3.1～2.2.3.5 项检定。

2.2.3.1 鉴别试验

应用相应（亚）型流感病毒特异性免疫血清进行血凝抑制试验或单向免疫扩散试验，结果应证明其抗原性与推荐的病毒株相一致。

2.2.3.2 病毒滴度

采用鸡胚半数感染剂量法（EID_{50}）检查，病毒滴度应不低于 6.5 lg EID_{50}/ml。

2.2.3.3 血凝滴度

采用血凝滴度检测，血凝效价应不低于 1：160。

2.2.3.4 无菌检查

依法检查（通则 1101），应符合规定。

2.2.3.5 支原体检查

依法检查（通则 3301），应符合规定。

2.2.3.6 外源性禽白血病病毒检测

用相应（亚）型的流感病毒特异性免疫血清中和病毒后，接种 SPF 鸡胚细胞，经培养，用酶联免疫法检测培养物，结果应为阴性。

2.2.3.7 外源性禽腺病毒检测

用相应（亚）型流感病毒特异性免疫血清中和病毒后，接种 SPF 鸡胚肝细胞，经培养，分别用适宜的血清学方法检测其培养物中的 I 型和 III 型禽腺病毒，结果均应为阴性。

2.2.4 毒种保存

冻干毒种应于 -20℃ 以下保存；液体毒种应于 -60℃ 以下保存。

2.3 单价原液

2.3.1 病毒接种和培养

于鸡胚尿囊腔接种经适当稀释的工作种子批毒种（各型流感毒株应分别按同一病毒滴度进行接种），置 33～35℃ 培养 48～72 小时。一次未使用完的工作种子批毒种，不得再回冻继续使用。

2.3.2 病毒收获

筛选活鸡胚，置 2～8℃ 冷胚一定时间后，收获尿囊液于容器内。逐容器取样进行尿囊收获液检定。

2.3.3 尿囊收获液检定

2.3.3.1 微生物限度检查

按微生物计数法检测，菌数应小于 10^5 CFU/ml，沙门菌检测应为阴性（通则 1105、通则 1106 与通则 1107）。

2.3.3.2 血凝滴度

按 2.2.3.3 项进行，应不低于 1：160。

2.3.4 尿囊收获液合并

每个收获容器检定合格的含单型流感病毒的尿囊液可合并为单价病毒合并液。

2.3.5 病毒灭活

在规定的蛋白质含量范围内进行病毒灭活。单价病毒合并液中加入终浓度不高于 200μg/ml 的甲醛，置适宜的温度下进行病毒灭活。病毒灭活到期后，每个病毒合并液应立即取样，分别进行病毒灭活验证试验，并进行细菌内毒素含量测定（也可在纯化后加入适宜浓度的甲醛溶液进行病毒灭活）。

2.3.6 浓缩和纯化

2.3.6.1 超滤浓缩

单价病毒合并液经超滤浓缩至适宜蛋白含量范围。采用超滤法将病毒液浓缩至适宜蛋白质含量范围，超滤浓缩后病毒液去除蔗糖。超滤浓缩后病毒液取样进行细菌内毒素含量测定，微生物限度检查菌数应小于 10CFU/ml。

2.3.6.2 纯化

超滤浓缩后的病毒液可采用柱色谱或蔗糖密度梯度离心法进行纯化，采用蔗糖密度梯度离心法进行纯化的应用超滤法去除蔗糖。

2.3.7 除菌过滤

纯化后的病毒液经除菌过滤，可加入适宜浓度的硫柳菜作为防腐剂，即为单价原液。

2.3.8 单价原液检定

按3.1项进行。

2.3.9 单价原液保存

应于2~8℃保存。

2.4 半成品

2.4.1 配制

根据各单价原液的血凝素含量，将各型别流感病毒配制（血凝素含量18μg/剂范围内，每年各型别流感病毒株应按同一血凝素含量进行配制），可补加适宜浓度的硫柳菜作为防腐剂，即为半成品。

2.4.2 半成品检定

按3.2项进行。

2.5 成品

2.5.1 分批

应符合"生物制品分批规程"规定。

2.5.2 分装

应符合"生物制品分装和冻干规程"规定。

2.5.3 规格

每瓶0.5ml或1.0ml。每1次人用剂量为0.5ml或1.0ml，每1次人用剂量为15μg。

2.5.4 包装

应符合"生物制品包装规程"规定。

3 检定

3.1 原液检定

3.1.1 鉴别试验

将病毒灭活后的尿囊液或单价原液做单向免疫扩散试验（方法见3.1.3项），结果应证明抗原性与推荐病毒株相一致。

3.1.2 病毒灭活验证试验

用相应病毒灭活后的尿囊液分组接种鸡胚，每胚接种0.2ml，置33~35℃培养72小时时，24小时内死亡的不计数，每组各接种10枚鸡胚，每胚接种0.5ml尿囊液，置33~35℃培养72小时后，自存活80%。再盲传一代，每组接种10枚鸡胚，每胚接种0.2ml，经33~35℃培养72小时后，取尿囊液进行血凝试验，结果应不出现血凝反应。

3.1.3 血凝素含量

采用单向免疫扩散法，将抗原或单价原液做10倍系列稀释，取原液、10^{-1}及10^{-2}倍稀释的病毒液或供试品的抗原参考品，分别加至含有抗体参考品的1.5%琼脂糖凝胶板上，孔径为3mm，每孔10μl，用PBS浸泡1小时后，干燥，脱色，染色，以抗原参考品和供试品形成的沉淀环直径，求得直线回归方程，代入人供试品的沉淀环直径，即可得到供试品的血凝素含量，应不低于90μg/（株·ml）。

3.2 半成品检定

3.2.1 游离甲醛含量

应不高于50μg/剂（通则3207第一法）。

3.2.2 蛋白质含量

应不低于血凝素含量的4.5倍（通则0731第二法）。

3.2.3 血凝素含量

按3.1.3项进行，结果应证明抗原性与推荐病毒株血清进行单向免疫扩散试验，结果应证明抗原性与推荐病毒株相一致。

3.2.4 无菌检查

依法检查（通则1101），应符合规定。

3.3 成品检定

3.3.1 鉴别试验

用相应（亚）型流感病毒特异性免疫血清进行单向免疫扩散试验，结果应证明抗原性与推荐病毒株相一致。

3.3.2 外观

应为微乳白色液体，无异物。

3.3.3 装量

依法检查（通则0102），应不低于标示量。

3.3.4 渗透压摩尔浓度

依法测定（通则0632），应符合批准的要求。

3.3.5 化学检定

3.3.5.1 pH值

应为6.8~8.0（通则0631）。

3.3.5.2 硫柳菜含量

应不高于50μg/剂（通则3115）。

3.3.5.3 蛋白质含量

应不高于200μg/剂（通则0731第二法），并不得超过疫苗中血凝素含量的4.5倍。

3.3.6 血凝素含量

按3.1.3项进行，每剂中各型流感病毒株血凝素含量应为配制量的80%~120%。

3.3.7 卵清蛋白含量

采用酶联免疫法检测，卵清蛋白含量应不高于250ng/剂。

3.3.8 抗生素残留量

生产过程中加入抗生素的应进行该项检查。采用酶联免疫法，应不高于50ng/剂。

3.3.9 无菌检查

依法检查（通则1101），应符合规定。

3.3.10 异常毒性检查

依法检查（通则1141），应符合规定。

3.3.11 细菌内毒素检查

应不高于10EU/剂（通则1143凝胶限度试验）。

4 保存、运输及有效期

于 2～8℃避光保存和运输。自生产之日起，有效期为 12 个月。

5 使用说明

应符合"生物制品包装规程"规定和批准的内容。

流感全病毒灭活疫苗使用说明

【药品名称】

通用名称：流感全病毒灭活疫苗

英文名称：Influenza Vaccine（Whole Virion），Inactivated

汉语拼音：Liugan Quanbingdu Miehuoyimiao

【成分和性状】 本品系用世界卫生组织（WHO）推荐的甲型和乙型流行性感冒（简称流感）病毒株分别接种鸡胚，经培养、收获病毒液、灭活病毒、浓缩、纯化后制成。为微乳白色液体，含硫柳汞防腐剂。

有效成分：当年使用的各型流感病毒株血凝素（应包括各毒株名称及血凝素标示量）。

辅料：应列出全部批准的辅料成分。

【接种对象】 12 岁以上儿童、成人及老年人。

【作用与用途】 接种本疫苗后，可刺激机体产生抗流行性感冒病毒的免疫力。用于预防本株病毒引起的流行性感冒。

【规格】 每瓶 0.5ml 或 1.0ml。每 1 次人用剂量为 0.5ml 或 1.0ml，含各型流感病毒株血凝素应为 15μg。

【免疫程序和剂量】 于上臂外侧三角肌肌内注射，每次注射 1 剂。

【不良反应】

常见不良反应：

（1）一般接种疫苗后 24 小时内，注射部位可出现疼痛、触痛、红肿和瘙痒，多数情况下于 2～3 天内自行消失。

（2）接种疫苗后可能出现一过性发热反应，短期内自行消失，不需处理。

罕见不良反应：

（1）接种部位出现严重红肿，可采取热敷等物理方式治疗。

（2）重度发热反应：应采用物理方法及药物进行对症处理，以防高热惊厥。

极罕见不良反应：

（1）过敏性皮疹：一般接种疫苗后 72 小时内出现荨麻疹，出现反应时，应及时就诊，给予抗过敏治疗。

（2）过敏性紫癜：出现过敏性紫癜反应时应及时就诊，应用皮质固醇类药物给予抗过敏治疗，治疗不当或不及时有可能并发紫癜性肾炎。

（3）过敏性休克：一般接种疫苗后 1 小时内发生。应及时注射肾上腺素等抢救措施进行治疗。

【禁忌】 （1）已知对该疫苗所含任何成分，包括辅料、甲醛以及抗生素过敏者。

（2）患急性疾病、严重慢性疾病、慢性疾病的急性发作期和发热者。

（3）妊娠期妇女。

（4）患未控制的癫痫和其他进行性神经系统疾病者，有格林-巴利综合征病史者。

【注意事项】 （1）以下情况者慎用：家族和个人有惊厥史者、患慢性疾病者、有癫痫史者、过敏体质者。

（2）疫苗瓶有裂纹、标签不清或失效者、疫苗出现浑浊等外观异常者均不得使用。

（3）疫苗瓶开启后应立即使用。

（4）应备有肾上腺素等药物，以备偶有发生严重过敏反应时急救用。接受注射者在注射后应在现场观察至少 30 分钟。

（5）注射免疫球蛋白者应至少间隔 1 个月以上接种本疫苗，以免影响免疫效果。

（6）注射后出现任何神经系统反应者，禁止再次使用。

（7）严禁冻结。

【贮藏】 于 2～8℃避光保存和运输。

【包装】 按批准的执行。

【有效期】 12 个月。

【执行标准】

【生产企业】

企业名称：

生产地址：

邮政编码：

电话号码：

传真号码：

网　　址：

流感病毒裂解疫苗

Liugan Bingdu Liejie Yimiao

Influenza Vaccine（Split Virion），Inactivated

本品系用世界卫生组织（WHO）推荐的并经国务院药品监督管理部门批准的甲型和乙型流行性感冒（简称流感）病毒株分别接种鸡胚，经培养、收获病毒液、病毒灭活、纯化、裂解后制成。用于预防本株病毒引起的流行性感冒。

1 基本要求

生产和检定用设施、原材料及辅料、水、器具、动物等应符合"凡例"的有关要求。

2 制造

2.1 生产用鸡胚

毒种传代和制备用鸡胚应来源于 SPF 鸡群。疫苗生产用鸡胚应来源于封闭式房舍内饲养的健康鸡群，并选用 9～11 日龄无畸形、血管清晰、活动的鸡胚。

2.2 毒种

2.2.1 名称及来源

生产用毒种为 WHO 推荐并提供的甲型和乙型流感病毒株。

2.2.2 种子批的建立

应符合"生物制品生产检定用菌毒种管理规程"规定。以 WHO 推荐并提供的流感毒株代次为基础，传代建立主种子批和工作种子批，至成品疫苗病毒总传代不得超过 5 代。

2.2.3 种子批的检定

主种子批应做以下全面检定，工作种子批应至少进行 2.2.3.1～2.2.3.5 项检定。

2.2.3.1 鉴别试验

血凝素型别鉴定：应用相应（亚）型流感病毒特异性免疫血清进行血凝抑制试验，结果应证明其抗原性与推荐的病毒株相一致。

2.2.3.2 病毒滴度

采用鸡胚半数感染剂量法（EID_{50}）检查，病毒滴度应不低于 6.5 lg EID_{50}/ml。

2.2.3.3 血凝滴度

采用血凝法检测，血凝滴度应不低于 1：160。

2.2.3.4 无菌检查

依法检查（通则 1101），应符合规定。

2.2.3.5 支原体检查

依法检查（通则 3301），应符合规定。

2.2.3.6 外源性禽白血病病毒检测

用相应（亚）型的流感病毒特异性免疫血清中和病毒后，接种 SPF 鸡胚细胞，经培养，用酶联免疫法检测培养物，结果应为阴性。

2.2.3.7 外源性禽腺病毒检测

用相应（亚）型的流感病毒特异性免疫血清中和病毒后，接种 SPF 鸡胚肝细胞，经培养，分别用适宜的血清学方法检测其培养物中的 I 型和 III 型禽腺病毒，结果均应为阴性。

2.2.4 毒种保存

冻干毒种应于 −20℃ 以下保存；液体毒种应于 −60℃ 以下保存。

2.3 单价原液

2.3.1 病毒接种和培养

于鸡胚尿囊腔接种经适当稀释的工作种子批毒种（各型流感毒株应分别按同一病毒滴度进行接种），置 33～35℃ 培养 48～72 小时。一次未使用完的工作种子批毒种，不得再回冻继续使用。

2.3.2 病毒收获

筛选活鸡胚，置 2～8℃ 冷胚一定时间后，收获尿囊液于容器内。逐容器取样进行尿囊收获液检定。

2.3.3 尿囊收获液检定

2.3.3.1 微生物限度检查

按微生物计数法检测，菌数应小于 10^5 CFU/ml，沙门菌检测应为阴性（通则 1105、通则 1106 与通则 1107）。

2.3.3.2 血凝滴度

按 2.2.3.3 项进行，应不低于 1：160。

2.3.4 尿囊收获液合并

每个收获容器检定合格的含单型流感病毒的尿囊液可合并为单价病毒合并液。

2.3.5 病毒灭活

应在规定的蛋白质含量范围内进行病毒灭活。单价病毒合并液中加入终浓度不高于 200μg/ml 的甲醛，置适宜的温度下进行病毒灭活。灭活到期后，每个病毒灭活容器应立即取样，分别进行病毒灭活验证试验，并进行细菌内毒素含量测定（也可在纯化后或纯化过程中加入适宜浓度的甲醛溶液进行病毒灭活）。

2.3.6 浓缩及纯化

2.3.6.1 超滤浓缩

单价病毒合并液经离心或其他适宜的方法澄清后，采用超滤法将病毒液浓缩至适宜蛋白质含量范围。浓缩后的病毒液应取样进行细菌内毒素含量测定。

2.3.6.2 纯化

超滤浓缩后的单价病毒合并液可采用柱色谱法或蔗糖密度梯度离心法进行纯化，采用蔗糖密度梯度离心法进行纯化的应用超滤法去除蔗糖。纯化后取样进行蛋白质含量测定。

2.3.7 病毒裂解

应在规定的蛋白质含量范围内进行病毒裂解。将纯化后的单价病毒合并液中加入适宜浓度的裂解剂，在适宜条件下进行病毒裂解。

2.3.8 裂解后纯化

采用柱色谱法或蔗糖密度梯度离心法以及其他适宜的方法进行病毒裂解后的再纯化，采用蔗糖密度梯度离心法进行纯化的应用超滤法去除蔗糖。超滤后的病毒液取样进行细菌内毒素含量测定和微生物限度检查，微生物限度检查菌数应小于10CFU/ml。

2.3.9　除菌过滤

纯化后的病毒裂解液经除菌过滤后，可加入适宜浓度的硫柳汞作为防腐剂，即为单价原液。

2.3.10　单价原液检定

按 3.1 项进行。

2.3.11　保存

于 2～8℃保存。

2.4　半成品

2.4.1　配制

根据各单价原液的血凝素含量，将各型流感病毒按同一血凝素含量进行半成品配制（血凝素配制量可在 30～36μg/ml 范围内，每年各型流感病毒株应按同一血凝素含量进行配制），可补加适宜浓度的硫柳汞作为防腐剂，即为半成品。

2.4.2　半成品检定

按 3.2 项进行。

2.5　成品

2.5.1　分批

应符合"生物制品分批规程"规定。

2.5.2　分装

应符合"生物制品分装和冻干规程"规定。

2.5.3　规格

每瓶（支）0.25ml 或 0.5ml。每 1 次人用剂量为 0.25ml（6 个月至 3 岁儿童用），含各型流感病毒株血凝素应为 7.5μg；或 0.5ml（成人及 3 岁以上儿童），含各型流感病毒株血凝素应为 15μg。

2.5.4　包装

应符合"生物制品包装规程"规定。

3　检定

3.1　单价病毒原液检定

3.1.1　鉴别试验

用相应（亚）型流感病毒特异性免疫血清进行血凝抑制试验或单向免疫扩散试验（方法见 3.1.3 项），结果应证明抗原性与推荐流感病毒株相一致。

3.1.2　病毒灭活验证试验

将病毒灭活后的尿囊液样品做 10 倍系列稀释，取原倍、10^{-1} 及 10^{-2} 倍稀释的病毒液分组接种鸡胚尿囊腔，每组接种 10 枚 9～11 日龄鸡胚，每胚接种 0.2ml，置 33～35℃培养 72 小时。24 小时内死亡的不计数，每组鸡胚须至少存活 80%。自存活的鸡胚中每胚取 0.5ml 尿囊液，按组混合后，再盲传一代，每组各接种 10 枚胚，每胚接种 0.2ml，经 33～35℃培养 72 小时后，取尿囊液进行血凝试验，结果应不出现血凝反应。

3.1.3　血凝素含量

采用单向免疫扩散试验测定血凝素含量。

将抗原参考品和供试品分别加至含有抗体参考品的 1.5% 琼脂糖凝胶板上，孔径为 3mm，每孔 10μl，于 20～25℃放置至少 18 个小时。用 PBS 浸泡 1 小时后，干燥、染色、脱色。准确测量抗原参考品和供试品形成的沉淀环的直径，以抗原参考品形成的沉淀环的直径对其相应抗原浓度作直线回归，求得直线回归方程，代入供试品的沉淀环直径，即可得到供试品的血凝素含量，应不低于 90μg/(株·ml)。

3.1.4　无菌检查

依法检查（通则 1101），应符合规定。

3.1.5　蛋白质含量

应不高于血凝素含量的 4.5 倍（通则 0731 第二法）。

3.2　半成品检定

3.2.1　血凝素含量

按 3.1.3 项进行，每 1ml 中各型流感病毒株血凝素含量应为配制量的 80%～120%。

3.2.2　裂解剂残留量

采用聚山梨酯 80 为裂解剂的，其残留量应小于 80μg/ml（通则 3203）；采用 Triton X-100 为裂解剂的，其残留量应小于 300μg/ml；采用 Triton N_{101} 为裂解剂的，其残留量应小于 300μg/ml。

3.2.3　无菌检查

依法检查（通则 1101），应符合规定。

3.3　成品检定

3.3.1　鉴别试验

用相应（亚）型流感病毒特异性免疫血清进行单向免疫扩散试验，结果应证明抗原性与推荐病毒株相一致。

3.3.2　外观

应为微乳白色液体，无异物。

3.3.3　装量

依法检查（通则 0102），应不低于标示量。

3.3.4　渗透压摩尔浓度

依法测定（通则 0632），应符合批准的要求。

3.3.5　pH 值

应为 6.5～8.0（通则 0631）。

3.3.6　游离甲醛含量

应不高于 50μg/ml（通则 3207 第一法）。

3.3.7　硫柳汞含量

应不高于 100μg/ml（通则 3115）。

3.3.8　血凝素含量

按 3.1.3 项进行，每 1ml 中各型流感病毒株血凝素含量应为配制量的 80%～120%。

3.3.9　蛋白质含量

应不高于 400μg/ml（通则 0731 第二法）；并不得超过疫苗中血凝素总含量的 4.5 倍。

3.3.10　卵清蛋白含量

采用酶联免疫法检测，卵清蛋白含量应不高于 500ng/ml。

3.3.11　抗生素残留量

生产过程中加入抗生素的应进行该项检查。采用酶联免疫法，应不高于 50ng/剂。

3.3.12　无菌检查

依法检查（通则 1101），应符合规定。

3.3.13　异常毒性检查

依法检查（通则 1141），应符合规定。

3.3.14　细菌内毒素含量

应小于 20EU/ml（通则 1143 凝胶限度试验）。

4　保存、运输和有效期

于 2～8℃ 避光保存和运输。自生产之日起，有效期为 12 个月。

5　使用说明

应符合"生物制品包装规程"规定和批准的内容。

流感病毒裂解疫苗使用说明

【药品名称】

通用名称：流感病毒裂解疫苗

英文名称：Influenza Vaccine (Split Virion)，Inactivated

汉语拼音：Liugan Bingdu Liejie Yimiao

【成分和性状】　本品系用世界卫生组织（WHO）推荐的甲型和乙型流行性感冒病毒（简称流感）病毒株，分别接种鸡胚，经培养、收获病毒液、病毒灭活、纯化、裂解后制成。为微乳白色液体，可含硫柳汞防腐剂。

有效成分：当年使用的各型流感病毒株血凝素（应包括各毒株名称及血凝素标示量）。

辅料：应列出全部批准的辅料成分。

【接种对象】　易感者及易发生相关并发症的人群，如儿童、老年人、体弱者、流感流行地区人员等。

【作用与用途】　接种本疫苗后，可刺激机体产生抗流感病毒的免疫力。用于预防本株病毒引起的流行性感冒。

【规格】　每瓶（支）0.25ml 或 0.5ml。每 1 次人用剂量为 0.25ml（6 个月至 3 岁儿童用），含各型流感病毒株血凝素应为 7.5μg；或 0.5ml（成人及 3 岁以上儿童），含各型流感病毒株血凝素应为 15μg。

【免疫程序和剂量】　（1）于上臂外侧三角肌肌内注射。

（2）于流感流行季节前或期间进行预防接种。成人及 3 岁以上儿童接种 1 针，每次接种剂量为 0.5ml；6 个月至 3 岁儿童接种 2 针，每针接种剂量为 0.25ml，间隔 2～4 周。

【不良反应】

常见不良反应：

（1）一般接种后 24 小时内，注射部位可出现疼痛、触痛、红肿和瘙痒，多数情况下于 2～3 天内自行消失。

（2）接种疫苗后可能出现一过性发热反应，短期内自行消失，不需处理。

罕见不良反应：

（1）可出现一过性感冒症状和全身不适，可自行消失，不需特别处理。

（2）重度发热反应：应采用物理方法及药物对症处理，以防高热惊厥。

极罕见不良反应：

（1）过敏性皮疹：一般在接种疫苗后 72 小时内出现荨麻疹，出现反应时，应及时就诊，给予抗过敏治疗。

（2）过敏性紫癜：出现过敏性紫癜反应时应及时就诊，应用皮质固醇类药物给予抗过敏治疗，治疗不当或不及时有可能并发紫癜性肾炎。

（3）过敏性休克：一般在接种疫苗后 1 小时内发生。应及时注射肾上腺素等抢救措施进行治疗。

【禁忌】　（1）已知对该疫苗所含任何成分，包括辅料、甲醛、裂解剂及抗生素过敏者。

（2）患急性疾病、严重慢性疾病、慢性疾病的急性发作期、感冒和发热者。

（3）妊娠期妇女。

（4）未控制的癫痫和患其他进行性神经系统疾病者，有格林-巴利综合征病史者。

【注意事项】　（1）以下情况者慎用：家族和个人有惊厥史者、患慢性疾病者、有癫痫史者、过敏体质者。

（2）疫苗瓶有裂纹、标签不清或失效者、疫苗出现浑浊等外观异常者均不得使用。

（3）疫苗瓶开启后应立即使用。

（4）应备有肾上腺素等药物，以备偶有发生严重过敏反应时急救用。接受注射者在注射后应在现场观察至少 30 分钟。

（5）注射免疫球蛋白者应至少间隔 1 个月以上接种本疫苗，以免影响免疫效果。

（6）注射后出现任何神经系统反应者，禁止再次使用。

（7）严禁冻结。

【贮藏】　于 2～8℃ 避光保存和运输。

【包装】　按批准的执行。

【有效期】　12 个月。

【执行标准】

【批准文号】

【生产企业】

企业名称：

生产地址：

邮政编码：

电话号码：

传真号码：

网　　址：

口服脊髓灰质炎减毒活疫苗
（猴肾细胞）

Koufu Jisuihuizhiyan Jiandu Huoyimiao

（Houshen Xibao）

Poliomyelitis（Live）Vaccine（Monkey Kidney Cell），Oral

本品系用脊髓灰质炎病毒Ⅰ、Ⅱ、Ⅲ型减毒株分别接种于原代猴肾细胞，经培养、收获病毒液制成单价或三价液体疫苗。用于预防脊髓灰质炎。

1 基本要求

生产和检定用设施、原材料及辅料、水、器具、动物等应符合"凡例"的有关要求。

2 制造

2.1 生产用细胞

生产用细胞为原代猴肾细胞。

2.1.1 细胞管理及检定

应符合"生物制品生产检定用动物细胞基质制备及检定规程"规定。

生产用猴肾细胞应来源于未做任何试验的健康猕猴，所用动物必须经不少于 6 周的隔离检疫，应无结核、B 病毒感染及其他急性传染病，血清中无泡沫病毒。凡有严重化脓灶、赘生物以及明显的肝、肾病理改变者不得使用。

2.1.2 细胞制备

取符合 2.1.1 项要求的健康猕猴肾脏，经胰蛋白酶消化、用培养液分散细胞，置 37.0℃±0.5℃培养，6～9 天长成单层。来源于同一只猕猴、同一容器内消化制备的细胞为一个细胞消化批，同一天制备的不同细胞消化批为一个细胞批。

2.2 毒种

2.2.1 名称及来源

生产用毒种为脊髓灰质炎病毒Ⅰ、Ⅱ、Ⅲ型减毒株，可用Ⅰ、Ⅱ、Ⅲ型 Sabin 株；Ⅰ、Ⅱ、Ⅲ型 Sabin 纯化株，中Ⅲ₂株病毒或经批准的其他毒株。各型 Sabin 毒株和 Pfizer 株来源于世界卫生组织（WHO）。

2.2.2 种子批的建立

应符合"生物制品生产检定用菌毒种管理规程"规定。

2.2.2.1 原始种子

Sabin 株原始毒种Ⅰ、Ⅱ、Ⅲ型及中Ⅲ₂株均由毒种研制单位制备和保存。

2.2.2.2 主种子批

主种子批 Sabin 株Ⅰ、Ⅱ型的传代水平应不超过 SO ＋2，Sabin 株Ⅲ型应不超过 SO＋1；中Ⅲ₂株由原始毒种在胎猴肾细胞或人二倍体细胞上传 1～2 代制成的成分均一的一批病毒悬液称为主种子批，传代水平应不超过中Ⅲ₂2 代；Ⅲ型 Pfizer 株主种子批为 RSO 1。

2.2.2.3 工作种子批

主种子批毒种在原代胎猴肾细胞上传 1 代制备成的成分均一的一批病毒悬液称为工作种子批。原始种子至工作种子批 SabinⅠ、Ⅱ型传代不得超过 3 代（SO＋3），SabinⅢ型及其他纯化株包括 Pfizer 株传代不得超过 2 代；从原始种子至工作种子批中Ⅲ₂株传代次数不得超过 3 代。

2.2.3 种子批毒种的检定

除另有规定外，主种子批以及工作种子批应进行以下全面检定。

2.2.3.1 鉴别试验

取适量Ⅰ型、Ⅱ型或Ⅲ型单价脊髓灰质炎病毒特异性免疫血清与适量病毒液混合，置 37℃水浴 2 小时，接种猴肾细胞、Hep-2 细胞或其他敏感细胞，置 35～36℃培养，7 天判定结果，病毒型别应准确无误。同时设血清和细胞对照，均应为阴性。病毒对照应为阳性。

2.2.3.2 病毒滴定

采用微量细胞病变法。将毒种做 10 倍系列稀释，每稀释度病毒液接种猴肾细胞、Hep-2 细胞或其他敏感细胞，置 35～36℃培养，7 天判定结果。病毒滴度均应不低于 6.5 lg $CCID_{50}$/ml。应同时进行病毒参考品滴定。

2.2.3.3 无菌检查

依法检查（通则 1101），应符合规定。

2.2.3.4 分枝杆菌检查

照无菌检查法（通则 1101）进行。

以草分枝杆菌（CMCC 95024）作为阳性对照菌。取阳性对照菌接种于罗氏固体培养基，于 37℃培养 3～5 天收集培养物，以 0.9％氯化钠溶液制成菌悬液，采用细菌浊度法确定菌含量，该菌液浊度与中国细菌浊度标准一致时活菌量约为 $2×10^7$ CFU/ml。稀释菌悬液，取不高于 100CFU 的菌液作为阳性对照。

供试品小于 1ml 时采用直接接种法，将供试品全部接种于适宜固体培养基（如罗氏培养基或 Middlebrook 7H10 培养基），每种培养基做 3 个重复。并同时设置阳性对照。将接种后的培养基置于 37℃培养 56 天，阳性对照应有菌生长，接种供试品的培养基未见分枝杆菌生长，则判为合格。

供试品大于 1ml 时采用薄膜过滤法集菌后接种培养基。将供试品以 0.22μm 滤膜过滤后，取滤膜接种于适宜固体培养基，同时设阳性对照。所用培养基、培养时间及结果判定同上。

2.2.3.5　支原体检查

依法检查（通则 3301），应符合规定。

2.2.3.6　外源病毒因子检查

依法检查（通则 3302），应符合规定。

2.2.3.7　家兔检查

取体重 1.5～2.5kg 的健康家兔至少 5 只，每只注射 10ml，其中 1.0ml 皮内多处注射，其余皮下注射，观察 3 周。到期处死时存活动物数应不低于 80%，无 B 病毒和其他病毒感染判为合格。家兔在 24 小时以后死亡，疑有 B 病毒感染者应尸检，须留神经组织和脏器标本待查，用脑组织做 10% 悬液，用同样方法接种 5 只健康家兔进行检查，观察到期后动物应全部健存。

2.2.3.8　免疫原性检查

用主种子批毒种制成疫苗，按常规接种易感儿童（免前抗体效价<1∶4）至少 30 名，分别于免疫前及免疫后 4 周采血，测定中和抗体，免疫后抗体阳转率应不低于 95%。

2.2.3.9　猴体神经毒力试验

依法检查（通则 3305），应符合规定。

2.2.3.10　rct 特征试验

将单价病毒液分别于 36.0℃±0.1℃ 及 40.0℃±0.1℃ 进行病毒滴定，试验设 t-对照（生产毒种或已知对人安全的疫苗）。如果病毒液和 t-对照在 36.0℃±0.1℃ 的病毒滴度与 40.0℃±0.1℃ 的滴度差不低于 5.0 lg，则 rct 特征试验合格。

2.2.3.11　SV40 核酸序列检查

依法检查（通则 3304），应为阴性。

2.2.4　毒种保存

液体毒种需加终浓度为 1mol/L 的氯化镁溶液，置 −60℃ 以下保存。

2.3　单价原液

2.3.1　细胞制备

同 2.1.2 项。

2.3.2　培养液

培养液为含适量灭能新生牛血清和乳蛋白水解物的 Earle's 液或其他适宜培养液。新生牛血清的质量应符合要求（通则 3604）。维持液为不含新生牛血清和乳蛋白水解物的 Earle's 液或其他适宜的维持液。

2.3.3　对照细胞外源病毒因子检查

依法检查（通则 3302），应符合规定。

2.3.4　病毒接种和培养

将毒种按 0.03～0.3MOI 接种细胞（同一工作种子批毒种应按同一 MOI 接种），种毒后置 33℃±0.5℃ 培养 48～96 小时至细胞出现完全病变后收获。

2.3.5　病毒收获

检定合格的同一细胞消化批收获的病毒液，经澄清过滤收集于大瓶中，为单一病毒收获液。

2.3.6　单一病毒收获液检定

按 3.1 项进行。

2.3.7　单一病毒收获液保存

于 2～8℃ 保存不超过 30 天，−20℃ 保存不超过 6 个月。

2.3.8　单一病毒收获液合并或浓缩

检定合格的同一细胞批制备的多个单一病毒收获液直接或适当浓缩后进行合并，即为单价原液。

2.3.9　单价原液检定

按 3.2 项进行。

2.3.10　单价原液保存

于 2～8℃ 保存不超过 30 天，−20℃ 保存不超过 6 个月。

2.4　半成品

2.4.1　配制

单价原液加入终浓度为 1mol/L 的氯化镁，经除菌过滤后即为单价疫苗半成品。取适量Ⅰ、Ⅱ、Ⅲ型单价疫苗半成品，按一定比例进行配制，即为三价疫苗半成品。

2.4.2　半成品检定

按 3.3 项进行。

2.5　成品

2.5.1　分批

应符合"生物制品分批规程"规定。

2.5.2　分装

应符合"生物制品分装和冻干规程"规定。

2.5.3　规格

每瓶 1.0ml。每 1 次人用剂量为 2 滴（相当于 0.1ml），含脊髓灰质炎活病毒总量应不低于 6.15 lg $CCID_{50}$，其中Ⅰ型应不低于 6.0 lg $CCID_{50}$，Ⅱ型应不低于 5.0 lg $CCID_{50}$，Ⅲ型应不低于 5.5 lg $CCID_{50}$。

2.5.4　包装

应符合"生物制品包装规程"规定。

3　检定

3.1　单一病毒收获液检定

3.1.1　病毒滴定

按 2.2.3.2 项进行。病毒滴度应不低于 6.5 lg $CCID_{50}$/ml。

3.1.2　无菌检查

依法检查（通则 1101），应符合规定。

3.1.3　支原体检查

依法检查（通则 3301），应符合规定。

3.2　单价原液检定

3.2.1　鉴别试验

按 2.2.3.1 项进行。

3.2.2　病毒滴定

按 2.2.3.2 项进行。病毒滴度均应不低于 6.5 lg

$CCID_{50}/ml$。

3.2.3 猴体神经毒力试验

依法检查（通则 3305），应符合规定。

3.2.4 SV40 核酸序列检查

依法检查（通则 3304），结果应为阴性。

3.2.5 无菌检查

依法检查（通则 1101），应符合规定。

3.2.6 支原体检查

依法检查（通则 3301），应符合规定。

3.3 半成品检定

3.3.1 病毒滴定

按 2.2.3.2 项进行。单价疫苗半成品病毒滴度应不低于 6.5 lg $CCID_{50}/ml$。三价疫苗半成品病毒滴度应不低于 7.15 lg $CCID_{50}/ml$，其中 Ⅰ 型应不低于 7.0 lg $CCID_{50}/ml$，Ⅱ 型应不低于 6.0 lg $CCID_{50}/ml$，Ⅲ 型应不低于 6.5 lg $CCID_{50}/ml$。

3.3.2 无菌检查

依法检查（通则 1101），应符合规定。

3.4 成品检定

3.4.1 鉴别试验

取适量 Ⅰ、Ⅱ、Ⅲ 型三价混合脊髓灰质炎病毒特异性免疫血清与适量本品混合，置 37℃ 水浴 2 小时，接种 Hep-2 细胞或其他敏感细胞，置 35～36℃ 培养，7 天判定结果，应无病变出现。同时设血清和细胞对照，均应为阴性。病毒对照应为阳性。

3.4.2 外观

应为澄清无异物的橘红色液体。

3.4.3 装量

依法检查（通则 0102），应不低于标示量。

3.4.4 病毒滴定

按 2.2.3.2 项进行。三价疫苗每 1 次人用剂量 0.1ml，病毒滴度应不低于 6.15 lg $CCID_{50}$，其中 Ⅰ 型应不低于 6.0 lg $CCID_{50}$，Ⅱ 型应不低于 5.0 lg $CCID_{50}$，Ⅲ 型应不低于 5.5 lg $CCID_{50}$。

3.4.5 热稳定性试验

疫苗出厂前应进行热稳定性试验，应与病毒滴定同时进行。37℃ 放置 48 小时后，按 2.2.3.2 项进行，每 1 次人用剂量病毒滴度下降应不高于 0.5 lg。

3.4.6 抗生素残留量

生产细胞制备过程中加入抗生素的应进行该项检查。采用酶联免疫法，应不高于 50ng/剂。

3.4.7 无菌检查

依法检查（通则 1101），应符合规定。

4 保存、运输及有效期

自生产之日起，于 −20℃ 以下保存，有效期为 24 个月；于 2～8℃ 保存，有效期为 12 个月。生产日期为半成品配制日期。运输应在冷藏条件下进行。标签上只能规定一种保存温度及有效期。

5 使用说明

应符合"生物制品包装规程"规定和批准的内容。

口服脊髓灰质炎减毒活疫苗 （猴肾细胞）使用说明

【药品名称】

通用名称：口服脊髓灰质炎减毒活疫苗（猴肾细胞）

英文名称：Poliomyelitis (Live) Vaccine (Monkey Kidney Cell), Oral

汉语拼音：Koufu Jisuihuizhiyan Jiandu Huoyimiao (Houshen Xibao)

【成分和性状】 本品系用脊髓灰质炎病毒 Ⅰ、Ⅱ、Ⅲ 型减毒株分别接种于原代猴肾细胞，经培养、收获病毒液制成。为橘红色液体。

有效成分：脊髓灰质炎病毒 Ⅰ、Ⅱ、Ⅲ 型减毒活病毒。

辅料：应列出全部批准的辅料成分。

【接种对象】 主要为 2 月龄以上的儿童。

【作用与用途】 本疫苗服用后，可刺激机体产生抗脊髓灰质炎病毒免疫力。用于预防脊髓灰质炎。

【规格】 每瓶 1.0ml。每 1 次人用剂量为 2 滴（相当于 0.1ml），所含脊髓灰质炎活病毒总量应不低于 6.15 lg $CCID_{50}$，其中 Ⅰ 型应不低于 6.0 lg $CCID_{50}$，Ⅱ 型应不低于 5.0 lg $CCID_{50}$，Ⅲ 型应不低于 5.5 lg $CCID_{50}$。

【免疫程序和剂量】 基础免疫为 3 次，首次免疫从 2 月龄开始，连续口服 3 次，每次间隔 4～6 周，4 岁再加强免疫 1 次，每 1 次人用剂量为 2 滴（相当于 0.1ml）。其他年龄组在需要时也可以服用。

【不良反应】 （1）个别人有轻度发热、恶心、呕吐、腹泻和皮疹。一般不需特殊处理，必要时可对症治疗。

（2）极罕见口服后引起脊髓灰质炎疫苗相关病例（VAPP）。

【禁忌】 （1）已知对该疫苗的任何组分，包括辅料及抗生素过敏者。

（2）患急性疾病、严重慢性疾病、慢性疾病的急性发作期、发热者。

（3）免疫缺陷、免疫功能低下或正在接受免疫抑制剂治疗者。

（4）妊娠期妇女。

（5）患未控制的癫痫和其他进行性神经系统疾病者。

【注意事项】 （1）本品为口服疫苗，严禁注射！

（2）有以下情况者慎用：家族和个人有惊厥史者、患慢性疾病者、有癫痫史者、过敏体质者。

（3）本品系活疫苗，应使用 37℃ 以下温水送服，切勿用热水送服。

（4）疫苗容器开启后，如未能立即用完，应置 2～8℃，并于当天内用完，剩余均应废弃。

（5）应备有肾上腺素等药物，以备偶有发生严重过敏反应时急救用。接种者在接种后应在现场观察至少 30 分钟。

（6）应避免反复冻融，以免影响免疫效果。

（7）注射免疫球蛋白者应至少间隔 3 个月以上接种本疫苗，以免影响免疫效果。

（8）使用不同的减毒活疫苗进行预防接种时，应间隔至少 1 个月以上。

【贮藏】　于－20℃ 以下或 2～8℃ 避光保存和运输。

【包装】　按批准的执行。

【有效期】　－20℃ 以下有效期为 24 个月；2～8℃ 有效期为 12 个月（标签只能规定一种保存温度及有效期）。

【执行标准】

【批准文号】

【生产企业】

企业名称：

生产地址：

邮政编码：

电话号码：

传真号码：

网　　址：

脊髓灰质炎减毒活疫苗糖丸
（人二倍体细胞）

Jisuihuizhiyan Jiandu Huoyimiao Tangwan

（Ren Erbeiti Xibao）

Poliomyelitis Vaccine in Dragee Candy

（Human Diploid Cell），Live

本品系用脊髓灰质炎病毒 Ⅰ、Ⅱ、Ⅲ 型减毒株分别接种于人二倍体细胞，经培养、收获后制成糖丸。用于预防脊髓灰质炎。

1　基本要求

生产和检定用设施、原材料及辅料、水、器具、动物等应符合"凡例"的有关要求。

2　制造

2.1　生产用细胞

生产用细胞为人二倍体细胞（2BS 株或经批准的其他人二倍体细胞）。

2.1.1　细胞管理及检定

应符合"生物制品生产检定用动物细胞基质制备及检定规程"规定。

取自同批工作细胞库的 1 支或多支细胞，经复苏、扩增后的细胞仅用于一批疫苗的生产。

2BS 株主细胞库细胞代次应不超过第 23 代，工作细胞库细胞代次应不超过第 27 代，生产用细胞代次应不超过第 44 代。

2.1.2　细胞制备

取工作细胞库中的 1 支或多支细胞，经复苏、胰蛋白酶消化、37℃静置或旋转培养制备的一定数量并用于接种病毒的细胞为一个细胞批。

2.2　毒种

2.2.1　名称及来源

生产用毒种为脊髓灰质炎病毒 Ⅰ、Ⅱ、Ⅲ 型减毒株；可用 Ⅰ、Ⅱ、Ⅲ 型 Sabin 株，Ⅰ、Ⅱ、Ⅲ 型 Sabin 纯化株，中Ⅲ₂ 株或经批准的其他毒株。各型 Sabin 毒株和 Pfizer 株来源于世界卫生组织（WHO）。

2.2.2　种子批的建立

应符合"生物制品生产检定用菌毒种管理规程"规定。

2.2.2.1　原始种子

Sabin 株原始毒种 Ⅰ、Ⅱ、Ⅲ 型及中Ⅲ₂ 株均由毒种研制者制备和保存。

2.2.2.2　主种子批

主种子批 Sabin 株 Ⅰ、Ⅱ 型的传代水平应不超过 SO＋2，Sabin 株Ⅲ型应不超过 SO＋1；中Ⅲ₂ 株由原始毒种在胎猴肾细胞或人二倍体细胞上传 1～2 代制成的成分均一的一批病毒悬液称为主种子批，传代水平应不超过中

Ⅲ₂ 2 代；Ⅲ型 Pfizer 株主种子批为 RSO 1。

2.2.2.3　工作种子批

取主种子批毒种在人二倍体细胞上传 1～2 代制备的组成均一的一批病毒悬液称为工作种子批。原始种子至工作种子批 Sabin Ⅰ、Ⅱ 型传代不得超过 3 代（SO＋3），Sabin Ⅲ型及其他纯化株包括 Pfizer 株传代不得超过 2 代；从原始种子至工作种子批中Ⅲ₂ 株传代次数不得超过 3 代。

2.2.3　种子批毒种的检定

除另有规定外，主种子批及工作种子批应进行以下全面检定。

2.2.3.1　鉴别试验

取适量 Ⅰ型、Ⅱ型或Ⅲ型单价脊髓灰质炎病毒特异性免疫血清与适量病毒供试品混合，置 37℃水浴 2 小时，接种 Hep-2 细胞或其他敏感细胞，置 35～36℃培养，7 天判定结果，病毒型别应准确无误。同时设血清和细胞对照，均应为阴性。病毒对照应为阳性。

2.2.3.2　病毒滴定

采用微量细胞病变法。将毒种做 10 倍系列稀释，每稀释度病毒液接种 Hep-2 细胞或其他敏感细胞，置 35～36℃培养，7 天判定结果。病毒滴度应不低于 6.5 lg $CCID_{50}$/ml。应同时进行病毒参考品滴定。

2.2.3.3　无菌检查

依法检查（通则 1101），应符合规定。

2.2.3.4　分枝杆菌检查

照无菌检查法（通则 1101）进行。

以草分枝杆菌（CMCC 95024）作为阳性对照菌。取阳性对照菌接种于罗氏固体培养基，于 37℃培养 3～5 天收集培养物，以 0.9% NaCl 溶液制成菌悬液，采用细菌浊度法确定菌含量，该菌液浊度与中国细菌浊度标准一致时活菌量约为 $2×10^7$ CFU/ml。稀释菌悬液，取不高于 100CFU 的菌液作为阳性对照。

供试品小于 1ml 时采用直接接种法，将供试品全部接种于适宜固体培养基（如罗氏培养基或 Middlebrook 7H10 培养基），每种培养基做 3 个重复。并同时设置阳性对照。将接种后的培养基置于 37℃培养 56 天，阳性对照应有菌生长，接种供试品的培养基未见分枝杆菌生长，则判为合格。

供试品大于 1ml 时采用薄膜过滤法集菌后接种培养基。将供试品以 0.22μm 滤膜过滤后，取滤膜接种于适宜固体培养基，同时设阳性对照。所用培养基、培养时间及结果判定同上。

2.2.3.5　支原体检查

依法检查（通则 3301），应符合规定。

2.2.3.6　外源病毒因子检查

依法检查（通则 3302），应符合规定。

2.2.3.7　家兔检查

取体重为 1.5～2.5kg 的家兔至少 5 只，每只注射

10ml，其中 1.0ml 皮内多处注射，其余皮下注射，观察 3 周，到期存活动物数应不低于 80％，无 B 病毒和其他病毒感染判为合格。家兔在 24 小时以后死亡，疑有 B 病毒感染者应尸检，须留神经组织和脏器标本待查，用脑组织做 10％悬液，用同样方法接种 5 只家兔进行检查，观察到期后动物应全部健存。

2.2.3.8 免疫原性检查

用工作种子批毒种制成疫苗，按常规接种易感儿童（免前抗体效价＜1∶4）至少 30 名，分别于免疫前及免疫后 4 周采血，测定中和抗体，免疫后抗体阳转率应不低于 95％。

2.2.3.9 猴体神经毒力试验

依法检查（通则 3305），应符合规定。

2.2.3.10 rct 特征试验

将单价病毒液分别于 36.0℃±0.1℃ 及 40.0℃±0.1℃ 进行病毒滴定，试验设 t-对照（生产毒种或已知对人安全的疫苗）。如果病毒液和 t-对照在 36.0℃±0.1℃ 的病毒滴度与 40.0℃±0.1℃ 的滴度差不低于 5.0 lg，则 rct 特征试验合格。

2.2.3.11 SV40 核酸序列检查

依法检查（通则 3304），应为阴性。

2.2.4 毒种保存

液体毒种需加入终浓度为 1mol/L 的氯化镁溶液，于 −60℃ 以下保存。

2.3 单价原液

2.3.1 细胞制备

按 2.1.2 项进行。

2.3.2 培养液

培养液为含适量灭能新生牛血清和乳蛋白水解物的 MEM 液或其他适宜培养液。新生牛血清的质量应符合要求（通则 3604）。维持液为不含新生牛血清的 MEM 液或其他适宜维持液。

2.3.3 对照细胞外源病毒因子检查

依法检查（通则 3302），应符合规定。

2.3.4 病毒接种和培养

将毒种按 0.05～0.3MOI 接种细胞（同一工作种子批毒种应按同一 MOI 接种）。种毒后置 33℃±0.5℃ 培养 48～96 小时至细胞出现完全病变后收获。

2.3.5 病毒收获

病毒液经澄清过滤，收集于大瓶中，为单一病毒收获液。

2.3.6 单一病毒收获液检定

按 3.1 项进行。

2.3.7 单一病毒收获液保存

于 2～8℃ 保存不超过 30 天，−20℃ 保存不超过 6 个月。

2.3.8 单一病毒收获液合并或浓缩

同一细胞批制备的单一病毒收获液检定合格可适当浓缩进行合并，经澄清过滤即为单价原液。

2.3.9 单价原液检定

按 3.2 项进行。

2.3.10 单价原液保存

于 −20℃ 保存不超过 6 个月。

2.4 半成品

2.4.1 配制

单价原液加入终浓度为 1mol/L 的氯化镁，即为单价疫苗半成品。取适量 Ⅰ、Ⅱ、Ⅲ 型单价疫苗半成品，按一定比例进行配制，即为三价疫苗半成品。

2.4.2 半成品检定

按 3.3 项进行。

2.5 成品

2.5.1 疫苗糖丸制备

三价疫苗半成品及赋形剂按一定比例混合后制成糖丸。赋形剂成分包括还原糖浆、糖浆、脂肪性混合糖粉和糖粉。滚制糖丸时，操作室内温度应在 18℃ 以下。

2.5.2 分批

应符合"生物制品分批规程"规定。同一次混合的三价疫苗半成品制备的糖丸为一批，非同容器滚制的糖丸分为不同亚批。

2.5.3 分装

应符合"生物制品分装和冻干规程"规定。

2.5.4 规格

每粒 1g。每 1 次人用剂量 1 粒，含脊髓灰质炎活病毒总量应不低于 5.95 lg $CCID_{50}$，其中 Ⅰ 型应不低于 5.8 lg $CCID_{50}$、Ⅱ 型应不低于 4.8 lg $CCID_{50}$、Ⅲ 型应不低于 5.3 lg $CCID_{50}$。

2.5.5 包装

应符合"生物制品包装规程"规定。

3 检定

3.1 单一病毒收获液检定

3.1.1 病毒滴定

按 2.2.3.2 项进行。病毒滴度应不低于 6.5 lg $CCID_{50}$/ml。

3.1.2 无菌检查

依法检查（通则 1101），应符合规定。

3.1.3 支原体检查

依法检查（通则 3301），应符合规定。

3.2 单价原液检定

3.2.1 鉴别试验

按 2.2.3.1 项进行。

3.2.2 病毒滴定

按 2.2.3.2 项进行。病毒滴度应不低于 6.5 lg $CCID_{50}$/ml。

3.2.3 猴体神经毒力试验

依法检查（通则 3305），应符合规定。

3.2.4　无菌检查

依法检查（通则1101），应符合规定。

3.2.5　支原体检查

依法检查（通则3301），应符合规定。

3.3　半成品检定

3.3.1　病毒滴定

按2.2.3.2项进行。三价疫苗病毒滴度应不低于7.15 lg CCID$_{50}$/ml，其中Ⅰ型应不低于7.0 lg CCID$_{50}$/ml，Ⅱ型应不低于6.0 lg CCID$_{50}$/ml，Ⅲ型应不低于6.5 lg CCID$_5$/ml。

3.3.2　无菌检查

依法检查（通则1101），应符合规定。

3.4　成品检定

每个糖丸滚制容器取200～300粒。

3.4.1　鉴别试验

取适量Ⅰ、Ⅱ、Ⅲ型三价混合脊髓灰质炎病毒特异性免疫血清与适量供试品混合，置37℃水浴2小时，接种Hep-2细胞或其他敏感细胞，置35～36℃培养，7天判定结果，应无病变出现。同时设血清和细胞对照，均应为阴性。病毒对照应为阳性。

3.4.2　外观

应为白色固体糖丸。

3.4.3　丸重差异

取糖丸20粒测定，每1粒重量为1g±0.15g。

3.4.4　病毒滴定

每3～4亚批合并为1个检定批，取100粒糖丸，加Earle's液至1000ml，即为1：10稀释度，采用细胞病变法进行病毒滴定。

三价疫苗糖丸以混合法测定病毒含量，同时应以中和法检测各型病毒含量。采用中和法需预先精确测定异型抗体的交叉抑制值，以校正滴定结果。按2.2.3.2项测定病毒滴度，每剂三价疫苗糖丸病毒总量应不低于5.95 lg CCID$_{50}$，其中Ⅰ型应不低于5.8 lg CCID$_{50}$；Ⅱ型应不低于4.8 lg CCID$_{50}$；Ⅲ型应不低于5.3 lg CCID$_{50}$。

3.4.5　热稳定性试验

疫苗出厂前应进行热稳定性试验，应与病毒滴定同时进行。37℃放置48小时后，按2.2.3.2项进行病毒滴定，病毒滴度应不低于5.0 lg CCID$_{50}$，病毒滴度下降应不高于1.0 lg。

3.4.6　病毒分布均匀度

每批抽查糖丸10粒以上，测定疫苗糖丸的病毒分布均匀度。逐粒滴定病毒含量，各粒之间的病毒含量差不得超过0.5 lg。

3.4.7　微生物限度检查

同一天滚制的糖丸为1个供试品，每个糖丸滚制容器中取样不得少于10粒，按微生物计数法检测，每粒菌数不得超过300个（通则1105、通则1106与通则1107）。

3.4.8　致病菌检查

不得含有乙型溶血性链球菌、肠道致病菌以及大肠杆菌。

3.4.8.1　乙型溶血性链球菌检查

取经10倍稀释供试品0.5ml，接种肉汤培养基1支，置37℃培养24小时，再用划线法移种血平皿1个，37℃培养24小时，应无乙型溶血性链球菌生长（如原材料、辅料已做过此项检查并合格，成品可不再做）。

3.4.8.2　肠道致病菌检查

取经10倍稀释的供试品1.0ml，接种GN或肉汤增菌培养基1管，置37℃培养，于20～24小时内用划线法转种鉴别培养基平皿1个，37℃培养24小时，如有革兰氏阴性杆菌，应进一步鉴定是否为肠道致病菌。

3.4.8.3　大肠杆菌检查

取经10倍稀释的供试品，接种普通克斯列或麦康凯肉汤培养基3管，每管2ml，置37℃培养48小时，不应有产酸、产气现象。如有产酸、产气现象，应进一步鉴别是否为大肠杆菌。

4　保存、运输及有效期

自生产之日起，于−20℃以下保存，有效期为24个月；于2～8℃保存，有效期为5个月。生产日期为糖丸制造日期。运输应在冷藏条件下进行。标签上只能规定一种保存温度和有效期。

5　使用说明

应符合"生物制品包装规程"规定和批准的内容。

脊髓灰质炎减毒活疫苗糖丸（人二倍体细胞）使用说明

【药品名称】

通用名称：脊髓灰质炎减毒活疫苗糖丸（人二倍体细胞）

英文名称：Poliomyelitis Vaccine in Dragee Candy (Human Diploid Cell)，Live

汉语拼音：Jisuihuizhiyan Jiandu Huoyimiao Tangwan (Ren Erbeiti Xibao)

【成分和性状】　本品系用脊髓灰质炎病毒Ⅰ、Ⅱ、Ⅲ型减毒株分别接种于人二倍体细胞，经培养、收获病毒液后制成。为白色固体糖丸。

有效成分：Ⅰ、Ⅱ、Ⅲ型脊髓灰质炎减毒活病毒。

辅料：应列出全部批准的辅料成分。

【接种对象】　主要为2月龄以上的儿童。

【作用与用途】　本疫苗服用后，可刺激机体产生抗脊髓灰质炎病毒免疫力。用于预防脊髓灰质炎。

【规格】　每粒糖丸重1g。每1次人用剂量1粒，含脊髓灰质炎活病毒总量应不低于5.95 lg CCID$_{50}$，其中Ⅰ型应不低于5.8 lg CCID$_{50}$，Ⅱ型应不低于4.8 lg CCID$_{50}$，Ⅲ型应不低于5.3 lg CCID$_{50}$。

【免疫程序和剂量】 基础免疫为 3 次，首次免疫从 2 月龄开始，连续口服 3 次，每次间隔 4～6 周，4 岁再加强免疫 1 次，每 1 次人用剂量 1 粒。其他年龄组在需要时也可以服用。

【不良反应】 常见不良反应：有轻度发热反应、恶心、呕吐、腹泻和皮疹。一般不需特殊处理，必要时可对症治疗。

极罕见不良反应：引起脊髓灰质炎疫苗相关病例（VAPP）。

【禁忌】 （1）已知对该疫苗所含任何成分，包括辅料以及抗生素过敏者。

（2）患急性疾病、严重慢性疾病、慢性疾病的急性发作期、发热者。

（3）免疫缺陷、免疫功能低下或正在接受免疫抑制剂治疗者。

（4）妊娠期妇女。

（5）未控制的癫痫和患其他进行性神经系统疾病者。

【注意事项】 （1）有以下情况者慎用：家族和个人有惊厥史者、患慢性疾病者、有癫痫史者、过敏体质者。

（2）本品系活疫苗，应使用 37℃ 以下温水送服，切勿用热水送服。

（3）疫苗糖丸内包装开封后，切勿使消毒剂接触疫苗，并应立即使用，如未能立即用完，应置 2～8℃，并于当天内用完，剩余均应废弃。

（4）应备有肾上腺素等药物，以备偶有发生严重过敏反应时急救用。接种后应在现场观察至少 30 分钟。

（5）注射免疫球蛋白应至少间隔 3 个月以上接种本疫苗，以免影响免疫效果。

（6）使用不同的减毒活疫苗进行预防接种时，应间隔至少 1 个月以上。

【贮藏】 于 -20℃ 以下或 2～8℃ 避光保存和运输。

【包装】 按批准的执行。

【有效期】 -20℃ 以下有效期为 24 个月；2～8℃ 有效期为 5 个月（标签只能规定一种保存温度及有效期）。

【执行标准】

【批准文号】

【生产企业】

企业名称：

生产地址：

邮政编码：

电话号码：

传真号码：

网 　 址：

脊髓灰质炎减毒活疫苗糖丸（猴肾细胞）

Jisuihuizhiyan Jiandu Huoyimiao Tangwan

（Houshen Xibao）

Poliomyelitis Vaccine in Dragee Candy

（Monkey Kidney Cell），Live

本品系用脊髓灰质炎病毒Ⅰ、Ⅱ、Ⅲ型减毒株分别接种于原代猴肾细胞，经培养、收获病毒液后制成糖丸。用于预防脊髓灰质炎。

1　基本要求

生产和检定用设施、原材料及辅料、水、器具、动物等应符合"凡例"的有关要求。

2　制造

2.1　生产用细胞

生产用细胞为原代猴肾细胞。

2.1.1　细胞管理及检定

应符合"生物制品生产检定用动物细胞基质制备及检定规程"规定。

生产用猴肾细胞应来源于未做过任何试验的健康猕猴，所用动物必须经不少于6周的隔离检疫，应无结核、B病毒感染及其他急性传染病，血清中无泡沫病毒。凡有严重化脓灶、赘生物以及明显的肝、肾病理改变者不得使用。

2.1.2　细胞制备

取符合2.1.1项要求的健康猕猴肾脏，经胰蛋白酶消化、用培养液分散细胞，置37.0℃±0.5℃培养6～9天长成单层。来源于同一只猕猴、同一容器内消化制备的细胞为一个细胞消化批，同一天制备的多个细胞消化批为一个细胞批。

2.2　毒种

2.2.1　名称及来源

生产用毒种为脊髓灰质炎病毒Ⅰ、Ⅱ、Ⅲ型减毒株；可用Ⅰ、Ⅱ、Ⅲ型Sabin株，Ⅰ、Ⅱ、Ⅲ型Sabin纯化株，中Ⅲ₂株或经批准的其他毒株。各型Sabin毒株和Pfizer株来源于世界卫生组织（WHO）。

2.2.2　种子批的建立

应符合"生物制品生产检定用菌毒种管理规程"规定。

2.2.2.1　原始种子

Sabin株原始毒种Ⅰ、Ⅱ、Ⅲ型及中Ⅲ₂株均由毒种研制单位制备和保存。

2.2.2.2　主种子批

主种子批Sabin株Ⅰ、Ⅱ型的传代水平应不超过$SO+2$，Sabin株Ⅲ型应不超过$SO+1$；中Ⅲ₂株由原始毒种在胎猴肾细胞或人二倍体细胞上传1～2代制成的成分均一的一批病毒悬液称为主种子批，传代水平应不超过中Ⅲ₂2

代；Ⅲ型Pfizer株主种子批为RSO 1。

2.2.2.3　工作种子批

主种子批毒种在原代胎猴肾细胞或人二倍体细胞上传1代制备成的成分均一的一批病毒悬液称为工作种子批。原始种子至工作种子批SabinⅠ、Ⅱ型传代不得超过3代（$SO+3$），SabinⅢ型及其他纯化株包括Pfizer株传代不得超过2代；从原始种子至工作种子批中Ⅲ₂株传代次数不得超过3代。

2.2.3　种子批毒种的检定

除另有规定外，主种子批及工作种子批应进行以下全面检定。

2.2.3.1　鉴别试验

取适量Ⅰ型、Ⅱ型或Ⅲ型单价脊髓灰质炎病毒特异性免疫血清与适量病毒液混合，置37℃水浴2小时，接种猴肾细胞、Hep-2细胞或其他敏感细胞，置35～36℃培养，7天判定结果，病毒型别应准确无误。同时设血清和细胞对照，均应为阴性。病毒对照应为阳性。

2.2.3.2　病毒滴定

采用微量细胞病变法。将毒种做10倍系列稀释，每稀释度病毒液接种猴肾细胞、Hep-2细胞或其他敏感细胞，置35～36℃培养，7天判定结果。病毒滴度均应不低于$6.5\ \lg CCID_{50}/ml$。应同时进行病毒参考品滴定。

2.2.3.3　无菌检查

依法检查（通则1101），应符合规定。

2.2.3.4　分枝杆菌检查

照无菌检查法（通则1101）进行。

以草分枝杆菌（CMCC 95024）作为阳性对照菌。取阳性对照菌接种于罗氏固体培养基，于37℃培养3～5天收集培养物，以0.9%氯化钠溶液制成菌悬液，采用细菌浊度法确定菌含量，该菌液浊度与中国细菌浊度标准一致时活菌量约为$2×10^7 CFU/ml$。稀释菌悬液，取不高于100CFU的菌液作为阳性对照。

供试品小于1ml时采用直接接种法，将供试品全部接种于适宜固体培养基（如罗氏培养基或Middlebrook 7H10培养基），每种培养基做3个重复。并同时设置阳性对照。将接种后的培养基置37℃培养56天，阳性对照应有菌生长，接种供试品的培养基未见分枝杆菌生长，则判为合格。

供试品大于1ml时采用薄膜过滤法集菌后接种培养基。将供试品以$0.22\mu m$滤膜过滤后，取滤膜接种于适宜固体培养基，同时设阳性对照。所用培养基、培养时间及结果判定同上。

2.2.3.5　支原体检查

依法检查（通则3301），应符合规定。

2.2.3.6　外源病毒因子检查

依法检查（通则3302），应符合规定。

2.2.3.7　家兔检查

取体重为1.5～2.5kg的健康家兔至少5只，每只注射 10ml，用其中 1.0ml 皮内多处注射，其余皮下注射，观察 3 周。到期存活动物数应不低于 80%，无 B 病毒和其他病毒感染判为合格。家兔在 24 小时以后死亡，疑有 B 病毒感染者应尸检，须留神经组织和脏器标本待查，用脑组织做 10% 悬液，用同样方法接种 5 只健康家兔进行检查，观察到期后动物应全部健存。

2.2.3.8　免疫原性检查

用主种子批毒种制成疫苗，按常规接种易感儿童（免前抗体效价 < 1∶4）至少 30 名，分别于免疫前及免疫后 4 周采血，测定中和抗体，免疫后抗体阳转率应不低于 95%。

2.2.3.9　猴体神经毒力试验

依法检查（通则 3305），应符合规定。

2.2.3.10　rct 特征试验

将单价病毒液分别于 36.0℃±0.1℃ 及 40.0℃±0.1℃ 进行病毒滴定，试验设 t-对照（生产毒种或已知对人安全的疫苗）。如果病毒液和 t-对照在 36.0℃±0.1℃ 的病毒滴度与 40.0℃±0.1℃ 的滴度差不低于 5.0 lg，则 rct 特征试验合格。

2.2.3.11　SV40 核酸序列检查

依法检查（通则 3304），应为阴性。

2.2.4　毒种保存

液体毒种需加终浓度为 1mol/L 的氯化镁溶液，于 −60℃ 以下保存。

2.3　单价原液

2.3.1　细胞制备

同 2.1.2 项。

2.3.2　培养液

培养液为含适量灭能新生牛血清和乳蛋白水解物的 Earle's 液或其他适宜培养液。新生牛血清的质量应符合要求（通则 3604）。维持液为不含新生牛血清和乳蛋白水解物 Earle's 液或其他适宜的维持液。

2.3.3　对照细胞外源病毒因子检查

依法检查（通则 3302），应符合规定。

2.3.4　病毒接种和培养

将毒种按 0.03～0.3MOI 接种细胞（同一工作种子批毒种应按同一 MOI 接种），种毒后置 33℃±0.5℃ 培养 48～96 小时至细胞出现完全病变后收获。

2.3.5　病毒收获

检定合格的同一细胞消化批收获的病毒液，经澄清过滤合并为单一病毒收获液。

2.3.6　单一病毒收获液检定

按 3.1 项进行。

2.3.7　单一病毒收获液保存

于 2～8℃ 保存不超过 30 天，−20℃ 保存不超过 6 个月。

2.3.8　单一病毒收获液合并或浓缩

检定合格的同一细胞批制备的多个单一病毒收获液可适当浓缩进行合并，经澄清过滤即为单价原液。

2.3.9　单价原液检定

按 3.2 项进行。

2.3.10　单价原液保存

于 2～8℃ 保存不超过 30 天，−20℃ 保存不超过 6 个月。

2.4　半成品

2.4.1　配制

单价原液加入终浓度为 1mol/L 的氯化镁，经除菌过滤即为单价疫苗半成品。取适量Ⅰ、Ⅱ、Ⅲ型单价疫苗半成品，按一定比例进行配制，即为三价疫苗半成品。

2.4.2　半成品检定

按 3.3 项进行。

2.5　成品

2.5.1　疫苗糖丸制备

三价疫苗半成品及赋形剂按一定比例混合后制成糖丸。赋形剂成分包括还原糖浆、糖浆、脂肪性混合糖粉和糖粉。滚制糖丸时，操作室内温度应在 18℃ 以下。

2.5.2　分批

应符合"生物制品分批规程"规定。同一次混合的三价疫苗半成品制备的糖丸为一批，非同容器滚制的糖丸分为不同亚批。

2.5.3　分装

应符合"生物制品分装和冻干规程"规定。

2.5.4　规格

每粒 1g。每次人用剂量为 1 粒，含脊髓灰质炎活病毒总量应不低于 5.95 lg $CCID_{50}$，其中Ⅰ型应不低于 5.8 lg $CCID_{50}$，Ⅱ型应不低于 4.8 lg $CCID_{50}$，Ⅲ型应不低于 5.3 lg $CCID_{50}$。

2.5.5　包装

应符合"生物制品包装规程"规定。

3　检定

3.1　单一病毒收获液检定

3.1.1　病毒滴定

按 2.2.3.2 项进行。病毒滴度应不低于 6.5 lg $CCID_{50}$/ml。

3.1.2　无菌检查

依法检查（通则 1101），应符合规定。

3.1.3　支原体检查

依法检查（通则 3301），应符合规定。

3.2　单价原液检定

3.2.1　鉴别试验

按 2.2.3.1 项进行。

3.2.2　病毒滴定

按 2.2.3.2 项进行。病毒滴度均应不低于 6.5 lg $CCID_{50}$/ml。

3.2.3　猴体神经毒力试验

依法检查（通则 3305），应符合规定。

3.2.4　SV40 核酸序列检查

依法检查（通则 3304），结果应为阴性。

3.2.5　无菌检查

依法检查（通则 1101），应符合规定。

3.2.6　支原体检查

依法检查（通则 3301），应符合规定。

3.3　半成品检定

3.3.1　病毒滴定

按 2.2.3.2 项进行。单价疫苗半成品病毒滴度应不低于 6.5 lg CCID$_{50}$/ml。三价疫苗半成品病毒滴度应不低于 7.15 lg CCID$_{50}$/ml，其中 Ⅰ 型应不低于 7.0 lg CCID$_{50}$/ml，Ⅱ型应不低于 6.0 lg CCID$_{50}$/ml，Ⅲ型应不低于 6.5 lg CCID$_{50}$/ml。

3.3.2　无菌检查

依法检查（通则 1101），应符合规定。

3.4　成品检定

每个糖丸滚制容器取 200～300 粒。

3.4.1　鉴别试验

取适量 Ⅰ、Ⅱ、Ⅲ 型三价混合脊髓灰质炎病毒特异性免疫血清与适量病毒供试品混合，置 37℃水浴 2 小时，接种 Hep-2 细胞或其他敏感细胞，置 35～36℃培养，7 天判定结果，应无病变出现。同时设血清和细胞对照，均应为阴性。病毒对照应为阳性。

3.4.2　外观

应为白色固体糖丸。

3.4.3　丸重差异

取糖丸 20 粒测定，每 1 粒重量为 1g±0.15g。

3.4.4　病毒滴定

每 3～4 亚批合并为 1 个检定批，取 100 粒糖丸，加 Earle's 液至 1000ml，即为 1:10 稀释度，采用细胞病变法进行病毒滴定。

三价疫苗糖丸以混合法测定病毒含量，同时应以中和法检测各型病毒含量。采用中和法需预先精确测定异型抗体的交叉抑制值，以校正滴定结果。按 2.2.3.2 项测定病毒滴度，每剂三价疫苗糖丸病毒总量应不低于 5.95 lg CCID$_{50}$，其中 Ⅰ 型应不低于 5.8 lg CCID$_{50}$，Ⅱ 型应不低于 4.8 lg CCID$_{50}$，Ⅲ 型应不低于 5.3 lg CCID$_{50}$。

3.4.5　热稳定性试验

疫苗出厂前应进行热稳定性试验，应与病毒滴定同时进行。37℃放置 48 小时后，按 2.2.3.2 项进行病毒滴定，病毒滴度应不低于 5.0 lg CCID$_{50}$，病毒滴度下降应不高于 1.0 lg。

3.4.6　病毒分布均匀度

每批抽查糖丸 10 粒以上，测定疫苗糖丸的病毒分布均匀度。逐粒滴定病毒含量，各粒之间的病毒含量差不得超过 0.5 lg。

3.4.7　微生物限度检查

同一天滚制的糖丸为 1 个供试品，每个糖丸滚制容器取样不得少于 10 粒，按微生物计数法检测，每粒菌数不得超过 300 个（通则 1105、通则 1106 与通则 1107）。

3.4.8　致病菌检查

不得含有乙型溶血性链球菌、肠道致病菌以及大肠杆菌。

3.4.8.1　乙型溶血性链球菌检查

取 10 倍稀释疫苗供试品 0.5ml，接种肉汤培养基 1 支，37℃培养 24 小时，再用划线法移种血平皿 1 个，37℃培养 24 小时，应无乙型溶血性链球菌生长（如原材料、辅料已做过此项检查并合格，成品可不再做）。

3.4.8.2　肠道致病菌检查

取 10 倍稀释疫苗供试品 1.0ml，接种 GN 或肉汤增菌培养基 1 管，37℃培养，于 20～24 小时内用划线法转种鉴别培养基平皿 1 个，37℃培养 24 小时，如有革兰氏阴性杆菌，应进一步鉴定是否为肠道致病菌。

3.4.8.3　大肠杆菌检查

取经 10 倍稀释疫苗供试品接种普通克斯列或麦康凯肉汤培养基 3 管，每管 2ml，37℃培养 48 小时，不应有产酸、产气现象。如有产酸、产气现象，应进一步鉴别是否为大肠杆菌。

4　保存、运输及有效期

自生产之日起，于 −20℃ 以下保存，有效期为 24 个月；于 2～8℃保存，有效期为 5 个月。生产日期为糖丸制造日期。运输应在冷藏条件下进行。标签上只能规定一种保存温度及有效期。

5　使用说明

应符合"生物制品包装规程"规定和批准的内容。

脊髓灰质炎减毒活疫苗糖丸（猴肾细胞）使用说明

【药品名称】

通用名称：脊髓灰质炎减毒活疫苗糖丸（猴肾细胞）

英文名称：Poliomyelitis Vaccine in Dragee Candy (Monkey Kidney Cell)，Live

汉语拼音：Jisuihuizhiyan Jiandu Huoyimiao Tangwan (Houshen Xibao)

【成分和性状】　本品系用脊髓灰质炎病毒 Ⅰ、Ⅱ、Ⅲ 型减毒株分别接种于原代猴肾细胞，经培养、收获病毒液后制成。为白色固体糖丸。

有效成分：Ⅰ、Ⅱ、Ⅲ 型脊髓灰质炎减毒活病毒。

辅料：应列出全部批准的辅料成分。

【接种对象】　主要为 2 月龄以上的儿童。

【作用与用途】　本疫苗服用后，可刺激机体产生抗脊髓灰质炎病毒免疫力。用于预防脊髓灰质炎。

【规格】　每粒糖丸重 1g。每 1 次人用剂量为 1 粒，含脊髓灰质炎活病毒总量应不低于 5.95 lg CCID$_{50}$，其中

Ⅰ型应不低于 5.8 lg $CCID_{50}$，Ⅱ型应不低于 4.8 lg $CCID_{50}$，Ⅲ型应不低于 5.3 lg $CCID_{50}$。

【免疫程序和剂量】 　基础免疫为 3 次，首次免疫从 2 月龄开始，连续口服 3 次，每次间隔 4～6 周，4 岁再加强免疫 1 次，每 1 次人用剂量为 1 粒。其他年龄组在需要时也可以服用。

【不良反应】 　常见不良反应：有轻度发热反应、恶心、呕吐、腹泻和皮疹。一般不需特殊处理，必要时可对症治疗。

极罕见不良反应：引起脊髓灰质炎疫苗相关病例（VAPP）。

【禁忌】 　（1）已知对该疫苗所含任何成分，包括辅料以及抗生素过敏者。

（2）患急性疾病、严重慢性疾病、慢性疾病的急性发作期、发热者。

（3）免疫缺陷、免疫功能低下或正在接受免疫抑制剂治疗者。

（4）妊娠期妇女。

（5）患未控制的癫痫和其他进行性神经系统疾病者。

【注意事项】 　（1）有以下情况者慎用：家族和个人有惊厥史者、患慢性疾病者、有癫痫史者、过敏体质者。

（2）本品系活疫苗，应使用 37℃ 以下温水送服，切勿用热水送服。

（3）疫苗糖丸内包装开封后，切勿使消毒剂接触疫苗，并应立即使用，如未能立即用完，应置 2～8℃，并于当天内用完，剩余均应废弃。

（4）应备有肾上腺素等药物，以备偶有发生严重过敏反应时急救用。接种后应在现场观察至少 30 分钟。

（5）注射免疫球蛋白应至少间隔 3 个月以上接种本疫苗，以免影响免疫效果。

（6）使用不同的减毒活疫苗进行预防接种时，应间隔至少 1 个月以上。

【贮藏】 　于 −20℃ 以下或 2～8℃ 避光保存和运输。

【包装】 　按批准的执行。

【有效期】 　−20℃ 以下有效期为 24 个月；2～8℃ 有效期为 5 个月（标签只能规定一种保存温度及有效期）。

【执行标准】

【批准文号】

【生产企业】

企业名称：

生产地址：

邮政编码：

电话号码：

传真号码：

网　　址：

Ⅱ　治　疗　类

白喉抗毒素

Baihou Kangdusu

Diphtheria Antitoxin

本品系由白喉类毒素免疫马所得的血浆，经胃酶消化后纯化制成的液体抗毒素球蛋白制剂。用于预防和治疗白喉。

1　基本要求

生产和检定用设施、原材料及辅料、水、器具、动物等应符合"凡例"的有关要求。

2　制造

2.1　抗原与佐剂

应符合"免疫血清生产用马匹检疫和免疫规程"的规定。

2.2　免疫动物及血浆

2.2.1　免疫动物

免疫用马匹必须符合"免疫血清生产用马匹检疫和免疫规程"的规定。

2.2.2　采血与分离血浆

按"免疫血清生产用马匹检疫和免疫规程"的有关规定进行。用动物法或其他适宜的方法测定免疫血清效价，不低于 1100IU/ml 时，即可采血。分离之血浆可加入适宜防腐剂，并应做无菌检查（通则 1101）。

2.3　胃酶

用生理氯化钠溶液将胃酶配制成 1mg/ml 溶液，进行类 A 血型物质含量测定（通则 3415），应不高于 1.0μg/ml。

2.4　原液

2.4.1　原料血浆

原料血浆的白喉抗毒素效价应不低于 1000IU/ml（通则 3507）。血浆在保存期间，如发现有明显的溶血、染菌及其他异常现象，不得用于制备。

2.4.2　制备

2.4.2.1　消化

将免疫血浆稀释后，加入适量胃酶，如果必要还可加入适量甲苯，调整适宜 pH 值后，在适宜温度下消化一定时间。

2.4.2.2　纯化

采用加温、硫酸铵盐析、明矾吸附等步骤进行纯化。

2.4.2.3　浓缩、澄清及除菌过滤

浓缩可采用超滤或硫酸铵沉淀法进行。可加入适量硫柳汞或间甲酚作为防腐剂，然后澄清、除菌过滤。

纯化后的抗毒素原液应置 2~8℃避光保存至少 1 个月作为稳定期。

2.4.3　原液检定

按 3.1 项进行。

2.5　半成品

2.5.1　配制

将检定合格的原液，按成品规格以灭菌注射用水稀释，调整效价、蛋白质浓度、pH 值及氯化钠含量，除菌过滤。

2.5.2　半成品检定

按 3.2 项进行。

2.6　成品

2.6.1　分批

应符合"生物制品分批规程"规定。

2.6.2　分装

应符合"生物制品分装和冻干规程"及通则 0102 有关规定。

2.6.3　规格

每瓶 0.5ml，含白喉抗毒素 1000IU（预防用）或每瓶 2.0ml，含白喉抗毒素 8000IU（治疗用）。

2.6.4　包装

应符合"生物制品包装规程"及通则 0102 有关规定。

3　检定

3.1　原液检定

3.1.1　抗体效价

依法测定（通则 3507）。

3.1.2　无菌检查

依法检查（通则 1101），应符合规定。

3.1.3　热原检查

依法检查（通则 1142），应符合规定。注射剂量按家兔体重每 1kg 注射 3.0ml。

3.2　半成品检定

无菌检查

依法检查（通则 1101），应符合规定。

3.3　成品检定

3.3.1　鉴别试验

每批成品至少抽取 1 瓶做以下鉴别试验。

3.3.1.1 动物中和试验或特异沉淀反应

按通则 3507 进行，供试品应能中和白喉毒素；或采用免疫双扩散法（通则 3403），供试品应与白喉类毒素产生特异沉淀线。

3.3.1.2 免疫双扩散或酶联免疫吸附试验

采用免疫双扩散法（通则 3403）进行，供试品仅与抗马的血清产生沉淀线；或采用酶联免疫法（通则 3418），供试品应与马 IgG 抗体反应呈阳性。

3.3.2 物理检查

3.3.2.1 外观

应为无色或淡黄色的澄明液体，无异物，久置有微量可摇散的沉淀。

3.3.2.2 装量

依法检查（通则 0102），应不低于标示量。

3.3.3 化学检定

3.3.3.1 pH 值

应为 6.0～7.0（通则 0631）。

3.3.3.2 蛋白质含量

应不高于 170g/L（通则 0731 第一法）。

3.3.3.3 氯化钠含量

应为 7.5～9.5g/L（通则 3107）。

3.3.3.4 硫酸铵含量

应不高于 1.0g/L（通则 3104）。

3.3.3.5 防腐剂含量

如加硫柳汞，含量应不高于 0.1g/L（通则 3115）；如加间甲酚，含量应不高于 2.5g/L（通则 3114）。

3.3.4 纯度

3.3.4.1 白蛋白检查

将供试品稀释至 2% 的蛋白质浓度，进行琼脂糖凝胶电泳分析（通则 0541 第三法），应不含或仅含痕量白蛋白迁移率的蛋白质成分。

3.3.4.2 F(ab')₂ 含量

采用 SDS-聚丙烯酰胺凝胶电泳法（通则 0541 第五法）测定，上样量约 $25\mu g$，$F(ab')_2$ 含量预防用的应不低于 50%，治疗用的应不低于 60%；IgG 含量应不高于 10%。

3.3.5 抗体效价

预防用的效价应不低于 2000IU/ml，比活性为每 1g 蛋白质应不低于 30 000IU；治疗用的效价应不低于 3000IU/ml，比活性为每 1g 蛋白质应不低于 40 000IU（通则 3507）。每瓶白喉抗毒素装量应不低于标示量。

3.3.6 无菌检查

依法检查（通则 1101），应符合规定。

3.3.7 热原检查

依法检查（通则 1142），应符合规定。注射剂量按家兔体重每 1kg 注射 3.0ml。

3.3.8 异常毒性检查

依法检查（通则 1141），应符合规定。

4 保存、运输及有效期

于 2～8℃ 避光保存和运输。自生产之日起，有效期为 36 个月。

5 使用说明

应符合"生物制品包装规程"规定和批准的内容。

冻干白喉抗毒素

Donggan Baihou Kangdusu

Diphtheria Antitoxin，Freeze-dried

本品系由白喉类毒素免疫马所得的血浆，经胃酶消化后纯化制成的冻干抗毒素球蛋白制剂。用于预防和治疗白喉。

1 基本要求

生产和检定用设施、原材料及辅料、水、器具、动物等应符合"凡例"的有关要求。

2 制造

2.1 抗原与佐剂

应符合"免疫血清生产用马匹检疫和免疫规程"的规定。

2.2 免疫动物及血浆

2.2.1 免疫动物

免疫用马匹必须符合"免疫血清生产用马匹检疫和免疫规程"的规定。

2.2.2 采血与分离血浆

按"免疫血清生产用马匹检疫和免疫规程"的规定进行。用动物法或其他适宜的方法测定免疫血清效价，不低于 1100IU/ml 时，即可采血。分离之血浆可加入适宜防腐剂，并应做无菌检查（通则 1101）。

2.3 胃酶

用生理氯化钠溶液将胃酶配制成 1mg/ml 溶液，进行类 A 血型物质含量测定（通则 3415），应不高于 1.0μg/ml。

2.4 原液

2.4.1 原料血浆

原料血浆的白喉抗毒素效价应不低于 1000IU/ml（通则 3507）。血浆在保存期间，如发现有明显的溶血、染菌及其他异常现象，不得用于制备。

2.4.2 制备

2.4.2.1 消化

将免疫血浆稀释后，加入适量胃酶，如果必要还可加入适量甲苯，调整适宜 pH 值后，在适宜温度下消化一定时间。

2.4.2.2 纯化

采用加温、硫酸铵盐析、明矾吸附等步骤进行纯化。

2.4.2.3 浓缩、澄清及除菌过滤

浓缩可采用超滤或硫酸铵沉淀法进行。可加入适量硫柳汞或间甲酚作为防腐剂，然后澄清、除菌过滤。

纯化后的抗毒素原液应置 2～8℃避光保存至少 1 个月作为稳定期。

2.4.3 原液检定

按 3.1 项进行。

2.5 半成品

2.5.1 配制

将检定合格的原液，按成品规格以灭菌注射用水稀释，调整效价、蛋白质浓度、pH 值及氯化钠含量，除菌过滤。

2.5.2 半成品检定

按 3.2 项进行。

2.6 成品

2.6.1 分批

应符合"生物制品分批规程"规定。

2.6.2 分装及冻干

应符合"生物制品分装和冻干规程"及通则 0102 有关规定。在冻干过程中制品温度应不高于 35℃，真空或充氮封口。

2.6.3 规格

复溶后每瓶 0.5ml，含白喉抗毒素 1000IU（预防用）或每瓶 2.0ml，含白喉抗毒素 8000IU（治疗用）。

2.6.4 包装

应符合"生物制品包装规程"及通则 0102 有关规定。

3 检定

3.1 原液检定

3.1.1 抗体效价

依法测定（通则 3507）。

3.1.2 无菌检查

依法检查（通则 1101），应符合规定。

3.1.3 热原检查

依法检查（通则 1142），应符合规定。注射剂量按家兔体重每 1kg 注射 3.0ml。

3.2 半成品检定

无菌检查

依法检查（通则 1101），应符合规定。

3.3 成品检定

除水分测定、装量差异检查外，应按标示量加入灭菌注射用水，复溶后进行以下检定。

3.3.1 鉴别试验

每批成品至少抽取 1 瓶做以下鉴别试验。

3.3.1.1 动物中和试验或特异沉淀反应

按通则 3507 进行，供试品应能中和白喉毒素；或采用免疫双扩散法（通则 3403），供试品应与白喉类毒素产生特异沉淀线。

3.3.1.2 免疫双扩散或酶联免疫吸附试验

采用免疫双扩散法（通则 3403）进行，供试品仅与抗马的血清产生沉淀线；或采用酶联免疫法（通则 3418），供试品应与马 IgG 抗体反应呈阳性。

3.3.2 物理检查

3.3.2.1 外观

应为白色或淡黄色的疏松体，按标示量加入注射用水，轻摇后应于 15 分钟内完全溶解为无色或淡黄色的澄

明液体，无异物。

3.3.2.2　装量差异

依法检查（通则 0102），应符合规定。

3.3.3　化学检定

3.3.3.1　水分

应不高于 3.0%（通则 0832）。

3.3.3.2　pH 值

应为 6.0～7.0（通则 0631）。

3.3.3.3　蛋白质含量

应不高于 170g/L（通则 0731 第一法）。

3.3.3.4　氯化钠含量

应为 7.5～9.5g/L（通则 3107）。

3.3.3.5　硫酸铵含量

应不高于 1.0g/L（通则 3104）。

3.3.3.6　防腐剂含量

如加硫柳汞，含量应不高于 0.1g/L（通则 3115）；如加间甲酚，含量应不高于 2.5g/L（通则 3114）。

3.3.4　纯度

3.3.4.1　白蛋白检查

将供试品稀释至 2% 的蛋白质浓度，进行琼脂糖凝胶电泳分析（通则 0541 第三法），应不含或仅含痕量白蛋白迁移率的蛋白质成分。

3.3.4.2　$F(ab')_2$ 含量

采用 SDS-聚丙烯酰胺凝胶电泳法（通则 0541 第五法）

测定，上样量约 $25\mu g$，$F(ab')_2$ 含量预防用的应不低于 50%，治疗用的应不低于 60%；IgG 含量应不高于 10%。

3.3.5　抗体效价

预防用的效价应不低于 2000IU/ml，比活性为每 1g 蛋白质应不低于 30 000IU；治疗用的效价应不低于 3000IU/ml，比活性为每 1g 蛋白质应不低于 40 000IU（通则 3507）。每瓶白喉抗毒素装量应不低于标示量。

3.3.6　无菌检查

依法检查（通则 1101），应符合规定。

3.3.7　异常毒性检查

依法检查（通则 1141），应符合规定。

3.3.8　热原检查

依法检查（通则 1142），应符合规定。注射剂量按家兔体重每 1kg 注射 3.0ml。

4　稀释剂

稀释剂为灭菌注射用水，稀释剂的生产应符合批准的要求。

灭菌注射用水应符合本版药典（二部）的相关规定。

5　保存、运输及有效期

于 2～8℃ 避光保存和运输。自生产之日起，有效期为 60 个月。

6　使用说明

应符合"生物制品包装规程"规定和批准的内容。

破伤风抗毒素

Poshangfeng Kangdusu

Tetanus Antitoxin

本品系由破伤风类毒素免疫马所得的血浆，经胃酶消化后纯化制成的液体抗毒素球蛋白制剂。用于预防和治疗破伤风梭菌引起的感染。

1 基本要求

生产和检定用设施、原材料及辅料、水、器具、动物等应符合"凡例"的有关要求。

2 制造

2.1 抗原与佐剂

应符合"免疫血清生产用马匹检疫和免疫规程"的规定。

2.2 免疫动物及血浆

2.2.1 免疫动物

免疫用马匹必须符合"免疫血清生产用马匹检疫和免疫规程"的规定。

2.2.2 采血与分离血浆

按"免疫血清生产用马匹检疫和免疫规程"的规定进行。用动物法或其他适宜的方法测定免疫血清效价，不低于 1200IU/ml 时，即可采血。分离之血浆可加入适宜防腐剂，并应做无菌检查（通则 1101）。

2.3 胃酶

用生理氯化钠溶液将胃酶配制成 1mg/ml 溶液，进行类 A 血型物质含量测定（通则 3415），应不高于 1.0μg/ml。

2.4 原液

2.4.1 原料血浆

原料血浆的破伤风抗毒素效价应不低于 1000IU/ml（通则 3508）。血浆在保存期间，如发现有明显的溶血、染菌及其他异常现象，不得用于制备。

2.4.2 制备

2.4.2.1 消化

将免疫血浆稀释后，加入适量胃酶，如果必要还可加入适量甲苯，调整适宜 pH 值后，在适宜温度下消化一定时间。

2.4.2.2 纯化

采用加温、硫酸铵盐析、明矾吸附等步骤进行纯化。

2.4.2.3 浓缩、澄清及除菌过滤

浓缩可采用超滤或硫酸铵沉淀法进行。可加入适量硫柳汞或间甲酚作为防腐剂，然后澄清、除菌过滤。

纯化后的抗毒素原液应置 2~8℃避光保存至少 1 个月作为稳定期。

2.4.3 原液检定

按 3.1 项进行。

2.5 半成品

2.5.1 配制

将检定合格的原液，按成品规格以灭菌注射用水稀释，调整效价、蛋白质浓度、pH 值及氯化钠含量，除菌过滤。

2.5.2 半成品检定

按 3.2 项进行。

2.6 成品

2.6.1 分批

应符合"生物制品分批规程"规定。

2.6.2 分装

应符合"生物制品分装和冻干规程"及通则 0102 有关规定。

2.6.3 规格

每瓶 0.75ml，含破伤风抗毒素 1500IU（预防用）或每瓶 2.5ml，含破伤风抗毒素 10 000IU（治疗用）。

2.6.4 包装

应符合"生物制品包装规程"及通则 0102 有关规定。

3 检定

3.1 原液检定

3.1.1 抗体效价

依法测定（通则 3508）。

3.1.2 无菌检查

依法检查（通则 1101），应符合规定。

3.1.3 热原检查

依法检查（通则 1142），应符合规定。注射剂量按家兔体重每 1kg 注射 3.0ml。

3.2 半成品检定

无菌检查

依法检查（通则 1101），应符合规定。

3.3 成品检定

3.3.1 鉴别试验

每批成品至少抽取 1 瓶做以下鉴别试验。

3.3.1.1 动物中和试验或特异沉淀反应

按通则 3508 进行，供试品应能中和破伤风毒素；或采用免疫双扩散法（通则 3403），供试品应与破伤风类毒素产生特异沉淀线。

3.3.1.2 免疫双扩散或酶联免疫吸附试验

采用免疫双扩散法（通则 3403）进行，供试品仅与抗马的血清产生沉淀线；或采用酶联免疫法（通则 3418），供试品应与马 IgG 抗体反应呈阳性。

3.3.2 物理检查

3.3.2.1 外观

应为无色或淡黄色的澄明液体，无异物，久置有微量可摇散的沉淀。

3.3.2.2 渗透压摩尔浓度

应符合批准的要求（通则 0632）。

3.3.2.3 装量

依法检查（通则 0102），应不低于标示量。

3.3.3 化学检定

3.3.3.1 pH 值

应为 6.0～7.0（通则 0631）。

3.3.3.2 蛋白质含量

应不高于 100g/L（通则 0731 第一法）。

3.3.3.3 氯化钠含量

应为 7.5～9.5g/L（通则 3107）。

3.3.3.4 硫酸铵含量

应不高于 1.0g/L（通则 3104）。

3.3.3.5 防腐剂含量

如加硫柳汞，含量应不高于 0.1g/L（通则 3115）；如加间甲酚，含量应不高于 2.5g/L（通则 3114）。

3.3.3.6 甲苯残留量

生产工艺中如添加甲苯，需检测甲苯残留量，应不高于 0.089%（通则 0861）。

3.3.4 纯度

3.3.4.1 白蛋白检查

将供试品稀释至 2% 的蛋白质浓度，进行琼脂糖凝胶电泳分析（通则 0541 第三法），应不含或仅含痕量白蛋白迁移率的蛋白质成分。

3.3.4.2 F(ab')$_2$ 含量

采用 SDS-聚丙烯酰胺凝胶电泳法（通则 0541 第五法）测定，上样量约 25μg，F(ab')$_2$ 含量预防用的应不低于 60%，治疗用的应不低于 70%；IgG 含量应不高于 5%。

3.3.5 抗体效价

预防用的效价应不低于 2000IU/ml，比活性为每 1g 蛋白质应不低于 45 000IU；治疗用的效价应不低于 4000IU/ml，比活性为每 1g 蛋白质应不低于 55 000IU（通则 3508）。每瓶破伤风抗毒素装量应不低于标示量。

3.3.6 无菌检查

依法检查（通则 1101），应符合规定。

3.3.7 热原检查

依法检查（通则 1142），应符合规定。注射剂量按家兔体重每 1kg 注射 3.0ml。

3.3.8 异常毒性检查

依法检查（通则 1141），应符合规定。

4 保存、运输及有效期

于 2～8℃ 避光保存和运输。自生产之日起，有效期为 36 个月。

5 使用说明

应符合"生物制品包装规程"规定和批准的内容。

冻干破伤风抗毒素

Donggan Poshangfeng Kangdusu

Tetanus Antitoxin，Freeze-dried

本品系由破伤风类毒素免疫马所得的血浆，经胃酶消化后纯化制成的冻干抗毒素球蛋白制剂。用于预防和治疗破伤风梭菌引起的感染。

1 基本要求

生产和检定用设施、原材料及辅料、水、器具、动物等应符合"凡例"的有关要求。

2 制造

2.1 抗原与佐剂

应符合"免疫血清生产用马匹检疫和免疫规程"的规定。

2.2 免疫动物及血浆

2.2.1 免疫动物

免疫用马匹必须符合"免疫血清生产用马匹检疫和免疫规程"的规定。

2.2.2 采血与分离血浆

按"免疫血清生产用马匹检疫和免疫规程"的规定进行。用动物法或其他适宜的方法测定免疫血清效价，不低于 1200IU/ml 时，即可采血。分离之血浆可加入适宜防腐剂，并应做无菌检查（通则 1101）。

2.3 胃酶

用生理氯化钠溶液将胃酶配制成 1mg/ml 溶液，进行类 A 血型物质含量测定（通则 3415），应不高于 1.0μg/ml。

2.4 原液

2.4.1 原料血浆

原料血浆的破伤风抗毒素效价应不低于 1000IU/ml（通则 3508）。血浆在保存期间，如发现有明显的溶血、染菌及其他异常现象，不得用于制备。

2.4.2 制备

2.4.2.1 消化

将免疫血浆稀释后，加入适量胃酶，如果必要还可加入适量甲苯，调整适宜 pH 值后，在适宜温度下消化一定时间。

2.4.2.2 纯化

采用加温、硫酸铵盐析、明矾吸附等步骤进行纯化。

2.4.2.3 浓缩、澄清及除菌过滤

浓缩可采用超滤或硫酸铵沉淀法进行。可加入适量硫柳汞或间甲酚作为防腐剂，然后澄清、除菌过滤。

纯化后的抗毒素原液应置 2~8℃ 避光保存至少 1 个月作为稳定期。

2.4.3 原液检定

按 3.1 项进行。

2.5 半成品

2.5.1 配制

将检定合格的原液，按成品规格以灭菌注射用水稀释，调整效价、蛋白质浓度、pH 值及氯化钠含量，除菌过滤。

2.5.2 半成品检定

按 3.2 项进行。

2.6 成品

2.6.1 分批

应符合"生物制品分批规程"规定。

2.6.2 分装及冻干

应符合"生物制品分装和冻干规程"及通则 0102 有关规定。在冻干过程中制品温度应不高于 35℃，真空或充氮封口。

2.6.3 规格

复溶后每瓶 0.75ml，含破伤风抗毒素 1500IU（预防用）；或每瓶 2.5ml，含破伤风抗毒素 10 000IU（治疗用）。

2.6.4 包装

应符合"生物制品包装规程"及通则 0102 有关规定。

3 检定

3.1 原液检定

3.1.1 抗体效价

依法测定（通则 3508）。

3.1.2 无菌检查

依法检查（通则 1101），应符合规定。

3.1.3 热原检查

依法检查（通则 1142），应符合规定。注射剂量按家兔体重每 1kg 注射 3.0ml。

3.2 半成品检定

无菌检查

依法检查（通则 1101），应符合规定。

3.3 成品检定

除水分测定、装量差异检查外，应按标示量加入灭菌注射用水，复溶后进行以下检定。

3.3.1 鉴别试验

每批成品至少抽取 1 瓶做以下鉴别试验。

3.3.1.1 动物中和试验或特异沉淀反应

按通则 3508 进行，供试品应能中和破伤风毒素；或采用免疫双扩散法（通则 3403），供试品应与破伤风类毒素产生特异沉淀线。

3.3.1.2 免疫双扩散或酶联免疫吸附试验

采用免疫双扩散法（通则 3403）进行，供试品仅与抗马的血清产生沉淀线；或采用酶联免疫法（通则 3418），供试品应与马 IgG 抗体反应呈阳性。

3.3.2 物理检查

3.3.2.1 外观

应为白色或淡黄色的疏松体，按标示量加入注射用水，轻摇后应于 15 分钟内完全溶解为无色或淡黄色的澄明液体，无异物。

3.3.2.2　渗透压摩尔浓度

应符合批准的要求（通则 0632）。

3.3.2.3　装量差异

依法检查（通则 0102），应符合规定。

3.3.3　化学检定

3.3.3.1　水分

应不高于 3.0%（通则 0832）。

3.3.3.2　pH 值

应为 6.0～7.0（通则 0631）。

3.3.3.3　蛋白质含量

应不高于 100g/L（通则 0731 第一法）。

3.3.3.4　氯化钠含量

应为 7.5～9.5g/L（通则 3107）。

3.3.3.5　硫酸铵含量

应不高于 1.0g/L（通则 3104）。

3.3.3.6　防腐剂含量

如加硫柳汞，含量应不高于 0.1g/L（通则 3115）；如加间甲酚，含量应不高于 2.5g/L（通则 3114）。

3.3.3.7　甲苯残留量

生产工艺中如添加甲苯，需检测甲苯残留量，应不高于 0.089%（通则 0861）。

3.3.4　纯度

3.3.4.1　白蛋白检查

将供试品稀释至 2% 的蛋白质浓度，进行琼脂糖凝胶电泳分析（通则 0541 第三法），应不含或仅含痕量白蛋白迁移率的蛋白质成分。

3.3.4.2　$F(ab')_2$ 含量

采用 SDS-聚丙烯酰胺凝胶电泳法（通则 0541 第五法）测定，上样量约 $25\mu g$，$F(ab')_2$ 含量预防用的应不低于 60%，治疗用的应不低于 70%；IgG 含量应不高于 5%。

3.3.5　抗体效价

预防用的效价应不低于 2000IU/ml，比活性为每 1g 蛋白质应不低于 45 000IU；治疗用的效价应不低于 4000IU/ml，比活性为每 1g 蛋白质应不低于 55 000IU（通则 3508）。每瓶破伤风抗毒素装量应不低于标示量。

3.3.6　无菌检查

依法检查（通则 1101），应符合规定。

3.3.7　热原检查

依法检查（通则 1142），应符合规定。注射剂量按家兔体重每 1kg 注射 3.0ml。

3.3.8　异常毒性检查

依法检查（通则 1141），应符合规定。

4　稀释剂

稀释剂为灭菌注射用水，稀释剂的生产应符合批准的要求。

灭菌注射用水应符合本版药典（二部）的相关规定。

5　保存、运输及有效期

于 2～8℃ 避光保存和运输。自生产之日起，有效期为 60 个月。

6　使用说明

应符合"生物制品包装规程"规定和批准的内容。

多价气性坏疽抗毒素

Duojia Qixing Huaiju Kangdusu

Gas-gangrene Antitoxin（Mixed）

本品系由产气荚膜、水肿、败毒和溶组织梭菌的毒素或类毒素分别免疫马所得的血浆，经胃酶消化后纯化制成的液体多价抗毒素球蛋白制剂。用于预防和治疗由产气荚膜、水肿、败毒和溶组织梭菌引起的感染。

1　基本要求

生产和检定用设施、原材料及辅料、水、器具、动物等应符合"凡例"的有关要求。

2　制造

2.1　抗原与佐剂

应符合"免疫血清生产用马匹检疫和免疫规程"的规定。

2.2　免疫动物及血浆

2.2.1　免疫动物

免疫用马匹必须符合"免疫血清生产用马匹检疫和免疫规程"的规定。

2.2.2　采血与分离血浆

按"免疫血清生产用马匹检疫和免疫规程"的规定进行。用动物法或其他适宜的方法测定免疫血清效价，符合下列规定时，即可采血。分离之血浆可加入适宜防腐剂，并应做无菌检查（通则 1101）。

各种免疫血清的效价应不低于以下标准：

产气荚膜	300IU/ml
水肿	700IU/ml
败毒	350IU/ml
溶组织	700IU/ml

2.3　胃酶

用生理氯化钠溶液将胃酶配制成 1mg/ml 溶液，进行类 A 血型物质含量测定（通则 3415），应不高于 1.0μg/ml。

2.4　原液

2.4.1　原料血浆

原料血浆的效价（通则 3509）应不低于以下规定：

产气荚膜抗毒素	250IU/ml
败毒抗毒素	300IU/ml
水肿抗毒素	550IU/ml
溶组织抗毒素	550IU/ml

血浆在保存期间，如发现有明显的溶血、染菌及其他异常现象，不得用于制备。

2.4.2　制备

2.4.2.1　消化

将免疫血浆稀释后，加入适量胃酶，如果必要还可加入适量甲苯，调整适宜 pH 值后，在适宜温度下消化一定时间。

2.4.2.2　纯化

采用加温、硫酸铵盐析、明矾吸附等步骤进行纯化。

2.4.2.3　浓缩、澄清及除菌过滤

浓缩可采用超滤或硫酸铵沉淀法进行。可加入适量硫柳汞或间甲酚作为防腐剂，然后澄清、除菌过滤。

纯化后的抗毒素原液应置 2～8℃避光保存至少 1 个月作为稳定期。

2.4.3　原液检定

按 3.1 项进行。

2.5　半成品

2.5.1　配制

将检定合格的原液，按成品规格以灭菌注射用水稀释，调整效价、蛋白质浓度、pH 值及氯化钠含量，除菌过滤。抗毒素原液混合的比例为：产气荚膜：水肿：败毒＝2：2：1，必要时可加入 1 份溶组织抗毒素。

2.5.2　半成品检定

按 3.2 项进行。

2.6　成品

2.6.1　分批

应符合"生物制品分批规程"规定。

2.6.2　分装

应符合"生物制品分装和冻干规程"及通则 0102 有关规定。

2.6.3　规格

每瓶 5.0ml，含多价气性坏疽抗毒素 5000IU。

2.6.4　包装

应符合"生物制品包装规程"及通则 0102 有关规定。

3　检定

3.1　原液检定

3.1.1　抗体效价

依法测定（通则 3509）。

3.1.2　无菌检查

依法检查（通则 1101），应符合规定。

3.1.3　热原检查

依法检查（通则 1142），应符合规定。注射剂量按家兔体重每 1kg 注射 3.0ml。

3.2　半成品检定

无菌检查

依法检查（通则 1101），应符合规定。

3.3　成品检定

3.3.1　鉴别试验

每批成品至少抽取 1 瓶做以下鉴别试验。

3.3.1.1　动物中和试验或特异沉淀反应

按通则 3509 进行，供试品应能中和产气荚膜、水肿、败毒和溶组织 4 种梭菌毒素；或采用免疫双扩散法（通则

3403)，供试品应与上述 4 种梭菌毒素或类毒素产生特异沉淀线。

3.3.1.2　免疫双扩散或酶联免疫吸附试验

采用免疫双扩散法（通则 3403）进行，供试品仅与抗马的血清产生沉淀线；或采用酶联免疫法（通则 3418），供试品应与马 IgG 抗体反应呈阳性。

3.3.2　物理检查

3.3.2.1　外观

应为无色或淡黄色的澄明液体，无异物，久置有微量可摇散的沉淀。

3.3.2.2　装量

依法检查（通则 0102），应不低于标示量。

3.3.3　化学检定

3.3.3.1　pH 值

应为 6.0～7.0（通则 0631）。

3.3.3.2　蛋白质含量

应不高于 170g/L（通则 0731 第一法）。

3.3.3.3　氯化钠含量

应为 7.5～9.5g/L（通则 3107）。

3.3.3.4　硫酸铵含量

应不高于 1.0g/L（通则 3104）。

3.3.3.5　防腐剂含量

如加硫柳汞，含量应不高于 0.1g/L（通则 3115）；如加间甲酚，含量应不高于 2.5g/L（通则 3114）。

3.3.4　纯度

3.3.4.1　白蛋白检查

将供试品稀释至 2% 的蛋白质浓度，进行琼脂糖凝胶电泳分析（通则 0541 第三法），应不含或仅含痕量白蛋白迁移率的蛋白质成分。

3.3.4.2　F(ab')$_2$ 含量

采用 SDS-聚丙烯酰胺凝胶电泳法（通则 0541 第五法）测定，上样量约 25μg，F(ab')$_2$ 含量应不低于 60%；IgG 含量应不高于 10%。

3.3.5　抗体效价

应不低于 1000IU/ml（通则 3509）。每瓶多价气性坏疽抗毒素装量应不低于标示量。

3.3.6　无菌检查

依法检查（通则 1101），应符合规定。

3.3.7　热原检查

依法检查（通则 1142），应符合规定。注射剂量按家兔体重每 1kg 注射 3.0ml。

3.3.8　异常毒性检查

依法检查（通则 1141），应符合规定。

4　保存、运输及有效期

于 2～8℃避光保存和运输。自生产之日起，有效期为 36 个月。

5　使用说明

应符合"生物制品包装规程"规定和批准的内容。

冻干多价气性坏疽抗毒素

Donggan Duojia Qixing Huaiju Kangdusu

Gas-gangrene Antitoxin（Mixed），

Freeze-dried

本品系由产气荚膜、水肿、败毒和溶组织梭菌的毒素或类毒素分别免疫马所得的血浆，经胃酶消化后纯化制成的冻干多价抗毒素球蛋白制剂。用于预防和治疗由产气荚膜、水肿、败毒和溶组织梭菌引起的感染。

1　基本要求

生产和检定用设施、原材料及辅料、水、器具、动物等应符合"凡例"的有关要求。

2　制造

2.1　抗原与佐剂

应符合"免疫血清生产用马匹检疫和免疫规程"的规定。

2.2　免疫动物及血浆

2.2.1　免疫动物

免疫用马匹必须符合"免疫血清生产用马匹检疫和免疫规程"的规定。

2.2.2　采血与分离血浆

按"免疫血清生产用马匹检疫和免疫规程"的规定进行。用动物法或其他适宜的方法测定免疫血清效价，符合下列标准时，即可采血。分离之血浆可加入适宜防腐剂，并应做无菌检查（通则 1101）。

各种免疫血清的效价应不低于以下标准：

产气荚膜　　300IU/ml

水肿　　　　700IU/ml

败毒　　　　350IU/ml

溶组织　　　700IU/ml

2.3　胃酶

用生理氯化钠溶液将胃酶配制成 1mg/ml 溶液，进行类 A 血型物质含量测定（通则 3415），应不高于 1.0μg/ml。

2.4　原液

2.4.1　原料血浆

原料血浆的效价（通则 3509）应不低于以下规定：

产气荚膜抗毒素　　250IU/ml

败毒抗毒素　　　　300IU/ml

水肿抗毒素　　　　550IU/ml

溶组织抗毒素　　　550IU/ml

血浆在保存期间，如发现有明显的溶血、染菌及其他异常现象，不得用于制备。

2.4.2　制备

2.4.2.1　消化

将免疫血浆稀释后，加入适量胃酶，如果必要还可加入适量甲苯，调整适宜 pH 值后，在适宜温度下消化一定时间。

2.4.2.2　纯化

采用加温、硫酸铵盐析、明矾吸附等步骤进行纯化。

2.4.2.3　浓缩、澄清及除菌过滤

浓缩可采用超滤或硫酸铵沉淀法进行。可加入适量硫柳汞或间甲酚作为防腐剂，然后澄清、除菌过滤。

纯化后的抗毒素原液应置 2～8℃避光保存至少 1 个月作为稳定期。

2.4.3　原液检定

按 3.1 项进行。

2.5　半成品

2.5.1　配制

将检定合格的原液，按成品规格以灭菌注射用水稀释，调整效价、蛋白质浓度、pH 值及氯化钠含量，除菌过滤。抗毒素原液混合的比例为：产气荚膜∶水肿∶败毒＝2∶2∶1，必要时可加入 1 份溶组织抗毒素。

2.5.2　半成品检定

按 3.2 项进行。

2.6　成品

2.6.1　分批

应符合"生物制品分批规程"规定。

2.6.2　分装及冻干

应符合"生物制品分装和冻干规程"及通则 0102 有关规定。在冻干过程中制品温度应不高于 35℃，真空或充氮封口。

2.6.3　规格

复溶后每瓶 5.0ml，含多价气性坏疽抗毒素 5000IU。

2.6.4　包装

应符合"生物制品包装规程"及通则 0102 有关规定。

3　检定

3.1　原液检定

3.1.1　抗体效价

依法测定（通则 3509）。

3.1.2　无菌检查

依法检查（通则 1101），应符合规定。

3.1.3　热原检查

依法检查（通则 1142），应符合规定。注射剂量按家兔体重每 1kg 注射 3.0ml。

3.2　半成品检定

无菌检查

依法检查（通则 1101），应符合规定。

3.3　成品检定

除水分测定、装量差异检查外，应按标示量加入灭菌注射用水，复溶后进行以下检定。

3.3.1　鉴别试验

每批成品至少抽取 1 瓶做以下鉴别试验。

3.3.1.1　动物中和试验或特异沉淀反应

按通则 3509 进行，供试品应能中和产气荚膜、水肿、败毒和溶组织 4 种梭菌毒素；或采用免疫双扩散法（通则 3403），供试品应与上述 4 种梭菌毒素或类毒素产生特异沉淀线。

3.3.1.2　免疫双扩散或酶联免疫吸附试验

采用免疫双扩散法（通则 3403）进行，供试品仅与抗马的血清产生沉淀线；或采用酶联免疫法（通则 3418），供试品应与马 IgG 抗体反应呈阳性。

3.3.2　物理检查

3.3.2.1　外观

应为白色或淡黄色的疏松体，按标示量加入注射用水，轻摇后应于 15 分钟内完全溶解为无色或淡黄色的澄明液体，无异物。

3.3.2.2　装量差异

依法检查（通则 0102），应符合规定。

3.3.3　化学检定

3.3.3.1　水分

应不高于 3.0%（通则 0832）。

3.3.3.2　pH 值

应为 6.0～7.0（通则 0631）。

3.3.3.3　蛋白质含量

应不高于 170g/L（通则 0731 第一法）。

3.3.3.4　氯化钠含量

应为 7.5～9.5g/L（通则 3107）。

3.3.3.5　硫酸铵含量

应不高于 1.0g/L（通则 3104）。

3.3.3.6　防腐剂含量

如加硫柳汞，含量应不高于 0.1g/L（通则 3115）；如加间甲酚，含量应不高于 2.5g/L（通则 3114）。

3.3.4　纯度

3.3.4.1　白蛋白检查

将供试品稀释至 2% 的蛋白质浓度，进行琼脂糖凝胶电泳分析（通则 0541 第三法），应不含或仅含痕量白蛋白迁移率的蛋白质成分。

3.3.4.2　F(ab')$_2$ 含量

采用 SDS-聚丙烯酰胺凝胶电泳法（通则 0541 第五法）测定，上样量约 25μg，F(ab')$_2$ 含量应不低于 60%；IgG 含量应不高于 10%。

3.3.5　抗体效价

应不低于 1000IU/ml（通则 3509）。每瓶多价气性坏疽抗毒素装量应不低于标示量。

3.3.6　无菌检查

依法检查（通则 1101），应符合规定。

3.3.7　热原检查

依法检查（通则 1142），应符合规定。注射剂量按家兔体重每 1kg 注射 3.0ml。

3.3.8　异常毒性检查

依法检查（通则 1141），应符合规定。

4　稀释剂

稀释剂为灭菌注射用水，稀释剂的生产应符合批准的要求。

灭菌注射用水应符合本版药典（二部）的相关规定。

5　保存、运输及有效期

于 2～8℃ 避光保存和运输。自生产之日起，有效期为 60 个月。

6　使用说明

应符合"生物制品包装规程"规定和批准的内容。

肉毒抗毒素

Roudu Kangdusu

Botulinum Antitoxins

本品系由肉毒梭菌 A、B、C、D、E、F 六型毒素或类毒素分别免疫马所得的血浆，经胃酶消化后纯化制成的液体抗毒素球蛋白制剂。用于预防和治疗 A、B、C、D、E、F 型肉毒中毒。

1 基本要求

生产和检定用设施、原材料及辅料、水、器具、动物等应符合"凡例"的有关要求。

2 制造

2.1 抗原与佐剂

应符合"免疫血清生产用马匹检疫和免疫规程"的规定。

2.2 免疫动物及血浆

2.2.1 免疫动物

免疫用马匹必须符合"免疫血清生产用马匹检疫和免疫规程"的规定。

2.2.2 采血与分离血浆

按"免疫血清生产用马匹检疫和免疫规程"的规定进行。用动物法或其他适宜的方法测定免疫血清效价，符合下列规定时，即可采血。分离之血浆可加入适宜防腐剂，并应做无菌检查（通则 1101）。

各种免疫血清的效价应不低于以下标准：

A 型	1500IU/ml
B 型	800IU/ml
C 型	300IU/ml
D 型	800IU/ml
E 型	800IU/ml
F 型	300IU/ml

2.3 胃酶

用生理氯化钠溶液将胃酶配制成 1mg/ml 溶液，进行类 A 血型物质含量测定（通则 3415），应不高于 1.0μg/ml。

2.4 原液

2.4.1 原料血浆

原料血浆的肉毒抗毒素效价（通则 3510）应不低于以下标准：

A 型	1000IU/ml
B 型	600IU/ml
C 型	200IU/ml
D 型	600IU/ml
E 型	600IU/ml
F 型	200IU/ml

血浆在保存期间，如发现有明显的溶血、染菌及其他异常现象，不得用于制备。

2.4.2 制备

2.4.2.1 消化

将免疫血浆稀释后，加入适量胃酶，如果必要还可加入适量甲苯，调整适宜 pH 值后，在适宜温度下消化一定时间。

2.4.2.2 纯化

采用加温、硫酸铵盐析、明矾吸附等步骤进行纯化。

2.4.2.3 浓缩、澄清及除菌过滤

浓缩可采用超滤或硫酸铵沉淀法进行。可加入适量硫柳汞或间甲酚作为防腐剂，然后澄清、除菌过滤。

纯化后的抗毒素原液应置 2～8℃ 避光保存至少 1 个月作为稳定期。

2.4.3 原液检定

按 3.1 项进行。

2.5 半成品

2.5.1 配制

将检定合格的原液，按成品规格以灭菌注射用水稀释，调整效价、蛋白质浓度、pH 值及氯化钠含量，除菌过滤。

2.5.2 半成品检定

按 3.2 项进行。

2.6 成品

2.6.1 分批

应符合"生物制品分批规程"规定。

2.6.2 分装

应符合"生物制品分装和冻干规程"及通则 0102 有关规定。

2.6.3 规格

A 型每瓶 4.0ml，含肉毒抗毒素 10 000IU；B 型每瓶 2.0ml，含肉毒抗毒素 5000IU；C 型每瓶 7.0ml，含肉毒抗毒素 5000IU；D 型每瓶 2.0ml，含肉毒抗毒素 5000IU；E 型每瓶 4.0ml，含肉毒抗毒素 5000IU；F 型每瓶 7.0ml，含肉毒抗毒素 5000IU。

2.6.4 包装

应符合"生物制品包装规程"及通则 0102 有关规定。

3 检定

3.1 原液检定

3.1.1 抗体效价

依法测定（通则 3510）。

3.1.2 无菌检查

依法检查（通则 1101），应符合规定。

3.1.3 热原检查

依法检查（通则 1142），应符合规定。注射剂量按家兔体重每 1kg 注射 3.0ml。

3.2 半成品检定

无菌检查

依法检查（通则 1101），应符合规定。

3.3　成品检定

3.3.1　鉴别试验

每批成品至少抽取 1 瓶做以下鉴别试验。

3.3.1.1　动物中和试验或特异沉淀反应

按通则 3510 进行，供试品应能中和相应各型的肉毒毒素或类毒素；或采用免疫双扩散法（通则 3403），供试品应与相应各型的肉毒毒素或类毒素产生特异沉淀线。

3.3.1.2　免疫双扩散或酶联免疫吸附试验

采用免疫双扩散法（通则 3403）进行，供试品仅与抗马的血清产生沉淀线；或采用酶联免疫法（通则 3418），供试品应与马 IgG 抗体反应呈阳性。

3.3.2　物理检查

3.3.2.1　外观

应为无色或淡黄色的澄明液体，无异物。

3.3.2.2　渗透压摩尔浓度

应符合批准的要求（通则 0632）。

3.3.2.3　装量

依法检查（通则 0102），应不低于标示量。

3.3.3　化学检定

3.3.3.1　pH 值

应为 6.0～7.0（通则 0631）。

3.3.3.2　蛋白质含量

应不高于 170g/L（通则 0731 第一法）。

3.3.3.3　氯化钠含量

应为 7.5～9.5g/L（通则 3107）。

3.3.3.4　硫酸铵含量

应不高于 1.0g/L（通则 3104）。

3.3.3.5　防腐剂含量

如加硫柳汞，含量应不高于 0.1g/L（通则 3115）；如加间甲酚，含量应不高于 2.5g/L（通则 3114）。

3.3.3.6　甲苯残留量

生产工艺中如添加甲苯，需检测甲苯残留量，应不高于 0.089%（通则 0861）。

3.3.4　纯度

3.3.4.1　白蛋白检查

将供试品稀释至 2% 的蛋白质浓度，进行琼脂糖凝胶电泳分析（通则 0541 第三法），应不含或仅含痕量白蛋白迁移率的蛋白质成分。

3.3.4.2　F(ab')$_2$ 含量

采用 SDS-聚丙烯酰胺凝胶电泳法（通则 0541 第五法）测定，上样量约 25μg，F(ab')$_2$ 含量应不低于 60%；IgG 含量应不高于 5%。

3.3.5　抗体效价

各型肉毒抗毒素效价及比活性应不低于以下标准（通则 3510）：

　　A 型　　　2000IU/ml；每 1g 蛋白质含 20 000IU

　　B 型　　　2000IU/ml；每 1g 蛋白质含 20 000IU

　　C 型　　　500IU/ml；每 1g 蛋白质含 5000IU

　　D 型　　　2000IU/ml；每 1g 蛋白质含 20 000IU

　　E 型　　　1000IU/ml；每 1g 蛋白质含 10 000IU

　　F 型　　　500IU/ml；每 1g 蛋白质含 5000IU

每瓶肉毒抗毒素装量应不低于标示量。

3.3.6　无菌检查

依法检查（通则 1101），应符合规定。

3.3.7　热原检查

依法检查（通则 1142），应符合规定。注射剂量按家兔体重每 1kg 注射 3.0ml。

3.3.8　异常毒性检查

依法检查（通则 1141），应符合规定。

4　保存、运输及有效期

于 2～8℃ 避光保存和运输。自生产之日起，有效期为 36 个月。

5　使用说明

应符合"生物制品包装规程"规定和批准的内容。

冻干肉毒抗毒素

Dongdgan Roudu Kangdusu

Botulinum Antitoxins，Freeze-dried

本品系由肉毒梭菌 A、B、C、D、E、F 六型毒素或类毒素分别免疫马所得的血浆，经胃酶消化后纯化制成的冻干抗毒素球蛋白制剂。用于预防和治疗 A、B、C、D、E、F 型肉毒中毒。

1 基本要求

生产和检定用设施、原材料及辅料、水、器具、动物等应符合"凡例"的有关要求。

2 制造

2.1 抗原与佐剂

应符合"免疫血清生产用马匹检疫和免疫规程"的规定。

2.2 免疫动物及血浆

2.2.1 免疫动物

免疫用马匹必须符合"免疫血清生产用马匹检疫和免疫规程"的规定。

2.2.2 采血与分离血浆

按"免疫血清生产用马匹检疫和免疫规程"的规定进行。用动物法或其他适宜的方法测定免疫血清效价，符合下列规定时，即可采血。分离之血浆可加入适宜防腐剂，并应做无菌检查（通则 1101）。

各种免疫血清效价应不低于以下标准：

A 型　　　1500IU/ml

B 型　　　800IU/ml

C 型　　　300IU/ml

D 型　　　800IU/ml

E 型　　　800IU/ml

F 型　　　300IU/ml

2.3 胃酶

用生理氯化钠溶液将胃酶配制成 1mg/ml 溶液，进行类 A 血型物质含量测定（通则 3415），应不高于 1.0μg/ml。

2.4 原液

2.4.1 原料血浆

原料血浆的肉毒抗毒素效价（通则 3510）应不低于以下标准：

A 型　　　1000IU/ml

B 型　　　600IU/ml

C 型　　　200IU/ml

D 型　　　600IU/ml

E 型　　　600IU/ml

F 型　　　200IU/ml

血浆在保存期间，如发现有明显的溶血、染菌及其他异常现象，不得用于制备。

2.4.2 制备

2.4.2.1 消化

将免疫血浆稀释后，加入适量胃酶，如果必要还可加入适量甲苯，调整适宜 pH 值后，在适宜温度下消化一定时间。

2.4.2.2 纯化

采用加温、硫酸铵盐析、明矾吸附等步骤进行纯化。

2.4.2.3 浓缩、澄清及除菌过滤

浓缩可采用超滤或硫酸铵沉淀法进行。可加入适量硫柳汞或间甲酚作为防腐剂，然后澄清、除菌过滤。

纯化后的抗毒素原液应置 2～8℃避光保存至少 1 个月作为稳定期。

2.4.3 原液检定

按 3.1 项进行。

2.5 半成品

2.5.1 配制

将检定合格的原液，按成品规格以灭菌注射用水稀释，调整效价、蛋白质浓度、pH 值及氯化钠含量，除菌过滤。

2.5.2 半成品检定

按 3.2 项进行。

2.6 成品

2.6.1 分批

应符合"生物制品分批规程"规定。

2.6.2 分装及冻干

应符合"生物制品分装和冻干规程"及通则 0102 有关规定。在冻干过程中制品温度应不高于 35℃，真空或充氮封口。

2.6.3 规格

复溶后 A 型每瓶 4.0ml，含肉毒抗毒素 10 000IU；B 型每瓶 2.0ml，含肉毒抗毒素 5000IU；C 型每瓶 7.0ml，含肉毒抗毒素 5000IU；D 型每瓶 2.0ml，含肉毒抗毒素 5000IU；E 型每瓶 4.0ml，含肉毒抗毒素 5000IU；F 型每瓶 7.0ml，含肉毒抗毒素 5000IU。

2.6.4 包装

应符合"生物制品包装规程"及通则 0102 有关规定。

3 检定

3.1 原液检定

3.1.1 抗体效价

依法测定（通则 3510）。

3.1.2 无菌检查

依法检查（通则 1101），应符合规定。

3.1.3 热原检查

依法检查（通则 1142），应符合规定。注射剂量按家兔体重每 1kg 注射 3.0ml。

3.2 半成品检定

无菌检查

依法检查（通则 1101），应符合规定。

3.3 成品检定

除水分测定、装量差异检查外，应按标示量加入灭菌注射用水，复溶后进行以下检定。

3.3.1 鉴别试验

每批成品至少抽取 1 瓶做以下鉴别试验。

3.3.1.1 动物中和试验或特异沉淀反应

按通则 3510 进行，供试品应能中和相应各型肉毒毒素或类毒素；或采用免疫双扩散法（通则 3403），供试品应与相应各型肉毒毒素或类毒素产生特异沉淀线。

3.3.1.2 免疫双扩散或酶联免疫吸附试验

采用免疫双扩散法（通则 3403）进行，供试品仅与抗马的血清产生沉淀线；或采用酶联免疫法（通则 3418），供试品应与马 IgG 抗体反应呈阳性。

3.3.2 物理检查

3.3.2.1 外观

应为白色或淡黄色的疏松体，按标示量加入注射用水，轻摇后应于 15 分钟内完全溶解为无色或淡黄色的澄明液体，无异物。

3.3.2.2 渗透压摩尔浓度

应符合批准的要求（通则 0632）。

3.3.2.3 装量差异

依法检查（通则 0102），应符合规定。

3.3.3 化学检定

3.3.3.1 水分

应不高于 3.0%（通则 0832）。

3.3.3.2 pH 值

应为 6.0～7.0（通则 0631）。

3.3.3.3 蛋白质含量

应不高于 170g/L（通则 0731 第一法）。

3.3.3.4 氯化钠含量

应为 7.5～9.5g/L（通则 3107）。

3.3.3.5 硫酸铵含量

应不高于 1.0g/L（通则 3104）。

3.3.3.6 防腐剂含量

如加硫柳汞，含量应不高于 0.1g/L（通则 3115）；如加间甲酚，含量应不高于 2.5g/L（通则 3114）。

3.3.3.7 甲苯残留量

生产工艺中如添加甲苯，需检测甲苯残留量，应不高于 0.089%（通则 0861）。

3.3.4 纯度

3.3.4.1 白蛋白检查

将供试品稀释至 2% 的蛋白质浓度，进行琼脂糖凝胶电泳分析（通则 0541 第三法），应不含或仅含痕量白蛋白迁移率的蛋白质成分。

3.3.4.2 $F(ab')_2$ 含量

采用 SDS-聚丙烯酰胺凝胶电泳法（通则 0541 第五法）测定，上样量约 $25\mu g$，$F(ab')_2$ 含量应不低于 60%；IgG 含量应不高于 5%。

3.3.5 抗体效价

各型肉毒抗毒素效价及比活性应不低于以下标准（通则 3510）：

A 型	2000IU/ml；	每 1g 蛋白质含 20 000IU
B 型	2000IU/ml；	每 1g 蛋白质含 20 000IU
C 型	500IU/ml；	每 1g 蛋白质含 5000IU
D 型	2000IU/ml；	每 1g 蛋白质含 20 000IU
E 型	1000IU/ml；	每 1g 蛋白质含 10 000IU
F 型	500IU/ml；	每 1g 蛋白质含 5000IU

每瓶肉毒抗毒素装量应不低于标示量。

3.3.6 无菌检查

依法检查（通则 1101），应符合规定。

3.3.7 热原检查

依法检查（通则 1142），应符合规定。注射剂量按家兔体重每 1kg 注射 3.0ml。

3.3.8 异常毒性检查

依法检查（通则 1141），应符合规定。

4 稀释剂

稀释剂为灭菌注射用水，稀释剂的生产应符合批准的要求。

灭菌注射用水应符合本版药典（二部）的相关规定。

5 保存、运输及有效期

于 2～8℃ 避光保存和运输。自生产之日起，有效期为 60 个月。

6 使用说明

应符合"生物制品包装规程"规定和批准的内容。

抗蝮蛇毒血清

Kangfushedu Xueqing

Agkistrodon halys Antivenin

本品系由蝮蛇毒或脱毒蝮蛇毒免疫马所得的血浆，经胃酶消化后纯化制成的液体抗蝮蛇毒球蛋白制剂。用于治疗被蝮蛇咬伤者。

1 基本要求

生产和检定用设施、原材料及辅料、水、器具、动物等应符合"凡例"的有关要求。

2 制造

2.1 抗原与佐剂

应符合"免疫血清生产用马匹检疫和免疫规程"的规定。

2.2 免疫动物及血浆

2.2.1 免疫动物

免疫用马匹必须符合"免疫血清生产用马匹检疫和免疫规程"的规定。

2.2.2 采血与分离血浆

按"免疫血清生产用马匹检疫和免疫规程"的规定进行。用动物法或其他适宜的方法测定免疫血清效价，达到 180U/ml 时，即可采血、分离血浆，加适宜防腐剂，并应做无菌检查（通则 1101）。

2.3 胃酶

用生理氯化钠溶液将胃酶配制成 1mg/ml 溶液，进行类 A 血型物质含量测定（通则 3415），应不高于 1.0μg/ml。

2.4 原液

2.4.1 原料血浆

原料血浆的效价（通则 3511）应不低于 150U/ml。

血浆在保存期间，如发现有明显的溶血、染菌及其他异常现象，不得用于制备。

2.4.2 制备

2.4.2.1 消化

将免疫血浆稀释后，加入适量胃酶，如果必要还可加入适量甲苯，调整适宜 pH 值后，在适宜温度下消化一定时间。

2.4.2.2 纯化

采用加温、硫酸铵盐析、明矾吸附等步骤进行纯化。

2.4.2.3 浓缩、澄清及除菌过滤

浓缩可采用超滤或硫酸铵沉淀法进行。可加入适量硫柳汞或间甲酚作为防腐剂，然后澄清、除菌过滤。

纯化后的抗血清原液应置 2~8℃ 避光保存至少 1 个月作为稳定期。

2.4.3 原液检定

按 3.1 项进行。

2.5 半成品

2.5.1 配制

将检定合格的原液，按成品规格以灭菌注射用水稀释，调整效价、蛋白质浓度、pH 值及氯化钠含量，除菌过滤。

2.5.2 半成品检定

按 3.2 项进行。

2.6 成品

2.6.1 分批

应符合"生物制品分批规程"规定。

2.6.2 分装

应符合"生物制品分装和冻干规程"及通则 0102 有关规定。

2.6.3 规格

每瓶 10ml，含抗蝮蛇毒血清 6000U。

2.6.4 包装

应符合"生物制品包装规程"及通则 0102 有关规定。

3 检定

3.1 原液检定

3.1.1 抗体效价

依法测定（通则 3511）。

3.1.2 无菌检查

依法检查（通则 1101），应符合规定。

3.1.3 热原检查

依法检查（通则 1142），应符合规定。注射剂量按家兔体重每 1kg 注射 3.0ml。

3.2 半成品检定

无菌检查

依法检查（通则 1101），应符合规定。

3.3 成品检定

3.3.1 鉴别试验

每批成品至少抽取 1 瓶做以下鉴别试验。

3.3.1.1 动物中和试验或特异沉淀反应

按通则 3511 进行，供试品应能中和蝮蛇毒；或采用免疫双扩散法（通则 3403），应与蝮蛇毒产生特异沉淀线。

3.3.1.2 免疫双扩散或酶联免疫吸附试验

采用免疫双扩散法（通则 3403）进行，供试品仅与抗马的血清产生沉淀线；或采用酶联免疫法（通则 3418），供试品应与马 IgG 抗体反应呈阳性。

3.3.2 物理检查

3.3.2.1 外观

应为无色、淡黄色或淡橙黄色的澄明液体，无异物，久置有微量可摇散的沉淀。

3.3.2.2 渗透压摩尔浓度

应符合批准的要求（通则 0632）。

3.3.2.3 装量

依法检查（通则 0102），应不低于标示量。

3.3.3　化学检定

3.3.3.1　pH 值

应为 6.0～7.0（通则 0631）。

3.3.3.2　蛋白质含量

应不高于 170g/L（通则 0731 第一法）。

3.3.3.3　氯化钠含量

应为 7.5～9.5g/L（通则 3107）。

3.3.3.4　硫酸铵含量

应不高于 1.0g/L（通则 3104）。

3.3.3.5　防腐剂含量

如加硫柳汞，含量应不高于 0.1g/L（通则 3115）；如加间甲酚，含量应不高于 2.5g/L（通则 3114）。

3.3.3.6　甲苯残留量

生产工艺中如添加甲苯，需检测甲苯残留量，应不高于 0.089%（通则 0861）。

3.3.4　纯度

3.3.4.1　白蛋白检查

将供试品稀释至 2% 的蛋白质浓度，进行琼脂糖凝胶电泳分析（通则 0541 第三法），应不含或仅含痕量白蛋白迁移率的蛋白质成分。

3.3.4.2　F(ab')$_2$ 含量

采用 SDS-聚丙烯酰胺凝胶电泳法（通则 0541 第五法）测定，上样量约 25μg，F(ab')$_2$ 含量应不低于 60%；IgG 含量应不高于 10%。

3.3.5　抗体效价

抗蝮蛇毒血清效价应不低于 500U/ml（通则 3511）。每瓶抗蝮蛇毒血清装量应不低于标示量。

3.3.6　无菌检查

依法检查（通则 1101），应符合规定。

3.3.7　热原检查

依法检查（通则 1142），应符合规定。注射剂量按家兔体重每 1kg 注射 3.0ml。

3.3.8　异常毒性检查

依法检查（通则 1141），应符合规定。

4　保存、运输及有效期

于 2～8℃ 避光保存和运输。自生产之日起，有效期为 36 个月。

5　使用说明

应符合"生物制品包装规程"规定和批准的内容。

冻干抗蝮蛇毒血清

DongGan Kangfushedu Xueqing

Agkistrodon halys Antivenin，Freeze-dried

本品系由蝮蛇毒或脱毒蝮蛇毒免疫马所得的血浆，经胃酶消化后纯化制成的冻干抗蝮蛇毒球蛋白制剂。用于治疗被蝮蛇咬伤者。

1 基本要求

生产和检定用设施、原材料及辅料、水、器具、动物等应符合"凡例"的有关要求。

2 制造

2.1 抗原与佐剂

应符合"免疫血清生产用马匹检疫和免疫规程"的规定。

2.2 免疫动物及血浆

2.2.1 免疫动物

免疫用马匹必须符合"免疫血清生产用马匹检疫和免疫规程"的规定。

2.2.2 采血与分离血浆

按"免疫血清生产用马匹检疫和免疫规程"的规定进行。用动物法或其他适宜的方法测定免疫血清效价，达到 180U/ml 时，即可采血、分离血浆，加适宜防腐剂，并应做无菌检查（通则 1101）。

2.3 胃酶

用生理氯化钠溶液将胃酶配制成 1mg/ml 溶液，进行类 A 血型物质含量测定（通则 3415），应不高于 1.0μg/ml。

2.4 原液

2.4.1 原料血浆

原料血浆的效价（通则 3511）应不低于 150U/ml。

血浆在保存期间，如发现有明显的溶血、染菌及其他异常现象，不得用于制备。

2.4.2 制备

2.4.2.1 消化

将免疫血浆稀释后，加入适量胃酶，如果必要还可加入适量甲苯，调整适宜 pH 值后，在适宜温度下消化一定时间。

2.4.2.2 纯化

采用加温、硫酸铵盐析、明矾吸附等步骤进行纯化。

2.4.2.3 浓缩、澄清及除菌过滤

浓缩可采用超滤或硫酸铵沉淀法进行。可加入适量硫柳汞或间甲酚作为防腐剂，然后澄清、除菌过滤。

纯化后的抗血清原液应置 2~8℃ 避光保存至少 1 个月作为稳定期。

2.4.3 原液检定

按 3.1 项进行。

2.5 半成品

2.5.1 配制

将检定合格的原液，按成品规格以灭菌注射用水稀释，调整效价、蛋白质浓度、pH 值及氯化钠含量，除菌过滤。

2.5.2 半成品检定

按 3.2 项进行。

2.6 成品

2.6.1 分批

应符合"生物制品分批规程"规定。

2.6.2 分装及冻干

应符合"生物制品分装和冻干规程"及通则 0102 有关规定。在冻干过程中制品温度应不高于 35℃，真空或充氮封口。

2.6.3 规格

复溶后每瓶 10ml，含抗蝮蛇毒血清 6000U。

2.6.4 包装

应符合"生物制品包装规程"及通则 0102 有关规定。

3 检定

3.1 原液检定

3.1.1 抗体效价

依法测定（通则 3511）。

3.1.2 无菌检查

依法检查（通则 1101），应符合规定。

3.1.3 热原检查

依法检查（通则 1142），应符合规定。注射剂量按家兔体重每 1kg 注射 3.0ml。

3.2 半成品检定

无菌检查

依法检查（通则 1101），应符合规定。

3.3 成品检定

除水分测定、装量差异检查外，应按标示量加入灭菌注射用水，复溶后进行以下检定。

3.3.1 鉴别试验

每批成品至少抽取 1 瓶做以下鉴别试验。

3.3.1.1 动物中和试验或特异沉淀反应

按通则 3511 进行，供试品应能中和蝮蛇毒；或采用免疫双扩散法（通则 3403），应与蝮蛇毒产生特异沉淀线。

3.3.1.2 免疫双扩散或酶联免疫吸附试验

采用免疫双扩散法（通则 3403）进行，供试品仅与抗马的血清产生沉淀线；或采用酶联免疫法（通则 3418），供试品应与马 IgG 抗体反应呈阳性。

3.3.2 物理检查

3.3.2.1 外观

应为白色或淡黄色的疏松体，按标示量加入注射用水，轻摇后应于 15 分钟内完全溶解为无色或淡黄色的澄明液体，无异物。

3.3.2.2 渗透压摩尔浓度

应符合批准的要求（通则 0632）。

3.3.2.3 装量差异

依法检查（通则 0102），应符合规定。

3.3.3 化学检定

3.3.3.1 水分

应不高于 3.0%（通则 0832）。

3.3.3.2 pH 值

应为 6.0～7.0（通则 0631）。

3.3.3.3 蛋白质含量

应不高于 170g/L（通则 0731 第一法）。

3.3.3.4 氯化钠含量

应为 7.5～9.5g/L（通则 3107）。

3.3.3.5 硫酸铵含量

应不高于 1.0g/L（通则 3104）。

3.3.3.6 防腐剂含量

如加硫柳汞，含量应不高于 0.1g/L（通则 3115）；如加间甲酚，含量应不高于 2.5g/L（通则 3114）。

3.3.3.7 甲苯残留量

生产工艺中如添加甲苯，需检测甲苯残留量，应不高于 0.089%（通则 0861）。

3.3.4 纯度

3.3.4.1 白蛋白检查

将供试品稀释至 2% 的蛋白质浓度，进行琼脂糖凝胶电泳分析（通则 0541 第三法），应不含或仅含痕量白蛋白迁移率的蛋白质成分。

3.3.4.2 F(ab')$_2$ 含量

采用 SDS-聚丙烯酰胺凝胶电泳法（通则 0541 第五法）测定，上样量约 25μg，F(ab')$_2$ 含量应不低于 60%；IgG 含量应不高于 10%。

3.3.5 抗体效价

抗蝮蛇毒血清效价应不低于 500U/ml（通则 3511）。每瓶抗蝮蛇毒血清装量应不低于标示量。

3.3.6 无菌检查

依法检查（通则 1101），应符合规定。

3.3.7 热原检查

依法检查（通则 1142），应符合规定。注射剂量按家兔体重每 1kg 注射 3.0ml。

3.3.8 异常毒性检查

依法检查（通则 1141），应符合规定。

4 稀释剂

稀释剂为灭菌注射用水，稀释剂的生产应符合批准的要求。

灭菌注射用水应符合本版药典（二部）的相关规定。

5 保存、运输及有效期

于 2～8℃ 避光保存和运输。自生产之日起，有效期为 60 个月。

6 使用说明

应符合"生物制品包装规程"规定和批准的内容。

抗五步蛇毒血清

Kangwubushedu Xueqing

***Agkistrodon acutus* Antivenin**

本品系由五步蛇毒或脱毒五步蛇毒免疫马所得的血浆，经胃酶消化后纯化制成的液体抗五步蛇毒球蛋白制剂。用于治疗被五步蛇咬伤者。

1 基本要求

生产和检定用设施、原材料及辅料、水、器具、动物等应符合"凡例"的有关要求。

2 制造

2.1 抗原与佐剂

应符合"免疫血清生产用马匹检疫和免疫规程"的规定。

2.2 免疫动物及血浆

2.2.1 免疫动物

免疫用马匹必须符合"免疫血清生产用马匹检疫和免疫规程"的规定。

2.2.2 采血与分离血浆

按"免疫血清生产用马匹检疫和免疫规程"的规定进行。用动物法或其他适宜的方法测定免疫血清效价，达到 60U/ml 时，即可采血、分离血浆，加适宜防腐剂，并应做无菌检查（通则 1101）。

2.3 胃酶

用生理氯化钠溶液将胃酶配制成 1mg/ml 溶液，胃酶进行类 A 血型物质含量测定（通则 3415），应不高于 1.0μg/ml。

2.4 原液

2.4.1 原料血浆

原料血浆的效价（通则 3511）应不低于 50U/ml。

血浆在保存期间，如发现有明显的溶血、染菌及其他异常现象，不得用于制备。

2.4.2 制备

2.4.2.1 消化

将免疫血浆稀释后，加入适量胃酶，如果必要还可加入适量甲苯，调整适宜 pH 值后，在适宜温度下消化一定时间。

2.4.2.2 纯化

采用加温、硫酸铵盐析、明矾吸附等步骤进行纯化。

2.4.2.3 浓缩、澄清及除菌过滤

浓缩可采用超滤或硫酸铵沉淀法进行。可加入适量硫柳汞或间甲酚作为防腐剂，然后澄清、除菌过滤。

纯化后的抗血清原液应置 2～8℃避光保存至少 1 个月作为稳定期。

2.4.3 原液检定

按 3.1 项进行。

2.5 半成品

2.5.1 配制

将检定合格的原液，按成品规格以灭菌注射用水稀释，调整效价、蛋白质浓度、pH 值及氯化钠含量，除菌过滤。

2.5.2 半成品检定

按 3.2 项进行。

2.6 成品

2.6.1 分批

应符合"生物制品分批规程"规定。

2.6.2 分装

应符合"生物制品分装和冻干规程"及通则 0102 有关规定。

2.6.3 规格

每瓶 10ml，含抗五步蛇毒血清 2000U。

2.6.4 包装

应符合"生物制品包装规程"及通则 0102 有关规定。

3 检定

3.1 原液检定

3.1.1 抗体效价

依法测定（通则 3511）。

3.1.2 无菌检查

依法检查（通则 1101），应符合规定。

3.1.3 热原检查

依法检查（通则 1142），应符合规定。注射剂量按家兔体重每 1kg 注射 3.0ml。

3.2 半成品检定

无菌检查

依法检查（通则 1101），应符合规定。

3.3 成品检定

3.3.1 鉴别试验

每批成品至少抽取 1 瓶做以下鉴别试验。

3.3.1.1 动物中和试验或特异沉淀反应

按通则 3511 进行，供试品应能中和五步蛇毒；或采用免疫双扩散法（通则 3403），应与五步蛇毒产生特异沉淀线。

3.3.1.2 免疫双扩散或酶联免疫吸附试验

采用免疫双扩散法（通则 3403）进行，供试品仅与抗马的血清产生沉淀线；或采用酶联免疫法（通则 3418），供试品应与马 IgG 抗体反应呈阳性。

3.3.2 物理检查

3.3.2.1 外观

应为无色、淡黄色或淡橙黄色的澄明液体，无异物，久置有微量可摇散的沉淀。

3.3.2.2 渗透压摩尔浓度

应符合批准的要求（通则 0632）。

3.3.2.3 装量

依法检查（通则 0102），应不低于标示量。

3.3.3　化学检定

3.3.3.1　pH值

应为6.0～7.0（通则0631）。

3.3.3.2　蛋白质含量

应不高于170g/L（通则0731第一法）。

3.3.3.3　氯化钠含量

应为7.5～9.5g/L（通则3107）。

3.3.3.4　硫酸铵含量

应不高于1.0g/L（通则3104）。

3.3.3.5　防腐剂含量

如加硫柳汞，含量应不高于0.1g/L（通则3115）；如加间甲酚，含量应不高于2.5g/L（通则3114）。

3.3.3.6　甲苯残留量

生产工艺中如添加甲苯，需检测甲苯残留量，应不高于0.089%（通则0861）。

3.3.4　纯度

3.3.4.1　白蛋白检查

将供试品稀释至2%的蛋白质浓度，进行琼脂糖凝胶电泳分析（通则0541第三法），应不含或仅含痕量白蛋白迁移率的蛋白质成分。

3.3.4.2　$F(ab')_2$含量

采用SDS-聚丙烯酰胺凝胶电泳法（通则0541第五法）测定，上样量约25μg，$F(ab')_2$含量应不低于60%；IgG含量应不高于10%。

3.3.5　抗体效价

抗五步蛇毒血清效价应不低于180U/ml（通则3511）。每瓶抗五步蛇毒血清装量应不低于标示量。

3.3.6　无菌检查

依法检查（通则1101），应符合规定。

3.3.7　热原检查

依法检查（通则1142），应符合规定。注射剂量按家兔体重每1kg注射3.0ml。

3.3.8　异常毒性检查

依法检查（通则1141），应符合规定。

4　保存、运输及有效期

于2～8℃避光保存和运输。自生产之日起，有效期为36个月。

5　使用说明

应符合"生物制品包装规程"规定和批准的内容。

冻干抗五步蛇毒血清

Donggan Kangwubushedu Xueqing

***Agkistrodon acutus* Antivenin，Freeze-dried**

本品系由五步蛇毒或脱毒五步蛇毒免疫马所得的血浆，经胃酶消化后纯化制成的冻干抗五步蛇毒球蛋白制剂。用于治疗被五步蛇咬伤者。

1　基本要求

生产和检定用设施、原材料及辅料、水、器具、动物等应符合"凡例"的有关要求。

2　制造

2.1　抗原与佐剂

应符合"免疫血清生产用马匹检疫和免疫规程"的规定。

2.2　免疫动物及血浆

2.2.1　免疫动物

免疫用马匹必须符合"免疫血清生产用马匹检疫和免疫规程"的规定。

2.2.2　采血与分离血浆

按"免疫血清生产用马匹检疫和免疫规程"的规定进行。用动物法或其他适宜的方法测定免疫血清效价，达到 60U/ml 时，即可采血、分离血浆，加适宜防腐剂，并应做无菌检查（通则 1101）。

2.3　胃酶

用生理氯化钠溶液将胃酶配制成 1mg/ml 溶液，进行类 A 血型物质含量测定（通则 3415），应不高于 1.0μg/ml。

2.4　原液

2.4.1　原料血浆

原料血浆的效价（通则 3511）应不低于 50U/ml。

血浆在保存期间，如发现有明显的溶血、染菌及其他异常现象，不得用于制备。

2.4.2　制备

2.4.2.1　消化

将免疫血浆稀释后，加入适量胃酶，如果必要还可加入适量甲苯，调整适宜 pH 值后，在适宜温度下消化一定时间。

2.4.2.2　纯化

采用加温、硫酸铵盐析、明矾吸附等步骤进行纯化。

2.4.2.3　浓缩、澄清及除菌过滤

浓缩可采用超滤或硫酸铵沉淀法进行。可加入适量硫柳汞或间甲酚作为防腐剂，然后澄清、除菌过滤。

纯化后的抗血清原液应置 2～8℃避光保存至少 1 个月作为稳定期。

2.4.3　原液检定

按 3.1 项进行。

2.5　半成品

2.5.1　配制

将检定合格的原液，按成品规格以灭菌注射用水稀释，调整效价、蛋白质浓度、pH 值及氯化钠含量，除菌过滤。

2.5.2　半成品检定

按 3.2 项进行。

2.6　成品

2.6.1　分批

应符合"生物制品分批规程"规定。

2.6.2　分装及冻干

应符合"生物制品分装和冻干规程"及通则 0102 有关规定。在冻干过程中制品温度应不高于 35℃，真空或充氮封口。

2.6.3　规格

复溶后每瓶 10ml，含抗五步蛇毒血清 2000U。

2.6.4　包装

应符合"生物制品包装规程"及通则 0102 有关规定。

3　检定

3.1　原液检定

3.1.1　抗体效价

依法测定（通则 3511）。

3.1.2　无菌检查

依法检查（通则 1101），应符合规定。

3.1.3　热原检查

依法检查（通则 1142），应符合规定。注射剂量按家兔体重每 1kg 注射 3.0ml。

3.2　半成品检定

无菌检查

依法检查（通则 1101），应符合规定。

3.3　成品检定

除水分测定、装量差异检查外，应按标示量加入灭菌注射用水，复溶后进行以下检定。

3.3.1　鉴别试验

每批成品至少抽取 1 瓶做以下鉴别试验。

3.3.1.1　动物中和试验或特异沉淀反应

按通则 3511 进行，供试品应能中和五步蛇毒；或采用免疫双扩散法（通则 3403），应与五步蛇毒产生特异沉淀线。

3.3.1.2　免疫双扩散或酶联免疫吸附试验

采用免疫双扩散法（通则 3403）进行，供试品仅与抗马的血清产生沉淀线；或采用酶联免疫法（通则 3418），供试品应与马 IgG 抗体反应呈阳性。

3.3.2　物理检查

3.3.2.1　外观

应为白色或淡黄色的疏松体，按标示量加入注射用水，轻摇后应于 15 分钟内完全溶解为无色或淡黄色的澄明液体，无异物。

3.3.2.2　渗透压摩尔浓度

应符合批准的要求（通则 0632）。

3.3.2.3　装量差异

依法检查（通则 0102），应符合规定。

3.3.3　化学检定

3.3.3.1　水分

应不高于 3.0%（通则 0832）。

3.3.3.2　pH 值

应为 6.0～7.0（通则 0631）。

3.3.3.3　蛋白质含量

应不高于 170g/L（通则 0731 第一法）。

3.3.3.4　氯化钠含量

应为 7.5～9.5g/L（通则 3107）。

3.3.3.5　硫酸铵含量

应不高于 1.0g/L（通则 3104）。

3.3.3.6　防腐剂含量

如加硫柳汞，含量应不高于 0.1g/L（通则 3115）；如加间甲酚，含量应不高于 2.5g/L（通则 3114）。

3.3.3.7　甲苯残留量

生产工艺中如添加甲苯，需检测甲苯残留量，应不高于 0.089%（通则 0861）。

3.3.4　纯度

3.3.4.1　白蛋白检查

将供试品稀释至 2% 的蛋白质浓度，进行琼脂糖凝胶电泳分析（通则 0541 第三法），应不含或仅含痕量白蛋白迁移率的蛋白质成分。

3.3.4.2　$F(ab')_2$ 含量

采用 SDS-聚丙烯酰胺凝胶电泳法测定（通则 0541 第五法），上样量约 25μg，$F(ab')_2$ 含量应不低于 60%，IgG 含量应不高于 10%。

3.3.5　抗体效价

抗五步蛇毒血清效价应不低于 180U/ml（通则 3511）。每瓶抗五步蛇毒血清装量应不低于标示量。

3.3.6　无菌检查

依法检查（通则 1101），应符合规定。

3.3.7　热原检查

依法检查（通则 1142），应符合规定。注射剂量按家兔体重每 1kg 注射 3.0ml。

3.3.8　异常毒性检查

依法检查（通则 1141），应符合规定。

4　稀释剂

稀释剂为灭菌注射用水，稀释剂的生产应符合批准的要求。

灭菌注射用水应符合本版药典（二部）的相关规定。

5　保存、运输及有效期

于 2～8℃ 避光保存和运输。自生产之日起，有效期为 60 个月。

6　使用说明

应符合"生物制品包装规程"规定和批准的内容。

抗银环蛇毒血清

Kangyinhuanshedu Xueqing

***Bungarus multicinctus* Antivenin**

本品系由银环蛇毒或脱毒银环蛇毒免疫马所得的血浆，经胃酶消化后纯化制成的液体抗银环蛇毒球蛋白制剂。用于治疗被银环蛇咬伤者。

1 基本要求

生产和检定用设施、原材料及辅料、水、器具、动物等应符合"凡例"的有关要求。

2 制造

2.1 抗原与佐剂

应符合"免疫血清生产用马匹检疫和免疫规程"的规定。

2.2 免疫动物及血浆

2.2.1 免疫动物

免疫用马匹必须符合"免疫血清生产用马匹检疫和免疫规程"的规定。

2.2.2 采血与分离血浆

按"免疫血清生产用马匹检疫和免疫规程"的规定进行。用动物法或其他适宜的方法测定免疫血清效价，达到 300U/ml 时，即可采血、分离血浆，加适宜防腐剂，并应做无菌检查（通则 1101）。

2.3 胃酶

用生理氯化钠溶液将胃酶配制成 1mg/ml 溶液，进行类 A 血型物质含量测定（通则 3415），应不高于 1.0μg/ml。

2.4 原液

2.4.1 原料血浆

原料血浆的效价（通则 3511）应不低于 200U/ml。

血浆在保存期间，如发现有明显的溶血、染菌及其他异常现象，不得用于制备。

2.4.2 制备

2.4.2.1 消化

将免疫血浆稀释后，加入适量胃酶，如果必要还可加入适量甲苯，调整适宜 pH 值后，在适宜温度下消化一定时间。

2.4.2.2 纯化

采用加温、硫酸铵盐析、明矾吸附等步骤进行纯化。

2.4.2.3 浓缩、澄清及除菌过滤

浓缩可采用超滤或硫酸铵沉淀法进行。可加入适量硫柳汞或间甲酚作为防腐剂，然后澄清、除菌过滤。

纯化后的抗血清原液应置 2～8℃ 避光保存至少 1 个月作为稳定期。

2.4.3 原液检定

按 3.1 项进行。

2.5 半成品

2.5.1 配制

将检定合格的原液，按成品规格以灭菌注射用水稀释，调整效价、蛋白质浓度、pH 值及氯化钠含量，除菌过滤。

2.5.2 半成品检定

按 3.2 项进行。

2.6 成品

2.6.1 分批

应符合"生物制品分批规程"规定。

2.6.2 分装

应符合"生物制品分装和冻干规程"及通则 0102 有关规定。

2.6.3 规格

每瓶 10ml，含抗银环蛇毒血清 10 000U。

2.6.4 包装

应符合"生物制品包装规程"及通则 0102 有关规定。

3 检定

3.1 原液检定

3.1.1 抗体效价

依法测定（通则 3511）。

3.1.2 无菌检查

依法检查（通则 1101），应符合规定。

3.1.3 热原检查

依法检查（通则 1142），应符合规定。注射剂量按家兔体重每 1kg 注射 3.0ml。

3.2 半成品检定

无菌检查

依法检查（通则 1101），应符合规定。

3.3 成品检定

3.3.1 鉴别试验

每批成品至少抽取 1 瓶做以下鉴别试验。

3.3.1.1 动物中和试验或特异沉淀反应

按通则 3511 进行，供试品应能中和银环蛇毒；或采用免疫双扩散法（通则 3403），应与银环蛇毒产生特异沉淀线。

3.3.1.2 免疫双扩散或酶联免疫吸附试验

采用免疫双扩散法（通则 3403）进行，供试品仅与抗马的血清产生沉淀线；或采用酶联免疫法（通则 3418），供试品应与马 IgG 抗体反应呈阳性。

3.3.2 物理检查

3.3.2.1 外观

应为无色、淡黄色或淡橙黄色的澄明液体，无异物，久置有微量可摇散的沉淀。

3.3.2.2 渗透压摩尔浓度

应符合批准的要求（通则 0632）。

3.3.2.3 装量

依法检查（通则 0102），应不低于标示量。

3.3.3 化学检定

3.3.3.1 pH 值

应为 6.0～7.0（通则 0631）。

3.3.3.2 蛋白质含量

应不高于 170g/L（通则 0731 第一法）。

3.3.3.3 氯化钠含量

应为 7.5～9.5g/L（通则 3107）。

3.3.3.4 硫酸铵含量

应不高于 1.0g/L（通则 3104）。

3.3.3.5 防腐剂含量

如加硫柳汞，含量应不高于 0.1g/L（通则 3115）；如加间甲酚，含量应不高于 2.5g/L（通则 3114）。

3.3.3.6 甲苯残留量

生产工艺中如添加甲苯，需检测甲苯残留量，应不高于 0.089%（通则 0861）。

3.3.4 纯度

3.3.4.1 白蛋白检查

将供试品稀释至 2% 的蛋白质浓度，进行琼脂糖凝胶电泳分析（通则 0541 第三法），应不含或仅含痕量白蛋白迁移率的蛋白质成分。

3.3.4.2 F(ab')$_2$ 含量

采用 SDS-聚丙烯酰胺凝胶电泳法（通则 0541 第五法）测定，上样量约 25μg，F(ab')$_2$ 含量应不低于 60%；IgG 含量应不高于 10%。

3.3.5 抗体效价

抗银环蛇毒血清效价应不低于 800U/ml（通则 3511）。每瓶抗银环蛇毒血清装量应不低于标示量。

3.3.6 无菌检查

依法检查（通则 1101），应符合规定。

3.3.7 热原检查

依法检查（通则 1142），应符合规定。注射剂量按家兔体重每 1kg 注射 3.0ml。

3.3.8 异常毒性检查

依法检查（通则 1141），应符合规定。

4 保存、运输及有效期

于 2～8℃ 避光保存和运输。自生产之日起，有效期为 36 个月。

5 使用说明

应符合"生物制品包装规程"规定和批准的内容。

冻干抗银环蛇毒血清

Donggan Kangyinhuanshedu Xueqing

***Bungarus multicinctus* Antivenin，Freeze-dried**

本品系由银环蛇毒或脱毒银环蛇毒免疫马所得的血浆，经胃酶消化后纯化制成的冻干抗银环蛇毒球蛋白制剂。用于治疗被银环蛇咬伤者。

1　基本要求

生产和检定用设施、原材料及辅料、水、器具、动物等应符合"凡例"的有关要求。

2　制造

2.1　抗原与佐剂

应符合"免疫血清生产用马匹检疫和免疫规程"的规定。

2.2　免疫动物及血浆

2.2.1　免疫动物

免疫用马匹必须符合"免疫血清生产用马匹检疫和免疫规程"的规定。

2.2.2　采血与分离血浆

按"免疫血清生产用马匹检疫和免疫规程"的规定进行。用动物法或其他适宜的方法测定免疫血清效价，达到 300U/ml 时，即可采血、分离血浆，加适宜防腐剂，并应做无菌检查（通则 1101）。

2.3　胃酶

用生理氯化钠溶液将胃酶配制成 1mg/ml 溶液，进行类 A 血型物质含量测定（通则 3415），应不高于 1.0μg/ml。

2.4　原液

2.4.1　原料血浆

原料血浆的效价（通则 3511）应不低于 200U/ml。

血浆在保存期间，如发现有明显的溶血、染菌及其他异常现象，不得用于制备。

2.4.2　制备

2.4.2.1　消化

将免疫血浆稀释后，加入适量胃酶，如果必要还可加入适量甲苯，调整适宜 pH 值后，在适宜温度下消化一定时间。

2.4.2.2　纯化

采用加温、硫酸铵盐析、明矾吸附等步骤进行纯化。

2.4.2.3　浓缩、澄清及除菌过滤

浓缩可采用超滤或硫酸铵沉淀法进行。可加入适量硫柳汞或间甲酚作为防腐剂，然后澄清、除菌过滤。

纯化后的抗血清原液应置 2~8℃ 避光保存至少 1 个月作为稳定期。

2.4.3　原液检定

按 3.1 项进行。

2.5　半成品

2.5.1　配制

将检定合格的原液，按成品规格以灭菌注射用水稀释，调整效价、蛋白质浓度、pH 值及氯化钠含量，除菌过滤。

2.5.2　半成品检定

按 3.2 项进行。

2.6　成品

2.6.1　分批

应符合"生物制品分批规程"规定。

2.6.2　分装及冻干

应符合"生物制品分装和冻干规程"及通则 0102 有关规定。在冻干过程中制品温度应不高于 35℃，真空或充氮封口。

2.6.3　规格

复溶后每瓶 10ml，含抗银环蛇毒血清 10000U。

2.6.4　包装

应符合"生物制品包装规程"及通则 0102 有关规定。

3　检定

3.1　原液检定

3.1.1　抗体效价

依法测定（通则 3511）。

3.1.2　无菌检查

依法检查（通则 1101），应符合规定。

3.1.3　热原检查

依法检查（通则 1142），应符合规定。注射剂量按家兔体重每 1kg 注射 3.0ml。

3.2　半成品检定

无菌检查

依法检查（通则 1101），应符合规定。

3.3　成品检定

除水分测定、装量差异检查外，应按标示量加入灭菌注射用水，复溶后进行以下检定。

3.3.1　鉴别试验

每批成品至少抽取 1 瓶做以下鉴别试验。

3.3.1.1　动物中和试验或特异沉淀反应

按通则 3511 进行，供试品应能中和银环蛇毒；或采用免疫双扩散法（通则 3403），应与银环蛇毒产生特异沉淀线。

3.3.1.2　免疫双扩散或酶联免疫吸附试验

采用免疫双扩散法（通则 3403）进行，供试品仅与抗马的血清产生沉淀线；或采用酶联免疫法（通则 3418），供试品应与马 IgG 抗体反应呈阳性。

3.3.2　物理检查

3.3.2.1　外观

应为白色或淡黄色的疏松体，按标示量加入注射用水，轻摇后应于 15 分钟内完全溶解为无色或淡黄色的澄明液体，无异物。

3.3.2.2　渗透压摩尔浓度

应符合批准的要求（通则 0632）。

3.3.2.3　装量差异

依法检查（通则0102），应符合规定。

3.3.3　化学检定

3.3.3.1　水分

应不高于 3.0%（通则0832）。

3.3.3.2　pH 值

应为 6.0～7.0（通则0631）。

3.3.3.3　蛋白质含量

应不高于 170g/L（通则0731第一法）。

3.3.3.4　氯化钠含量

应为 7.5～9.5g/L（通则3107）。

3.3.3.5　硫酸铵含量

应不高于 1.0g/L（通则3104）。

3.3.3.6　防腐剂含量

如加硫柳汞，含量应不高于 0.1g/L（通则3115）；如加间甲酚，含量应不高于 2.5g/L（通则3114）。

3.3.3.7　甲苯残留量

生产工艺中如添加甲苯，需检测甲苯残留量，应不高于 0.089%（通则0861）。

3.3.4　纯度

3.3.4.1　白蛋白检查

将供试品稀释至 2% 的蛋白质浓度，进行琼脂糖凝胶电泳分析（通则0541第三法），应不含或仅含痕量白蛋白迁移率的蛋白质成分。

3.3.4.2　$F(ab')_2$ 含量

采用 SDS-聚丙烯酰胺凝胶电泳法（通则0541第五法）测定，上样量约 $25\mu g$，$F(ab')_2$ 含量应不低于 60%；IgG 含量应不高于 10%。

3.3.5　抗体效价

抗银环蛇毒血清效价应不低于 800U/ml（通则3511）。每瓶抗银环蛇毒血清装量应不低于标示量。

3.3.6　无菌检查

依法检查（通则1101），应符合规定。

3.3.7　热原检查

依法检查（通则1142），应符合规定。注射剂量按家兔体重每 1kg 注射 3.0ml。

3.3.8　异常毒性检查

依法检查（通则1143），应符合规定。

4　稀释剂

稀释剂为灭菌注射用水，稀释剂的生产应符合批准的要求。

灭菌注射用水应符合本版药典（二部）的相关规定。

5　保存、运输及有效期

于 2～8℃避光保存和运输。自生产之日起，有效期为 60 个月。

6　使用说明

应符合"生物制品包装规程"规定和批准的内容。

抗眼镜蛇毒血清

Kangyanjingshedu Xueqing

Naja naja（atra）Antivenin

本品系由眼镜蛇毒或脱毒眼镜蛇毒免疫马所得的血浆，经胃酶消化后纯化制成的液体抗眼镜蛇毒球蛋白制剂。用于治疗被眼镜蛇咬伤者。

1 基本要求

生产和检定用设施、原材料及辅料、水、器具、动物等应符合"凡例"的有关要求。

2 制造

2.1 抗原与佐剂

应符合"免疫血清生产用马匹检疫和免疫规程"的规定。

2.2 免疫动物及血浆

2.2.1 免疫动物

免疫用马匹必须符合"免疫血清生产用马匹检疫和免疫规程"的规定。

2.2.2 采血与分离血浆

按"免疫血清生产用马匹检疫和免疫规程"的规定进行。用动物法或其他适宜的方法测定免疫血清效价，达到 15IU/ml 时，即可采血、分离血浆，加适宜防腐剂，并应做无菌检查（通则 1101）。

2.3 胃酶

用生理氯化钠溶液将胃酶配制成 1mg/ml 溶液，进行类 A 血型物质含量测定（通则 3415），应不高于 1.0μg/ml。

2.4 原液

2.4.1 原料血浆

原料血浆的效价（通则 3511）应不低于 12IU/ml。

血浆在保存期间，如发现有明显的溶血、染菌及其他异常现象，不得用于制备。

2.4.2 制备

2.4.2.1 消化

将免疫血浆稀释后，加入适量胃酶，如果必要还可加入适量甲苯，调整适宜 pH 值后，在适宜温度下消化一定时间。

2.4.2.2 纯化

采用加温、硫酸铵盐析、明矾吸附等步骤进行纯化。

2.4.2.3 浓缩、澄清及除菌过滤

浓缩可采用超滤或硫酸铵沉淀法进行。可加入适量硫柳汞或间甲酚作为防腐剂，然后澄清、除菌过滤。

纯化后的抗血清原液应置 2～8℃避光保存至少 1 个月作为稳定期。

2.4.3 原液检定

按 3.1 项进行。

2.5 半成品

2.5.1 配制

将检定合格的原液，按成品规格以灭菌注射用水稀释，调整效价、蛋白质浓度、pH 值及氯化钠含量，除菌过滤。

2.5.2 半成品检定

按 3.2 项进行。

2.6 成品

2.6.1 分批

应符合"生物制品分批规程"规定。

2.6.2 分装

应符合"生物制品分装和冻干规程"及通则 0102 有关规定。

2.6.3 规格

每瓶 10ml，含抗眼镜蛇毒血清 1000IU。

2.6.4 包装

应符合"生物制品包装规程"及通则 0102 有关规定。

3 检定

3.1 原液检定

3.1.1 抗体效价

依法测定（通则 3511）。

3.1.2 无菌检查

依法检查（通则 1101），应符合规定。

3.1.3 热原检查

依法检查（通则 1142），应符合规定。注射剂量按家兔体重每 1kg 注射 3.0ml。

3.2 半成品检定

无菌检查

依法检查（通则 1101），应符合规定。

3.3 成品检定

3.3.1 鉴别试验

每批成品至少抽取 1 瓶做以下鉴别试验。

3.3.1.1 动物中和试验或特异沉淀反应

按通则 3511 进行，供试品应能中和眼镜蛇毒；或采用免疫双扩散法（通则 3403），应与眼镜蛇毒产生特异沉淀线。

3.3.1.2 免疫双扩散或酶联免疫吸附试验

采用免疫双扩散法（通则 3403）进行，供试品仅与抗马的血清产生沉淀线；或采用酶联免疫法（通则 3418），供试品应与马 IgG 抗体反应呈阳性。

3.3.2 物理检查

3.3.2.1 外观

应为无色、淡黄色或淡橙黄色的澄明液体，无异物，久置有微量可摇散的沉淀。

3.3.2.2 渗透压摩尔浓度

应符合批准的要求（通则 0632）。

3.3.2.3 装量

依法检查（通则 0102），应不低于标示量。

3.3.3 化学检定

3.3.3.1 pH 值

应为 6.0～7.0（通则 0631）。

3.3.3.2 蛋白质含量

应不高于 170g/L（通则 0731 第一法）。

3.3.3.3 氯化钠含量

应为 7.5～9.5g/L（通则 3107）。

3.3.3.4 硫酸铵含量

应不高于 1.0g/L（通则 3104）。

3.3.3.5 防腐剂含量

如加硫柳汞，含量应不高于 0.1g/L（通则 3115）；如加间甲酚，含量应不高于 2.5g/L（通则 3114）。

3.3.3.6 甲苯残留量

生产工艺中如添加甲苯，需检测甲苯残留量，应不高于 0.089%（通则 0861）。

3.3.4 纯度

3.3.4.1 白蛋白检查

将供试品稀释至 2% 的蛋白质浓度，进行琼脂糖凝胶电泳分析（通则 0541 第三法），应不含或仅含痕量白蛋白迁移率的蛋白质成分。

3.3.4.2 F(ab')$_2$ 含量

采用 SDS-聚丙烯酰胺凝胶电泳法（通则 0541 第五法）测定，上样量约 25μg，F(ab')$_2$ 含量应不低于 60%；IgG 含量应不高于 10%。

3.3.5 抗体效价

抗眼镜蛇毒血清效价应不低于 100IU/ml（通则 3511）。每瓶抗眼镜蛇毒血清装量应不低于标示量。

3.3.6 无菌检查

依法检查（通则 1101），应符合规定。

3.3.7 热原检查

依法检查（通则 1142），应符合规定。注射剂量按家兔体重每 1kg 注射 3.0ml。

3.3.8 异常毒性检查

依法检查（通则 1141），应符合规定。

4 保存、运输及有效期

于 2～8℃ 避光保存和运输。自生产之日起，有效期为 36 个月。

5 使用说明

应符合"生物制品包装规程"规定和批准的内容。

冻干抗眼镜蛇毒血清

Donggan Kangyanjingshedu Xueqing

Naja naja（atra）Antivenin，Freeze-dried

本品系由眼镜蛇毒或脱毒眼镜蛇毒免疫马所得的血浆，经胃酶消化后纯化制成的冻干抗眼镜蛇毒球蛋白制剂。用于治疗被眼镜蛇咬伤者。

1 基本要求

生产和检定用设施、原材料及辅料、水、器具、动物等应符合"凡例"的有关要求。

2 制造

2.1 抗原与佐剂

应符合"免疫血清生产用马匹检疫和免疫规程"的规定。

2.2 免疫动物及血浆

2.2.1 免疫动物

免疫用马匹必须符合"免疫血清生产用马匹检疫和免疫规程"的规定。

2.2.2 采血与分离血浆

按"免疫血清生产用马匹检疫和免疫规程"的规定进行。用动物法或其他适宜的方法测定免疫血清效价，达到 15IU/ml 时，即可采血、分离血浆，加适宜防腐剂，并应做无菌检查（通则 1101）。

2.3 胃酶

用生理氯化钠溶液将胃酶配制成 1mg/ml 溶液，进行类 A 血型物质含量测定（通则 3415），应不高于 1.0μg/ml。

2.4 原液

2.4.1 原料血浆

原料血浆的效价（通则 3511）应不低于 12IU/ml。

血浆在保存期间，如发现有明显的溶血、染菌及其他异常现象，不得用于制备。

2.4.2 制备

2.4.2.1 消化

将免疫血浆稀释后，加入适量胃酶，如果必要还可加入适量甲苯，调整适宜 pH 值后，在适宜温度下消化一定时间。

2.4.2.2 纯化

采用加温、硫酸铵盐析、明矾吸附等步骤进行纯化。

2.4.2.3 浓缩、澄清及除菌过滤

浓缩可采用超滤或硫酸铵沉淀法进行。可加入适量硫柳汞或间甲酚作为防腐剂，然后澄清、除菌过滤。

纯化后的抗血清原液应置 2~8℃ 避光保存至少 1 个月作为稳定期。

2.4.3 原液检定

按 3.1 项进行。

2.5 半成品

2.5.1 配制

将检定合格的原液，按成品规格以灭菌注射用水稀释，调整效价、蛋白质浓度、pH 值及氯化钠含量，除菌过滤。

2.5.2 半成品检定

按 3.2 项进行。

2.6 成品

2.6.1 分批

应符合"生物制品分批规程"规定。

2.6.2 分装及冻干

应符合"生物制品分装和冻干规程"及通则 0102 有关规定。在冻干过程中制品温度应不高于 35℃，真空或充氮封口。

2.6.3 规格

复溶后每瓶 10ml，含抗眼镜蛇毒血清 1000IU。

2.6.4 包装

应符合"生物制品包装规程"及通则 0102 有关规定。

3 检定

3.1 原液检定

3.1.1 抗体效价

依法测定（通则 3511）。

3.1.2 无菌检查

依法检查（通则 1101），应符合规定。

3.1.3 热原检查

依法检查（通则 1142），应符合规定。注射剂量按家兔体重每 1kg 注射 3.0ml。

3.2 半成品检定

无菌检查

依法检查（通则 1101），应符合规定。

3.3 成品检定

除水分测定、装量差异检查外，应按标示量加入灭菌注射用水，复溶后进行以下检定。

3.3.1 鉴别试验

每批成品至少抽取 1 瓶做以下鉴别试验。

3.3.1.1 动物中和试验或特异沉淀反应

按通则 3511 进行，供试品应能中和眼镜蛇毒；或采用免疫双扩散法（通则 3403），应与眼镜蛇毒产生特异沉淀线。

3.3.1.2 免疫双扩散或酶联免疫吸附试验

采用免疫双扩散法（通则 3403）进行，供试品仅与抗马的血清产生沉淀线；或采用酶联免疫法（通则 3418），供试品应与马 IgG 反应呈阳性。

3.3.2 物理检查

3.3.2.1 外观

应为白色或淡黄色的疏松体，按标示量加入注射用水，轻摇后应于 15 分钟内完全溶解为无色或淡黄色的澄明液体，无异物。

3.3.2.2 渗透压摩尔浓度

应符合批准的要求（通则 0632）。

3.3.2.3　装量差异

依法检查（通则 0102），应符合规定。

3.3.3　化学检定

3.3.3.1　水分

应不高于 3.0％（通则 0832）。

3.3.3.2　pH 值

应为 6.0～7.0（通则 0631）。

3.3.3.3　蛋白质含量

应不高于 170g/L（通则 0731 第一法）。

3.3.3.4　氯化钠含量

应为 7.5～9.5g/L（通则 3107）。

3.3.3.5　硫酸铵含量

应不高于 1.0g/L（通则 3104）。

3.3.3.6　防腐剂含量

如加硫柳汞，含量应不高于 0.1g/L（通则 3115）；如加间甲酚，含量应不高于 2.5g/L（通则 3114）。

3.3.3.7　甲苯残留量

生产工艺中如添加甲苯，需检测甲苯残留量，应不高于 0.089％（通则 0861）。

3.3.4　纯度

3.3.4.1　白蛋白检查

将供试品稀释至 2％的蛋白质浓度，进行琼脂糖凝胶电泳分析（通则 0541 第三法），应不含或仅含痕量白蛋白迁移率的蛋白质成分。

3.3.4.2　F(ab')$_2$ 含量

采用 SDS-聚丙烯酰胺凝胶电泳法（通则 0541 第五法）测定，上样量约 25μg，F(ab')$_2$ 含量应不低于 60％；IgG 含量应不高于 10％。

3.3.5　抗体效价

抗眼镜蛇毒血清效价应不低于 100IU/ml（通则 3511）。每瓶抗眼镜蛇毒血清装量应不低于标示量。

3.3.6　无菌检查

依法检查（通则 1101），应符合规定。

3.3.7　热原检查

依法检查（通则 1142），应符合规定。注射剂量按家兔体重每 1kg 注射 3.0ml。

3.3.8　异常毒性检查

依法检查（通则 1141），应符合规定。

4　稀释剂

稀释剂为灭菌注射用水，稀释剂的生产应符合批准的要求。

灭菌注射用水应符合本版药典（二部）的相关规定。

5　保存、运输及有效期

于 2～8℃避光保存和运输。自生产之日起，有效期为 60 个月。

6　使用说明

应符合"生物制品包装规程"规定和批准的内容。

抗炭疽血清

Kangtanju Xueqing

Anthrax Antiserum

本品系由炭疽杆菌抗原免疫马所得的血浆，经胃酶消化后纯化制成的液体抗炭疽球蛋白制剂。用于预防和治疗炭疽病。

1 基本要求

生产和检定用设施、原材料及辅料、水、器具、动物等应符合"凡例"的有关要求。

2 制造

2.1 抗原与佐剂

应符合"免疫血清生产用马匹检疫和免疫规程"的规定。

2.2 免疫动物及血浆

2.2.1 免疫动物

免疫用马匹必须符合"免疫血清生产用马匹检疫和免疫规程"的规定。

2.2.2 采血与分离血浆

按"免疫血清生产用马匹检疫和免疫规程"的规定进行。用动物法或其他适宜的方法测定免疫血清效价，合格时，即可采血。分离之血浆可加入适宜防腐剂，并应做无菌检查（通则 1101）。

2.3 胃酶

用生理氯化钠溶液将胃酶配制成 1mg/ml 溶液，进行类 A 血型物质含量测定（通则 3415），应不高于 1.0μg/ml。

2.4 原液

2.4.1 原料血浆

原料血浆的抗炭疽效价应符合要求。血浆在保存期间，如发现有明显的溶血、染菌或其他异常现象，不得用于制备。

2.4.2 制备

2.4.2.1 消化

将免疫血浆稀释后，加入适量胃酶，如果必要还可加入适量甲苯，调整适宜 pH 值后，在适宜温度下消化一定时间。

2.4.2.2 纯化

采用加温、硫酸铵盐析、明矾吸附等步骤进行纯化。

2.4.2.3 浓缩、澄清及除菌过滤

浓缩可采用超滤或硫酸铵沉淀法进行。可加入适量硫柳汞或间甲酚作为防腐剂，然后澄清、除菌过滤。

纯化后的抗毒素原液应置 2～8℃避光保存至少 1 个月作为稳定期。

2.4.3 原液检定

按 3.1 项进行。

2.5 半成品

2.5.1 配制

将检定合格的原液，按成品规格以灭菌注射用水稀释，调整效价、蛋白质浓度、pH 值及氯化钠含量，除菌过滤。

2.5.2 半成品检定

按 3.2 项进行。

2.6 成品

2.6.1 分批

应符合"生物制品分批规程"规定。

2.6.2 分装

应符合"生物制品分装和冻干规程"及通则 0102 有关规定。

2.6.3 规格

每瓶 20ml。

2.6.4 包装

应符合"生物制品包装规程"及通则 0102 有关规定。

3 检定

3.1 原液检定

3.1.1 效力测定

取体重 350～400g 豚鼠 8 只，各皮下注射供试品 0.5ml，24 小时后，攻击 1 MLD 的炭疽杆菌 PNo.2 菌株芽孢液，并用未注射血清的同体重豚鼠 4 只，各注射 1 MLD 作为对照，观察 14 天判定结果，试验组有 6/8（75%）以上动物存活，对照组至少有 3 只动物死亡（允许另 1 只较晚死亡或发病），判为合格。

3.1.2 无菌检查

依法检查（通则 1101），应符合规定。

3.1.3 热原检查

依法检查（通则 1142），应符合规定。注射剂量按家兔体重每 1kg 注射 3.0ml。

3.2 半成品检定

无菌检查

依法检查（通则 1101），应符合规定。

3.3 成品检定

3.3.1 鉴别试验

每批成品至少抽取 1 瓶做以下鉴别试验。

3.3.1.1 动物中和试验或特异沉淀反应

按 3.1.1 项进行动物中和试验；或采用免疫双扩散法（通则 3403），应与炭疽杆菌可溶性抗原产生特异沉淀线。

3.3.1.2 免疫双扩散或酶联免疫吸附试验

采用免疫双扩散法（通则 3403）进行，供试品仅与抗马的血清产生沉淀线；或采用酶联免疫法（通则 3418），供试品应与马 IgG 抗体反应呈阳性。

3.3.2 物理检查

3.3.2.1 外观

应为无色或淡黄色的澄明液体，无异物，久置有微量可摇散的沉淀。

3.3.2.2　装量

依法检查（通则 0102），应不低于标示量。

3.3.3　化学检定

3.3.3.1　pH 值

应为 6.0～7.0（通则 0631）。

3.3.3.2　蛋白质含量

应不高于 170g/L（通则 0731 第一法）。

3.3.3.3　氯化钠含量

应为 7.5～9.5g/L（通则 3107）。

3.3.3.4　硫酸铵含量

应不高于 1.0g/L（通则 3104）。

3.3.3.5　防腐剂含量

如加硫柳汞，含量应不高于 0.1g/L（通则 3115）；如加间甲酚，含量应不高于 2.5g/L（通则 3114）。

3.3.4　纯度

3.3.4.1　白蛋白检查

将供试品稀释至 2% 的蛋白质浓度，进行琼脂糖凝胶电泳分析（通则 0541 第三法），应不含或仅含痕量白蛋白迁移率的蛋白质成分。

3.3.4.2　F(ab')$_2$ 含量

采用 SDS-聚丙烯酰胺凝胶电泳法（通则 0541 第五法）测定，上样量约 25μg，F(ab')$_2$ 含量应不低于 60%；IgG 含量应不高于 10%。

3.3.5　效力测定

按 3.1.1 项进行，应符合规定。

3.3.6　无菌检查

依法检查（通则 1101），应符合规定。

3.3.7　热原检查

依法检查（通则 1142），应符合规定。注射剂量按家兔体重每 1kg 注射 3.0ml。

3.3.8　异常毒性检查

依法检查（通则 1141），应符合规定。

4　保存、运输及有效期

于 2～8℃ 避光保存和运输。自生产之日起，有效期为 36 个月。

5　使用说明

应符合"生物制品包装规程"规定和批准的内容。

抗狂犬病血清

Kangkuangquanbing Xueqing

Rabies Antiserum

本品系由狂犬病病毒固定毒免疫马所得的血浆，经胃酶消化后纯化制得的液体抗狂犬病球蛋白制剂。用于配合狂犬病疫苗预防狂犬病。

1 基本要求

生产和检定用设施、原材料及辅料、水、器具、动物等应符合"凡例"的有关要求。

2 制造

2.1 抗原与佐剂

应符合"免疫血清生产用马匹检疫和免疫规程"的规定。

2.2 免疫动物及血浆

2.2.1 免疫动物

免疫用马匹必须符合"免疫血清生产用马匹检疫和免疫规程"的规定。

2.2.2 采血与分离血浆

按"免疫血清生产用马匹检疫和免疫规程"的规定进行。用动物法或其他适宜的方法测定免疫血清效价，不低于 100IU/ml 时，即可采血。分离之血浆可加入适宜防腐剂，并应做无菌检查（通则 1101）。

2.3 胃酶

用生理氯化钠溶液将胃酶配制成 1mg/ml 溶液，进行类 A 血型物质含量测定（通则 3415），应不高于 1.0μg/ml。

2.4 原液

2.4.1 原料血浆

原料血浆的抗狂犬病效价应不低于 80IU/ml（通则 3512）。血浆在保存期间，如发现明显的溶血、染菌及其他异常现象，不得用于制备。

2.4.2 制备

2.4.2.1 消化

将免疫血浆稀释后，加入适量胃酶，如果必要还可加入适量甲苯，调整适宜 pH 值后，在适宜温度下消化一定时间。

2.4.2.2 纯化

采用加温、硫酸铵盐析、明矾吸附等步骤进行纯化。

2.4.2.3 浓缩、澄清及除菌过滤

浓缩可采用超滤或硫酸铵沉淀法进行。可加入适量硫柳汞或间甲酚作为防腐剂，然后澄清、除菌过滤。

纯化后的抗血清原液应置 2～8℃避光保存至少 1 个月作为稳定期。

2.4.3 原液检定

按 3.1 项进行。

2.5 半成品

2.5.1 配制

将检定合格的原液，按成品规格以灭菌注射用水稀释，调整效价、蛋白质浓度、pH 值及氯化钠含量，除菌过滤。

2.5.2 半成品检定

按 3.2 项进行。

2.6 成品

2.6.1 分批

应符合"生物制品分批规程"规定。

2.6.2 分装

应符合"生物制品分装和冻干规程"及通则 0102 有关规定。

2.6.3 规格

每瓶 2.0ml，含狂犬病抗体应不低于 400IU 或每瓶 5.0ml，含狂犬病抗体应不低于 1000IU。

2.6.4 包装

应符合"生物制品包装规程"及通则 0102 有关规定。

3 检定

3.1 原液检定

3.1.1 抗体效价

依法测定（通则 3512）。

3.1.2 无菌检查

依法检查（通则 1101），应符合规定。

3.1.3 热原检查

依法检查（通则 1142），应符合规定。注射剂量按家兔体重每 1kg 注射 3.0ml。

3.2 半成品检定

无菌检查

依法检查（通则 1101），应符合规定。

3.3 成品检定

3.3.1 鉴别试验

每批成品至少抽取 1 瓶做以下鉴别试验。

3.3.1.1 动物中和试验

按通则 3512 进行，供试品应能中和狂犬病病毒。

3.3.1.2 免疫双扩散或酶联免疫吸附试验

采用免疫双扩散法（通则 3403）进行，供试品仅与抗马的血清产生沉淀线；或采用酶联免疫法（通则 3418），供试品应与马 IgG 抗体反应呈阳性。

3.3.2 物理检查

3.3.2.1 外观

应为无色或淡黄色的澄明液体，无异物，久置有微量可摇散的沉淀。

3.3.2.2 渗透压摩尔浓度

应符合批准的要求（通则 0632）。

3.3.2.3 装量

依法检查（通则 0102），应不低于标示量。

3.3.3 化学检定

3.3.3.1 pH 值

应为 6.0～7.0（通则 0631）。

3.3.3.2 蛋白质含量

应不高于 170g/L（通则 0731 第一法）。

3.3.3.3 氯化钠含量

应为 7.5～9.5g/L（通则 3107）。

3.3.3.4 硫酸铵含量

应不高于 1.0g/L（通则 3104）。

3.3.3.5 防腐剂含量

如加硫柳汞，含量应不高于 0.1g/L（通则 3115）；如加间甲酚，含量应不高于 2.5g/L（通则 3114）。

3.3.3.6 甲苯残留量

生产工艺中如添加甲苯，需检测甲苯残留量，应不高于 0.089%（通则 0861）。

3.3.4 纯度

3.3.4.1 白蛋白检查

将供试品稀释至 2% 的蛋白质浓度，进行琼脂糖凝胶电泳分析（通则 0541 第三法），应不含或仅含痕量白蛋白迁移率的蛋白质成分。

3.3.4.2 F(ab')₂ 含量

采用 SDS-聚丙烯酰胺凝胶电泳法（通则 0541 第五法）测定，上样量约 $25\mu g$，$F(ab')_2$ 含量应不低于 60%；IgG 含量应不高于 5%。

3.3.5 抗体效价

抗狂犬病血清效价应不低于 200IU/ml（通则 3512）。每瓶抗狂犬病血清装量应不低于标示量。

3.3.6 无菌检查

依法检查（通则 1101），应符合规定。

3.3.7 热原检查

依法检查（通则 1142），应符合规定。注射剂量按家兔体重每 1kg 注射 3.0ml。

3.3.8 异常毒性检查

依法检查（通则 1141），应符合规定。

4 保存、运输及有效期

于 2～8℃ 避光保存和运输。自生产之日起，有效期为 36 个月。

5 使用说明

应符合"生物制品包装规程"规定和批准的内容。

人血白蛋白

Renxue Baidanbai

Human Albumin

本品系由健康人血浆，经低温乙醇蛋白分离法或经批准的其他分离法分离纯化，并经 60℃ 10 小时加温灭活病毒后制成。含适宜稳定剂，不含防腐剂和抗生素。

1 基本要求

生产和检定用设施、原材料及辅料、水、器具、动物等应符合"凡例"的有关要求。生产过程中不得加入防腐剂或抗生素。

2 制造

2.1 原料血浆

2.1.1 血浆的采集和质量应符合"血液制品生产用人血浆"的规定。

2.1.2 组分 Ⅳ 沉淀为原料时，应符合本品种附录"组分 Ⅳ 沉淀原料质量标准"。

2.1.3 组分 Ⅳ 沉淀应冻存于 −30℃ 以下，运输温度不得超过 −15℃。低温冰冻保存期不得超过 1 年。

2.1.4 组分 Ⅴ 沉淀应冻存于 −30℃ 以下，并规定其有效期。

2.2 原液

2.2.1 采用低温乙醇蛋白分离法或经批准的其他分离法制备。组分 Ⅳ 沉淀为原料时也可用低温乙醇结合柱色谱法。

2.2.2 经纯化、超滤、除菌过滤后即为人血白蛋白原液。

2.2.3 原液检定

按 3.1 项进行。

2.3 半成品

2.3.1 配制

制品中应加适量的稳定剂，按每 1g 蛋白质加入 0.16mmol 辛酸钠或 0.08mmol 辛酸钠和 0.08mmol 乙酰色氨酸钠。按成品规格以注射用水稀释蛋白质浓度，并适当调整 pH 值及钠离子浓度。

2.3.2 病毒灭活

每批制品必须在 60℃±0.5℃ 水浴中连续加温至少 10 小时，以灭活可能残留的污染病毒。该灭活步骤可在除菌过滤前或除菌过滤分装后 24 小时内进行。

2.3.3 半成品检定

按 3.2 项进行。

2.4 成品

2.4.1 分批

应符合"生物制品分批规程"规定。

2.4.2 分装

应符合"生物制品分装和冻干规程"及通则 0102 有关规定。

2.4.3 培育

分装后，应置 20～25℃ 至少 4 周或 30～32℃ 至少 14 天后，逐瓶检查外观，应符合 3.3.2.1 和 3.3.2.2 项规定。出现浑浊或烟雾状沉淀之瓶应进行无菌检查，不合格者不能再用于生产。

2.4.4 规格

2g/瓶（10%，20ml），2g/瓶（20%，10ml），5g/瓶（10%，50ml），5g/瓶（20%，25ml），10g/瓶（10%，100ml），10g/瓶（20%，50ml），12.5g/瓶（25%，50ml），20g/瓶（20%，100ml）。

2.4.5 包装

应符合"生物制品包装规程"及通则 0102 有关规定。

3 检定

3.1 原液检定

3.1.1 蛋白质含量

可采用双缩脲法（通则 0731 第三法）测定，应大于成品规格。

3.1.2 纯度

应不低于蛋白质总量的 96.0%（通则 0541 第二法）。

3.1.3 pH 值

用生理氯化钠溶液将供试品蛋白质含量稀释成 10g/L，依法测定（通则 0631），pH 值应为 6.4～7.4。

3.1.4 残余乙醇含量

可采用康卫扩散皿法（通则 3201）测定，应不高于 0.025%。

以上检定项目亦可在半成品检定时进行。

3.2 半成品检定

3.2.1 无菌检查

依法检查（通则 1101），应符合规定。如半成品立即分装，可在除菌过滤后留样做无菌检查。

3.2.2 热原检查

依法检查（通则 1142），注射剂量按家兔体重每 1kg 注射 0.6g 蛋白质，应符合规定；或采用"细菌内毒素检查法"（通则 1143 凝胶限度试验），蛋白质浓度分别为 5%、10%、20%、25% 时，其细菌内毒素限值（L）应分别小于 0.5EU/ml、0.83EU/ml、1.67EU/ml、2.08EU/ml。

3.3 成品检定

3.3.1 鉴别试验

3.3.1.1 免疫双扩散法

依法测定（通则 3403），仅与抗人血清或血浆产生沉淀线，与抗马、抗牛、抗猪、抗羊血清或血浆不产生沉淀线。

3.3.1.2 免疫电泳法

依法测定（通则 3404），与正常人血清或血浆比较，主要沉淀线应为白蛋白。

3.3.2 物理检查

3.3.2.1 外观

应为略黏稠、黄色或绿色至棕色澄明液体，不应出现浑浊。

3.3.2.2   可见异物

依法检查（通则 0904），应符合规定。

3.3.2.3   不溶性微粒检查

依法检查（通则 0903 第一法），应符合规定。

3.3.2.4   渗透压摩尔浓度

应为 210～400mOsmol/kg（通则 0632）。

3.3.2.5   装量

依法检查（通则 0102），应不低于标示量。

3.3.2.6   热稳定性试验

取供试品置 57℃±0.5℃ 水浴中保温 50 小时后，用可见异物检查装置，与同批未保温的供试品比较，除允许颜色有轻微变化外，应无肉眼可见的其他变化。

3.3.3   化学检定

3.3.3.1   pH 值

用生理氯化钠溶液将供试品蛋白质含量稀释成 10g/L，依法测定（通则 0631），pH 值应为 6.4～7.4。

3.3.3.2   蛋白质含量

应为标示量的 95.0%～110.0%（通则 0731 第一法）。

3.3.3.3   纯度

应不低于蛋白质总量的 96.0%（通则 0541 第二法）。

3.3.3.4   钠离子含量

应不高于 160mmol/L（通则 3110）。

3.3.3.5   钾离子含量

应不高于 2mmol/L（通则 3109）。

3.3.3.6   吸光度

用生理氯化钠溶液将供试品蛋白质含量稀释至 10g/L，按紫外-可见分光光度法（通则 0401），在波长 403nm 处测定吸光度，应不大于 0.15。

3.3.3.7   多聚体含量

应不高于 5.0%（通则 3121）。

3.3.3.8   辛酸钠含量

每 1g 蛋白质中应为 0.140～0.180mmol。如与乙酰色氨酸混合使用，则每 1g 蛋白质中应为 0.064～0.096mmol（通则 3111）。

3.3.3.9   乙酰色氨酸含量

如与辛酸钠混合使用，则每 1g 蛋白质中应为 0.064～0.096mmol（通则 3112）。

3.3.3.10   铝残留量

应不高于 200μg/L（通则 3208）。

3.3.4   激肽释放酶原激活剂含量

应不高于 35IU/ml（通则 3409）。

3.3.5   HBsAg

用经批准的试剂盒检测，应为阴性。

3.3.6   无菌检查

依法检查（通则 1101），应符合规定。

3.3.7   异常毒性检查

依法检查（通则 1141），应符合规定。

3.3.8   热原检查

依法检查（通则 1142），注射剂量按家兔体重每 1kg 注射 0.6g 蛋白质，应符合规定。

4   保存、运输及有效期

于 2～8℃ 或室温避光保存和运输。自生产之日起，按批准的有效期执行。标签只能规定一种保存温度及有效期。

5   附录

组分Ⅳ沉淀原料质量标准。

6   使用说明

应符合"生物制品包装规程"规定和批准的内容。

附录   组分Ⅳ沉淀原料质量标准

1   组分Ⅳ沉淀原料为采用低温乙醇蛋白分离法的血浆组分。所用血浆原料应符合"血液制品生产用人血浆"规定。

2   组分Ⅳ沉淀应尽可能保持无菌和低温冰冻保存，保存温度不得超过 -30℃，保存期应不超过 1 年。

3   组分Ⅳ沉淀的检定

准确称取组分Ⅳ沉淀 10g，用生理氯化钠溶液稀释至 100ml，在 1～3℃ 搅拌充分溶解后离心或过滤，取上清液进行以下项目检测。

3.1   鉴别试验

3.1.1   免疫双扩散法

依法测定（通则 3403），仅与抗人血清或血浆产生沉淀线，与抗马、抗牛、抗猪、抗羊血清或血浆不产生沉淀线。

3.1.2   免疫电泳法

依法测定（通则 3404），与正常人血清或血浆比较，主要沉淀线应为白蛋白。

3.2   蛋白质含量

可采用双缩脲法（通则 0731 第三法）测定，应不低于 2.5%。

3.3   白蛋白纯度

应不低于蛋白质总量的 20%（通则 0541 第二法）。

3.4   HBsAg

用经批准的试剂盒检测，应为阴性。

3.5   HIV-1 和 HIV-2 抗体

用经批准的试剂盒检测，应为阴性。

3.6   HCV 抗体

用经批准的试剂盒检测，应为阴性。

3.7   细菌计数

取供试品 3 份，每 1 份取 1ml 上清液，加 9ml 营养肉汤琼脂培养基，置 32～35℃ 培养 72 小时。平均每 1ml 上清液菌落数应不高于 50CFU。

冻干人血白蛋白

Donggan Renxue Baidanbai

Human Albumin，Freeze-dried

本品系由健康人血浆，经低温乙醇蛋白分离法或经批准的其他分离法分离纯化，并经 60℃ 10 小时加温灭活病毒、冻干后制成。含适宜稳定剂，不含防腐剂和抗生素。

1 基本要求

生产和检定用设施、原材料及辅料、水、器具、动物等应符合"凡例"的有关要求。生产过程中不得加入防腐剂或抗生素。

2 制造

2.1 原料血浆

2.1.1 血浆的采集和质量应符合"血液制品生产用人血浆"的规定。

2.1.2 组分Ⅳ沉淀为原料时，应符合"人血白蛋白"附录的规定。

2.1.3 组分Ⅳ沉淀应冻存于 −30℃ 以下，运输温度不得超过 −15℃。低温冰冻保存期不得超过 1 年。

2.1.4 组分Ⅴ沉淀应冻存于 −30℃ 以下，并规定其有效期。

2.2 原液

2.2.1 采用低温乙醇蛋白分离法或经批准的其他分离法制备。组分Ⅳ沉淀为原料时也可用低温乙醇结合柱色谱法。

2.2.2 经纯化、超滤、除菌过滤后即为人血白蛋白原液。

2.2.3 原液检定

按 3.1 项进行。

2.3 半成品

2.3.1 配制

制品中应加适量的稳定剂，按每 1g 蛋白质加入 0.16mmol 辛酸钠或 0.08mmol 辛酸钠和 0.08mmol 乙酰色氨酸钠。按成品规格以注射用水稀释蛋白质浓度，并适当调整 pH 值及钠离子浓度。

2.3.2 病毒灭活

每批制品必须在 60℃±0.5℃ 水浴中连续加温至少 10 小时，以灭活可能残留的污染病毒。该灭活步骤可在除菌过滤前或除菌过滤分装后 24 小时内进行。

2.3.3 半成品检定

按 3.2 项进行。

2.4 成品

2.4.1 分批

应符合"生物制品分批规程"规定。

2.4.2 分装及冻干

应符合"生物制品分装和冻干规程"及通则 0102 有关规定。分装后应及时冻结，冻干过程制品温度不得超过 50℃，真空封口。

2.4.3 规格

应为经批准的规格。

2.4.4 包装

应符合"生物制品包装规程"及通则 0102 有关规定。

3 检定

3.1 原液检定

3.1.1 蛋白质含量

可采用双缩脲法（通则 0731 第三法）测定，应大于成品规格。

3.1.2 纯度

应不低于蛋白质总量的 96.0%（通则 0541 第二法）。

3.1.3 pH 值

用生理氯化钠溶液将供试品蛋白质含量稀释成 10g/L，依法测定（通则 0631），pH 值应为 6.4~7.4。

3.1.4 残余乙醇含量

可采用康卫扩散皿法（通则 3201）测定，应不高于 0.025%。

以上检定项目亦可在半成品检定时进行。

3.2 半成品检定

3.2.1 无菌检查

依法检查（通则 1101），应符合规定。如半成品立即分装，可在除菌过滤后留样做无菌检查。

3.2.2 热原检查

依法检查（通则 1142），注射剂量按家兔体重每 1kg 注射 0.6g 蛋白质，应符合规定；或采用"细菌内毒素检查法"（通则 1143 凝胶限度试验），蛋白质浓度分别为 5%、10%、20%、25% 时，其细菌内毒素限值（L）应分别小于 0.5EU/ml、0.83EU/ml、1.67EU/ml、2.08EU/ml。

3.3 成品检定

除真空度、复溶时间、水分测定、装量差异检查外，应按标示量加入灭菌注射用水，复溶后进行其余各项检定。

3.3.1 鉴别试验

3.3.1.1 免疫双扩散法

依法测定（通则 3403），仅与抗人血清或血浆产生沉淀线，与抗马、抗牛、抗猪、抗羊血清或血浆不产生沉淀线。

3.3.1.2 免疫电泳法

依法测定（通则 3404），与正常人血清或血浆比较，主要沉淀线应为白蛋白。

3.3.2 物理检查

3.3.2.1 外观

应为白色或灰白色疏松体，无融化迹象。复溶后应为略黏稠、黄色或绿色至棕色澄明液体，不应出现浑浊。

3.3.2.2 真空度

用高频火花真空测定器测试，瓶内应出现蓝紫色辉光。

3.3.2.3　复溶时间

按标示量加入 20～25℃灭菌注射用水，轻轻摇动，应于 15 分钟内溶解。

3.3.2.4　可见异物

依法检查（通则 0904），应符合规定。

3.3.2.5　不溶性微粒检查

依法检查（通则 0903 第一法），应符合规定。

3.3.2.6　渗透压摩尔浓度

应为 210～400mOsmol/kg（通则 0632）。

3.3.2.7　装量差异

依法检查（通则 0102），应符合规定。

3.3.3　化学检定

3.3.3.1　水分

应不高于 1.0%（通则 0832）。

3.3.3.2　pH 值

用生理氯化钠溶液将供试品蛋白质含量稀释成 10g/L，依法测定（通则 0631），pH 值应为 6.4～7.4。

3.3.3.3　蛋白质含量

应为标示量的 95.0%～110.0%（通则 0731 第一法）。

3.3.3.4　纯度

应不低于蛋白质总量的 96.0%（通则 0541 第二法）。

3.3.3.5　钠离子含量

应不高于 160mmol/L（通则 3110）。

3.3.3.6　钾离子含量

应不高于 2mmol/L（通则 3109）。

3.3.3.7　吸光度

用生理氯化钠溶液将供试品蛋白质含量稀释至 10g/L，按紫外-可见分光光度法（通则 0401），在波长 403nm 处测定吸光度，应不大于 0.15。

3.3.3.8　多聚体含量

应不高于 5.0%（通则 3121）。

3.3.3.9　辛酸钠含量

每 1g 蛋白质中应为 0.140～0.180mmol，如与乙酰色氨酸混合使用，则每 1g 蛋白质中应为 0.064～0.096mmol（通则 3111）。

3.3.3.10　乙酰色氨酸含量

如与辛酸钠混合使用，则每 1g 蛋白质中应为 0.064～0.096mmol（通则 3112）。

3.3.3.11　铝残留量

应不高于 200μg/L（通则 3208）。

3.3.4　激肽释放酶原激活剂含量

应不高于 35IU/ml（通则 3409）。

3.3.5　HBsAg

用经批准的试剂盒检测，应为阴性。

3.3.6　无菌检查

依法检查（通则 1101），应符合规定。

3.3.7　异常毒性检查

依法检查（通则 1141），应符合规定。

3.3.8　热原检查

依法检查（通则 1142），注射剂量按家兔体重每 1kg 注射 0.6g 蛋白质，应符合规定。

4　稀释剂

稀释剂为灭菌注射用水，稀释剂的生产应符合批准的要求。

灭菌注射用水应符合本版药典（二部）的相关规定。

5　保存、运输及有效期

于 2～8℃或室温避光保存和运输。自生产之日起，按批准的有效期执行。标签只能规定一种保存温度及有效期。

6　使用说明

应符合"生物制品包装规程"规定和批准的内容。

人免疫球蛋白

Ren Mianyiqiudanbai

Human Immunoglobulin

本品系由健康人血浆，经低温乙醇蛋白分离法或经批准的其他分离法分离纯化，并经病毒去除和灭活处理制成。含适宜稳定剂，不含防腐剂和抗生素。

1 基本要求

生产和检定用设施、原材料及辅料、水、器具、动物等应符合"凡例"的有关要求。生产过程中不得加入防腐剂或抗生素。

2 制造

2.1 原料血浆

2.1.1 血浆的采集和质量应符合"血液制品生产用人血浆"的规定。

2.1.2 每批应由 1000 名以上供血浆者的血浆混合而成。

2.1.3 组分Ⅱ、组分Ⅱ＋Ⅲ沉淀或组分Ⅰ＋Ⅱ＋Ⅲ沉淀应冻存于－30℃以下，并规定其有效期。

2.2 原液

2.2.1 采用低温乙醇蛋白分离法或经批准的其他分离法制备。

2.2.2 经纯化、超滤、除菌过滤后即为人免疫球蛋白原液。

2.2.3 原液检定

按 3.1 项进行。

2.3 半成品

2.3.1 配制

制品中可加适宜的稳定剂。按成品规格以注射用水稀释蛋白质浓度，并适当调整 pH 值及钠离子浓度。

2.3.2 半成品检定

按 3.2 项进行。

2.4 成品

2.4.1 分批

应符合"生物制品分批规程"规定。

2.4.2 分装

应符合"生物制品分装和冻干规程"及通则 0102 有关规定。

2.4.3 规格

150mg/瓶（10％，1.5ml）、300mg/瓶（10％，3ml）。

2.4.4 包装

应符合"生物制品包装规程"及通则 0102 有关规定。

2.5 病毒去除和灭活

生产过程中应采用经批准的方法去除和灭活病毒。如用灭活剂（如有机溶剂、去污剂）灭活病毒，则应规定对人安全的灭活剂残留量限值。

3 检定

3.1 原液检定

3.1.1 蛋白质含量

可采用双缩脲法（通则 0731 第三法）测定。

3.1.2 纯度

应不低于蛋白质总量的 90.0％（通则 0541 第二法）。

3.1.3 pH 值

用生理氯化钠溶液将供试品蛋白质含量稀释成 10g/L，依法测定（通则 0631），pH 值应为 6.4～7.4。

3.1.4 残余乙醇含量

可采用康卫扩散皿法（通则 3201）测定，应不高于 0.025％。

3.1.5 热原检查

依法检查（通则 1142），注射剂量按家兔体重每 1kg 注射 0.15g 蛋白质，应符合规定。

以上检定项目亦可在半成品检定时进行。

3.2 半成品检定

无菌检查

依法检查（通则 1101），应符合规定。

3.3 成品检定

3.3.1 鉴别试验

3.3.1.1 免疫双扩散法

依法测定（通则 3403），仅与抗人血清或血浆产生沉淀线，与抗马、抗牛、抗猪、抗羊血清或血浆不产生沉淀线。

3.3.1.2 免疫电泳法

依法测定（通则 3404），与正常人血清或血浆比较，主要沉淀线应为 IgG。

3.3.2 物理检查

3.3.2.1 外观

应为无色或淡黄色澄明液体，可带乳光，不应出现浑浊。

3.3.2.2 可见异物

依法检查（通则 0904），除允许有可摇散的沉淀外，其余应符合规定。

3.3.2.3 装量

依法检查（通则 0102），应不低于标示量。

3.3.2.4 热稳定性试验

将供试品置 57℃±0.5℃水浴中保温 4 小时后，用可见异物检查装置，肉眼观察应无凝胶化或絮状物。

3.3.3 化学检定

3.3.3.1 pH 值

用生理氯化钠溶液将供试品蛋白质含量稀释成 10g/L，依法测定（通则 0631），pH 值应为 6.4～7.4。

3.3.3.2 蛋白质含量

应不低于标示量的 95.0％（通则 0731 第一法）。

3.3.3.3 纯度

应不低于蛋白质总量的 90.0%（通则 0541 第二法）。

3.3.3.4　糖含量

如制品中加葡萄糖或麦芽糖，其含量应为 20～50g/L（通则 3120）。

3.3.3.5　甘氨酸含量

如制品中加甘氨酸，其含量应为 10～30g/L（通则 3123）。

3.3.3.6　分子大小分布

IgG 单体与二聚体含量之和应不低于 90.0%（通则 3122）。

3.3.4　抗体效价

3.3.4.1　抗-HBs

采用经验证的酶联免疫或放射免疫方法进行检测，每 1g 蛋白质应不低于 6.0IU。

3.3.4.2　白喉抗体

每 1g 蛋白质应不低于 3.0HAU（通则 3513）。

3.3.4.3　甲型肝炎抗体

如用于预防甲型肝炎，则应采用酶联免疫方法进行

甲型肝炎抗体检测，应不低于 100IU/ml。

3.3.5　无菌检查

依法检查（通则 1101），应符合规定。

3.3.6　异常毒性检查

依法检查（通则 1141），应符合规定。

3.3.7　热原检查

依法检查（通则 1142），注射剂量按家兔体重每 1kg 注射 0.15g 蛋白质，应符合规定。

3.3.8　根据病毒灭活方法，应增加相应的检定项目。

4　**保存、运输及有效期**

于 2～8℃避光保存和运输。自生产之日起，按批准的有效期执行。

5　**使用说明**

应符合"生物制品包装规程"规定和批准的内容。

冻干人免疫球蛋白

Donggan Ren Mianyiqiudanbai

Human Immunoglobulin，Freeze-dried

本品系由健康人血浆，经低温乙醇蛋白分离法或经批准的其他分离法分离纯化，并经病毒去除和灭活处理、冻干制成。含适宜稳定剂，不含防腐剂和抗生素。

1 基本要求

生产和检定用设施、原材料及辅料、水、器具、动物等应符合"凡例"的有关要求。生产过程中不得加入防腐剂或抗生素。

2 制造

2.1 原料血浆

2.1.1 血浆的采集和质量应符合"血液制品生产用人血浆"的规定。

2.1.2 每批应由 1000 名以上供血浆者的血浆混合而成。

2.1.3 组分Ⅱ、组分Ⅱ＋Ⅲ沉淀或组分Ⅰ＋Ⅱ＋Ⅲ沉淀应冻存于－30℃以下，并规定其有效期。

2.2 原液

2.2.1 采用低温乙醇蛋白分离法或经批准的其他分离法制备。

2.2.2 经纯化、超滤、除菌过滤后即为人免疫球蛋白原液。

2.2.3 原液检定

按 3.1 项进行。

2.3 半成品

2.3.1 配制

制品中可加适宜的稳定剂。按成品规格以注射用水稀释蛋白质浓度，并适当调整 pH 值及钠离子浓度。

2.3.2 半成品检定

按 3.2 项进行。

2.4 成品

2.4.1 分批

应符合"生物制品分批规程"规定。

2.4.2 分装及冻干

应符合"生物制品分装和冻干规程"及通则 0102 有关规定。分装后应及时冻结，冻干过程制品温度不得超过 35℃。

2.4.3 规格

应为经批准的规格。

2.4.4 包装

应符合"生物制品包装规程"及通则 0102 有关规定。

2.5 病毒去除和灭活

生产过程中应采用经批准的方法去除和灭活病毒。如用灭活剂（如有机溶剂、去污剂）灭活病毒，则应规定对人安全的灭活剂残留量限值。

3 检定

3.1 原液检定

3.1.1 蛋白质含量

可采用双缩脲法（通则 0731 第三法）测定。

3.1.2 纯度

应不低于蛋白质总量的 90.0%（通则 0541 第二法）。

3.1.3 pH 值

用生理氯化钠溶液将供试品蛋白质含量稀释成 10g/L，依法测定（通则 0631），pH 值应为 6.4～7.4。

3.1.4 残余乙醇含量

可采用康卫扩散皿法（通则 3201）测定，应不高于 0.025%。

3.1.5 热原检查

依法检查（通则 1142），注射剂量按家兔体重每 1kg 注射 0.15g 蛋白质，应符合规定。

以上检定项目亦可在半成品检定时进行。

3.2 半成品检定

无菌检查

依法检查（通则 1101），应符合规定。

3.3 成品检定

除复溶时间、水分测定、装量差异检查外，应按标示量加入灭菌注射用水，复溶后进行其余各项检定。

3.3.1 鉴别试验

3.3.1.1 免疫双扩散法

依法测定（通则 3403），仅与抗人血清或血浆产生沉淀线，与抗马、抗牛、抗猪、抗羊血清或血浆不产生沉淀线。

3.3.1.2 免疫电泳法

依法测定（通则 3404），与正常人血清或血浆比较，主要沉淀线应为 IgG。

3.3.2 物理检查

3.3.2.1 外观

应为白色或灰白色的疏松体，无融化迹象。复溶后应为无色或淡黄色澄明液体，可带乳光，不应出现浑浊。

3.3.2.2 复溶时间

按标示量加入 20～25℃灭菌注射用水，轻轻摇动，应于 15 分钟内完全溶解。

3.3.2.3 可见异物

依法检查（通则 0904），除允许有可摇散的沉淀外，其余应符合规定。

3.3.2.4 装量差异

依法检查（通则 0102），应符合规定。

3.3.3 化学检定

3.3.3.1 水分

应不高于 3.0%（通则 0832）。

3.3.3.2 pH 值

用生理氯化钠溶液将供试品蛋白质含量稀释成 10g/L，

依法测定（通则 0631），pH 值应为 6.4～7.4。

3.3.3.3　蛋白质含量

应不低于标示量的 95.0%（通则 0731 第一法）。

3.3.3.4　纯度

应不低于蛋白质总量的 90.0%（通则 0541 第二法）。

3.3.3.5　糖含量

如制品中加葡萄糖或麦芽糖，其含量应为 20～50g/L（通则 3120）。

3.3.3.6　甘氨酸含量

如制品中加甘氨酸，其含量应为 10～30g/L（通则 3123）。

3.3.3.7　分子大小分布

IgG 单体与二聚体含量之和应不低于 90.0%（通则 3122）。

3.3.4　抗体效价

3.3.4.1　抗-HBs

采用经验证的酶联免疫或放射免疫方法进行检测，每 1g 蛋白质应不低于 6.0IU。

3.3.4.2　白喉抗体

每 1g 蛋白质应不低于 3.0HAU（通则 3513）。

3.3.4.3　甲型肝炎抗体

如用于预防甲型肝炎，则应采用酶联免疫方法进行甲型肝炎抗体检测，应不低于 100IU/ml。

3.3.5　无菌检查

依法检查（通则 1101），应符合规定。

3.3.6　异常毒性检查

依法检查（通则 1141），应符合规定。

3.3.7　热原检查

依法检查（通则 1142），注射剂量按家兔体重每 1kg 注射 0.15g 蛋白质，应符合规定。

3.3.8　根据病毒灭活方法，应增加相应的检定项目。

4　稀释剂

稀释剂为灭菌注射用水，稀释剂的生产应符合批准的要求。

灭菌注射用水应符合本版药典（二部）的相关规定。

5　保存、运输及有效期

于 2～8℃避光保存和运输。自生产之日起，按批准的有效期执行。

6　使用说明

应符合"生物制品包装规程"规定和批准的内容。

乙型肝炎人免疫球蛋白

Yixing Ganyan Ren Mianyiqiudanbai

Human Hepatitis B Immunoglobulin

本品系由含高效价乙型肝炎表面抗体的健康人血浆，经低温乙醇蛋白分离法或经批准的其他分离法分离纯化，并经病毒去除和灭活处理制成。含适宜稳定剂，不含防腐剂和抗生素。

1 基本要求

生产和检定用设施、原材料及辅料、水、器具、动物等应符合"凡例"的有关要求。生产过程中不得加入防腐剂或抗生素。

2 制造

2.1 原料血浆

2.1.1 血浆的采集和质量应符合"血液制品生产用人血浆"的规定。采用经批准的乙型肝炎疫苗和免疫程序进行免疫，或从健康供血浆者筛选抗体效价符合要求的血浆。原料血浆混合后抗-HBs 效价应不低于 10IU/ml。

2.1.2 每批应由 100 名以上供血浆者的血浆混合而成。

2.1.3 组分Ⅱ、组分Ⅱ＋Ⅲ沉淀或组分Ⅰ＋Ⅱ＋Ⅲ沉淀应冻存于－30℃以下，并规定其有效期。

2.2 原液

2.2.1 采用低温乙醇蛋白分离法或经批准的其他分离法制备。

2.2.2 经纯化、超滤、除菌过滤后即为乙型肝炎人免疫球蛋白原液。

2.2.3 原液检定

按 3.1 项进行。

2.3 半成品

2.3.1 配制

制品中可加适宜的稳定剂。按成品规格以注射用水或人免疫球蛋白原液稀释至抗-HBs 效价不低于 100IU/ml，并适当调整 pH 值及钠离子浓度。

2.3.2 半成品检定

按 3.2 项进行。

2.4 成品

2.4.1 分批

应符合"生物制品分批规程"规定。

2.4.2 分装

应符合"生物制品分装和冻干规程"及通则 0102 有关规定。

2.4.3 规格

每瓶含抗-HBs 100IU（1ml）、200IU（2ml）、400IU（4ml）。

2.4.4 包装

应符合"生物制品包装规程"及通则 0102 有关规定。

2.5 病毒去除和灭活

生产过程中应采用经批准的方法去除和灭活病毒。如用灭活剂（如有机溶剂、去污剂）灭活病毒，则应规定对人安全的灭活剂残留量限值。

3 检定

3.1 原液检定

3.1.1 蛋白质含量

可采用双缩脲法（通则 0731 第三法）测定。

3.1.2 纯度

应不低于蛋白质总量的 90.0％（通则 0541 第二法）。

3.1.3 pH 值

用生理氯化钠溶液将供试品蛋白质含量稀释成 10g/L，依法测定（通则 0631），pH 值应为 6.4～7.4。

3.1.4 残余乙醇含量

可采用康卫扩散皿法（通则 3201），应不高于 0.025％。

3.1.5 热原检查

依法检查（通则 1142），注射剂量按家兔体重每 1kg 注射 0.15g 蛋白质，应符合规定。

3.1.6 抗-HBs 效价

采用经验证的酶联免疫或放射免疫方法进行检测，应大于成品规格。

以上检定项目亦可在半成品检定时进行。

3.2 半成品检定

无菌检查

依法检查（通则 1101），应符合规定。

3.3 成品检定

3.3.1 鉴别试验

3.3.1.1 免疫双扩散法

依法测定（通则 3403），仅与抗人血清或血浆产生沉淀线，与抗马、抗牛、抗猪、抗羊血清或血浆不产生沉淀线。

3.3.1.2 免疫电泳法

依法测定（通则 3404），与正常人血清或血浆比较，主要沉淀线应为 IgG。

3.3.2 物理检查

3.3.2.1 外观

应为无色或淡黄色澄明液体，可带乳光，不应出现浑浊。

3.3.2.2 可见异物

依法检查（通则 0904），除允许有可摇散的沉淀外，其余应符合规定。

3.3.2.3 装量

依法检查（通则 0102），应不低于标示量。

3.3.2.4 热稳定性试验

将供试品置 57℃±0.5℃水浴中保温 4 小时后，用可见异物检查装置，肉眼观察应无凝胶化或絮状物。

3.3.3　化学检定

3.3.3.1　pH 值

用生理氯化钠溶液将供试品蛋白质含量稀释成 10g/L，依法测定（通则 0631），pH 值应为 6.4～7.4。

3.3.3.2　蛋白质含量

应不高于 180g/L（通则 0731 第一法）。

3.3.3.3　纯度

应不低于蛋白质总量的 90.0%（通则 0541 第二法）。

3.3.3.4　糖含量

如制品中加葡萄糖或麦芽糖，其含量应为 20～50g/L（通则 3120）。

3.3.3.5　甘氨酸含量

如制品中加甘氨酸，其含量应为 10～30g/L（通则 3123）。

3.3.3.6　分子大小分布

IgG 单体与二聚体含量之和应不低于 90.0%（通则 3122）。

3.3.4　抗-HBs 效价

采用经验证的酶联免疫或放射免疫方法进行检测，应不低于 100IU/ml，根据每 1ml 抗-HBs 效价及标示装量计算每瓶抗-HBs 效价，应不低于标示量。

3.3.5　无菌检查

依法检查（通则 1101），应符合规定。

3.3.6　异常毒性检查

依法检查（通则 1141），应符合规定。

3.3.7　热原检查

依法检查（通则 1142），注射剂量按家兔体重每 1kg 注射 0.15g 蛋白质，应符合规定。

3.3.8　根据病毒灭活方法，应增加相应的检定项目。

4　保存、运输及有效期

于 2～8℃避光保存和运输。自生产之日起，按批准的有效期执行。

5　使用说明

应符合"生物制品包装规程"规定和批准的内容。

冻干乙型肝炎人免疫球蛋白

Donggan Yixing Ganyan Ren Mianyiqiudanbai

Human Hepatitis B Immunoglobulin，

Freeze-dried

本品系由含高效价乙型肝炎表面抗体的健康人血浆，经低温乙醇蛋白分离法或经批准的其他分离法分离纯化，并经病毒去除和灭活处理、冻干制成。含适宜稳定剂，不含防腐剂和抗生素。

1　基本要求

生产和检定用设施、原材料及辅料、水、器具、动物等应符合"凡例"的有关要求。生产过程中不得加入防腐剂或抗生素。

2　制造

2.1　原料血浆

2.1.1　血浆的采集和质量应符合"血液制品生产用人血浆"的规定。采用经批准的乙型肝炎疫苗和免疫程序进行免疫，或从健康供血浆者筛选抗体效价符合要求的血浆。原料血浆混合后抗-HBs 效价应不低于 10IU/ml。

2.1.2　每批应由 100 名以上供血浆者的血浆混合而成。

2.1.3　组分Ⅱ、组分Ⅱ＋Ⅲ沉淀或组分Ⅰ＋Ⅱ＋Ⅲ沉淀应冻存于－30℃以下，并规定其有效期。

2.2　原液

2.2.1　采用低温乙醇蛋白分离法或经批准的其他分离法制备。

2.2.2　经纯化、超滤、除菌过滤后即为乙型肝炎人免疫球蛋白原液。

2.2.3　原液检定

按 3.1 项进行。

2.3　半成品

2.3.1　配制

制品中可加适宜的稳定剂。按成品规格以注射用水或人免疫球蛋白原液稀释至抗-HBs 效价不低于 100IU/ml，并适当调整 pH 值及钠离子浓度。

2.3.2　半成品检定

按 3.2 项进行。

2.4　成品

2.4.1　分批

应符合"生物制品分批规程"规定。

2.4.2　分装及冻干

分装应符合"生物制品分装和冻干规程"及通则 0102 有关规定。分装后应及时冻结，冻干过程制品温度不得超过 35℃。

2.4.3　规格

应为经批准的规格。

2.4.4　包装

应符合"生物制品包装规程"及通则 0102 有关规定。

2.5　病毒去除和灭活

生产过程中应采用经批准的方法去除和灭活病毒。如用灭活剂（如有机溶剂、去污剂）灭活病毒，则应规定对人安全的灭活剂残留量限值。

3　检定

3.1　原液检定

3.1.1　蛋白质含量

可采用双缩脲法（通则 0731 第三法）测定。

3.1.2　纯度

应不低于蛋白质总量的 90.0%（通则 0541 第二法）。

3.1.3　pH 值

用生理氯化钠溶液将供试品蛋白质含量稀释成 10g/L，依法测定（通则 0631），pH 值应为 6.4～7.4。

3.1.4　残余乙醇含量

可采用康卫扩散皿法（通则 3201），应不高于 0.025%。

3.1.5　热原检查

依法检查（通则 1142），注射剂量按家兔体重每 1kg 注射 0.15g 蛋白质，应符合规定。

3.1.6　抗-HBs 效价

采用经验证的酶联免疫或放射免疫方法进行检测，应大于成品规格。

以上检定项目亦可在半成品检定时进行。

3.2　半成品检定

无菌检查

依法检查（通则 1101），应符合规定。

3.3　成品检定

除复溶时间、水分测定、装量差异检查外，应按标示量加入灭菌注射用水，复溶后进行其余各项检定。

3.3.1　鉴别试验

3.3.1.1　免疫双扩散法

依法测定（通则 3403），仅与抗人血清或血浆产生沉淀线，与抗马、抗牛、抗猪、抗羊血清或血浆不产生沉淀线。

3.3.1.2　免疫电泳法

依法测定（通则 3404）与正常人血清或血浆比较，主要沉淀线应为 IgG。

3.3.2　物理检查

3.3.2.1　外观

应为白色或灰白色的疏松体，无融化迹象。复溶后应为无色或淡黄色澄明液体，可带乳光，不应出现浑浊。

3.3.2.2　复溶时间

按标示量加入 20～25℃灭菌注射用水，轻轻摇动，应于 15 分钟内完全溶解。

3.3.2.3　可见异物

依法检查（通则0904），除允许有可摇散的沉淀外，其余应符合规定。

3.3.2.4　装量差异

依法检查（通则0102），应符合规定。

3.3.3　化学检定

3.3.3.1　水分

应不高于3.0%（通则0832）。

3.3.3.2　pH 值

用生理氯化钠溶液将供试品蛋白质含量稀释成10g/L，依法测定（通则0631），pH 值应为6.4～7.4。

3.3.3.3　蛋白质含量

应不高于180g/L（通则0731第一法）。

3.3.3.4　纯度

应不低于蛋白质总量的90.0%（通则0541第二法）。

3.3.3.5　糖含量

如制品中加葡萄糖或麦芽糖，其含量应为20～50g/L（通则3120）。

3.3.3.6　甘氨酸含量

如制品中加甘氨酸，其含量应为10～30g/L（通则3123）。

3.3.3.7　分子大小分布

IgG 单体与二聚体含量之和应不低于90.0%（通则3122）。

3.3.4　抗-HBs 效价

采用经验证的酶联免疫或放射免疫方法进行检测，应不低于100IU/ml，根据每1ml 抗-HBs 效价及标示装量计算每瓶抗-HBs 效价，应不低于标示量。

3.3.5　无菌检查

依法检查（通则1101），应符合规定。

3.3.6　异常毒性检查

依法检查（通则1141），应符合规定。

3.3.7　热原检查

依法检查（通则1142），注射剂量按家兔体重每1kg 注射0.15g 蛋白质，应符合规定。

3.3.8　根据病毒灭活方法，应增加相应的检定项目。

4　稀释剂

稀释剂为灭菌注射用水，稀释剂的生产应符合批准的要求。

灭菌注射用水应符合本版药典（二部）的相关规定。

5　保存、运输及有效期

于2～8℃避光保存和运输。自生产之日起，按批准的有效期执行。

6　使用说明

应符合"生物制品包装规程"规定和批准的内容。

静注乙型肝炎人免疫球蛋白（pH4）

Jingzhu Yixing Ganyan Ren
Mianyiqiudanbai (pH4)

Human Hepatitis B Immunoglobulin （pH4） for Intravenous Injection

本品系由含高效价乙型肝炎表面抗体的健康人血浆，经低温乙醇蛋白分离法或经批准的其他分离法分离纯化，并经病毒去除和灭活处理制成。含适宜稳定剂，不含防腐剂和抗生素。

1　基本要求

生产和检定用设施、原材料及辅料、水、器具、动物等应符合"凡例"的有关要求。生产过程中不得加入防腐剂或抗生素。

2　制造

2.1　原料血浆

2.1.1　血浆的采集和质量应符合"血液制品生产用人血浆"的规定。采用经批准的乙型肝炎疫苗和免疫程序进行免疫，或从健康供血浆者筛选抗体效价符合要求的血浆。原料血浆混合后抗-HBs 效价应不低于 10IU/ml。

2.1.2　每批应由 100 名以上供血浆者的血浆混合而成。

2.1.3　组分Ⅱ、组分Ⅱ＋Ⅲ沉淀或组分Ⅰ＋Ⅱ＋Ⅲ沉淀应冻存于－30℃以下，并规定其有效期。

2.2　原液

2.2.1　采用低温乙醇蛋白分离法或经批准的其他分离法制备。所采用的生产工艺应能使制品中的 IgG 亚类齐全，其值与正常人血清 IgG 亚类分布相近；应能保留 IgG 的 Fc 段生物学活性（通则 3514）。

2.2.2　经纯化、超滤、除菌过滤后即为静注乙型肝炎人免疫球蛋白原液。

2.2.3　原液检定
按 3.1 项进行。

2.3　半成品

2.3.1　配制
制品中可加适宜的稳定剂。按成品规格以注射用水或静注人免疫球蛋白原液稀释至抗-HBs 效价不低于 50IU/ml。

2.3.2　半成品检定
按 3.2 项进行。

2.4　成品

2.4.1　分批
应符合"生物制品分批规程"规定。

2.4.2　分装
应符合"生物制品分装和冻干规程"及通则 0102 有关规定。

2.4.3　规格
每瓶含抗-HBs 500IU（10ml）、2000IU（40ml）、2500IU（50ml）。

2.4.4　包装
应符合"生物制品包装规程"及通则 0102 有关规定。

2.5　病毒去除和灭活

生产过程中应采用经批准的方法去除和灭活病毒。如用灭活剂（如有机溶剂、去污剂）灭活病毒，则应规定对人安全的灭活剂残留量限值。

3　检定

3.1　原液检定

3.1.1　蛋白质含量
依法测定（通则 0731）。

3.1.2　纯度
应不低于蛋白质总量的 95.0%（通则 0541 第二法）。

3.1.3　pH 值
用生理氯化钠溶液将供试品蛋白质含量稀释成 10g/L，依法测定（通则 0631），pH 值应为 3.8～4.4。

3.1.4　残余乙醇含量
可采用康卫扩散皿法（通则 3201），应不高于 0.025%。

3.1.5　抗-HBs 效价
采用经验证的酶联免疫或放射免疫方法进行检测，应大于成品规格。

3.1.6　抗补体活性
应不高于 50%（通则 3410）。

3.1.7　热原检查
依法检查（通则 1142），注射剂量按家兔体重每 1kg 注射 0.5g 蛋白质，应符合规定。

以上检定项目亦可在半成品检定时进行。

3.2　半成品检定

无菌检查
依法检查（通则 1101），应符合规定。如半成品立即分装，可在除菌过滤后留样做无菌检查。

3.3　成品检定

3.3.1　鉴别试验

3.3.1.1　免疫双扩散法
依法测定（通则 3403），仅与抗人血清或血浆产生沉淀线，与抗马、抗牛、抗猪、抗羊血清或血浆不产生沉淀线。

3.3.1.2　免疫电泳法
依法测定（通则 3404），与正常人血清或血浆比较，主要沉淀线应为 IgG。

3.3.2　物理检查

3.3.2.1　外观
应为无色或淡黄色澄明液体，可带轻微乳光，不应出现浑浊。

3.3.2.2　可见异物

依法检查（通则 0904），应符合规定。

3.3.2.3 不溶性微粒检查

依法检查（通则 0903 第一法），应符合规定。

3.3.2.4 渗透压摩尔浓度

应不低于 240mOsmol/kg（通则 0632）。

3.3.2.5 装量

依法检查（通则 0102），应不低于标示量。

3.3.2.6 热稳定性试验

将供试品置 57℃±0.5℃水浴中保温 4 小时后，用可见异物检查装置，肉眼观察应无凝胶化或絮状物。

3.3.3 化学检定

3.3.3.1 pH 值

用生理氯化钠溶液将供试品蛋白质含量稀释成 10g/L，依法测定（通则 0631），pH 值应为 3.8～4.4。

3.3.3.2 蛋白质含量

应不高于 70g/L（通则 0731 第一法）。

3.3.3.3 纯度

应不低于蛋白质总量的 95.0%（通则 0541 第二法）。

3.3.3.4 糖及糖醇含量

如制品中加麦芽糖，应为 90～110g/L；如加葡萄糖，则应为 40～60g/L（通则 3120）。

3.3.3.5 分子大小分布

IgG 单体与二聚体含量之和应不低于 95.0%（通则 3122）。

3.3.4 抗-HBs 效价

采用经验证的酶联免疫或放射免疫方法进行检测，应不低于 50IU/ml。根据每 1ml 抗-HBs 效价及标示装量计算每瓶抗-HBs 效价，应不低于标示量。

3.3.5 激肽释放酶原激活剂

应不高于 35IU/ml（通则 3409）。

3.3.6 抗补体活性

应不高于 50%（通则 3410）。

3.3.7 抗 A、抗 B 血凝素

应不高于 1：64（通则 3425）。

3.3.8 无菌检查

依法检查（通则 1101），应符合规定。

3.3.9 异常毒性检查

依法检查（通则 1141），应符合规定。

3.3.10 热原检查

依法检查（通则 1142），注射剂量按家兔体重每 1kg 注射 10ml 成品，应符合规定。

3.3.11 根据病毒灭活方法，应增加相应的检定项目。

4 保存、运输及有效期

于 2～8℃避光保存和运输。自生产之日起，按批准的有效期执行。

5 使用说明

应符合"生物制品包装规程"规定和批准的内容。

冻干静注乙型肝炎人免疫球蛋白（pH4）

Donggan Jingzhu Yixing Ganyan Ren

Mianyiqiudanbai（pH4）

**Human Hepatitis B Immunoglobulin
（pH4）for Intravenous Injection，Freeze-dried**

本品系由含高效价乙型肝炎表面抗体的健康人血浆，经低温乙醇蛋白分离法或经批准的其他分离法分离纯化，并经病毒去除和灭活处理、冻干制成。含适宜稳定剂，不含防腐剂和抗生素。

1　基本要求

生产和检定用设施、原材料及辅料、水、器具、动物等应符合"凡例"的有关要求。生产过程中不得加入防腐剂或抗生素。

2　制造

2.1　原料血浆

2.1.1　血浆的采集和质量应符合"血液制品生产用人血浆"的规定。采用经批准的乙型肝炎疫苗和免疫程序进行免疫，或从健康供血浆者筛选抗体效价符合要求的血浆。原料血浆混合后抗-HBs 效价应不低于 10IU/ml。

2.1.2　每批应由 100 名以上供血浆者的血浆混合而成。

2.1.3　组分Ⅱ、组分Ⅱ＋Ⅲ沉淀或组分Ⅰ＋Ⅱ＋Ⅲ沉淀应冻存于－30℃以下，并规定其有效期。

2.2　原液

2.2.1　采用低温乙醇蛋白分离法或经批准的其他分离法制备。所采用的生产工艺应能使制品中 IgG 亚类齐全，其值与正常人血清 IgG 亚类分布相近；应能保留 IgG 的 Fc 段生物学活性（通则 3514）。

2.2.2　经纯化、超滤、除菌过滤后即为静注乙型肝炎人免疫球蛋白原液。

2.2.3　原液检定

按 3.1 项进行。

2.3　半成品

2.3.1　配制

制品中可加适宜的稳定剂。按成品规格以注射用水或静注人免疫球蛋白原液稀释至抗-HBs 效价不低于 50IU/ml。

2.3.2　半成品检定

按 3.2 项进行。

2.4　成品

2.4.1　分批

应符合"生物制品分批规程"规定。

2.4.2　分装及冻干

应符合"生物制品分装和冻干规程"及通则 0102 有关规定。分装后应及时冻结，冻干过程制品温度不得超

过 35℃，真空封口。

2.4.3　规格

按标示量复溶后每瓶含抗-HBs 500IU（10ml）、2000IU（40ml）、2500IU（50ml）。

2.4.4　包装

应符合"生物制品包装规程"及通则 0102 有关规定。

2.5　病毒去除和灭活

生产过程中应采用经批准的方法去除和灭活病毒。如用灭活剂（如有机溶剂、去污剂）灭活病毒，则应规定对人安全的灭活剂残留量限值。

3　检定

3.1　原液检定

3.1.1　蛋白质含量

依法测定（通则 0731）。

3.1.2　纯度

应不低于蛋白质总量的 95.0%（通则 0541 第二法）。

3.1.3　pH 值

用生理氯化钠溶液将供试品蛋白质含量稀释成 10g/L，依法测定（通则 0631），pH 值应为 3.8～4.4。

3.1.4　残余乙醇含量

可采用康卫扩散皿法（通则 3201），应不高于 0.025%。

3.1.5　抗-HBs 效价

采用经验证的酶联免疫或放射免疫方法进行检测，应大于成品规格。

3.1.6　抗补体活性

应不高于 50%（通则 3410）。

3.1.7　热原检查

依法检查（通则 1142），注射剂量按家兔体重每 1kg 注射 0.5g 蛋白质，应符合规定。

以上检定项目亦可在半成品检定时进行。

3.2　半成品检定

无菌检查

依法检查（通则 1101），应符合规定。如半成品立即分装，可在除菌过滤后留样做无菌检查。

3.3　成品检定

除真空度、复溶时间、水分测定、装量差异检查外，应按标示量加入灭菌注射用水，复溶后进行其余各项检定。

3.3.1　鉴别试验

3.3.1.1　免疫双扩散法

依法测定（通则 3403），仅与抗人血清或血浆产生沉淀线，与抗马、抗牛、抗猪、抗羊血清或血浆不产生沉淀线。

3.3.1.2　免疫电泳法

依法测定（通则 3404），与正常人血清或血浆比较，主要沉淀线应为 IgG。

3.3.2　物理检查

3.3.2.1　外观

应为白色或灰白色的疏松体，无融化迹象。复溶后应为无色或淡黄色澄明液体，可带轻微乳光，不应出现浑浊。

3.3.2.2　真空度

用高频火花真空测定器测定，瓶内应出现蓝紫色辉光。

3.3.2.3　复溶时间

按标示量加入 20～25℃灭菌注射用水，轻轻摇动，应于 15 分钟内完全溶解。

3.3.2.4　可见异物

依法检查（通则 0904），应符合规定。

3.3.2.5　不溶性微粒检查

依法检查（通则 0903 第一法），应符合规定。

3.3.2.6　渗透压摩尔浓度

应不低于 240mOsmol/kg（通则 0632）。

3.3.2.7　装量差异

依法检查（通则 0102），应符合规定。

3.3.3　化学检定

3.3.3.1　水分

应不高于 3.0%（通则 0832）。

3.3.3.2　pH 值

用生理氯化钠溶液将供试品蛋白质含量稀释成 10g/L，依法测定（通则 0631），pH 值应为 3.8～4.4。

3.3.3.3　蛋白质含量

应不高于 70g/L（通则 0731 第一法）。

3.3.3.4　纯度

应不低于蛋白质总量的 95.0%（通则 0541 第二法）。

3.3.3.5　糖及糖醇含量

如制品中加麦芽糖，应为 90～110g/L；如加葡萄糖，则应为 40～60g/L（通则 3120）。

3.3.3.6　分子大小分布

IgG 单体与二聚体含量之和应不低于 95.0%（通则 3122）。

3.3.4　抗-HBs 效价

采用经验证的酶联免疫或放射免疫方法进行检测，应不低于 50IU/ml。根据每 1ml 抗-HBs 效价及标示装量计算每瓶抗-HBs 效价，应不低于标示量。

3.3.5　激肽释放酶原激活剂

应不高于 35IU/ml（通则 3409）。

3.3.6　抗补体活性

应不高于 50%（通则 3410）。

3.3.7　抗 A、抗 B 血凝素

应不高于 1∶64（通则 3425）。

3.3.8　无菌检查

依法检查（通则 1101），应符合规定。

3.3.9　异常毒性检查

依法检查（通则 1141），应符合规定。

3.3.10　热原检查

依法检查（通则 1142），注射剂量按家兔体重每 1kg 注射 10ml 成品，应符合规定。

3.3.11　根据病毒灭活方法，应增加相应的检定项目。

4　稀释剂

稀释剂为灭菌注射用水，稀释剂的生产应符合批准的要求。

灭菌注射用水应符合本版药典（二部）的相关规定。

5　保存、运输及有效期

于 2～8℃避光保存和运输。自生产之日起，按批准的有效期执行。

6　使用说明

应符合"生物制品包装规程"规定和批准的内容。

狂犬病人免疫球蛋白

Kuangquanbing Ren Mianyiqiudanbai

Human Rabies Immunoglobulin

本品系由含高效价狂犬病抗体的健康人血浆，经低温乙醇蛋白分离法或经批准的其他分离法分离纯化，并经病毒去除和灭活处理制成。含适宜稳定剂，不含防腐剂和抗生素。

1 基本要求

生产和检定用设施、原材料及辅料、水、器具、动物等应符合"凡例"的有关要求。生产过程中不得加入防腐剂或抗生素。

2 制造

2.1 原料血浆

2.1.1 血浆的采集和质量应符合"血液制品生产用人血浆"的规定。采用经批准的人用狂犬病疫苗和免疫程序进行免疫。原料血浆混合后狂犬病抗体效价应不低于 10 IU/ml。

2.1.2 每批应由 100 名以上供血浆者的血浆混合而成。

2.1.3 组分Ⅱ、组分Ⅱ+Ⅲ沉淀或组分Ⅰ+Ⅱ+Ⅲ沉淀应冻存于-30℃以下，并规定其有效期。

2.2 原液

2.2.1 采用低温乙醇蛋白分离法或经批准的其他分离法制备。

2.2.2 经纯化、超滤、除菌过滤后即为狂犬病人免疫球蛋白原液。

2.2.3 原液检定
按 3.1 项进行。

2.3 半成品

2.3.1 配制
制品中可加适宜的稳定剂。按成品规格以注射用水或人免疫球蛋白原液稀释至狂犬病抗体效价不低于 100IU/ml，并适当调整 pH 值及钠离子浓度。

2.3.2 半成品检定
按 3.2 项进行。

2.4 成品

2.4.1 分批
应符合"生物制品分批规程"规定。

2.4.2 分装
应符合"生物制品分装和冻干规程"及通则 0102 有关规定。

2.4.3 规格
每瓶含狂犬病抗体 100IU（1ml）、200IU（2ml）、500IU（5ml）。

2.4.4 包装
应符合"生物制品包装规程"及通则 0102 有关规定。

2.5 病毒去除和灭活

生产过程中应采用经批准的方法去除和灭活病毒。如用灭活剂（如有机溶剂、去污剂）灭活病毒，则应规定对人安全的灭活剂残留量限值。

3 检定

3.1 原液检定

3.1.1 蛋白质含量
可采用双缩脲法（通则 0731 第三法）测定。

3.1.2 纯度
应不低于蛋白质总量的 90.0%（通则 0541 第二法）。

3.1.3 pH 值
用生理氯化钠溶液将供试品蛋白质含量稀释成 10g/L，依法测定（通则 0631），pH 值应为 6.4～7.4。

3.1.4 残余乙醇含量
可采用康卫扩散皿法（通则 3201）检测，应不高于 0.025%。

3.1.5 热原检查
依法检查（通则 1142），注射剂量按家兔体重每 1 kg 注射 0.15g 蛋白质，应符合规定。

3.1.6 狂犬病抗体效价
应大于成品规格（通则 3512）。
以上检定项目亦可在半成品检定时进行。

3.2 半成品检定

无菌检查
依法检查（通则 1101），应符合规定。

3.3 成品检定

3.3.1 鉴别试验

3.3.1.1 免疫双扩散法
依法测定（通则 3403），仅与抗人血清或血浆产生沉淀线，与抗马、抗牛、抗猪、抗羊血清或血浆不产生沉淀线。

3.3.1.2 免疫电泳法
依法测定（通则 3404），与正常人血清或血浆比较，主要沉淀线应为 IgG。

3.3.2 物理检查

3.3.2.1 外观
应为无色或淡黄色澄明液体，可带乳光，不应出现浑浊。

3.3.2.2 可见异物
依法检查（通则 0904），除允许有可摇散的沉淀外，其余应符合规定。

3.3.2.3 装量
依法检查（通则 0102），应不低于标示量。

3.3.2.4 热稳定性试验
将供试品置 57℃±0.5℃水浴保温 4 小时后，用可见异物检查装置，肉眼观察应无凝胶化或絮状物。

3.3.3 化学检定

3.3.3.1 pH 值
用生理氯化钠溶液将供试品蛋白质含量稀释成 10g/L，

依法测定（通则 0631），pH 值应为 6.4～7.4。

3.3.3.2　蛋白质含量

应不高于 180g/L（通则 0731 第一法）。

3.3.3.3　纯度

应不低于蛋白质总量的 90.0%（通则 0541 第二法）。

3.3.3.4　糖含量

如制品中加葡萄糖或麦芽糖，其含量应为 20～50g/L（通则 3120）。

3.3.3.5　甘氨酸含量

如制品中加甘氨酸，其含量应为 10～30g/L（通则 3123）。

3.3.3.6　分子大小分布

IgG 单体与二聚体含量之和应不低于 90.0%（通则 3122）。

3.3.4　抗体效价

3.3.4.1　狂犬病抗体

应不低于 100IU/ml（通则 3512）。根据每 1ml 狂犬病抗体效价及标示装量计算每瓶狂犬病抗体效价，应不低于标示量。

3.3.4.2　抗-HBs

采用经验证的酶联免疫或放射免疫方法进行检测，每 1g 蛋白质应不低于 1.0IU。

3.3.5　无菌检查

依法检查（通则 1101），应符合规定。

3.3.6　异常毒性检查

依法检查（通则 1141），应符合规定。

3.3.7　热原检查

依法检查（通则 1142），注射剂量按家兔体重每 1kg 注射 0.15g 蛋白质，应符合规定。

3.3.8　根据病毒灭活方法，应增加相应的检定项目。

4　保存、运输及有效期

于 2～8℃ 避光保存和运输。自生产之日起，按批准的有效期执行。

5　使用说明

应符合"生物制品包装规程"规定和批准的内容。

冻干狂犬病人免疫球蛋白

Donggan Kuangquanbing Ren Mianyiqiudanbai

Human Rabies Immunoglobulin,
Freeze-dried

本品系由含高效价狂犬病抗体的健康人血浆，经低温乙醇蛋白分离法或经批准的其他分离法分离纯化，并经病毒去除和灭活处理、冻干制成。含适宜稳定剂，不含防腐剂和抗生素。

1　基本要求

生产和检定用设施、原材料及辅料、水、器具、动物等应符合"凡例"的有关要求。生产过程中不得加入防腐剂或抗生素。

2　制造

2.1　原料血浆

2.1.1　血浆的采集和质量应符合"血液制品生产用人血浆"的规定。采用经批准的人用狂犬病疫苗和免疫程序进行免疫。原料血浆混合后狂犬病抗体效价应不低于 10IU/ml。

2.1.2　每批应由 100 名以上供血浆者的血浆混合而成。

2.1.3　组分Ⅱ、组分Ⅱ＋Ⅲ沉淀或组分Ⅰ＋Ⅱ＋Ⅲ沉淀应冻存于 −30℃以下，并规定其有效期。

2.2　原液

2.2.1　采用低温乙醇蛋白分离法或经批准的其他分离法制备。

2.2.2　经纯化、超滤、除菌过滤后即为狂犬病人免疫球蛋白原液。

2.2.3　原液检定
按 3.1 项进行。

2.3　半成品

2.3.1　配制
制品中可加适宜的稳定剂。按成品规格以注射用水或人免疫球蛋白原液稀释至狂犬病抗体效价不低于 100IU/ml，并适当调整 pH 值及钠离子浓度。

2.3.2　半成品检定
按 3.2 项进行。

2.4　成品

2.4.1　分批
应符合"生物制品分批规程"规定。

2.4.2　分装及冻干
应符合"生物制品分装和冻干规程"及通则 0102 有关规定。分装后应及时冻结，冻干过程制品温度不得超过 35℃。

2.4.3　规格
应为经批准的规格。

2.4.4　包装
应符合"生物制品包装规程"及通则 0102 有关规定。

2.5　病毒去除和灭活

生产过程中应采用经批准的方法去除和灭活病毒。如用灭活剂（如有机溶剂、去污剂）灭活病毒，则应规定对人安全的灭活剂残留量限值。

3　检定

3.1　原液检定

3.1.1　蛋白质含量
可采用双缩脲法（通则 0731 第三法）测定。

3.1.2　纯度
应不低于蛋白质总量的 90.0%（通则 0541 第二法）。

3.1.3　pH 值
用生理氯化钠溶液将供试品蛋白质含量稀释成 10g/L，依法测定（通则 0631），pH 值应为 6.4～7.4。

3.1.4　残余乙醇含量
可采用康卫扩散皿法（通则 3201），应不高于 0.025%。

3.1.5　热原检查
依法检查（通则 1142），注射剂量按家兔体重每 1 kg 注射 0.15g 蛋白质，应符合规定。

3.1.6　狂犬病抗体效价
应大于成品规格（通则 3512）。
以上检定项目亦可在半成品检定时进行。

3.2　半成品检定

无菌检查
依法检查（通则 1101），应符合规定。

3.3　成品检定

除复溶时间、水分测定、装量差异检查外，应按标示量加入灭菌注射用水，复溶后进行其余各项检定。

3.3.1　鉴别试验

3.3.1.1　免疫双扩散法
依法测定（通则 3403），仅与抗人血清或血浆产生沉淀线，与抗马、抗牛、抗猪、抗羊血清或血浆不产生沉淀线。

3.3.1.2　免疫电泳法
依法测定（通则 3404），与正常人血清或血浆比较，主要沉淀线应为 IgG。

3.3.2　物理检查

3.3.2.1　外观
应为白色或灰白色疏松体，无融化迹象。复溶后应为无色或淡黄色澄明液体，可带乳光，不应出现浑浊。

3.3.2.2　复溶时间
按标示量加入 20～25℃灭菌注射用水，轻轻摇动，应于 15 分钟内完全溶解。

3.3.2.3　可见异物
依法检查（通则 0904），除允许有可摇散的沉淀外，其余应符合规定。

3.3.2.4 装量差异

依法检查（通则 0102），应符合规定。

3.3.3 化学检定

3.3.3.1 水分

应不高于 3.0%（通则 0832）。

3.3.3.2 pH 值

用生理氯化钠溶液将供试品蛋白质含量稀释成 10g/L，依法测定（通则 0631），pH 值应为 6.4～7.4。

3.3.3.3 蛋白质含量

应不高于 180g/L（通则 0731 第一法）。

3.3.3.4 纯度

应不低于蛋白质总量的 90.0%（通则 0541 第二法）。

3.3.3.5 糖含量

如制品中加葡萄糖或麦芽糖，其含量应为 20～50g/L（通则 3120）。

3.3.3.6 甘氨酸含量

如制品中加甘氨酸，其含量应为 10～30g/L（通则 3123）。

3.3.3.7 分子大小分布

IgG 单体与二聚体含量之和应不低于 90.0%（通则 3122）。

3.3.4 抗体效价

3.3.4.1 狂犬病抗体

应不低于 100IU/ml（通则 3512）。根据每 1ml 狂犬病抗体效价及标示装量计算每瓶狂犬病抗体效价，应不低于标示量。

3.3.4.2 抗-HBs

采用经验证的酶联免疫或放射免疫方法进行检测，每 1g 蛋白质应不低于 1.0IU。

3.3.5 无菌检查

依法检查（通则 1101），应符合规定。

3.3.6 异常毒性检查

依法检查（通则 1141），应符合规定。

3.3.7 热原检查

依法检查（通则 1142），注射剂量按家兔体重每 1kg 注射 0.15g 蛋白质，应符合规定。

3.3.8 根据病毒灭活方法，应增加相应的检定项目。

4 稀释剂

稀释剂为灭菌注射用水，稀释剂的生产应符合批准的要求。

灭菌注射用水应符合本版药典（二部）的相关规定。

5 保存、运输及有效期

于 2～8℃避光保存和运输。自生产之日起，按批准的有效期执行。

6 使用说明

应符合"生物制品包装规程"规定和批准的内容。

破伤风人免疫球蛋白

Poshangfeng Ren Mianyiqiudanbai

Human Tetanus Immunoglobulin

本品系由含高效价破伤风抗体的健康人血浆，经低温乙醇蛋白分离法或经批准的其他分离法分离纯化，并经病毒去除和灭活处理制成。含适宜稳定剂，不含防腐剂和抗生素。

1　基本要求

生产和检定用设施、原材料及辅料、水、器具、动物等应符合"凡例"的有关要求。生产过程中不得加入防腐剂或抗生素。

2　制造

2.1　原料血浆

2.1.1　血浆的采集和质量应符合"血液制品生产用人血浆"的规定。采用经批准的人用破伤风疫苗和免疫程序进行免疫。原料血浆混合后破伤风抗体效价应不低于 10IU/ml。

2.1.2　每批应由 100 名以上供血浆者的血浆混合而成。

2.1.3　组分Ⅱ、组分Ⅱ+Ⅲ沉淀或组分Ⅰ+Ⅱ+Ⅲ沉淀应冻存于-30℃以下，并规定其有效期。

2.2　原液

2.2.1　采用低温乙醇蛋白分离法或经批准的其他分离法制备。

2.2.2　经纯化、超滤、除菌过滤后即为破伤风人免疫球蛋白原液。

2.2.3　原液检定

按 3.1 项进行。

2.3　半成品

2.3.1　配制

制品中可加适宜的稳定剂。按成品规格以注射用水或人免疫球蛋白原液稀释至破伤风抗体效价不低于 100IU/ml，并适当调整 pH 值及钠离子浓度。

2.3.2　半成品检定

按 3.2 项进行。

2.4　成品

2.4.1　分批

应符合"生物制品分批规程"规定。

2.4.2　分装

应符合"生物制品分装和冻干规程"及通则 0102 有关规定。

2.4.3　规格

每瓶含破伤风抗体 250IU（2.5ml）、500IU（5ml）。

2.4.4　包装

应符合"生物制品包装规程"及通则 0102 有关规定。

2.5　病毒去除和灭活

生产过程中应采用经批准的方法去除和灭活病毒。如用灭活剂（如有机溶剂、去污剂）灭活病毒，则应规定对人安全的灭活剂残留量限值。

3　检定

3.1　原液检定

3.1.1　蛋白质含量

可采用双缩脲法（通则 0731 第三法）测定。

3.1.2　纯度

应不低于蛋白质总量的 90.0%（通则 0541 第二法）。

3.1.3　pH 值

用生理氯化钠溶液将供试品蛋白质含量稀释成 10g/L，依法测定（通则 0631），pH 值应为 6.4～7.4。

3.1.4　残余乙醇含量

可采用康卫扩散皿法（通则 3201），应不高于 0.025%。

3.1.5　热原检查

依法检查（通则 1142），注射剂量按家兔体重每 1kg 注射 0.15g 蛋白质，应符合规定。

3.1.6　破伤风抗体效价

应大于成品规格（通则 3508）。

以上检定项目亦可在半成品检定时进行。

3.2　半成品检定

无菌检查

依法检查（通则 1101），应符合规定。

3.3　成品检定

3.3.1　鉴别试验

3.3.1.1　免疫双扩散法

依法测定（通则 3403），仅与抗人血清或血浆产生沉淀线，与抗马、抗牛、抗猪、抗羊血清或血浆不产生沉淀线。

3.3.1.2　免疫电泳法

依法测定（通则 3404），与正常人血清或血浆比较，主要沉淀线应为 IgG。

3.3.2　物理检查

3.3.2.1　外观

应为无色或淡黄色澄明液体，可带乳光，不应出现浑浊。

3.3.2.2　可见异物

依法检查（通则 0904），除允许有可摇散的沉淀外，其余应符合规定。

3.3.2.3　装量

依法检查（通则 0102），应不低于标示量。

3.3.2.4　热稳定性试验

将供试品置 57℃±0.5℃水浴中保温 4 小时后，用可见异物检查装置，肉眼观察应无凝胶化或絮状物。

3.3.3　化学检定

3.3.3.1　pH 值

用生理氯化钠溶液将供试品蛋白质含量稀释成 10g/L，

依法测定（通则 0631），pH 值应为 6.4～7.4。

3.3.3.2　蛋白质含量

应不高于 180g/L（通则 0731 第一法）。

3.3.3.3　纯度

应不低于蛋白质总量的 90.0%（通则 0541 第二法）。

3.3.3.4　糖含量

如制品中加葡萄糖或麦芽糖，其含量应为 20～50g/L（通则 3120）。

3.3.3.5　甘氨酸含量

如制品中加甘氨酸，其含量应为 10～30g/L（通则 3123）。

3.3.3.6　分子大小分布

IgG 单体与二聚体含量之和应不低于 90.0%（通则 3122）。

3.3.4　抗体效价

3.3.4.1　破伤风抗体

应不低于 100IU/ml（通则 3508），根据每 1ml 破伤风抗体效价及标示装量计算每瓶破伤风抗体效价，应不低于标示量。

3.3.4.2　抗-HBs

采用经验证的酶联免疫或放射免疫方法进行检测，每 1g 蛋白质应不低于 1.0IU。

3.3.5　无菌检查

依法检查（通则 1101），应符合规定。

3.3.6　异常毒性检查

依法检查（通则 1141），应符合规定。

3.3.7　热原检查

依法检查（通则 1142），注射剂量按家兔体重每 1kg 注射 0.15g 蛋白质，应符合规定。

3.3.8　根据病毒灭活方法，应增加相应的检定项目。

4　保存、运输及有效期

于 2～8℃ 避光保存和运输。自生产之日起，按批准的有效期执行。

5　使用说明

应符合"生物制品包装规程"规定和批准的内容。

冻干破伤风人免疫球蛋白

Donggan Poshangfeng Ren Mianyiqiudanbai

Human Tetanus Immunoglobulin，

Freeze-dried

本品系由含高效价破伤风抗体的健康人血浆，经低温乙醇蛋白分离法或经批准的其他分离法分离纯化，并经病毒去除和灭活处理、冻干制成。含适宜稳定剂，不含防腐剂和抗生素。

1　基本要求

生产和检定用设施、原材料及辅料、水、器具、动物等应符合"凡例"的有关要求。生产过程中不得加入防腐剂或抗生素。

2　制造

2.1　原料血浆

2.1.1　血浆的采集和质量应符合"血液制品生产用人血浆"的规定。采用经批准的人用破伤风疫苗和免疫程序进行免疫。原料血浆混合后破伤风抗体效价应不低于 10IU/ml。

2.1.2　每批应由 100 名以上供血浆者的血浆混合而成。

2.1.3　组分Ⅱ、组分Ⅱ＋Ⅲ沉淀或组分Ⅰ＋Ⅱ＋Ⅲ沉淀应冻存于−30℃以下，并规定其有效期。

2.2　原液

2.2.1　采用低温乙醇蛋白分离法或经批准的其他分离法制备。

2.2.2　经纯化、超滤、除菌过滤后即为破伤风人免疫球蛋白原液。

2.2.3　原液检定
按 3.1 项进行。

2.3　半成品

2.3.1　配制
制品中可加适宜的稳定剂。按成品规格以注射用水或人免疫球蛋白原液稀释至破伤风抗体效价不低于 100IU/ml，并适当调整 pH 值及钠离子浓度。

2.3.2　半成品检定
按 3.2 项进行。

2.4　成品

2.4.1　分批
应符合"生物制品分批规程"规定。

2.4.2　分装及冻干
应符合"生物制品分装和冻干规程"及通则 0102 有关规定。分装后应及时冻结，冻干过程制品温度不得超过 35℃。

2.4.3　规格
应为经批准的规格。

2.4.4　包装
应符合"生物制品包装规程"及通则 0102 有关规定。

2.5　病毒去除和灭活

生产过程中应采用经批准的方法去除和灭活病毒。如用灭活剂（如有机溶剂、去污剂）灭活病毒，则应规定对人安全的灭活剂残留量限值。

3　检定

3.1　原液检定

3.1.1　蛋白质含量
可采用双缩脲法（通则 0731 第三法）测定。

3.1.2　纯度
应不低于蛋白质总量的 90.0%（通则 0541 第二法）。

3.1.3　pH 值
用生理氯化钠溶液将供试品蛋白质含量稀释成 10g/L，依法测定（通则 0631），pH 值应为 6.4～7.4。

3.1.4　残余乙醇含量
可采用康卫扩散皿法（通则 3201），应不高于 0.025%。

3.1.5　热原检查
依法检查（通则 1142），注射剂量按家兔体重每 1kg 注射 0.15g 蛋白质，应符合规定。

3.1.6　破伤风抗体效价
应大于成品规格（通则 3508）。
以上检定项目亦可在半成品检定时进行。

3.2　半成品检定

无菌检查
依法检查（通则 1101），应符合规定。

3.3　成品检定

除复溶时间、水分测定、装量差异检查外，应按标示量加入灭菌注射用水，复溶后进行其余各项检定。

3.3.1　鉴别试验

3.3.1.1　免疫双扩散法
依法测定（通则 3403），仅与抗人血清或血浆产生沉淀线，与抗马、抗牛、抗猪、抗羊血清或血浆不产生沉淀线。

3.3.1.2　免疫电泳法
依法测定（通则 3404），与正常人血清或血浆比较，主要沉淀线应为 IgG。

3.3.2　物理检查

3.3.2.1　外观
应为白色或灰白色疏松体，无融化迹象。复溶后应为无色或淡黄色澄明液体，可带乳光，不应出现浑浊。

3.3.2.2　复溶时间
按标示量加入 20～25℃灭菌注射用水，轻轻摇动，应于 15 分钟内完全溶解。

3.3.2.3　可见异物
依法检查（通则 0904），除允许有可摇散的沉淀外，其余应符合规定。

3.3.2.4　装量差异

依法检查（通则 0102），应符合规定。

3.3.3　化学检定

3.3.3.1　水分

应不高于 3.0%（通则 0832）。

3.3.3.2　pH 值

用生理氯化钠溶液将供试品蛋白质含量稀释成 10g/L，依法测定（通则 0631），pH 值应为 6.4～7.4。

3.3.3.3　蛋白质含量

应不高于 180g/L（通则 0731 第一法）。

3.3.3.4　纯度

应不低于蛋白质总量的 90.0%（通则 0541 第二法）。

3.3.3.5　糖含量

如制品中加葡萄糖或麦芽糖，其含量应为 20～50g/L（通则 3120）。

3.3.3.6　甘氨酸含量

如制品中加甘氨酸，其含量应为 10～30g/L（通则 3123）。

3.3.3.7　分子大小分布

IgG 单体与二聚体含量之和应不低于 90.0%（通则 3122）。

3.3.4　抗体效价

3.3.4.1　破伤风抗体

应不低于 100IU/ml（通则 3508）。根据每 1ml 破伤风抗体效价及标示装量计算每瓶破伤风抗体效价，应不低于标示量。

3.3.4.2　抗-HBs

采用经验证的酶联免疫或放射免疫方法进行检测，每 1g 蛋白质应不低于 1.0IU。

3.3.5　无菌检查

依法检查（通则 1101），应符合规定。

3.3.6　异常毒性检查

依法检查（通则 1141），应符合规定。

3.3.7　热原检查

依法检查（通则 1142），注射剂量按家兔体重每 1kg 注射 0.15g 蛋白质，应符合规定。

3.3.8　根据病毒灭活方法，应增加相应的检定项目。

4　稀释剂

稀释剂为灭菌注射用水，稀释剂的生产应符合批准的要求。

灭菌注射用水应符合本版药典（二部）的相关规定。

5　保存、运输及有效期

于 2～8℃避光保存和运输。自生产之日起，按批准的有效期执行。

6　使用说明

应符合"生物制品包装规程"规定和批准的内容。

静注人免疫球蛋白（pH4）

Jingzhu Ren Mianyiqiudanbai（pH4）

Human Immunoglobulin（pH4）for Intravenous Injection

本品系由健康人血浆，经低温乙醇蛋白分离法或经批准的其他分离法分离纯化，去除抗补体活性并经病毒去除和灭活处理制成。含适宜稳定剂，不含防腐剂和抗生素。

1 基本要求

生产和检定用设施、原材料及辅料、水、器具、动物等应符合"凡例"的有关要求。生产过程中不得加入防腐剂或抗生素。

2 制造

2.1 原料血浆

2.1.1 血浆的采集和质量应符合"血液制品生产用人血浆"的规定。

2.1.2 每批投产血浆应由 1000 名以上供血浆者的血浆混合而成。

2.1.3 组分Ⅱ、组分Ⅱ＋Ⅲ沉淀或组分Ⅰ＋Ⅱ＋Ⅲ沉淀应冻存于−30℃以下，并规定其有效期。

2.2 原液

2.2.1 采用低温乙醇蛋白分离法或经批准的其他分离法制备。所采用的生产工艺应能使制品中 IgG 亚类齐全，其值与正常人血清 IgG 亚类分布相近；应能保留 IgG 的 Fc 段生物学活性（通则 3514）。

2.2.2 经纯化、超滤、除菌过滤后即为静注人免疫球蛋白原液。

2.2.3 原液检定
按 3.1 项进行。

2.3 半成品

2.3.1 配制

按成品规格配制，使成品中蛋白质含量不低于 50g/L，并加入适量麦芽糖或其他经批准的适宜稳定剂。

2.3.2 半成品检定
按 3.2 项进行。

2.4 成品

2.4.1 分批
应符合"生物制品分批规程"规定。

2.4.2 分装
应符合"生物制品分装和冻干规程"及通则 0102 有关规定。

2.4.3 规格

0.5g/瓶（5%，10ml），1g/瓶（5%，20ml），1.25g/瓶（5%，25ml），2.5g/瓶（5%，50ml），5g/瓶（5%，100ml），10g/瓶（5%，200ml）。

2.4.4 包装
应符合"生物制品包装规程"及通则 0102 有关规定。

2.5 病毒去除和灭活

生产过程中应采用经批准的方法去除和灭活病毒。如用灭活剂（如有机溶剂、去污剂）灭活病毒，则应规定对人安全的灭活剂残留量限值。

3 检定

3.1 原液检定

3.1.1 蛋白质含量
依法测定（通则 0731 第三法）。

3.1.2 纯度
应不低于蛋白质总量的 95.0%（通则 0541 第二法）。

3.1.3 pH 值
用生理氯化钠溶液将供试品蛋白质含量稀释成 10g/L，依法测定（通则 0631），pH 值应为 3.8～4.4。

3.1.4 残余乙醇含量
可采用康卫扩散皿法（通则 3201），应不高于 0.025%。

3.1.5 抗补体活性
应不高于 50%（通则 3410）。

3.1.6 热原检查
依法检查（通则 1142），注射剂量按家兔体重每 1kg 注射 0.5g 蛋白质，应符合规定。

以上检定项目亦可在半成品检定时进行。

3.2 半成品检定

无菌检查
依法检查（通则 1101），应符合规定。如半成品立即分装，可在除菌过滤后留样做无菌检查。

3.3 成品检定

3.3.1 鉴别试验

3.3.1.1 免疫双扩散法
依法测定（通则 3403），仅与抗人血清或血浆产生沉淀线，与抗马、抗牛、抗猪、抗羊血清或血浆不产生沉淀线。

3.3.1.2 免疫电泳法
依法测定（通则 3404），与正常人血清或血浆比较，主要沉淀线应为 IgG。

3.3.2 物理检查

3.3.2.1 外观
应为无色或淡黄色澄明液体，可带轻微乳光，不应出现浑浊。

3.3.2.2 可见异物
依法检查（通则 0904），应符合规定。

3.3.2.3 不溶性微粒检查
依法检查（通则 0903 第一法），应符合规定。

3.3.2.4 渗透压摩尔浓度
应不低于 240mOsmol/kg（通则 0632）。

3.3.2.5 装量
依法检查（通则 0102），应不低于标示量。

3.3.2.6　热稳定性试验

将供试品置 57℃±0.5℃水浴中保温 4 小时后，用可见异物检查装置，肉眼观察应无凝胶化或絮状物。

3.3.3　化学检定

3.3.3.1　pH 值

用生理氯化钠溶液将供试品蛋白质含量稀释成 10g/L，依法测定（通则 0631），pH 值应为 3.8～4.4。

3.3.3.2　蛋白质含量

应不低于 50g/L（通则 0731 第一法）。按标示装量计算，每瓶蛋白质总量应不低于标示量。

3.3.3.3　纯度

应不低于蛋白质总量的 95.0%（通则 0541 第二法）。

3.3.3.4　糖及糖醇含量

如制品中加麦芽糖或蔗糖，应为 90～110g/L；如加山梨醇或葡萄糖，则应为 40～60g/L（通则 3120）。

3.3.3.5　分子大小分布

IgG 单体与二聚体含量之和应不低于 95.0%（通则 3122）。

3.3.4　抗体效价

3.3.4.1　抗-HBs

采用经验证的酶联免疫或放射免疫方法进行检测，每 1g 蛋白质应不低于 6.0IU。

3.3.4.2　白喉抗体

每 1g 蛋白质应不低于 3.0HAU（通则 3513）。

3.3.5　激肽释放酶原激活剂

应不高于 35IU/ml（通则 3409）。

3.3.6　抗补体活性

应不高于 50%（通则 3410）。

3.3.7　抗 A、抗 B 血凝素

应不高于 1∶64（通则 3425）。

3.3.8　无菌检查

依法检查（通则 1101），应符合规定。

3.3.9　异常毒性检查

依法检查（通则 1141），应符合规定。

3.3.10　热原检查

依法检查（通则 1142），注射剂量按家兔体重每 1kg 注射 0.5g 蛋白质，应符合规定。

3.3.11　根据病毒灭活方法，应增加相应的检定项目。

4　保存、运输及有效期

于 2～8℃避光保存和运输。自生产之日起，按批准的有效期执行。

5　使用说明

应符合"生物制品包装规程"规定和批准的内容。

冻干静注人免疫球蛋白（pH4）

Donggan Jingzhu Ren Mianyiqiudanbai（pH4）

Human Immunoglobulin（pH4）for Intravenous Injection，Freeze-dried

本品系由健康人血浆，经低温乙醇蛋白分离法或经批准的其他分离法分离纯化，去除抗补体活性并经病毒去除和灭活处理、冻干制成。含适宜稳定剂，不含防腐剂和抗生素。

1　基本要求

生产和检定用设施、原材料及辅料、水、器具、动物等应符合"凡例"的有关要求。生产过程中不得加入防腐剂或抗生素。

2　制造

2.1　原料血浆

2.1.1　血浆的采集和质量应符合"血液制品生产用人血浆"的规定。

2.1.2　每批投产血浆应由 1000 名以上供血浆者的血浆混合而成。

2.1.3　组分Ⅱ、组分Ⅱ＋Ⅲ沉淀或组分Ⅰ＋Ⅱ＋Ⅲ沉淀应冻存于－30℃以下，并规定其有效期。

2.2　原液

2.2.1　采用低温乙醇蛋白分离法或经批准的其他分离法制备。所采用的生产工艺应能使制品中 IgG 亚类齐全，其值与正常人血清 IgG 亚类分布相近；应能保留 IgG 的 Fc 段生物学活性（通则 3514）。

2.2.2　经纯化、超滤、除菌过滤后即为静注人免疫球蛋白原液。

2.2.3　原液检定

按 3.1 项进行。

2.3　半成品

2.3.1　配制

按成品规格配制，使成品中蛋白质含量不低于 50g/L，并加入适量麦芽糖或其他经批准的适宜稳定剂。

2.3.2　半成品检定

按 3.2 项进行。

2.4　成品

2.4.1　分批

应符合"生物制品分批规程"规定。

2.4.2　分装及冻干

应符合"生物制品分装和冻干规程"及通则 0102 有关规定。分装后应及时冻结，冻干过程制品温度不得超过 35℃，真空封口。

2.4.3　规格

应为经批准的规格。

2.4.4　包装

应符合"生物制品包装规程"及通则 0102 有关规定。

2.5　病毒去除和灭活

生产过程中应采用经批准的方法去除和灭活病毒。如用灭活剂（如有机溶剂、去污剂）灭活病毒，则应规定对人安全的灭活剂残留量限值。

3　检定

3.1　原液检定

3.1.1　蛋白质含量

依法测定（通则 0731 第三法）。

3.1.2　纯度

应不低于蛋白质总量的 95.0％（通则 0541 第二法）。

3.1.3　pH 值

用生理氯化钠溶液将供试品蛋白质含量稀释成 10g/L，依法测定（通则 0631），pH 值应为 3.8～4.4。

3.1.4　残余乙醇含量

可采用康卫扩散皿法（通则 3201），应不高于 0.025％。

3.1.5　抗补体活性

应不高于 50％（通则 3410）。

3.1.6　热原检查

依法检查（通则 1142），注射剂量按家兔体重每 1kg 注射 0.5g 蛋白质，应符合规定。

以上检定项目亦可在半成品检定时进行。

3.2　半成品检定

无菌检查

依法检查（通则 1101），应符合规定。如半成品立即分装，可在除菌过滤后留样做无菌检查。

3.3　成品检定

除真空度、复溶时间、水分测定、装量差异检查外，应按标示量加入灭菌注射用水，复溶后进行其余各项检定。

3.3.1　鉴别试验

3.3.1.1　免疫双扩散法

依法测定（通则 3403），仅与抗人血清或血浆产生沉淀线，与抗马、抗牛、抗猪、抗羊血清或血浆不产生沉淀线。

3.3.1.2　免疫电泳法

依法测定（通则 3404），与正常人血清或血浆比较，主要沉淀线应为 IgG。

3.3.2　物理检查

3.3.2.1　外观

应为白色或灰白色的疏松体，无融化迹象。复溶后应为无色或淡黄色澄明液体，可带轻微乳光，不应出现浑浊。

3.3.2.2　真空度

用高频火花真空测定器测定，瓶内应出现蓝紫色辉光。

3.3.2.3　复溶时间

按标示量加入 20～25℃灭菌注射用水，轻轻摇动，应于 15 分钟内完全溶解。

3.3.2.4　可见异物

依法检查（通则 0904），应符合规定。

3.3.2.5　不溶性微粒检查

依法检查（通则 0903 第一法），应符合规定。

3.3.2.6　渗透压摩尔浓度

应不低于 240mOsmol/kg（通则 0632）。

3.3.2.7　装量差异

依法检查（通则 0102），应符合规定。

3.3.3　化学检定

3.3.3.1　水分

应不高于 3.0%（通则 0832）。

3.3.3.2　pH 值

用生理氯化钠溶液将供试品蛋白质含量稀释成 10g/L，依法测定（通则 0631），pH 值应为 3.8～4.4。

3.3.3.3　蛋白质含量

应不低于 50g/L（通则 0731 第一法）。按标示装量计算，每瓶蛋白质总量应不低于标示量。

3.3.3.4　纯度

应不低于蛋白质总量的 95.0%（通则 0541 第二法）。

3.3.3.5　糖及糖醇含量

如制品中加麦芽糖或蔗糖，应为 90～110g/L；如加山梨醇或葡萄糖，则应为 40～60g/L（通则 3120）。

3.3.3.6　分子大小分布

IgG 单体与二聚体含量之和应不低于 95.0%（通则 3122）。

3.3.4　抗体效价

3.3.4.1　抗-HBs

采用经验证的酶联免疫或放射免疫方法进行检测，

每 1g 蛋白质应不低于 6.0IU。

3.3.4.2　白喉抗体

每 1g 蛋白质应不低于 3.0HAU（通则 3513）。

3.3.5　激肽释放酶原激活剂

应不高于 35IU/ml（通则 3409）。

3.3.6　抗补体活性

应不高于 50%（通则 3410）。

3.3.7　抗 A、抗 B 血凝素

应不高于 1∶64（通则 3425）。

3.3.8　无菌检查

依法检查（通则 1101），应符合规定。

3.3.9　异常毒性检查

依法检查（通则 1141），应符合规定。

3.3.10　热原检查

依法检查（通则 1142），注射剂量按家兔体重每 1kg 注射 0.5g 蛋白质，应符合规定。

3.3.11　根据病毒灭活方法，应增加相应的检定项目。

4　稀释剂

稀释剂为灭菌注射用水，稀释剂的生产应符合批准的要求。

灭菌注射用水应符合本版药典（二部）的相关规定。

5　保存、运输及有效期

于 2～8℃避光保存和运输。自生产之日起，按批准的有效期执行。

6　使用说明

应符合"生物制品包装规程"规定和批准的内容。

人凝血因子Ⅷ

Ren Ningxueyinzi Ⅷ

Human Coagulation Factor Ⅷ

本品系由健康人血浆，经分离、提纯，并经病毒去除和灭活处理、冻干制成。含适宜稳定剂，不含防腐剂和抗生素。

1　基本要求

生产和检定用设施、原材料及辅料、水、器具、动物等应符合"凡例"的有关要求。生产过程中不得加入防腐剂或抗生素。

2　制造

2.1　原料血浆

2.1.1　血浆的采集和质量应符合"血液制品生产用人血浆"的规定。

2.1.2　血浆应无凝块、无纤维蛋白析出，非脂血，无溶血。

2.2　原液

2.2.1　采用经批准的生产工艺由冷沉淀分离制备。

2.2.2　经纯化、超滤、除菌过滤即为人凝血因子Ⅷ原液。

2.2.3　原液检定

按 3.1 项进行。

2.3　半成品

2.3.1　配制

按成品规格配制，并加入适宜稳定剂。

2.3.2　半成品检定

按 3.2 项进行。

2.4　成品

2.4.1　分批

应符合"生物制品分批规程"规定。

2.4.2　分装及冻干

应符合"生物制品分装和冻干规程"及通则 0102 有关规定。分装后的制品应立即冻结。冻干过程制品温度不得超过 35℃，真空封口。

2.4.3　规格

每瓶含人凝血因子Ⅷ 50IU、100IU、200IU、250IU、300IU、400IU、500IU、1000IU。

2.4.4　包装

应符合"生物制品包装规程"及通则 0102 有关规定。

2.5　病毒去除和灭活

生产过程中应采用经批准的方法去除和灭活脂包膜和非脂包膜病毒。如用灭活剂（如有机溶剂、去污剂）灭活病毒，则应规定对人安全的灭活剂残留量限值。

3　检定

3.1　原液检定

3.1.1　pH 值

应为 6.5～7.5（通则 0631）。

3.1.2　人凝血因子Ⅷ效价

依法测定（通则 3521）。

3.1.3　蛋白质含量

依法测定（通则 0731 第二法）。

3.1.4　人凝血因子Ⅷ比活性

每 1mg 蛋白质应不低于 10.0IU。

3.2　半成品检定

3.2.1　热原检查

依法检查（通则 1142），注射剂量按家兔体重每 1kg 注射人凝血因子Ⅷ 10IU，应符合规定。

3.2.2　无菌检查

依法检查（通则 1101），应符合规定。

3.3　成品检定

除真空度、复溶时间、水分测定、装量差异检查、聚乙二醇（PEG）残留量、抗 A、抗 B 血凝素、磷酸三丁酯和聚山梨酯 80 残留量外，应按标示量加入灭菌注射用水，复溶后进行其余各项检定。

3.3.1　鉴别试验

依法检查（通则 3403），仅与抗人血清或血浆产生沉淀线，与抗马、抗牛、抗猪、抗羊血清或血浆不产生沉淀线。

3.3.2　物理检查

3.3.2.1　外观

应为乳白色疏松体，复溶后应为无色澄明液体，可带轻微乳光。

3.3.2.2　真空度

用高频火花真空测定器测定，瓶内应出现蓝紫色辉光。

3.3.2.3　复溶时间

将供试品平衡至 25～37℃，按标示量加入 25～37℃灭菌注射用水，轻轻摇动，应于 30 分钟内完全溶解。

3.3.2.4　可见异物

依法检查（通则 0904），除允许有微量细小蛋白颗粒外，其余应符合规定。

3.3.2.5　渗透压摩尔浓度

应符合批准的要求（通则 0632）。

3.3.2.6　装量差异

依法检查（通则 0102），应符合规定。

3.3.3　化学检定

3.3.3.1　水分

应不高于 3.0%（通则 0832）。

3.3.3.2　pH 值

应为 6.5～7.5（通则 0631）。

3.3.3.3　钠离子含量

应不高于 160mmol/L（通则 3110）。

3.3.3.4　枸橼酸离子含量

如加枸橼酸钠作稳定剂，应不高于 25mmol/L（通则 3108）。

3.3.3.5　聚乙二醇（PEG）残留量

如采用 PEG 分离制备，加适量稀释剂溶解至人凝血因子Ⅷ 20IU/ml 进行检定，其残留量应不高于 0.5g/L（通则 3202）。

3.3.3.6　糖含量

如制品中添加糖作稳定剂，其含量应符合批准的要求（通则 3120）。

3.3.3.7　氨基酸含量

如制品中添加氨基酸作稳定剂，其含量应符合批准的要求（通则 3123）。

3.3.4　效价

依法测定（通则 3521），根据每 1ml 人凝血因子Ⅷ效价及标示装量计算每瓶人凝血因子Ⅷ效价，应为标示量的 80%～140%。

3.3.5　比活性

根据蛋白质含量（通则 0731 第二法）和每 1ml 人凝血因子Ⅷ效价，计算比活性，每 1mg 蛋白质应不低于 10.0IU。如加入蛋白质类稳定剂，可免做该项测定。

3.3.6　抗 A、抗 B 血凝素

按人凝血因子Ⅷ稀释至 4IU/ml 进行检定，应不高于 1∶64（通则 3425）。

3.3.7　HBsAg

用经批准的试剂盒检测，应为阴性。

3.3.8　无菌检查

依法检查（通则 1101），应符合规定。

3.3.9　异常毒性检查

依法检查（通则 1141），豚鼠注射剂量为每只 15IU，小鼠注射剂量为每只 1.5IU，应符合规定。

3.3.10　热原检查

依法检查（通则 1142），注射剂量按家兔体重每 1kg 注射人凝血因子Ⅷ 10IU，应符合规定。

3.3.11　根据病毒灭活方法，应增加相应的检定项目。如采用磷酸三丁酯和聚山梨酯 80 灭活病毒，则应加适量稀释剂溶解至人凝血因子Ⅷ 20IU/ml 后，检测磷酸三丁酯和聚山梨酯 80 残留量。

3.3.11.1　磷酸三丁酯残留量

应不高于 10μg/ml（通则 3205）。

3.3.11.2　聚山梨酯 80 残留量

应不高于 100μg/ml（通则 3203）。

4　稀释剂

稀释剂为灭菌注射用水，稀释剂的生产应符合批准的要求。

灭菌注射用水应符合本版药典（二部）的相关规定。

5　保存、运输及有效期

于 2～8℃避光保存和运输。自生产之日起，按批准的有效期执行。

6　使用说明

应符合"生物制品包装规程"规定和批准的内容。

人纤维蛋白原

Ren Xianweidanbaiyuan

Human Fibrinogen

本品系由健康人血浆，经分离、提纯，并经病毒去除和灭活处理、冻干制成。含适宜稳定剂，不含防腐剂和抗生素。

1 基本要求

生产和检定用设施、原材料及辅料、水、器具、动物等应符合"凡例"的有关要求。生产过程中不得加入防腐剂或抗生素。

2 制造

2.1 原料血浆

2.1.1 血浆的采集和质量应符合"血液制品生产用人血浆"的规定。

2.1.2 血浆应无凝块、无纤维蛋白析出，非脂血，无溶血。

2.2 原液

2.2.1 采用低温乙醇蛋白分离法或经批准的其他分离法制备。

2.2.2 经纯化、超滤、除菌过滤后即为人纤维蛋白原原液。

2.2.3 原液检定

按 3.1 项进行。

2.3 半成品

2.3.1 配制

按成品规格配制，可加适宜稳定剂。

2.3.2 半成品检定

按 3.2 项进行。

2.4 成品

2.4.1 分批

应符合"生物制品分批规程"规定。

2.4.2 分装及冻干

应符合"生物制品分装和冻干规程"及通则 0102 有关规定。分装后应立即冻结。冻干过程制品温度不得超过 35℃，真空封口。

2.4.3 规格

0.5g/瓶，1.0g/瓶。

2.4.4 包装

应符合"生物制品包装规程"及通则 0102 有关规定。

2.5 病毒去除和灭活

生产过程中应采用经批准的方法去除和灭活脂包膜和非脂包膜病毒。如用灭活剂（如有机溶剂、去污剂）灭活病毒，则应规定对人安全的灭活剂残留量限值。

3 检定

3.1 原液检定

3.1.1 pH 值

用生理氯化钠溶液将供试品的蛋白质含量稀释成 10g/L，依法测定（通则 0631），pH 值应为 6.5～7.5。

3.1.2 纯度

用生理氯化钠溶液将供试品稀释至每 1ml 含纤维蛋白原 2～3mg，测定蛋白质含量（P，g/L）（通则 0731 第一法）。

另取上述供试品溶液 10ml，加入等量含 3IU/ml 的凝血酶溶液（含 0.05mmol/L 氯化钙），于 37℃放置 20 分钟，以每分钟 2500 转离心或过滤分离沉淀，用生理氯化钠溶液洗 3 次后，测定可凝固蛋白质含量（F，g/L）（通则 0731 第一法），按下式计算供试品的纯度，应不低于 70.0%。

$$纤维蛋白原纯度（\%）= \frac{F}{P} \times 100$$

3.1.3 凝固活力

于反应管内加入已预热至 37℃的凝血酶溶液（3IU/ml）0.5ml，再加入用生理氯化钠溶液稀释成 3mg/ml 的供试品溶液 0.5ml，摇匀。置 37℃记录凝固时间。两次测定结果平均值应不超过 60 秒。

以上检定项目亦可在半成品检定时进行。

3.2 半成品检定

3.2.1 热原检查

依法检查（通则 1142），注射剂量按家兔体重每 1kg 注射纤维蛋白原 30mg，应符合规定。

3.2.2 无菌检查

依法检查（通则 1101），应符合规定。

3.3 成品检定

除真空度、复溶时间、水分测定、装量差异检查外，应按标示量加入灭菌注射用水或专用稀释剂，复溶后进行其余各项检定。

3.3.1 鉴别试验

依法检查（通则 3403），仅与抗人血浆产生沉淀线，与抗马、抗牛、抗猪、抗羊血浆不产生沉淀线。

3.3.2 物理检查

3.3.2.1 外观

应为灰白色或淡黄色疏松体。复溶后应为澄明溶液，可带轻微乳光。

3.3.2.2 真空度

用高频火花真空测定器检测，瓶内应出现蓝紫色辉光。

3.3.2.3 复溶时间

将供试品平衡至 30～37℃，按标示量加入 30～37℃灭菌注射用水，轻轻摇动，应于 30 分钟内完全溶解。

3.3.2.4 可见异物

依法检查（通则 0904），除允许有少量絮状物或蛋白颗粒外，其余应符合规定。

3.3.2.5 装量差异

依法检查 (通则 0102)，应符合规定。

3.3.2.6　渗透压摩尔浓度

应不低于 240mOsmol/kg (通则 0632)。

3.3.2.7　稳定性试验

将供试品复溶后置 30～37℃水浴中保温 60 分钟，应无凝块或纤维蛋白析出。

3.3.3　化学检定

3.3.3.1　水分

应不高于 5.0% (通则 0832)。

3.3.3.2　pH 值

用生理氯化钠溶液将供试品蛋白质含量稀释成 10g/L，依法测定 (通则 0631)，pH 值应为 6.5～7.5。

3.3.3.3　纯度

按 3.1.2 项进行。

3.3.3.4　纤维蛋白原总量

根据 3.3.3.3 项测得的可凝固蛋白质含量及标示装量计算每瓶纤维蛋白原总量，应不低于标示量。

3.3.3.5　枸橼酸离子含量

应符合批准的要求 (通则 3108)。

3.3.3.6　糖含量

如制品中加葡萄糖或蔗糖，应符合批准的要求 (通则 3120)。

3.3.3.7　氯离子含量

依法测定 (通则 3107)，应符合批准的要求。

3.3.3.8　氨基酸含量

如制品中加氨基酸，其含量应符合批准的要求 (通则 3123)。

3.3.4　凝固活力

按 3.1.3 项进行。

3.3.5　HBsAg

用经批准的试剂盒检测，应为阴性。

3.3.6　无菌检查

依法检查 (通则 1101)，应符合规定。

3.3.7　异常毒性检查

用生理氯化钠溶液将供试品蛋白质含量稀释成 10g/L，依法检查 (通则 1141)，应符合规定。

3.3.8　热原检查

依法检查 (通则 1142)，注射剂量按家兔体重每 1kg 注射纤维蛋白原 30mg，应符合规定。

3.3.9　根据病毒灭活方法，应增加相应的检定项目。如采用磷酸三丁酯和聚山梨酯 80 灭活病毒，则应检测磷酸三丁酯和聚山梨酯 80 残留量。

3.3.9.1　磷酸三丁酯残留量

应不高于 10μg/ml (通则 3205)。

3.3.9.2　聚山梨酯 80 残留量

应不高于 100μg/ml (通则 3203)。

4　稀释剂

稀释剂的生产及检定应符合批准的要求。

5　保存、运输及有效期

于 2～8℃避光保存和运输。自生产之日起，按批准的有效期执行。

6　使用说明

应符合"生物制品包装规程"规定和批准的内容。

人纤维蛋白粘合剂

Ren Xianwei Danbai Nianheji

Human Fibrin Sealant Kit

本品系由健康人血浆，经分别分离、提纯人纤维蛋白原和人凝血酶，并经病毒去除和灭活处理、冻干制成。本品由外用人纤维蛋白原及其稀释剂、外用人凝血酶及其稀释剂四种成分组成，不含防腐剂和抗生素。

1 基本要求

生产和检定用设施、原材料及辅料、水、器具、动物等均符合"凡例"的有关要求。生产过程中不得加入防腐剂和抗生素。

2 制造

2.1 原料血浆

血浆的采集和质量应符合"血液制品生产用人血浆"的规定。

2.2 各组分原液

2.2.1 外用人纤维蛋白原

应符合"人纤维蛋白原"中 2.1～2.2 项的规定。

2.2.2 外用人凝血酶

采用低温乙醇蛋白分离法或经批准的其他方法制备人凝血酶原复合物，经氯化钙活化、纯化、并经病毒灭活处理、超滤浓缩后即为人凝血酶原液。

2.2.3 原液检定

2.2.3.1 外用人纤维蛋白原

按"人纤维蛋白原"中 3.1 项进行。

2.2.3.2 外用人凝血酶

按 3.1.2 项进行。

以上检定项目亦可在半成品进行。

2.3 半成品

2.3.1 配制

按成品规格配制，可加适宜稳定剂。

2.3.2 半成品检定

按 3.2 项进行。

2.4 成品

2.4.1 分批

应符合"生物制品分批规程"规定。

2.4.2 分装及冻干

应符合"生物制品分装和冻干规程"及通则 0102 有关规定。分装后应立即冻结。冻干过程制品温度不得超过 35℃，真空封口。

2.4.3 规格

0.5ml/套、1ml/套、2ml/套、5ml/套、10ml/套。

2.4.4 包装

应符合"生物制品包装规程"及通则 0102 有关规定。

2.5 病毒去除和灭活

生产过程中应采用经批准的方法去除和灭活脂包膜和非脂包膜病毒。如用灭活剂（如有机溶剂、去污剂）灭活病毒，则应规定对人安全的灭活剂残留量限值。

3 检定

3.1 原液检定

3.1.1 外用人纤维蛋白原

按 2.2.3.1 项进行。

3.1.2 外用人凝血酶

3.1.2.1 pH 值

应为 6.3～7.6（通则 0631）。

3.1.2.2 人凝血酶效价

将人凝血酶国家标准品按标示量用注射用水复溶后，用生理氯化钠溶液稀释成不同的浓度（例如 20IU/ml、10IU/ml、5IU/ml、2.5 IU/ml），取不同稀释度的标准品各 0.1ml，37℃保温 2 分钟，加入 2mg/ml 人纤维蛋白原溶液 0.3ml，平行检测二管，用自动血凝仪记录凝集时间。将供试品按标示量用注射用水复溶后，用生理氯化钠溶液稀释成不同的浓度，取适宜稀释度的供试品溶液 0.1ml 替代标准品溶液，同法操作。以人凝血酶国家标准品溶液效价（IU/ml）的对数对应相应凝固时间（秒）的对数作直线回归，求得直线回归方程。计算供试品溶液人凝血酶的效价，再乘以稀释倍数，即为供试品人凝血酶效价（IU/ml）。原液中人凝血酶效价应大于成品规格。

3.1.2.3 蛋白质含量

依法测定（通则 0731 第一法）。

3.1.2.4 比活性

应符合批准的要求。

以上检定项目亦可在半成品进行。

3.2 半成品检定

3.2.1 热原检查

外用人纤维蛋白原应依法进行热原检查（通则 1142），注射剂量按家兔体重每 1kg 注射纤维蛋白原 30mg，应符合规定。

3.2.2 无菌检查

依法检查（通则 1101），应符合规定。

3.3 成品检定

3.3.1 外用人纤维蛋白原

除真空度、复溶时间、水分测定、装量差异检查外，应按标示量加入外用人纤维蛋白原稀释剂，复溶后进行其余各项检定。

3.3.1.1 鉴别试验

依法检查（通则 3403），仅与抗人的血清或血浆产生沉淀线，与抗马、抗牛、抗猪、抗羊的血清或血浆不产生沉淀线。

3.3.1.2 物理检查

（1）外观

应为灰白色或淡黄色疏松体。复溶后应为澄明溶液，可带轻微乳光。允许有少量絮状物或蛋白颗粒。

（2）真空度

用高频火花真空测定器检测，瓶内应出现蓝紫色辉光。

（3）复溶时间

将供试品平衡至 30～37℃，按标示量加入 30～37℃外用人纤维蛋白原稀释剂，于 30～37℃水浴中摇动，应于 30 分钟内完全溶解。

（4）装量差异

依法检查（通则 0102），应符合规定。

（5）稳定性试验

将供试品复溶后置 30～37℃水浴中保温 60 分钟，应无凝块或纤维蛋白析出。

3.3.1.3　化学检定

（1）水分

应不高于 5.0%（通则 0832）。

（2）pH 值

用生理氯化钠溶液将供试品蛋白质含量稀释成 10g/L，依法测定（通则 0631），pH 值应为 6.5～7.5。

（3）纯度

按"人纤维蛋白原"中 3.1.2 项进行，应不低于 70.0%。

（4）纤维蛋白原总量

根据 3.3.1.3（3）项测得的可凝固蛋白质含量及标示装量计算每瓶纤维蛋白原总量，应不低于标示量。

（5）枸橼酸离子含量

应符合批准要求（通则 3108）。

（6）糖含量

如制品中加葡萄糖或蔗糖，其含量应符合批准的要求（通则 3120）。

（7）氯离子含量

依法测定（通则 3107）测定，应符合批准的要求。

（8）氨基酸含量

如制品中加氨基酸，其含量应符合批准的要求（通则 3123）。

3.3.1.4　凝固活力

按"人纤维蛋白原"中 3.1.3 项进行，应不超过 60 秒。

3.3.1.5　人凝血因子XIII效价

分别取人凝血因子XIII缺乏纤维蛋白原或血浆、不同稀释度的标准人血浆或供试品（1∶2～1∶256）、人凝血酶/CaCl₂溶液（用 0.05mol/L CaCl₂复溶冻干人凝血酶至 50IU/ml），各 0.1ml 混匀，即形成凝块。37℃保温 60 分钟，加 1ml 1%一氯乙酸，在混合器上振摇，使底部凝块上浮，每 10 分钟振摇 1 次，观察不溶凝块。30 分钟后记录凝块还没溶解的标准血浆和供试品的最大稀释度。按下式计算样品中人凝血因子XIII效价，应不低于 1.0 U/ml。

人凝血因子XIII效价（U/ml）＝供试品可观察到凝块或悬浮物最大稀释度/标准血浆可观察到凝块或悬浮物最大稀释度。

3.3.1.6　HBsAg

用经批准的试剂盒检测，应为阴性。

3.3.1.7　无菌检查

依法检查（通则 1101），应符合规定。

3.3.1.8　异常毒性检查

用生理氯化钠溶液将供试品蛋白质含量稀释成 10g/L，依法检查（通则 1141），应符合规定。

3.3.1.9　热原检查

依法检查（通则 1142），注射剂量按家兔体重每 1kg 注射纤维蛋白原 30mg，应符合规定。

3.3.1.10　根据病毒灭活方法，应增加相应的检定项目。如采用磷酸三丁酯和聚山梨酯 80 灭活病毒，则应检测磷酸三丁酯和聚山梨酯 80 残留量。

（1）磷酸三丁酯残留量

应不高于 10μg/ml（通则 3205）。

（2）聚山梨酯 80 残留量

应不高于 100μg/ml（通则 3203）。

3.3.2　外用人凝血酶

除真空度、复溶时间、水分测定、装量差异检查、人凝血酶效价测定外，应按标示量加入外用人凝血酶稀释剂，复溶后进行其余各项检定。

3.3.2.1　鉴别试验

依法检查（通则 3403），仅与抗人的血清或血浆产生沉淀线，与抗马、抗牛、抗猪、抗羊的血清或血浆不产生沉淀线。

3.3.2.2　物理检查

（1）外观

应为白色、灰白色或淡黄色疏松体，无融化迹象。复溶后应为无色、淡黄色或淡黄绿色澄明溶液，可带轻微乳光。

（2）真空度

用高频火花真空测定器检测，瓶内应出现蓝紫色辉光。

（3）复溶时间

将供试品平衡至 20～25℃，按标示量加入 20～25℃外用人凝血酶稀释剂，轻轻摇动，应于 15 分钟内完全溶解。

（4）装量差异

依法检查（通则 0102），应符合规定。

3.3.2.3　化学检定

（1）水分

应不高于 3.0%（通则 0832）。

（2）pH 值

应为 6.5～7.5（通则 0631）。

（3）钠离子含量

依法测定（通则 3110），应符合批准的要求。

（4）糖含量

如制品中加葡萄糖或蔗糖，其含量应符合批准的要求（通则 3120）。

（5）氨基酸含量

如制品中加氨基酸，其含量应符合批准的要求（通则 3123）。

（6）钙离子含量

按试剂盒说明书测定，应符合批准的要求。

3.3.2.4　人凝血酶效价测定

按 3.1.2.2 项进行。根据每 1ml 人凝血酶效价及标示装量计算每瓶人凝血酶效价，应为标示量的 80%～140%。

3.3.2.5　无菌检查

依法检查（通则 1101），应符合规定。

3.3.2.6　HBsAg

用经批准的试剂盒检测，应为阴性。

3.3.2.7　根据病毒灭活方法，应增加相应的检定项目。如采用磷酸三丁酯和聚山梨酯 80 灭活病毒，则应检测磷酸三丁酯和聚山梨酯 80 残留量。

（1）磷酸三丁酯（TNBP）残留量

应不高于 $10\mu g/ml$（通则 3205）。

（2）聚山梨酯 80 残留量

应不高于 $100\mu g/ml$（通则 3203）。

4　稀释剂

4.1　外用人纤维蛋白原稀释剂

生产和检定应符合批准的要求。

4.2　外用人凝血酶稀释剂

生产和检定应符合批准的要求。

5　保存、运输及有效期

于 2～8℃避光保存和运输。自生产之日起，按批准的各组分中最短有效期执行。

6　使用说明

应符合"生物制品包装规程"规定和批准内容。

人凝血酶原复合物

Ren Ningxuemeiyuan Fuhewu

Human Prothrombin Complex

本品系由健康人血浆，经低温乙醇蛋白分离法或经批准的其他分离法分离纯化，并经病毒去除和灭活处理、冻干制成。含适宜稳定剂，不含防腐剂和抗生素。

1　基本要求

生产和检定用设施、原材料及辅料、水、器具、动物等应符合"凡例"的有关要求。生产过程中不得加入防腐剂或抗生素。

2　制造

2.1　原料血浆

2.1.1　血浆的采集和质量应符合"血液制品生产用人血浆"的规定。

2.1.2　血浆应无凝块，无纤维蛋白析出，非脂血，无溶血。

2.1.3　血浆，去除冷沉淀、凝血因子Ⅷ的血浆及组分Ⅲ沉淀均可用于生产。

2.1.4　组分Ⅲ沉淀应冻存于−20℃以下，保存时间不得超过6个月。

2.2　原液

2.2.1　可采用凝胶吸附法或低温乙醇和聚乙二醇分离蛋白并经凝胶吸附法制备，亦可采用经批准的其他方法制备。

2.2.2　经纯化、超滤、除菌过滤后即为人凝血酶原复合物原液。

2.2.3　原液检定

按3.1项进行。

2.3　半成品

2.3.1　配制

按成品规格配制，可加适宜稳定剂。如加肝素，则每1IU人凝血因子Ⅸ的肝素不超过0.5IU。

2.3.2　半成品检定

按3.2项进行。

2.4　成品

2.4.1　分批

应符合"生物制品分批规程"规定。

2.4.2　分装及冻干

应符合"生物制品分装和冻干规程"及通则0102有关规定。分装后应立即冻结。冻干过程制品温度不得超过35℃，真空封口。

2.4.3　规格

每瓶含人凝血因子Ⅸ100IU、200IU、300IU、400IU、1000IU。

2.4.4　包装

应符合"生物制品包装规程"及通则0102有关规定。

2.5　病毒去除和灭活

生产过程中应采用经批准的方法去除和灭活脂包膜和非脂包膜病毒。如用灭活剂（如有机溶剂、去污剂）灭活病毒，则应规定对人安全的灭活剂残留量限值。

3　检定

3.1　原液检定

3.1.1　pH值

应为6.5～7.5（通则0631）。

3.1.2　人凝血因子Ⅸ效价

应不低于10IU/ml（通则3519）。

3.1.3　蛋白质含量

依法测定（通则0731第一法）。

3.1.4　人凝血因子Ⅸ比活性

应不低于0.5IU/mg蛋白质。

以上检定项目亦可在半成品检定时进行。

3.2　半成品检定

3.2.1　热原检查

依法检查（通则1142），注射剂量按家兔体重每1kg注射人凝血因子Ⅸ30IU，应符合规定。

3.2.2　无菌检查

依法检查（通则1101），应符合规定。

3.3　成品检定

除真空度、复溶时间、水分测定、装量差异检查、聚乙二醇（PEG）残留量、活化的凝血因子活性检查、磷酸三丁酯和聚山梨酯80残留量外，应按标示量加入灭菌注射用水，复溶后进行其余各项检定。

3.3.1　鉴别试验

依法检查（通则3403），仅与抗人血清或血浆产生沉淀线，与抗马、抗牛、抗猪、抗羊血清或血浆不产生沉淀线。

3.3.2　物理检查

3.3.2.1　外观

应为白色或灰绿色疏松体，复溶后应为无色、淡黄色、淡蓝色或黄绿色澄明液体，可带轻微乳光。

3.3.2.2　真空度

用高频火花真空测定器检测，瓶内应出现蓝紫色辉光。

3.3.2.3　复溶时间

将供试品平衡至20～30℃，按标示量加入20～30℃灭菌注射用水，轻轻摇动，应于15分钟内完全溶解。

3.3.2.4　可见异物

依法检查（通则0904），应符合规定。

3.3.2.5　渗透压摩尔浓度

应符合批准的要求（通则0632）。

3.3.2.6　装量差异

依法检查（通则0102），应符合规定。

3.3.3　化学检定

3.3.3.1　水分

应不高于 3.0%（通则 0832）。

3.3.3.2　pH 值

应为 6.5～7.5（通则 0631）。

3.3.3.3　钠离子含量

应不高于 160mmol/L（通则 3110）。

3.3.3.4　枸橼酸离子含量

应不高于 25mmol/L（通则 3108）。

3.3.3.5　聚乙二醇残留量

如采用聚乙二醇分离制备，加适量稀释剂溶解至人凝血因子 IX 20IU/ml 进行检定，其残留量应不高于 0.5g/L（通则 3202）。

3.3.3.6　糖含量

如制品中添加糖作稳定剂，其含量应符合批准的要求（通则 3120）。

3.3.3.7　氨基酸含量

如制品中添加氨基酸作稳定剂，其含量应符合批准的要求（通则 3123）。

3.3.4　效价

3.3.4.1　人凝血因子 IX

依法测定（通则 3519）。根据每 1ml 人凝血因子 IX 效价及标示装量计算每瓶人凝血因子 IX 效价，应为标示量的 80%～140%。根据蛋白质含量（通则 0731 第一法）和每 1ml 人凝血因子 IX 效价，计算比活性，每 1mg 蛋白质应不低于 0.5IU。

3.3.4.2　人凝血因子 II

依法测定（通则 3517）。根据每 1ml 人凝血因子 II 效价及标示装量计算每瓶人凝血因子 II 效价，应不低于标示量的 80%。

3.3.4.3　人凝血因子 VII

依法测定（通则 3518）。根据每 1ml 人凝血因子 VII 效价及标示装量计算每瓶人凝血因子 VII 效价，应不低于标示量的 80%。

3.3.4.4　人凝血因子 X

依法测定（通则 3520）。根据每 1ml 人凝血因子 X 效价及标示装量计算每瓶人凝血因子 X 效价，应不低于标示量的 80%。

3.3.5　人凝血酶活性检查

依法检查（通则 3422），应符合规定。

3.3.6　肝素含量

每 1IU 人凝血因子 IX 的肝素含量应不高于 0.5IU（通则 3424）。

3.3.7　活化的凝血因子活性检查

加适量稀释剂溶解至人凝血因子 IX 20IU/ml 进行检定（通则 3423），应符合规定。

3.3.8　HBsAg

用经批准的试剂盒检测，应为阴性。

3.3.9　无菌检查

依法检查（通则 1101），应符合规定。

3.3.10　异常毒性检查

依法检查（通则 1141），豚鼠注射剂量为每只 5ml（含人凝血因子 IX 10IU/ml），小鼠注射剂量为每只 0.5ml（含人凝血因子 IX 10IU/ml），应符合规定。

3.3.11　热原检查

依法检查（通则 1142），注射剂量按家兔体重每 1kg 注射人凝血因子 IX 30IU，应符合规定。

3.3.12　根据病毒灭活方法，应增加相应的检定项目。如采用磷酸三丁酯和聚山梨酯 80 灭活病毒，则应加适量稀释剂溶解至人凝血因子 IX 20IU/ml 后，检测磷酸三丁酯和聚山梨酯 80 残留量。

3.3.12.1　磷酸三丁酯残留量

应不高于 10μg/ml（通则 3205）。

3.3.12.2　聚山梨酯 80 残留量

应不高于 100μg/ml（通则 3203）。

4　稀释剂

稀释剂为灭菌注射用水，稀释剂的生产应符合批准的要求。

灭菌注射用水应符合本版药典（二部）的相关规定。

5　保存、运输及有效期

于 2～8℃ 避光保存和运输。自生产之日起，按批准的有效期执行。

6　使用说明

应符合"生物制品包装规程"规定和批准的内容。

抗人 T 细胞猪免疫球蛋白

Kang Ren T Xibao Zhu Mianyiqiudanbai

Anti-human T Lymphocyte

Porcine Immunoglobulin

本品系由人 T 淋巴细胞免疫猪后，取其血浆经去除杂抗体、纯化、浓缩后，再经病毒去除和灭活处理并加入适宜稳定剂制成。不含防腐剂和抗生素。

1 基本要求

生产和检定用设施、原材料及辅料、水、器具、动物等应符合"凡例"的有关要求。

2 制造

2.1 免疫血浆

2.1.1 免疫用抗原

免疫用抗原为人胸腺细胞，或符合"血液制品生产用人血浆"中供血浆者标准的健康人血液分离的人淋巴细胞。胸腺供体的 HBsAg、HCV 抗体、HIV-1 和 HIV-2 抗体以及梅毒血清学检查应为阴性。分离后 T 淋巴细胞数应不低于总细胞数的 90%，红细胞数应不高于总细胞数的 5%。

2.1.2 免疫用动物

采用体重 50～60kg 的健康猪，并应证明其无猪瘟病毒、猪细小病毒、伪狂犬病毒、口蹄疫病毒和乙型脑炎病毒感染。

2.1.3 免疫方法

按批准的免疫程序进行。

2.1.4 采血及分离血浆

加强免疫后，E 玫瑰花环形成抑制试验效价达 1：1000 时即可采血。分离的血浆置 −20℃ 以下保存。保存期应不超过 2 年。

2.2 原液

2.2.1 混合血浆的 E 玫瑰花环形成抑制试验效价应不低于 1：1000。淋巴细胞毒试验效价应不低于 1：500。

2.2.2 混合血浆经 56℃ 水浴 30 分钟灭能、硫酸铵盐析、杂抗体吸收和离子交换色谱分离纯化或经批准的其他分离法制备。

杂抗体吸收用的人红细胞、人胎盘组织及人血浆的来源应符合"血液制品生产用人血浆"的相关规定。

2.2.3 经纯化、超滤、除菌过滤即为抗人 T 细胞猪免疫球蛋白原液。

2.2.4 原液检定

按 3.1 项进行。

2.3 半成品

2.3.1 配制

加入适量甘氨酸作稳定剂。按成品规格以灭菌注射用水稀释至所需蛋白质浓度，并适当调整 pH 值和氯化钠浓度。

2.3.2 半成品检定

按 3.2 项进行。

2.4 成品

2.4.1 分批

应符合"生物制品分批规程"规定。

2.4.2 分装

应符合"生物制品分装和冻干规程"及通则 0102 有关规定。

2.4.3 规格

每瓶 5ml，含蛋白质 250mg。

2.4.4 包装

应符合"生物制品包装规程"及通则 0102 有关规定。

2.5 病毒去除和灭活

生产过程中应采用经批准的方法去除和灭活病毒。如用灭活剂（如有机溶剂、去污剂）灭活病毒，则应规定对人安全的灭活剂残留量限值。

3 检定

3.1 原液检定

3.1.1 蛋白质含量

可采用双缩脲法（通则 0731 第三法）测定，应不低于 35g/L。

3.1.2 纯度

应不低于蛋白质总量的 90.0%（通则 0541 第二法）。

3.1.3 抗 A、抗 B 血凝素

用生理氯化钠溶液将蛋白质含量稀释至 5g/L，依法测定（通则 3425），应不高于 1：64。

3.1.4 人血小板抗体

应不高于 1：4（通则 3427）。

3.1.5 人血浆蛋白抗体

依法检查（通则 3403），应与人血浆无沉淀线。

3.1.6 效价

3.1.6.1 E 玫瑰花环形成抑制试验

应不低于 1：4000（通则 3515）。

3.1.6.2 淋巴细胞毒试验

应不低于 1：1000（通则 3516）。

以上检定项目亦可在半成品检定时进行。

3.2 半成品检定

3.2.1 蛋白质含量

应为 35～55g/L（通则 0731 第一法）。

3.2.2 无菌检查

依法检查（通则 1101），应符合规定。

3.2.3 热原检查

用生理氯化钠溶液将半成品按 1：4 稀释后，依法检查（通则 1142），注射剂量按家兔体重每 1kg 注射 3ml，应符合规定。

3.3　成品检定

3.3.1　鉴别试验

3.3.1.1　免疫双扩散法

依法测定（通则 3403），仅与抗猪血清或血浆产生沉淀线，与抗马、抗牛血清或血浆不产生沉淀线。

3.3.1.2　免疫电泳法

依法测定（通则 3404），主要沉淀线应为猪 IgG。

3.3.2　物理检查

3.3.2.1　外观

应为无色或淡橙黄色澄明液体，可带乳光。

3.3.2.2　可见异物

依法检查（通则 0904），除允许有可摇散的沉淀外，其余应符合规定。

3.3.2.3　渗透压摩尔浓度

应符合批准的要求（通则 0632）。

3.3.2.4　装量

依法检查（通则 0102），应不低于标示量。

3.3.3　化学检定

3.3.3.1　pH 值

应为 6.4～7.4（通则 0631）。

3.3.3.2　蛋白质总量

依法测定（通则 0731 第一法），根据每 1ml 蛋白质含量（g/ml）及标示装量计算每瓶蛋白质总量，应为 175～275mg。

3.3.3.3　纯度

应不低于蛋白质总量的 90.0%（通则 0541 第二法）。

3.3.3.4　分子大小分布

IgG 单体与二聚体含量之和应不低于 90.0%，多聚体含量应不高于 5.0%（通则 3122）。

3.3.3.5　硫酸铵残留量

应不高于 0.5g/L（通则 3104）。

3.3.3.6　氯化钠含量

应为 7～9g/L（通则 3107）。

3.3.4　效价

3.3.4.1　E 玫瑰花环形成抑制试验

应不低于 1：4000（通则 3515）。

3.3.4.2　淋巴细胞毒试验

应不低于 1：1000（通则 3516）。

3.3.5　抗 A、抗 B 血凝素

用生理氯化钠溶液按 1：10 稀释后，依法测定（通则 3425），应不高于 1：64。

3.3.6　人血小板抗体

应不高于 1：4（通则 3427）。

3.3.7　人血浆蛋白抗体

依法检查（通则 3403），应与人血浆无沉淀线。

3.3.8　外源病毒污染检查

采用动物病毒敏感的细胞（如 BHK$_{21}$），每瓶（25cm^2）培养细胞中加入供试品 1ml，37℃培养 7 天为一代，连续盲传 3 代，细胞生长良好，无病毒感染引起的病变，判为合格。

3.3.9　HBsAg

用经批准的试剂盒检测，应为阴性。

3.3.10　无菌检查

依法检查（通则 1101），应符合规定。

3.3.11　异常毒性检查

依法检查（通则 1141），应符合规定。

3.3.12　热原检查

用生理氯化钠溶液将供试品按 1：4 稀释后，依法检查（通则 1142），注射剂量按家兔体重每 1kg 注射 3ml，应符合规定。

4　保存、运输及有效期

于 2～8℃避光保存和运输。自生产之日起，按批准的有效期执行。

5　使用说明

应符合"生物制品包装规程"规定和批准的内容。

抗人 T 细胞兔免疫球蛋白

Kang Ren T Xibao Tu Mianyiqiudanbai

Anti-human T Lymphocyte

Rabbit Immunoglobulin

本品系由人 T 淋巴细胞免疫家兔后，取其血清经去除杂抗体、纯化、浓缩后，再经病毒去除和灭活处理并加入适宜稳定剂后冻干制成。不含防腐剂和抗生素。

1　基本要求

生产和检定用设施、原材料及辅料、水、器具、动物等应符合"凡例"的有关要求。

2　制造

2.1　免疫血清

2.1.1　免疫用抗原

免疫用抗原为人胸腺细胞，或符合"血液制品生产用人血浆"中供血浆者标准的健康人血液分离的人淋巴细胞。胸腺供体的 HBsAg、HCV 抗体、HIV-1 和 HIV-2 抗体以及梅毒血清学检查应为阴性。分离后 T 淋巴细胞数应不低于总细胞数的 90％，红细胞数应不高于总细胞数的 5％。

2.1.2　免疫用动物

免疫用家兔至少应符合普通级实验动物的要求（通则 3602 与通则 3603），体重为 2000～2500g，检疫合格者方可使用。

2.1.3　免疫方法

按批准的免疫程序免疫。

2.1.4　采血及分离血清

加强免疫后，淋巴细胞毒试验效价达 1∶400 时即可采血。分离的血清置－20℃以下保存。保存期应不超过 2 年。

2.2　原液

2.2.1　混合血清经 56℃水浴 30 分钟灭能，辛酸-硫酸铵盐析分离纯化或经批准的其他分离纯化法，杂抗体吸收，再用 DEAE-Sephadex A-50 色谱纯化制备。

杂抗体吸收用的人红细胞、人血小板、人胎盘组织及人血浆的来源应符合"血液制品生产用人血浆"的相关规定。

2.2.2　经纯化、超滤、除菌过滤后即为抗人 T 细胞兔免疫球蛋白原液。

2.2.3　原液检定

按 3.1 项进行。

2.3　半成品

2.3.1　配制

加入适量麦芽糖或其他适宜稳定剂。按成品规格以灭菌注射用水稀释至所需蛋白质浓度，并适当调整 pH 值及钠离子浓度。

2.3.2　半成品检定

按 3.2 项进行。

2.4　成品

2.4.1　分批

应符合"生物制品分批规程"规定。

2.4.2　分装及冻干

应符合"生物制品分装和冻干规程"及通则 0102 有关规定。分装后应及时冻结，冻干过程制品温度不得超过 35℃。

2.4.3　规格

复溶后每瓶 5ml，含蛋白质 25mg。

2.4.4　包装

应符合"生物制品包装规程"及通则 0102 有关规定。

2.5　病毒去除和灭活

生产过程中应采用经批准的方法去除和灭活病毒。如用灭活剂（如有机溶剂、去污剂）灭活病毒，则应规定对人安全的灭活剂残留量限值。

3　检定

3.1　原液检定

3.1.1　外观

应为无色或淡橙黄色澄明液体。可带乳光，无异物，无沉淀。

3.1.2　蛋白质含量

可采用双缩脲法（通则 0731 第三法）测定，应为 10～30g/L。

3.1.3　纯度

应不低于蛋白质总量的 90.0％（通则 0541 第二法）。

3.1.4　pH 值

应为 3.8～4.4（通则 0631）。

3.1.5　热原检查

依法检查（通则 1142），注射剂量按家兔体重每 1kg 注射 5mg 蛋白质，应符合规定。

3.1.6　抗 A、抗 B 血凝素

用生理氯化钠溶液将蛋白质含量稀释至 5g/L，依法测定（通则 3425），应不高于 1∶64。

3.1.7　人血小板抗体

用生理氯化钠溶液将蛋白质含量稀释至 5g/L，依法测定（通则 3427），应不高于 1∶4。

3.1.8　人血浆蛋白抗体

依法测定（通则 3403），应与人血浆无沉淀线。

3.1.9　效价

3.1.9.1　E 玫瑰花环形成抑制试验

用生理氯化钠溶液将蛋白质含量稀释至 5g/L，依法测定（通则 3515），应不低于 1∶512。

3.1.9.2　淋巴细胞毒试验

用生理氯化钠溶液将蛋白质含量稀释至 5g/L，依法测定（通则 3516），应不低于 1∶512。

以上检定项目亦可在半成品检定时进行。

3.2　半成品检定

3.2.1　蛋白质含量

应为 0.8%～1.2%（通则 0731 第一法）。

3.2.2　无菌检查

依法检查（通则 1101），应符合规定。

3.3　成品检定

除复溶时间、水分测定、装量差异检查外，应按标示量加入灭菌注射用水，复溶后进行其余各项检定。

3.3.1　鉴别试验

3.3.1.1　免疫双扩散法

依法测定（通则 3403），仅与抗兔血清或血浆产生沉淀线，与抗马、抗牛血清或血浆不产生沉淀线。

3.3.1.2　免疫电泳法

依法测定（通则 3404），主要沉淀线应为兔 IgG。

3.3.2　物理检查

3.3.2.1　外观

应为白色疏松体，无融化迹象。复溶后应为无色或淡橙黄色澄明液体，可带乳光。

3.3.2.2　复溶时间

按标示量加入 20～30℃灭菌注射用水，轻轻摇动，应于 15 分钟内完全溶解。

3.3.2.3　可见异物

依法检查（通则 0904），除允许有可摇散的沉淀外，其余应符合规定。

3.3.2.4　渗透压摩尔浓度

应符合批准的要求（通则 0632）。

3.3.2.5　装量差异

依法检查（通则 0102），应符合规定。

3.3.3　化学检定

3.3.3.1　水分

应不高于 3.0%（通则 0832）。

3.3.3.2　pH 值

应为 3.8～4.4（通则 0631）。

3.3.3.3　蛋白质总量

依法测定（通则 0731 第一法），根据每 1ml 蛋白质含量（g/ml）及标示装量计算每瓶蛋白质总量，应为20～30mg。

3.3.3.4　纯度

应不低于蛋白质总量的 90.0%（通则 0541 第二法）。

3.3.3.5　麦芽糖含量

应为 20～30g/L（通则 3120）。

3.3.3.6　分子大小分布

IgG 单体与二聚体含量之和应不低于 90.0%，多聚体含量应不高于 5.0%（通则 3122）。

3.3.3.7　硫酸铵残留量

应不高于 0.5g/L（通则 3104）。

3.3.4　效价

3.3.4.1　E 玫瑰花环形成抑制试验

应不低于 1：512（通则 3515）。

3.3.4.2　淋巴细胞毒试验

应不低于 1：512（通则 3516）。

3.3.5　抗 A、抗 B 血凝素

用生理氯化钠溶液按 1：5 稀释后，依法测定（通则 3425），应不高于 1：64。

3.3.6　人血小板抗体

应不高于 1：4（通则 3427）。

3.3.7　人血浆蛋白抗体

依法检测（通则 3403），应与人血浆无沉淀线。

3.3.8　外源病毒污染检查

采用动物病毒敏感的细胞（如 BHK$_{21}$），每瓶（25cm^2）培养细胞中加入供试品 1ml，37℃培养 7 天为一代，连续盲传 3 代，细胞生长良好，无病毒感染引起的病变，判为合格。

3.3.9　HBsAg

用经批准的试剂盒检测，应为阴性。

3.3.10　无菌检查

依法检查（通则 1101），应符合规定。

3.3.11　异常毒性检查

依法检查（通则 1141），应符合规定。

3.3.12　热原检查

依法检查（通则 1142），注射剂量按家兔体重每 1kg 注射 5mg 蛋白质，应符合规定。

4　稀释剂

稀释剂为灭菌注射用水，稀释剂的生产应符合批准的要求。

灭菌注射用水应符合本版药典（二部）的相关规定。

5　保存、运输及有效期

于 2～8℃避光保存和运输。自生产之日起，按批准的有效期执行。

6　使用说明

应符合"生物制品包装规程"规定和批准的内容。

注射用重组人促红素（CHO 细胞）

Zhusheyong Chongzu Ren Cuhongsu（CHO Xibao）

**Recombinant Human Erythropoietin for
Injection（CHO Cell）**

本品系由高效表达人红细胞生成素（简称人促红素）基因的中国仓鼠卵巢（CHO）细胞，经细胞培养、分离和高度纯化后获得的重组人促红素冻干制成。含适宜稳定剂，不含防腐剂和抗生素。

1 基本要求

生产和检定用设施、原材料及辅料、水、器具、动物等应符合"凡例"的有关要求。

2 制造

2.1 工程细胞

2.1.1 名称及来源

重组人促红素工程细胞系由带有人促红素基因的重组质粒转染的 CHO-dhfr⁻（二氢叶酸还原酶基因缺陷型细胞）细胞系。

2.1.2 细胞库建立、传代及保存

由原始细胞库的细胞传代，扩增后冻存于液氮中，作为主细胞库；从主细胞库的细胞传代，扩增后冻存于液氮中，作为工作细胞库。各级细胞库细胞传代应不超过批准的代次。细胞冻存于液氮中，检定合格后方可用于生产。

2.1.3 主细胞库及工作细胞库细胞的检定

应符合"生物制品生产检定用动物细胞基质制备及检定规程"规定。

2.1.3.1 外源因子检查

细菌和真菌、支原体、病毒检查均应为阴性。

2.1.3.2 细胞鉴别试验

应用同工酶分析、生物化学、免疫学、细胞学和遗传标记物等任一方法进行鉴别，应为典型 CHO 细胞。

2.1.3.3 人促红素表达量

应不低于原始细胞库细胞的表达量。

2.1.3.4 目的基因核苷酸序列检查（工作种子批可免做）

目的基因核苷酸序列应与批准的序列相符。

2.2 原液

2.2.1 细胞的复苏与扩增

从工作细胞库来源的细胞复苏后，于含灭能新生牛血清培养液中进行传代、扩增，供转瓶或细胞培养罐接种用。新生牛血清的质量应符合规定（通则 3604）。

2.2.2 生产用细胞培养液

生产用细胞培养液应不含牛血清和抗生素。

2.2.3 细胞培养

细胞培养全过程应严格按照无菌操作。细胞培养时间可根据细胞生长情况而定。

2.2.4 分离纯化

收集的培养液采用经批准的超滤法或其他适宜方法进行浓缩，多步色谱纯化后制得高纯度的重组人促红素，除菌过滤后即为人促红素原液。如需存放，应规定时间和温度。

2.2.5 原液检定

按 3.1 项进行。

2.3 半成品

2.3.1 配制与除菌

原液加入适宜稳定剂，并用缓冲液稀释。除菌过滤后即为半成品。

2.3.2 半成品检定

按 3.2 项进行。

2.4 成品

2.4.1 分批

应符合"生物制品分批规程"规定。

2.4.2 分装及冻干

应符合"生物制品分装和冻干规程"及通则 0102 有关规定。半成品应及时分装、冷冻。冻干的全过程中，制品温度应不高于 30℃。

2.4.3 规格

应为经批准的规格。

2.4.4 包装

应符合"生物制品包装规程"及通则 0102 有关规定。

3 检定

3.1 原液检定

3.1.1 蛋白质含量

用 4g/L 碳酸氢铵溶液将供试品稀释至 0.5～2mg/ml，作为供试品溶液。以 4g/L 碳酸氢铵溶液作为空白，测定供试品溶液在 320nm、325nm、330nm、335nm、340nm、345nm 和 350nm 的吸光度。用读出的吸光度的对数与其对应波长的对数作直线回归，求得回归方程。照紫外-可见分光光度法（通则 0401），在波长 276～280nm 处，测定供试品溶液最大吸光度 A_{max}，将 A_{max} 对应波长代入回归方程求得供试品溶液由于光散射产生的吸光度 $A_{光散射}$。按下式计算供试品蛋白质含量，应不低于 0.5mg/ml。

$$蛋白质含量（mg/ml）=\frac{A_{max}-A_{光散射}}{7.43}×供试品稀释倍数×10$$

3.1.2 生物学活性

3.1.2.1 体内法

依法测定（通则 3522）。

3.1.2.2 体外法

按酶联免疫法试剂盒说明书测定。

3.1.3 体内比活性

每1mg蛋白质应不低于 1.0×10^5 IU。

3.1.4 纯度

3.1.4.1 电泳法

依法测定（通则0541第五法）。用非还原型SDS-聚丙烯酰胺凝胶电泳法，考马斯亮蓝染色，分离胶胶浓度为12.5%，加样量应不低于10μg，经扫描仪扫描，纯度应不低于98.0%。

3.1.4.2 高效液相色谱法

依法测定（通则0512）。亲水硅胶体积排阻色谱柱，排阻极限300kD，孔径24nm，粒度10μm，直径7.5mm，长30cm；流动相为3.2mmol/L磷酸氢二钠-1.5mmol/L磷酸二氢钾-400.4mmol/L氯化钠，pH7.3；上样量应为20～100μg，在波长280nm处检测，以人促红素色谱峰计算的理论板数应不低于1500。按面积归一化法计算人促红素纯度，应不低于98.0%。

3.1.5 分子量

依法测定（通则0541第五法）。用还原型SDS-聚丙烯酰胺凝胶电泳法，考马斯亮蓝R250染色，分离胶胶浓度为12.5%，加样量应不低于1μg，分子质量应为36～45kD。

3.1.6 紫外光谱

依法测定（通则0401），用水或生理氯化钠溶液将供试品稀释至0.5～2mg/ml，在光路1cm、波长230～360nm下进行扫描，最大吸收峰应为279nm±2nm；最小吸收峰应为250nm±2nm；在320～360nm处应无吸收峰。

3.1.7 等电聚焦

取尿素9g、30%丙烯酰胺单体溶液6.0ml、40% pH3～5的两性电解质溶液1.05ml、40% pH3～10的两性电解质溶液0.45ml、水13.5ml，充分混匀后，加入 N,N,N',N'-四甲基乙二胺15μl和10%过硫酸铵溶液0.3ml，脱气后制成凝胶，加供试品溶液20μl（浓度应在每1ml含0.5mg以上），照等电聚焦电泳法（通则0541第六法）进行，同时做对照。电泳图谱应与对照品一致。

3.1.8 唾液酸含量

每1mol人促红素应不低于10.0mol（通则3102）。

3.1.9 外源性DNA残留量

每10 000IU人促红素应不高于100pg（通则3407）。

3.1.10 CHO细胞蛋白质残留量

采用双抗体夹心酶联免疫法检测，应不高于蛋白质总量的0.05%。

3.1.11 细菌内毒素检查

依法检查（通则1143），每10 000IU人促红素应小于2EU。

3.1.12 牛血清白蛋白残留量

依法测定（通则3411），应不高于蛋白质总量的0.01%。

3.1.13 肽图

供试品经透析、冻干后，用1%碳酸氢铵溶液溶解并稀释至1.5mg/ml，依法测定（通则3405），其中加入胰蛋白酶（序列分析纯），37℃±0.5℃保温6小时，色谱柱为反相 C_8 柱（25cm×4.6mm，粒度5μm，孔径30nm），柱温为45℃±0.5℃；流速为每分钟0.75ml；进样量为20μl；按下表进行梯度洗脱（表中A为0.1%三氟乙酸水溶液，B为0.1%三氟乙酸-80%乙腈水溶液）。

编号	时间/分钟	流速/ml	A/%	B/%
1	0.00	0.75	100.0	0.0
2	30.00	0.75	85.0	15.0
3	75.00	0.75	65.0	35.0
4	115.00	0.75	15.0	85.0
5	120.00	0.75	0.0	100.0
6	125.00	0.75	100.0	0.0
7	145.00	0.75	100.0	0.0

肽图应与人促红素对照品一致。

3.1.14 N端氨基酸序列（至少每年测定1次）

用氨基酸序列分析仪测定，N端序列应为：

Ala-Pro-Pro-Arg-Leu-Ile-Cys-Asp-Ser-Arg-Val-Leu-Glu-Arg-Tyr。

3.2 半成品检定

3.2.1 细菌内毒素检查

依法检查（通则1143），每1000IU人促红素应小于2EU。

3.2.2 无菌检查

依法检查（通则1101），应符合规定。

3.3 成品检定

除复溶时间、水分测定和装量差异检查外，应按标示量加入灭菌注射用水，复溶后进行其余各项检定。

3.3.1 鉴别试验

按免疫印迹法（通则3401）或免疫斑点法（通则3402）测定，应为阳性。

3.3.2 物理检查

3.3.2.1 外观

应为白色疏松体，复溶后应为无色澄明液体。

3.3.2.2 复溶时间

加入标示量的灭菌注射用水，复溶时间应不超过2分钟。

3.3.2.3 可见异物

依法检查（通则 0904），应符合规定。

3.3.2.4 装量差异

依法检查（通则 0102），应符合规定。

3.3.3 化学检定

3.3.3.1 水分

应不高于 3.0%（通则 0832）。

3.3.3.2 pH 值

依法测定（通则 0631），应符合批准的要求。

3.3.3.3 人血白蛋白含量

若制品中加入人血白蛋白作稳定剂，则应符合批准的要求（通则 0731 第二法）。

3.3.3.4 渗透压摩尔浓度

依法测定（通则 0632），应符合批准的要求。

3.3.4 生物学活性

3.3.4.1 体外法

按酶联免疫法试剂盒说明书测定，应为标示量的 80%～120%。

3.3.4.2 体内法

依法测定（通则 3522），应为标示量的 80%～140%。

3.3.5 无菌检查

依法检查（通则 1101），应符合规定。

3.3.6 细菌内毒素检查

依法检查（通则 1143），每 1000IU 人促红素应小于 2EU；5000IU/支以上规格的人促红素，每支应小于 10EU。

3.3.7 异常毒性检查

依法检查（通则 1141 小鼠试验法），应符合规定。

4 稀释剂

稀释剂应为灭菌注射用水，稀释剂的生产应符合批准的要求。

灭菌注射用水应符合本版药典（二部）的相关要求。

5 保存、运输及有效期

于 2～8℃避光保存和运输。自生产之日起，按批准的有效期执行。

6 使用说明

应符合"生物制品包装规程"规定和批准的内容。

重组人促红素注射液（CHO 细胞）

Chongzu Ren Cuhongsu Zhusheye（CHO Xibao）

Recombinant Human Erythropoietin Injection（CHO Cell）

本品系由高效表达人红细胞生成素（简称人促红素）基因的中国仓鼠卵巢（CHO）细胞，经细胞培养、分离和高度纯化后获得的重组人促红素制成。含适宜稳定剂，不含防腐剂和抗生素。

1 基本要求

生产和检定用设施、原材料及辅料、水、器具、动物等应符合"凡例"的有关要求。

2 制造

2.1 工程细胞

2.1.1 名称及来源

重组人促红素工程细胞系由带有人促红素基因的重组质粒转染的 CHO-dhfr⁻（二氢叶酸还原酶基因缺陷型细胞）细胞系。

2.1.2 细胞库建立、传代及保存

由原始细胞库的细胞传代，扩增后冻存于液氮中，作为主细胞库；从主细胞库的细胞传代，扩增后冻存于液氮中，作为工作细胞库。各级细胞库细胞传代应不超过批准的代次。细胞冻存于液氮中，检定合格后方可用于生产。

2.1.3 主细胞库及工作细胞库细胞的检定

应符合"生物制品生产检定用动物细胞基质制备及检定规程"规定。

2.1.3.1 外源因子检查

细菌和真菌、支原体、病毒检查均应为阴性。

2.1.3.2 细胞鉴别试验

应用同工酶分析、生物化学、免疫学、细胞学和遗传标记物等任一方法进行鉴别，应为典型 CHO 细胞。

2.1.3.3 人促红素表达量

应不低于原始细胞库细胞的表达量。

2.1.3.4 目的基因核苷酸序列检查（工作种子批可免做）

目的基因核苷酸序列应与批准的序列相符。

2.2 原液

2.2.1 细胞的复苏与扩增

从工作细胞库来源的细胞复苏后，于含灭能新生牛血清培养液中进行传代、扩增，供转瓶或细胞培养罐接种用。新生牛血清的质量应符合规定（通则 3604）。

2.2.2 生产用细胞培养液

生产用细胞培养液应不含牛血清和任何抗生素。

2.2.3 细胞培养

细胞培养全过程应严格按照无菌操作。细胞培养时间可根据细胞生长情况而定。

2.2.4 分离纯化

收集的培养液按经批准的纯化工艺进行，采用经批准的超滤法或其他适宜方法进行浓缩，多步色谱纯化后制得高纯度的重组人促红素，除菌过滤后即为人促红素原液。如需存放，应规定时间和温度。

2.2.5 原液检定

按 3.1 项进行。

2.3 半成品

2.3.1 配制与除菌

原液加入适宜稳定剂，并用缓冲液稀释。除菌过滤后即为半成品。

2.3.2 半成品检定

按 3.2 项进行。

2.4 成品

2.4.1 分批

应符合"生物制品分批规程"规定。

2.4.2 分装

应符合"生物制品分装和冻干规程"及通则 0102 有关规定。

2.4.3 规格

应为经批准的规格。

2.4.4 包装

应符合"生物制品包装规程"及通则 0102 有关规定。

3 检定

3.1 原液检定

3.1.1 蛋白质含量

用 4g/L 碳酸氢铵溶液将供试品稀释至 0.5～2mg/ml，作为供试品溶液。以 4g/L 碳酸氢铵溶液作为空白，测定供试品溶液在 320nm、325nm、330nm、335nm、340nm、345nm 和 350nm 的吸光度。用读出的吸光度的对数与其对应波长的对数作直线回归，求得回归方程。照紫外-可见分光光度法（通则 0401），在波长 276～280nm 处，测定供试品溶液最大吸光度 A_{max}，将 A_{max} 对应波长代入回归方程求得供试品溶液由于光散射产生的吸光度 $A_{光散射}$。按下式计算供试品蛋白质含量，应不低于 0.5mg/ml。

$$\frac{蛋白质含量}{(mg/ml)} = \frac{A_{max} - A_{光散射}}{7.43} \times 供试品稀释倍数 \times 10$$

3.1.2 生物学活性

3.1.2.1 体内法

依法测定（通则 3522）。

3.1.2.2　体外法

按酶联免疫法试剂盒说明书测定。

3.1.3　体内比活性

每 1mg 蛋白质应不低于 1.0×10^{5} IU。

3.1.4　纯度

3.1.4.1　电泳法

依法测定（通则 0541 第五法）。用非还原型 SDS-聚丙烯酰胺凝胶电泳法，考马斯亮蓝染色，分离胶胶浓度为 12.5%，加样量应不低于 10μg，经扫描仪扫描，纯度应不低于 98.0%。

3.1.4.2　高效液相色谱法

依法测定（通则 0512）。亲水硅胶体积排阻色谱柱，排阻极限 300kD，孔径 24nm，粒度 10μm，直径 7.5mm，长 30cm；流动相为 3.2mmol/L 磷酸氢二钠-1.5mmol/L 磷酸二氢钾-400.4mmol/L 氯化钠，pH7.3；上样量应为 20～100μg，在波长 280nm 处检测，以人促红素色谱峰计算的理论板数应不低于 1500。按面积归一化法计算人促红素纯度，应不低于 98.0%。

3.1.5　分子量

依法测定（通则 0541 第五法）。用还原型 SDS-聚丙烯酰胺凝胶电泳法，考马斯亮蓝 R250 染色，分离胶胶浓度为 12.5%，加样量应不低于 1μg，分子质量应为 36～45kD。

3.1.6　紫外光谱

依法测定（通则 0401），用水或生理氯化钠溶液将供试品稀释至 0.5～2mg/ml，在光路 1cm、波长 230～360nm 下进行扫描，其最大吸收峰应为 279nm±2nm；最小吸收峰应为 250nm±2nm；在 320～360nm 处应无吸收峰。

3.1.7　等电聚焦

取尿素 9g、30% 丙烯酰胺单体溶液 6.0ml、40% pH 3～5 的两性电解质溶液 1.05ml、40% pH 3～10 的两性电解质溶液 0.45ml、水 13.5ml，充分混匀后，加入 N,N,N',N'-四甲基乙二胺 15μl 和 10% 过硫酸铵溶液 0.3ml，脱气后制成凝胶，加供试品溶液 20μl（浓度应在每 1ml 含 0.5mg 以上），照等电聚焦电泳法（通则 0541 第六法）进行，同时做对照。电泳图谱应与对照品一致。

3.1.8　唾液酸含量

每 1mol 人促红素应不低于 10.0mol（通则 3102）。

3.1.9　外源性 DNA 残留量

每 10 000IU 人促红素应不高于 100pg（通则 3407）。

3.1.10　CHO 细胞蛋白质残留量

用双抗体夹心酶联免疫法检测，应不高于蛋白质总量的 0.05%。

3.1.11　细菌内毒素检查

依法检查（通则 1143），每 10 000IU 人促红素应小于 2EU。

3.1.12　牛血清白蛋白残留量

依法测定（通则 3411），应不高于蛋白质总量的 0.01%。

3.1.13　肽图

供试品经透析、冻干后，用 1% 碳酸氢铵溶液溶解并稀释至 1.5mg/ml，依法测定（通则 3405），其中加入胰蛋白酶（序列分析纯），37℃±0.5℃ 保温 6 小时，色谱柱为反相 C₈ 柱（25cm×4.6mm，粒度 5μm，孔径 30nm），柱温为 45℃±0.5℃；流速为每分钟 0.75ml；进样量为 20μl；按下表进行梯度洗脱（表中 A 为 0.1% 三氟乙酸水溶液，B 为 0.1% 三氟乙酸-80% 乙腈水溶液）。

编号	时间/分钟	流速/ml	A/%	B/%
1	0.00	0.75	100.0	0.0
2	30.00	0.75	85.0	15.0
3	75.00	0.75	65.0	35.0
4	115.00	0.75	15.0	85.0
5	120.00	0.75	0.0	100.0
6	125.00	0.75	100.0	0.0
7	145.00	0.75	100.0	0.0

肽图应与人促红素对照品一致。

3.1.14　N 端氨基酸序列（至少每年测定 1 次）

用氨基酸序列分析仪测定，N 端序列应为：

Ala-Pro-Pro-Arg-Leu-Ile-Cys-Asp-Ser-Arg-Val-Leu-Glu-Arg-Tyr。

3.2　半成品检定

3.2.1　细菌内毒素检查

依法检查（通则 1143），每 1000IU 人促红素应小于 2EU。

3.2.2　无菌检查

依法检查（通则 1101），应符合规定。

3.3　成品检定

3.3.1　鉴别试验

按免疫印迹法（通则 3401）或免疫斑点法（通则 3402）测定，应为阳性。

3.3.2　物理检查

3.3.2.1　外观

应为无色澄明液体。

3.3.2.2　可见异物

依法检查（通则 0904），应符合规定。

3.3.2.3　装量

依法检查（通则 0102），应不低于标示量。

3.3.3　化学检定

3.3.3.1　pH 值

依法测定（通则 0631），应符合批准的要求。

3.3.3.2　人血白蛋白含量

若制品中加入人血白蛋白作稳定剂，则应符合经批准的要求（通则 0731 第二法）。

3.3.3.3　渗透压摩尔浓度

依法测定（通则 0632），应符合批准的要求。

3.3.4　生物学活性

3.3.4.1　体外法

按酶联免疫法试剂盒说明书测定，应为标示量的 80%～120%。

3.3.4.2　体内法

依法测定（通则 3522），应为标示量的 80%～140%。

3.3.5　无菌检查

依法检查（通则 1101），应符合规定。

3.3.6　细菌内毒素检查

依法检查（通则 1143），每 1000IU 人促红素应小于 2EU；5000IU/支以上规格的人促红素，每支应小于 10EU。

3.3.7　异常毒性检查

依法检查（通则 1141 小鼠试验法），应符合规定。

4　保存、运输及有效期

于 2～8℃避光保存和运输。自生产之日起，按批准的有效期执行。

5　使用说明

应符合"生物制品包装规程"规定和批准的内容。

注射用重组人干扰素 α1b

Zhusheyong Chongzu Ren Ganraosu α1b

Recombinant Human Interferon α1b

for Injection

本品系由高效表达人干扰素 α1b 基因的大肠杆菌，经发酵、分离和高度纯化后获得的重组人干扰素 α1b 冻干制成。含适宜稳定剂，不含防腐剂和抗生素。

1　基本要求

生产和检定用设施、原材料及辅料、水、器具、动物等应符合"凡例"的有关要求。

2　制造

2.1　工程菌菌种

2.1.1　名称及来源

重组人干扰素 α1b 工程菌株系由带有人干扰素 α1b 基因的重组质粒转化的大肠杆菌菌株。

2.1.2　种子批的建立

应符合"生物制品生产检定用菌毒种管理规程"的规定。

2.1.3　菌种检定

主种子批和工作种子批的菌种应进行以下各项全面检定。

2.1.3.1　划种 LB 琼脂平板

应呈典型大肠杆菌集落形态，无其他杂菌生长。

2.1.3.2　染色镜检

应为典型的革兰氏阴性杆菌。

2.1.3.3　对抗生素的抗性

应与原始菌种相符。

2.1.3.4　电镜检查（工作种子批可免做）

应为典型大肠杆菌形态，无支原体、病毒样颗粒及其他微生物污染。

2.1.3.5　生化反应

应符合大肠杆菌生化反应特性。

2.1.3.6　干扰素表达量

在摇床中培养，应不低于原始菌种的表达量。

2.1.3.7　表达的干扰素型别

应用抗 α1b 型干扰素血清做中和试验，证明型别无误。

2.1.3.8　质粒检查

该质粒的酶切图谱应与原始重组质粒的相符。

2.1.3.9　目的基因核苷酸序列检查（工作种子批可免做）

目的基因核苷酸序列应与批准的序列相符。

2.2　原液

2.2.1　种子液制备

将检定合格的工作种子批菌种接种于适宜培养基（可含适量抗生素）中培养。

2.2.2　发酵用培养基

采用适宜的不含抗生素的培养基。

2.2.3　种子液接种及发酵培养

2.2.3.1　在灭菌培养基中接种适量种子液。

2.2.3.2　在适宜的温度下进行发酵，应根据经批准的发酵工艺进行，并确定相应的发酵条件，如温度、pH值、溶解氧、补料、发酵时间等。发酵液应定期进行质粒丢失率检查（通则 3406）。

2.2.4　发酵液处理

用适宜的方法收集、处理菌体。

2.2.5　初步纯化

采用经批准的纯化工艺进行初步纯化，使其纯度达到规定的要求。

2.2.6　高度纯化

经初步纯化后，采用经批准的纯化工艺进行高度纯化，使其达到 3.1 项要求，加入适宜稳定剂，除菌过滤后即为重组人干扰素 α1b 原液。如需存放，应规定时间和温度。

2.2.7　原液检定

按 3.1 项进行。

2.3　半成品

2.3.1　配制与除菌

按经批准的配方配制稀释液。配制后应立即用于稀释。

将原液用稀释液稀释至所需浓度，除菌过滤后即为半成品，保存于 2～8℃。

2.3.2　半成品检定

按 3.2 项进行。

2.4　成品

2.4.1　分批

应符合"生物制品分批规程"规定。

2.4.2　分装及冻干

应符合"生物制品分装和冻干规程"及通则 0102 有关规定。

2.4.3　规格

应为经批准的规格。

2.4.4　包装

应符合"生物制品包装规程"及通则 0102 有关规定。

3　检定

3.1　原液检定

3.1.1　生物学活性

依法测定（通则 3523）。

3.1.2　蛋白质含量

依法测定（通则 0731 第二法）。

3.1.3 比活性

为生物学活性与蛋白质含量之比，每 1mg 蛋白质应不低于 $1.0×10^7$ IU。

3.1.4 纯度

3.1.4.1 电泳法

依法测定（通则 0541 第五法）。用非还原型 SDS-聚丙烯酰胺凝胶电泳法，分离胶胶浓度为 15%，加样量应不低于 10μg（考马斯亮蓝 R250 染色法）或 5μg（银染法）。经扫描仪扫描，纯度应不低于 95.0%。

3.1.4.2 高效液相色谱法

依法测定（通则 0512）。色谱柱以适合分离分子质量为 5～60kD 蛋白质的色谱用凝胶为填充剂；流动相为 0.1mol/L 磷酸盐-0.1mol/L 氯化钠缓冲液，pH7.0；上样量应不低于 20μg，在波长 280nm 处检测，以干扰素色谱峰计算的理论板数应不低于 1000。按面积归一化法计算，干扰素主峰面积应不低于总面积的 95.0%。

3.1.5 分子量

依法测定（通则 0541 第五法）。用还原型 SDS-聚丙烯酰胺凝胶电泳法，分离胶胶浓度为 15%，加样量应不低于 1.0μg，制品的分子质量应为 19.4kD±1.9kD。

3.1.6 外源性 DNA 残留量

每 1 支/瓶应不高于 10ng（通则 3407）。

3.1.7 鼠 IgG 残留量

如采用单克隆抗体亲和色谱法纯化，应进行本项检定。每 1 次人用剂量鼠 IgG 残留量应不高于 100ng（通则 3416）。

3.1.8 宿主菌蛋白质残留量

应不高于蛋白质总量的 0.10%（通则 3412）。

3.1.9 残余抗生素活性

依法测定（通则 3408），不应有残余氨苄西林或其他抗生素活性。

3.1.10 细菌内毒素检查

依法检查（通则 1143），每 30 万 IU 应小于 10EU。

3.1.11 等电点

主区带应为 4.0～6.5，且供试品的等电点图谱应与对照品的一致（通则 0541 第六法）。

3.1.12 紫外光谱

用水或生理氯化钠溶液将供试品稀释至 100～500μg/ml，在光路 1cm、波长 230～360nm 下进行扫描，最大吸收峰波长应为 278nm±3nm（通则 0401）。

3.1.13 肽图

依法测定（通则 3405），应与对照品图形一致。

3.1.14 N 端氨基酸序列（至少每年测定 1 次）

用氨基酸序列分析仪测定，N 端序列应为：

(Met)-Cys-Asp-Leu-Pro-Glu-Thr-His-Ser-Leu-Asp-Asn-Arg-Arg-Thr-Leu。

3.2 半成品检定

3.2.1 细菌内毒素检查

依法检查（通则 1143），每 30 万 IU 应小于 10EU。

3.2.2 无菌检查

依法检查（通则 1101），应符合规定。

3.3 成品检定

除水分测定、装量差异检查外，应按标示量加入灭菌注射用水，复溶后进行其余各项检定。

3.3.1 鉴别试验

按免疫印迹法（通则 3401）或免疫斑点法（通则 3402）测定，应为阳性。

3.3.2 物理检查

3.3.2.1 外观

应为白色薄壳状疏松体，按标示量加入灭菌注射用水后迅速复溶为澄明液体。

3.3.2.2 可见异物

依法检查（通则 0904），应符合规定。

3.3.2.3 装量差异

依法检查（通则 0102），应符合规定。

3.3.3 化学检定

3.3.3.1 水分

应不高于 3.0%（通则 0832）。

3.3.3.2 pH 值

应为 6.5～7.5（通则 0631）。

3.3.3.3 渗透压摩尔浓度

依法测定（通则 0632），应符合批准的要求。

3.3.4 生物学活性

应为标示量的 80%～150%（通则 3523）。

3.3.5 残余抗生素活性

依法测定（通则 3408），不应有残余氨苄西林或其他抗生素活性。

3.3.6 无菌检查

依法检查（通则 1101），应符合规定。

3.3.7 细菌内毒素检查

依法检查（通则 1143），每 1 支/瓶应小于 10EU。

3.3.8 异常毒性检查

依法检查（通则 1141 小鼠试验法），应符合要求。

4 稀释剂

稀释剂应为灭菌注射用水，稀释剂的生产应符合批准的要求。

灭菌注射用水应符合本版药典（二部）的相关要求。

5 保存、运输及有效期

于 2～8℃ 避光保存和运输。自生产之日起，按批准的有效期执行。

6 使用说明

应符合"生物制品包装规程"规定和批准的内容。

重组人干扰素 α1b 注射液

Chongzu Ren Ganraosu α1b Zhusheye

Recombinant Human Interferon α1b Injection

本品系由高效表达人干扰素 α1b 基因的大肠杆菌，经发酵、分离和高度纯化后获得的重组人干扰素 α1b 制成。含适宜稳定剂，不含防腐剂和抗生素。

1　基本要求

生产和检定用设施、原材料及辅料、水、器具、动物等应符合"凡例"的有关要求。

2　制造

2.1　工程菌菌种

2.1.1　名称及来源

重组人干扰素 α1b 工程菌株系由带有人干扰素 α1b 基因的重组质粒转化的大肠杆菌菌株。

2.1.2　种子批的建立

应符合"生物制品生产检定用菌毒种管理规程"的规定。

2.1.3　菌种检定

主种子批和工作种子批的菌种应进行以下各项全面检定。

2.1.3.1　划种 LB 琼脂平板

应呈典型大肠杆菌集落形态，无其他杂菌生长。

2.1.3.2　染色镜检

应为典型的革兰氏阴性杆菌。

2.1.3.3　对抗生素的抗性

应与原始菌种相符。

2.1.3.4　电镜检查（工作种子批可免做）

应为典型大肠杆菌形态，无支原体、病毒样颗粒及其他微生物污染。

2.1.3.5　生化反应

应符合大肠杆菌生化反应特性。

2.1.3.6　干扰素表达量

在摇床中培养，应不低于原始菌种的表达量。

2.1.3.7　表达的干扰素型别

应用抗 α1b 型干扰素血清做中和试验，证明型别无误。

2.1.3.8　质粒检查

该质粒的酶切图谱应与原始重组质粒的相符。

2.1.3.9　目的基因核苷酸序列检查（工作种子批可免做）

目的基因核苷酸序列应与批准的序列相符。

2.2　原液

2.2.1　种子液制备

将检定合格的工作种子批菌种接种于适宜培养基（可含适量抗生素）中培养。

2.2.2　发酵用培养基

采用适宜的不含抗生素的培养基。

2.2.3　种子液接种及发酵培养

2.2.3.1　在灭菌培养基中接种适量种子液。

2.2.3.2　在适宜的温度下进行发酵，应根据经批准的发酵工艺进行，并确定相应的发酵条件，如温度、pH 值、溶解氧、补料、发酵时间等。发酵液应定期进行质粒丢失率检查（通则 3406）。

2.2.4　发酵液处理

用适宜的方法收集、处理菌体。

2.2.5　初步纯化

采用经批准的纯化工艺进行初步纯化，使其纯度达到规定的要求。

2.2.6　高度纯化

经初步纯化后，采用经批准的纯化工艺进行高度纯化，使其达到 3.1 项要求，加入适宜稳定剂，除菌过滤即为重组人干扰素 α1b 原液。如需存放，应规定时间和温度。

2.2.7　原液检定

按 3.1 项进行。

2.3　半成品

2.3.1　配制与除菌

按经批准的配方配制稀释液；配制后应立即用于稀释。

将原液用稀释液稀释至所需浓度，除菌过滤后即为半成品，保存于 2~8℃。

2.3.2　半成品检定

按 3.2 项进行。

2.4　成品

2.4.1　分批

应符合"生物制品分批规程"规定。

2.4.2　分装

应符合"生物制品分装和冻干规程"及通则 0102 有关规定。

2.4.3　规格

应为经批准的规格。

2.4.4　包装

应符合"生物制品包装规程"及通则 0102 有关规定。

3　检定

3.1　原液检定

3.1.1　生物学活性

依法测定（通则 3523）。

3.1.2　蛋白质含量

依法测定（通则 0731 第二法）。

3.1.3　比活性

为生物学活性与蛋白质含量之比。每 1mg 蛋白质应不低于 $1.0×10^7$ IU。

3.1.4　纯度

3.1.4.1　电泳法

依法测定（通则 0541 第五法）。用非还原型 SDS-聚丙烯酰胺凝胶电泳法，分离胶胶浓度为 15%，加样量应不低于 10μg（考马斯亮蓝 R250 染色法）或 5μg（银染法）。经扫描仪扫描，纯度应不低于 95.0%。

3.1.4.2　高效液相色谱法

依法测定（通则 0512）。色谱柱以适合分离分子质量为 5～60kD 蛋白质的色谱用凝胶为填充剂；流动相为 0.1mol/L 磷酸盐-0.1mol/L 氯化钠缓冲液，pH7.0；上样量应不低于 20μg，在波长 280nm 处检测，以干扰素色谱峰计算的理论板数应不低于 1000。按面积归一化法计算，干扰素主峰面积应不低于总面积的 95.0%。

3.1.5　分子量

依法测定（通则 0541 第五法）。用还原型 SDS-聚丙烯酰胺凝胶电泳法，分离胶胶浓度为 15%，加样量应不低于 1.0μg，制品的分子质量应为 19.4kD±1.9kD。

3.1.6　外源性 DNA 残留量

每 1 支/瓶应不高于 10ng（通则 3407）。

3.1.7　鼠 IgG 残留量

如采用单克隆抗体亲和色谱法纯化，应进行本项检定。每 1 次人用剂量鼠 IgG 残留量应不高于 100ng（通则 3416）。

3.1.8　宿主菌蛋白质残留量

应不高于蛋白质总量的 0.10%（通则 3412）。

3.1.9　残余抗生素活性

依法测定（通则 3408），不应有残余氨苄西林或其他抗生素活性。

3.1.10　细菌内毒素检查

依法检查（通则 1143），每 30 万 IU 应小于 10EU。

3.1.11　等电点

主区带应为 4.0～6.5，且供试品的等电点图谱应与对照品的一致（通则 0541 第六法）。

3.1.12　紫外光谱

用水或生理氯化钠溶液将供试品稀释至 100～500μg/ml，在光路 1cm、波长 230～360nm 下进行扫描，最大吸收峰波长应为 278nm±3nm（通则 0401）。

3.1.13　肽图

依法测定（通则 3405），应与对照品图形一致。

3.1.14　N 端氨基酸序列（至少每年测定 1 次）

用氨基酸序列分析仪测定，N 端序列应为：

(Met)-Cys-Asp-Leu-Pro-Glu-Thr-His-Ser-Leu-Asp-Asn-Arg-Arg-Thr-Leu。

3.2　半成品检定

3.2.1　细菌内毒素检查

依法检查（通则 1143），每 30 万 IU 应小于 10EU。

3.2.2　无菌检查

依法检查（通则 1101），应符合规定。

3.3　成品检定

3.3.1　鉴别试验

按免疫印迹法（通则 3401）或免疫斑点法（通则 3402）测定，应为阳性。

3.3.2　物理检查

3.3.2.1　外观

应为澄明液体。

3.3.2.2　可见异物

依法检查（通则 0904），应符合规定。

3.3.2.3　装量

依法检查（通则 0102），应不低于标示量。

3.3.3　化学检定

3.3.3.1　pH 值

应为 6.5～7.5（通则 0631）。

3.3.3.2　渗透压摩尔浓度

依法测定（通则 0632），应符合批准的要求。

3.3.4　生物学活性

应为标示量的 80%～150%（通则 3523）。

3.3.5　残余抗生素活性

依法测定（通则 3408），不应有残余氨苄西林或其他抗生素活性。

3.3.6　无菌检查

依法检查（通则 1101），应符合规定。

3.3.7　细菌内毒素检查

依法检查（通则 1143），每 1 支/瓶应小于 10EU。

3.3.8　异常毒性检查

依法检查（通则 1141 小鼠试验法），应符合规定。

4　保存、运输及有效期

于 2～8℃避光保存和运输。自生产之日起，按批准的有效期执行。

5　使用说明

应符合"生物制品包装规程"规定和批准的内容。

重组人干扰素 α1b 滴眼液

Chongzu Ren Ganraosu α1b Diyanye

Recombinant Human Interferon α1b

Eye Drops

本品系由高效表达人干扰素 α1b 基因的大肠杆菌，经发酵、分离和高度纯化后获得的重组人干扰素 α1b 制成。含适宜稳定剂。

1 基本要求

生产和检定用设施、原材料及辅料、水、器具、动物等应符合"凡例"的有关要求。

2 制造

2.1 工程菌菌种

2.1.1 名称及来源

重组人干扰素 α1b 工程菌株系由带有人干扰素 α1b 基因的重组质粒转化的大肠杆菌菌株。

2.1.2 种子批的建立

应符合"生物制品生产检定用菌毒种管理规程"的规定。

2.1.3 菌种检定

主种子批和工作种子批的菌种应进行以下各项全面检定。

2.1.3.1 划种 LB 琼脂平板

应呈典型大肠杆菌集落形态，无其他杂菌生长。

2.1.3.2 染色镜检

应为典型的革兰氏阴性杆菌。

2.1.3.3 对抗生素的抗性

应与原始菌种相符。

2.1.3.4 电镜检查（工作种子批可免做）

应为典型大肠杆菌形态，无支原体、病毒样颗粒及其他微生物污染。

2.1.3.5 生化反应

应符合大肠杆菌生化反应特性。

2.1.3.6 干扰素表达量

在摇床中培养，应不低于原始菌种的表达量。

2.1.3.7 表达的干扰素型别

应用抗 α1b 型干扰素血清做中和试验，证明型别无误。

2.1.3.8 质粒检查

该质粒的酶切图谱应与原始重组质粒的相符。

2.1.3.9 目的基因核苷酸序列检查（工作种子批可免做）

目的基因核苷酸序列应与批准的序列相符。

2.2 原液

2.2.1 种子液制备

将检定合格的工作种子批菌种接种于适宜培养基（可含适量抗生素）中培养。

2.2.2 发酵用培养基

采用适宜的不含抗生素的培养基。

2.2.3 种子液接种及发酵培养

2.2.3.1 在灭菌培养基中接种适量种子液。

2.2.3.2 在适宜的温度下进行发酵，应根据经批准的发酵工艺进行，并确定相应的发酵条件，如温度、pH值、溶解氧、补料、发酵时间等。发酵液应定期进行质粒丢失率检查（通则 3406）。

2.2.4 发酵液处理

用适宜的方法收集、处理菌体。

2.2.5 纯化

采用经批准的工艺进行纯化，使其达到 3.1 项要求，加入适宜稳定剂，除菌过滤后即为重组人干扰素 α1b 原液。如需存放，应规定时间和温度。

2.2.6 原液检定

按 3.1 项进行。

2.3 半成品

2.3.1 配制与除菌

按经批准的配方配制稀释液。配制后应立即用于稀释。

将原液用稀释液稀释至所需浓度，除菌过滤后即为半成品，保存于 2~8℃。

2.3.2 半成品检定

按 3.2 项进行。

2.4 成品

2.4.1 分批

应符合"生物制品分批规程"规定。

2.4.2 分装

应符合"生物制品分装和冻干规程"及通则 0105 有关规定。

2.4.3 规格

应为经批准的规格。

2.4.4 包装

应符合"生物制品包装规程"及通则 0105 有关规定。

3 检定

3.1 原液检定

3.1.1 生物学活性

依法测定（通则 3523）。

3.1.2 蛋白质含量

依法测定（通则 0731 第二法）。

3.1.3 比活性

为生物学活性与蛋白质含量之比，每 1mg 蛋白质应不低于 8.0×10^6 IU。

3.1.4 纯度

依法测定（通则 0541 第五法）。用非还原型 SDS-聚丙烯酰胺凝胶电泳法，分离胶胶浓度为 15%，加样量应不低于 10μg（考马斯亮蓝 R250 染色法）或 5μg（银染

法）。经扫描仪扫描，纯度应不低于 80.0％，50kD 的以上杂蛋白应不高于 10％。

3.1.5 分子量

依法测定（通则 0541 第五法）。用还原型 SDS-聚丙烯酰胺凝胶电泳法，分离胶胶浓度为 15％，加样量应不低于 1.0μg，制品的分子质量应为 19.4kD±1.9kD。

3.1.6 鼠 IgG 残留量

如采用单克隆抗体亲和色谱法纯化，应进行本项检定。每 1 次人用剂量鼠 IgG 残留量应不高于 100ng（通则 3416）。

3.2 半成品检定

3.2.1 生物学活性

应为标示量的 80％～150％（通则 3523）。

3.2.2 无菌检查

依法检查（通则 1101），应符合规定。

3.3 成品检定

3.3.1 鉴别试验

按免疫印迹法（通则 3401）或免疫斑点法（通则 3402）测定，应为阳性。

3.3.2 物理检查

3.3.2.1 外观

应为无色或淡黄色液体。

3.3.2.2 可见异物

依法检查（通则 0904），应符合规定。

3.3.2.3 装量

依法检查（通则 0105），应符合规定。

3.3.3 化学检定

3.3.3.1 pH 值

应为 6.5～7.5（通则 0631）。

3.3.3.2 渗透压摩尔浓度

依法测定（通则 0632），应符合批准的要求。

3.3.4 生物学活性

应为标示量的 80％～150％（通则 3523）。

3.3.5 无菌检查

依法检查（通则 1101），应符合规定。

4 保存、运输及有效期

于 2～8℃避光保存和运输。自生产之日起，按批准的有效期执行。

5 使用说明

应符合"生物制品包装规程"规定和批准的内容。

注射用重组人干扰素 α2a

Zhusheyong Chongzu Ren Ganraosu α2a

Recombinant Human Interferon α2a

for Injection

本品系由高效表达人干扰素 α2a 基因的大肠杆菌，经发酵、分离和高度纯化后获得的重组人干扰素 α2a 冻干制成。含适宜稳定剂，不含防腐剂和抗生素。

1 基本要求

生产和检定用设施、原材料及辅料、水、器具、动物等应符合"凡例"的有关要求。

2 制造

2.1 工程菌菌种

2.1.1 名称及来源

重组人干扰素 α2a 工程菌株系由带有人干扰素 α2a 基因的重组质粒转化的大肠杆菌菌株。

2.1.2 种子批的建立

应符合"生物制品生产检定用菌毒种管理规程"的规定。

2.1.3 菌种检定

主种子批和工作种子批的菌种应进行以下各项全面检定。

2.1.3.1 划种 LB 琼脂平板

应呈典型大肠杆菌集落形态，无其他杂菌生长。

2.1.3.2 染色镜检

应为典型的革兰氏阴性杆菌。

2.1.3.3 对抗生素的抗性

应与原始菌种相符。

2.1.3.4 电镜检查（工作种子批可免做）

应为典型大肠杆菌形态，无支原体、病毒样颗粒及其他微生物污染。

2.1.3.5 生化反应

应符合大肠杆菌生化反应特性。

2.1.3.6 干扰素表达量

在摇床中培养，应不低于原始菌种的表达量。

2.1.3.7 表达的干扰素型别

应用抗 α2a 型干扰素血清做中和试验，证明型别无误。

2.1.3.8 质粒检查

该质粒的酶切图谱应与原始重组质粒的相符。

2.1.3.9 目的基因核苷酸序列检查（工作种子批可免做）

目的基因核苷酸序列应与批准的序列相符。

2.2 原液

2.2.1 种子液制备

将检定合格的工作种子批菌种接种于适宜培养基（可含适量抗生素）中培养。

2.2.2 发酵用培养基

采用适宜的不含抗生素的培养基。

2.2.3 种子液接种及发酵培养

2.2.3.1 在灭菌培养基中接种适量种子液。

2.2.3.2 在适宜的温度下进行发酵，应根据经批准的发酵工艺进行，并确定相应的发酵条件，如温度、pH 值、溶解氧、补料、发酵时间等。发酵液应定期进行质粒丢失率检查（通则 3406）。

2.2.4 发酵液处理

用适宜的方法收集、处理菌体。

2.2.5 初步纯化

采用经批准的纯化工艺进行初步纯化，使其纯度达到规定的要求。

2.2.6 高度纯化

经初步纯化后，采用经批准的纯化工艺进行高度纯化，使其达到 3.1 项要求，加入适宜稳定剂，除菌过滤后即为重组人干扰素 α2a 原液。如需存放，应规定时间和温度。

2.2.7 原液检定

按 3.1 项进行。

2.3 半成品

2.3.1 配制与除菌

按经批准的配方配制稀释液。配制后应立即用于稀释。

将原液用稀释液稀释至所需浓度，除菌过滤后即为半成品，保存于 2～8℃。

2.3.2 半成品检定

按 3.2 项进行。

2.4 成品

2.4.1 分批

应符合"生物制品分批规程"规定。

2.4.2 分装及冻干

应符合"生物制品分装和冻干规程"及通则 0102 有关规定。

2.4.3 规格

应为经批准的规格。

2.4.4 包装

应符合"生物制品包装规程"及通则 0102 有关规定。

3 检定

3.1 原液检定

3.1.1 生物学活性

依法测定（通则 3523）。

3.1.2 蛋白质含量

依法测定（通则 0731 第二法）。

3.1.3 比活性

为生物学活性与蛋白质含量之比，每 1mg 蛋白质应不低于 1.0×10^{8} IU。

3.1.4 纯度

3.1.4.1 电泳法

依法测定（通则 0541 第五法）。用非还原型 SDS-聚丙烯酰胺凝胶电泳法，分离胶胶浓度为 15%，加样量应不低于 10μg（考马斯亮蓝 R250 染色法）或 5μg（银染法）。经扫描仪扫描，纯度应不低于 95.0%。

3.1.4.2　高效液相色谱法

依法测定（通则 0512）。色谱柱以适合分离分子质量为 5～60kD 蛋白质的色谱用凝胶为填充剂；流动相为 0.1mol/L 磷酸盐-0.1mol/L 氯化钠缓冲液，pH7.0；上样量应不低于 20μg，在波长 280nm 处检测，以干扰素色谱峰计算的理论板数应不低于 1000。按面积归一化法计算，干扰素主峰面积应不低于总面积的 95.0%。

3.1.5　分子量

依法测定（通则 0541 第五法）。用还原型 SDS-聚丙烯酰胺凝胶电泳法，分离胶胶浓度为 15%，加样量应不低于 1.0μg，制品的分子质量应为 19.2kD±1.9kD。

3.1.6　外源性 DNA 残留量

每 1 支/瓶应不高于 10ng（通则 3407）。

3.1.7　鼠 IgG 残留量

如采用单克隆抗体亲和色谱法纯化，应进行本项检定。每 1 次人用剂量鼠 IgG 残留量应不高于 100ng（通则 3416）。

3.1.8　宿主菌蛋白质残留量

应不高于蛋白质总量的 0.10%（通则 3412）。

3.1.9　残余抗生素活性

依法测定（通则 3408），不应有残余氨苄西林或其他抗生素活性。

3.1.10　细菌内毒素检查

依法检查（通则 1143），每 300 万 IU 应小于 10EU。

3.1.11　等电点

主区带应为 5.5～6.8，且供试品的等电点图谱应与对照品的一致（通则 0541 第六法）。

3.1.12　紫外光谱

用水或生理氯化钠溶液将供试品稀释至 100～500μg/ml，在光路 1cm、波长 230～360nm 下进行扫描，最大吸收峰波长应为 278nm±3nm（通则 0401）。

3.1.13　肽图

依法测定（通则 3405），应与对照品图形一致。

3.1.14　N 端氨基酸序列（至少每年测定 1 次）

用氨基酸序列分析仪测定，N 端序列应为：
(Met)-Cys-Asp-Leu-Pro-Gln-Thr-His-Ser-Leu-Gly-
Ser-Arg-Arg-Thr-Leu。

3.2　半成品检定

3.2.1　细菌内毒素检查

依法检查（通则 1143），每 300 万 IU 应小于 10EU。

3.2.2　无菌检查

依法检查（通则 1101），应符合规定。

3.3　成品检定

除水分测定、装量差异检查外，应按标示量加入灭菌注射用水，复溶后进行其余各项检定。

3.3.1　鉴别试验

按免疫印迹法（通则 3401）或免疫斑点法（通则 3402）测定，应为阳性。

3.3.2　物理检查

3.3.2.1　外观

应为白色薄壳状疏松体，按标示量加入灭菌注射用水后应迅速复溶为澄明液体。

3.3.2.2　可见异物

依法检查（通则 0904），应符合规定。

3.3.2.3　装量差异

依法检查（通则 0102），应符合规定。

3.3.3　化学检定

3.3.3.1　水分

应不高于 3.0%（通则 0832）。

3.3.3.2　pH 值

应为 6.5～7.5（通则 0631）。

3.3.3.3　渗透压摩尔浓度

依法测定（通则 0632），应符合批准的要求。

3.3.4　生物学活性

应为标示量的 80%～150%（通则 3523）。

3.3.5　残余抗生素活性

依法测定（通则 3408），不应有残余氨苄西林或其他抗生素活性。

3.3.6　无菌检查

依法检查（通则 1101），应符合规定。

3.3.7　细菌内毒素检查

依法检查（通则 1143），每 1 支/瓶应小于 10EU。

3.3.8　异常毒性检查

依法检查（通则 1141 小鼠试验法），应符合规定。

4　稀释剂

稀释剂应为灭菌注射用水，稀释剂的生产应符合批准的要求。

灭菌注射用水应符合本版药典（二部）的相关要求。

5　保存、运输及有效期

于 2～8℃ 避光保存和运输。自生产之日起，按批准的有效期执行。

6　使用说明

应符合"生物制品包装规程"规定和批准的内容。

重组人干扰素 α2a 注射液

Chongzu Ren Ganraosu α2a Zhusheye

Recombinant Human Interferon α2a Injection

本品系由高效表达人干扰素 α2a 基因的大肠杆菌，经发酵、分离和高度纯化后获得的重组人干扰素 α2a 制成。含适宜稳定剂，不含抗生素。

1　基本要求

生产和检定用设施、原材料及辅料、水、器具、动物等应符合"凡例"的有关要求。

2　制造

2.1　工程菌菌种

2.1.1　名称及来源

重组人干扰素 α2a 工程菌株系由带有人干扰素 α2a 基因的重组质粒转化的大肠杆菌菌株。

2.1.2　种子批的建立

应符合"生物制品生产检定用菌毒种管理规程"的规定。

2.1.3　菌种检定

主种子批和工作种子批的菌种应进行以下各项全面检定。

2.1.3.1　划种 LB 琼脂平板

应呈典型大肠杆菌集落形态，无其他杂菌生长。

2.1.3.2　染色镜检

应为典型的革兰氏阴性杆菌。

2.1.3.3　对抗生素的抗性

应与原始菌种相符。

2.1.3.4　电镜检查（工作种子批可免做）

应为典型大肠杆菌形态，无支原体、病毒样颗粒及其他微生物污染。

2.1.3.5　生化反应

应符合大肠杆菌生化反应特性。

2.1.3.6　干扰素表达量

在摇床中培养，应不低于原始菌种的表达量。

2.1.3.7　表达的干扰素型别

应用抗 α2a 型干扰素血清做中和试验，证明型别无误。

2.1.3.8　质粒检查

该质粒的酶切图谱应与原始重组质粒的相符。

2.1.3.9　目的基因核苷酸序列检查（工作种子批可免做）

目的基因核苷酸序列应与批准的序列相符。

2.2　原液

2.2.1　种子液制备

将检定合格的工作种子批菌种接种于适宜培养基（可含适量抗生素）中培养。

2.2.2　发酵用培养基

采用适宜的不含抗生素的培养基。

2.2.3　种子液接种及发酵培养

2.2.3.1　在灭菌培养基中接种适量种子液。

2.2.3.2　在适宜的温度下进行发酵，应根据经批准的发酵工艺进行，并确定相应的发酵条件，如温度、pH 值、溶解氧、补料、发酵时间等。发酵液应定期进行质粒丢失率检查（通则 3406）。

2.2.4　发酵液处理

用适宜的方法收集、处理菌体。

2.2.5　初步纯化

采用经批准的纯化工艺进行初步纯化，使其纯度达到规定的要求。

2.2.6　高度纯化

经初步纯化后，采用经批准的纯化工艺进行高度纯化，使其达到 3.1 项要求，加入适宜稳定剂，除菌过滤后，即为重组人干扰素 α2a 原液。如需存放，应规定时间和温度。

2.2.7　原液检定

按 3.1 项进行。

2.3　半成品

2.3.1　配制与除菌

按经批准的配方配制稀释液。配制后应立即用于稀释。

将原液用稀释液稀释至所需浓度，除菌过滤后即为半成品，保存于 2～8℃。

2.3.2　半成品检定

按 3.2 项进行。

2.4　成品

2.4.1　分批

应符合"生物制品分批规程"规定。

2.4.2　分装

应符合"生物制品分装和冻干规程"及通则 0102 有关规定。

2.4.3　规格

应为经批准的规格。

2.4.4　包装

应符合"生物制品包装规程"及通则 0102 有关规定。

3　检定

3.1　原液检定

3.1.1　生物学活性

依法测定（通则 3523）。

3.1.2　蛋白质含量

依法测定（通则 0731 第二法）。

3.1.3　比活性

为生物学活性与蛋白质含量之比，每 1mg 蛋白质应不低于 1.0×10^8 IU。

3.1.4　纯度

3.1.4.1　电泳法

依法测定（通则 0541 第五法）。用非还原型 SDS-聚丙烯酰胺凝胶电泳法，分离胶胶浓度为 15%，加样量应不低于 10μg（考马斯亮蓝 R250 染色法）或 5μg（银染法）。经扫描仪扫描，纯度应不低于 95.0%。

3.1.4.2　高效液相色谱法

依法测定（通则 0512）。色谱柱以适合分离分子质量为 5～60kD 蛋白质的色谱用凝胶为填充剂；流动相为 0.1mol/L 磷酸盐-0.1mol/L 氯化钠缓冲液，pH7.0；上样量应不低于 20μg，在波长 280nm 处检测，以干扰素色谱峰计算的理论板数应不低于 1000。按面积归一化法计算，干扰素主峰面积应不低于总面积的 95.0%。

3.1.5　分子量

依法测定（通则 0541 第五法）。用还原型 SDS-聚丙烯酰胺凝胶电泳法，分离胶胶浓度为 15%，加样量应不低于 1.0μg，制品的分子质量应为 19.2kD±1.9kD。

3.1.6　外源性 DNA 残留量

每 1 支/瓶应不高于 10ng（通则 3407）。

3.1.7　鼠 IgG 残留量

如采用单克隆抗体亲和色谱法纯化，应进行本项检定。每 1 次人用剂量鼠 IgG 残留量应不高于 100ng（通则 3416）。

3.1.8　宿主菌蛋白质残留量

应不高于蛋白质总量的 0.10%（通则 3412）。

3.1.9　残余抗生素活性

依法测定（通则 3408），不应有残余氨苄西林或其他抗生素活性。

3.1.10　细菌内毒素检查

依法检查（通则 1143），每 300 万 IU 应小于 10EU。

3.1.11　等电点

主区带应为 5.5～6.8，且供试品的等电点图谱应与对照品的一致（通则 0541 第六法）。

3.1.12　紫外光谱

用水或生理氯化钠溶液将供试品稀释至 100～500μg/ml，在光路 1cm、波长 230～360nm 下进行扫描，最大吸收峰波长应为 278nm±3nm（通则 0401）。

3.1.13　肽图

依法测定（通则 3405），应与对照品图形一致。

3.1.14　N 端氨基酸序列（至少每年测定 1 次）

用氨基酸序列分析仪测定，N 端序列应为：

(Met)-Cys-Asp-Leu-Pro-Gln-Thr-His-Ser-Leu-Gly-Ser-Arg-Arg-Thr-Leu。

3.2　半成品检定

3.2.1　细菌内毒素检查

依法检查（通则 1143），每 300 万 IU 应小于 10EU。

3.2.2　无菌检查

依法检查（通则 1101），应符合规定。

3.3　成品检定

3.3.1　鉴别试验

按免疫印迹法（通则 3401）或免疫斑点法（通则 3402）测定，应为阳性。

3.3.2　物理检查

3.3.2.1　外观

应为澄明液体。

3.3.2.2　可见异物

依法检查（通则 0904），应符合规定。

3.3.2.3　装量

依法检查（通则 0102），应不低于标示量。

3.3.3　化学检定

3.3.3.1　pH 值

应为 6.5～7.5（通则 0631）。

3.3.3.2　渗透压摩尔浓度

依法测定（通则 0632），应符合批准的要求。

3.3.3.3　聚山梨酯 80 含量

如制剂中含有聚山梨酯 80，应进行本项检定。其含量应为配制量的 50%～150%（通则 3203）。

3.3.3.4　对羟基苯甲酸甲酯及对羟基苯甲酸丙酯含量

如制剂中含有对羟基苯甲酸甲酯，其含量应为 0.04%～0.10%；如制剂中含有对羟基苯甲酸丙酯，其含量应为 0.004%～0.010%（通则 3116）。

3.3.4　生物学活性

应为标示量的 80%～150%（通则 3523）。

3.3.5　残余抗生素活性

依法测定（通则 3408），不应有残余氨苄西林或其他抗生素活性。

3.3.6　无菌检查

依法检查（通则 1101），应符合规定。

3.3.7　细菌内毒素检查

依法检查（通则 1143），每 1 支/瓶应小于 10EU。

3.3.8　异常毒性检查

依法检查（通则 1141 小鼠试验法），应符合规定。

4　保存、运输及有效期

于 2～8℃避光保存和运输。自生产之日起，按批准的有效期执行。

5　使用说明

应符合"生物制品包装规程"规定和批准的内容。

重组人干扰素 α2a 栓

Chongzu Ren Ganraosu α2a Shuan

Recombinant Human Interferon α2a
Vaginal Suppository

本品系由高效表达人干扰素 α2a 基因的大肠杆菌，经发酵、分离和高度纯化后获得的重组人干扰素 α2a，加入栓剂基质中，经成型、挂膜制备而成。

1　基本要求

生产和检定用设施、原材料及辅料、水、器具、动物等应符合"凡例"的有关要求。

2　制造

2.1　工程菌菌种

2.1.1　名称及来源

重组人干扰素 α2a 工程菌株系由带有人干扰素 α2a 基因的重组质粒转化的大肠杆菌菌株。

2.1.2　种子批的建立

应符合"生物制品生产检定用菌毒种管理规程"的规定。

2.1.3　菌种检定

主种子批和工作种子批的菌种应进行以下各项全面检定。

2.1.3.1　划种 LB 琼脂平板

应呈典型大肠杆菌集落形态，无其他杂菌生长。

2.1.3.2　染色镜检

应为典型的革兰氏阴性杆菌。

2.1.3.3　对抗生素的抗性

应与原始菌种相符。

2.1.3.4　电镜检查（工作种子批可免做）

应为典型大肠杆菌形态，无支原体、病毒样颗粒及其他微生物污染。

2.1.3.5　生化反应

应符合大肠杆菌生化反应特性。

2.1.3.6　干扰素表达量

在摇床中培养，应不低于原始菌种的表达量。

2.1.3.7　表达的干扰素型别

应用抗 α2a 型干扰素血清做中和试验，证明型别无误。

2.1.3.8　质粒检查

该质粒的酶切图谱应与原始重组质粒的相符。

2.1.3.9　目的基因核苷酸序列检查（工作种子批可免做）

目的基因核苷酸序列应与批准的序列相符。

2.2　原液

2.2.1　种子液制备

将检定合格的工作种子批菌种接种于适宜培养基（可含适量抗生素）中培养。

2.2.2　发酵用培养基

采用适宜的不含抗生素的培养基。

2.2.3　种子液接种及发酵培养

2.2.3.1　在灭菌培养基中接种适量种子液。

2.2.3.2　在适宜的温度下进行发酵，应根据经批准的发酵工艺进行，并确定相应的发酵条件，如温度、pH 值、溶解氧、补料、发酵时间等。发酵液应定期进行质粒丢失率检查（通则 3406）。

2.2.4　发酵液处理

用适宜的方法收集、处理菌体。

2.2.5　初步纯化

采用经批准的纯化工艺进行初步纯化，使其纯度达到规定的要求。

2.2.6　高度纯化

经初步纯化后，采用经批准的纯化工艺进行高度纯化，使其达到 3.1 项要求，加入适宜稳定剂，除菌过滤后即为重组人干扰素 α2a 原液。如需存放，应规定时间和温度。

2.2.7　原液检定

按 3.1 项进行。

2.3　栓剂制备

2.3.1　配制

按经批准的配方进行配制。重组人干扰素 α2a 原液加入基质时温度不得超过 56℃，应混合均匀。采用的基质应符合通则 0107 有关规定。

2.3.2　栓剂成型

按经批准的生产工艺进行。栓剂的外形应符合通则 0107 有关规定。

2.4　成品

2.4.1　分批

应符合"生物制品分批规程"规定。

2.4.2　规格

应为经批准的规格。

2.4.3　包装

应符合"生物制品包装规程"及通则 0107 有关规定。

3　检定

3.1　原液检定

3.1.1　生物学活性

依法测定（通则 3523）。

3.1.2　蛋白质含量

依法测定（通则 0731 第二法）。

3.1.3　比活性

为生物学活性与蛋白质含量之比，每 1mg 蛋白质应不低于 1.0×10^8 IU。

3.1.4　纯度

3.1.4.1　电泳法

依法测定（通则 0541 第五法）。用非还原型 SDS-聚

丙烯酰胺凝胶电泳法，分离胶胶浓度为 15%，加样量应不低于 10μg（考马斯亮蓝 R250 染色法）或 5μg（银染法）。经扫描仪扫描，纯度应不低于 95.0%。

3.1.4.2 高效液相色谱法

依法测定（通则 0512）。色谱柱以适合分离分子质量为 5～60kD 蛋白质的色谱用凝胶为填充剂；流动相为 0.1mol/L 磷酸盐-0.1mol/L 氯化钠缓冲液，pH7.0；上样量应不低于 20μg，在波长 280nm 处检测，以干扰素色谱峰计算的理论板数应不低于 1000。按面积归一化法计算，干扰素主峰面积应不低于总面积的 95.0%。

3.1.5 分子量

依法测定（通则 0541 第五法）。用还原型 SDS-聚丙烯酰胺凝胶电泳法，分离胶胶浓度为 15%，加样量应不低于 1.0μg，制品的分子质量应为 19.2kD±1.9kD。

3.1.6 外源性 DNA 残留量

每 1 支/瓶应不高于 10ng（通则 3407）。

3.1.7 鼠 IgG 残留量

如采用单克隆抗体亲和色谱法纯化，应进行本项检定。每 1 次人用剂量鼠 IgG 残留量应不高于 100ng（通则 3416）。

3.1.8 宿主菌蛋白质残留量

应不高于蛋白质总量的 0.10%（通则 3412）。

3.1.9 残余抗生素活性

依法测定（通则 3408），不应有残余氨苄西林或其他抗生素活性。

3.1.10 等电点

主区带应为 5.5～6.8，且供试品的等电点图谱应与对照品的一致（通则 0541 第六法）。

3.1.11 紫外光谱

用水或生理氯化钠溶液将供试品稀释至 100～500μg/ml，在光路 1cm、波长 230～360nm 下进行扫描，最大吸收峰波长应为 278nm±3nm（通则 0401）。

3.1.12 肽图

依法测定（通则 3405），应与对照品图形一致。

3.1.13 N 端氨基酸序列（至少每年测定 1 次）

用氨基酸序列分析仪测定，N 端序列应为：

(Met)-Cys-Asp-Leu-Pro-Gln-Thr-His-Ser-Leu-Gly-Ser-Arg-Arg-Thr-Leu。

3.2 成品检定

除外观、重量差异及融变时限检查外，应按经批准的方法预处理供试品后，进行其余各项检定。

3.2.1 鉴别试验

按免疫印迹法（通则 3401）或免疫斑点法（通则 3402）测定，应为阳性。

3.2.2 物理检查

3.2.2.1 外观

应为白色或黄色栓，外形应完整、均匀、光滑，质硬。

3.2.2.2 重量差异

依法检查（通则 0107），应符合规定。

3.2.2.3 融变时限

依法检查（通则 0922），应符合规定。

3.2.3 化学检定

pH 值

应为 6.5～7.5（通则 0631）。

3.2.4 生物学活性

应为标示量的 80%～150%（通则 3523）。

3.2.5 微生物限度检查

依法检查（通则 1105、通则 1106 与通则 1107），应符合规定。

4 保存、运输及有效期

于 2～8℃ 避光保存和运输。自生产之日起，按批准的有效期执行。

5 使用说明

应符合"生物制品包装规程"规定和批准的内容。

注射用重组人干扰素 α2a（酵母）

Zhusheyong Chongzu Ren Ganraosu α2a（Jiaomu）

Recombinant Human Interferon α2a

for Injection（Yeast）

本品系由高效表达人干扰素 α2a 基因的酿酒酵母，经发酵、分离和高度纯化后获得的重组人干扰素 α2a 冻干制成。含适宜稳定剂，不含防腐剂和抗生素。

1　基本要求

生产和检定用设施、原材料及辅料、水、器具、动物等应符合"凡例"的有关要求。

2　制造

2.1　工程菌菌种

2.1.1　名称及来源

重组人干扰素 α2a 工程菌株系由带有人干扰素 α2a 基因的重组质粒转化的酿酒酵母菌株。

2.1.2　种子批的建立

应符合"生物制品生产检定用菌毒种管理规程"的规定。

2.1.3　菌种检定

主种子批和工作种子批的菌种应进行以下各项全面检定。

2.1.3.1　划种 SD 琼脂平板

应呈典型酵母菌集落形态，无其他杂菌生长。

2.1.3.2　染色镜检

应为典型的酵母菌形态。

2.1.3.3　干扰素表达量

在摇床中培养，应不低于原始菌种的表达量。

2.1.3.4　表达的干扰素型别

应用抗 α2a 型干扰素血清做中和试验，证明型别无误。

2.1.3.5　干扰素基因稳定性检查

涂 SD 琼脂平板，挑选至少 50 个克隆，用 PCR 检测干扰素基因，阳性率应不低于 95%。

2.2　原液

2.2.1　种子液制备

将检定合格的工作种子批菌种接种于适宜培养基中培养。

2.2.2　发酵用培养基

采用适宜的不含抗生素的培养基。

2.2.3　种子液接种及发酵培养

2.2.3.1　在灭菌培养基中接种适量种子液。

2.2.3.2　在适宜的温度下进行发酵，应根据经批准的发酵工艺进行，并确定相应的发酵条件，如温度、pH值、溶解氧、补料、罐压、通气量、发酵时间等。

2.2.4　发酵液处理

用适宜的方法收集、处理菌体。

2.2.5　初步纯化

采用经批准的纯化工艺进行初步纯化，使其纯度达到规定的要求。

2.2.6　高度纯化

经初步纯化后，采用经批准的纯化工艺进行高度纯化，使其达到 3.1 项要求，加入适宜稳定剂，除菌过滤后即为重组人干扰素 α2a 原液。如需存放，应规定时间和温度。

2.2.7　原液检定

按 3.1 项进行。

2.3　半成品

2.3.1　配制与除菌

按经批准的配方配制稀释液。配制后应立即用于稀释。

将原液用稀释液稀释至所需浓度，除菌过滤后即为半成品，保存于 2~8℃。

2.3.2　半成品检定

按 3.2 项进行。

2.4　成品

2.4.1　分批

应符合"生物制品分批规程"规定。

2.4.2　分装及冻干

应符合"生物制品分装和冻干规程"及通则 0102 有关规定。

2.4.3　规格

应为经批准的规格。

2.4.4　包装

应符合"生物制品包装规程"及通则 0102 有关规定。

3　检定

3.1　原液检定

3.1.1　生物学活性

依法测定（通则 3523）。

3.1.2　蛋白质含量

依法测定（通则 0731 第二法）。

3.1.3　比活性

为生物学活性与蛋白质含量之比，每 1mg 蛋白质应不低于 $1.0×10^8$ IU。

3.1.4　纯度

3.1.4.1　电泳法

依法测定（通则 0541 第五法）。用非还原型 SDS-聚丙烯酰胺凝胶电泳法，分离胶胶浓度为 15%，加样量应不低于 10μg（考马斯亮蓝 R250 染色法）或 5μg（银染法）。经扫描仪扫描，纯度应不低于 95.0%。

3.1.4.2　高效液相色谱法

依法测定（通则 0512）。色谱柱以适合分离分子质量为 5~60kD 蛋白质的色谱用凝胶为填充剂；流动相为 0.1mol/L 磷酸盐-0.1mol/L 氯化钠缓冲液，pH7.0；上样量应不低于 20μg，在波长 280nm 处检测，以干扰素色谱峰计算的理论板数应不低于 1000。按面积归一化法计算，干扰素主峰面积应不低于总面积的 95.0%。

3.1.5 分子量

依法测定（通则 0541 第五法）。用还原型 SDS-聚丙烯酰胺凝胶电泳法，分离胶胶浓度为 15%，加样量应不低于 1.0μg，制品的分子质量应为 19.2kD±1.9kD。

3.1.6 外源性 DNA 残留量

每 1 支/瓶应不高于 10ng（通则 3407）。

3.1.7 宿主菌蛋白质残留量

应不高于蛋白质总量的 0.050%（通则 3414）。

3.1.8 细菌内毒素检查

依法检查（通则 1143），每 300 万 IU 应小于 10EU。

3.1.9 等电点

主区带应为 5.7～6.7，且供试品的等电点图谱应与对照品的一致（通则 0541 第六法）。

3.1.10 紫外光谱

用水或生理氯化钠溶液将供试品稀释至 100～500μg/ml，在光路 1cm、波长 230～360nm 下进行扫描，最大吸收峰波长应为 278nm±3nm（通则 0401）。

3.1.11 肽图

依法测定（通则 3405），应与对照品图形一致。

3.1.12 N 端氨基酸序列（至少每年测定 1 次）

用氨基酸序列分析仪测定，N 端序列应为：
Cys-Asp-Leu-Pro-Gln-Thr-His-Ser-Leu-Gly-Ser-Arg-Arg-Thr-Leu。

3.2 半成品检定

3.2.1 细菌内毒素检查

依法检查（通则 1143），每 300 万 IU 应小于 10EU。

3.2.2 无菌检查

依法检查（通则 1101），应符合规定。

3.3 成品检定

除水分测定、装量差异检查外，应按标示量加入灭菌注射用水，复溶后进行其余各项检定。

3.3.1 鉴别试验

按免疫印迹法（通则 3401）或免疫斑点法（通则 3402）测定，应为阳性。

3.3.2 物理检查

3.3.2.1 外观

应为白色或微黄色薄壳状疏松体，按标示量加入灭菌注射用水后应迅速复溶为澄明液体。

3.3.2.2 可见异物

依法检查（通则 0904），应符合规定。

3.3.2.3 装量差异

依法检查（通则 0102），应符合规定。

3.3.3 化学检定

3.3.3.1 水分

应不高于 3.0%（通则 0832）。

3.3.3.2 pH 值

应为 6.5～7.5（通则 0631）。

3.3.3.3 渗透压摩尔浓度

依法测定（通则 0632），应符合批准的要求。

3.3.4 生物学活性

应为标示量的 80%～150%（通则 3523）。

3.3.5 无菌检查

依法检查（通则 1101），应符合规定。

3.3.6 细菌内毒素检查

依法检查（通则 1143），每 1 支/瓶应小于 10EU。

3.3.7 异常毒性检查

依法检查（通则 1141 小鼠试验法），应符合规定。

4 稀释剂

稀释剂应为灭菌注射用水，稀释剂的生产应符合批准的要求。

灭菌注射用水应符合本版药典（二部）的相关要求。

5 保存、运输及有效期

于 2～8℃避光保存和运输。自生产之日起，按批准的有效期执行。

6 使用说明

应符合"生物制品包装规程"规定和批准的内容。

注射用重组人干扰素 α2b

Zhusheyong Chongzu Ren Ganraosu α2b

Recombinant Human Interferon α2b

for Injection

本品系由高效表达人干扰素 α2b 基因的大肠杆菌，经发酵、分离和高度纯化后获得的重组人干扰素 α2b 冻干制成。含适宜稳定剂，不含防腐剂和抗生素。

1 基本要求

生产和检定用设施、原材料及辅料、水、器具、动物等应符合"凡例"的有关要求。

2 制造

2.1 工程菌菌种

2.1.1 名称及来源

重组人干扰素 α2b 工程菌株系由带有人干扰素 α2b 基因的重组质粒转化的大肠杆菌菌株。

2.1.2 种子批的建立

应符合"生物制品生产检定用菌毒种管理规程"的规定。

2.1.3 菌种检定

主种子批和工作种子批的菌种应进行以下各项全面检定。

2.1.3.1 划种 LB 琼脂平板

应呈典型大肠杆菌集落形态，无其他杂菌生长。

2.1.3.2 染色镜检

应为典型的革兰氏阴性杆菌。

2.1.3.3 对抗生素的抗性

应与原始菌种相符。

2.1.3.4 电镜检查（工作种子批可免做）

应为典型大肠杆菌形态，无支原体、病毒样颗粒及其他微生物污染。

2.1.3.5 生化反应

应符合大肠杆菌生化反应特性。

2.1.3.6 干扰素表达量

在摇床中培养，应不低于原始菌种的表达量。

2.1.3.7 表达的干扰素型别

应用抗 α2b 型干扰素血清做中和试验，证明型别无误。

2.1.3.8 质粒检查

该质粒的酶切图谱应与原始重组质粒的相符。

2.1.3.9 目的基因核苷酸序列检查（工作种子批可免做）

目的基因核苷酸序列应与批准的序列相符。

2.2 原液

2.2.1 种子液制备

将检定合格的工作种子批菌种接种于适宜的培养基（可含适量抗生素）中培养。

2.2.2 发酵用培养基

采用适宜的不含抗生素的培养基。

2.2.3 种子液接种及发酵培养

2.2.3.1 在灭菌培养基中接种适量种子液。

2.2.3.2 在适宜的温度下进行发酵，应根据经批准的发酵工艺进行，并确定相应的发酵条件，如温度、pH 值、溶解氧、补料、发酵时间等。发酵液应定期进行质粒丢失率检查（通则 3406）。

2.2.4 发酵液处理

用适宜的方法收集、处理菌体。

2.2.5 初步纯化

采用经批准的纯化工艺进行初步纯化，使其纯度达到规定的要求。

2.2.6 高度纯化

经初步纯化后，采用经批准的纯化工艺进行高度纯化，使其达到 3.1 项要求，加入适宜稳定剂，除菌过滤后，即为重组人干扰素 α2b 原液。如需存放，应规定时间和温度。

2.2.7 原液检定

按 3.1 项进行。

2.3 半成品

2.3.1 配制与除菌

按经批准的配方配制稀释液。配制后应立即用于稀释。

将原液用稀释液稀释至所需浓度，除菌过滤后即为半成品，保存于 2～8℃。

2.3.2 半成品检定

按 3.2 项进行。

2.4 成品

2.4.1 分批

应符合"生物制品分批规程"规定。

2.4.2 分装及冻干

应符合"生物制品分装和冻干规程"及通则 0102 有关规定。

2.4.3 规格

应为经批准的规格。

2.4.4 包装

应符合"生物制品包装规程"及通则 0102 有关规定。

3 检定

3.1 原液检定

3.1.1 生物学活性

依法测定（通则 3523）。

3.1.2 蛋白质含量

依法测定（通则 0731 第二法）。

3.1.3 比活性

为生物学活性与蛋白质含量之比，每 1mg 蛋白质应不低于 1.0×10^8 IU。

3.1.4 纯度

3.1.4.1 电泳法

依法测定（通则 0541 第五法）。用非还原型 SDS-聚丙烯酰胺凝胶电泳法，分离胶胶浓度为 15%，加样量应不低于 10μg（考马斯亮蓝 R250 染色法）或 5μg（银染法）。经扫描仪扫描，纯度不低于 95.0%。

3.1.4.2 高效液相色谱法

依法测定（通则 0512）。色谱柱以适合分离分子质量为 5～60kD 蛋白质的色谱用凝胶为填充剂；流动相为 0.1mol/L 磷酸盐-0.1mol/L 氯化钠缓冲液，pH7.0；上样量应不低于 20μg，在波长 280nm 处检测，以干扰素色谱峰计算的理论板数应不低于 1000。按面积归一化法计算，干扰素主峰面积应不低于总面积的 95.0%。

3.1.5 分子量

依法测定（通则 0541 第五法）。用还原型 SDS-聚丙烯酰胺凝胶电泳法，分离胶胶浓度为 15%，加样量应不低于 1.0μg，制品的分子质量应为 19.2kD±1.9kD。

3.1.6 外源性 DNA 残留量

每 1 支/瓶应不高于 10ng（通则 3407）。

3.1.7 鼠 IgG 残留量

如采用单克隆抗体亲和色谱法纯化，应进行本项检定。每 1 次人用剂量鼠 IgG 残留量应不高于 100ng（通则 3416）。

3.1.8 宿主菌蛋白质残留量

应不高于蛋白质总量的 0.10%（通则 3412）。

3.1.9 残余抗生素活性

依法测定（通则 3408），不应有残余氨苄西林或其他抗生素活性。

3.1.10 细菌内毒素检查

依法检查（通则 1143），每 300 万 IU 应小于 10EU。

3.1.11 等电点

主区带应为 4.0～6.7，且供试品的等电点图谱应与对照品的一致（通则 0541 第六法）。

3.1.12 紫外光谱

用水或生理氯化钠溶液将供试品稀释至 100～500μg/ml，在光路 1cm、波长 230～360nm 下进行扫描，最大吸收峰波长应为 278nm±3nm（通则 0401）。

3.1.13 肽图

依法测定（通则 3405），应与对照品图形一致。

3.1.14 N 端氨基酸序列（至少每年测定 1 次）

用氨基酸序列分析仪测定，N 端序列应为：

(Met)-Cys-Asp-Leu-Pro-Gln-Thr-His-Ser-Leu-Gly-Ser-Arg-Arg-Thr-Leu。

3.2 半成品检定

3.2.1 细菌内毒素检查

依法检查（通则 1143），每 300 万 IU 应小于 10EU。

3.2.2 无菌检查

依法检查（通则 1101），应符合规定。

3.3 成品检定

除水分测定、装量差异检查外，应按标示量加入灭菌注射用水，复溶后进行其余各项检定。

3.3.1 鉴别试验

按免疫印迹法（通则 3401）或免疫斑点法（通则 3402）测定，应为阳性。

3.3.2 物理检查

3.3.2.1 外观

应为白色薄壳状疏松体，按标示量加入灭菌注射用水后应迅速复溶为澄明液体。

3.3.2.2 可见异物

依法检查（通则 0904），应符合规定。

3.3.2.3 装量差异

依法检查（通则 0102），应符合规定。

3.3.3 化学检定

3.3.3.1 水分

应不高于 3.0%（通则 0832）。如含葡萄糖，则水分应不高于 4.0%。

3.3.3.2 pH 值

应为 6.5～7.5（通则 0631）。

3.3.3.3 渗透压摩尔浓度

依法测定（通则 0632），应符合批准的要求。

3.3.4 生物学活性

应为标示量的 80%～150%（通则 3523）。

3.3.5 残余抗生素活性

依法测定（通则 3408），不应有残余氨苄西林或其他抗生素活性。

3.3.6 无菌检查

依法检查（通则 1101），应符合规定。

3.3.7 细菌内毒素检查

依法检查（通则 1143），每 1 支/瓶应小于 10EU。

3.3.8 异常毒性检查

依法检查（通则 1141 小鼠试验法），应符合要求。

4 稀释剂

稀释剂应为灭菌注射用水，稀释剂的生产应符合批准的要求。

灭菌注射用水应符合本版药典（二部）的相关要求。

5 保存、运输及有效期

于 2～8℃避光保存和运输。自生产之日起，按批准的有效期执行。

6 使用说明

应符合"生物制品包装规程"规定和批准的内容。

重组人干扰素 α2b 注射液

Chongzu Ren Ganraosu α2b Zhusheye

Recombinant Human Interferon α2b Injection

本品系由高效表达人干扰素 α2b 基因的大肠杆菌，经发酵、分离和高度纯化后获得的重组人干扰素 α2b 制成。含适宜稳定剂，不含防腐剂和抗生素。

1　基本要求

生产和检定用设施、原材料及辅料、水、器具、动物等应符合"凡例"的有关要求。

2　制造

2.1　工程菌菌种

2.1.1　名称及来源

重组人干扰素 α2b 工程菌株系由带有人干扰素 α2b 基因的重组质粒转化的大肠杆菌菌株。

2.1.2　种子批的建立

应符合"生物制品生产检定用菌毒种管理规程"的规定。

2.1.3　菌种检定

主种子批和工作种子批的菌种应进行以下各项全面检定。

2.1.3.1　划种 LB 琼脂平板

应呈典型大肠杆菌集落形态，无其他杂菌生长。

2.1.3.2　染色镜检

应为典型的革兰氏阴性杆菌。

2.1.3.3　对抗生素的抗性

应与原始菌种相符。

2.1.3.4　电镜检查（工作种子批可免做）

应为典型大肠杆菌形态，无支原体、病毒样颗粒及其他微生物污染。

2.1.3.5　生化反应

应符合大肠杆菌生化反应特性。

2.1.3.6　干扰素表达量

在摇床中培养，应不低于原始菌种的表达量。

2.1.3.7　表达的干扰素型别

应用抗 α2b 型干扰素血清做中和试验，证明型别无误。

2.1.3.8　质粒检查

该质粒的酶切图谱应与原始重组质粒的相符。

2.1.3.9　目的基因核苷酸序列检查（工作种子批可免做）

目的基因核苷酸序列应与批准的序列相符。

2.2　原液

2.2.1　种子液制备

将检定合格的工作种子批菌种接种于适宜的培养基（可含适量抗生素）中培养。

2.2.2　发酵用培养基

采用适宜的不含抗生素的培养基。

2.2.3　种子液接种及发酵培养

2.2.3.1　在灭菌培养基中接种适量种子液。

2.2.3.2　在适宜的温度下进行发酵，应根据经批准的发酵工艺进行，并确定相应的发酵条件，如温度、pH 值、溶解氧、补料、发酵时间等。发酵液应定期进行质粒丢失率检查（通则 3406）。

2.2.4　发酵液处理

用适宜的方法收集、处理菌体。

2.2.5　初步纯化

采用经批准的纯化工艺进行初步纯化，使其纯度达到规定的要求。

2.2.6　高度纯化

经初步纯化后，采用经批准的纯化工艺进行高度纯化，使其达到 3.1 项要求，加入适宜稳定剂，除菌过滤后即为重组人干扰素 α2b 原液。如需存放，应规定时间和温度。

2.2.7　原液检定

按 3.1 项进行。

2.3　半成品

2.3.1　配制与除菌

按经批准的配方配制稀释液。配制后应立即用于稀释。

将原液用稀释液稀释至所需浓度，除菌过滤后即为半成品，保存于 2～8℃。

2.3.2　半成品检定

按 3.2 项进行。

2.4　成品

2.4.1　分批

应符合"生物制品分批规程"规定。

2.4.2　分装

应符合"生物制品分装和冻干规程"及通则 0102 有关规定。

2.4.3　规格

应为经批准的规格。

2.4.4　包装

应符合"生物制品包装规程"及通则 0102 有关规定。

3　检定

3.1　原液检定

3.1.1　生物学活性

依法测定（通则 3523）。

3.1.2　蛋白质含量

依法测定（通则 0731 第二法）。

3.1.3　比活性

为生物学活性与蛋白质含量之比，每 1mg 蛋白质应不低于 1.0×10^8 IU。

3.1.4　纯度

3.1.4.1 电泳法

依法测定（通则 0541 第五法）。用非还原型 SDS-聚丙烯酰胺凝胶电泳法，分离胶胶浓度为 15％，加样量应不低于 10μg（考马斯亮蓝 R250 染色法）或 5μg（银染法）。经扫描仪扫描，纯度应不低于 95.0％。

3.1.4.2 高效液相色谱法

依法测定（通则 0512）。色谱柱以适合分离分子质量为 5～60kD 蛋白质的色谱用凝胶为填充剂；流动相为 0.1mol/L 磷酸盐-0.1mol/L 氯化钠缓冲液，pH7.0；上样量应不低于 20μg，在波长 280nm 处检测，以干扰素色谱峰计算的理论板数应不低于 1000。按面积归一化法计算，干扰素主峰面积应不低于总面积的 95.0％。

3.1.5 分子量

依法测定（通则 0541 第五法）。用还原型 SDS-聚丙烯酰胺凝胶电泳法，分离胶胶浓度为 15％，加样量应不低于 1.0μg，制品的分子质量应为 19.2kD±1.9kD。

3.1.6 外源性 DNA 残留量

每 1 支/瓶应不高于 10ng（通则 3407）。

3.1.7 鼠 IgG 残留量

如采用单克隆抗体亲和色谱法纯化，应进行本项检定。每 1 次人用剂量鼠 IgG 残留量应不高于 100ng（通则 3416）。

3.1.8 宿主菌蛋白质残留量

应不高于蛋白质总量的 0.10％（通则 3412）。

3.1.9 残余抗生素活性

依法测定（通则 3408），不应有残余氨苄西林或其他抗生素活性。

3.1.10 细菌内毒素检查

依法检查（通则 1143），每 300 万 IU 应小于 10EU。

3.1.11 等电点

主区带应为 4.0～6.7，且供试品的等电点图谱应与对照品的一致（通则 0541 第六法）。

3.1.12 紫外光谱

用水或生理氯化钠溶液将供试品稀释至 100～500μg/ml，在光路 1cm、波长 230～360nm 下进行扫描，最大吸收峰波长应为 278nm±3nm（通则 0401）。

3.1.13 肽图

依法测定（通则 3405），应与对照品图形一致。

3.1.14 N 端氨基酸序列（至少每年测定 1 次）

用氨基酸序列分析仪测定，N 端序列应为：

(Met)-Cys-Asp-Leu-Pro-Gln-Thr-His-Ser-Leu-Gly-

Ser-Arg-Arg-Thr-Leu。

3.2 半成品检定

3.2.1 细菌内毒素检查

依法检查（通则 1143），每 300 万 IU 应小于 10EU。

3.2.2 无菌检查

依法检查（通则 1101），应符合规定。

3.3 成品检定

3.3.1 鉴别试验

按免疫印迹法（通则 3401）或免疫斑点法（通则 3402）测定，应为阳性。

3.3.2 物理检查

3.3.2.1 外观

应为澄明液体。

3.3.2.2 可见异物

依法检查（通则 0904），应符合规定。

3.3.2.3 装量

依法检查（通则 0102），应不低于标示量。

3.3.3 化学检定

3.3.3.1 pH 值

应为 6.5～7.5 或应符合批准的要求（通则 0631）。

3.3.3.2 渗透压摩尔浓度

依法测定（通则 0632），应符合批准的要求。

3.3.4 生物学活性

应为标示量的 80％～150％（通则 3523）。

3.3.5 残余抗生素活性

依法测定（通则 3408），不应有残余氨苄西林或其他抗生素活性。

3.3.6 无菌检查

依法检查（通则 1101），应符合规定。

3.3.7 细菌内毒素检查

依法检查（通则 1143），每 1 支/瓶应小于 10EU。

3.3.8 异常毒性检查

依法检查（通则 1141 小鼠试验法），应符合规定。

4 保存、运输及有效期

于 2～8℃避光保存和运输。自生产之日起，按批准的有效期执行。

5 使用说明

应符合"生物制品包装规程"规定和批准的内容。

重组人干扰素 α2b 滴眼液

Chongzu Ren Ganraosu α2b Diyanye

Recombinant Human Interferon α2b Eye Drops

本品系由高效表达人干扰素 α2b 基因的大肠杆菌，经发酵、分离和高度纯化后获得的重组人干扰素 α2b 制成。含适宜稳定剂。

1　基本要求

生产和检定用设施、原材料及辅料、水、器具、动物等应符合"凡例"的有关要求。

2　制造

2.1　工程菌菌种

2.1.1　名称及来源

重组人干扰素 α2b 工程菌株系由带有人干扰素 α2b 基因的重组质粒转化的大肠杆菌菌株。

2.1.2　种子批的建立

应符合"生物制品生产检定用菌毒种管理规程"的规定。

2.1.3　菌种检定

主种子批和工作种子批的菌种应进行以下各项全面检定。

2.1.3.1　划种 LB 琼脂平板

应呈典型大肠杆菌集落形态，无其他杂菌生长。

2.1.3.2　染色镜检

应为典型的革兰氏阴性杆菌。

2.1.3.3　对抗生素的抗性

应与原始菌种相符。

2.1.3.4　电镜检查（工作种子批可免做）

应为典型大肠杆菌形态，无支原体、病毒样颗粒及其他微生物污染。

2.1.3.5　生化反应

应符合大肠杆菌生化反应特性。

2.1.3.6　干扰素表达量

在摇床中培养，应不低于原始菌种的表达量。

2.1.3.7　表达的干扰素型别

应用抗 α2b 型干扰素血清做中和试验，证明型别无误。

2.1.3.8　质粒检查

该质粒的酶切图谱应与原始重组质粒的相符。

2.1.3.9　目的基因核苷酸序列检查（工作种子批可免做）

目的基因核苷酸序列应与批准的序列相符。

2.2　原液

2.2.1　种子液制备

将检定合格的工作种子批菌种接种于适宜的培养基（可含适量抗生素）中培养。

2.2.2　发酵用培养基

采用适宜的不含抗生素的培养基。

2.2.3　种子液接种及发酵培养

2.2.3.1　在灭菌培养基中接种适量种子液。

2.2.3.2　在适宜的温度下进行发酵，应采用经批准的发酵工艺，并确定相应的发酵条件，如温度、pH 值、溶解氧、补料、发酵时间等。发酵液应定期进行质粒丢失率检查（通则 3406）。

2.2.4　发酵液处理

用适宜的方法收集、处理菌体。

2.2.5　初步纯化

采用经批准的纯化工艺进行初步纯化，使其纯度达到规定的要求。

2.2.6　高度纯化

经初步纯化后，采用经批准的纯化工艺进行高度纯化，使其达到 3.1 项要求，加入适宜稳定剂，除菌过滤后即为重组人干扰素 α2b 原液。如需存放，应规定时间和温度。

2.2.7　原液检定

按 3.1 项进行。

2.3　半成品

2.3.1　配制与除菌

按经批准的配方配制稀释液，配制后应立即用于稀释。

将原液用稀释液稀释至所需浓度，除菌过滤后即为半成品，保存于 2~8℃。

2.3.2　半成品检定

按 3.2 项进行。

2.4　成品

2.4.1　分批

应符合"生物制品分批规程"规定。

2.4.2　分装

应符合"生物制品分装和冻干规程"及通则 0105 有关规定。

2.4.3　规格

应为经批准的规格。

2.4.4　包装

应符合"生物制品包装规程"及通则 0105 有关规定。

3　检定

3.1　原液检定

3.1.1　生物学活性

依法测定（通则 3523）。

3.1.2　蛋白质含量

依法测定（通则 0731 第二法）。

3.1.3　比活性

为生物学活性与蛋白质含量之比，每 1mg 蛋白质应不低于 1.0×10^8 IU。

3.1.4　纯度

3.1.4.1 电泳法

依法测定（通则 0541 第五法）。用非还原型 SDS-聚丙烯酰胺凝胶电泳法，分离胶胶浓度为 15%，加样量应不低于 10μg（考马斯亮蓝 R250 染色法）或 5μg（银染法）。经扫描仪扫描，纯度应不低于 95.0%。

3.1.4.2 高效液相色谱法

依法测定（通则 0512）。色谱柱以适合分离分子质量为 5～60kD 蛋白质的色谱用凝胶为填充剂；流动相为 0.1mol/L 磷酸盐-0.1mol/L 氯化钠缓冲液，pH7.0；上样量应不低于 20μg，在波长 280nm 处检测。以干扰素色谱峰计算的理论板数应不低于 1000。按面积归一化法计算，干扰素主峰面积应不低于总面积的 95.0%。

3.1.5 分子量

依法测定（通则 0541 第五法）。用还原型 SDS-聚丙烯酰胺凝胶电泳法，分离胶胶浓度为 15%，加样量应不低于 1.0μg，制品的分子质量应为 19.2kD±1.9kD。

3.1.6 外源性 DNA 残留量

每 1 支/瓶应不高于 10ng（通则 3407）。

3.1.7 鼠 IgG 残留量

如采用单克隆抗体亲和色谱法纯化，应进行本项检定。每 1 次人用剂量鼠 IgG 残留量应不高于 100ng（通则 3416）。

3.1.8 宿主菌蛋白质残留量

应不高于蛋白质总量的 0.10%（通则 3412）。

3.1.9 残余抗生素活性

依法测定（通则 3408），不应有残余氨苄西林或其他抗生素活性。

3.1.10 等电点

主区带应为 4.0～6.7，且供试品的等电点图谱与对照品的一致（通则 0541 第六法）。

3.1.11 紫外光谱

用水或生理氯化钠溶液将供试品稀释至 100～500μg/ml，在光路 1cm、波长 230～360nm 下进行扫描，最大吸收峰波长应为 278nm±3nm（通则 0401）。

3.1.12 肽图

依法测定（通则 3405），应与对照品图形一致。

3.1.13 N 端氨基酸序列（至少每年测定 1 次）

用氨基酸序列分析仪测定，N 端序列应为：

(Met)-Cys-Asp-Leu-Pro-Gln-Thr-His-Ser-Leu-Gly-Ser-Arg-Arg-Thr-Leu。

3.2 半成品检定

3.2.1 生物学活性

应为标示量的 80%～150%（通则 3523）。

3.2.2 无菌检查

依法检查（通则 1101），应符合规定。

3.3 成品检定

3.3.1 鉴别试验

按免疫印迹法（通则 3401）或免疫斑点法（通则 3402）测定，应为阳性。

3.3.2 物理检查

3.3.2.1 外观

应为无色或微黄色澄明液体。

3.3.2.2 可见异物

依法检查（通则 0904），应符合规定。

3.3.2.3 装量

依法检查（通则 0942），应符合规定。

3.3.3 化学检定

3.3.3.1 pH 值

应为 6.5～7.5（通则 0631）。

3.3.3.2 渗透压摩尔浓度

依法测定（通则 0632），应符合批准的要求。

3.3.4 生物学活性

应为标示量的 80%～150%（通则 3523）。

3.3.5 无菌检查

依法检查（通则 1101），应符合规定。

4 保存、运输及有效期

于 2～8℃避光保存和运输。自生产之日起，按批准的有效期执行。

5 使用说明

应符合"生物制品包装规程"规定和批准的内容。

重组人干扰素 α2b 栓

Chongzu Ren Ganraosu α2b Shuan

Recombinant Human Interferon α2b

Vaginal Suppository

本品系由高效表达人干扰素 α2b 基因的大肠杆菌，经发酵、分离和纯化后获得的重组人干扰素 α2b，加入栓剂基质中，经成型、挂膜制成。

1　基本要求

生产和检定用设施、原材料及辅料、水、器具、动物等应符合"凡例"的有关要求。

2　制造

2.1　工程菌菌种

2.1.1　名称及来源

重组人干扰素 α2b 工程菌株系由带有人干扰素 α2b 基因的重组质粒转化的大肠杆菌菌株。

2.1.2　种子批的建立

应符合"生物制品生产检定用菌毒种管理规程"的规定。

2.1.3　菌种检定

主种子批和工作种子批的菌种应进行以下各项全面检定。

2.1.3.1　划种 LB 琼脂平板

应呈典型大肠杆菌集落形态，无其他杂菌生长。

2.1.3.2　染色镜检

应为典型的革兰氏阴性杆菌。

2.1.3.3　对抗生素的抗性

应与原始菌种相符。

2.1.3.4　电镜检查（工作种子批可免做）

应为典型大肠杆菌形态，无支原体、病毒样颗粒及其他微生物污染。

2.1.3.5　生化反应

应符合大肠杆菌生化反应特性。

2.1.3.6　干扰素表达量

在摇床中培养，应不低于原始菌种的表达量。

2.1.3.7　表达的干扰素型别

应用抗 α2b 型干扰素血清做中和试验，证明型别无误。

2.1.3.8　质粒检查

该质粒的酶切图谱应与原始重组质粒的相符。

2.1.3.9　目的基因核苷酸序列检查（工作种子批可免做）

目的基因核苷酸序列应与批准的序列相符。

2.2　原液

2.2.1　种子液制备

将检定合格的工作种子批菌种接种于适宜培养基（可含适量抗生素）中培养。

2.2.2　发酵用培养基

采用适宜的不含抗生素的培养基。

2.2.3　种子液接种及发酵培养

2.2.3.1　在灭菌培养基中接种适量种子液。

2.2.3.2　在适宜温度下进行发酵，应采用经批准的发酵工艺，并确定相应的发酵条件，如温度、pH 值、溶解氧、补料、发酵时间等。发酵液应定期进行质粒丢失率检查（通则 3406）。

2.2.4　发酵液处理

用适宜的方法收集、处理菌体。

2.2.5　初步纯化

采用经批准的纯化工艺进行初步纯化，使其纯度达到规定的要求。

2.2.6　高度纯化

经初步纯化后，采用经批准的纯化工艺进行高度纯化，使其达到 3.1 项要求，加入适宜稳定剂，除菌过滤后即为重组人干扰素 α2b 原液。如需存放，应规定时间和温度。

2.2.7　原液检定

按 3.1 项进行。

2.3　栓剂制备

2.3.1　配制

按经批准的配方进行配制。将重组人干扰素 α2b 原液与基质分别平衡至 37℃，混合均匀。采用的基质应符合通则 0107 有关规定。

2.3.2　栓剂成型

按经批准的生产工艺进行。栓剂的外形应符合通则 0107 有关规定。

2.4　成品

2.4.1　分批

应符合"生物制品分批规程"规定。

2.4.2　规格

应为经批准的规格。

2.4.3　包装

应符合"生物制品包装规程"及通则 0107 有关规定。

3　检定

3.1　原液检定

3.1.1　生物学活性

依法测定（通则 3523）。

3.1.2　蛋白质含量

依法测定（通则 0731 第二法）。

3.1.3　比活性

为生物学活性与蛋白质含量之比，每 1mg 蛋白质应不低于 1.0×10^8 IU。

3.1.4　纯度

3.1.4.1　电泳法

依法测定（通则 0541 第五法）。用非还原型 SDS-聚

丙烯酰胺凝胶电泳法，分离胶胶浓度为 15%，加样量应不低于 10μg（考马斯亮蓝 R250 染色法）或 5μg（银染法）。经扫描仪扫描，纯度应不低于 95.0%。

3.1.4.2　高效液相色谱法

依法测定（通则 0512）。色谱柱以适合分离分子质量为 5～60kD 蛋白质的色谱用凝胶为填充剂；流动相为 0.1mol/L 磷酸盐-0.1mol/L 氯化钠缓冲液，pH7.0；上样量应不低于 20μg，在波长 280nm 处检测，以干扰素色谱峰计算的理论板数应不低于 1000。按面积归一化法计算，干扰素主峰面积应不低于总面积的 95.0%。

3.1.5　分子量

依法测定（通则 0541 第五法）。用还原型 SDS-聚丙烯酰胺凝胶电泳法，分离胶胶浓度为 15%，加样量应不低于 1.0μg，制品的分子质量应为 19.2kD±1.9kD。

3.1.6　外源性 DNA 残留量

每 1 支/瓶应不高于 10ng（通则 3407）。

3.1.7　鼠 IgG 残留量

如采用单克隆抗体亲和色谱法纯化，应进行本项检定。每 1 次人用剂量鼠 IgG 残留量应不高于 100ng（通则 3416）。

3.1.8　宿主菌蛋白质残留量

应不高于蛋白质总量的 0.10%（通则 3412）。

3.1.9　残余抗生素活性

依法测定（通则 3408），不应有残余氨苄西林或其他抗生素活性。

3.1.10　等电点

主区带应为 4.0～6.7，且供试品的等电点图谱应与对照品的一致（通则 0541 第六法）。

3.1.11　紫外光谱

用水或生理氯化钠溶液将供试品稀释至 100～500μg/ml，在光路 1cm、波长 230～360nm 下进行扫描，最大吸收峰波长应为 278nm±3nm（通则 0401）。

3.1.12　肽图

依法测定（通则 3405），应与对照品图形一致。

3.1.13　N 端氨基酸序列（至少每年测定 1 次）

用氨基酸序列分析仪测定，N 端序列应为：
(Met)-Cys-Asp-Leu-Pro-Gln-Thr-His-Ser-Leu-Gly-Ser-Arg-Arg-Thr-Leu。

3.2　成品检定

除外观、重量差异及融变时限检查外，应按经批准的方法预处理供试品后，进行其余各项检定。

3.2.1　鉴别试验

按免疫印迹法（通则 3401）或免疫斑点法（通则 3402）测定，应为阳性。

3.2.2　物理检查

3.2.2.1　外观

应为乳白色或淡黄色栓，外形应完整、均匀、光滑，质硬。

3.2.2.2　重量差异

依法检查（通则 0107），应符合规定。

3.2.2.3　融变时限

依法检查（通则 0422），应符合规定。

3.2.3　化学检定

pH 值

应为 6.5～7.5（通则 0631）。

3.2.4　生物学活性

应为标示量的 80%～150%（通则 3523）。

3.2.5　微生物限度检查

依法检查（通则 1105、通则 1106 与通则 1107），应符合规定。

4　保存、运输及有效期

于 2～8℃避光保存和运输。自生产之日起，按批准的有效期执行。

5　使用说明

应符合"生物制品包装规程"规定和批准的内容。

重组人干扰素 α2b 乳膏

Chongzu Ren Ganraosu α2b Rugao

Recombinant Human Interferon α2b Cream

本品系由高效表达人干扰素 α2b 基因的大肠杆菌，经发酵、分离和高度纯化后获得的重组人干扰素 α2b，加入乳膏基质制成。含适宜稳定剂、防腐剂。

1　基本要求

生产和检定用设施、原材料及辅料、水、器具、动物等应符合"凡例"的有关要求。

2　制造

2.1　工程菌菌种

2.1.1　名称及来源

重组人干扰素 α2b 工程菌株系由带有人干扰素 α2b 基因的重组质粒转化的大肠杆菌菌株。

2.1.2　种子批的建立

应符合"生物制品生产检定用菌毒种管理规程"的规定。

2.1.3　菌种检定

主种子批和工作种子批的菌种应进行以下各项全面检定。

2.1.3.1　划种 LB 琼脂平板

应呈典型大肠杆菌集落形态，无其他杂菌生长。

2.1.3.2　染色镜检

应为典型的革兰氏阴性杆菌。

2.1.3.3　对抗生素的抗性

应与原始菌种相符。

2.1.3.4　电镜检查（工作种子批可免做）

应为典型大肠杆菌形态，无支原体、病毒样颗粒及其他微生物污染。

2.1.3.5　生化反应

应符合大肠杆菌生化反应特性。

2.1.3.6　干扰素表达量

在摇床中培养，应不低于原始菌种的表达量。

2.1.3.7　表达的干扰素型别

应用抗 α2b 型干扰素血清做中和试验，证明型别无误。

2.1.3.8　质粒检查

该质粒的酶切图谱应与原始重组质粒的相符。

2.1.3.9　目的基因核苷酸序列检查（工作种子批可免做）

目的基因核苷酸序列应与批准的序列相符。

2.2　原液

2.2.1　种子液制备

将检定合格的工作种子批菌种接种于适宜的培养基（可含适量抗生素）中培养。

2.2.2　发酵用培养基

采用适宜的不含抗生素的培养基。

2.2.3　种子液接种及发酵培养

2.2.3.1　在灭菌培养基中接种适量种子液。

2.2.3.2　在适宜的温度下进行发酵，应采用经批准的发酵工艺，并确定相应的发酵条件，如温度、pH 值、溶解氧、补料、发酵时间等。发酵液应定期进行质粒丢失率检查（通则 3406）。

2.2.4　发酵液处理

用适宜的方法收集、处理菌体。

2.2.5　初步纯化

采用经批准的纯化工艺进行初步纯化，使其纯度达到规定的要求。

2.2.6　高度纯化

经初步纯化后，采用经批准的纯化工艺进行高度纯化，使其达到 3.1 项要求，加入适宜稳定剂，除菌过滤后即为重组人干扰素 α2b 原液。如需存放，应规定时间和温度。

2.2.7　原液检定

按 3.1 项进行。

2.3　半成品

采用的基质应符合乳膏剂基质要求（通则 0109）。

2.3.1　配制

按经批准的配方进行配制。

2.3.2　乳膏制备

按经批准的工艺进行。

2.4　成品

2.4.1　分批

应符合"生物制品分批规程"规定。

2.4.2　分装

应符合"生物制品分装和冻干规程"及通则 0109 有关规定。

2.4.3　规格

应为经批准的规格。

2.4.4　包装

应符合"生物制品包装规程"及通则 0109 有关规定。

3　检定

3.1　原液检定

3.1.1　生物学活性

依法测定（通则 3523）。

3.1.2　蛋白质含量

依法测定（通则 0731 第二法）。

3.1.3　比活性

为生物学活性与蛋白质含量之比，每 1mg 蛋白质应不低于 1.0×10^8 IU。

3.1.4　纯度

3.1.4.1　电泳法

依法测定（通则 0541 第五法）。用非还原型 SDS-聚

丙烯酰胺凝胶电泳法，分离胶胶浓度为 15%，加样量应不低于 10μg（考马斯亮蓝 R250 染色法）或 5μg（银染法）。经扫描仪扫描，纯度应不低于 95.0%。

3.1.4.2 高效液相色谱法

依法测定（通则 0512）。色谱柱以适合分离分子质量为 5～60kD 蛋白质的色谱用凝胶为填充剂；流动相为 0.1mol/L 磷酸盐-0.1mol/L 氯化钠缓冲液，pH7.0；上样量应不低于 20μg，在波长 280nm 处检测。以干扰素色谱峰计算的理论板数应不低于 1000。按面积归一化法计算，干扰素主峰面积应不低于总面积的 95.0%。

3.1.5 分子量

依法测定（通则 0541 第五法）。用还原型 SDS-聚丙烯酰胺凝胶电泳法，分离胶胶浓度为 15%，加样量应不低于 1.0μg，制品的分子质量应为 19.2kD±1.9kD。

3.1.6 外源性 DNA 残留量

每 1 支/瓶应不高于 10ng（通则 3407）。

3.1.7 鼠 IgG 残留量

如采用单克隆抗体亲和色谱法纯化，应进行本项检定。每 1 次人用剂量鼠 IgG 残留量应不高于 100ng（通则 3416）。

3.1.8 宿主菌蛋白质残留量

应不高于蛋白质总量的 0.10%（通则 3412）。

3.1.9 残余抗生素活性

依法测定（通则 3408），不应有残余氨苄西林或其他抗生素活性。

3.1.10 等电点

主区带应为 4.0～6.7，且供试品的等电点图谱应与对照品的一致（通则 0541 第六法）。

3.1.11 紫外光谱

用水或生理氯化钠溶液将供试品稀释至 100～500μg/ml，在光路 1cm、波长 230～360nm 下进行扫描，最大吸收峰波长应为 278nm±3nm（通则 0401）。

3.1.12 肽图

依法测定（通则 3405），应与对照品图形一致。

3.1.13 N 端氨基酸序列（至少每年测定 1 次）

用氨基酸序列分析仪测定，N 端序列应为：
(Met)-Cys-Asp-Leu-Pro-Gln-Thr-His-Ser-Leu-Gly-Ser-Arg-Arg-Thr-Leu。

3.2 成品检定

除外观、装量检查外，应按经批准的方法预处理供试品后，进行其余各项检定。

3.2.1 鉴别试验

按免疫印迹法（通则 3401）或免疫斑点法（通则 3402）测定，应为阳性。

3.2.2 物理检查

3.2.2.1 外观

本品应为白色乳膏剂，外观细腻、均匀，无油水相分离现象。

3.2.2.2 装量

依法检查（通则 0109），应符合规定。

3.2.3 生物学活性

应按经批准的方法预处理供试品，应为标示量的 80%～150%（通则 3523）。

3.2.4 微生物限度检查

依法检查（通则 1105、通则 1106 与通则 1107），应符合规定。

4 保存、运输及有效期

于 0～20℃避光保存和运输。自生产之日起，按批准的有效期执行。

5 使用说明

应符合"生物制品包装规程"规定和批准的内容。

重组人干扰素 α2b 凝胶

Chongzu Ren Ganraosu α2b Ningjiao

Recombinant Human Interferon α2b Gel

本品系由高效表达人干扰素 α2b 基因的大肠杆菌，经发酵、分离和高度纯化后获得的重组人干扰素 α2b，加入凝胶基质制成。含适宜稳定剂、防腐剂，不含抗生素。

1　基本要求

生产和检定用设施、原材料及辅料、水、器具、动物等应符合"凡例"的有关要求。

2　制造

2.1　工程菌菌种

2.1.1　名称及来源

重组人干扰素 α2b 工程菌株系由带有人干扰素 α2b 基因的重组质粒转化的大肠杆菌菌株。

2.1.2　种子批的建立

应符合"生物制品生产检定用菌毒种管理规程"的规定。

2.1.3　菌种检定

主种子批和工作种子批的菌种应进行以下各项全面检定。

2.1.3.1　划种 LB 琼脂平板

应呈典型大肠杆菌集落形态，无其他杂菌生长。

2.1.3.2　染色镜检

应为典型的革兰氏阴性杆菌。

2.1.3.3　对抗生素的抗性

应与原始菌种相符。

2.1.3.4　电镜检查（工作种子批可免做）

应为典型大肠杆菌形态，无支原体、病毒样颗粒及其他微生物污染。

2.1.3.5　生化反应

应符合大肠杆菌生化反应特性。

2.1.3.6　干扰素表达量

在摇床中培养，应不低于原始菌种的表达量。

2.1.3.7　表达的干扰素型别

应用抗 α2b 型干扰素血清做中和试验，证明型别无误。

2.1.3.8　质粒检查

该质粒的酶切图谱应与原始重组质粒的相符。

2.1.3.9　目的基因核苷酸序列检查（工作种子批可免做）

目的基因核苷酸序列应与批准的序列相符。

2.2　原液

2.2.1　种子液制备

将检定合格的工作种子批菌种接种于适宜的培养基（可含适量抗生素）中培养。

2.2.2　发酵用培养基

采用适宜的不含抗生素的培养基。

2.2.3　种子液接种及发酵培养

2.2.3.1　在灭菌培养基中接种适量种子液。

2.2.3.2　在适宜的温度下进行发酵，应采用经批准的发酵工艺，并确定相应的发酵条件，如温度、pH 值、溶解氧、补料、发酵时间等。发酵液应定期进行质粒丢失率检查（通则 3406）。

2.2.4　发酵液处理

用适宜的方法收集、处理菌体。

2.2.5　初步纯化

采用经批准的纯化工艺进行初步纯化，使其纯度达到规定的要求。

2.2.6　高度纯化

经初步纯化后，采用经批准的纯化工艺进行高度纯化，使其达到 3.1 项要求，加入适宜稳定剂，除菌过滤后即为重组人干扰素 α2b 原液。如需存放，应规定时间和温度。

2.2.7　原液检定

按 3.1 项进行。

2.3　半成品

采用的基质应符合凝胶剂基质要求（通则 0114）。

2.3.1　配制

按经批准的配方进行配制。

2.3.2　凝胶制备

按经批准的工艺进行。凝胶剂应均匀、细腻，在常温时保持胶状，不干涸或液化。

2.4　成品

2.4.1　分批

应符合"生物制品分批规程"规定。

2.4.2　分装

应符合"生物制品分装和冻干规程"及通则 0114 有关规定。

2.4.3　规格

应为经批准的规格。

2.4.4　包装

应符合"生物制品包装规程"及通则 0114 有关规定。

3　检定

3.1　原液检定

3.1.1　生物学活性

依法测定（通则 3523）。

3.1.2　蛋白质含量

依法测定（通则 0731 第二法）。

3.1.3　比活性

为生物学活性与蛋白质含量之比，每 1mg 蛋白质应不低于 1.0×10^8 IU。

3.1.4　纯度

3.1.4.1　电泳法

依法测定（通则 0541 第五法）。用非还原型 SDS-聚

丙烯酰胺凝胶电泳法，分离胶胶浓度为 15%，加样量应不低于 10μg（考马斯亮蓝 R250 染色法）或 5μg（银染法）。经扫描仪扫描，纯度应不低于 95.0%。

3.1.4.2 高效液相色谱法

依法测定（通则 0512）。色谱柱以适合分离分子质量为 5～60kD 蛋白质的色谱用凝胶为填充剂；流动相为 0.1mol/L 磷酸盐-0.1mol/L 氯化钠缓冲液，pH7.0；上样量应不低于 20μg，在波长 280nm 处检测，以干扰素色谱峰计算的理论板数应不低于 1000。按面积归一化法计算，干扰素主峰面积应不低于总面积的 95.0%。

3.1.5 分子量

依法测定（通则 0541 第五法）。用还原型 SDS-聚丙烯酰胺凝胶电泳法，分离胶胶浓度为 15%，加样量应不低于 1.0μg，制品的分子质量应为 19.2kD±1.9kD。

3.1.6 外源性 DNA 残留量

每 1 支/瓶应不高于 10ng（通则 3407）。

3.1.7 宿主菌蛋白质残留量

应不高于蛋白质总量的 0.10%（通则 3412）。

3.1.8 残余抗生素活性

依法测定（通则 3408），不应有残余氨苄西林或其他抗生素活性。

3.1.9 等电点

主区带应为 4.0～6.7，且供试品的等电点图谱应与对照品的一致（通则 0541 第六法）。

3.1.10 紫外光谱

用水或生理氯化钠溶液将供试品稀释至 100～500μg/ml，在光路 1cm、波长 230～360nm 下进行扫描，最大吸收峰波长应为 278nm±3nm（通则 0401）。

3.1.11 肽图

依法测定（通则 3405），应与对照品图形一致。

3.1.12 N 端氨基酸序列（至少每年测定 1 次）

用氨基酸序列分析仪测定，N 端序列应为：
(Met)-Cys-Asp-Leu-Pro-Gln-Thr-His-Ser-Leu-Gly-Ser-Arg-Arg-Thr-Leu。

3.2 成品检定

除外观、装量检查外，应按经批准的方法预处理供试品后，进行其余各项检定。

3.2.1 鉴别试验

按免疫印迹法（通则 3401）或免疫斑点法（通则 3402）测定，应为阳性。

3.2.2 物理检查

3.2.2.1 外观

应为透明水凝胶剂。

3.2.2.2 装量

依法检查（通则 0114），应符合规定。

3.2.3 化学检定

pH 值

应为 5.0～7.5（通则 0631）。

3.2.4 生物学活性

应为标示量的 80%～150%（通则 3523）。

3.2.5 微生物限度检查

依法检查（通则 1105、通则 1106 与通则 1107），应符合规定。

4 保存、运输及有效期

于 0～20℃ 避光保存和运输。自生产之日起，按批准的有效期执行。

5 使用说明

应符合"生物制品包装规程"规定和批准的内容。

注射用重组人干扰素 α2b（酵母）

Zhusheyong Chongzu Ren Ganraosu α2b（Jiaomu）

Recombinant Human Interferon α2b
for Injection（Yeast）

本品系由高效表达人干扰素 α2b 基因的酿酒酵母，经发酵、分离和高度纯化后获得的重组人干扰素 α2b 冻干制成。含适宜稳定剂，不含防腐剂和抗生素。

1　基本要求

生产和检定用设施、原材料及辅料、水、器具、动物等应符合"凡例"的有关要求。

2　制造

2.1　工程菌菌种

2.1.1　名称及来源

重组人干扰素 α2b 工程菌株系由带有人干扰素 α2b 基因的重组质粒转化的酿酒酵母菌株。

2.1.2　种子批的建立

应符合"生物制品生产检定用菌毒种管理规程"的规定。

2.1.3　菌种检定

主种子批和工作种子批的菌种应进行以下各项全面检定。

2.1.3.1　划种 SD 琼脂平板

应呈典型的酿酒酵母菌集落形态，无其他杂菌生长。

2.1.3.2　染色镜检

应为典型的酵母菌形态。

2.1.3.3　干扰素表达量

在摇床中培养，应不低于原始菌种的表达量。

2.1.3.4　表达的干扰素型别

应用抗 α2b 型干扰素血清做中和试验，证明型别无误。

2.1.3.5　干扰素基因稳定性检查

涂 SD 琼脂平板，挑选至少 50 个克隆，用 PCR 检测干扰素基因，阳性率应不低于 95%。

2.2　原液

2.2.1　种子液制备

将检定合格的工作种子批菌种接种于适宜培养基中培养。

2.2.2　发酵用培养基

采用适宜的不含抗生素的培养基。

2.2.3　种子液接种及发酵培养

2.2.3.1　在灭菌培养基中接种适量种子液。

2.2.3.2　在适宜的温度下进行发酵，应根据经批准的发酵工艺进行，并确定相应的发酵条件，如温度、pH 值、溶解氧、补料、罐压、通气量、发酵时间等。

2.2.4　发酵液处理

用适宜的方法收集、处理菌体。

2.2.5　初步纯化

采用经批准的纯化工艺进行初步纯化，使其纯度达到规定的要求。

2.2.6　高度纯化

经初步纯化后，采用经批准的纯化工艺进行高度纯化，使其达到 3.1 项要求，加入适宜稳定剂，除菌过滤后即为重组人干扰素 α2b 原液。如需存放，应规定时间和温度。

2.2.7　原液检定

按 3.1 项进行。

2.3　半成品

2.3.1　配制与除菌

按经批准的配方配制稀释液。配制后应立即用于稀释。

将原液用稀释液稀释至所需浓度，除菌过滤后即为半成品，保存于 2~8℃。

2.3.2　半成品检定

按 3.2 项进行。

2.4　成品

2.4.1　分批

应符合"生物制品分批规程"规定。

2.4.2　分装及冻干

应符合"生物制品分装和冻干规程"及通则 0102 有关规定。

2.4.3　规格

应为经批准的规格。

2.4.4　包装

应符合"生物制品包装规程"及通则 0102 有关规定。

3　检定

3.1　原液检定

3.1.1　生物学活性

依法测定（通则 3523）。

3.1.2　蛋白质含量

依法测定（通则 0731 第二法）。

3.1.3　比活性

为生物学活性与蛋白质含量之比，每 1mg 蛋白质应不低于 1.0×10^8 IU。

3.1.4　纯度

3.1.4.1　电泳法

依法测定（通则 0541 第五法）。用非还原型 SDS-聚丙烯酰胺凝胶电泳法，分离胶胶浓度为 15%，加样量应不低于 10μg（考马斯亮蓝 R250 染色法）或 5μg（银染法）。经扫描仪扫描，纯度应不低于 95.0%。

3.1.4.2　高效液相色谱法

依法测定（通则 0512）。色谱柱以适合分离分子质量为 5~60kD 蛋白质的色谱用凝胶为填充剂；流动相为

0.1mol/L 磷酸盐-0.1mol/L 氯化钠缓冲液，pH7.0；上样量应不低于 20μg，在波长 280nm 处检测，以干扰素色谱峰计算的理论板数应不低于 1000。按面积归一化法计算，干扰素主峰面积应不低于总面积的 95.0%。

3.1.5 分子量

依法测定（通则 0541 第五法）。用还原型 SDS-聚丙烯酰胺凝胶电泳法，分离胶胶浓度为 15%，加样量应不低于 1.0μg，制品的分子质量应为 19.2kD±1.9kD。

3.1.6 外源性 DNA 残留量

每 1 支/瓶不高于 10ng（通则 3407）。

3.1.7 宿主菌蛋白质残留量

应不高于蛋白质总量的 0.050%（通则 3414）。

3.1.8 细菌内毒素检查

依法检查（通则 1143），每 300 万 IU 应小于 10EU。

3.1.9 等电点

主区带应为 5.7～6.7，且供试品的等电点图谱应与对照品的一致（通则 0541 第六法）。

3.1.10 紫外光谱

用水或生理氯化钠溶液将供试品稀释至 100～500μg/ml，在光路 1cm、波长 230～360nm 下进行扫描，最大吸收峰波长应为 278nm±3nm（通则 0401）。

3.1.11 肽图

依法测定（通则 3405），应与对照品图形一致。

3.1.12 N 端氨基酸序列（至少每年测定 1 次）

用氨基酸序列分析仪测定，N 端序列应为：
Cys-Asp-Leu-Pro-Gln-Thr-His-Ser-Leu-Gly-Ser-Arg-Arg-Thr-Leu。

3.2 半成品检定

3.2.1 细菌内毒素检查

依法检查（通则 1143），每 300 万 IU 应小于 10EU。

3.2.2 无菌检查

依法检查（通则 1101），应符合规定。

3.3 成品检定

除水分测定、装量差异检查外，应按标示量加入灭菌注射用水，复溶后进行其余各项检定。

3.3.1 鉴别试验

按免疫印迹法（通则 3401）或免疫斑点法（通则 3402）测定，应为阳性。

3.3.2 物理检查

3.3.2.1 外观

应为白色或微黄色疏松体，按标示量加入灭菌注射用水后应迅速复溶为澄明液体。

3.3.2.2 可见异物

依法检查（通则 0904），应符合规定。

3.3.2.3 装量差异

依法检查（通则 0102），应符合规定。

3.3.3 化学检定

3.3.3.1 水分

应不高于 3.0%（通则 0832）。

3.3.3.2 pH 值

应为 6.5～7.5（通则 0631）。

3.3.3.3 渗透压摩尔浓度

依法测定（通则 0632），应符合批准的要求。

3.3.4 生物学活性

应为标示量的 80%～150%（通则 3523）。

3.3.5 无菌检查

依法检查（通则 1101），应符合规定。

3.3.6 细菌内毒素检查

依法检查（通则 1143），每 1 支/瓶应小于 10EU。

3.3.7 异常毒性检查

依法检查（通则 1141 小鼠试验法），应符合规定。

4 稀释剂

稀释剂应为灭菌注射用水，稀释剂的生产应符合批准的要求。

灭菌注射用水应符合本版药典（二部）的相关要求。

5 保存、运输及有效期

于 2～8℃ 避光保存和运输。自生产之日起，按批准的有效期执行。

6 使用说明

应符合"生物制品包装规程"规定和批准的内容。

注射用重组人干扰素 α2b（假单胞菌）

Zhusheyong Chongzu Ren Ganraosu α2b

（Jiadanbaojun）

Recombinant Human Interferon α2b

for Injection（*P. putida*）

本品系由高效表达人干扰素 α2b 基因的腐生型假单胞菌，经发酵、分离和高度纯化后获得的重组人干扰素 α2b 冻干制成。含适宜稳定剂，不含防腐剂和抗生素。

1　基本要求

生产和检定用设施、原材料及辅料、水、器具、动物等应符合"凡例"的有关要求。

2　制造

2.1　工程菌菌种

2.1.1　名称及来源

重组人干扰素 α2b 工程菌株系由带有人干扰素 α2b 基因的重组质粒转化的腐生型假单胞菌菌株。

2.1.2　种子批的建立

应符合"生物制品生产检定用菌毒种管理规程"的规定。

2.1.3　菌种检定

主种子批和工作种子批的菌种应进行以下各项全面检定。

2.1.3.1　划种 LB 琼脂平板

应呈典型腐生型假单胞菌集落形态，无其他杂菌生长。

2.1.3.2　染色镜检

应呈棒状，可运动，有荚膜，无芽孢。涂片染色后应呈典型的革兰氏阴性。

2.1.3.3　对抗生素的抗性

应与原始菌种相符。

2.1.3.4　电镜检查（工作种子批可免做）

应为典型腐生型假单胞菌形态，无支原体、病毒样颗粒及其他微生物污染。

2.1.3.5　生化反应

不液化明胶，不水解淀粉和聚 β-羟基丁酸酯（通则 3605），不能利用反硝化作用进行厌氧呼吸，能够合成荧光色素。

2.1.3.6　干扰素表达量

在摇床中培养，应不低于原始菌种的表达量。

2.1.3.7　表达的干扰素型别

应用抗 α2b 型干扰素血清做中和试验，证明型别无误。

2.1.3.8　质粒检查

该质粒的酶切图谱应与原始重组质粒的相符。

2.1.3.9　目的基因核苷酸序列检查（工作种子批可免做）

目的基因核苷酸序列应与批准的序列相符。

2.2　原液

2.2.1　种子液制备

将检定合格的工作种子批菌种接种于适宜的培养基（可含适量抗生素）中培养。

2.2.2　发酵用培养基

采用适宜的不含抗生素的培养基。

2.2.3　种子液接种及发酵培养

2.2.3.1　在灭菌培养基中接种适量种子液。

2.2.3.2　在适宜的温度下进行发酵，应根据批准的发酵工艺进行，并确定相应的发酵条件，如温度、pH 值、溶解氧、补料、发酵时间等。发酵液应定期进行质粒丢失率检查（通则 3406）。

2.2.4　发酵液处理

用高速离心法收集、处理菌体。收集到的菌体可在 -20℃以下保存，保存时间应不超过 1 年。

2.2.5　初步纯化

采用经批准的纯化工艺进行初步纯化，使其纯度达到规定的要求。

2.2.6　高度纯化

经初步纯化后，采用经批准的纯化工艺进行高度纯化，使其达到 3.1 项要求，除菌过滤后即为重组人干扰素 α2b 原液。如需存放，应规定时间和温度。

2.2.7　原液检定

按 3.1 项进行。

2.3　半成品

2.3.1　配制与除菌

按经批准的配方配制稀释液。配制后应立即用于稀释。

将原液用稀释液稀释至所需浓度，除菌过滤后即为半成品，保存于 2～8℃。

2.3.2　半成品检定

按 3.2 项进行。

2.4　成品

2.4.1　分批

应符合"生物制品分批规程"规定。

2.4.2　分装及冻干

应符合"生物制品分装和冻干规程"及通则 0102 有关规定。

2.4.3　规格

应为经批准的规格。

2.4.4　包装

应符合"生物制品包装规程"及通则 0102 有关规定。

3　检定

3.1　原液检定

3.1.1　生物学活性

依法测定（通则 3523）。

3.1.2　蛋白质含量

依法测定（通则 0731 第二法）。

3.1.3　比活性

为生物学活性与蛋白质含量之比，每 1mg 蛋白质应不低于 $1.0×10^8$ IU。

3.1.4　纯度

3.1.4.1　电泳法

依法测定（通则 0541 第五法）。用非还原型 SDS-聚丙烯酰胺凝胶电泳法，分离胶胶浓度为 15%，加样量应不低于 10μg（考马斯亮蓝 R250 染色法）或 5μg（银染法）。经扫描仪扫描，纯度应不低于 95.0%。

3.1.4.2　高效液相色谱法

依法测定（通则 0512）。色谱柱以适合分离分子质量为 5～60kD 蛋白质的色谱用凝胶为填充剂；流动相为 0.1mol/L 磷酸盐-0.1mol/L 氯化钠缓冲液，pH7.0；上样量应不低于 20μg，在波长 280nm 处检测，以干扰素色谱峰计算的理论板数应不低于 1000。按面积归一化法计算，干扰素主峰面积应不低于总面积的 95.0%。

3.1.5　分子量

依法测定（通则 0541 第五法）。用还原型 SDS-聚丙烯酰胺凝胶电泳法，分离胶胶浓度为 15%，加样量应不低于 1.0μg，制品的分子质量应为 19.2kD±1.9kD。

3.1.6　外源性 DNA 残留量

每 1 支/瓶应不高于 10ng（通则 3407）。

3.1.7　宿主菌蛋白质残留量

应不高于蛋白质总量的 0.02%（通则 3413）。

3.1.8　残余抗生素活性

依法测定（通则 3408），不应有残余氨苄西林或其他抗生素活性。

3.1.9　细菌内毒素检查

依法检查（通则 1143），每 300 万 IU 应小于 10EU。

3.1.10　等电点

主区带为 5.7～6.7，且供试品的等电点图谱应与对照品的一致（通则 0541 第六法）。

3.1.11　紫外光谱

用水或生理氯化钠溶液将供试品稀释至 100～500μg/ml，在光路 1cm、波长 230～360nm 下进行扫描，最大吸收峰波长应为 278nm±3nm（通则 0401）。

3.1.12　肽图

依法测定（通则 3405），应与对照品图形一致。

3.1.13　N 端氨基酸序列（至少每年测定 1 次）

用氨基酸序列分析仪测定，N 端序列应为：

Cys-Asp-Leu-Pro-Gln-Thr-His-Ser-Leu-Gly-Ser-Arg-Arg-Thr-Leu。

3.2　半成品检定

3.2.1　细菌内毒素检查

依法检查（通则 1143），每 300 万 IU 应小于 10EU。

3.2.2　无菌检查

依法检查（通则 1101），应符合规定。

3.3　成品检定

除水分测定、装量差异检查外，应按标示量加入灭菌注射用水，复溶后进行其余各项检定。

3.3.1　鉴别试验

按免疫印迹法（通则 3401）或免疫斑点法（通则 3402）测定，应为阳性。

3.3.2　物理检查

3.3.2.1　外观

应为白色薄壳状疏松体，按标示量加入灭菌注射用水后应迅速复溶为澄明液体。

3.3.2.2　可见异物

依法检查（通则 0904），应符合规定。

3.3.2.3　装量差异

依法检查（通则 0102），应符合规定。

3.3.3　化学检定

3.3.3.1　水分

应不高于 3.0%。如制品中含葡萄糖，则水分应不高于 4.0%（通则 0832）。

3.3.3.2　pH 值

应为 6.5～7.5（通则 0631）。

3.3.3.3　渗透压摩尔浓度

依法测定（通则 0632），应符合批准的要求。

3.3.4　生物学活性

应为标示量的 80%～150%（通则 3523）。

3.3.5　残余抗生素活性

依法测定（通则 3408），不应有残余氨苄西林或其他抗生素活性。

3.3.6　无菌检查

依法检查（通则 1101），应符合规定。

3.3.7　细菌内毒素检查

依法检查（通则 1143），每 1 支/瓶应小于 10EU。

3.3.8　异常毒性检查

依法检查（通则 1141 小鼠试验法），应符合规定。

4　稀释剂

稀释剂应为灭菌注射用水，稀释剂的生产应符合批准的要求。

灭菌注射用水应符合本版药典（二部）的相关要求。

5　保存、运输及有效期

于 2～8℃避光保存和运输。自生产之日起，按批准的有效期执行。

6　使用说明

应符合"生物制品包装规程"规定和批准的内容。

重组人干扰素 α2b 注射液（假单胞菌）

Chongzu Ren Ganraosu α2b Zhusheye

（Jiadanbaojun）

**Recombinant Human Interferon α2b
Injection（*P. putida*）**

本品系由高效表达人干扰素 α2b 基因的腐生型假单胞菌，经发酵、分离和高度纯化后获得的重组人干扰素 α2b 制成。含适宜稳定剂，不含防腐剂和抗生素。

1　基本要求

生产和检定用设施、原材料及辅料、水、器具、动物等应符合"凡例"的有关要求。

2　制造

2.1　工程菌菌种

2.1.1　名称及来源

重组人干扰素 α2b 工程菌株系由带有人干扰素 α2b 基因的重组质粒转化的腐生型假单胞菌菌株。

2.1.2　种子批的建立

应符合"生物制品生产检定用菌毒种管理规程"的规定。

2.1.3　菌种检定

主种子批和工作种子批的菌种应进行以下各项全面检定。

2.1.3.1　划种 LB 琼脂平板

应呈典型腐生型假单胞菌集落形态，无其他杂菌生长。

2.1.3.2　染色镜检

应呈棒状，可运动，有荚膜，无芽孢。涂片染色后应呈典型的革兰氏阴性。

2.1.3.3　对抗生素的抗性

应与原始菌种相符。

2.1.3.4　电镜检查（工作种子批可免做）

应为典型腐生型假单胞菌形态，无支原体、病毒样颗粒及其他微生物污染。

2.1.3.5　生化反应

不液化明胶，不水解淀粉和聚 β-羟基丁酸酯（通则 3605），不能利用反硝化作用进行厌氧呼吸，能够合成荧光色素。

2.1.3.6　干扰素表达量

在摇床中培养，应不低于原始菌种的表达量。

2.1.3.7　表达的干扰素型别

应用抗 α2b 型干扰素血清做中和试验，证明型别无误。

2.1.3.8　质粒检查

该质粒的酶切图谱应与原始重组质粒的相符。

2.1.3.9　目的基因核苷酸序列检查（工作种子批可免做）

目的基因核苷酸序列应与批准的序列相符。

2.2　原液

2.2.1　种子液制备

将检定合格的工作种子批菌种接种于适宜的培养基（可含适量抗生素）中培养。

2.2.2　发酵用培养基

采用适宜的不含抗生素的培养基。

2.2.3　种子液接种及发酵培养

2.2.3.1　在灭菌培养基中接种适量种子液。

2.2.3.2　在适宜的温度下进行发酵，应根据批准的发酵工艺进行，并确定相应的发酵条件，如温度、pH 值、溶解氧、补料、发酵时间等。发酵液应定期进行质粒丢失率检查（通则 3406）。

2.2.4　发酵液处理

用高速离心法收集、处理菌体。收集到的菌体可在 −20℃ 以下保存，保存时间应不超过 1 年。

2.2.5　初步纯化

采用经批准的纯化工艺进行初步纯化，使其纯度达到规定的要求。

2.2.6　高度纯化

经初步纯化后，采用经批准的纯化工艺进行高度纯化，使其达到 3.1 项要求，除菌过滤后即为重组人干扰素 α2b 原液。如需存放，应规定时间和温度。

2.2.7　原液检定

按 3.1 项进行。

2.3　半成品

2.3.1　配制与除菌

按经批准的配方配制稀释液。配制后应立即用于稀释。

将原液用稀释液稀释至所需浓度，除菌过滤后即为半成品，保存于 2~8℃。

2.3.2　半成品检定

按 3.2 项进行。

2.4　成品

2.4.1　分批

应符合"生物制品分批规程"规定。

2.4.2　分装

应符合"生物制品分装和冻干规程"及通则 0102 有关规定。

2.4.3　规格

应为经批准的规格。

2.4.4　包装

应符合"生物制品包装规程"及通则 0102 有关规定。

3　检定

3.1　原液检定

3.1.1　生物学活性

依法测定（通则 3523）。

3.1.2　蛋白质含量

依法测定（通则 0731 第二法）。

3.1.3　比活性

为生物学活性与蛋白质含量之比，每 1mg 蛋白质应不低于 1.0×10^8 IU。

3.1.4　纯度

3.1.4.1　电泳法

依法测定（通则 0541 第五法）。用非还原型 SDS-聚丙烯酰胺凝胶电泳法，分离胶胶浓度为 15%，加样量应不低于 10μg（考马斯亮蓝 R250 染色法）或 5μg（银染法）。经扫描仪扫描，纯度应不低于 95.0%。

3.1.4.2　高效液相色谱法

依法测定（通则 0512）。色谱柱以适合分离分子质量为 5～60kD 蛋白质的色谱用凝胶为填充剂；流动相为 0.1mol/L 磷酸盐-0.1mol/L 氯化钠缓冲液，pH7.0；上样量应不低于 20μg，在波长 280nm 处检测，以干扰素色谱峰计算的理论板数应不低于 1000。按面积归一化法计算，干扰素主峰面积应不低于总面积的 95.0%。

3.1.5　分子量

依法测定（通则 0541 第五法）。用还原型 SDS-聚丙烯酰胺凝胶电泳法，分离胶胶浓度为 15%，加样量应不低于 1.0μg，制品的分子质量应为 19.2kD±1.9kD。

3.1.6　外源性 DNA 残留量

每 1 支/瓶应不高于 10ng（通则 3407）。

3.1.7　宿主菌蛋白质残留量

应不高于蛋白质总量的 0.02%（通则 3413）。

3.1.8　残余抗生素活性

依法测定（通则 3408），不应有残余氨苄西林或其他抗生素活性。

3.1.9　细菌内毒素检查

依法检查（通则 1143），每 300 万 IU 应小于 10EU。

3.1.10　等电点

主区带为 5.7～6.7，且供试品的等电点图谱应与对照品的一致（通则 0541 第六法）。

3.1.11　紫外光谱

用水或生理氯化钠溶液将供试品稀释至 100～500μg/ml，在光路 1cm、波长 230～360nm 下进行扫描，最大吸收峰波长应为 278nm±3nm（通则 0401）。

3.1.12　肽图

依法测定（通则 3405），应与对照品图形一致。

3.1.13　N 端氨基酸序列（至少每年测定 1 次）

用氨基酸序列分析仪测定，N 端序列应为：
Cys-Asp-Leu-Pro-Gln-Thr-His-Ser-Leu-Gly-Ser-Arg-Arg-Thr-Leu。

3.2　半成品检定

3.2.1　细菌内毒素检查

依法检查（通则 1143），每 300 万 IU 应小于 10EU。

3.2.2　无菌检查

依法检查（通则 1101），应符合规定。

3.3　成品检定

3.3.1　鉴别试验

按免疫印迹法（通则 3401）或免疫斑点法（通则 3402）测定，应为阳性。

3.3.2　物理检查

3.3.2.1　外观

应为澄明液体。

3.3.2.2　可见异物

依法检查（通则 0904），应符合规定。

3.3.2.3　装量

依法检查（通则 0102），应不低于标示量。

3.3.3　化学检定

3.3.3.1　pH 值

应为 6.5～7.5（通则 0631）。

3.3.3.2　渗透压摩尔浓度

依法测定（通则 0632），应符合批准的要求。

3.3.4　生物学活性

应为标示量的 80%～150%（通则 3523）。

3.3.5　残余抗生素活性

依法测定（通则 3408），不应有残余氨苄西林或其他抗生素活性。

3.3.6　无菌检查

依法检查（通则 1101），应符合规定。

3.3.7　细菌内毒素检查

依法检查（通则 1143），每 1 支/瓶应小于 10EU。

3.3.8　异常毒性检查

依法检查（通则 1141 小鼠试验法），应符合规定。

4　保存、运输及有效期

于 2～8℃避光保存和运输。自生产之日起，按批准的有效期执行。

5　使用说明

应符合"生物制品包装规程"规定和批准的内容。

重组人干扰素 α2b 喷雾剂（假单胞菌）

Chongzu Ren Ganraosu α2b Penwuji

（Jiadanbaojun）

Recombinant Human Interferon α2b

Spray（*P. putida*）

本品系由高效表达人干扰素 α2b 基因的腐生型假单胞菌，经发酵、分离和高度纯化后获得的重组人干扰素 α2b 制成。含适宜稳定剂、防腐剂。

1　基本要求

生产和检定用设施、原材料及辅料、水、器具、动物等应符合"凡例"的有关要求。

2　制造

2.1　工程菌菌种

2.1.1　名称及来源

重组人干扰素 α2b 工程菌株系由带有人干扰素 α2b 基因的重组质粒转化的腐生型假单胞菌菌株。

2.1.2　种子批的建立

应符合"生物制品生产检定用菌毒种管理规程"的规定。

2.1.3　菌种检定

主种子批和工作种子批的菌种应进行以下各项全面检定。

2.1.3.1　划种 LB 琼脂平板

应呈典型腐生型假单胞菌集落形态，无其他杂菌生长。

2.1.3.2　染色镜检

应呈棒状，可运动，有荚膜，无芽孢。涂片染色后应呈典型的革兰氏阴性。

2.1.3.3　对抗生素的抗性

应与原始菌种相符。

2.1.3.4　电镜检查（工作种子批可免做）

应为典型腐生型假单胞菌形态，无支原体、病毒样颗粒及其他微生物污染。

2.1.3.5　生化反应

不液化明胶，不水解淀粉和聚 β-羟基丁酸酯（通则 3605），不能利用反硝化作用进行厌氧呼吸，能够合成荧光色素。

2.1.3.6　干扰素表达量

在摇床中培养，应不低于原始菌种的表达量。

2.1.3.7　表达的干扰素型别

应用抗 α2b 型干扰素血清做中和试验，证明型别无误。

2.1.3.8　质粒检查

该质粒的酶切图谱应与原始重组质粒的相符。

2.1.3.9　目的基因核苷酸序列检查（工作种子批可免做）

目的基因核苷酸序列应与批准的序列相符。

2.2　原液

2.2.1　种子液制备

将检定合格的工作种子批菌种接种于适宜的培养基（可含适量抗生素）中培养。

2.2.2　发酵用培养基

采用适宜的不含抗生素的培养基。

2.2.3　种子液接种及发酵培养

2.2.3.1　在灭菌培养基中接种适量种子液。

2.2.3.2　在适宜的温度下进行发酵，应根据批准的发酵工艺进行，并确定相应的发酵条件，如温度、pH 值、溶解氧、补料、发酵时间等。发酵液应定期进行质粒丢失率检查（通则 3406）。

2.2.4　发酵液处理

用高速离心法收集、处理菌体。收集到的菌体可在 −20℃以下保存，保存时间应不超过 1 年。

2.2.5　初步纯化

采用经批准的纯化工艺进行初步纯化，使其纯度达到规定的要求。

2.2.6　高度纯化

经初步纯化后，采用经批准的纯化工艺进行高度纯化，使其达到 3.1 项要求，除菌过滤后即为重组人干扰素 α2b 原液。如需存放，应规定时间和温度。

2.2.7　原液检定

按 3.1 项进行。

2.3　半成品

2.3.1　配制

按经批准的配方配制稀释液，按经批准的工艺进行稀释液的灭菌。冷却后应立即用于稀释。

将原液用稀释液稀释至所需浓度，即为半成品，于 2～10℃保存。

2.3.2　半成品检定

按 3.2 项进行。

2.4　成品

2.4.1　分批

应符合"生物制品分批规程"规定。

2.4.2　分装

应符合"生物制品分装和冻干规程"及通则 0112 有关规定。

2.4.3　规格

应为经批准的规格。

2.4.4　包装

应符合"生物制品包装规程"及通则 0112 有关规定。

3　检定

3.1　原液检定

3.1.1　生物学活性

依法测定（通则 3523）。

3.1.2 蛋白质含量

依法测定（通则 0731 第二法）。

3.1.3 比活性

为生物学活性与蛋白质含量之比，每 1mg 蛋白质应不低于 1.0×10^8 IU。

3.1.4 纯度

3.1.4.1 电泳法

依法测定（通则 0541 第五法）。用非还原型 SDS-聚丙烯酰胺凝胶电泳法，分离胶胶浓度为 15%，加样量应不低于 10μg（考马斯亮蓝 R250 染色法）或 5μg（银染法）。经扫描仪扫描，纯度应不低于 95.0%。

3.1.4.2 高效液相色谱法

依法测定（通则 0512）。色谱柱以适合分离分子质量为 5～60kD 蛋白质的色谱用凝胶为填充剂；流动相为 0.1mol/L 磷酸盐-0.1mol/L 氯化钠缓冲液，pH7.0；上样量应不低于 20μg，在波长 280nm 处检测，以干扰素色谱峰计算的理论板数应不低于 1000。按面积归一化法计算，干扰素主峰面积应不低于总面积的 95.0%。

3.1.5 分子量

依法测定（通则 0541 第五法）。用还原型 SDS-聚丙烯酰胺凝胶电泳法，分离胶胶浓度为 15%，加样量应不低于 1.0μg，制品的分子质量应为 19.2kD±1.9kD。

3.1.6 外源性 DNA 残留量

每 1 支/瓶应不高于 10ng（通则 3407）。

3.1.7 宿主菌蛋白质残留量

应不高于蛋白质总量的 0.10%（通则 3413）。

3.1.8 残余抗生素活性

依法测定（通则 3408），不应有残余氨苄西林或其他抗生素活性。

3.1.9 等电点

主区带应为 5.7～6.7，且供试品的等电点图谱应与对照品的一致（通则 0541 第六法）。

3.1.10 紫外光谱

用水或生理氯化钠溶液将供试品稀释至 100～500μg/ml，在光路 1cm、波长 230～360nm 下进行扫描，最大吸收峰波长应为 278nm±3nm（通则 0401）。

3.1.11 肽图

依法测定（通则 3405），应与对照品图形一致。

3.1.12 N 端氨基酸序列（至少每年测定 1 次）

用氨基酸序列分析仪测定，N 端序列应为：
Cys-Asp-Leu-Pro-Gln-Thr-His-Ser-Leu-Gly-Ser-Arg-Arg-Thr-Leu。

3.2 半成品检定

无菌检查

依法检查（通则 1101），应符合规定。

3.3 成品检定

3.3.1 鉴别试验

按免疫印迹法（通则 3401）或免疫斑点法（通则 3402）测定，应为阳性。

3.3.2 物理检查

3.3.2.1 外观

应为无色或微黄色、略带黏稠的液体。

3.3.2.2 装量

依法检查（通则 0112），应符合规定。

3.3.3 化学检定

pH 值

应为 5.0～7.5（通则 0631）。

3.3.4 生物学活性

应为标示量的 80%～150%（通则 3523）。

3.3.5 无菌检查

依法检查（通则 1101），应符合规定。

3.3.6 每瓶总喷次

依法测定（通则 0112），应符合规定。

3.3.7 每喷喷量

依法测定（通则 0112），应符合规定。

4 保存、运输及有效期

于 2～10℃避光保存和运输。自生产之日起，按批准的有效期执行。

5 使用说明

应符合"生物制品包装规程"规定和批准的内容。

重组人干扰素 α2b 软膏（假单胞菌）

Chongzu Ren Ganraosu α2b Ruangao

（Jiadanbaojun）

Recombinant Human Interferon α2b

Ointments（*P. putida*）

本品系由高效表达人干扰素 α2b 基因的腐生型假单胞菌，经发酵、分离和高度纯化后获得的重组人干扰素 α2b，加入软膏基质制成。

1　基本要求

生产和检定用设施、原材料及辅料、水、器具、动物等应符合"凡例"的有关要求。

2　制造

2.1　工程菌菌种

2.1.1　名称及来源

重组人干扰素 α2b 工程菌株系由带有人干扰素 α2b 基因的重组质粒转化的腐生型假单胞菌菌株。

2.1.2　种子批的建立

应符合"生物制品生产检定用菌毒种管理规程"的规定。

2.1.3　菌种检定

主种子批和工作种子批的菌种应进行以下各项全面检定。

2.1.3.1　划种 LB 琼脂平板

应呈典型腐生型假单胞菌集落形态，无其他杂菌生长。

2.1.3.2　染色镜检

应呈棒状，可运动，有荚膜，无芽孢。涂片染色后应呈典型的革兰氏阴性。

2.1.3.3　对抗生素的抗性

应与原始菌种相符。

2.1.3.4　电镜检查（工作种子批可免做）

应为典型腐生型假单胞菌形态，无支原体、病毒样颗粒及其他微生物污染。

2.1.3.5　生化反应

不液化明胶，不水解淀粉和聚 β-羟基丁酸酯（通则 3605），不能利用反硝化作用进行厌氧呼吸，能够合成荧光色素。

2.1.3.6　干扰素表达量

在摇床中培养，应不低于原始菌种的表达量。

2.1.3.7　表达的干扰素型别

应用抗 α2b 型干扰素血清做中和试验，证明型别无误。

2.1.3.8　质粒检查

该质粒的酶切图谱应与原始重组质粒的相符。

2.1.3.9　目的基因核苷酸序列检查（工作种子批可免做）

目的基因核苷酸序列应与批准的序列相符。

2.2　原液

2.2.1　种子液制备

将检定合格的工作种子批菌种接种于适宜的培养基（可含适量抗生素）中培养。

2.2.2　发酵用培养基

采用适宜的不含抗生素的培养基。

2.2.3　种子液接种及发酵培养

2.2.3.1　在灭菌培养基中接种适量种子液。

2.2.3.2　在适宜的温度下进行发酵，应根据经批准的发酵工艺进行，并确定相应的发酵条件，如温度、pH 值、溶解氧、补料、发酵时间等。发酵液应定期进行质粒丢失率检查（通则 3406）。

2.2.4　发酵液处理

用高速离心法收集、处理菌体。收集到的菌体可在 $-20℃$ 以下保存，保存时间应不超过 1 年。

2.2.5　初步纯化

采用经批准的纯化工艺进行初步纯化，使其纯度达到规定的要求。

2.2.6　高度纯化

经初步纯化后，采用经批准的纯化工艺进行高度纯化，使其达到 3.1 项要求，除菌过滤后即为重组人干扰素 α2b 原液。如需存放，应规定时间和温度。

2.2.7　原液检定

按 3.1 项进行。

2.3　软膏剂制备

采用的基质应符合软膏剂基质要求（通则 0109）。

2.3.1　配制

按经批准的配方进行配制。

2.3.2　软膏制备

按经批准的工艺进行。软膏质地应均匀、细腻、涂展性良好，排除气泡。

2.4　成品

2.4.1　分批

应符合"生物制品分批规程"规定。

2.4.2　规格

应为经批准的规格。

2.4.3　包装

应符合"生物制品包装规程"和通则 0109 有关规定。

3　检定

3.1　原液检定

3.1.1　生物学活性

依法测定（通则 3523）。

3.1.2　蛋白质含量

依法测定（通则 0731 第二法）。

3.1.3　比活性

为生物学活性与蛋白质含量之比，每 1mg 蛋白质应不低于 $1.0×10^8$ IU。

3.1.4　纯度

3.1.4.1　电泳法

依法测定（通则 0541 第五法）。用非还原型 SDS-聚丙烯酰胺凝胶电泳法，分离胶胶浓度为 15%，加样量应不低于 10μg（考马斯亮蓝 R250 染色法）或 5μg（银染法）。经扫描仪扫描，纯度应不低于 95.0%。

3.1.4.2 高效液相色谱法

依法测定（通则 0512）。色谱柱以适合分离分子质量为 5～60kD 蛋白质的色谱用凝胶为填充剂；流动相为 0.1mol/L 磷酸盐-0.1mol/L 氯化钠缓冲液，pH7.0；上样量应不低于 20μg，在波长 280nm 处检测，以干扰素色谱峰计算的理论板数应不低于 1000。按面积归一化法计算，干扰素主峰面积应不低于总面积的 95.0%。

3.1.5 分子量

依法测定（通则 0541 第五法）。用还原型 SDS-聚丙烯酰胺凝胶电泳法，分离胶胶浓度为 15%，加样量应不低于 1.0μg，制品的分子质量应为 19.2kD±1.9kD。

3.1.6 外源性 DNA 残留量

每 1 支/瓶应不高于 10ng（通则 3407）。

3.1.7 宿主菌蛋白质残留量

应不高于蛋白质总量的 0.02%（通则 3413）。

3.1.8 残余抗生素活性

依法测定（通则 3408），不应有残余氨苄西林或其他抗生素活性。

3.1.9 等电点

主区带应为 5.7～6.7，且供试品的等电点图谱应与对照品的一致（通则 0541 第六法）。

3.1.10 紫外光谱

用水或生理氯化钠溶液将供试品稀释至 100～500μg/ml，在光路 1cm、波长 230～360nm 下进行扫描，最大吸收峰波长应为 278nm±3nm（通则 0401）。

3.1.11 肽图

依法测定（通则 3405），应与对照品图形一致。

3.1.12 N 端氨基酸序列（至少每年测定 1 次）

用氨基酸序列分析仪测定，N 端序列应为：
Cys-Asp-Leu-Pro-Gln-Thr-His-Ser-Leu-Gly-Ser-Arg-Arg-Thr-Leu。

3.2 成品检定

除外观、装量检查外，应按经批准的方法预处理供试品后，进行其余各项检定。

3.2.1 鉴别试验

按免疫印迹法（通则 3401）或免疫斑点法（通则 3402）测定，应为阳性。

3.2.2 物理检查

3.2.2.1 外观

应为无色半透明膏体。

3.2.2.2 装量

依法检查（通则 0109），应符合规定。

3.2.3 化学检定

pH 值

应为 5.0～6.5（通则 0631）。

3.2.4 生物学活性

应为标示量的 80%～150%（通则 3523）。

3.2.5 微生物限度检查

依法检查（通则 1105、通则 1106 与通则 1107），应符合规定。

4 保存、运输及有效期

于 2～8℃避光保存及运输。自生产之日起，按批准的有效期执行。

5 使用说明

应符合"生物制品包装规程"规定和批准的内容。

注射用重组人干扰素 γ

Zhusheyong Chongzu Ren Ganraosu γ

Recombinant Human Interferon γ
for Injection

本品系由高效表达人干扰素 γ 基因的大肠杆菌，经发酵、分离和高度纯化后获得的重组人干扰素 γ 冻干制成。含适宜稳定剂，不含防腐剂和抗生素。

1　基本要求

生产和检定用设施、原材料及辅料、水、器具、动物等应符合"凡例"的有关要求。

2　制造

2.1　工程菌菌种

2.1.1　名称及来源

重组人干扰素 γ 工程菌株系由带有人干扰素 γ 基因的重组质粒转化的大肠杆菌菌株。

2.1.2　种子批的建立

应符合"生物制品生产检定用菌毒种管理规程"的规定。

2.1.3　菌种检定

主种子批和工作种子批的菌种应进行以下各项全面检定。

2.1.3.1　划种 LB 琼脂平板

应呈典型大肠杆菌集落形态，无其他杂菌生长。

2.1.3.2　染色镜检

应为典型的革兰氏阴性杆菌。

2.1.3.3　对抗生素的抗性

应与原始菌种相符。

2.1.3.4　电镜检查（工作种子批可免做）

应为典型大肠杆菌形态，无支原体、病毒样颗粒及其他微生物污染。

2.1.3.5　生化反应

应符合大肠杆菌生化反应特性。

2.1.3.6　干扰素表达量

在摇床中培养，应不低于原始菌种的表达量。

2.1.3.7　表达的干扰素型别

应用抗 γ 型干扰素血清做中和试验，证明型别无误。

2.1.3.8　质粒检查

该质粒的酶切图谱应与原始重组质粒的相符。

2.1.3.9　目的基因核苷酸序列检查（工作种子批可免做）

目的基因核苷酸序列应与批准的序列相符。

2.2　原液

2.2.1　种子液制备

将检定合格的工作种子批菌种接种于适宜的培养基（可含适量抗生素）中培养。

2.2.2　发酵用培养基

采用适宜的不含抗生素的培养基。

2.2.3　种子液接种及发酵培养

2.2.3.1　在灭菌培养基中接种适量种子液。

2.2.3.2　在适宜的温度下进行发酵，应根据经批准的发酵工艺进行，并确定相应的发酵条件，如温度、pH 值、溶解氧、补料、发酵时间等。发酵液应定期进行质粒丢失率检查（通则 3406）。

2.2.4　发酵液处理

用适宜的方法收集、处理菌体。

2.2.5　初步纯化

采用经批准的纯化工艺进行初步纯化，使其纯度达到规定的要求。

2.2.6　高度纯化

经初步纯化后，采用经批准的纯化工艺进行高度纯化，使其达到 3.1 项要求，加入适宜稳定剂，除菌过滤后即为重组人干扰素 γ 原液。如需存放，应规定时间和温度。

2.2.7　原液检定

按 3.1 项进行。

2.3　半成品

2.3.1　配制与除菌

按经批准的配方配制稀释液。配制后应立即用于稀释。

将原液用稀释液稀释至所需浓度，除菌过滤后即为半成品，保存于 2～8℃。

2.3.2　半成品检定

按 3.2 项进行。

2.4　成品

2.4.1　分批

应符合"生物制品分批规程"规定。

2.4.2　分装及冻干

应符合"生物制品分装和冻干规程"及通则 0102 有关规定。

2.4.3　规格

应为经批准的规格。

2.4.4　包装

应符合"生物制品包装规程"及通则 0102 有关规定。

3　检定

3.1　原液检定

3.1.1　生物学活性

依法测定（通则 3523）。

3.1.2　蛋白质含量

依法测定（通则 0731 第二法）。

3.1.3　比活性

为生物学活性与蛋白质含量之比，每 1mg 蛋白质应不低于 1.5×10^7 IU。

3.1.4　纯度

3.1.4.1　电泳法

依法测定（通则 0541 第五法）。用非还原型 SDS-聚丙烯酰胺凝胶电泳法，分离胶胶浓度为 15%，加样量应不低于 10μg（考马斯亮蓝 R250 染色法）或 5μg（银染法）。经扫描仪扫描，纯度应不低于 95.0%（包括单体和二聚体）。

3.1.4.2　高效液相色谱法

依法测定（通则 0512）。色谱柱以适合分离分子质量为 5～60kD 蛋白质的色谱用凝胶为填充剂；流动相为 0.1mol/L 磷酸盐-0.1mol/L 氯化钠缓冲液，pH7.0；上样量应不低于 20μg，在波长 280nm 处检测，以干扰素色谱峰计算的理论板数应不低于 1000。按面积归一化法计算，干扰素主峰（包括单体和二聚体）面积应不低于总面积的 95.0%。

3.1.5　分子量

依法测定（通则 0541 第五法）。用还原型 SDS-聚丙烯酰胺凝胶电泳法，分离胶胶浓度为 15%，加样量应不低于 1.0μg，制品的分子质量应为 16.8kD±1.7kD。

3.1.6　外源性 DNA 残留量

每 1 支/瓶应不高于 10ng（通则 3407）。

3.1.7　宿主菌蛋白质残留量

应不高于蛋白质总量的 0.10%（通则 3414）。

3.1.8　残余抗生素活性

依法测定（通则 3408），不应有残余氨苄西林或其他抗生素活性。

3.1.9　细菌内毒素检查

依法检查（通则 1143），每 100 万 IU 应小于 10EU。

3.1.10　等电点

主区带应为 8.1～9.1，且供试品的等电点图谱应与对照品的一致（通则 0541 第六法）。

3.1.11　紫外光谱

用水或生理氯化钠溶液将供试品稀释至 100～500μg/ml，在光路 1cm、波长 230～360nm 下进行扫描，最大吸收峰波长应为 280nm±3nm（通则 0401）。

3.1.12　肽图

依法测定（通则 3405），应与对照品图形一致。

3.1.13　N 端氨基酸序列（至少每年测定 1 次）

用氨基酸序列分析仪测定，N 端序列应为：
(Met)-Gln-Asp-Pro-Tyr-Val-Lys-Glu-Ala-Glu-Asn-Leu-Lys-Lys-Tyr-Phe。

3.2　半成品检定

3.2.1　细菌内毒素检查

依法检查（通则 1143），每 100 万 IU 应小于 10EU。

3.2.2　无菌检查

依法检查（通则 1101），应符合规定。

3.3　成品检定

除水分测定、装量差异检查外，应按标示量加入灭菌注射用水，复溶后进行其余各项检定。

3.3.1　鉴别试验

按免疫印迹法（通则 3401）或免疫斑点法（通则 3402）测定，应为阳性。

3.3.2　物理检查

3.3.2.1　外观

应为白色薄壳状疏松体，按标示量加入灭菌注射用水后应迅速复溶为澄明液体。

3.3.2.2　可见异物

依法检查（通则 0904），应符合规定。

3.3.2.3　装量差异

依法检查（通则 0102），应符合规定。

3.3.3　化学检定

3.3.3.1　水分

应不高于 3.0%（通则 0832）。

3.3.3.2　pH 值

应为 6.5～7.5（通则 0631）。

3.3.3.3　渗透压摩尔浓度

依法测定（通则 0632），应符合批准的要求。

3.3.4　生物学活性

应为标示量的 80%～150%（通则 3523）。

3.3.5　残余抗生素活性

依法测定（通则 3408），不应有残余氨苄西林或其他抗生素活性。

3.3.6　无菌检查

依法检查（通则 1101），应符合规定。

3.3.7　细菌内毒素检查

依法检查（通则 1143），每 1 支/瓶应小于 10EU。

3.3.8　异常毒性检查

依法检查（通则 1141 小鼠试验法），应符合规定。

4　稀释剂

稀释剂应为灭菌注射用水，稀释剂的生产应符合批准的要求。

灭菌注射用水应符合本版药典（二部）的相关要求。

5　保存、运输及有效期

于 2～8℃避光保存和运输。自生产之日起，按批准的有效期执行。

6　使用说明

应符合"生物制品包装规程"规定和批准的内容。

注射用重组人白介素-2

Zhusheyong Chongzu Ren Baijiesu-2

Recombinant Human Interleukin-2
for Injection

本品系由高效表达人白细胞介素-2（简称人白介素-2）基因的大肠杆菌，经发酵、分离和高度纯化后获得的重组人白介素-2 冻干制成。含适宜稳定剂，不含防腐剂和抗生素。

1　基本要求

生产和检定用设施、原材料及辅料、水、器具、动物等应符合"凡例"的有关要求。

2　制造

2.1　工程菌菌种

2.1.1　名称及来源

重组人白介素-2 工程菌株系由带有人白介素-2 基因的重组质粒转化的大肠杆菌菌株。

2.1.2　种子批的建立

应符合"生物制品生产检定用菌毒种管理规程"的规定。

2.1.3　菌种检定

主种子批和工作种子批的菌种应进行以下各项全面检定。

2.1.3.1　划种 LB 琼脂平板

应呈典型大肠杆菌集落形态，无其他杂菌生长。

2.1.3.2　染色镜检

应为典型的革兰氏阴性杆菌。

2.1.3.3　对抗生素的抗性

应与原始菌种相符。

2.1.3.4　电镜检查（工作种子批可免做）

应为典型大肠杆菌形态，无支原体、病毒样颗粒及其他微生物污染。

2.1.3.5　生化反应

应符合大肠杆菌生化反应特性。

2.1.3.6　人白介素-2 表达量

在摇床中培养，应不低于原始菌种的表达量。

2.1.3.7　质粒检查

该质粒的酶切图谱与原始重组质粒的相符。

2.1.3.8　目的基因核苷酸序列检查（工作种子批可免做）

目的基因核苷酸序列应与批准的序列相符。

2.2　原液

2.2.1　种子液制备

将检定合格的工作种子批菌种接种于适宜的培养基（可含适量抗生素）中培养。

2.2.2　发酵用培养基

采用适宜的不含抗生素的培养基。

2.2.3　种子液接种及发酵培养

2.2.3.1　在灭菌培养基中接种适量种子液。

2.2.3.2　在适宜的温度下进行发酵，应根据经批准的发酵工艺进行，并确定相应的发酵条件，如温度、pH值、溶解氧、补料、发酵时间等。发酵液应定期进行质粒丢失率检查（通则 3406）。

2.2.4　发酵液处理

用适宜的方法收集、处理菌体。

2.2.5　初步纯化

采用经批准的纯化工艺进行初步纯化，使其纯度达到规定的要求。

2.2.6　高度纯化

经初步纯化后，采用经批准的纯化工艺进行高度纯化，使其达到 3.1 项要求，加入适宜稳定剂，除菌过滤后，即为重组人白介素-2 原液。如需存放，应规定时间和温度。

2.2.7　原液检定

按 3.1 项进行。

2.3　半成品

2.3.1　配制与除菌

按经批准的配方配制稀释液。配制后应立即用于稀释。

将原液用稀释液稀释至所需浓度，除菌过滤后即为半成品，保存于 2～8℃。

2.3.2　半成品检定

按 3.2 项进行。

2.4　成品

2.4.1　分批

应符合"生物制品分批规程"规定。

2.4.2　分装及冻干

应符合"生物制品分装和冻干规程"及通则 0102 有关规定。

2.4.3　规格

应为经批准的规格。

2.4.4　包装

应符合"生物制品包装规程"及通则 0102 有关规定。

3　检定

3.1　原液检定

3.1.1　生物学活性

依法测定（通则 3524）。

3.1.2　蛋白质含量

依法测定（通则 0731 第二法）。

3.1.3　比活性

为生物学活性与蛋白质含量之比，每 1mg 蛋白质应不低于 1.0×10^7 IU。

3.1.4　纯度

3.1.4.1　电泳法

依法测定（通则 0541 第五法）。用非还原型 SDS-聚丙烯酰胺凝胶电泳法，分离胶胶浓度为 15%，加样量应不低于 10μg（考马斯亮蓝 R250 染色法）或 5μg（银染法）。经扫描仪扫描，纯度应不低于 95.0%。

3.1.4.2　高效液相色谱法

依法测定（通则 0512）。色谱柱以适合分离分子质量为 5～60kD 蛋白质的色谱用凝胶为填充剂；流动相为 0.1mol/L 磷酸盐-0.1mol/L 氯化钠缓冲液，pH7.0（含适宜的表面活性剂）；上样量应不低于 20μg，在波长 280nm 处检测，以人白介素-2 色谱峰计算的理论板数应不低于 1500。按面积归一化法计算，人白介素-2 主峰面积应不低于总面积的 95.0％。

3.1.5　分子量

依法测定（通则 0541 第五法）。用还原型 SDS-聚丙烯酰胺凝胶电泳法，分离胶胶浓度为 15％，加样量应不低于 1.0μg，制品的分子质量应为 15.5kD±1.6kD。

3.1.6　外源性 DNA 残留量

每 1 支/瓶应不高于 10ng（通则 3407）。

3.1.7　宿主菌蛋白质残留量

应不高于蛋白质总量的 0.10％（通则 3412）。

3.1.8　残余抗生素活性

依法测定（通则 3408），不应有残余氨苄西林或其他抗生素活性。如制品中含有 SDS，应将 SDS 浓度至少稀释至 0.01％再进行测定。

3.1.9　细菌内毒素检查

依法检查（通则 1143），每 100 万 IU 应小于 10EU。如制品中含有 SDS，应将 SDS 浓度至少稀释至 0.0025％再进行测定。

3.1.10　等电点

主区带应为 6.5～7.5，且供试品的等电点图谱应与对照品的一致（通则 0541 第六法）。

3.1.11　紫外光谱

用水或生理氯化钠溶液将供试品稀释至 100～500μg/ml，在光路 1cm、波长 230～360nm 下进行扫描，最大吸收峰波长应为 277nm±3nm（通则 0401）。

3.1.12　肽图

依法测定（通则 3405），应与对照品图形一致。

3.1.13　N 端氨基酸序列（至少每年测定 1 次）

用氨基酸序列分析仪测定，N 端序列应为：
(Met)-Ala-Pro-Thr-Ser-Ser-Ser-Thr-Lys-Lys-Thr-Gln-Leu-Gln-Leu-Glu。

3.2　半成品检定

3.2.1　细菌内毒素检查

依法检查（通则 1143），每 100 万 IU 应小于 10EU。如制品中含有 SDS，应将 SDS 浓度至少稀释至 0.0025％再进行测定。

3.2.2　无菌检查

依法检查（通则 1101），应符合规定。

3.3　成品检定

除水分测定、装量差异检查外，应按标示量加入灭菌注射用水，复溶后进行其余各项检定。

3.3.1　鉴别试验

按免疫印迹法（通则 3401）或免疫斑点法（通则 3402）测定，应为阳性。

3.3.2　物理检查

3.3.2.1　外观

应为白色或微黄色疏松体，按标示量加入灭菌注射用水后应迅速复溶为澄明液体。

3.3.2.2　可见异物

依法检查（通则 0904），应符合规定。

3.3.2.3　装量差异

依法检查（通则 0102），应符合规定。

3.3.3　化学检定

3.3.3.1　水分

应不高于 3.0％（通则 0832）。

3.3.3.2　pH 值

应为 6.5～7.5（通则 0631）。如制品中不含 SDS，应为 3.5～7.0。

3.3.3.3　渗透压摩尔浓度

依法测定（通则 0632），应符合批准的要求。

3.3.4　生物学活性

应为标示量的 80％～150％（通则 3524）。

3.3.5　残余抗生素活性

依法测定（通则 3408），不应有残余氨苄西林或其他抗生素活性。如制品中含有 SDS，应将 SDS 浓度至少稀释至 0.01％再进行测定。

3.3.6　无菌检查

依法检查（通则 1101），应符合规定。

3.3.7　细菌内毒素检查

依法检查（通则 1143），每 1 支/瓶应小于 10EU。如制品中含有 SDS，应将 SDS 浓度至少稀释至 0.0025％再进行测定。

3.3.8　异常毒性检查

依法检查（通则 1141 小鼠试验法），应符合规定。

3.3.9　乙腈残留量

如工艺中采用乙腈，则照气相色谱法（通则 0521）进行。色谱柱采用石英毛细管柱，柱温 45℃，气化室温度 150℃，检测器温度 300℃，载气为氮气，流速为每分钟 4.0ml，用水稀释乙腈标准溶液使其浓度为 0.0004％，分别吸取 1.0ml 上述标准溶液及供试品溶液顶空进样 400μl，通过比较标准溶液和供试品溶液的峰面积判定供试品溶液乙腈含量。乙腈残留量应不高于 0.0004％。

4　稀释剂

稀释剂应为灭菌注射用水，稀释剂的生产应符合批准的要求。

灭菌注射用水应符合本版药典（二部）的相关要求。

5　保存、运输及有效期

于 2～8℃避光保存和运输。自生产之日起，按批准的有效期执行。

6　使用说明

应符合"生物制品包装规程"规定和批准的内容。

重组人白介素-2 注射液

Chongzu Ren Baijiesu-2 Zhusheye

Recombinant Human Interleukin-2 Injection

本品系由高效表达人白细胞介素-2（简称人白介素-2）的大肠杆菌，经发酵、分离和高度纯化后获得的重组人白介素-2制成。含适宜稳定剂，不含防腐剂和抗生素。

1　基本要求

生产和检定用设施、原材料及辅料、水、器具、动物等应符合"凡例"的有关要求。

2　制造

2.1　工程菌菌种

2.1.1　名称及来源

重组人白介素-2 工程菌株系由带有人白介素-2 基因的重组质粒转化的大肠杆菌菌株。

2.1.2　种子批的建立

应符合"生物制品生产检定用菌毒种管理规程"的规定。

2.1.3　菌种检定

主种子批与工作种子批的菌种应进行以下各项全面检定。

2.1.3.1　划种 LB 琼脂平板

应呈典型大肠杆菌集落形态，无其他杂菌生长。

2.1.3.2　染色镜检

应为典型的革兰氏阴性杆菌。

2.1.3.3　对抗生素的抗性

应与原始菌种相符。

2.1.3.4　电镜检查（工作种子批可以免做）

应为典型大肠杆菌形态，无支原体、病毒样颗粒及其他微生物污染。

2.1.3.5　生化反应

应符合大肠杆菌生化反应特性。

2.1.3.6　人白介素-2 表达量

在摇床中培养，应不低于原始菌种的表达量。

2.1.3.7　质粒检查

该质粒的酶切图谱应与原始重组质粒的相符。

2.1.3.8　目的基因核苷酸序列检查（工作种子批可免做）

目的基因核苷酸序列应与批准的序列相符。

2.2　原液

2.2.1　种子液制备

将检定合格的工作种子批菌种接种于适宜的培养基（可含适量抗生素）中培养。

2.2.2　发酵用培养基

采用适宜的不含抗生素的培养基。

2.2.3　种子液接种及发酵培养

2.2.3.1　在灭菌培养基中接种适量种子液。

2.2.3.2　在适宜的温度下进行发酵，应根据经批准的发酵工艺进行，并确定相应的发酵条件，如温度、pH值、溶解氧、补料、发酵时间等。发酵液应定期进行质粒丢失率检查（通则 3406）。

2.2.4　发酵液处理

用适宜的方法收集、处理菌体。

2.2.5　初步纯化

采用经批准的纯化工艺进行初步纯化，使其纯度达到规定的要求。

2.2.6　高度纯化

经初步纯化后，采用经批准的纯化工艺进行高度纯化，使其达到 3.1 项要求，加入适宜稳定剂，除菌过滤后即为重组人白介素-2 原液。如需存放，应规定时间和温度。

2.2.7　原液检定

按 3.1 项进行。

2.3　半成品

2.3.1　配制与除菌

按经批准的配方配制稀释液。配制后应立即用于稀释。

将原液用稀释液稀释至所需浓度，除菌过滤后即为半成品，保存于 2～8℃。

2.3.2　半成品检定

按 3.2 项进行。

2.4　成品

2.4.1　分批

应符合"生物制品分批规程"规定。

2.4.2　分装

应符合"生物制品分装和冻干规程"及通则 0102 有关规定。

2.4.3　规格

应为经批准的规格。

2.4.4　包装

应符合"生物制品包装规程"及通则 0102 有关规定。

3　检定

3.1　原液检定

3.1.1　生物学活性

依法测定（通则 3523）。

3.1.2　蛋白质含量

依法测定（通则 0731 第二法）。

3.1.3　比活性

为生物学活性与蛋白质含量之比，每 1mg 蛋白质应不低于 1.0×10^7 IU。

3.1.4　纯度

3.1.4.1　电泳法

依法测定（通则 0541 第五法）。用非还原型 SDS-聚丙烯酰胺凝胶电泳法，分离胶胶浓度为 15%，加样量应不低于 10μg（考马斯亮蓝 R250 染色法）或 5μg（银染法）。经扫描仪扫描，纯度应不低于 95.0%。

3.1.4.2 高效液相色谱法

依法测定（通则 0512）。色谱柱以适合分离分子质量为 5~60kD 蛋白质的色谱用凝胶为填充剂；流动相为 0.1mol/L 磷酸盐-0.1mol/L 氯化钠缓冲液，pH7.0（含适宜的表面活性剂）；上样量应不低于 20μg，在波长 280nm 处检测，以人白介素-2 色谱峰计算的理论板数应不低于 1500。按面积归一化法计算，人白介素-2 主峰面积应不低于总面积的 95.0%。

3.1.5 分子量

依法测定（通则 0541 第五法）。用还原型 SDS-聚丙烯酰胺凝胶电泳法，分离胶胶浓度为 15%，加样量应不低于 1.0μg，制品的分子质量应为 15.5kD±1.6kD。

3.1.6 外源性 DNA 残留量

每 1 支/瓶应不高于 10ng（通则 3407）。

3.1.7 宿主菌蛋白质残留量

应不高于蛋白质总量的 0.10%（通则 3412）。

3.1.8 残余抗生素活性

依法测定（通则 3408），不应有残余氨苄西林或其他抗生素活性。如制品中含有 SDS，应将 SDS 浓度至少稀释至 0.01%再进行测定。

3.1.9 细菌内毒素检查

依法检查（通则 1143），每 100 万 IU 应小于 10EU。如制品中含有 SDS，应将 SDS 浓度至少稀释至 0.0025%再进行测定。

3.1.10 等电点

主区带应为 6.5~7.5，且供试品的等电点图谱应与对照品的一致（通则 0541 第六法）。

3.1.11 紫外光谱

用水或生理氯化钠溶液将供试品稀释至 100~500μg/ml，在光路 1cm、波长 230~360nm 下进行扫描，最大吸收峰波长应为 277nm±3nm（通则 0401）。

3.1.12 肽图

依法测定（通则 3405），应与对照品图形一致。

3.1.13 N 端氨基酸序列（至少每年测定 1 次）

用氨基酸序列分析仪测定，N 端序列应为：
(Met)-Ala-Pro-Thr-Ser-Ser-Ser-Thr-Lys-Lys-Thr-Gln-Leu-Gln-Leu-Glu。

3.2 半成品检定

3.2.1 细菌内毒素检查

依法检查（通则 1143），每 100 万 IU 应小于 10EU。如制品中含有 SDS，应将 SDS 浓度至少稀释至 0.0025%再进行测定。

3.2.2 无菌检查

依法检查（通则 1101），应符合规定。

3.3 成品检定

3.3.1 鉴别试验

按免疫印迹法（通则 3401）或免疫斑点法（通则 3402）测定，应为阳性。

3.3.2 物理检查

3.3.2.1 外观

应为无色或微黄色澄明液体。

3.3.2.2 可见异物

依法检查（通则 0904），应符合规定。

3.3.2.3 装量

依法检查（通则 0102），应不低于标示量。

3.3.3 化学检定

3.3.3.1 pH 值

应为 3.5~4.5（通则 0631）。

3.3.3.2 渗透压摩尔浓度

依法测定（通则 0632），应符合批准的要求。

3.3.4 生物学活性

应为标示量的 80%~150%（通则 3524）。

3.3.5 残余抗生素活性

依法测定（通则 3408），不应有残余氨苄西林或其他抗生素活性。如制品中含有 SDS，应将 SDS 浓度至少稀释至 0.01%再进行测定。

3.3.6 无菌检查

依法检查（通则 1101），应符合规定。

3.3.7 细菌内毒素检查

依法检查（通则 1143），每 1 支/瓶应小于 10EU。如制品中含有 SDS，应将 SDS 浓度至少稀释至 0.0025%再进行测定。

3.3.8 异常毒性试验

依法检查（通则 1141 小鼠试验法），应符合规定。

3.3.9 残余乙腈含量

如工艺中采用乙腈，则照气相色谱法（通则 0521）进行。色谱柱采用石英毛细管柱，柱温 45℃，气化室温度 150℃，检测器温度 300℃，载气为氮气，流速为每分钟 4.0ml，用水稀释乙腈标准溶液使其浓度为 0.0004%，分别吸取 1.0ml 上述标准溶液及供试品溶液顶空进样 400μl，通过比较标准溶液和供试品溶液的峰面积判定供试品溶液乙腈含量。乙腈含量不高于 0.0004%。

4 保存、运输及有效期

于 2~8℃避光保存和运输。自生产之日起，按批准的有效期执行。

5 使用说明

应符合"生物制品包装规程"规定和批准的内容。

注射用重组人白介素-2（Ⅰ）

Zhusheyong Chongzu Ren Baijiesu-2（Ⅰ）

Recombinant Human Interleukin-2（Ⅰ）

for Injection

本品系由高效表达人白细胞介素-2（Ⅰ）[简称人白介素-2（Ⅰ）]基因的大肠杆菌，经发酵、分离和高度纯化后获得的重组人白介素-2（Ⅰ）冻干制成。含适宜稳定剂，不含防腐剂和抗生素。

1　基本要求

生产和检定用设施、原材料及辅料、水、器具、动物等应符合"凡例"的有关要求。

2　制造

2.1　工程菌菌种

2.1.1　名称及来源

重组人白介素-2（Ⅰ）工程菌株系由带有人白介素-2（Ⅰ）基因的重组质粒转化的大肠杆菌菌株，其中人白介素-2 基因序列中原 125 位编码半胱氨酸的序列被突变为编码丝氨酸的序列。

2.1.2　种子批的建立

应符合"生物制品生产检定用菌毒种管理规程"的规定。

2.1.3　菌种检定

主种子批和工作种子批的菌种应进行以下各项全面检定。

2.1.3.1　划种 LB 琼脂平板

应呈典型大肠杆菌集落形态，无其他杂菌生长。

2.1.3.2　染色镜检

应为典型的革兰氏阴性杆菌。

2.1.3.3　对抗生素的抗性

应与原始菌种相符。

2.1.3.4　电镜检查（工作种子批可免做）

应为典型大肠杆菌形态，无支原体、病毒样颗粒及其他微生物污染。

2.1.3.5　生化反应

应符合大肠杆菌生化反应特性。

2.1.3.6　人白介素-2 表达量

在摇床中培养，应不低于原始菌种的表达量。

2.1.3.7　质粒检查

该质粒的酶切图谱应与原始重组质粒的相符。

2.1.3.8　目的基因核苷酸序列检查（工作种子批可免做）

目的基因核苷酸序列应与批准的序列相符。

2.2　原液

2.2.1　种子液制备

将检定合格的工作种子批菌种接种于适宜的培养基（可含适量抗生素）中培养。

2.2.2　发酵用培养基

采用适宜的不含抗生素的培养基。

2.2.3　种子液接种及发酵培养

2.2.3.1　在灭菌培养基中接种适量种子液。

2.2.3.2　在适宜的温度下进行发酵，应根据经批准的发酵工艺进行，并确定相应的发酵条件，如温度、pH 值、溶解氧、补料、发酵时间等。发酵液应定期进行质粒丢失率检查（通则 3406）。

2.2.4　发酵液处理

用适宜的方法收集、处理菌体。

2.2.5　初步纯化

采用经批准的纯化工艺进行初步纯化，使其纯度达到规定的要求。

2.2.6　高度纯化

经初步纯化后，采用经批准的纯化工艺进行高度纯化，使其达到 3.1 项要求，加入适宜稳定剂，除菌过滤后即为重组人白介素-2（Ⅰ）原液。如需存放，应规定时间和温度。

2.2.7　原液检定

按 3.1 项进行。

2.3　半成品

2.3.1　配制与除菌

按经批准的配方配制稀释液，配制后应立即用于稀释。将原液用稀释液稀释至所需浓度，除菌过滤后即为半成品，保存于 2～8℃。

2.3.2　半成品检定

按 3.2 项进行。

2.4　成品

2.4.1　分批

应符合"生物制品分批规程"规定。

2.4.2　分装及冻干

应符合"生物制品分装和冻干规程"及通则 0102 有关规定。

2.4.3　规格

应为经批准的规格。

2.4.4　包装

应符合"生物制品包装规程"及通则 0102 有关规定。

3　检定

3.1　原液检定

3.1.1　生物学活性

依法测定（通则 3524）。

3.1.2　蛋白质含量

依法测定（通则 0731 第二法）。

3.1.3　比活性

为生物学活性与蛋白质含量之比，每 1mg 蛋白质应不低于 1.0×10^7 IU。

3.1.4　纯度

3.1.4.1　电泳法

依法测定（通则 0541 第五法）。用非还原型 SDS-聚丙烯酰胺凝胶电泳法，分离胶胶浓度为 15%，加样量应不低于 10μg（考马斯亮蓝 R250 染色法）或 5μg（银染

法）。经扫描仪扫描，纯度应不低于 95.0%。

3.1.4.2 高效液相色谱法

依法测定（通则 0512）。色谱柱以适合分离分子质量为 5～60kD 蛋白质的色谱用凝胶为填充剂；流动相为 0.1mol/L 磷酸盐-0.1mol/L 氯化钠缓冲液，pH7.0（含适宜的表面活性剂）；上样量应不低于 20μg，在波长 280nm 处检测，以人白介素-2 色谱峰计算的理论板数应不低于 1500。按面积归一化法计算，人白介素-2 主峰面积应不低于总面积的 95.0%。

3.1.5 分子量

依法测定（通则 0541 第五法）。用还原型 SDS-聚丙烯酰胺凝胶电泳法，分离胶胶浓度为 15%，加样量应不低于 1.0μg，制品的分子质量应为 15.5kD±1.6kD。

3.1.6 外源性 DNA 残留量

每 1 支/瓶应不高于 10ng（通则 3407）。

3.1.7 宿主菌蛋白质残留量

应不高于蛋白质总量的 0.10%（通则 3412）。

3.1.8 残余抗生素活性

依法测定（通则 3408），不应有残余氨苄西林或其他抗生素活性。如制品中含有 SDS，应将 SDS 浓度至少稀释至 0.01% 再进行测定。

3.1.9 细菌内毒素检查

依法检查（通则 1143），每 300 万 IU 应小于 10EU。如制品中含有 SDS，应将 SDS 浓度至少稀释至 0.0025% 再进行测定。

3.1.10 等电点

主区带应为 6.5～7.5，且供试品的等电点图谱应与对照品的一致（通则 0541 第六法）。

3.1.11 紫外光谱

用水或生理氯化钠溶液将供试品稀释至 100～500μg/ml，在光路 1cm、波长 230～360nm 下进行扫描，最大吸收峰波长应为 277nm±3nm（通则 0401）。

3.1.12 肽图

依法测定（通则 3405），应与对照品图形一致。

3.1.13 N 端氨基酸序列（至少每年测定 1 次）

用氨基酸序列分析仪测定，N 端序列为：

(Met)-Ala-Pro-Thr-Ser-Ser-Ser-Thr-Lys-Lys-Thr-Gln-Leu-Gln-Leu-Glu。

3.2 半成品检定

3.2.1 细菌内毒素检查

依法检查（通则 1143），每 300 万 IU 应小于 10EU。如制品中含有 SDS，应将 SDS 浓度至少稀释至 0.0025% 再进行测定。

3.2.2 无菌检查

依法检查（通则 1101），应符合规定。

3.3 成品检定

除水分、装量差异检查外，应按标示量加入灭菌注射用水，复溶后进行其余各项检定。

3.3.1 鉴别试验

按免疫印迹法（通则 3401）或免疫斑点法（通则 3402）测定，应为阳性。

3.3.2 物理检查

3.3.2.1 外观

应为白色或微黄色疏松体，按标示量加入灭菌注射用水后应迅速复溶为澄明液体。

3.3.2.2 可见异物

依法检查（通则 0904），应符合规定。

3.3.2.3 装量差异

依法检查（通则 0102），应符合规定。

3.3.3 化学检定

3.3.3.1 水分

应不高于 3.0%（通则 0832）。

3.3.3.2 pH 值

应为 6.5～7.5（通则 0631）。如制品中不含 SDS，则应为 3.5～7.0。

3.3.3.3 渗透压摩尔浓度

依法测定（通则 0632），应符合批准的要求。

3.3.4 生物学活性

应为标示量的 80%～150%（通则 3524）。

3.3.5 残余抗生素活性

依法测定（通则 3408），不应有残余氨苄西林或其他抗生素活性。如制品中含有 SDS，应将 SDS 浓度至少稀释至 0.01% 再进行测定。

3.3.6 无菌检查

依法检查（通则 1101），应符合规定。

3.3.7 细菌内毒素检查

依法检查（通则 1143），每 1 支/瓶应小于 10EU。如制品中含有 SDS，应将 SDS 浓度稀释至 0.0025% 再进行测定。

3.3.8 异常毒性检查

依法检查（通则 1141 小鼠试验法），应符合规定。

3.3.9 乙腈残留量

如工艺中采用乙腈，则照气相色谱法（通则 0521）进行。色谱柱采用石英毛细管柱，柱温 45℃，气化室温度 150℃，检测器温度 300℃，载气为氮气，流速为每分钟 4.0ml。用水稀释乙腈标准溶液，使其浓度为 0.0004%，分别吸取 1.0ml 上述标准溶液及供试品溶液顶空进样 400μl，通过比较标准溶液和供试品溶液的峰面积，判定供试品溶液乙腈含量。乙腈残留量应不高于 0.0004%。

4 稀释剂

稀释剂应为灭菌注射用水，稀释剂的生产应符合批准的要求。

灭菌注射用水应符合本版药典（二部）的相关要求。

5 保存、运输及有效期

于 2～8℃避光保存和运输。自生产之日起，按批准的有效期执行。

6 使用说明

应符合"生物制品包装规程"规定和批准的内容。

注射用重组人白介素-11

Zhusheyong Chongzu Ren Baijiesu-11

Recombinant Human
Interleukin-11 for Injection

本品系由高效表达人白细胞介素-11（简称人白介素-11）基因的大肠杆菌，经发酵、分离和高度纯化后获得的重组人白介素-11 冻干制成。含适宜稳定剂，不含防腐剂和抗生素。

1　基本要求

生产和检定用设施、原材料及辅料、水、器具、动物等应符合"凡例"的有关要求。

2　制造

2.1　工程菌菌种

2.1.1　名称及来源

重组人白介素-11 工程菌株系由带有人白介素-11 基因的重组质粒转化的大肠杆菌菌株。

2.1.2　种子批的建立

种子批的建立应符合"生物制品生产检定用菌毒种管理规程"的规定，各级种子批的传代应符合批准的要求。

2.1.3　菌种检定

主种子批和工作种子批的菌种应进行以下各项全面检定。

2.1.3.1　划种 LB 琼脂平板

应呈典型大肠杆菌集落形态，无其他杂菌生长。

2.1.3.2　染色镜检

应为典型的革兰氏阴性杆菌。

2.1.3.3　对抗生素的抗性

应与原始菌种相符。

2.1.3.4　电镜检查（工作种子批可免做）

应为典型大肠杆菌形态，无支原体、病毒样颗粒及其他微生物污染。

2.1.3.5　生化反应

应符合大肠杆菌生化反应特性。

2.1.3.6　人白介素-11 表达量

在摇床中培养，应不低于原始菌种的表达量。

2.1.3.7　质粒检查

该质粒的酶切图谱应与原始重组质粒的相符。

2.1.3.8　目的基因核苷酸序列检查（工作种子批可免做）

目的基因核苷酸序列应与批准的序列相符。

2.2　原液

2.2.1　种子液制备

将检定合格的工作种子批菌种接种于适宜的培养基（可含适量抗生素）中培养。

2.2.2　发酵用培养基

采用适宜的不含抗生素的培养基。

2.2.3　种子液接种及发酵培养

2.2.3.1　在灭菌培养基中接种适量种子液。

2.2.3.2　在适宜的温度下进行发酵，应根据经批准的发酵工艺进行，并确定相应的发酵条件，如温度、pH 值、溶解氧、补料、发酵时间等。发酵液应定期进行质粒丢失率检查（通则 3406）。

2.2.4　发酵液处理

用适宜的方法收集、处理菌体。

2.2.5　初步纯化

采用经批准的纯化工艺进行初步纯化，使其纯度达到规定的要求。

2.2.6　高度纯化

经初步纯化后，采用经批准的纯化工艺进行高度纯化，使其达到 3.1 项要求，加入适宜稳定剂，除菌过滤后即为人白介素-11 原液。如需存放，应规定保存温度和时间。

2.2.7　原液检定

按 3.1 项进行。

2.3　半成品

2.3.1　配制与除菌

按经批准的配方配制稀释液，配制后应立即用于稀释。将原液用稀释液稀释至所需浓度，除菌过滤后即为半成品，保存于 2～8℃。

2.3.2　半成品检定

按 3.2 项进行。

2.4　成品

2.4.1　分批

应符合"生物制品分批规程"规定。

2.4.2　分装及冻干

应符合"生物制品分装和冻干规程"及通则 0102 有关规定。

2.4.3　规格

0.75mg（600 万 U）/瓶；1mg（800 万 U）/瓶；1.5mg（1200 万 U）/瓶；2mg（1600 万 U）/瓶；3mg（2400 万 U）/瓶；5mg（4000 万 U）/瓶。

2.4.4　包装

应符合"生物制品包装规程"及通则 0102 有关规定。

3　检定

3.1　原液检定

3.1.1　生物学活性

依法测定（通则 3532）。

3.1.2　蛋白质含量

采用 Lowry 法（通则 0731 第二法）或高效液相色谱法（通则 0512）测定。

采用高效液相色谱法，色谱柱采用十八烷基硅烷键合硅胶为填充剂，柱温 30℃±5℃，供试品保存温度为

2~8℃；以0.1％三氟乙酸的水溶液为流动相A液，以0.1％三氟乙酸的乙腈溶液为流动相B液；流速为1.0ml/min；检测波长214nm；按下表进行梯度洗脱。

时间（分钟）	A（%）	B（%）
0	100	0
2	70	30
40	30	70
42	70	30
50	100	0

检测法 取标准品和供试品，用流动相A复溶或稀释至相同蛋白浓度，将供试品与标准品以相同体积分别注入液相色谱仪（进样体积不小于10μl，进样量4~6μg），按上表进行梯度洗脱。标准品溶液、供试品溶液均进样3次，记录色谱图并计算峰面积。按外标法以峰面积计算供试品中白介素-11的含量。

3.1.3　比活性

为生物学活性与蛋白质含量之比，每1mg蛋白质应不低于8.0×10^{6}U。

3.1.4　纯度

3.1.4.1　电泳法

依法测定（通则0541第五法）。取供试品溶液（不进行水浴加热处理），用非还原型SDS-聚丙烯酰胺凝胶电泳法，分离胶胶浓度为15％，加样量应不低于10μg（考马斯亮蓝R250染色法）。经扫描仪扫描，纯度应不低于95.0％。

3.1.4.2　高效液相色谱法（反相色谱法）

依法测定（通则0512）。色谱柱采用十八烷基硅烷键合硅胶为填充剂；以A相（三氟乙酸-水溶液：量取1.0ml三氟乙酸加水至1000ml，充分混匀）、B相（三氟乙酸-乙腈溶液：量取1.0ml三氟乙酸加入100ml水再加入色谱纯乙腈至1000ml，充分混匀）为流动相，在室温条件下，进行梯度洗脱（55％~80％B相，0~40分钟）。上样量约为20μg，检测波长为214nm，理论板数按人白介素-11峰计算不低于1500。按面积归一化法计算，重组人白介素-11主峰面积应不低于总面积的95.0％。

时间（分钟）	流动相A（%）	流动相B（%）
0	45	55
40	20	80
45	0	100
50	0	100
52	45	55
60	45	55

3.1.4.3　高效液相色谱法（分子排阻色谱法）

依法测定（通则0512）。色谱柱以适合分离分子质量为5~150kD蛋白质的色谱用凝胶为填充剂；流动相为0.1mol/L磷酸盐-0.1mol/L氯化钠缓冲液，pH7.0；上样量应不低于20μg，检测波长为280nm。理论板数按人白

介素-11峰计算不低于1500。按面积归一化法计算，重组人白介素-11主峰面积应不低于总面积的95.0％。

3.1.5　分子量

依法测定（通则0541第五法）。取供试品溶液（不进行水浴加热处理），用还原型SDS-聚丙烯酰胺凝胶电泳法，分离胶胶浓度为15％，加样量应不低于1.0μg，制品的表观分子量应与对照品的一致，经对照品分子量校正，制品的分子质量应为19.0kD±1.9kD。

3.1.6　外源性DNA残留量

每1支/瓶应不高于10ng（通则3407）。

3.1.7　宿主菌蛋白质残留量

应不高于蛋白质总量的0.05％（通则3412）。

3.1.8　残余抗生素活性

依法测定（通则3408），不应有残余氨苄西林或其他抗生素活性。

3.1.9　细菌内毒素检查

依法检查（通则1143），每1支/瓶应小于10EU。

3.1.10　羟胺残留量

如制品工艺中采用羟胺，则照羟胺残留量测定法（通则3209）进行。每1.0mg蛋白质应小于100nmol。

3.1.11　等电点

依法测定（通则0541第六法），等电点图谱应与对照品一致。

3.1.12　紫外光谱

用水或生理氯化钠溶液将供试品稀释至0.3~0.7mg/ml，在光路1cm、波长230~360nm下进行扫描，最大吸收峰波长应为280nm±3nm（通则0401）。

3.1.13　肽图

依法测定（通则3405），肽图图谱应与对照品图形一致。

3.1.14　N端氨基酸序列（至少每年测定1次）

用氨基酸序列分析仪测定，N端序列应为：
(Met-Pro)-Gly-Pro-Pro-Pro-Gly-Pro-Pro-Arg-Val-Ser-Pro-Asp-Pro-Arg-Ala。

3.2　半成品检定

3.2.1　细菌内毒素检查

依法检查（通则1143），每1支/瓶应小于10EU。

3.2.2　无菌检查

依法检查（通则1101），应符合规定。

3.3　成品检定

除水分测定、装量差异检查外，应按标示量加入灭菌注射用水，复溶后进行其余各项检定。

3.3.1　鉴别试验

按免疫印迹法（通则3401）或免疫斑点法（通则3402）测定，应为阳性。

3.3.2　物理检查

3.3.2.1　外观

应为白色或类白色疏松体。

3.3.2.2　溶液的澄清度

取本品，按标示量加入灭菌注射用水，复溶后溶液应澄清。如显浑浊，应与 1 号浊度标准液（通则 0902）比较，不得更浓。

3.3.2.3 可见异物

依法检查（通则 0904），除允许有少量细小蛋白质絮状物或蛋白质颗粒外，其余应符合规定。

3.3.2.4 装量差异

依法检查（通则 0102），应符合规定。

3.3.3 化学检定

3.3.3.1 水分

应不高于 3.0%（通则 0832 第一法）。

3.3.3.2 pH 值

应为 6.5～7.5（通则 0631）。

3.3.3.3 渗透压摩尔浓度

依法测定（通则 0632），应符合批准的要求。

3.3.4 甘氨酸含量

如制品中加甘氨酸，则依法测定（通则 0512），应符合批准的要求。

3.3.5 蛋白质含量

按 3.1.2 项进行，应为标示量的 80%～120%。

3.3.6 生物学活性

依法测定（通则 3532），应为标示量的 80%～150%。

3.3.7 残余抗生素活性

依法测定（通则 3408），不应有残余氨苄西林或其他抗生素活性。

3.3.8 无菌检查

依法检查（通则 1101），应符合规定。

3.3.9 细菌内毒素检查

依法检查（通则 1143），每 1 支/瓶应小于 10EU。

3.3.10 异常毒性检查

依法检查（通则 1141 小鼠试验法），应符合规定。

4 稀释剂

稀释剂应为灭菌注射用水，稀释剂的生产应符合批准的要求。

灭菌注射用水应符合本版药典（二部）的相关要求。

5 保存、运输及有效期

于 2～8℃避光保存和运输。自生产之日起，按批准的有效期执行。

6 使用说明

应符合"生物制品包装规程"规定和批准的内容。

注射用重组人白介素-11（酵母）

Zhusheyong Chongzu Ren Baijiesu-11（Jiaomu）

Recombinant Human
Interleukin-11 for Injection（Yeast）

本品系由高效表达人白细胞介素-11（简称人白介素-11）基因的甲醇酵母，经发酵、分离和高度纯化后获得的重组人白介素-11 冻干制成。含适宜稳定剂，不含防腐剂和抗生素。

1　基本要求

生产和检定用设施、原材料及辅料、水、器具、动物等应符合"凡例"的有关要求。

2　制造

2.1　工程菌菌种

2.1.1　名称及来源

重组人白介素-11 工程菌株系由带有人白介素-11 基因的重组质粒转化的甲醇酵母菌株。

2.1.2　种子批的建立

种子批的建立应符合"生物制品生产检定用菌毒种管理规程"的规定，各级种子批的传代应符合批准的要求。

2.1.3　菌种检定

主种子批和工作种子批的菌种应进行以下各项全面检定。

2.1.3.1　划种 YPD 平板

应呈典型甲醇酵母集落形态，无其他杂菌生长。

2.1.3.2　His^+ 表型检查

应呈 His^+ 表型，与原始菌种相符。

2.1.3.3　电镜检查（工作种子批可免做）

应为典型甲醇酵母形态，应无支原体、病毒样颗粒及其他微生物污染。

2.1.3.4　G418 抗性检查

应与原始菌株一致。

2.1.3.5　表达物鉴定

采用免疫印迹法检测，应与人白介素-11 对照品一致。

2.1.3.6　人白介素-11 基因稳定性检查

涂 YPD 平板，挑选至少 50 个克隆，用聚合酶链反应检测人白介素-11 基因，阳性率应不低于 95％。

2.1.3.7　人白介素-11 表达量

在摇床中培养，应不低于原始菌种的表达量。

2.2　原液

2.2.1　种子液制备

将检定合格的工作种子批菌种接种于适宜培养基中培养，供发酵罐接种用。

2.2.2　发酵用培养基

采用适宜的不含任何抗生素的培养基。

2.2.3　种子液接种及发酵培养

在灭菌培养基中接种适量种子液。在适宜温度下进行发酵，应采用经批准的发酵工艺，并确定相应的发酵条件，如温度、pH 值、溶解氧、通气量、补料、发酵时间等。

2.2.4　发酵液处理

用适宜的方法收集上清液。

2.2.5　初步纯化

采用经批准的纯化工艺进行初步纯化，使其纯度达到规定的要求。

2.2.6　高度纯化

经初步纯化后，采用经批准的工艺进行高度纯化，使其达到 3.1 项要求，加入适宜稳定剂，除菌过滤后即为人白介素-11 原液。如需存放，应规定存放温度和时间。

2.2.7　原液检定

按 3.1 项进行。

2.3　半成品

2.3.1　配制与除菌

按经批准的配方配制稀释液，配制后应立即用于稀释。将原液用稀释液稀释至所需浓度，除菌过滤后即为半成品，于 2～8℃ 保存。

2.3.2　半成品检定

按 3.2 项进行。

2.4　成品

2.4.1　分批

应符合"生物制品分批规程"规定。

2.4.2　分装及冻干

应符合"生物制品分装和冻干规程"及通则 0102 有关规定。

2.4.3　规格

0.75mg（600 万 U）/瓶；1.5mg（1200 万 U）/瓶；3mg（2400 万 U）/瓶。

2.4.4　包装

应符合"生物制品包装规程"及通则 0102 有关规定。

3　检定

3.1　原液检定

3.1.1　生物学活性

依法测定（通则 3532）。

3.1.2　蛋白质含量

采用 Lowry 法（通则 0731 第二法）或高效液相色谱法（通则 0512）测定。

采用高效液相色谱法，色谱柱采用十八烷基硅烷键合硅胶为填充剂，柱温 30℃±5℃，供试品保存温度为 2～8℃；以 0.1％ 三氟乙酸的水溶液为流动相 A 液，以 0.1％ 三氟乙酸的乙腈溶液为流动相 B 液；流速为 1.0ml/min；检测波长 214nm；按下表进行梯度洗脱。

时间（分钟）	A（%）	B（%）
0	100	0
2	70	30
40	30	70
42	70	30
50	100	0

检测法 取标准品和供试品，用流动相 A 复溶或稀释至相同蛋白质浓度，将供试品与标准品以相同体积分别注入液相色谱仪（进样体积不小于 $10\mu l$，进样量 $4\sim6\mu g$），按上表进行梯度洗脱。标准品溶液、供试品溶液均进样 3 次，记录色谱图并计算峰面积。按外标法以峰面积计算供试品中白介素-11 的含量。

3.1.3 比活性

为生物学活性与蛋白质含量之比，每 1mg 蛋白质应不低于 7.0×10^{6} U。

3.1.4 纯度

3.1.4.1 电泳法

依法测定（通则 0541 第五法）。取供试品溶液（不进行水浴加热处理），用非还原型 SDS-聚丙烯酰胺凝胶电泳法，分离胶胶浓度为 15%，加样量应不低于 $10\mu g$（考马斯亮蓝 R250 染色法）。经扫描仪扫描，纯度应不低于 95.0%。

3.1.4.2 高效液相色谱法

依法测定（通则 0512）。色谱柱采用十八烷基硅烷键合硅胶为填充剂；以 A 相（三氟乙酸-水溶液：量取 1.0ml 三氟乙酸加水至 1000ml，充分混匀）、B 相（三氟乙酸-乙腈溶液：量取 1.0ml 三氟乙酸加入色谱纯乙腈至 1000ml，充分混匀）为流动相，在室温条件下，进行梯度洗脱（0～30% B 相，0～2 分钟；30%～70% B 相，2～40 分钟）。上样量约为 $20\mu g$，检测波长为 214nm，理论板数按人白介素-11 峰计算不低于 1500。按面积归一化法计算，重组人白介素-11 主峰面积应不低于总面积的 95.0%。

时间（分钟）	流动相 A（%）	流动相 B（%）
0	100	0
2	70	30
40	30	70
42	70	30

3.1.5 分子量

依法测定（通则 0541 第五法）。取供试品溶液（不进行水浴加热处理），用还原型 SDS-聚丙烯酰胺凝胶电泳法，分离胶胶浓度为 15%，加样量应不低于 1.0μg，制品的表观分子量应与对照品的一致，经对照品分子量校正，制品的分子质量应为 19.0kD±1.9kD。

3.1.6 外源性 DNA 残留量

每 1 支/瓶应不高于 10ng（通则 3407）。

3.1.7 宿主菌蛋白质残留量

应不高于蛋白质总量的 0.05%（通则 3414）。

3.1.8 细菌内毒素检查

依法检查（通则 1143），每 1 支/瓶应小于 10EU。

3.1.9 等电点

供试品的等电点图谱应与对照品的一致（通则 0541 第六法）。

3.1.10 紫外光谱

用水将供试品稀释至 0.1～0.5mg/ml，在光路 1cm、波长 230～360nm 下进行扫描，最大吸收峰波长应为 280nm±3nm（通则 0401）。

3.1.11 肽图

依法测定（通则 3405），应与对照品图形一致。

3.1.12 N 端氨基酸序列（至少每年测定 1 次）

用氨基酸序列分析仪测定，N 端序列应为：

Gly-Pro-Pro-Pro-Gly-Pro-Pro-Arg-Val-Ser-Pro-Asp-Pro-Arg-Ala。

3.2 半成品检定

3.2.1 细菌内毒素检查

依法检查（通则 1143），每 1 支/瓶应小于 10EU。

3.2.2 无菌检查

依法检查（通则 1101），应符合规定。

3.3 成品检定

除水分测定、装量差异、甲醇残留量检查外，应按标示量加入灭菌注射用水，复溶后进行其余各项检定。

3.3.1 鉴别试验

按免疫印迹法（通则 3401）或免疫斑点法（通则 3402）测定，应为阳性。

3.3.2 物理检查

3.3.2.1 外观

应为白色或微黄色疏松体。

3.3.2.2 溶液的澄清度

取本品，按标示量加入灭菌注射用水，复溶后溶液应澄清。如显浑浊，应与 1 号浊度标准液（通则 0902）比较，不得更浓。

3.3.2.3 可见异物

依法检查（通则 0904），除允许有少量细小蛋白质絮状物或蛋白质颗粒外，其余应符合规定。

3.3.2.4 装量差异

依法检查（通则 0102），应符合规定。

3.3.3 化学检定

3.3.3.1 水分

应不高于 3.0%（通则 0832 第一法）。

3.3.3.2 pH 值

应为 6.5～7.5（通则 0631）。

3.3.3.3 渗透压摩尔浓度

依法测定（通则 0632），应符合批准要求。

3.3.4　甘氨酸含量

如制品中加甘氨酸，则依法测定（通则 0512），应符合批准要求。

3.3.5　蛋白质含量

按 3.1.2 项进行，应为标示量的 80%～120%。

3.3.6　生物学活性

应为标示量的 80%～150%（通则 3532）。

3.3.7　无菌检查

依法检查（通则 1101），应符合规定。

3.3.8　细菌内毒素检查

依法检查（通则 1143），每 1 支/瓶应小于 10EU。

3.3.9　异常毒性检查

依法检查（通则 1141 小鼠试验法），应符合规定。

3.3.10　甲醇残留量

如工艺中使用甲醇，则依法测定（通则 0521）。色谱柱采用石英毛细管柱，柱温 40℃，进样口温度 200℃，检测器温度 250℃，顶空瓶平衡温度为 85℃，平衡时间为 30 分钟，载气为氮气，流速为每分钟 4.0ml。用水稀释甲醇标准溶液使其浓度为 0.003%，分别吸取 5.0ml 上述标准溶液和供试品溶液顶空进样相同体积，通过比较标准品溶液和供试品溶液的峰面积判定供试品溶液甲醇含量，甲醇残留量应不高于 0.003%。

4　稀释剂

稀释剂应为灭菌注射用水，稀释剂的生产应符合批准的要求。

灭菌注射用水应符合本版药典（二部）的相关要求。

5　保存、运输及有效期

于 2～8℃保存和运输，自生产之日起，按批准的有效期执行。

6　使用说明

应符合"生物制品包装规程"规定和批准的内容。

重组人粒细胞刺激因子注射液

Chongzu Ren Lixibao Cijiyinzi Zhusheye

Recombinant Human Granulocyte Colony-stimulating Factor Injection

本品系由高效表达人粒细胞集落刺激因子（简称人粒细胞刺激因子）基因的大肠杆菌，经发酵、分离和高度纯化后获得的重组人粒细胞刺激因子制成。含适宜稳定剂，不含防腐剂和抗生素。

1　基本要求

生产和检定用设施、原材料及辅料、水、器具、动物等应符合"凡例"的有关要求。

2　制造

2.1　工程菌菌种

2.1.1　名称及来源

重组人粒细胞刺激因子工程菌株系由带有人粒细胞刺激因子基因的重组质粒转化的大肠杆菌菌株。

2.1.2　种子批的建立

应符合"生物制品生产检定用菌毒种管理规程"的规定。

2.1.3　菌种检定

主种子批和工作种子批的菌种应进行以下各项全面检定。

2.1.3.1　划种 LB 琼脂平板

应呈典型大肠杆菌集落形态，无其他杂菌生长。

2.1.3.2　染色镜检

应为典型的革兰氏阴性杆菌。

2.1.3.3　对抗生素的抗性

应与原始菌种相符。

2.1.3.4　电镜检查（工作种子批可免做）

应为典型大肠杆菌形态，无支原体、病毒样颗粒及其他微生物污染。

2.1.3.5　生化反应

应符合大肠杆菌生化反应特性。

2.1.3.6　重组人粒细胞刺激因子表达量

在摇床中培养，应不低于原始菌种的表达量。

2.1.3.7　质粒检查

该质粒的酶切图谱应与原始重组质粒的相符。

2.1.3.8　目的基因核苷酸序列检查（工作种子批可免做）

目的基因核苷酸序列应与批准的序列相符。

2.2　原液

2.2.1　种子液制备

将检定合格的工作种子批菌种接种于适宜的培养基（可含适量抗生素）中培养。

2.2.2　发酵用培养基

采用适宜的不含抗生素的培养基。

2.2.3　种子液接种及发酵培养

2.2.3.1　在灭菌培养基中接种适量种子液。

2.2.3.2　在适宜的温度下进行发酵，应根据经批准的发酵工艺进行，并确定相应的发酵条件，如温度、pH值、溶解氧、补料、发酵时间等。发酵液应定期进行质粒丢失率检查（通则 3406）。

2.2.4　发酵液处理

用适宜的方法收集、处理菌体。

2.2.5　初步纯化

采用经批准的纯化工艺进行初步纯化，使其纯度达到规定的要求。

2.2.6　高度纯化

经初步纯化后，采用经批准的纯化工艺进行高度纯化，使其达到 3.1 项要求，加入适宜稳定剂，除菌过滤后即为重组人粒细胞刺激因子原液。如需存放，应规定时间和温度。

2.2.7　原液检定

按 3.1 项进行。

2.3　半成品

2.3.1　配制与除菌

按经批准的配方配制稀释液。配制后应立即用于稀释。

将原液用稀释液稀释至所需浓度，除菌过滤后即为半成品，保存于 2～8℃。

2.3.2　半成品检定

按 3.2 项进行。

2.4　成品

2.4.1　分批

应符合"生物制品分批规程"规定。

2.4.2　分装

应符合"生物制品分装和冻干规程"及通则 0102 有关规定。

2.4.3　规格

应为经批准的规格。

2.4.4　包装

应符合"生物制品包装规程"及通则 0102 有关规定。

3　检定

3.1　原液检定

3.1.1　生物学活性

依法测定（通则 3525）。

3.1.2　蛋白质含量

依法测定（通则 3124）。

3.1.3　比活性

为生物学活性与蛋白质含量之比，每 1mg 蛋白质应不低于 6.0×10^7 IU。

3.1.4　纯度

3.1.4.1　电泳法

依法测定（通则 0541 第五法）。用非还原型 SDS-聚

丙烯酰胺凝胶电泳法，分离胶胶浓度为 15%，加样量应不低于 10μg（考马斯亮蓝 R250 染色法）或 5μg（银染法）。经扫描仪扫描，纯度应不低于 95.0%。

3.1.4.2 高效液相色谱法

依法测定（通则 0512）。色谱柱采用十八烷基硅烷键合硅胶为填充剂；以 A 相（三氟乙酸-水溶液：量取 1.0ml 三氟乙酸加水至 1000ml，充分混匀）、B 相（三氟乙酸-乙腈溶液：量取 1.0ml 三氟乙酸加入色谱纯乙腈至 1000ml，充分混匀）为流动相，在室温条件下，进行梯度洗脱（0～70%B 相）。上样量应不低于 10μg，在波长 214nm 处检测，以粒细胞刺激因子色谱峰计算的理论板数应不低于 1500。按面积归一化法计算，重组人粒细胞刺激因子主峰面积应不低于总面积的 95.0%。

3.1.5 分子量

依法测定（通则 0541 第五法）。用还原型 SDS-聚丙烯酰胺凝胶电泳法，分离胶胶浓度为 15%，加样量应不低于 1.0μg，制品的分子质量应为 18.8kD±1.9kD。

3.1.6 外源性 DNA 残留量

每 1 支/瓶应不高于 10ng（通则 3407）。

3.1.7 宿主菌蛋白质残留量

应不高于蛋白质总量的 0.10%（通则 3412）。

3.1.8 残余抗生素活性

依法测定（通则 3408）。不应有残余氨苄西林或其他抗生素活性。

3.1.9 细菌内毒素检查

依法检查（通则 1143），每 300μg 蛋白质应小于 10EU。

3.1.10 等电点

主区带应为 5.8～6.6，且供试品的等电点图谱应与对照品的一致（通则 0541 第六法）。

3.1.11 紫外光谱

用水或生理氯化钠溶液将供试品稀释至 100～500μg/ml，在光路 1cm、波长 230～360nm 下进行扫描，最大吸收峰波长应为 278nm±3nm（通则 0401）。

3.1.12 肽图

依法测定（通则 3405），应与对照品图形一致。

3.1.13 N 端氨基酸序列（至少每年测定 1 次）

用氨基酸序列分析仪测定，N 端序列应为：

(Met)-Thr-Pro-Leu-Gly-Pro-Ala-Ser-Ser-Leu-Pro-Gln-Ser-Phe-Leu-Leu。

3.2 半成品检定

3.2.1 细菌内毒素检查

依法检查（通则 1143），每 300μg 蛋白质应小于 10EU。

3.2.2 无菌检查

依法检查（通则 1101），应符合规定。

3.3 成品检定

3.3.1 鉴别试验

按免疫印迹法（通则 3401）或免疫斑点法（通则 3402）测定，应为阳性。

3.3.2 物理检查

3.3.2.1 外观

应为澄明液体。

3.3.2.2 可见异物

依法检查（通则 0904），应符合规定。

3.3.2.3 装量

依法检查（通则 0102），应不低于标示量。

3.3.3 化学检定

3.3.3.1 pH 值

应为 3.5～4.5（通则 0631）。

3.3.3.2 渗透压摩尔浓度

依法测定（通则 0632），应符合批准的要求。

3.3.3.3 重组人粒细胞集落刺激因子含量

依法测定（通则 3124），应为标示量的 90%～130%。

3.3.4 生物学活性

应为标示量的 80%～150%（通则 3525）。

3.3.5 残余抗生素活性

依法测定（通则 3408）。不应有残余氨苄西林或其他抗生素活性。

3.3.6 无菌检查

依法检查（通则 1101），应符合规定。

3.3.7 细菌内毒素检查

依法检查（通则 1143），每 1 支/瓶应小于 10EU。

3.3.8 异常毒性检查

依法检查（通则 1141 小鼠试验法），应符合规定。

4 保存、运输及有效期

于 2～8℃避光保存和运输。自生产之日起，按批准的有效期执行。

5 使用说明

应符合"生物制品包装规程"规定和批准的内容。

注射用重组人粒细胞巨噬细胞刺激因子

Zhusheyong Chongzu Ren Lixibao

Jushixibao Cijiyinzi

Recombinant Human Granulocyte/Macrophage Colony-stimulating Factor for Injection

本品系由高效表达人粒细胞巨噬细胞集落刺激因子（简称人粒细胞巨噬细胞刺激因子）基因的大肠杆菌，经发酵、分离和高度纯化后获得的重组人粒细胞巨噬细胞刺激因子冻干制成。含适宜稳定剂，不含防腐剂和抗生素。

1 基本要求

生产和检定用设施、原材料及辅料、水、器具、动物等应符合"凡例"的有关要求。

2 制造

2.1 工程菌菌种

2.1.1 名称及来源

重组人粒细胞巨噬细胞刺激因子工程菌株系由带有人粒细胞巨噬细胞刺激因子基因的重组质粒转化的大肠杆菌菌株。

2.1.2 种子批的建立

应符合"生物制品生产检定用菌毒种管理规程"的规定。

2.1.3 菌种检定

主种子批和工作种子批的菌种应进行以下各项全面检定。

2.1.3.1 划种 LB 琼脂平板

应呈典型大肠杆菌集落形态，无其他杂菌生长。

2.1.3.2 染色镜检

应为典型的革兰氏阴性杆菌。

2.1.3.3 对抗生素的抗性

应与原始菌种相符。

2.1.3.4 电镜检查（工作种子批可免做）

应为典型大肠杆菌形态，无支原体、病毒样颗粒及其他微生物污染。

2.1.3.5 生化反应

应符合大肠杆菌生化反应特性。

2.1.3.6 重组人粒细胞巨噬细胞刺激因子表达量

在摇床中培养，应不低于原始菌种的表达量。

2.1.3.7 质粒检查

该质粒的酶切图谱应与原始重组质粒的相符。

2.1.3.8 目的基因核苷酸序列检查（工作种子批可免做）

目的基因核苷酸序列应与批准的序列相符。

2.2 原液

2.2.1 种子液制备

将检定合格的工作种子批菌种接种于适宜的培养基（可含适量抗生素）中培养。

2.2.2 发酵用培养基

采用适宜的不含抗生素的培养基。

2.2.3 种子液接种及发酵培养

2.2.3.1 在灭菌培养基中接种适量种子液。

2.2.3.2 在适宜的温度下进行发酵，应根据经批准的发酵工艺进行，并确定相应的发酵条件，如温度、pH 值、溶解氧、补料、发酵时间等。发酵液应定期进行质粒丢失率检查（通则 3406）。

2.2.4 发酵液处理

用适宜的方法收集、处理菌体。

2.2.5 初步纯化

采用经批准的纯化工艺进行初步纯化，使其纯度达到规定的要求。

2.2.6 高度纯化

经初步纯化后，采用经批准的纯化工艺进行高度纯化，使其达到 3.1 项要求，加入适宜稳定剂，除菌过滤后即为重组人粒细胞巨噬细胞刺激因子原液。如需存放，应规定时间和温度。

2.2.7 原液检定

按 3.1 项进行。

2.3 半成品

2.3.1 配制与除菌

按经批准的配方配制稀释液。配制后应立即用于稀释。

将原液用稀释液稀释至所需浓度，除菌过滤后即为半成品，保存于 2~8℃。

2.3.2 半成品检定

按 3.2 项进行。

2.4 成品

2.4.1 分批

应符合"生物制品分批规程"规定。

2.4.2 分装及冻干

应符合"生物制品分装和冻干规程"及通则 0102 有关规定。

2.4.3 规格

应为经批准的规格。

2.4.4 包装

应符合"生物制品包装规程"及通则 0102 有关规定。

3 检定

3.1 原液检定

3.1.1 生物学活性

依法测定（通则 3526）。

3.1.2 蛋白质含量

依法测定（通则 0731 第二法）。

3.1.3 比活性

为生物学活性与蛋白质含量之比，每 1mg 蛋白质应不低于 1.0×10^7 IU。

3.1.4　纯度

3.1.4.1　电泳法

依法测定（通则 0541 第五法）。用非还原型 SDS-聚丙烯酰胺凝胶电泳法，分离胶胶浓度为 15%，加样量应不低于 10μg（考马斯亮蓝 R250 染色法）或 5μg（银染法）。经扫描仪扫描，纯度应不低于 95.0%。

3.1.4.2　高效液相色谱法

依法测定（通则 0512）。色谱柱以适合分离分子质量为 5～60kD 蛋白质的色谱用凝胶为填充剂；流动相为 0.1mol/L 磷酸盐-0.1mol/L 氯化钠缓冲液，pH7.0；上样量应不低于 20μg，在波长 280nm 处检测，以人粒细胞巨噬细胞刺激因子色谱峰计算的理论板数应不低于 1500。按面积归一化法计算，重组人粒细胞巨噬细胞刺激因子主峰面积应不低于总面积的 95.0%。

3.1.5　分子量

依法测定（通则 0541 第五法）。用还原型 SDS-聚丙烯酰胺凝胶电泳法，分离胶胶浓度为 15%，加样量应不低于 1.0μg，制品的分子质量应为 14.5kD±1.4kD。

3.1.6　外源性 DNA 残留量

每 1 支/瓶应不高于 10ng（通则 3407）。

3.1.7　宿主菌蛋白质残留量

应不高于蛋白质总量的 0.10%（通则 3412）。

3.1.8　残余抗生素活性

依法测定（通则 3408），不应有残余氨苄西林或其他抗生素活性。

3.1.9　细菌内毒素检查

依法检查（通则 1143），每 300μg 蛋白质应小于 10EU。

3.1.10　等电点

主区带应为 4.7～5.7，且供试品的等电点图谱应与对照品的一致（通则 0541 第六法）。

3.1.11　紫外光谱

用水或生理氯化钠溶液将供试品稀释至 100～500μg/ml，在光路 1cm、波长 230～360nm 下进行扫描，最大吸收峰波长应为 279nm±3nm（通则 0401）。

3.1.12　肽图

依法测定（通则 3405），应与对照品图形一致。

3.1.13　N 端氨基酸序列（至少每年测定 1 次）

用氨基酸序列分析仪测定，N 端序列应为：

(Met)-Ala-Pro-Ala-Arg-Ser-Pro-Ser-Pro-Ser-Thr-Gln-Pro-Trp-Glu-His。

3.2　半成品检定

3.2.1　细菌内毒素检查

依法检查（通则 1143），每 300μg 蛋白质应小于 10EU。

3.2.2　无菌检查

依法检查（通则 1101），应符合规定。

3.3　成品检定

除水分测定、装量差异检查外，应按标示量加入灭菌注射用水，复溶后进行其余各项检定。

3.3.1　鉴别试验

按免疫印迹法（通则 3401）或免疫斑点法（通则 3402）测定，应为阳性。

3.3.2　物理检查

3.3.2.1　外观

应为白色疏松体，按标示量加入灭菌注射用水后应迅速复溶为澄明液体。

3.3.2.2　可见异物

依法检查（通则 0904），应符合规定。

3.3.2.3　装量差异

依法检查（通则 0102），应符合规定。

3.3.3　化学检定

3.3.3.1　水分

应不高于 3.0%（通则 0832）。

3.3.3.2　pH 值

应为 6.5～7.5（通则 0631）。

3.3.3.3　渗透压摩尔浓度

依法测定（通则 0632），应符合批准的要求。

3.3.4　生物学活性

应为标示量的 80%～150%（通则 3526）。

3.3.5　残余抗生素活性

依法测定（通则 3408），不应有残余氨苄西林或其他抗生素活性。

3.3.6　无菌检查

依法检查（通则 1101），应符合规定。

3.3.7　细菌内毒素检查

依法检查（通则 1143），每 1 支/瓶应小于 10EU。

3.3.8　异常毒性检查

依法检查（通则 1141 小鼠试验法），应符合要求。

4　稀释剂

稀释剂应为灭菌注射用水，稀释剂的生产应符合批准的要求。

灭菌注射用水应符合本版药典（二部）的相关要求。

5　保存、运输及有效期

于 2～8℃避光保存和运输。自生产之日起，按批准的有效期执行。

6　使用说明

应符合"生物制品包装规程"规定和批准的内容。

重组牛碱性成纤维细胞生长因子外用溶液

Chongzu Niu Jianxing Chengxianweixibao

Shengzhangyinzi Waiyongrongye

Recombinant Bovine Basic Fibroblast

Growth Factor for External Use，Liquid

本品系由高效表达牛碱性成纤维细胞生长因子基因的大肠杆菌，经发酵、分离和高度纯化后获得的重组牛碱性成纤维细胞生长因子制成。含适宜稳定剂，不含防腐剂和抗生素。

1 基本要求

生产和检定用设施、原材料及辅料、水、器具、动物等应符合"凡例"的有关要求。

2 制造

2.1 工程菌菌种

2.1.1 名称及来源

重组牛碱性成纤维细胞生长因子工程菌株系由带有牛碱性成纤维细胞生长因子基因的重组质粒转化的大肠杆菌菌株。

2.1.2 种子批的建立

应符合"生物制品生产检定用菌毒种管理规程"的规定。

2.1.3 菌种检定

主种子批和工作种子批的菌种应进行以下各项全面检定。

2.1.3.1 划种 LB 琼脂平板

应呈典型大肠杆菌集落形态，无其他杂菌生长。

2.1.3.2 染色镜检

应为典型的革兰氏阴性杆菌。

2.1.3.3 对抗生素的抗性

应与原始菌种相符。

2.1.3.4 电镜检查（工作种子批可免做）

应为典型大肠杆菌形态，无支原体、病毒样颗粒及其他微生物污染。

2.1.3.5 生化反应

应符合大肠杆菌生化反应特性。

2.1.3.6 牛碱性成纤维细胞生长因子表达量

在摇床中培养，应不低于原始菌种的表达量。

2.1.3.7 质粒检查

该质粒的酶切图谱应与原始重组质粒的相符。

2.1.3.8 目的基因核苷酸序列检查（工作种子批可免做）

目的基因核苷酸序列应与批准的序列相符。

2.2 原液

2.2.1 种子液制备

将检定合格的工作种子批菌种接种于适宜的培养基（可含适量抗生素）中培养。

2.2.2 发酵用培养基

采用适宜的不含抗生素的培养基。

2.2.3 种子液接种及发酵培养

2.2.3.1 在灭菌培养基中接种适量种子液。

2.2.3.2 在适宜的温度下进行发酵，应根据经批准的发酵工艺进行，并确定相应的发酵条件，如温度、pH值、溶解氧、补料、发酵时间等。发酵液应定期进行质粒丢失率检查（通则 3406）。

2.2.4 发酵液处理

用适宜的方法收集、处理菌体。

2.2.5 纯化

采用经批准的纯化工艺进行初步纯化和高度纯化，使其达到 3.1 项要求，加入稳定剂，除菌过滤后即为重组牛碱性成纤维细胞生长因子原液。如需存放，应规定时间和温度。

2.2.6 原液检定

按 3.1 项进行。

2.3 半成品

2.3.1 配制与除菌

按经批准的配方配制稀释液。配制后应立即用于稀释。

将原液用稀释液稀释至所需浓度，除菌过滤后即为半成品，保存于 2～8℃。

2.3.2 半成品检定

按 3.2 项进行。

2.4 成品

2.4.1 分批

应符合"生物制品分批规程"规定。

2.4.2 分装

应符合"生物制品分装和冻干规程"规定。

2.4.3 规格

应为经批准的规格。

2.4.4 包装

应符合"生物制品包装规程"规定。

3 检定

3.1 原液检定

3.1.1 生物学活性

依法测定（通则 3527）。

3.1.2 蛋白质含量

依法测定（通则 0731 第二法）。

3.1.3 比活性

为生物学活性与蛋白质含量之比，每 1mg 蛋白质应不低于 1.7×10^5 IU。

3.1.4 纯度

3.1.4.1 电泳法

依法测定（通则 0541 第五法）。用非还原型 SDS-聚丙烯酰胺凝胶电泳法，分离胶胶浓度为 15%，加样量应不低于 10μg（考马斯亮蓝 R250 染色法）或 5μg（银染

法）。经扫描仪扫描，纯度应不低于 95.0%。

3.1.4.2　高效液相色谱法

依法测定（通则 0512）。色谱柱采用十八烷基硅烷键合硅胶为填充剂；以 A 相（三氟乙酸-水溶液：量取 1.0ml 三氟乙酸加水至 1000ml，充分混匀）、B 相（三氟乙酸-乙腈溶液：量取 1.0ml 三氟乙酸加入色谱纯乙腈至 1000ml，充分混匀）为流动相，在室温条件下，进行梯度洗脱（0～70%B 相）。上样量应不低于 10μg，在波长 280nm 处检测，以牛碱性成纤维细胞生长因子色谱峰计算的理论板数应不低于 2000。按面积归一化法计算，牛碱性成纤维细胞生长因子主峰面积应不低于总面积的 95.0%。

3.1.5　分子量

依法测定（通则 0541 第五法）。用还原型 SDS-聚丙烯酰胺凝胶电泳法，分离胶胶浓度为 15%，加样量应不低于 1.0μg，供试品 2 条蛋白质电泳区带的分子质量应分别为 17.5kD±1.8kD 和 22.0kD±2.2kD。

3.1.6　外源性 DNA 残留量

每 1 支/瓶应不高于 10ng（通则 3407）。

3.1.7　等电点

主区带应为 9.0～10.0，且供试品的等电点图谱应与对照品的一致（通则 0541 第六法）。

3.1.8　紫外光谱

用水或生理氯化钠溶液将供试品稀释至 100～500μg/ml，在光路 1cm、波长 230～360nm 下进行扫描，最大吸收峰波长应为 277nm±3nm（通则 0401）。

3.1.9　肽图

依法测定（通则 3405），应与对照品图形一致。

3.2　半成品检定

3.2.1　生物学活性

依法测定（通则 3527），应符合规定。

3.2.2　无菌检查

依法检查（通则 1101），应符合规定。

3.3　成品检定

3.3.1　鉴别试验

按免疫印迹法（通则 3401）或免疫斑点法（通则 3402）测定，应为阳性。

3.3.2　物理检查

3.3.2.1　外观

应为无色澄明液体，不得含有肉眼可见的不溶物。

3.3.2.2　装量

依法检查（通则 0118），应符合规定。

3.3.3　化学检定

pH 值

应为 6.5～7.5（通则 0631）。

3.3.4　生物学活性

应为标示量的 70%～200%（通则 3527）。

3.3.5　无菌检查

依法检查（通则 1101），应符合规定。

4　保存、运输及有效期

于 2～8℃避光保存和运输。自生产之日起，按批准的有效期执行。

5　使用说明

应符合"生物制品包装规程"规定和批准的内容。

外用重组牛碱性成纤维细胞生长因子

Waiyong Chongzu Niu Jianxing

Chengxianweixibao Shengzhangyinzi

Recombinant Bovine Basic Fibroblast

Growth Factor for External Use

本品系由高效表达牛碱性成纤维细胞生长因子基因的大肠杆菌，经发酵、分离和高度纯化后获得的重组牛碱性成纤维细胞生长因子冻干制成。含适宜稳定剂，不含防腐剂和抗生素。

1　基本要求

生产和检定用设施、原材料及辅料、水、器具、动物等应符合"凡例"的有关要求。

2　制造

2.1　工程菌菌种

2.1.1　名称及来源

重组牛碱性成纤维细胞生长因子工程菌株系由带有牛碱性成纤维细胞生长因子基因的重组质粒转化的大肠杆菌菌株。

2.1.2　种子批的建立

应符合"生物制品生产检定用菌毒种管理规程"的规定。

2.1.3　菌种检定

主种子批和工作种子批的菌种应进行以下各项全面检定。

2.1.3.1　划种 LB 琼脂平板

应呈典型大肠杆菌集落形态，无其他杂菌生长。

2.1.3.2　染色镜检

应为典型的革兰氏阴性杆菌。

2.1.3.3　对抗生素的抗性

应与原始菌种相符。

2.1.3.4　电镜检查（工作种子批可免做）

应为典型大肠杆菌形态，无支原体、病毒样颗粒及其他微生物污染。

2.1.3.5　生化反应

应符合大肠杆菌生化反应特性。

2.1.3.6　牛碱性成纤维细胞生长因子表达量

在摇床中培养，应不低于原始菌种的表达量。

2.1.3.7　质粒检查

该质粒的酶切图谱应与原始重组质粒的相符。

2.1.3.8　目的基因核苷酸序列检查（工作种子批可免做）

目的基因核苷酸序列应与批准的序列相符。

2.2　原液

2.2.1　种子液制备

将检定合格的工作种子批菌种接种于适宜的培养基（可含适量抗生素）中培养。

2.2.2　发酵用培养基

采用适宜的不含抗生素的培养基。

2.2.3　种子液接种及发酵培养

2.2.3.1　在灭菌培养基中接种适量种子液。

2.2.3.2　在适宜的温度下进行发酵，应根据经批准的发酵工艺进行，并确定相应的发酵条件，如温度、pH值、溶解氧、补料、发酵时间等。发酵液应定期进行质粒丢失率检查（通则 3406）。

2.2.4　发酵液处理

用适宜的方法收集、处理菌体。

2.2.5　纯化

采用经批准的纯化工艺进行初步纯化和高度纯化，使其达到 3.1 项要求，加入稳定剂，除菌过滤后即为重组牛碱性成纤维细胞生长因子原液。如需存放，应规定时间和温度。

2.2.6　原液检定

按 3.1 项进行。

2.3　半成品

2.3.1　配制与除菌

按经批准的配方配制稀释液。配制后应立即用于稀释。将原液用稀释液稀释至所需浓度，除菌过滤后即为半成品，保存于 2～8℃。

2.3.2　半成品检定

按 3.2 项进行。

2.4　成品

2.4.1　分批

应符合"生物制品分批规程"规定。

2.4.2　分装及冻干

应符合"生物制品分装和冻干规程"规定。

2.4.3　规格

应为经批准的规格。

2.4.4　包装

应符合"生物制品包装规程"规定。

3　检定

3.1　原液检定

3.1.1　生物学活性

依法测定（通则 3527）。

3.1.2　蛋白质含量

依法测定（通则 0731 第二法）。

3.1.3　比活性

为生物学活性与蛋白质含量之比，每 1mg 蛋白质应不低于 1.7×10^5 IU。

3.1.4　纯度

3.1.4.1　电泳法

依法测定（通则 0541 第五法）。用非还原型 SDS-聚丙烯酰胺凝胶电泳法，分离胶胶浓度为 15%，加样量应不低于 10μg（考马斯亮蓝 R250 染色法）或 5μg（银染法）。经扫描仪扫描，纯度应不低于 95.0%。

3.1.4.2　高效液相色谱法

依法测定（通则 0512）。色谱柱采用十八烷基硅烷键合硅胶为填充剂；以 A 相（三氟乙酸-水溶液：量取 1.0ml 三氟乙酸加水至 1000ml，充分混匀）、B 相（三氟乙酸-乙腈溶液：量取 1.0ml 三氟乙酸加入色谱纯乙腈至 1000ml，充分混匀）为流动相，在室温条件下，进行梯度洗脱（0～70％B 相）。上样量应不低于 $10\mu g$，在波长 280nm 处检测，以牛碱性成纤维细胞生长因子色谱峰计算的理论板数应不低于 2000。按面积归一化法计算，牛碱性成纤维细胞生长因子主峰面积应不低于总面积的 95.0％。

3.1.5　分子量

依法测定（通则 0541 第五法）。用还原型 SDS-聚丙烯酰胺凝胶电泳法，分离胶胶浓度为 15％，加样量应不低于 $1.0\mu g$，供试品 2 条蛋白质电泳区带的分子质量应分别为 17.5kD±1.8kD 和 22.0kD±2.2kD。

3.1.6　外源性 DNA 残留量

每 1 支/瓶应不高于 10ng（通则 3407）。

3.1.7　等电点

主区带应为 9.0～10.0，且供试品的等电点图谱应与对照品的一致（通则 0541 第六法）。

3.1.8　紫外光谱

用水或生理氯化钠溶液将供试品稀释至 100～$500\mu g/ml$，在光路 1cm、波长 230～360nm 下进行扫描，最大吸收峰波长应为 277nm±3nm（通则 0401）。

3.1.9　肽图

依法测定（通则 3405），应与对照品图形一致。

3.2　半成品检定

3.2.1　生物学活性

依法测定（通则 3527），应符合规定。

3.2.2　无菌检查

依法检查（通则 1101），应符合规定。

3.3　成品检定

除复溶时间、水分测定和装量差异检查外，应按标示量加入灭菌注射用水，复溶后进行其余各项检定。

3.3.1　鉴别试验

按免疫印迹法（通则 3401）或免疫斑点法（通则 3402）测定，应为阳性。

3.3.2　物理检查

3.3.2.1　外观

应为白色或微黄色疏松体，按标示量加入灭菌注射用水，复溶后应为澄明液体，不得含有肉眼可见的不溶物。

3.3.2.2　复溶时间

按标示量加入灭菌注射用水后轻轻摇匀，应在 10 分钟内溶解为澄明液体。

3.3.2.3　装量差异

依法检查（通则 0118），应符合规定。

3.3.3　化学检定

3.3.3.1　水分

应不高于 3.0％（通则 0832）。

3.3.3.2　pH 值

应为 6.5～7.5（通则 0631）。

3.3.4　生物学活性

应为标示量的 70％～200％（通则 3527）。

3.3.5　无菌检查

依法检查（通则 1101），应符合规定。

4　稀释剂

稀释剂应为灭菌注射用水，稀释剂的生产应符合批准的要求。

灭菌注射用水应符合本版药典（二部）的相关要求。

5　保存、运输及有效期

于 2～8℃避光保存和运输。自生产之日起，按批准的有效期执行。

6　使用说明

应符合"生物制品包装规程"规定和批准的内容。

重组牛碱性成纤维细胞生长因子凝胶

Chongzu Niu Jianxing Chengxianweixibao

Shengzhangyinzi Ningjiao

Recombinant Bovine Basic Fibroblast

Growth Factor Gel

本品系由高效表达牛碱性成纤维细胞生长因子基因的大肠杆菌,经发酵、分离和高度纯化后获得的重组牛碱性成纤维细胞生长因子,加入凝胶基质制成。含适宜稳定剂、防腐剂,不含抗生素。

1 基本要求

生产和检定用设施、原材料及辅料、水、器具、动物等应符合"凡例"的有关要求。

2 制造

2.1 工程菌菌种

2.1.1 名称及来源

重组牛碱性成纤维细胞生长因子工程菌株系由带有牛碱性成纤维细胞生长因子基因的重组质粒转化的大肠杆菌菌株。

2.1.2 种子批的建立

应符合"生物制品生产检定用菌毒种管理规程"的规定。

2.1.3 菌种检定

主种子批和工作种子批的菌种应进行以下各项全面检定。

2.1.3.1 划种 LB 琼脂平板

应呈典型大肠杆菌集落形态,无其他杂菌生长。

2.1.3.2 染色镜检

应为典型的革兰氏阴性杆菌。

2.1.3.3 对抗生素的抗性

应与原始菌种相符。

2.1.3.4 电镜检查(工作种子批可免做)

应为典型大肠杆菌形态,无支原体、病毒样颗粒及其他微生物污染。

2.1.3.5 生化反应

应符合大肠杆菌生化反应特性。

2.1.3.6 牛碱性成纤维细胞生长因子表达量

在摇床中培养,应不低于原始菌种的表达量。

2.1.3.7 质粒检查

该质粒的酶切图谱应与原始重组质粒的相符。

2.1.3.8 目的基因核苷酸序列检查(工作种子批可免做)

目的基因核苷酸序列应与批准的序列相符。

2.2 原液

2.2.1 种子液制备

将检定合格的工作种子批菌种接种于适宜的培养基(可含适量抗生素)中培养。

2.2.2 发酵用培养基

采用适宜的不含抗生素的培养基。

2.2.3 种子液接种及发酵培养

2.2.3.1 在灭菌培养基中接种适量种子液。

2.2.3.2 在适宜温度下进行发酵,应根据经批准的发酵工艺进行,并确定相应的发酵条件,如温度、pH值、溶解氧、补料、发酵时间等。发酵液应定期进行质粒丢失率检查(通则 3406)。

2.2.4 发酵液处理

用适宜的方法收集、处理菌体。

2.2.5 纯化

采用经批准的纯化工艺进行纯化,使其达到 3.1 项要求,加入稳定剂除菌过滤后,即为重组牛碱性成纤维细胞生长因子原液。如需存放,应规定时间和温度。

2.2.6 原液检定

按 3.1 项进行。

2.3 半成品

采用的基质应符合凝胶剂基质要求(通则 0114)。

2.3.1 配制

应按经批准的配方进行。

2.3.2 凝胶制备

应按经批准的工艺进行。凝胶应均匀、细腻,在常温时保持胶状,不干涸或液化。

2.3.3 半成品检定

按 3.2 项进行。

2.4 成品

2.4.1 分批

应符合"生物制品分批规程"规定。

2.4.2 分装

应符合"生物制品分装和冻干规程"及通则 0114 有关规定。

2.4.3 规格

应为经批准的规格。

2.4.4 包装

应符合"生物制品包装规程"和通则 0114 有关规定。

3 检定

3.1 原液检定

3.1.1 生物学活性

依法测定(通则 3527)。

3.1.2 蛋白质含量

依法测定(通则 0731 第二法)。

3.1.3 比活性

为生物学活性与蛋白质含量之比,每 1mg 蛋白质应不低于 1.7×10^5 IU。

3.1.4 纯度

3.1.4.1 电泳法

依法测定(通则 0541 第五法)。用非还原型 SDS-聚丙烯酰胺凝胶电泳法，分离胶胶浓度为 15.0%，加样量应不低于 10μg（考马斯亮蓝 R250 染色法）或 5μg（银染法）。经扫描仪扫描，纯度应不低于 95.0%。

3.1.4.2　高效液相色谱法

依法测定（通则 0512）。色谱柱采用十八烷基硅烷键合硅胶为填充剂；以 A 相（三氟乙酸-水溶液：量取 1.0ml 三氟乙酸加水至 1000ml，充分混匀）、B 相（三氟乙酸-乙腈溶液：量取 1.0ml 三氟乙酸加入色谱纯乙腈至 1000ml，充分混匀）为流动相，在室温条件下，进行梯度洗脱（0～70%B 相）。上样量应不低于 10μg，在波长 280nm 处检测，以牛碱性成纤维细胞生长因子色谱峰计算的理论板数应不低于 2000。按面积归一化法计算，牛碱性成纤维细胞生长因子主峰面积应不低于总面积的 95.0%。

3.1.5　分子量

依法测定（通则 0541 第五法）。用还原型 SDS-聚丙烯酰胺凝胶电泳法，分离胶胶浓度为 15%，加样量应不低于 1.0μg，供试品 2 条蛋白质电泳区带的分子质量应分别为 17.5kD±1.8kD 和 22.0kD±2.2kD。

3.1.6　外源性 DNA 残留量

每 1 支/瓶应不高于 10ng（通则 3407）。

3.1.7　等电点

主区带应为 9.0～10.0，且供试品的等电点图谱应与对照品的一致（通则 0541 第六法）。

3.1.8　紫外光谱

用水或生理氯化钠溶液将供试品稀释至 100～500μg/ml，在光路 1cm、波长 230～360nm 下进行扫描，最大吸收峰波长应为 277nm±3nm（通则 0401）。

3.1.9　肽图

依法测定（通则 3405），应与对照品图形一致。

3.2　半成品检定

3.2.1　生物学活性

应按经批准的方法预处理供试品，依法测定（通则 3527），应符合规定。

3.2.2　无菌检查

应按经批准的方法预处理供试品，依法检查（通则 1101），应符合规定。

3.3　成品检定

除外观、装量检查外，应按经批准的方法预处理供试品后，进行其余各项检定。

3.3.1　鉴别试验

按免疫印迹法（通则 3401）或免疫斑点法（通则 3402）测定，应为阳性。

3.3.2　物理检查

3.3.2.1　外观

应为无色透明凝胶。

3.3.2.2　装量

依法检查（通则 0114），应符合规定。

3.3.3　化学检定

pH 值

应为 6.5～7.5（通则 0631）。

3.3.4　生物学活性

应为标示量的 70%～200%（通则 3527）。

3.3.5　无菌检查

依法检查（通则 1101），应符合规定。

4　保存、运输及有效期

于 2～8℃避光保存和运输。自生产之日起，按批准的有效期执行。

5　使用说明

应符合"生物制品包装规程"规定和批准的内容。

重组牛碱性成纤维细胞生长因子滴眼液

Chongzu Niu Jianxing Chengxianweixibao

Shengzhangyinzi Diyanye

Recombinant Bovine Basic Fibroblast

Growth Factor Eye Drops

本品系由含有高效表达牛碱性成纤维细胞生长因子基因的大肠杆菌，经发酵、分离和高度纯化后制成。含适宜稳定剂和防腐剂，不含抗生素。

1　基本要求

生产和检定用设施、原材料及辅料、水、器具、动物等应符合"凡例"的有关要求。

2　制造

2.1　工程菌菌种

2.1.1　名称及来源

重组牛碱性成纤维细胞生长因子工程菌株系由带有牛碱性成纤维细胞生长因子基因的重组质粒转化的大肠杆菌菌株。

2.1.2　种子批的建立

应符合"生物制品生产检定用菌毒种管理规程"的规定。

2.1.3　菌种检定

主种子批和工作种子批的菌种应进行以下各项全面检定。

2.1.3.1　划种 LB 琼脂平板

应呈典型大肠杆菌集落形态，无其他杂菌生长。

2.1.3.2　染色镜检

应为典型的革兰阴性杆菌。

2.1.3.3　对抗生素的抗性

应与原始菌种相符。

2.1.3.4　电镜检查（工作种子批可免做）

应为典型大肠杆菌形态，无支原体、病毒样颗粒及其他微生物污染。

2.1.3.5　生化反应

应符合大肠杆菌生物学性状。

2.1.3.6　牛碱性成纤维细胞生长因子表达量

在摇床中培养，应不低于原始菌种的表达量。

2.1.3.7　质粒检查

该质粒的酶切图谱应与原始重组质粒相符。

2.1.3.8　核苷酸序列检测

牛碱性成纤维细胞生长因子基因核苷酸序列应与理论值相符。

2.2　原液

2.2.1　种子液制备

将检定合格的工作种子批菌种接种于适宜的培养基（可含适量抗生素）中培养，供发酵罐接种用。

2.2.2　发酵用培养基

采用适宜的不含任何抗生素的培养基。

2.2.3　种子液接种及发酵培养

2.2.3.1　在灭菌培养基中接种适量种子液。

2.2.3.2　在适宜的温度下进行发酵，应根据经批准的发酵工艺进行，并确定相应的发酵条件，如温度、pH 值、溶解氧、补料、发酵时间等。发酵液应定期进行质粒丢失率检查（通则 3406）。

2.2.4　发酵液处理

用适宜的方法收集处理菌体。

2.2.5　纯化

采用经批准的纯化工艺进行初步纯化和高度纯化，使其达到 3.1 项要求，加入稳定剂，除菌过滤后即为牛碱性成纤维细胞生长因子原液。如需存放，应规定时间和温度。

2.2.6　原液检定

按 3.1 项进行。

2.3　半成品

2.3.1　配制与除菌

按经批准的配方配制稀释液。配制后应立即用于稀释。

将原液用稀释液稀释至所需浓度，除菌过滤后即为半成品，保存于 2～8℃。

2.3.2　半成品检定

按 3.2 项进行。

2.4　成品

2.4.1　分批

应符合"生物制品分批规程"规定。

2.4.2　分装

应符合"生物制品分装和冻干规程"规定。

2.4.3　规格

应为经批准的规格。同品种用于眼内注射、眼内插入、外科手术和急救时，均不得添加防腐剂或抗氧剂或不适当的缓冲剂，且应包装于无菌容器内供一次性使用。

2.4.4　包装

应符合"生物制品包装规程"规定。

3　检定

3.1　原液检定

3.1.1　生物学活性

依法测定（通则 3527）。

3.1.2　蛋白质含量

依法测定（通则 0731 第二法）。

3.1.3　比活性

为生物学活性与蛋白质含量之比，每 1mg 蛋白质应不低于 1.7×10^5 IU。

3.1.4　纯度

3.1.4.1　电泳法

依法测定（通则 0541 第五法）。用非还原型 SDS-聚

丙烯酰胺凝胶电泳法，分离胶胶浓度为 15%，加样量应不低于 10μg（考马斯亮蓝 R250 染色法）或 5μg（银染法）。经扫描仪扫描，纯度应不低于 95.0%。

3.1.4.2　高效液相色谱法

依法测定（通则 0512）。色谱柱采用十八烷基硅烷键合硅胶为填充剂；以 A 相（三氟乙酸-水溶液：取 1.0ml 三氟乙酸加水至 1000ml，充分混匀）、B 相（三氟乙酸-乙腈溶液：取 1.0ml 三氟乙酸加入色谱纯乙腈至 1000ml，充分混匀）为流动相，在室温条件下，进行梯度洗脱（0～70%B 相）。上样量应不低于 10μg，于波长 280nm 处检测，以牛碱性成纤维细胞生长因子色谱峰计算理论板数应不低于 2000。按面积归一化法计算，牛碱性成纤维细胞生长因子主峰面积应不低于总面积的 95.0%。

3.1.5　分子量

依法测定（通则 0541 第五法）。用还原型 SDS-聚丙烯酰胺凝胶电泳法，分离胶胶浓度为 15.0%，加样量应不低于 1.0μg，制品 2 条蛋白质带的分子质量应分别为 17.5kD±1.75kD 和 22.0kD±2.20kD。

3.1.6　外源性 DNA 残留量

每 1 支/瓶应不高于 10ng（通则 3407）。

3.1.7　等电点

主区带应为 9.0～10.0（通则 0541 第六法）。

3.1.8　紫外光谱

最大吸收峰波长应为 277nm±3nm（通则 0401）。

3.1.9　肽图（至少每半年测定 1 次）

依法测定（通则 3405），应与对照品图形一致。

3.2　半成品检定

3.2.1　生物学活性

依法测定（通则 3527），应符合规定。

3.2.2　无菌检查

依法检查（通则 1101），应符合规定。

3.3　成品检定

3.3.1　鉴别试验

按免疫印迹法（通则 3401）或免疫斑点法（通则 3402）测定，应为阳性。

3.3.2　物理检查

3.3.2.1　外观

应为无色澄明液体。

3.3.2.2　可见异物

依法检查（通则 0904），应符合规定。

3.3.2.3　装量

依法检查（通则 0942），应符合规定。

3.3.3　pH 值

应为 6.5～7.5（通则 0631）。

3.3.4　生物学活性

应为标示量的 70%～200%（通则 3527）。

3.3.5　无菌检查

依法检查（通则 1101），应符合规定。

4　稀释剂

稀释剂应为灭菌注射用水，稀释剂的生产应符合批准的要求。

灭菌注射用水应符合本版药典（二部）的相关要求。

5　保存、运输及有效期

于 2～8℃避光保存和运输。自分装之日起，按批准的有效期执行。

6　使用说明

应符合"生物制品包装规程"规定和批准的内容。

外用重组人表皮生长因子

Waiyong Chongzu Ren Biaopi Shengzhangyinzi

Recombinant Human Epidermal Growth Factor
for External Use

本品系由高效表达人表皮生长因子基因的大肠杆菌，经发酵、分离和高度纯化后获得的重组人表皮生长因子冻干制成。含适宜稳定剂，不含防腐剂和抗生素。

1 基本要求

生产和检定用设施、原材料及辅料、水、器具、动物等应符合"凡例"的有关要求。

2 制造

2.1 工程菌菌种

2.1.1 名称及来源

重组人表皮生长因子工程菌株系由带有人工合成人表皮生长因子基因的重组质粒转化的大肠杆菌菌株。

2.1.2 种子批的建立

应符合"生物制品生产检定用菌毒种管理规程"的规定。

2.1.3 菌种检定

主种子批和工作种子批的菌种应进行以下各项全面检定。

2.1.3.1 划种 LB 琼脂平板

应呈典型大肠杆菌集落形态，无其他杂菌生长。

2.1.3.2 染色镜检

应为典型的革兰氏阴性杆菌。

2.1.3.3 对抗生素的抗性

应与原始菌种相符。

2.1.3.4 电镜检查（工作种子批可免做）

应为典型大肠杆菌形态，无支原体、病毒样颗粒及其他微生物污染。

2.1.3.5 生化反应

应符合大肠杆菌生化反应特性。

2.1.3.6 人表皮生长因子表达量

在摇床中培养，应不低于原始菌种的表达量。

2.1.3.7 质粒检查

该质粒的酶切图谱应与原始重组质粒的相符。

2.1.3.8 目的基因核苷酸序列检查（工作种子批可免做）

目的基因核苷酸序列应与批准的序列相符。

2.2 原液

2.2.1 种子液制备

将检定合格的工作种子批菌种接种于适宜的培养基（可含适量抗生素）中培养。

2.2.2 发酵用培养基

采用适宜的不含抗生素的培养基。

2.2.3 种子液接种及发酵培养

2.2.3.1 在灭菌培养基中接种适量种子液。

2.2.3.2 在适宜的温度下进行发酵，应根据经批准的发酵工艺进行，并确定相应的发酵条件，如温度、pH值、溶解氧、补料、发酵时间等。发酵液应定期进行质粒丢失率检查（通则 3406）。

2.2.4 发酵液处理

用适宜的方法收集、处理菌体。

2.2.5 纯化

采用经批准的纯化工艺进行初步纯化和高度纯化，除菌过滤，使其达到 3.1 项要求，加入稳定剂，除菌过滤后即为重组人表皮生长因子原液。如需存放，应规定时间和温度。

2.2.6 原液检定

按 3.1 项进行。

2.3 半成品

2.3.1 配制与除菌

按经批准的配方配制稀释液。配制后应立即用于稀释。

将原液用稀释液稀释至所需浓度，除菌过滤后即为半成品，保存于 2～8℃。

2.3.2 半成品检定

按 3.2 项进行。

2.4 成品

2.4.1 分批

应符合"生物制品分批规程"规定。

2.4.2 分装及冻干

应符合"生物制品分装和冻干规程"规定。

2.4.3 规格

应为经批准的规格。

2.4.4 包装

应符合"生物制品包装规程"规定。

3 检定

3.1 原液检定

3.1.1 生物学活性

依法测定（通则 3528）。

3.1.2 蛋白质含量

依法测定（通则 0731 第二法）。

3.1.3 比活性

为生物学活性与蛋白质含量之比，每 1mg 蛋白质应不低于 5.0×10^5 IU。

3.1.4 纯度

3.1.4.1 电泳法

依法测定（通则 0541 第五法）。用非还原型 SDS-聚丙烯酰胺凝胶电泳法，分离胶胶浓度为 17.5%，加样量应不低于 10μg（考马斯亮蓝 R250 染色法）或 5μg（银染法）。经扫描仪扫描，纯度应不低于 95.0%。

3.1.4.2 高效液相色谱法

依法测定（通则 0512）。色谱柱采用十八烷基硅烷键合硅胶为填充剂；以 A 相（三氟乙酸-水溶液：量取 1.0ml 三氟乙酸加水至 1000ml，充分混匀）、B 相（三氟乙酸-乙腈溶液：量取 1.0ml 三氟乙酸加入色谱纯乙腈至 1000ml，充分混匀）为流动相，在室温条件下，进行梯度洗脱（0～70％B 相），上样量应不低于 10μg，在波长 280nm 处检测，以人表皮生长因子色谱峰计算的理论板数应不低于 500。按面积归一化法计算，人表皮生长因子主峰面积应不低于总面积的 95.0％。

3.1.5 分子量

依法测定（通则 0541 第五法）。用还原型 SDS-聚丙烯酰胺凝胶电泳法，分离胶胶浓度为 17.5％，加样量应不低于 1.0μg，制品的分子质量用重组人表皮生长因子对照品校正后应为 6.0kD±0.6kD。

3.1.6 外源性 DNA 残留量

每 1 支/瓶应不高于 10ng（通则 3407）。

3.1.7 等电点

主区带应为 4.0～5.0，且供试品的等电点图谱应与对照品的一致（通则 0541 第六法）。

3.1.8 紫外光谱

用水或生理氯化钠溶液将供试品稀释至 100～500μg/ml，在光路 1cm、波长 230～360nm 下进行扫描，最大吸收峰波长应为 275nm±3nm（通则 0401）。

3.1.9 肽图

依法测定（通则 3405），应与对照品图形一致。

3.1.10 N 端氨基酸序列（至少每年测定 1 次）

用氨基酸序列分析仪测定，N 端序列应为：

(Met)-Asn-Ser-Asp-Ser-Glu-Cys-Pro-Leu-Ser-His-Asp-Gly-Tyr-Cys-Leu。

3.1.11 鉴别试验

按免疫印迹法（通则 3401）或免疫斑点法（通则 3402）测定，应为阳性。

3.1.12 残余抗生素活性

依法测定（通则 3408），不应有残余氨苄西林或其他抗生素活性。

3.2 半成品检定

无菌检查

依法检查（通则 1101），应符合规定。

3.3 成品检定

除水分测定、装量差异检查外，应按标示量加入灭菌注射用水，复溶后进行其余各项检定。

3.3.1 鉴别试验

按免疫印迹法（通则 3401）或免疫斑点法（通则 3402）测定，应为阳性。

3.3.2 物理检查

3.3.2.1 外观

应为白色或微黄色疏松体，按标示量加入灭菌注射用水，复溶后应为澄明液体，不得含有肉眼可见的不溶物。

3.3.2.2 装量差异

依法检查（通则 0118），应符合规定。

3.3.3 化学检定

3.3.3.1 水分

应不高于 3.0％（通则 0832）。

3.3.3.2 pH 值

应为 6.5～7.5（通则 0631）。

3.3.4 生物学活性

应为标示量的 70％～200％（通则 3528）。

3.3.5 无菌检查

依法检查（通则 1101），应符合规定。

4 稀释剂

稀释剂应为灭菌注射用水，稀释剂的生产应符合批准的要求。

灭菌注射用水应符合本版药典（二部）的相关要求。

5 保存、运输及有效期

于 2～8℃避光保存和运输。自生产之日起，按批准的有效期执行。

6 使用说明

应符合"生物制品包装规程"规定和批准的内容。

重组人表皮生长因子外用溶液（Ⅰ）

Chongzu Ren Biaopi Shengzhangyinzi

Waiyongrongye（Ⅰ）

Recombinant Human Epidermal Growth Factor

Derivative for External Use，Liquid

本品系由高效表达人表皮生长因子衍生物基因的大肠杆菌，经发酵、分离和高度纯化后获得的重组人表皮生长因子衍生物制成。含适宜稳定剂，不含防腐剂和抗生素。

1　基本要求

生产和检定用设施、原材料及辅料、水、器具、动物等应符合"凡例"的有关要求。

2　制造

2.1　工程菌菌种

2.1.1　名称及来源

重组人表皮生长因子衍生物工程菌株系由带有人工合成人表皮生长因子衍生物基因（较天然人表皮生长因子 5′端多 3 个氨基酸 Ala-Arg-Ile 编码序列）的重组质粒转化的大肠杆菌菌株。

2.1.2　种子批的建立

应符合"生物制品生产检定用菌毒种管理规程"的规定。

2.1.3　菌种检定

主种子批和工作种子批的菌种应进行以下各项全面检定。

2.1.3.1　划种 LB 琼脂平板

应呈典型大肠杆菌集落形态，无其他杂菌生长。

2.1.3.2　染色镜检

应为典型的革兰氏阴性杆菌。

2.1.3.3　对抗生素的抗性

应与原始菌种相符。

2.1.3.4　电镜检查（工作种子批可免做）

应为典型大肠杆菌形态，无支原体、病毒样颗粒及其他微生物污染。

2.1.3.5　生化反应

应符合大肠杆菌生化反应特性。

2.1.3.6　人表皮生长因子衍生物表达量

在摇床中培养，应不低于原始菌种的表达量。

2.1.3.7　质粒检查

该质粒的酶切图谱应与原始重组质粒的相符。

2.1.3.8　目的基因核苷酸序列检查（工作种子批可免做）

目的基因核苷酸序列应与批准的序列相符。

2.2　原液

2.2.1　种子液制备

将检定合格的工作种子批菌种接种于适宜的培养基（可含适宜抗生素）中培养。

2.2.2　发酵用培养基

采用适宜的不含抗生素的培养基。

2.2.3　种子液接种及发酵培养

2.2.3.1　在灭菌培养基中接种适量种子液。

2.2.3.2　在适宜的温度下进行发酵，应根据经批准的发酵工艺进行，并确定相应的发酵条件，如温度、pH值、溶解氧、补料、发酵时间等。发酵液应定期进行质粒丢失率检查（通则 3406）。

2.2.4　发酵液处理

用适宜的方法收集、处理菌体。收集的菌体可在 −20℃ 以下冻存，并规定贮存期。

2.2.5　纯化

采用经批准的纯化工艺进行初步纯化和高度纯化，使其达到 3.1 项要求，加入稳定剂，除菌过滤后即为重组人表皮生长因子衍生物原液。如需存放，应规定时间和温度。

2.2.6　原液检定

按 3.1 项进行。

2.3　半成品

2.3.1　配制与除菌

按经批准的配方配制稀释液。配制后应立即用于稀释。

将原液用稀释液稀释至所需浓度，除菌过滤后即为半成品，保存于 2～8℃。

2.3.2　半成品检定

按 3.2 项进行。

2.4　成品

2.4.1　分批

应符合"生物制品分批规程"规定。

2.4.2　分装

应符合"生物制品分装和冻干规程"规定。

2.4.3　规格

应为经批准的规格。

2.4.4　包装

应符合"生物制品包装规程"规定。

3　检定

3.1　原液检定

3.1.1　生物学活性

依法测定（通则 3528）。

3.1.2　蛋白质含量

依法测定（通则 0731 第二法）。

3.1.3　比活性

为生物学活性与蛋白质含量之比，每 1mg 蛋白质应不低于 5.0×10^5 IU。

3.1.4　纯度

3.1.4.1　电泳法

依法测定（通则 0541 第五法）。用非还原型 SDS-聚丙烯酰胺凝胶电泳法，分离胶胶浓度为 17.5%，加样量应不低于 10μg（考马斯亮蓝 R250 染色法）或 5μg（银染法）。经扫描仪扫描，纯度应不低于 95.0%。

3.1.4.2　高效液相色谱法

依法测定（通则 0512）。色谱柱采用十八烷基硅烷键合硅胶为填充剂；以 A 相（三氟乙酸-水溶液：量取 1.0ml 三氟乙酸加水至 1000ml，充分混匀）、B 相（三氟乙酸-乙腈溶液：量取 1.0ml 三氟乙酸加入色谱纯乙腈至 1000ml，充分混匀）为流动相，在室温条件下，进行梯度洗脱（0～70%B 相）。上样量应不低于 10μg，在波长 280nm 处检测，以人表皮生长因子衍生物色谱峰计算的理论板数应不低于 500。按面积归一化法计算，人表皮生长因子衍生物主峰面积应不低于总面积的 95.0%。

3.1.5　分子量

依法测定（通则 0541 第五法）。用还原型 SDS-聚丙烯酰胺凝胶电泳法，分离胶胶浓度为 17.5%，加样量应不低于 1.0μg。制品的分子质量用重组人表皮生长因子衍生物对照品校正后应为 6.2kD±0.6kD。

3.1.6　外源性 DNA 残留量

每 1 支/瓶应不高于 10ng（通则 3407）。

3.1.7　等电点

主区带应为 4.1～5.1，且供试品的等电点图谱应与对照品的一致（通则 0541 第六法）。

3.1.8　紫外光谱

用水或生理氯化钠溶液将供试品稀释至 100～500μg/ml，在光路 1cm、波长 230～360nm 下进行扫描，最大吸收峰波长应为 276nm±3nm（通则 0401）。

3.1.9　肽图

依法测定（通则 3405），应与对照品图形一致。

3.1.10　N 端氨基酸序列（至少每年测定 1 次）

用氨基酸序列分析仪测定，N 端序列应为：
Ala-Arg-Ile-Asn-Ser-Asp-Ser-Glu-Cys-Pro-Leu-Ser-His-Asp-Gly。

3.1.11　鉴别试验

按免疫印迹法（通则 3401）或免疫斑点法（通则 3402）测定，应为阳性。

3.1.12　残余抗生素活性

依法测定（通则 3408），不应有残余氨苄西林或其他抗生素活性。

3.2　半成品检定

无菌检查

依法检查（通则 1101），应符合规定。

3.3　成品检定

3.3.1　鉴别试验

按免疫印迹法（通则 3401）或免疫斑点法（通则 3402）测定，应为阳性。

3.3.2　物理检查

3.3.2.1　外观

应为无色、无臭澄明液体，不得含有肉眼可见的不溶物。

3.3.2.2　装量

依法检查（通则 0118），应符合规定。

3.3.3　化学检定

pH 值

应为 6.5～7.5（通则 0631）。

3.3.4　生物学活性

应为标示量的 70%～200%（通则 3528）。

3.3.5　无菌检查

依法检查（通则 1101），应符合规定。

4　保存、运输及有效期

于 2～8℃避光保存和运输。自生产之日起，按批准的有效期执行。

5　使用说明

应符合“生物制品包装规程”规定和批准的内容。

重组人表皮生长因子凝胶（酵母）

Chongzu Ren Biaopi Shengzhangyinzi
Ningjiao（Jiaomu）

**Recombinant Human Epidermal Growth Factor
Gel（Yeast）**

本品系由高效表达人表皮生长因子基因的毕赤酵母，经发酵、分离和高度纯化后获得的重组人表皮生长因子，加入凝胶基质制成。含适宜稳定剂、防腐剂，不含抗生素。

1　基本要求

生产和检定用设施、原材料及辅料、水、器具、动物等应符合"凡例"的有关要求。

2　制造

2.1　工程菌菌种

2.1.1　名称及来源

重组人表皮生长因子工程菌株系由带有人工合成的人表皮生长因子基因的重组质粒转化的毕赤酵母菌株。

2.1.2　种子批的建立

应符合"生物制品生产检定用菌毒种管理规程"的规定。

2.1.3　菌种检定

主种子批和工作种子批的菌种应进行以下各项全面检定。

2.1.3.1　划种 BMG1 琼脂平板

应呈典型酵母菌菌落形态，无其他杂菌生长。

2.1.3.2　染色镜检

呈典型的酵母菌形态，应形状规则，用亚甲蓝染色，无死亡细胞。

2.1.3.3　筛选标志检查

应符合该基因表型特征。

2.1.3.4　人表皮生长因子表达量

在摇床中培养，应不低于原始菌种的表达量。

2.1.3.5　人表皮生长因子基因稳定性检查

涂 BMG1 琼脂平板，挑选至少 50 个克隆，用 PCR 检测人表皮生长因子基因，阳性率应不低于 95%。

2.2　原液

2.2.1　种子液制备

将检定合格的工作种子批菌种接种于适宜的培养基中培养。

2.2.2　发酵用培养基

采用适宜的不含抗生素的培养基。

2.2.3　种子液接种及发酵培养

2.2.3.1　在灭菌培养基中接种适量种子液。

2.2.3.2　在适宜温度下进行发酵，应根据经批准的发酵工艺进行，并确定相应的发酵条件，如温度、pH

值、溶解氧、补料、发酵时间等。

2.2.4　发酵液处理

用适宜的方法收集、处理上清液。

2.2.5　纯化

采用经批准的纯化工艺进行纯化，使其达到 3.1 项要求，除菌过滤后即为重组人表皮生长因子原液。如需存放，应规定时间和温度。

2.2.6　原液检定

按 3.1 项进行。

2.3　半成品

采用的基质应符合凝胶剂基质要求（通则 0114）。

2.3.1　配制

按经批准的配方进行配制。

2.3.2　凝胶制备

按经批准的工艺进行。凝胶应均匀、细腻，在常温时保持胶状，不干涸或液化。

2.3.3　半成品检定

按 3.2 项进行。

2.4　成品

2.4.1　分批

符合"生物制品分批规程"规定。

2.4.2　分装

符合"生物制品分装和冻干规程"及通则 0114 有关规定。

2.4.3　规格

应为经批准的规格。

2.4.4　包装

应符合"生物制品包装规程"和通则 0114 有关规定。

3　检定

3.1　原液检定

3.1.1　生物学活性

依法测定（通则 3528）。

3.1.2　蛋白质含量

依法测定（通则 0731 第二法）。

3.1.3　比活性

为生物学活性与蛋白质含量之比，每 1mg 蛋白质应不低于 5.0×10^5 IU。

3.1.4　纯度

3.1.4.1　电泳法

依法测定（通则 0541 第五法）。用非还原型 SDS-聚丙烯酰胺凝胶电泳法，分离胶胶浓度为 15%，加样量应不低于 10μg（考马斯亮蓝 R250 染色法）或 5μg（银染法）。经扫描仪扫描，纯度应不低于 95.0%。

3.1.4.2　高效液相色谱法

依法测定（通则 0512）。色谱柱采用丁基硅烷键合硅胶为填充剂；以 A 相（三氟乙酸-水溶液：量取 0.5ml 三氟乙酸加水至 1000ml，充分混匀）、B 相（三氟乙酸-乙腈溶液：量取 0.5ml 三氟乙酸加入色谱纯乙腈至 1000ml，

充分混匀）为流动相，在室温条件下，进行梯度洗脱
（22%～37%B相），上样量应不低于 5μg，在波长 280nm
处检测，以人表皮生长因子色谱峰计算的理论板数应不
低于 500。按面积归一化法计算，人表皮生长因子主峰面
积应不低于总面积的 95.0%。

3.1.5　分子量

依法测定（通则 0541 第五法）。用还原型 SDS-聚丙
烯酰胺凝胶电泳法，分离胶胶浓度为 15%，加样量应不
低于 1.0μg，制品的分子质量应为 5.9kD±0.6kD。

3.1.6　外源性 DNA 残留量

每 1 支/瓶应不高于 10ng（通则 3407）。

3.1.7　宿主菌蛋白质残留量

应不高于蛋白质总量的 0.1%（通则 3414）。

3.1.8　甲醇含量

应不高于 0.002%（通则 0521）。

3.1.9　等电点

主区带应为 4.0～5.0，且供试品的等电点图谱应与
对照品的一致（通则 0541 第六法）。

3.1.10　紫外光谱

用水或生理氯化钠溶液将供试品稀释至 100～500μg/ml，
在光路 1cm、波长 230～360nm 下进行扫描，最大吸收峰
波长应为 277nm±3nm（通则 0401）。

3.1.11　肽图

依法测定（通则 3405），应与对照品图形一致。

3.1.12　N 端氨基酸序列（至少每年测定 1 次）

用氨基酸序列分析仪测定，N 端序列应为：
Asn-Ser-Asp-Ser-Glu-Cys-Pro-Leu-Ser-His-Asp-Gly-
Tyr-Cys-Leu。

3.1.13　鉴别试验

按免疫印迹法（通则 3401）或免疫斑点法（通则 3402）
测定，应为阳性。

3.2　半成品检定

3.2.1　生物学活性

应按经批准的方法预处理供试品，依法测定（通则
3528），应符合要求。

3.2.2　无菌检查

应按经批准的方法预处理供试品，依法检查（通则
1101），应符合规定。

3.3　成品检定

除外观、装量检查外，应按经批准的方法预处理供
试品后，进行其余各项检定。

3.3.1　鉴别试验

按免疫印迹法（通则 3401）或免疫斑点法（通则 3402）
测定，应为阳性。

3.3.2　物理检查

3.3.2.1　外观

应为无色透明凝胶，无颗粒，不析水。

3.3.2.2　装量

依法检查（通则 0114），应符合规定。

3.3.3　化学检定

pH 值

应为 6.5～8.0（通则 0631）。

3.3.4　生物学活性

应为标示量的 70%～200%（通则 3528）。

3.3.5　无菌检查

依法检查（通则 1101），应符合规定。

4　保存、运输及有效期

于 4～25℃避光保存和运输。自生产之日起，按批准
的有效期执行。

5　使用说明

应符合"生物制品包装规程"规定和批准的内容。

重组人表皮生长因子滴眼液（酵母）

Chongzu Ren Biaopi Shengzhangyinzi
Diyanye（Jiaomu）

Recombinant Human Epidermal Growth Factor Eye Drops（Yeast）

本品系由高效表达人表皮生长因子基因的酵母，经发酵、分离和高度纯化后制成。含适宜稳定剂，不含防腐剂和抗生素。

1　基本要求

生产和检定用设施、原料及辅料、水、器具、动物等应符合"凡例"的有关要求。

2　制造

2.1　工程菌菌种

2.1.1　名称及来源

重组人表皮生长因子工程菌株，系由带有人工合成的人表皮生长因子基因的 DNA 片段整合到酵母菌染色体基因组中构建而成。

2.1.2　种子批的建立

应符合"生物制品生产检定用菌毒种管理规程"的规定。

2.1.3　菌种检定

主种子批和工作种子批的菌种应进行以下各项全面检定。

2.1.3.1　划种 BMG1 琼脂平板

应呈典型酵母菌菌落形态，无其他杂菌生长。

2.1.3.2　染色镜检

在光学显微镜下观察，应形状规则，用次甲蓝染色，无死亡细胞。

2.1.3.3　筛选标志检查

应符合该基因表型特征。

2.1.3.4　人表皮生长因子表达量

在摇床中培养，应不低于原始菌种的表达量。

2.1.3.5　人表皮生长因子基因稳定性检查

涂 BMG1 琼脂平板，挑选至少 50 个克隆，用 PCR 检测人表皮生长因子基因，阳性率应不低于 95%。

2.2　原液

2.2.1　种子液制备

将检定合格的工作种子批菌种接种于适宜的培养基中培养，供发酵罐接种用。

2.2.2　发酵用培养基

采用适宜的不含任何抗生素的培养基。

2.2.3　种子液接种及发酵培养

在灭菌培养基中接种适量种子液。在适宜温度下进行发酵，应采用经批准的发酵工艺，并确定相应的发酵条件，如温度、pH 值、溶氧、补料、发酵时间等。

2.2.4　发酵液处理

用适宜的方法收集上清液。

2.2.5　纯化

采用经批准的纯化工艺进行纯化，使其达到 3.1 项要求，除菌过滤后即为人表皮生长因子原液。如需存放，应规定时间和温度。

2.2.6　原液检定

按 3.1 项进行。

2.3　半成品

2.3.1　配制与除菌

按经批准的配方配制稀释液，配制后应立即用于稀释。

原液用稀释液稀释至所需浓度，除菌过滤后即为半成品，应立即分装或保存于 2～8℃。

2.3.2　半成品检定

按 3.2 项进行。

2.4　成品

2.4.1　分批

应符合"生物制品分批规程"规定。

2.4.2　分装

应符合"生物制品分装和冻干规程"规定。

2.4.3　规格

应为经批准的规格。同品种用于眼内注射、眼内插入、外科手术和急救时，均不得添加防腐剂或抗氧剂或不适当的缓冲剂，且应包装于无菌容器内供一次性使用。

2.4.4　包装

应符合"生物制品包装规程"和通则 0105 的有关规定。

3　检定

3.1　原液检定

3.1.1　生物学活性

依法测定（通则 3528）。

3.1.2　蛋白质含量

依法测定（通则 0731 第二法）。

3.1.3　比活性

为生物学活性与蛋白质含量之比，每 1mg 蛋白质应不低于 5.0×10^5 IU。

3.1.4　纯度

3.1.4.1　电泳法

依法测定（通则 0541 第五法）。用非还原型 SDS-聚丙烯酰胺凝胶电泳法，分离胶胶浓度为 15%，加样量应不低于 10μg（考马斯亮蓝 R250 染色法）或 5μg（银染法）。经扫描仪扫描，纯度应不低于 95.0%。

3.1.4.2　高效液相色谱法

依法测定（通则 0512）。色谱柱采用丁基硅胶烷键合硅胶为填充剂；以 A 相（三氟乙酸-水溶液：取 0.5ml 三氟乙酸加水至 1000ml，充分混匀）、B 相（三氟乙酸-乙腈溶液：取 0.5ml 三氟乙酸加入色谱纯乙腈至 1000ml，充分混匀）为流动相，在室温条件下，进行梯度洗脱（22%～37%B 相）；上样量应不低于 5μg，于波长 280nm 处检测。以人表皮生长因子色谱峰计算理论板数，应不低于 500；按面积归一化法计算，人表皮生长因子主峰面积应不低于总面积的 95.0%。

3.1.5 分子量

依法测定（通则 0541 第五法）。用还原型 SDS-聚丙烯酰胺凝胶电泳法，分离胶胶浓度为 15.0%，加样量应不低于 1.0μg，分子质量应为 5.9kD±0.59kD。

3.1.6 外源性 DNA 残留量

每 100μg 蛋白质应不高于 10ng（通则 3407）。

3.1.7 宿主菌蛋白质残留量

应不高于总蛋白质的 0.1%（通则 3414）。

3.1.8 甲醇含量

甲醇含量应不高于 0.002%（通则 0521）。

3.1.9 等电点

主区带应为 4.0～5.0（通则 0541 第六法）。

3.1.10 紫外光谱

最大吸收峰波长应为 277nm±3nm（通则 0401）。

3.1.11 肽图（至少每半年测定 1 次）

依法测定（通则 3405），应与对照品图形一致。

3.1.12 N 端氨基酸序列（至少每年测定 1 次）

用氨基酸序列分析仪测定，其 N 端序列应为：
Asn-Ser-Asp-Ser-Glu-Cys-Pro-Leu-Ser-His-Asp-Gly-Tyr-Cys-Leu。

3.1.13 鉴别试验

按免疫印迹法（通则 3401）或免疫斑点法（通则 3402）测定，应为阳性。

3.2 半成品检定

无菌检查

依法检查（通则 1101），应符合规定。

3.3 成品检定

3.3.1 鉴别试验

按免疫印迹法（通则 3401）或免疫斑点法（通则 3402）测定，应为阳性。

3.3.2 物理检查

3.3.2.1 外观

应为无色澄清液体。

3.3.2.2 可见异物

依法检查（通则 0904），应符合规定。

3.3.2.3 装量

依法检查（通则 0942），应符合规定。

3.3.3 化学检定

3.3.3.1 pH 值

应为 6.9～7.3（通则 0631）。

3.3.3.2 渗透压摩尔浓度

依法测定（通则 0632），应符合批准的要求。

3.3.4 生物学活性

应为标示量的 70%～200%（通则 3528）。

3.3.5 无菌检查

依法检查（通则 1101），应符合规定。

4 保存、运输及有效期

于 4～25℃避光处保存和运输。自分装之日起，按批准的有效期执行。

5 说明书

应符合"生物制品包装规程"规定和批准的内容。

注射用重组链激酶

Zhusheyong Chongzu Lianjimei

Recombinant Streptokinase for Injection

本品系由高效表达链激酶基因的大肠杆菌，经发酵、分离和高度纯化后获得的重组链激酶冻干制成。含适宜稳定剂，不含防腐剂和抗生素。

1　基本要求

生产和检定用设施、原材料及辅料、水、器具、动物等应符合"凡例"的有关要求。

2　制造

2.1　工程菌菌种

2.1.1　名称及来源

重组链激酶工程菌株系由带有链激酶基因的重组质粒转化的大肠杆菌菌株。

2.1.2　种子批的建立

应符合"生物制品生产检定用菌毒种管理规程"的规定。

2.1.3　菌种检定

主种子批和工作种子批的菌种应进行以下各项全面检定。

2.1.3.1　划种 LB 琼脂平板

应呈典型大肠杆菌集落形态，无其他杂菌生长。

2.1.3.2　染色镜检

应为典型的革兰氏阴性杆菌。

2.1.3.3　对抗生素的抗性

应与原始菌种相符。

2.1.3.4　电镜检查（工作种子批可免做）

应为典型大肠杆菌形态，无支原体、病毒样颗粒及其他微生物污染。

2.1.3.5　生化反应

应符合大肠杆菌生化反应特性。

2.1.3.6　链激酶表达量

在摇床中培养，应不低于原始菌种的表达量。

2.1.3.7　质粒检查

该质粒的酶切图谱应与原始重组质粒的相符。

2.1.3.8　目的基因核苷酸序列检查（工作种子批可免做）

目的基因核苷酸序列应与批准的序列相符。

2.2　原液

2.2.1　种子液制备

将检定合格的工作种子批菌种接种于适宜的培养基（可含适量抗生素）中培养。

2.2.2　发酵用培养基

采用适宜的不含抗生素的培养基。

2.2.3　种子液接种及发酵培养

2.2.3.1　在灭菌培养基中接种适量种子液。

2.2.3.2　在适宜的温度下进行发酵，应根据经批准的发酵工艺进行，并确定相应的发酵条件，如温度、pH 值、溶解氧、补料、发酵时间等。发酵液应定期进行质粒丢失率检查（通则 3406）。

2.2.4　发酵液处理

用适宜的方法收集、处理菌体。

2.2.5　初步纯化

采用经批准的纯化工艺进行初步纯化，使其纯度达到规定的要求。

2.2.6　高度纯化

经初步纯化后，采用经批准的纯化工艺进行高度纯化，使其达到 3.1 项要求，加入适宜稳定剂，除菌过滤后即为重组链激酶原液。如需存放，应规定时间和温度。

2.2.7　原液检定

按 3.1 项进行。

2.3　半成品

2.3.1　配制与除菌

按经批准的配方配制稀释液。配制后应立即用于稀释。

将原液用稀释液稀释至所需浓度，除菌过滤后即为半成品，保存于 2～8℃。

2.3.2　半成品检定

按 3.2 项进行。

2.4　成品

2.4.1　分批

应符合"生物制品分批规程"规定。

2.4.2　分装及冻干

应符合"生物制品分装和冻干规程"及通则 0102 有关规定。

2.4.3　规格

应为经批准的规格。

2.4.4　包装

应符合"生物制品包装规程"及通则 0102 有关规定。

3　检定

3.1　原液检定

3.1.1　生物学活性

依法测定（通则 3529）。

3.1.2　蛋白质含量

依法测定（通则 0731 第二法）。

3.1.3　比活性

为生物学活性与蛋白质含量之比，每 1mg 蛋白质应不低于 $9.00×10^4$ IU。

3.1.4　纯度

3.1.4.1　电泳法

依法测定（通则 0541 第五法）。用非还原型 SDS-聚丙烯酰胺凝胶电泳法，分离胶胶浓度为 10%，加样量应不低于 10μg，用考马斯亮蓝 R250 染色。经扫描仪扫描，纯度应不低于 95.0%。

3.1.4.2 高效液相色谱法

依法测定（通则 0512）。色谱柱采用十八烷基硅烷键合硅胶为填充剂；以 A 相（三氟乙酸-水溶液：量取 1.0ml 三氟乙酸加水至 1000ml，充分混匀）、B 相（三氟乙酸-乙腈溶液：量取 1.0ml 三氟乙酸加入色谱纯乙腈至 1000ml，充分混匀）为流动相，在室温条件下，进行梯度洗脱（0～70% B 相）。上样量应不低于 10μg，在波长 280nm 处检测，以链激酶色谱峰计算的理论板数应不低于 2000。按面积归一化法计算，链激酶主峰面积应不低于总面积的 95.0%。

3.1.5 分子量

依法测定（通则 0541 第五法）。用还原型 SDS-聚丙烯酰胺凝胶电泳法，分离胶胶浓度为 10%，加样量应不低于 1.0μg，制品的分子质量应为 47.0kD±4.7kD。

3.1.6 外源性 DNA 残留量

每 1 支/瓶应不高于 10ng（通则 3407）。

3.1.7 宿主菌蛋白质残留量

应不高于蛋白质总量的 0.050%（通则 3412）。

3.1.8 残余抗生素活性

依法测定（通则 3408），不应有残余氨苄西林或其他抗生素活性。

3.1.9 细菌内毒素检查

依法检查（通则 1143），每 1mg 蛋白质应小于 3EU。

3.1.10 等电点

主区带应为 4.6～5.6，且供试品的等电点图谱应与对照品的一致（通则 0541 第六法）。

3.1.11 紫外光谱

用水或生理氯化钠溶液将供试品稀释至 100～500μg/ml，在光路 1cm、波长 230～360nm 下进行扫描，最大吸收峰波长应为 277nm±3nm（通则 0401）。

3.1.12 肽图

依法测定（通则 3405），应与对照品图形一致。

3.1.13 N 端氨基酸序列（至少每年测定 1 次）

用氨基酸序列分析仪测定，N 端序列应为：

(Met)-Val-Lys-Pro-Val-Gln-Ala-Ile-Ala-Gly-Ser-Glu-Trp-Leu-Leu-Asp。

3.2 半成品检定

3.2.1 细菌内毒素检查

依法检查（通则 1143），每 1mg 蛋白质应小于 3EU。

3.2.2 无菌检查

依法检查（通则 1101），应符合规定。

3.3 成品检定

除水分测定、装量差异检查外，应按标示量加入灭菌注射用水，复溶后进行其余各项检定。

3.3.1 鉴别试验

按免疫印迹法（通则 3401）或免疫斑点法（通则 3402）测定，应为阳性。

3.3.2 物理检查

3.3.2.1 外观

应为白色或微黄色疏松体，按标示量加入灭菌注射用水后应迅速复溶为澄明液体。

3.3.2.2 可见异物

依法检查（通则 0904），应符合规定。

3.3.2.3 装量差异

依法检查（通则 0102），应符合规定。

3.3.3 化学检定

3.3.3.1 水分

应不高于 3.0%（通则 0832）。

3.3.3.2 pH 值

应为 6.9～7.9（通则 0631）。

3.3.3.3 渗透压摩尔浓度

依法测定（通则 0632），应符合批准的要求。

3.3.4 生物学活性

应为标示量的 80%～150%（通则 3529）。

3.3.5 残余抗生素活性

依法测定（通则 3408），不应有残余氨苄西林或其他抗生素活性。

3.3.6 无菌检查

依法检查（通则 1101），应符合规定。

3.3.7 细菌内毒素检查

依法检查（通则 1143），每 1 支/瓶应小于 15EU。

3.3.8 异常毒性检查

依法检查（通则 1141 小鼠试验法），应符合规定。

4 稀释剂

稀释剂应为灭菌注射用水，稀释剂的生产应符合批准的要求。

灭菌注射用水应符合本版药典（二部）的相关要求。

5 保存、运输及有效期

于 2～8℃避光保存和运输。自生产之日起，按批准的有效期执行。

6 使用说明

应符合"生物制品包装规程"规定和批准的内容。

尼妥珠单抗注射液

Nituozhu Dankang Zhusheye

Nimotuzumab Injection

本品系由含有高效表达抗人表皮生长因子受体单克隆抗体基因的小鼠骨髓瘤（NS0）细胞，经细胞培养、分离和高度纯化后获得的重组人表皮生长因子受体单克隆抗体制成。不含防腐剂和抗生素。

1　基本要求

生产和检定用设施、原材料及辅料、水、器具、动物等应符合"凡例"的有关要求。

2　制造

2.1　工程细胞

2.1.1　名称及来源

尼妥珠单抗的工程细胞系由编码尼妥珠单抗重链的 pSV2-gpt 质粒和编码轻链的 pSV-hyg 质粒转入 NS0 宿主细胞构建而成。

2.1.2　细胞库建立、传代及保存

由原始细胞库的细胞经无血清培养液驯化，细胞传代，扩增后冻存于液氮中，作为主细胞库；从主细胞库的细胞传代，扩增后冻存于液氮中，作为工作细胞库。各级细胞库细胞传代应不超过批准的代次。细胞冻存于液氮中，检定合格后方可用于生产。

2.1.3　主细胞库及工作细胞库的检定

应符合"生物制品生产检定用动物细胞基质制备及检定规程"规定。

2.1.3.1　支原体检查

依法检查（通则 3301），应符合规定。

2.1.3.2　抗体表达量测定

细胞库的抗体表达量应不低于 $5\mu g/ml$。

2.2　原液

2.2.1　细胞的复苏与扩增

从工作细胞库来源的细胞复苏后，进行传代、扩增，供转瓶或细胞培养罐接种用。

2.2.2　生产用细胞培养液

生产用细胞培养液应不含任何血清与抗生素。

2.2.3　细胞培养

采用经批准工艺进行细胞培养，收集含目的产物的培养液，即"收获液"。细胞培养全过程应严格按照无菌操作。

2.2.4　分离纯化

收获液按经批准的工艺进行纯化和病毒灭活，制得高纯度的尼妥珠单抗，即为尼妥珠单抗原液。除菌过滤后保存于适宜温度，并规定其有效期。

2.2.5　原液检定

按 3.1 项进行。

2.3　半成品

2.3.1　配制与除菌

按批准的工艺将原液用缓冲液稀释，除菌过滤后即为半成品。

2.3.2　半成品检定

按 3.2 项进行。

2.4　成品

2.4.1　分批

应符合"生物制品分批规程"规定。

2.4.2　分装

应符合"生物制品分装和冻干规程"及通则 0102 有关规定。

2.4.3　规格

50mg（10ml）/瓶。

2.4.4　包装

应符合"生物制品包装规程"及通则 0102 有关规定。

3　检定

3.1　原液检定

3.1.1　鉴别试验

3.1.1.1　等电点

依法测定（通则 0541 第六法），应符合规定。

3.1.1.2　肽图

依法测定（通则 3405）。供试品经变性、还原和烷基化，按 1∶50（mg/mg）加入测序级胰蛋白酶（酶切缓冲液：50mmol/L 三羟甲基氨基甲烷，1mmol/L 氯化钙，1mol/L 尿素，pH8.1），37℃±0.5℃保温 16 小时，加入 0.1％三氟乙酸终止酶切。上样前每分钟 16 000 转离心 15 分钟，取上清液作为供试品溶液。色谱柱以四烷基硅烷键合硅胶为填充剂（如：VydacC$_4$ 柱，25cm×4.6mm，粒度 5μm 或其他适宜的色谱柱），柱温为 35℃±0.5℃；流速为每分钟 0.8ml；检测波长为 214nm，取供试品溶液 20μl 注入液相色谱仪；按下表进行梯度洗脱（表中流动相 A 为 0.1％三氟乙酸，流动相 B 为 0.1％三氟乙酸-90％乙腈水溶液）。对照品同法操作。

时间（分钟）	流动相 A（％）	流动相 B（％）
0	100	0
3	100	0
30	73	27
76	50	50
78	0	100
85	0	100
88	100	0
120	100	0

肽图应与尼妥珠单抗对照品一致。

3.1.1.3　N 端氨基酸序列（至少每年测定 1 次）

用氨基酸序列分析仪或质谱法测定，N 端序列应为：

轻链：Asp-Ile-Gln-Met-Thr-Gln-Ser-Pro-Ser-Ser-Leu-

Ser-Ala-Ser-Val。

重链：（p）Gln-Val-Gln-Leu-Gln-Gln-Ser-Gly-Ala-Glu-Val-Lys-Lys-Pro-Gly。

3.1.2 pH 值

应为 6.5～7.5（通则 0631）。

3.1.3 纯度和杂质

3.1.3.1 高效液相色谱法

（1）分子排阻色谱法

依法测定（通则 0512）。色谱柱以适合分离分子量为 10～500kD 蛋白质的色谱用凝胶为填充剂（如：TSK3000SW 凝胶色谱柱或其他适宜的色谱柱）；流动相为 0.1mol/L 磷酸氢二钠-0.1mol/L 氯化钠-0.01％叠氮钠缓冲液，pH6.7；检测波长为 280nm。用流动相将供试品稀释至每 1ml 中约含 4mg，作为供试品溶液，取供试品溶液 25μl 注入液相色谱仪。按面积归一法计算，免疫球蛋白单体含量应不低于 95.0％。

（2）弱阳离子色谱法

依法测定（通则 0512）。色谱柱为弱阳离子交换柱（如：ProPac WCX-10，4mm×250mm 或其他适宜的色谱柱）；以 A 相（精密量取 200mmol/L 磷酸氢二钠 61.0ml，200mmol/L 磷酸二氢钠 39.0ml，加水至 2000ml，充分混匀）、B 相（精密量取 200mmol/L 磷酸氢二钠 61.0ml，200mmol/L 磷酸二氢钠 39.0ml，1mol/L 氯化钠 1000ml，加水 900ml，充分混匀）为流动相，检测波长为 280nm。用 A 相将供试品和对照品分别稀释至每 1ml 中约含 0.5mg，作为供试品溶液和对照品溶液，取供试品溶液和对照品溶液各 60μl，分别注入液相色谱仪，按下表进行梯度洗脱。

时间（分钟）	A 相（％）	B 相（％）
0	100	0
5	100	0
6	98	2
50	92	8
51	25	75
60	25	75
60.1	100	0
90	100	0

供试品图谱应与对照品的一致。

3.1.3.2 毛细管凝胶电泳法（CE-SDS）

（1）CE-SDS 还原电泳

依法测定（通则 3127），免疫球蛋白重链和轻链含量应不低于 90.0％，非糖基化重链不得高于 5.0％。

（2）CE-SDS 非还原电泳

依法测定（通则 3127），免疫球蛋白单体不得低于 92.0％。

3.1.3.3 蛋白质 A 残留量

用酶联免疫法测定，蛋白质 A 残留量应不高于蛋白质总量的 0.001％。

3.1.3.4 外源性 DNA 残留量

每 1 支/瓶应不高于 100pg（通则 3407）。

3.1.3.5 宿主细胞蛋白质残留量

用酶联免疫法测定，应不高于蛋白质总量的 0.01％。

3.1.4 相对结合活性

依法测定（通则 3531），相对结合活性应为标准品的 80％～150％。

3.1.5 蛋白质含量

依法测定（通则 0401）。用磷酸盐缓冲液（称取磷酸二氢钠 0.45g，磷酸氢二钠 1.8g，氯化钠 8.6g，聚山梨酯 80 0.2g，加水适量使溶解成 1000ml）将供试品稀释至每 1ml 中约含 0.5mg，作为供试品溶液，以磷酸盐缓冲液作为空白，测定供试品溶液在波长 280nm 处吸光度，以吸收系数（$E_{1cm}^{1\%}$）为 14.04 计算供试品溶液的蛋白质含量，再乘以稀释倍数即得。应不低于 4.8mg/ml。

3.1.6 细菌内毒素检查

依法检查（通则 1143），每 1mg 应小于 1EU。

3.2 半成品检定

3.2.1 pH 值

应为 6.5～7.5（通则 0631）。

3.2.2 蛋白质含量

照 3.1.5 项下的方法测定，应为 4.6～5.5mg/ml。

3.2.3 无菌检查

依法检查（通则 1101），应符合规定。

3.2.4 细菌内毒素检查

依法检查（通则 1143），每 1mg 应小于 1EU。

3.3 成品检定

3.3.1 鉴别试验

3.3.1.1 等电点

依法测定（通则 0541 第六法）。供试品的等电点图谱应与对照品的一致。

3.3.1.2 相对结合活性

依法测定（通则 3531），应符合规定。

3.3.2 理化检定

3.3.2.1 外观

应为无色澄明液体，可带轻微乳光。

3.3.2.2 溶液的澄清度

取本品，溶液应澄清。如显浑浊，与 2 号浊度标准液（通则 0902）比较，不得更浓。

3.3.2.3 可见异物

依法检查（通则 0904），应符合规定。

3.3.2.4 不溶性微粒

依法检查（通则 0903），应符合规定。

3.3.2.5 装量

依法测定（通则 0102），应不低于标示量。

3.3.2.6 pH 值

应为 6.5～7.5（通则 0631）。

3.3.2.7　渗透压摩尔浓度

依法检查（通则 0632），应为 240～360mOsmol/kg。

3.3.3　纯度和杂质

3.3.3.1　高效液相色谱法

照 3.1.3.1 项进行。

3.3.3.2　毛细管凝胶电泳法（CE-SDS）

照 3.1.3.2 项进行。

3.3.3.3　聚山梨酯 80 含量

依法检查（通则 0512），应为 0.1～0.3mg/ml。

3.3.4　效价

3.3.4.1　生物学活性鉴别

依法测定（通则 3531），应符合规定。

3.3.4.2　相对结合活性

依法测定（通则 3531），相对结合活性应为标准品的 60%～140%。

3.3.5　蛋白质含量

照 3.1.5 项进行，应为 4.6～5.5mg/ml。

3.3.6　无菌检查

依法检查（通则 1101），应符合规定。

3.3.7　细菌内毒素检查

依法检查（通则 1143），每 1mg 应小于 1EU。

3.3.8　异常毒性检查

依法检查（通则 1141），应符合规定。

4　保存、运输及有效期

于 2～8℃避光保存和运输。自生产之日起，按批准的有效期执行。

5　使用说明

应符合"生物制品包装规程"规定和批准的内容。

注射用鼠神经生长因子

Zhusheyong Shu Shenjing Shengzhangyinzi

Mouse Nerve Growth Factor for Injection

本品系由健康小鼠颌下腺提取的生物活性蛋白质，经分离、纯化后加入适宜稳定剂后冻干制成。不含防腐剂。

1 基本要求

生产和检定用设施、原材料及辅料、水、器具、动物等应符合"凡例"的有关要求。

2 制造

2.1 小鼠颌下腺来源及采集

2.1.1 采用体重为 20g 以上 60～90 日龄健康雄性小鼠，小鼠应符合清洁级动物相关要求（通则 3602 与通则 3603）。

2.1.2 采用适宜方法处死小鼠，经局部消毒处理后摘取颌下腺，剔除其他组织后备用。如需存放应冻存于 —20℃以下，并规定保存时间。

2.2 原液

2.2.1 提取

采用适宜的方法将小鼠颌下腺破碎匀浆，离心取上清。

2.2.2 纯化

采用经批准的方法进行纯化、病毒去除或灭活后即为鼠神经生长因子原液。

2.2.3 原液检定

按 3.1 项进行。

2.3 半成品

2.3.1 配制

按成品规格配制，并加入适宜稳定剂。

2.3.2 半成品检定

按 3.2 项进行。

2.4 成品

2.4.1 分批

应符合"生物制品分批规程"规定。

2.4.2 分装及冻干

应符合"生物制品分装和冻干规程"及通则 0102 有关规定。

2.4.3 规格

$18\mu g$（9000U）/瓶 或 $20\mu g$（9000U）/瓶，$30\mu g$（15000U）/瓶。

2.4.4 包装

应符合"生物制品包装规程"及通则 0102 有关规定。

2.5 病毒去除和灭活

生产过程中应采用经批准的方法去除和灭活病毒。如用灭活剂（如有机溶剂、去污剂）灭活病毒，则应规定对人安全的灭活剂残留量限值。

3 检定

3.1 原液检定

3.1.1 生物学活性

依法测定（通则 3530）。

3.1.2 蛋白质含量

依法测定（通则 0731 第二法），应不低于 0.1mg/ml。

3.1.3 比活性

为生物学活性与蛋白质含量之比。每 1mg 蛋白质应不低于 5.0×10^5 AU。

3.1.4 纯度

3.1.4.1 电泳法

依法测定（通则 0541 第五法）。用非还原型 SDS-聚丙烯酰胺凝胶电泳法，分离胶胶浓度为 15%，加样量应不低于 $10\mu g$（考马斯亮蓝 R250 染色法）。经扫描仪扫描，纯度应不低于 98.0%。

3.1.4.2 高效液相色谱法

依法测定（通则 0512）。色谱柱以适合分离分子质量为 5～60kD 蛋白质的色谱用凝胶为填充剂；流动相为 0.25mol/L 磷酸盐缓冲液（含 0.15mol/L 磷酸氢二钠溶液和 0.1mol/L 磷酸二氢钠溶液）-乙腈（85：15）；上样量应不低于 $20\mu g$，在波长 280nm 处检测，以鼠神经生长因子色谱峰计算的理论板数应不低于 1000。按面积归一化法计算，鼠神经生长因子主峰面积应不低于总面积的 95.0%。

3.1.5 分子量

依法测定（通则 0541 第五法）。用还原型 SDS-聚丙烯酰胺凝胶电泳法，分离胶胶浓度为 15%，加样量应不低于 $1.0\mu g$，供试品的分子质量应为 11.0～15.0kD。

3.1.6 等电点

主区带应为 8.4～9.4，且供试品的等电点图谱应与对照品的一致（通则 0541 第六法）。

3.1.7 紫外光谱

用水或生理氯化钠溶液将供试品稀释至 100～500μg/ml，在光路 1cm、波长 230～360nm 下进行扫描，最大吸收峰波长应为 280nm±3nm（通则 0401）。

3.1.8 细菌内毒素检查

依法检查（通则 1143），每 1 支应小于 10EU。

3.1.9 磷酸三丁酯残留量

如工艺中采用磷酸三丁酯，则每 1ml 中磷酸三丁酯应不大于 $10\mu g$（通则 3205）。

3.1.10 聚山梨酯 80 残留量

如工艺中采用聚山梨酯 80，则每 1ml 中聚山梨酯 80 应不大于 $100\mu g$（通则 3203）。

3.1.11 鼠源性病毒检查

依法检查（通则 3303），至少每半年一次，应无任何特定的鼠源性病毒。

3.2 半成品检定

3.2.1 细菌内毒素检查

依法检查（通则 1143），每 1 支应小于 10EU。

3.2.2 无菌检查

依法检查（通则 1101），应符合规定。

3.3 成品检定

除水分测定、装量差异检查、不溶性微粒检查、生物学活性、含量测定外，应按标示量加入灭菌注射用水，复溶后进行其余各项检定。

3.3.1 鉴别试验

按免疫印迹法（通则 3401）或免疫斑点法（通则 3402）测定，应为阳性。

3.3.2 物理检查

3.3.2.1 外观

应为白色或类白色的疏松体或粉末，按标示量加入灭菌注射用水后迅速复溶为无色澄明液体。

3.3.2.2 可见异物

依法检查（通则 0904），应符合规定。

3.3.2.3 不溶性微粒检查

依法检查（通则 0903），应符合规定。

3.3.2.4 装量差异

依法检查（通则 0102），应符合规定。

3.3.3 化学检定

3.3.3.1 水分

应不高于 3.0%（通则 0832 第一法）。

3.3.3.2 pH 值

应为 6.0～7.4（通则 0631）。

3.3.3.3 渗透压摩尔浓度

依法测定（通则 0632），应符合批准的要求。

3.3.3.4 辛酸钠含量

如制品中加入辛酸钠，则每 1 支中辛酸钠应不大于 0.1mmol（通则 3111）。

3.3.4 生物学活性

依法测定，应不低于标示量（通则 3530）。

3.3.5 含量测定

采用 ELISA 或 HPLC 法，应为标示量的 80%～120%。

酶联免疫法按试剂盒说明书进行。

采用高效液相色谱法（通则 0512）。

色谱条件：以适合分离分子质量为 5～60kD 蛋白质的色谱用凝胶为填充剂；以 0.25mol/L 磷酸盐缓冲液（含 0.15mol/L 磷酸氢二钠溶液和 0.1mol/L 磷酸二氢钠溶液）-乙腈（85∶15）为流动相；检测波长为 214nm。供试品溶液中鼠神经生长因子与人血白蛋白的分离度应符合要求。

测定法：取供试品和标准品适量，用流动相分别稀释制成每 1ml 中含鼠神经生长因子 50μg 的溶液，精密量取 20μl 注入液相色谱仪，记录 30 分钟。标准品溶液、供试品溶液均进样 3 次，记录色谱图并计算峰面积。按外标法以峰面积计算供试品中鼠神经生长因子的含量。

3.3.6 无菌检查

依法检查（通则 1101），应符合规定。

3.3.7 细菌内毒素检查

依法检查（通则 1143），每 1 支应小于 10EU。

3.3.8 异常毒性检查

依法检查（通则 1141 小鼠试验法），应符合规定。

3.3.9 外源病毒污染检查

采用动物病毒敏感细胞（如 BHK_{21}），每瓶（25cm^2）培养细胞中加入供试品 1ml，37℃培养 7 天为一代，连续盲传 3 代，细胞应生长良好，不应出现病毒感染引起的病变，判为合格。

4 保存、运输及有效期

于 2～8℃避光保存和运输。自生产之日起，按批准的有效期执行。

5 使用说明

应符合"生物制品包装规程"规定和批准的内容。

注射用 A 型肉毒毒素

Zhusheyong A Xing Roudu Dusu

Botulinum Toxin Type A for Injection

本品系用 A 型肉毒结晶毒素经稀释，加入稳定剂后冻干制成。

1 基本要求

生产和检定用设施、原材料及辅料、水、器具、动物等应符合"凡例"的有关要求。

2 制造

2.1 菌种

生产用菌种应符合"生物制品生产检定用菌毒种管理规程"的有关规定。

2.1.1 名称及来源

生产用菌种为产毒高的 A 型肉毒梭菌 Hall 株或其他 A 型肉毒梭菌。

2.1.2 种子批的建立

应符合"生物制品生产检定用菌毒种管理规程"的有关规定。

2.1.3 种子批的传代

主种子批应不超过 5 代，工作种子批不超过 10 代。

2.1.4 种子批菌种的检定

2.1.4.1 形态、培养特性及生化特性

检定菌种可采用明胶琼脂半固体培养基、血琼脂平板培养基、卵黄琼脂平板培养基。

菌种应具有典型的形态特征和培养特性及生化特性，应产生不低于 $1.0 \times 10^5 \mathrm{LD}_{50}/\mathrm{ml}$ 的 A 型肉毒毒素。

2.1.4.2 基因稳定性试验

每批工作种子应进行 A 型肉毒神经毒素基因稳定性试验。菌种神经毒素基因核苷酸序列与基因库中登录号为 AF488749 的 A 型肉毒梭菌 Hall 株的神经毒素基因区核苷酸序列同源性应不低于 99.0%。

2.1.5 种子批的保存

主种子批和工作种子批均应冻干保存于 8℃以下，工作种子批也可接种于适宜培养基，8℃以下保存。

2.2 毒素原液

2.2.1 生产用种子

启开工作种子批菌种复苏后，在适宜培养基上扩增培养，制备生产用种子。

2.2.2 产毒培养基

采用含胰酶消化酪蛋白、酵母透析液（或酵母浸出粉）、葡萄糖培养基，或经批准的其他适宜培养基。

2.2.3 接种和培养

生产用种子接种产毒培养基后，在适宜温度培养一定时间。每瓶取样镜检，应无杂菌，经除菌过滤，即为原制毒素，其毒力应不低于 $1.0 \times 10^5 \mathrm{LD}_{50}/\mathrm{ml}$。

2.2.4 结晶毒素

2.2.4.1 纯化及结晶

原制毒素可经等电点沉淀、核糖核酸酶处理、离子交换色谱、硫酸铵浓缩和透析及自然结晶等程序，或用经批准的其他适宜方法进行纯化。纯化毒素经自然结晶后即为结晶毒素。

2.2.4.2 保存

于 2～8℃避光保存。

2.2.4.3 结晶毒素检定

按 3.1 项进行。

2.2.5 透析

用 PB 溶解结晶毒素，经透析去除硫酸铵，除菌过滤后即为原液。

2.2.6 原液检定

按 3.2 项进行。

2.3 半成品

2.3.1 配制

用生理氯化钠溶液或其他适宜稀释液将已知毒力的毒素溶液稀释至适当浓度，加入适宜稳定剂，使每 1ml 毒素溶液的毒力在规定范围内。

2.3.2 半成品检定

按 3.3 项进行。

2.4 成品

2.4.1 分批

应符合"生物制品分批规程"规定。

2.4.2 分装及冻干

应符合"生物制品分装和冻干规程"及通则 0102 有关规定。在冻干过程中制品温度应不高于 35℃，真空或充氮封口。

2.4.3 规格

每瓶含 A 型肉毒毒素 50U、100U。

2.4.4 包装

应符合"生物制品包装规程"及通则 0102 有关规定。

3 检定

3.1 结晶毒素检定

3.1.1 结晶毒素在普通光学显微镜高倍镜下观察，应呈均一的针状或棒状结晶。

3.1.2 毒力测定

可选择下列一种方法进行。毒力应不低于 $1.0 \times 10^6 \mathrm{LD}_{50}/\mathrm{ml}$。

3.1.2.1 本品溶解透析后做适当倍数稀释，按 Broff 法测定毒力，计算出本品的毒力。即取 26～30 日龄 SPF 级昆明小鼠 5 只，每只尾静脉注射 0.1ml 本品（或稀释的供试品），求其平均死亡时间（以分钟计），从毒素剂量与死亡时间的标准曲线中求得毒素的毒力。

3.1.2.2 按常规方法稀释本品，各稀释度腹腔注射 26～30 日龄 SPF 级昆明小鼠 4 只，每只注射 0.5ml，根据动物 4 天内死亡情况，用统计学方法（Reed-Muench

法）计算本品的毒力。

3.1.3 纯度测定

3.1.3.1 根据波长 280nm 处吸光度计算的蛋白质浓度及 3.1.2 项测定的毒力，求出结晶毒素的纯度，每 1mg 蛋白质纯度应在 $1.0 \times 10^7 LD_{50}$ 以上。

3.1.3.2 波长 260nm 处吸光度与波长 280nm 处吸光度之比（A_{260}/A_{280}）应不高于 0.6。

3.1.4 特异性检查

取注射用水 1ml，溶解 A、B、C、D、E、F 型冻干肉毒诊断血清，分别于各血清管中加 1ml 含 $100LD_{50}$ 左右的本品。另取 2 支试管，各加 1ml 生理氯化钠溶液，再分别加入上述同浓度的本品溶液，其中 1 支煮沸 20 分钟作为毒素阴性对照，另 1 支与混有毒素的诊断血清同时置 37℃结合 45 分钟，作为毒素阳性对照。各组分别腹腔注射26～30 日龄 SPF 级昆明小鼠 2～3 只，每只注射 0.5ml，观察 4 日内小鼠死亡情况，A 型肉毒毒素判定标准：A 型、混合型和阴性对照组小鼠存活，其他型（B、C、D、E、F 型）和毒素对照组小鼠死亡，则毒素为 A 型肉毒毒素。

3.1.5 蛋白质图谱

按通则 0541 SDS-聚丙烯酰胺凝胶电泳法检查结晶毒素的蛋白组成，在非还原和还原条件下电泳，电泳图谱应与参考品一致。

3.2 原液检定

按 3.1.2～3.1.4 项进行。

3.3 半成品检定

无菌检查

依法检查（通则 1101），应符合规定。

3.4 成品检定

除水分测定、装量差异检查外，每瓶加入 2.5ml 氯化钠注射液，复溶后进行以下检定。

3.4.1 鉴别试验

按 3.1.4 项进行，应符合规定。

3.4.2 物理检查

3.4.2.1 外观检查

应为白色疏松体，复溶后轻轻摇动，应呈无色或淡黄色澄明液体。

3.4.2.2 装量差异

依法检查（通则 0102），应符合规定。

3.4.2.3 可见异物

依法检查（通则 0904），应符合规定。

3.4.2.4 渗透压摩尔浓度

依法测定（通则 0632），应符合批准的要求。

3.4.3 化学检定

3.4.3.1 水分

应不高于 3.0%（通则 0832）。

3.4.3.2 pH 值

复溶后 pH 值应在稀释剂 pH 值的 ±0.5 范围内（通则 0631）。

3.4.4 效价测定

相对效价应为标示量的 80%～120%（通则 3533）。

3.4.5 无菌检查

依法检查（通则 1101），应符合规定。

3.4.6 细菌内毒素检查

依法检查（通则 1143），应不高于 3.5EU/瓶。

4 稀释剂

稀释剂为氯化钠注射液，稀释剂的生产应符合批准的要求。

氯化钠注射液应符合本版药典（二部）的相关规定。

5 保存、运输及有效期

于 2～8℃避光保存和运输。自生产之日起，有效期为 36 个月。

6 使用说明

应符合"生物制品包装规程"规定和批准的内容。

Ⅲ　体内诊断类

结核菌素纯蛋白衍生物

Jiehejunsu Chundanbai Yanshengwu

Purified Protein Derivative of Tuberculin

（TB-PPD）

本品系用结核分枝杆菌经培养、杀菌、过滤除去菌体后纯化制成的纯蛋白衍生物，用于结核病的临床诊断、卡介苗接种对象的选择及卡介苗接种后机体免疫反应的监测。

1　基本要求

生产和检定用设施、原材料及辅料、水、器具、动物等应符合"凡例"的有关要求。

结核菌素纯蛋白衍生物（TB-PPD）生产车间必须符合国家生物安全防护等级的要求，必须与其他生物制品生产车间及实验室分开。原液生产全部过程，包括结核分枝杆菌的灭活，应在完全隔离的区域内进行，所需设备及器具均须单独设置并专用。直接用于生产的金属或玻璃等器具，应经过严格清洗及灭菌处理。从事 TB-PPD 生产的工作人员必须身体健康，经 X 射线检查无结核病，且每年经 X 射线检查 1～2 次，可疑者应暂离该制品的制造。

2　制造

2.1　菌种

生产用菌种应符合"生物制品生产检定用菌毒种管理规程"的有关规定。

2.1.1　名称及来源

采用人型结核分枝杆菌 CMCC 93009（H37Rv）菌株。

2.1.2　种子批的建立

应符合"生物制品生产检定用菌毒种管理规程"的有关规定。

2.1.3　种子批的传代

自工作种子批启开至菌体收集，传代应不超过 12 代。

2.1.4　种子批的检定

2.1.4.1　染色镜检

应为短粗杆菌，微弯曲两端圆，抗酸染色阳性。

2.1.4.2　生化反应

硝酸盐还原反应、尿素酶反应应为阳性，耐热触酶、聚山梨酯 80 水解应为阴性（通则 3605）。

2.1.5　种子批的保存

冻干菌种保存于 8℃ 以下，液体菌种保存于 −70℃ 以下。

2.2　原液

2.2.1　生产用种子

取工作种子批菌种于 L-J 培养基、苏通马铃薯培养基或改良苏通综合培养基或其他适宜培养基中传代培养，作为生产用种子。

2.2.2　培养基

工作种子批菌种首次复苏可用 L-J 培养基，生产用培养基采用苏通马铃薯培养基、改良苏通综合培养基或经批准的其他培养基。

2.2.3　接种和培养

启开菌种后接种于苏通马铃薯培养基，置 37℃ 培养 2～3 周，可在苏通马铃薯培养基上再传 1 代或直接挑取生长良好的菌膜，移种于改良苏通综合培养基或其他适宜培养基的表面，于 37℃ 静置培养 1～2 周，挑取发育良好的菌膜移种于改良苏通综合培养基或其他培养基的表面，于 37℃ 静置培养 8～10 周。凡在培养期间或培养终止时，有菌膜下沉、发育异常或污染杂菌者，应废弃。

2.2.4　收获及杀菌

培养终止，将培养物于 121℃、30 分钟杀菌后，过滤除去菌膜及菌体。如滤液需保存，应加入 3.0g/L 苯酚或其他适宜的防腐剂，于 2～8℃ 保存，保存期不超过 30 天。

2.2.5　纯化

收集滤液进行纯化。用三氯乙酸和饱和硫酸铵法分别沉淀蛋白质，或采用经批准的方法纯化，除菌过滤后即为原液。

2.2.6　合并与分装及冻干

2.2.6.1　合并

同批分次纯化的原液可以合并，但不得超过 5 次。

2.2.6.2　分装及冻干

原液检定合格后，可根据蛋白质含量将原液稀释至规定浓度，定量分装，分装后立即冻干。

2.2.7　原液检定

按 3.1 项进行。

2.2.8　保存及有效期

原液应于 2～8℃ 保存。液体原液自效价测定合格之日起，有效期为 5 年；原液冻干品自效价测定合格之日起，每隔 5 年应按 3.1 项进行检定，合格后可继续使用。

2.3　半成品

2.3.1　配制

经检定合格的原液，用 0.01mol/L PBS（pH7.2～7.4 含 0.0005％ 聚山梨酯 80 及 3.0g/L 苯酚）稀释至 20IU/ml 或 50IU/ml。

2.3.2　半成品检定

按 3.2 项进行。

2.4　成品

2.4.1　分批

应符合"生物制品分批规程"规定。

2.4.2　分装

应符合"生物制品分装和冻干规程"规定。

2.4.3　规格

每瓶 1ml、2ml。每 1 次人用剂量为 0.1ml，含 TB-PPD 5IU、2IU。

2.4.4　包装

应符合"生物制品包装规程"规定。

3　检定

3.1　原液检定

3.1.1　外观

原液冻干品应为白色疏松体。液体原液及冻干品复溶后应呈棕黄色澄明液体，无不溶物或杂质。

3.1.2　复溶时间

冻干品按标示量加入注射用水后，应于 3 分钟内完全溶解。

3.1.3　水分

冻干品水分应不高于 3.0%（通则 0832）。

3.1.4　纯度

3.1.4.1　蛋白质含量

依法测定（通则 0731 第二法）。

3.1.4.2　多糖与核酸含量

每 1mg 蛋白质含多糖与核酸总量应不高于 0.1mg。

（1）多糖含量测定　以生理氯化钠溶液稀释无水葡萄糖标准品，制备 0～100μg/ml 葡萄糖标准品溶液。将硫酸 225ml 加入 75ml 生理氯化钠溶液中，另称取蒽酮 0.6g 加入 10ml 乙醇中，将上述溶液混合，配制成蒽酮混合液。分别精确量取 1.0ml 不同浓度葡萄糖标准品溶液以及本品，加入 4.0ml 蒽酮混合液，混匀，置沸水浴 20 分钟后在波长 620nm 处测定吸光度，以葡萄糖标准品溶液浓度对其吸光度，用 Minitab 或其他统计学方法求回归方程，代入本品吸光度，计算多糖含量。

（2）核酸含量测定　量取本品 2～3ml，采用紫外-可见分光光度法（通则 0401），在波长 260nm 处测定吸光度，按 $E_{1cm}^{1\%}=200$ 计算核酸含量。

3.1.5　效价测定

3.1.5.1　动物法

将标准品及本品分别稀释 3 个不同稀释度，至少取 4 只已经结核分枝杆菌致敏的体重为 400～600g 的白色雌性豚鼠，去毛后于背部脊柱两侧相对部位，分别皮内注射上述稀释度本品各 0.1ml 或 0.2ml，于注射后 24 小时、48 小时观察局部硬结的纵径与横径（可根据 48 小时的反应结果判定）。计算每个稀释度注射后 2 天的硬结反应总和或平均面积，并求其比值，每个稀释度本品与相应浓度标准品的比值应为 0.8～1.2。如不符合上述要求，可调整稀释度后再测定效价，直至符合要求。

3.1.5.2　稀释度选择

稀释度的选择应能使本品注射后 24 小时所产生的局部硬结反应直径为 8～25mm；本品和标准品的硬结反应直径大小应相似，且本品和标准品的 3 个稀释度的剂量对数反应曲线应基本平行。如本品效价与标准品效价不一致，可用同样方法复试 1 次，并算出相当于标准品的效价，进行调整，调整后再重新抽样测定效价，直至符合要求。

3.1.6　无菌检查

依法检查（通则 1101），应符合规定。

3.1.7　无分枝杆菌试验

量取 1.0ml 本品，分别接种于 10 支罗氏鸡蛋培养基，于 37℃培养 4 周，应无分枝杆菌生长。

3.1.8　致敏效应试验

试验组与对照组分别选用体重 300～400g 未做过任何试验的豚鼠各 3 只，试验组每只豚鼠皮内注射 0.1ml 含 500IU 本品，共 3 次，每次间隔 5 天。在第 3 次注射后 15 天，试验组与对照组每只豚鼠各皮内注射 0.1ml 含 500IU 本品，连续观察 3 天，两组动物反应无明显区别。

3.2　半成品检定

无菌检查

依法检查（通则 1101），应符合规定。

3.3　成品检定

3.3.1　鉴别试验

取经结核分枝杆菌致敏的豚鼠至少 4 只，皮内注射 0.2ml 本品，24 小时后豚鼠的平均硬结反应直径（纵、横直径相加除以 2）均应不小于 5mm。

3.3.2　物理检查

3.3.2.1　外观

应为无色澄明液体，无不溶物或异物。

3.3.2.2　装量

依法检查（通则 0102），应不低于标示量。

3.3.3　化学检定

3.3.3.1　pH 值

应为 6.8～7.4（通则 0631）。

3.3.3.2　苯酚含量

应不高于 3.0g/L（通则 3113）。

3.3.4　效价测定

取经致敏的体重为 400～600g 豚鼠，皮内注射 0.2ml 标准品与本品，至少各 4 只，注射后 24 小时、48 小时各观察结果 1 次（可根据 48 小时的反应结果判定），计算本品和 TB-PPD 标准品的平均硬结反应直径，计算累计值，并求其比值，应为 0.8～1.2。

3.3.5　无菌检查

依法检查（通则 1101），应符合规定。

3.3.6　异常毒性检查

依法检查（通则 1141），应符合规定。

4　保存、运输及有效期

于 2～8℃避光保存和运输。自生产之日起，有效期为 12 个月。

5　使用说明

应符合"生物制品包装规程"规定和批准的内容。

卡介菌纯蛋白衍生物

Kajiejun Chundanbai Yanshengwu

Purified Protein Derivative of BCG

（**BCG-PPD**）

本品系用卡介菌经培养、杀菌、过滤除去菌体后纯化制成的纯蛋白衍生物，用于结核病的临床诊断、卡介苗接种对象的选择及卡介苗接种后机体免疫反应的监测。

1 基本要求

生产和检定用设施、原材料及辅料、水、器具、动物等应符合"凡例"的有关要求。

卡介菌纯蛋白衍生物（BCG-PPD）生产车间必须与其他非卡介菌生物制品生产车间及实验室分开。原液生产全部过程，包括卡介菌的灭活，应在完全隔离的区域内进行，所需设备及器具均须单独设置并专用。直接用于生产的金属或玻璃等器具，应经过严格清洗及灭菌处理。从事 BCG-PPD 生产的工作人员必须身体健康，经 X 射线检查无结核病，且每年经 X 射线检查 1～2 次，可疑者应暂离该制品的制造。

2 制造

2.1 菌种

生产用菌种应符合"生物制品生产检定用菌毒种管理规程"的有关规定。

2.1.1 名称及来源

采用卡介菌 D_2PB 302 菌株。

2.1.2 种子批的建立

应符合"生物制品生产检定用菌毒种管理规程"的有关规定。

2.1.3 种子批的传代

自工作种子批启开至菌体收集，传代应不超过 12 代。

2.1.4 种子批的检定

2.1.4.1 染色镜检

应为短粗杆菌，微弯曲两端圆，抗酸染色阳性。

2.1.4.2 培养特性

于 37～39℃培养时，在苏通马铃薯培养基发育成干皱成团略呈浅黄色的菌苔。在牛胆汁马铃薯琼脂培养基为浅灰色黏膏状菌苔。在苏通培养基卡介菌应浮于表面，为多皱、微黄色的菌膜。

2.1.4.3 毒力试验

用 TB-PPD 皮肤试验（皮内注射 0.2ml，含 10IU）阴性的、体重 300～400g 的同性豚鼠 4 只，各腹腔注射 1ml 菌液（5mg/ml），每周称体重，4～5 周后解剖检查，大网膜上可出现脓疱，肠系膜淋巴结可能肿大，肝及其他脏器应无肉眼可见的结核病变。

2.1.4.4 无有毒分枝杆菌试验

用 TB-PPD 皮肤试验（皮内注射 0.2ml，含 10IU）阴性的、体重为 300～400g 的同性豚鼠 6 只，于股内侧皮下各注射 1ml 菌液（10mg/ml），注射前称体重，注射后每

周观察 1 次注射部位及局部淋巴结的变化，每 2 周称体重 1 次，豚鼠体重不应降低。6 周时解剖 3 只豚鼠，满 3 个月时解剖另 3 只，检查各脏器应无肉眼可见的结核病变。若有可疑病灶时，应做涂片和组织切片检查，并将部分病灶磨碎，加少量生理氯化钠溶液混匀后，皮下注射 2 只豚鼠，若证实系结核病变，该菌种即应废弃。当试验未满 3 个月时，豚鼠死亡则应解剖检查，若有可疑病灶，即按上述方法进行；若证实系结核病变，该菌种即应废弃。若证实属非特异性死亡，且豚鼠死亡 1 只以上时应复试。

2.1.5 种子批的保存

冻干菌种保存于 8℃以下，液体菌种保存于-70℃以下。

2.2 原液

2.2.1 生产用种子

启开工作种子批菌种，在 L-J 培养基、苏通马铃薯培养基、胆汁马铃薯培养基或液体苏通培养基每传 1 次为 1 代。在马铃薯培养基培养的菌种置冰箱保存，不得超过 2 个月。

2.2.2 培养基

工作种子批菌种首次复苏可用 L-J 培养基，生产用培养基采用苏通马铃薯培养基、改良苏通综合培养基或经批准的其他培养基。

2.2.3 接种和培养

挑取发育良好的菌膜移种于改良苏通综合培养基或其他培养基的表面，于 37～39℃静置培养 8～10 周。凡在培养期间或培养终止时，有菌膜下沉、发育异常或污染杂菌者，应废弃。

2.2.4 收获及杀菌

培养终止，将培养物于 121℃、30 分钟杀菌，过滤除去菌膜及菌体。如滤液需保存，应加入 3.0g/L 苯酚或其他适宜的防腐剂，于 4～8℃保存，保存期不超过 30 天。

2.2.5 纯化

收集滤液进行纯化。用三氯乙酸和饱和硫酸铵法分别沉淀蛋白质，或采用经批准的方法纯化，除菌过滤后即为原液。

2.2.6 合并与分装及冻干

2.2.6.1 合并

同批分次纯化的原液可以合并，但不得超过 5 次。

2.2.6.2 分装及冻干

原液检定合格后，可根据蛋白质含量，将原液稀释至规定浓度，定量分装，分装后立即冻干。

2.2.7 原液检定

按 3.1 项进行。

2.2.8 保存及有效期

原液应于 2～8℃保存。液体原液自效价测定合格之日起，有效期为 5 年；原液冻干品自效价测定合格之日起，每隔 5 年应按 3.1 项进行检定，合格后可继续使用。

2.3 半成品

2.3.1 配制

经检定合格的原液，用 0.01mol/L PBS（pH7.2～7.4，含 0.0005％聚山梨酯 80 及 3.0g/L 苯酚）稀释至 50IU/ml。

2.3.2 半成品检定

按 3.2 项进行。

2.4　成品

2.4.1　分批

应符合"生物制品分批规程"规定。

2.4.2　分装

应符合"生物制品分装和冻干规程"规定。

2.4.3　规格

每瓶 1ml、2ml。每 1 次人用剂量为 0.1ml，含 BCG-PPD 5IU。

2.4.4　包装

应符合"生物制品包装规程"规定。

3　检定

3.1　原液检定

3.1.1　外观

原液冻干品应为白色疏松体。液体原液及冻干品复溶后应呈棕黄色澄明液体，无不溶物或杂质。

3.1.2　复溶时间

冻干品按标示量加入注射用水后，应于 3 分钟内完全溶解。

3.1.3　水分

冻干品水分应不高于 3.0%（通则 0832）。

3.1.4　纯度

3.1.4.1　蛋白质含量

依法测定（通则 0731 第二法）。

3.1.4.2　多糖与核酸含量

每 1mg 蛋白质含多糖与核酸总量应不高于 0.1mg。

（1）多糖含量测定　以生理氯化钠溶液稀释无水葡萄糖标准品，制备 0～100μg/ml 葡萄糖标准品溶液。取硫酸 225ml 加入 75ml 生理氯化钠溶液中，另称取蒽酮 0.6g 加入 10ml 乙醇中，将上述溶液混合，配制成蒽酮混合液。分别精确量取 1.0ml 不同浓度葡萄糖标准品溶液及本品，加入 4.0ml 蒽酮混合液，混匀，置沸水浴 20 分钟后在波长 620nm 处测定吸光度，以葡萄糖标准品溶液浓度对应其吸光度，用 Minitab 或其他统计学方法求回归方程，代入本品吸光度，计算多糖含量。

（2）核酸含量测定　量取本品 2～3ml，采用紫外-可见分光光度法（通则 0401），在波长 260nm 处测定吸光度，按 $E_{1cm}^{1\%}=200$ 计算核酸含量。

3.1.5　效价测定

3.1.5.1　动物法

将标准品及本品分别稀释 3 个不同的适宜稀释度，至少取 4 只已经卡介菌致敏的、体重为 400～600g 的白色雌性豚鼠，去毛后于背部脊柱两侧相对部位，分别皮内注射上述稀释度本品各 0.1ml 或 0.2ml，于注射后 24 小时、48 小时各观察局部硬结的纵径与横径（可根据 48 小时的反应结果判定），计算每个稀释度 2 天的硬结反应总和或平均面积，并求其比值，每个稀释度本品与相应浓度标准品的比值应为 0.8～1.2，如不符合上述要求，可调整稀释度后再测定效价，直至符合要求。

3.1.5.2　稀释度选择

稀释度的选择应能使本品注射后 24 小时所产生的局部硬结反应直径为 8～25mm；本品和标准品的反应直径大小应相似，且本品和标准品的 3 个稀释度的剂量对数反应曲线应基本平行。若本品效价与标准品效价不一致，可用同样方法复试 1 次，并算出相当于标准品的效价，进行调整，调整后再重新抽样测定效价，直至符合要求。

3.1.6　无菌检查

依法检查（通则 1101），应符合规定。

3.1.7　无分枝杆菌试验

量取 1.0ml 本品，分别接种于 10 支罗氏鸡蛋培养基，于 37℃培养 4 周，应无分枝杆菌生长。

3.1.8　致敏效应试验

试验组与对照组分别选用体重 300～400g 未做过任何试验的豚鼠各 3 只，试验组每只豚鼠皮内注射 0.1ml 含 500IU 的本品，共 3 次，每次间隔 5 天。在第 3 次注射后 15 天，试验组与对照组豚鼠各皮内注射 0.1ml 含 500IU 的本品，连续观察 3 天，两组动物反应无明显区别。

3.2　半成品检定

无菌检查

依法检查（通则 1101），应符合规定。

3.3　成品检定

3.3.1　鉴别试验

取经卡介菌致敏的豚鼠至少 4 只，皮内注射 0.2ml 本品，24 小时后豚鼠的平均硬结反应直径（纵、横直径相加除以 2）均应不小于 5mm。

3.3.2　物理检查

3.3.2.1　外观

应为无色澄明液体，无不溶物或异物。

3.3.2.2　装量

依法检查（通则 0102），应不低于标示量。

3.3.3　化学检定

3.3.3.1　pH 值

应为 6.8～7.4（通则 0631）。

3.3.3.2　苯酚含量

应不高于 3.0g/L（通则 3113）。

3.3.4　效价测定

取经卡介菌致敏的、体重为 400～600g 豚鼠，皮内注射 0.2ml 标准品与本品，至少各 4 只，注射后 24 小时、48 小时各观察结果 1 次（可根据 48 小时的反应结果判定），计算本品和 BCG-PPD 标准品的平均硬结反应直径，计算累计值，并求其比值，应为 0.8～1.2。

3.3.5　无菌检查

依法检查（通则 1101），应符合规定。

3.3.6　异常毒性检查

依法检查（通则 1141），应符合规定。

4　保存、运输及有效期

于 2～8℃避光保存和运输。自生产之日起，有效期为 12 个月。

5　使用说明

应符合"生物制品包装规程"规定和批准的内容。

布氏菌纯蛋白衍生物

Bushijun Chundanbai Yanshengwu

Purified Protein Derivative of Brucellin

（BR-PPD）

本品系用布氏菌经培养、杀菌、除去菌体后的上清液制成的纯蛋白衍生物，用于布氏病的临床诊断、布氏菌苗接种对象的选择及布氏菌苗接种后机体免疫反应的监测。

1 基本要求

生产和检定用设施、原材料及辅料、水、器具、动物等应符合"凡例"的有关要求。

布氏菌纯蛋白衍生物（BP-PPD）生产车间必须与其他生物制品生产车间及实验室分开。原液生产全部过程，包括布氏杆菌的灭活，应在完全隔离的区域内进行，所需设备及器具均须单独设置并专用。直接用于生产的金属或玻璃等器具，应经过严格清洗及灭菌处理。

2 制造

2.1 菌种

生产用菌种应符合"生物制品生产检定用菌毒种管理规程"的有关规定。

2.1.1 名称及来源

采用猪布氏菌Ⅰ型 CMCC 55007（S2）菌株。

2.1.2 种子批的建立

应符合"生物制品生产检定用菌毒种管理规程"的有关规定。

2.1.3 种子批的传代

自工作种子批启开至菌体收集，传代应不超过 5 代。

2.1.4 种子批的检定

2.1.4.1 染色镜检

应为革兰氏阴性小杆菌。

2.1.4.2 生化反应

1∶1000 三胜黄素做变异检查，应为阴性；在硫堇培养基能生长；在碱性复红培养基不生长；在肝斜面培养生长可产生明显的硫化氢，不需二氧化碳。

2.1.4.3 血清学特性

生产用菌种对布氏菌参考血清的凝集效价应达到 1∶800（＋＋）以上。

2.1.4.4 噬菌体裂解特性

能被布氏菌 Wb 噬菌体裂解。

2.1.5 种子批的保存

冻干菌种保存于 8℃以下，液体菌种保存于−70℃以下。

2.2 原液

2.2.1 生产用种子

启开菌种后接种于肝琼脂斜面培养基，置 37℃培养 2～3 天，根据生长情况，可在肝琼脂斜面培养基上再传代 1 次，生长良好的菌苔用于生产。

2.2.2 生产用培养基

采用肝浸液琼脂培养基或经批准的其他培养基。

2.2.3 接种和培养

取 2.2.1 项生长良好的菌苔，接种于适量的大管肝斜面或克氏瓶中，置 37℃培养 2 天作为种子，再接种至大管肝斜面或肝琼脂克氏瓶，置 37℃培养 2 天。

2.2.4 收获及杀菌

培养终止，以生理氯化钠溶液洗脱培养物，121℃、30 分钟杀菌，杀菌后离心除去菌体，收集上清液。如上清液需保存应加入 3.0g/L 苯酚或其他适宜的防腐剂，保存于 2～8℃，保存期不超过 30 天。应防止冻结。

2.2.5 纯化

收集上清液进行纯化。用三氯乙酸和饱和硫酸铵法分别沉淀蛋白质，或采用经批准的方法纯化，除菌过滤后即为原液。

2.2.6 合并与分装及冻干

2.2.6.1 合并

同批分次纯化的原液可以合并，但不得超过 5 次。

2.2.6.2 分装及冻干

原液检定合格后，可根据蛋白质含量，将原液稀释至规定浓度，定量分装，分装后立即进行冻干。

2.2.7 原液检定

按 3.1 项进行。

2.2.8 保存及有效期

原液应保存于 2～8℃。液体原液自效价测定合格之日起，有效期为 5 年；原液冻干品自效价测定合格之日起，每间隔 5 年应按 3.1 项进行检定，合格后可继续使用。

2.3 半成品

2.3.1 配制

经检定合格的原液，用 0.01mol/L PBS（pH7.2～7.4，含 0.0005％聚山梨酯 80 及 3.0g/L 苯酚）稀释至 10U/ml。

2.3.2 半成品检定

按 3.2 项进行。

2.4 成品

2.4.1 分批

应符合"生物制品分批规程"规定。

2.4.2 分装

应符合"生物制品分装和冻干规程"规定。

2.4.3 规格

每瓶 1ml、2ml。每 1 次人用剂量 0.1ml，含 BR-PPD 1U。

2.4.4 包装

应符合"生物制品包装规程"规定。

3 检定

3.1 原液检定

3.1.1 外观

原液冻干品应为白色疏松体。液体原液及冻干品复溶后应呈棕黄色澄明液体，无不溶物或杂质。

3.1.2 复溶时间

冻干品按标示量加入注射用水后，应于 3 分钟内完全溶解。

3.1.3 水分

冻干品应不高于 3.0%（通则 0832）。

3.1.4 纯度

3.1.4.1 蛋白质含量

依法测定（通则 0731 第二法）。

3.1.4.2 多糖与核酸含量

每 1mg 蛋白质含多糖与核酸总量应不高于 0.1mg。

（1）多糖含量测定　以生理氯化钠溶液稀释无水葡萄糖标准品，制备 0～100μg/ml 葡萄糖标准品溶液。将硫酸 225ml 加入 75ml 生理氯化钠溶液中，另称取蒽酮 0.6g 加入 10ml 乙醇中，将上述溶液混合，配制成蒽酮混合液。分别精确量取 1.0ml 不同浓度葡萄糖标准品溶液以及本品，加入 4.0ml 蒽酮混合液，混匀，沸水浴 20 分钟后在波长 620nm 处测定吸光度，以葡萄糖标准品溶液浓度对应其吸光度，用 Minitab 或其他统计学方法求回归方程，代入本品吸光度，计算多糖含量。

（2）核酸含量测定　量取供试品 2～3ml，采用紫外-可见分光光度法（通则 0401），在波长 260nm 处测定吸光度，按 $E_{1cm}^{1\%}=200$ 计算核酸含量。

3.1.5 效价测定

3.1.5.1 动物法

将标准品及本品分别稀释 3 个不同稀释度，取至少 4 只经布氏菌致敏的体重为 400～600g 的白色雌性豚鼠，去毛后于背部脊柱两侧相对部位，分别皮内注射上述稀释度本品各 0.1ml 或 0.2ml，于注射后 24 小时、48 小时各观察局部硬结的纵径与横径（可根据 48 小时的反应结果判定）。计算每个稀释度 2 天的硬结反应总和或平均面积，并求其比值，每个稀释度本品与相应浓度标准品的比值应为 0.8～1.2，如不符合上述要求，可调整稀释度后再测定效价，直至符合要求。

3.1.5.2 稀释度选择

稀释度的选择应能使本品注射后 24 小时所产生的局部硬结反应直径为 10～30mm；本品和标准品的硬结反应直径大小应相似，且本品和标准品的 3 个稀释度的剂量对数反应曲线应基本平行。如本品效价与标准品效价不一致，可用同样方法复试 1 次，并算出相当于标准品的效价，进行调整，调整后再重新抽样测定效价，直至符合要求。

要求。

3.1.6 无菌检查

依法检查（通则 1101），应符合规定。

3.1.7 异常毒性检查

依法检查（通则 1141），应符合规定。

3.1.8 致敏效应试验

试验组与对照组分别选用体重 300～400g 未做过任何试验的豚鼠各 3 只。试验组每只豚鼠皮内注射 0.2ml 含 20μg 的本品，共 3 次，每次间隔 5 天。在第 3 次注射后 15 天，试验组与对照组每只豚鼠各皮内注射 0.2ml 含 20μg 的本品，连续观察 3 天，两组动物反应应无明显区别。

3.2 半成品检定

无菌检查

依法检查（通则 1101），应符合规定。

3.3 成品检定

3.3.1 鉴别试验

取经布氏菌致敏的豚鼠至少 4 只，皮内注射 0.2ml 本品，24 小时后豚鼠的平均硬结反应直径（纵、横直径相加除以 2）均应不小于 5mm。

3.3.2 物理检查

3.3.2.1 外观

应为无色澄明液体，无不溶物或杂质。

3.3.2.2 装量

依法检查（通则 0102），应不低于标示量。

3.3.3 化学检定

3.3.3.1 pH 值

应为 6.8～7.4（通则 0631）。

3.3.3.2 苯酚含量

应不高于 3.0g/L（通则 3113）。

3.3.4 效价测定

取经布氏菌致敏的 400～600g 豚鼠，皮内注射 0.2ml 标准品与本品，至少各 4 只，注射后 24 小时、48 小时各观察结果 1 次（可根据 48 小时的反应结果判定），计算本品和标准 BR-PPD 的平均硬结反应直径，计算累计值，并求其比值，应为 0.8～1.2。

3.3.5 无菌检查

依法检查（通则 1101），应符合规定。

3.3.6 异常毒性检查

依法检查（通则 1141），应符合规定。

4 保存、运输及有效期

于 2～8℃避光保存和运输。自生产之日起，有效期为 12 个月。

5 使用说明

应符合"生物制品包装规程"规定和批准的内容。

锡克试验毒素

Xike Shiyan Dusu

Schick Test Toxin

本品系用纯化白喉毒素经稀释制成，用于测定人体对白喉的敏感性。

1 基本要求

生产和检定用设施、原材料及辅料、水、器具、动物等应符合"凡例"的有关要求。

2 制造

2.1 菌种

生产用菌种应符合"生物制品生产检定用菌毒种管理规程"的有关规定。

2.1.1 名称及来源

采用白喉杆菌 PW8 株（CMCC 38007）或由 PW8 株筛选的产毒高、免疫力强的菌种，或其他经批准的菌种。

2.1.2 种子批的建立

应符合"生物制品生产检定用菌毒种管理规程"的有关规定。

2.1.3 种子批的传代

主种子批自启开后传代应不超过 5 代。

2.1.4 种子批的检定

2.1.4.1 培养特性

在吕氏琼脂培养基上生长的菌落应呈灰白色、圆形凸起、表面光滑、边缘整齐；在亚碲酸钾琼脂培养基上生长的菌落应呈灰黑色、具金属光泽；在血琼脂培养基上生长的菌落应呈灰白色、不透明、不产生 α 溶血素。

2.1.4.2 染色镜检

革兰氏染色阳性，具异染颗粒；菌体呈一端或两端膨大、杆状，菌体排列呈栅栏状、X 状或 Y 状。

2.1.4.3 生化反应

发酵葡萄糖、麦芽糖、半乳糖，均产酸不产气；不发酵蔗糖、甘露醇、乳糖（通则 3605）。

2.1.4.4 特异性中和反应

接种于 Elek's 琼脂培养基上，可见明显白色沉淀线。

2.1.5 种子批的保存

种子批应冻干保存于 8℃以下。

2.2 原液

2.2.1 生产用种子

工作种子批检定合格后方可用于生产。由工作种子批传代至适宜的培养基，然后传代至产毒培养基种子管 2～3 代，再传代至产毒培养基培养制成。

2.2.2 培养基

采用胰酶牛肉消化液培养基或经批准的其他适宜培养基，但不得采用含马肉或其他马体组织的培养基。

2.2.3 接种和培养

将生产用种子接种于产毒培养基，经适宜温度、时间培养后，澄清、除菌，即得毒素，其效价应不低于 150Lf/ml。制备过程应避免杂菌污染，经镜检发现已污染者应废弃。

2.2.4 精制

2.2.4.1 毒素可采用硫酸铵盐析、活性炭吸附法或经批准的其他方法纯化。用于纯化的毒素可多批混合，但不得超过 5 批。

2.2.4.2 毒素纯化后应经除菌过滤。用同一菌种、培养基处方和纯化方法制造的毒素，在同一容器内混合均匀后除菌过滤，即为一批原液。原液应经 2～8℃保存适当时间，使其毒力稳定后，方可用于半成品配制。

2.2.5 原液检定

按 3.1 项进行。

2.3 半成品

2.3.1 配制

将原液测毒后稀释至 0.2MLD/ml。稀释液可采用甘油-明胶-硼酸盐缓冲液，或经批准的其他无致敏性的适宜缓冲液。

2.3.2 半成品检定

按 3.2 项进行。

2.4 成品

2.4.1 分批

应符合"生物制品分批规程"规定。

2.4.2 分装

应符合"生物制品分装和冻干规程"规定。

2.4.3 规格

每瓶 1ml，含白喉毒素 0.2MLD。

2.4.4 包装

应符合"生物制品包装规程"规定。

3 检定

3.1 原液检定

3.1.1 纯度

每 1mg 蛋白氮应不低于 2000Lf（通则 3506）。

3.1.2 毒力测定

应为 25～50MLD/Lf。

3.2 半成品检定

3.2.1 外观检查

应为无色或淡乳白色澄明液体，无沉淀或其他异物。

3.2.2 pH 值

应为 7.2～8.2（通则 0631）。

3.2.3 效力测定

3.2.3.1 MLD 测定

选用体重为 240～270g 的豚鼠 4 只，每只于腹部皮下注射本品 5ml，至少应有 3 只在注射后 72～96 小时死亡，另 1 只可在 72 小时内或 96 小时后死亡。即本品含纯化白喉毒素约 0.2MLD/ml。

3.2.3.2 结合力测定

将白喉抗毒素标准品稀释至 1/75IU/ml 及 1/125IU/ml，加等量本品，置室温或 37℃中和 30 分钟后，皮内注射 2 只体重为 2～3kg 的家兔各 0.2ml，72 小时判定结果。注射含 1/1250IU白喉抗毒素中和液的部位应呈 10mm×10mm 或稍强的红肿反应，含 1/750IU 白喉抗毒素中和液的注射部位应无反应。

3.2.4 稳定性试验

本品于 37℃放置 24 小时，其效力应符合 3.2.3 项规定。

3.2.5 无菌检查

依法检查（通则 1101），应符合规定。

3.3 成品检定

3.3.1 鉴别试验

按 3.2.3.2 项进行，应符合规定。

3.3.2 物理检查

3.3.2.1 外观

应为无色或淡乳白色澄明液体，无沉淀或其他异物。

3.3.2.2 装量

依法检查（通则 0102），应不低于标示量。

3.3.3 化学检定

pH 值

应为 7.2～8.2（通则 0631）。

3.3.4 效力测定

按 3.2.3 项进行，应符合规定。

3.3.5 无菌检查

依法检查（通则 1101），应符合规定。

4 保存、运输及有效期

于 2～8℃避光保存和运输。自生产之日起，有效期为 24 个月。

5 使用说明

应符合"生物制品包装规程"规定和批准的内容。

Ⅳ　体外诊断类

乙型肝炎病毒表面抗原诊断试剂盒
（酶联免疫法）

Yixing Ganyan Bingdu Biaomian Kangyuan
Zhenduan Shijihe (Meilianmianyifa)

Diagnostic Kit for Hepatitis B Virus
Surface Antigen（ELISA）

本品系用乙型肝炎病毒表面抗体（抗-HBs）包被的微孔板和酶标记抗-HBs 及其他试剂制成，应用双抗体夹心酶联免疫法原理检测人血清或血浆中的乙型肝炎病毒表面抗原（HBsAg）。

1　基本要求

生产和检定用设施、原材料及辅料、水、器具、动物等应符合"凡例"的有关要求。

2　制造

2.1　专用原材料

2.1.1　抗-HBs

可使用 HBsAg 多克隆抗体或单克隆抗体，抗体的活性、纯度应符合要求。

2.1.2　辣根过氧化物酶（或其他适宜标记的酶）

辣根过氧化物酶的 RZ 值应不低于 3.0，其他标记用酶应符合相应的要求。

2.1.3　阳性对照用血清或血浆

HBsAg 检测为阳性的人血清或血浆。

2.1.4　阴性对照用血清或血浆

HBsAg 检测为阴性的人血清或血浆。

2.1.5　微孔板

CV（%）应不高于 10%。

2.2　制备程序

2.2.1　包被抗体的纯化

采用盐析法、离子交换色谱法纯化，亦可采用其他适宜的纯化方法。抗体纯度用 SDS-聚丙烯酰胺凝胶电泳法或其他方法测定，纯化后抗体的活性、纯度应符合要求，于低温下保存。

2.2.2　酶标记抗体的制备

抗体纯化及鉴定方法同 2.2.1 项，采用常规过碘酸钠-乙二醇法或其他适宜方法进行辣根过氧化物酶或其他酶标记，酶标记抗体的活性、纯度应符合要求，加入适当保护剂后于低温下保存。

2.2.3　包被抗体浓度和酶标记抗体浓度的选定

采用方阵滴定法选择最佳包被抗体浓度和酶标记抗体的工作浓度。

2.2.4　包被抗体板的制备

采用最佳包被浓度的抗体包被微孔板孔，经封闭、干燥和密封等处理后，于 2～8℃ 保存。对包被板须抽样检定，应符合 3.1.1～3.1.4 项和 3.1.7 项要求。

2.2.5　阳性对照

选用 HBsAg 为阳性的人血清或血浆，经 60℃、1 小时处理后，除菌过滤，于 2～8℃ 保存；也可采用重组蛋白抗原配制。

2.2.6　阴性对照

选用 HBsAg 为阴性的 5 份以上人血清或血浆混合，经 60℃、1 小时处理后，除菌过滤，于 2～8℃ 保存。

2.2.7　反应时间的设置

检测过程中加入检测样本后反应时间应不低于 60 分钟，加入酶结合物后反应时间应不低于 30 分钟，加入显色液后显色时间应不低于 30 分钟。

2.3　半成品检定

按 3.1 项进行。

2.4　成品

2.4.1　分批

应符合"生物制品分批规程"规定。

2.4.2　分装与冻干

应符合"生物制品分装和冻干规程"规定，分装或冻干后保存于 2～8℃。

2.4.3　规格

应为经批准的规格。

2.4.4　包装

应符合"生物制品包装规程"规定。

3　检定

3.1　半成品检定

3.1.1　阴性参考品符合率

用国家参考品或经国家参考品标化的参考品进行检定，不得出现假阳性。

3.1.2　阳性参考品符合率

用国家参考品或经国家参考品标化的参考品进行检定，检测 3 份浓度值大于 $5×10^4$ IU/ml 的 HBsAg 阳性参考品，不得出现假阴性。

3.1.3　最低检出量

用国家参考品或经国家参考品标化的参考品进行检定，HBsAg adr、adw 及 ay 亚型的最低检出量应符合要求。

3.1.4　精密性

用国家参考品或经国家参考品标化的参考品进行检定，CV（%）应不高于 15%（$n=10$）。

3.1.5　无菌检查

依法检查（通则 1101）含有蛋白质成分的液体组分，半成品加防腐剂分装后，对留样进行无菌检查，采用直接接种法，应符合规定。

3.1.6　水分

冻干组分水分应不高于 3.0%（通则 0832）。

3.1.7　稳定性试验

试剂各组分于 37℃ 放置至少 3 天（有效期为 6 个月），应符合 3.1.1～3.1.4 项要求。

3.2　成品检定

3.2.1　物理检查

3.2.1.1　外观

液体组分应澄清透明；冻干组分应呈白色或棕色疏松体。

3.2.1.2　溶解时间

冻干组分应在 3 分钟内溶解。

3.2.2　阴性参考品符合率

按 3.1.1 项进行。

3.2.3　阳性参考品符合率

按 3.1.2 项进行。

3.2.4　最低检出量

按 3.1.3 项进行。

3.2.5　精密性

按 3.1.4 项进行。

3.2.6　稳定性试验

出厂前进行，方法按 3.1.7 项进行。

4　保存及有效期

于 2～8℃ 避光保存。自包装之日起，按批准的有效期执行。

5　使用说明

应符合"生物制品包装规程"规定和批准的内容。

丙型肝炎病毒抗体诊断试剂盒（酶联免疫法）

Bingxing Ganyan Bingdu Kangti

Zhenduan Shijihe（Meilianmianyifa）

Diagnostic Kit for Antibody to

Hepatitis C Virus（ELISA）

本品系用丙型肝炎病毒（HCV）抗原包被的微孔板和酶标记抗人 IgG 及其他试剂制成，应用间接酶联免疫法原理检测人血清或血浆样品中的 HCV 抗体。

1 基本要求

生产和检定用设施、原材料及辅料、水、器具、动物等应符合"凡例"的有关要求。

2 制造

2.1 专用原材料

2.1.1 HCV 抗原

选用重组蛋白抗原或人工合成肽抗原，应包括结构区和非结构区。抗原的分子量、活性、纯度应符合要求。

2.1.2 抗人 IgG

可使用抗人 IgG 单克隆抗体或多克隆抗体。抗体的纯度、活性应符合要求。

2.1.3 辣根过氧化物酶（或其他适宜标记的酶）

辣根过氧化物酶的 RZ 值应不低于 3.0，其他标记用酶应符合相应的要求。

2.1.4 阳性对照用血清或血浆

HCV 抗体检测为阳性的人血清或血浆。

2.1.5 阴性对照用血清或血浆

HCV 抗体检测为阴性的人血清或血浆。

2.1.6 微孔板

CV（％）应不高于 10％。

2.2 制备程序

2.2.1 包被抗原的纯化

采用适宜的方法纯化抗原，纯化后抗原的分子量、纯度、活性应符合要求。纯化后的抗原于低温下保存。

2.2.2 抗人 IgG 的纯化

采用适宜的方法纯化抗体，纯化后抗体的纯度、活性应符合要求。纯化后的抗体于低温下保存。

2.2.3 酶标记抗体的制备

抗体纯化及检定方法同 2.2.2 项，采用常规过碘酸钠-乙二醇或其他适宜方法进行辣根过氧化物酶或其他酶标记，酶标记抗体应符合 3.1.1～3.1.4 项和 3.1.7 项要求，加入适当的保护剂后于低温下保存。

2.2.4 包被抗原浓度和酶标记抗体浓度的选定

采用方阵滴定法选择最佳包被抗原浓度和酶标记抗体的工作浓度。

2.2.5 包被抗原板的制备

采用最佳包被浓度的抗原包被微孔板孔，经封闭、干燥和密封等处理后，于 2～8℃保存。对包被抗原板须抽样进行检定，应符合 3.1.1～3.1.4 项和 3.1.7 项要求。

2.2.6 阳性对照

选用 HCV 抗体检测为阳性的 5 份以上人血清或血浆混合，经 60℃、1 小时处理，除菌过滤，于 2～8℃保存。

2.2.7 阴性对照

选用 HCV 抗体检测为阴性的 5 份以上人血清或血浆混合，经 60℃、1 小时处理，除菌过滤，于 2～8℃保存。

2.2.8 反应时间的设置

检测过程中加入检测样本后反应时间应不低于 60 分钟，加入酶结合物后反应时间应不低于 30 分钟，加入显色液后显色时间应不低于 30 分钟。

2.3 半成品检定

按 3.1 项进行。

2.4 成品

2.4.1 分批

应符合"生物制品分批规程"规定。

2.4.2 分装与冻干

应符合"生物制品分装和冻干规程"，分装或冻干后保存于 2～8℃。

2.4.3 规格

应为经批准的规格。

2.4.4 包装

应符合"生物制品包装规程"规定。

3 检定

3.1 半成品检定

3.1.1 阴性参考品符合率

用国家参考品或经国家参考品标化的参考品进行检定，应符合要求。

3.1.2 阳性参考品符合率

用国家参考品或经国家参考品标化的参考品进行检定，应符合要求。

3.1.3 最低检出限

用国家参考品或经国家参考品标化的参考品进行检定，应符合要求。

3.1.4 精密性

用国家参考品或经国家参考品标化的参考品进行检定，CV（％）应不大于 15％（$n=10$）。

3.1.5 无菌检查

依法检查（通则 1101）含有蛋白质成分的液体组分，半成品加防腐剂分装后，对留样进行无菌检查，采用直接接种法，应符合规定。

3.1.6 水分

冻干组分水分应不高于 3.0％（通则 0832）。

3.1.7 稳定性试验

试剂各组分于 37℃放置至少 3 天（有效期为 6 个

要求。

3.1.4　精密性

用国家参考品或经国家参考品标化的参考品进行检定，CV（％）应不高于 15％（$n＝10$）。

3.1.5　无菌检查

依法检查（通则 1101）含有蛋白质成分的液体组分，半成品加防腐剂分装后，对留样进行无菌检查，采用直接接种法，应符合规定。

3.1.6　水分

冻干组分水分应不高于 3.0％（通则 0832）。

3.1.7　稳定性试验

试剂各组分于 37℃放置至少 3 天（有效期为 6 个月），应符合 3.1.1～3.1.4 项要求。

3.2　成品检定

3.2.1　物理检查

3.2.1.1　外观

液体组分应澄清透明；冻干组分应呈白色或棕色疏松体。

3.2.1.2　溶解时间

冻干组分应在 3 分钟内溶解。

3.2.2　阴性参考品符合率

按 3.1.1 项进行。

3.2.3　阳性参考品符合率

按 3.1.2 项进行。

3.2.4　最低检出量

按 3.1.3 项进行。

3.2.5　精密性

按 3.1.4 项进行。

3.2.6　稳定性试验

出厂前进行，方法按 3.1.7 项进行。

4　保存及有效期

于 2～8℃避光保存。自包装之日起，按批准的有效期执行。

5　使用说明

应符合"生物制品包装规程"规定和批准的内容。

丙型肝炎病毒抗体诊断试剂盒（酶联免疫法）

Bingxing Ganyan Bingdu Kangti

Zhenduan Shijihe（Meilianmianyifa）

Diagnostic Kit for Antibody to

Hepatitis C Virus（ELISA）

本品系用丙型肝炎病毒（HCV）抗原包被的微孔板和酶标记抗人 IgG 及其他试剂制成，应用间接酶联免疫法原理检测人血清或血浆样品中的 HCV 抗体。

1 基本要求

生产和检定用设施、原材料及辅料、水、器具、动物等应符合"凡例"的有关要求。

2 制造

2.1 专用原材料

2.1.1 HCV 抗原

选用重组蛋白抗原或人工合成肽抗原，应包括结构区和非结构区。抗原的分子量、活性、纯度应符合要求。

2.1.2 抗人 IgG

可使用抗人 IgG 单克隆抗体或多克隆抗体。抗体的纯度、活性应符合要求。

2.1.3 辣根过氧化物酶（或其他适宜标记的酶）

辣根过氧化物酶的 RZ 值应不低于 3.0，其他标记用酶应符合相应的要求。

2.1.4 阳性对照用血清或血浆

HCV 抗体检测为阳性的人血清或血浆。

2.1.5 阴性对照用血清或血浆

HCV 抗体检测为阴性的人血清或血浆。

2.1.6 微孔板

CV（%）应不高于 10%。

2.2 制备程序

2.2.1 包被抗原的纯化

采用适宜的方法纯化抗原，纯化后抗原的分子量、纯度、活性应符合要求。纯化后的抗原于低温下保存。

2.2.2 抗人 IgG 的纯化

采用适宜的方法纯化抗体，纯化后抗体的纯度、活性应符合要求。纯化后的抗体于低温下保存。

2.2.3 酶标记抗体的制备

抗体纯化及检定方法同 2.2.2 项，采用常规过碘酸钠-乙二醇或其他适宜方法进行辣根过氧化物酶或其他酶标记，酶标记抗体应符合 3.1.1～3.1.4 项和 3.1.7 项要求，加入适当的保护剂后于低温下保存。

2.2.4 包被抗原浓度和酶标记抗体浓度的选定

采用方阵滴定法选择最佳包被抗原浓度和酶标记抗体的工作浓度。

2.2.5 包被抗原板的制备

采用最佳包被浓度的抗原包被微孔板孔，经封闭、干燥和密封等处理后，于 2～8℃保存。对包被抗原板须抽样进行检定，应符合 3.1.1～3.1.4 项和 3.1.7 项要求。

2.2.6 阳性对照

选用 HCV 抗体检测为阳性的 5 份以上人血清或血浆混合，经 60℃、1 小时处理，除菌过滤，于 2～8℃保存。

2.2.7 阴性对照

选用 HCV 抗体检测为阴性的 5 份以上人血清或血浆混合，经 60℃、1 小时处理，除菌过滤，于 2～8℃保存。

2.2.8 反应时间的设置

检测过程中加入检测样本后反应时间应不低于 60 分钟，加入酶结合物后反应时间应不低于 30 分钟，加入显色液后显色时间应不低于 30 分钟。

2.3 半成品检定

按 3.1 项进行。

2.4 成品

2.4.1 分批

应符合"生物制品分批规程"规定。

2.4.2 分装与冻干

应符合"生物制品分装和冻干规程"，分装或冻干后保存于 2～8℃。

2.4.3 规格

应为经批准的规格。

2.4.4 包装

应符合"生物制品包装规程"规定。

3 检定

3.1 半成品检定

3.1.1 阴性参考品符合率

用国家参考品或经国家参考品标化的参考品进行检定，应符合要求。

3.1.2 阳性参考品符合率

用国家参考品或经国家参考品标化的参考品进行检定，应符合要求。

3.1.3 最低检出限

用国家参考品或经国家参考品标化的参考品进行检定，应符合要求。

3.1.4 精密性

用国家参考品或经国家参考品标化的参考品进行检定，CV（%）应不大于 15%（$n=10$）。

3.1.5 无菌检查

依法检查（通则 1101）含有蛋白质成分的液体组分，半成品加防腐剂分装后，对留样进行无菌检查，采用直接接种法，应符合规定。

3.1.6 水分

冻干组分水分应不高于 3.0%（通则 0832）。

3.1.7 稳定性试验

试剂各组分于 37℃放置至少 3 天（有效期为 6 个

月），应符合 3.1.1～3.1.4 项要求。

3.2　成品检定

3.2.1　物理检查

3.2.1.1　外观

液体组分应澄清；冻干组分应呈白色或棕色疏松体。

3.2.1.2　溶解时间

冻干组分应在 3 分钟内溶解。

3.2.2　阴性参考品符合率

按 3.1.1 项进行。

3.2.3　阳性参考品符合率

按 3.1.2 项进行。

3.2.4　最低检出限

按 3.1.3 项进行。

3.2.5　精密性

按 3.1.4 项进行。

3.2.6　稳定性试验

出厂前进行，方法按 3.1.7 项进行。

4　保存及有效期

于 2～8℃避光保存。自包装之日起，按批准的有效期执行。

5　使用说明

应符合"生物制品包装规程"规定和批准的内容。

人类免疫缺陷病毒抗体
诊断试剂盒（酶联免疫法）

Renlei Mianyi Quexian Bingdu Kangti

Zhenduan Shijihe (Meilianmianyifa)

Diagnostic Kit for Antibody to

Human Immunodeficiency Virus（ELISA）

本品系用人类免疫缺陷病毒"1"型和"2"型（HIV-1/HIV-2）抗原包被的微孔板和 HIV-1/HIV-2 抗原酶标记物及其他试剂制成，应用双抗原夹心酶联免疫法原理检测人血清或血浆中的 HIV-1 和 HIV-2 抗体。

1　基本要求

生产和检定用设施、原材料及辅料、水、器具、动物等应符合"凡例"的有关要求。

2　制造

2.1　专用原材料

2.1.1　HIV 抗原

选用合成肽、重组蛋白或病毒裂解的纯化抗原，包被和标记用抗原应含有 HIV-1/HIV-2 主要抗原组分。抗原的纯度、分子量、效价等应符合相应的标准。

2.1.2　辣根过氧化物酶（或其他适宜标记的酶）

辣根过氧化物酶的 RZ 值应不低于 3.0，其他标记用酶应符合相应的要求。

2.1.3　阳性对照用血清或血浆

HIV-1 抗体阳性对照应为 HIV-1 抗体阳性的人血清或血浆，HIV-2 抗体阳性对照可用经相应抗原免疫后 HIV-2 抗体阳性的动物血清或血浆。

2.1.4　阴性对照用血清或血浆

HIV 抗体检测为阴性的人血清或血浆。

2.1.5　微孔板

CV（%）应不高于 10%。

2.2　制备程序

2.2.1　HIV 抗原的纯化

采用适宜的方法纯化抗原，抗原纯度用非还原型 SDS-聚丙烯酰胺凝胶电泳法或其他方法进行测定。纯化后抗原的分子量、活性、纯度应符合要求，于低温下保存。

2.2.2　酶标记抗原的制备

采用常规过碘酸钠-乙二醇法或其他适宜方法对纯化的 HIV 抗原进行标记。酶标记抗原的活性、纯度应符合要求，加入适当保护剂后于低温下保存。

2.2.3　包被抗原浓度和酶标记抗原浓度的选定

采用方阵滴定法或其他方法选择最佳包被抗原浓度和酶标记抗原的工作浓度。

2.2.4　包被抗原板的制备

采用最佳包被浓度的抗原包被微孔板孔，经封闭、干燥和密封处理后，于 2～8℃保存。对包被板须抽样检定，应符合 3.1.1～3.1.4 项和 3.1.7 项要求。

2.2.5　阳性对照

选用 HIV 抗体为阳性的人血清或血浆，或经相应抗原免疫后 HIV-2 抗体阳性的动物血清或血浆，经 60℃、1 小时处理后，除菌过滤，于 2～8℃保存。

2.2.6　阴性对照

选用 HIV 抗体检测为阴性的 5 份以上人血清或血浆混合，经 60℃、1 小时处理后，除菌过滤，于 2～8℃保存。

2.2.7　反应时间的设置

检测过程中加入检测样本后反应时间应不低于 60 分钟，加入酶结合物后反应时间应不低于 30 分钟，加入显色液后显色时间应不低于 30 分钟。

2.3　半成品检定

按 3.1 项进行。

2.4　成品

2.4.1　分批

应符合"生物制品分批规程"规定。

2.4.2　分装与冻干

应符合"生物制品分装和冻干规程"规定，分装或冻干后保存于 2～8℃。

2.4.3　规格

应为经批准的规格。

2.4.4　包装

应符合"生物制品包装规程"规定。

3　检定

3.1　半成品检定

3.1.1　阴性参考品符合率

用国家参考品或经国家参考品标化的参考品进行检定，应符合要求。

3.1.2　阳性参考品符合率

用国家参考品或经国家参考品标化的参考品进行检定，应符合要求。

3.1.3　最低检出限

用国家参考品或经国家参考品标化的参考品进行检定，应符合要求。

3.1.4　精密性

用国家参考品或经国家参考品标化的参考品进行检定，CV（%）应不高于 15%（$n=10$）。

3.1.5　无菌检查

依法检查（通则 1101）含有蛋白质成分的液体组分，半成品加防腐剂分装后，对留样进行无菌检查，采用直接接种法，应符合规定。

3.1.6　水分

冻干组分水分应不高于 3.0%（通则 0832）。

3.1.7　稳定性试验

试剂各组分于 37℃放置至少 6 天（有效期为 1 年），

应符合 3.1.1～3.1.4 项要求。

3.2　成品检定

3.2.1　物理检查

3.2.1.1　外观

液体组分应澄清透明，无沉淀物或絮状物；冻干组分应呈白色或棕色疏松体。

3.2.1.2　溶解时间

冻干组分应在 3 分钟内溶解。

3.2.2　阴性参考品符合率

按 3.1.1 项进行。

3.2.3　阳性参考品符合率

按 3.1.2 项进行。

3.2.4　最低检出限

按 3.1.3 项进行。

3.2.5　精密性

按 3.1.4 项进行。

3.2.6　稳定性试验

出厂前进行，方法按 3.1.7 项进行。

4　保存及有效期

于 2～8℃避光保存。自包装之日起，按批准的有效期执行。

5　使用说明

应符合"生物制品包装规程"规定和批准的内容。

梅毒螺旋体抗体诊断试剂盒（酶联免疫法）

Meiduluoxuanti Kangti Zhenduan Shijihe

（Meilianmianyifa）

Diagnostic Kit for Antibody to Treponema Pallidum（ELISA）

本品系用梅毒螺旋体抗原包被的微孔板和酶标记抗原及其他试剂制成，应用双抗原夹心酶联免疫法原理检测人血清或血浆中的梅毒螺旋体抗体。

1 基本要求

生产和检定用设施、原材料及辅料、水、器具、动物等应符合"凡例"的有关要求。

2 制造

2.1 专用原材料

2.1.1 梅毒螺旋体抗原

选用重组蛋白抗原，抗原的分子量、活性、纯度应符合要求。

2.1.2 辣根过氧化物酶（或其他适于标记的酶）

辣根过氧化物酶的 RZ 值应不低于 3.0，其他标记用酶应符合相应的要求。

2.1.3 阳性对照用血清或血浆

梅毒螺旋体抗体检测为阳性的人血清或血浆。

2.1.4 阴性对照用血清或血浆

梅毒螺旋体抗体检测为阴性的人血清或血浆。

2.1.5 微孔板

CV（%）应不高于 10%。

2.2 制备程序

2.2.1 抗原的纯化

采用适宜的方法纯化抗原。纯化后抗原的分子量、纯度和活性应符合要求。纯化后的抗原于低温下保存。

2.2.2 酶标记物的制备

采用常规过碘酸钠-乙二醇或其他适宜方法对纯化抗原进行辣根过氧化物酶或其他酶标记，酶标记抗原的活性应符合要求，加入适当的保护剂后于低温下保存。

2.2.3 包被抗原浓度和酶标记物浓度的选定

采用方阵滴定法选择最佳包被抗原浓度和酶标记抗原的工作浓度。

2.2.4 包被抗原板的制备

采用最佳包被浓度的抗原包被微孔板孔，经封闭、干燥和密封等处理后，保存于 2～8℃。对包被抗原板须抽样进行检定，应符合3.1.1～3.1.4项和3.1.7项要求。

2.2.5 阳性对照

选用梅毒螺旋体抗体检测为阳性的5份以上人血清或血浆混合，经60℃、1小时处理，除菌过滤，于2～8℃保存。

2.2.6 阴性对照

选用梅毒螺旋体抗体检测为阴性的5份以上人血清或血浆混合，经60℃、1小时处理，除菌过滤，于2～8℃保存。

2.2.7 反应时间的设置

检测过程中加入检测样本后反应时间应不低于60分钟，加入酶结合物后反应时间应不低于30分钟，加入显色液后显色时间应不低于30分钟。

2.3 半成品检定

按 3.1 项进行。

2.4 成品

2.4.1 分批

应符合"生物制品分批规程"规定。

2.4.2 分装与冻干

应符合"生物制品分装和冻干规程"，分装或冻干后保存于 2～8℃。

2.4.3 规格

应为经批准的规格。

2.4.4 包装

应符合"生物制品包装规程"规定。

3 检定

3.1 半成品检定

3.1.1 阴性参考品符合率

用国家参考品或经国家参考品标化的参考品进行检定，应符合要求。

3.1.2 阳性参考品符合率

用国家参考品或经国家参考品标化的参考品进行检定，应符合要求。

3.1.3 最低检出限

用国家参考品或经国家参考品标化的参考品进行检定，应符合要求。

3.1.4 精密性

用国家参考品或经国家参考品标化的参考品进行检定，CV（%）应不大于 15%（$n=10$）。

3.1.5 无菌检查

依法检查（通则 1101）含有蛋白质成分的液体组分，半成品加防腐剂分装后，对留样进行无菌检查，采用直接接种法，应符合规定。

3.1.6 水分

冻干组分水分应不高于 3.0%（通则 0832）。

3.1.7 稳定性试验

试剂各组分于 37℃ 放置至少 3 天（有效期为 6 个月），应符合3.1.1～3.1.4项要求。

3.2 成品检定

3.2.1 物理检查

3.2.1.1 外观

液体组分应澄清；冻干组分应呈白色或棕色疏松体。

3.2.1.2 溶解时间

冻干组分应在 3 分钟内溶解。

3.2.2　阴性参考品符合率

按 3.1.1 项进行。

3.2.3　阳性参考品符合率

按 3.1.2 项进行。

3.2.4　最低检出限

按 3.1.3 项进行。

3.2.5　精密性

按 3.1.4 项进行。

3.2.6　稳定性试验

出厂前进行，方法按 3.1.7 项进行。

4　保存及有效期

于 2～8℃避光保存。自包装之日起，按批准的有效期执行。

5　使用说明

应符合"生物制品包装规程"规定和批准的内容。

梅毒快速血浆反应素诊断试剂

Meidu Kuaisu Xuejiang Fanyingsu
Zhenduan Shiji

Syphilis Rapid Plasma Reagin（RPR）

本品系用性病实验室玻片试验（VDRL）抗原重悬于含有炭末的特制溶液中制成，检测人血清或血浆中的反应素，用于临床辅助诊断梅毒。

1 基本要求

生产和检定用设施、原材料及辅料、水、器具、动物等应符合"凡例"的有关要求。

2 制造

2.1 专用原材料

2.1.1 VDRL 抗原及 VDRL 缓冲盐水

应符合本品附录的要求。

2.1.2 再混悬液

为含有乙二胺四乙酸二钠、氯化胆碱、炭末、防腐剂的磷酸盐缓冲液。其中炭末直径应小于 $20\mu m$。

2.1.3 纸卡

白色纸卡上印制 18mm 直径圆圈若干个，纸卡应表面光滑，不渗水，不起毛，不吸附蛋白质。

2.1.4 专用滴头或相应器材

使用专用滴头或相应器材，每滴量应符合要求。

2.1.5 阳性对照

反应素检测为阳性的人血清、血浆或其他适宜的材料。

2.1.6 阴性对照

反应素检测为阴性的人血清、血浆或其他适宜的材料。

2.2 制备程序

2.2.1 用 VDRL 缓冲盐水将 VDRL 抗原配成悬液。

2.2.2 离心弃去上清液，沉淀物以再混悬液制成均匀的灰黑色混悬液。

2.2.3 阳性对照

选用反应素检测为阳性的 5 份以上人血清或血浆混合，经 60℃、1 小时处理后，除菌过滤，于 2～8℃保存；也可选用其他适宜的阳性对照。

2.2.4 阴性对照

选用反应素检测为阴性的 5 份以上人血清或血浆混合，经 60℃、1 小时处理后，除菌过滤，于 2～8℃保存；也可选用其他适宜的阴性对照。

2.3 半成品检定

按 3.1 项进行。

2.4 成品

2.4.1 分批

应符合"生物制品分批规程"规定。

2.4.2 分装

应符合"生物制品分装和冻干规程"，分装后保存于 2～8℃。

2.4.3 规格

应为经批准的规格。

2.4.4 包装

应符合"生物制品包装规程"规定。

3 检定

应在 23～29℃环境下进行。

3.1 半成品检定

3.1.1 阴性参考品符合率

用国家参考品或经国家参考品标化的参考品进行检定，应符合要求。

3.1.2 阳性参考品符合率

用国家参考品或经国家参考品标化的参考品进行检定，应符合要求。

3.1.3 效价测定

取标明效价的阳性参考血清 3 份，分别做 2 倍系列稀释，按"＋＋＋＋～＋"或"－"判定凝集反应结果。待检 RPR 试剂与 3 份阳性参考血清反应，均应符合国家参考品的要求。

3.2 成品检定

3.2.1 外观

RPR 试剂应为灰黑色均匀悬液，不应有摇不散的凝块或杂质。

3.2.2 阴性参考品符合率

按 3.1.1 项进行。

3.2.3 阳性参考品符合率

按 3.1.2 项进行。

3.2.4 效价测定

按 3.1.3 项进行。

4 保存及有效期

于 2～8℃避光保存。自包装之日起，按批准的有效期执行。

5 使用说明

应符合"生物制品包装规程"规定和批准的内容。

6 附录

性病实验室玻片试验（VDRL）抗原制造及检定方法。

附录 性病实验室玻片试验（VDRL）抗原制造及检定方法

本品系以纯化的心磷脂、卵磷脂和胆固醇按比例配制而成，供制备 RPR 试剂和 TRUST 试剂用。

1 基本要求

生产和检定用设施、原材料及辅料、水、器具、动物等应符合"凡例"的有关要求。

2　制造

2.1　专用原材料

2.1.1　心磷脂、卵磷脂、胆固醇

符合化学纯要求。

2.1.2　VDRL 缓冲盐水（pH 值为 6.0±0.1）

甲醛溶液（中性）	0.5ml
磷酸氢二钠（Na_2HPO_4）	0.037g
磷酸二氢钾（KH_2PO_4）	0.17g
氯化钠（NaCl）	10.00g
蒸馏水	加至 1000ml

2.2　制备程序

2.2.1　抗原配制

含心磷脂 0.030%、胆固醇 0.9% 和适量卵磷脂的乙醇溶液，混匀后密封保存。

2.2.2　抗原悬液配制

用 VDRL 缓冲盐水将 VDRL 抗原稀释 10 倍，配成抗原悬液。检定用的 VDRL 抗原应不低于 0.5ml，抗原悬液应于配制当天使用。

3　检定

应在 23～29℃ 环境下进行。

3.1　外观

应为无色透明溶液，无沉淀或杂质。

3.2　血清学检定

用国家参考品或经国家参考品标化的参考品进行检定，应符合要求。

3.2.1　玻片定性试验

在玻片上 2 个并排圆圈（直径 14mm）中各加 0.05ml 参考血清，再分别加入 1 滴（45 滴/ml）待检及标准抗原悬液，摇动玻片 4 分钟，每分钟 180 次，在 3 分钟内于 100 倍的显微镜下观察结果。结果判定如下：

阳性反应（＋＋＋～＋＋＋＋）：中等及大的凝块，溶液清亮（R）。

弱阳性反应（＋～＋＋）：可见小的颗粒聚集物（W）。

可疑反应（±）：可见到细小粗糙物，分布不规则。

阴性反应（－）：抗原颗粒均匀分布，无块状物（N）。

血清学评定：待检抗原在阴性参考血清中应均为阴性。如出现可疑的阳性反应，可用标准抗原作对照进行重试。标准抗原阴性而待检抗原仍呈阳性者，判为不合格。待检抗原和标准抗原在同一份阳性血清中的反应相差"＋"者为有意义的差异，这种差异应不高于阳性血清份数的 25%，在阳性标准血清中，有 1 份出现阴性反应者，判为不合格。

3.2.2　玻片定量试验

将 3 份强阳性血清用生理氯化钠溶液稀释成 1∶1、1∶2、1∶4、1∶8、1∶16、1∶32，吸取每个稀释度的血清按 3.2.1 项进行测定。待检抗原的效价低于标准抗原效价 2 个稀释度者，判为不合格。

4　保存及有效期

于 23～29℃ 避光保存。自配制之日起，有效期为 24 个月。

梅毒甲苯胺红不加热血清试验诊断试剂

Meidu Jiaben'anhong Bujiare Xueqing Shiyan
Zhenduan Shiji

Syphilis Toluidine Red Untreated Serum Test
（TRUST）

本品系用性病实验室玻片试验（VDRL）抗原重悬于含有甲苯胺红的特制溶液中制成，检测人血清或血浆中的反应素，用于临床辅助诊断梅毒。

1　基本要求

生产和检定用设施、原材料及辅料、水、器具、动物等应符合"凡例"的有关要求。

2　制造

2.1　专用原材料

2.1.1　VDRL 抗原及 VDRL 缓冲盐水

应符合梅毒快速血浆反应素诊断试剂附录的要求。

2.1.2　再混悬液

为含有乙二胺四乙酸二钠、氯化胆碱、甲苯胺红、防腐剂的磷酸盐缓冲液。其中甲苯胺红直径应为 $2 \sim 3 \mu m$。

2.1.3　纸卡

白色纸卡上印制直径 18mm 圆圈若干个，纸卡应表面光滑，不渗水，不起毛，不吸附蛋白质。

2.1.4　滴头或相应器材

使用专用滴头或相应器材，每滴量应符合要求。

2.1.5　阳性对照

反应素检测为阳性的人血清、血浆或其他适宜的材料。

2.1.6　阴性对照

反应素检测为阴性的人血清、血浆或其他适宜的材料。

2.2　制备程序

2.2.1　用 VDRL 缓冲盐水将 VDRL 抗原配成悬液。

2.2.2　离心弃去上清液，沉淀物以"再混悬液"制成均匀的红色混悬液。

2.2.3　阳性对照

选用反应素检测为阳性的 5 份以上人血清或血浆混合，经 60℃、1 小时加温处理，除菌过滤后于低温下保存，也可选用其他适宜的阳性对照。

2.2.4　阴性对照

选用反应素检测为阴性的 5 份以上人血清或血浆混合，经 60℃、1 小时加温处理，除菌过滤后于低温下保存，也可选用其他适宜的阴性对照。

2.3　半成品检定

按 3.1 项进行。

2.4　成品

2.4.1　分批

应符合"生物制品分批规程"规定。

2.4.2　分装

应符合"生物制品分装和冻干规程"，分装后保存于 $2 \sim 8℃$。

2.4.3　规格

应为经批准的规格。

2.4.4　包装

应符合"生物制品包装规程"规定。

3　检定

应在 $23 \sim 29℃$ 环境下进行。

3.1　半成品检定

3.1.1　阴性参考品符合率

用国家参考品或经国家参考品标化的参考品进行检定，应符合要求。

3.1.2　阳性参考品符合率

用国家参考品或经国家参考品标化的参考品进行检定，应符合要求。

3.1.3　效价测定

取标明效价的阳性参考血清 3 份，分别做 2 倍系列稀释，按"＋＋＋＋～＋"或"－"判定凝集反应结果。待检 TRUST 试剂与 3 份阳性参考血清反应，均应符合国家参考品的要求。

3.2　成品检定

3.2.1　物理检查

外观

TRUST 试剂应为红色均匀悬液，不应有摇不散的凝块或杂质。

3.2.2　阴性参考品符合率

按 3.1.1 项进行。

3.2.3　阳性参考品符合率

按 3.1.2 项进行。

3.2.4　效价测定

按 3.1.3 项进行。

4　保存及有效期

于 $2 \sim 8℃$ 避光保存。自包装之日起，按批准的有效期执行。

5　使用说明

应符合"生物制品包装规程"规定和批准的内容。

抗 A 抗 B 血型定型试剂（单克隆抗体）

Kang A Kang B Xuexing Dingxing Shiji

（Dankelongkangti）

Anti-A and Anti-B Blood Grouping Reagents

（**Monoclonal Antibody**）

本品系用 A 血型单克隆抗体或 B 血型单克隆抗体配制而成，用于鉴定人 ABO 血型。

1　基本要求

生产和检定用设施、原材料及辅料、水、器具、动物等应符合"凡例"的有关要求。

2　制造

2.1　专用原材料

2.1.1　杂交瘤细胞

杂交瘤细胞库的建立及检定应符合"生物制品生产检定用动物细胞基质制备及检定规程"规定。

杂交瘤细胞建株，需经几次克隆筛选，以 100％克隆孔上清液相应抗体阳性的作为原始细胞株。原始细胞株经传代，稳定分泌特异性抗体的杂交瘤细胞株为主细胞。

工作细胞库经血凝效价测定合格后方能用于生产。

2.1.2　染色剂

抗 A 血型试剂可选用亚甲蓝等蓝色染料，抗 B 血型试剂可选用吖啶黄等黄色染料。

2.1.3　防腐剂

可选用叠氮钠、硫柳汞钠盐等。

2.1.4　稳定剂

可选用蛋白质、葡萄糖、盐类等，不得使用凝聚胺、聚乙二醇等促凝剂用于配制稳定剂。

2.2　制备程序

2.2.1　杂交瘤细胞培养物上清液的制备

抗 A 血型或抗 B 血型杂交瘤细胞经培养传代，取培养物上清液，检测血凝效价合格后扩大培养即得。

2.2.2　小鼠杂交瘤腹水的制备

2.2.2.1　小鼠腹腔预处理

健康 BALB/c 小鼠腹腔用石蜡油预处理。

2.2.2.2　接种

检测杂交瘤细胞培养物上清液，其抗体血凝效价合格后，用生理氯化钠溶液或不完全培养液重新悬浮细胞，接种于数天前用石蜡油处理过的小鼠腹腔内。

2.2.2.3　腹水的收集

接种后数周，处死小鼠，收集腹水，离心去沉淀，以适当方法去除纤维蛋白原，加入适宜的防腐剂，−30℃及以下保存。

2.3　半成品

2.3.1　配制

合并杂交瘤细胞培养物上清液，可加入少量腹水混合，加入染色剂，使抗 A 血型定型试剂呈蓝色，抗 B 血型定型试剂呈黄色，除菌过滤。

2.3.2　半成品检定

按 3.1 项进行。

2.4　成品

2.4.1　分批

应符合"生物制品分批规程"规定。

2.4.2　分装与冻干

应符合"生物制品分装和冻干规程"规定。

2.4.3　规格

应为经批准的规格。

2.4.4　包装

应符合"生物制品包装规程"规定。

3　检定

3.1　半成品检定

3.1.1　效价测定

取抗 A 血型试剂、抗 B 血型试剂及国家参考品，2 倍系列稀释至适宜的稀释度，分别加入相应的 2％A_1、A_2、A_2B、B 血型红细胞悬液，同时设红细胞悬液对照，置 18～25℃反应 15 分钟，以每分钟 1000 转离心 1 分钟后肉眼观察结果。红细胞悬液对照应不产生凝集，抗 A 血型试剂对 A_1、A_2、A_2B 血型红细胞的凝集效价和抗 B 血型试剂对 B 血型红细胞的凝集效价均不得低于国家参考品的同步测定结果。

3.1.2　特异性

取抗 A 血型试剂、抗 B 血型试剂，分别加入 2％A_1、A_2B、B、O 血型红细胞悬液，同时设红细胞悬液对照，置 18～25℃反应 15 分钟，以每分钟 1000 转离心 1 分钟后肉眼观察结果。红细胞悬液对照应不产生凝集；抗 A 血型试剂应与 A_1、A_2B 血型红细胞产生凝集，与 B、O 血型红细胞不产生凝集；抗 B 血型试剂应与 B 血型红细胞产生凝集，与 A_1、O 血型红细胞不产生凝集，且均不应出现溶血和其他不易分辨的现象。

3.1.3　冷凝集素和不规则抗体测定

取 3 例 A 型（测抗 B 血型试剂用）、3 例 B 型（测抗 A 血型试剂用）、10 例 O 型红细胞，每一例红细胞分别用生理氯化钠溶液配制成 2％红细胞悬液、用 20％牛血清白蛋白生理氯化钠溶液配制成 5％红细胞悬液。2％红细胞悬液与相应血型试剂分别于 4℃、18～25℃、37℃进行测试；5％红细胞悬液与相应血型试剂分别于 18～25℃、37℃进行测试。2 小时后肉眼观察结果，所有测试结果均不得产生凝集反应或溶血现象。

3.1.4　无菌检查

半成品分装后留样做无菌检查，采用直接接种法（通则 1101），应符合规定。

3.1.5　稳定性试验

37℃至少放置 7 天（有效期为 1 年）或 14 天（有效期为 2 年）后，应符合 3.1.1～3.1.4 项要求。

3.2　成品检定

3.2.1　物理检查

外观

抗 A 血型试剂应为透明或微带乳光的蓝色液体，抗 B 血型试剂应为透明或微带乳光的黄色液体，且均不应有摇不散的沉淀或异物。

3.2.2　效价测定

按 3.1.1 项进行。

3.2.3　特异性

按 3.1.2 项进行。

3.2.4　冷凝集素和不规则抗体测定

按 3.1.3 项进行。

3.2.5　亲和力

将抗 A、抗 B 血型试剂分别与 10％红细胞悬液于瓷板或玻片上混匀，抗 A 血型试剂与 A_1、A_2、A_2B 血型红细胞出现凝集的时间应分别不长于 15 秒、30 秒、45 秒；抗 B 血型试剂与 B 血型红细胞出现凝集的时间应不长于 15 秒，且在 3 分钟内凝集块应达到 $1mm^2$ 以上。

3.2.6　稳定性试验

出厂前进行，37℃至少放置 7 天（有效期为 1 年）或 14 天（有效期为 2 年）后，应符合 3.2.1～3.2.5 项要求。

4　保存及有效期

于 2～8℃避光保存。自包装之日起，按批准的有效期执行。

5　使用说明

应符合"生物制品包装规程"规定和批准的内容。

通　　则

目　次

通则

通
则

制剂通则

本制剂通则适用于中药、化学药和治疗用生物制品（包括血液制品、免疫血清、细胞因子、单克隆抗体、免疫调节剂、微生态制剂等）。预防类生物制品，应符合本版药典三部相应品种项下的有关要求。

除另有规定外，生物制品应于 2～8℃ 避光贮存和运输。

0101 片剂

片剂系指原料药物或与适宜的辅料制成的圆形或异形的片状固体制剂。

中药还有浸膏片、半浸膏片和全粉片等。

片剂以口服普通片为主，另有含片、舌下片、口腔贴片、咀嚼片、分散片、可溶片、泡腾片、阴道片、阴道泡腾片、缓释片、控释片、肠溶片与口崩片等。

含片 系指含于口腔中缓慢溶化产生局部或全身作用的片剂。

含片中的原料药物一般是易溶性的，主要起局部消炎、杀菌、收敛、止痛或局部麻醉等作用。

舌下片 系指置于舌下能迅速溶化，药物经舌下黏膜吸收发挥全身作用的片剂。

舌下片中的原料药物应易于直接吸收，主要适用于急症的治疗。

口腔贴片 系指粘贴于口腔，经黏膜吸收后起局部或全身作用的片剂。

口腔贴片应进行溶出度或释放度（通则 0931）检查。

咀嚼片 系指于口腔中咀嚼后吞服的片剂。

咀嚼片一般应选择甘露醇、山梨醇、蔗糖等水溶性辅料作填充剂和黏合剂。咀嚼片的硬度应适宜。

分散片 系指在水中能迅速崩解并均匀分散的片剂。

分散片中的原料药物应是难溶性的。分散片可加水分散后口服，也可将分散片含于口中吮服或吞服。

分散片应进行溶出度（通则 0931）和分散均匀性检查。

可溶片 系指临用前能溶解于水的非包衣片或薄膜包衣片剂。

可溶片应溶解于水中，溶液可呈轻微乳光。可供口服、外用、含漱等用。

泡腾片 系指含有碳酸氢钠和有机酸，遇水可产生气体而呈泡腾状的片剂。

泡腾片中的原料药物应是易溶性的，加水产生气泡后应能溶解。有机酸一般用枸橼酸、酒石酸、富马酸等。

阴道片与阴道泡腾片 系指置于阴道内使用的片剂。阴道片和阴道泡腾片的形状应易置于阴道内，可借助器具将阴道片送入阴道。阴道片在阴道内应易溶化、溶散或融化、崩解并释放药物，主要起局部消炎杀菌作用，也可给予性激素类药物。具有局部刺激性的药物，不得制成阴道片。

阴道片应进行融变时限检查（通则 0922）。阴道泡腾片还应进行发泡量检查。

缓释片 系指在规定的释放介质中缓慢地非恒速释放药物的片剂。缓释片应符合缓释制剂的有关要求（通则 9013）并应进行释放度（通则 0931）检查。

控释片 系指在规定的释放介质中缓慢地恒速释放药物的片剂。控释片应符合控释制剂的有关要求（通则 9013）并应进行释放度（通则 0931）检查。

肠溶片 系指用肠溶性包衣材料进行包衣的片剂。

为防止原料药物在胃内分解失效、对胃的刺激或控制原料药物在肠道内定位释放，可对片剂包肠溶衣；为治疗结肠部位疾病等，可对片剂包结肠定位肠溶衣。

肠溶片除另有规定外，应进行释放度（通则 0931）检查。

口崩片 系指在口腔内不需要用水即能迅速崩解或溶解的片剂。

一般适合于小剂量原料药物，常用于吞咽困难或不配合服药的患者。可采用直接压片和冷冻干燥法制备。

口崩片应在口腔内迅速崩解或溶解、口感良好、容易吞咽，对口腔黏膜无刺激性。

除冷冻干燥法制备的口崩片外，口崩片应进行崩解时限检查（通则 0921）。对于难溶性原料药物制成的口崩片，还应进行溶出度检查（通则 0931）。对于经肠溶材料包衣的颗粒制成的口崩片，还应进行释放度检查（通则 0931）。

采用冷冻干燥法制备的口崩片可不进行脆碎度检查。

片剂在生产与贮藏期间应符合下列规定。

一、原料药物与辅料应混合均匀。含药量小或含毒、剧药的片剂，应根据原料药物的性质采用适宜方法使其分散均匀。

二、凡属挥发性或对光、热不稳定的原料药物，在制片过程中应采取遮光、避热等适宜方法，以避免成分损失或失效。

三、压片前的物料、颗粒或半成品应控制水分，以适应制片工艺的需要，防止片剂在贮存期间发霉、变质。

四、根据依从性需要片剂中可加入矫味剂、芳香剂和着色剂等，一般指含片、口腔贴片、咀嚼片、分散片、泡腾片、口崩片等。

五、为增加稳定性、掩盖原料药物不良臭味、改善片剂外观等，可对制成的药片包糖衣或薄膜衣。对一些遇胃液易破坏、刺激胃黏膜或需要在肠道内释放的口服药片，可包肠溶衣。必要时，薄膜包衣片剂应检查残留溶剂。

六、片剂外观应完整光洁，色泽均匀，有适宜的硬度和耐磨性，以免包装、运输过程中发生磨损或破碎，除另有规定外，非包衣片应符合片剂脆碎度检查法（通则 0923）的要求。

七、片剂的微生物限度应符合要求。

八、根据原料药物和制剂的特性，除来源于动、植物多组分且难以建立测定方法的片剂外，溶出度、释放度、含量均匀度等应符合要求。

九、除另有规定外，片剂应密封贮存。生物制品原液、半成品和成品的生产及质量控制应符合相关品种要求。

除另有规定外，片剂应进行以下相应检查。

【重量差异】照下述方法检查，应符合规定。

检查法　取供试品 20 片，精密称定总重量，求得平均片重后，再分别精密称定每片的重量，每片重量与平均片重比较（凡无含量测定的片剂或有标示片重的中药片剂，每片重量应与标示片重比较），按表中的规定，超出重量差异限度的不得多于 2 片，并不得有 1 片超出限度 1 倍。

平均片重或标示片重	重量差异限度
0.30g 以下	±7.5%
0.30g 及 0.30g 以上	±5%

糖衣片的片芯应检查重量差异并符合规定，包糖衣后不再检查重量差异。薄膜衣片应在包薄膜衣后检查重量差异并符合规定。

凡规定检查含量均匀度的片剂，一般不再进行重量差异检查。

【崩解时限】除另有规定外，照崩解时限检查法（通则 0921）检查，应符合规定。

含片的溶化性照崩解时限检查法（通则 0921）检查，应符合规定。

舌下片照崩解时限检查法（通则 0921）检查，应符合规定。

阴道片照融变时限检查法（通则 0922）检查，应符合规定。

口崩片照崩解时限检查法（通则 0921）检查，应符合规定。

咀嚼片不进行崩解时限检查。

凡规定检查溶出度、释放度的片剂，一般不再进行崩解时限检查。

【发泡量】阴道泡腾片照下述方法检查，应符合规定。

检查法　除另有规定外，取 25ml 具塞刻度试管（内径 1.5cm，若片剂直径较大，可改为内径 2.0cm）10 支，按表中规定加水一定量，置 37℃±1℃水浴中 5 分钟，各管中分别投入供试品 1 片，20 分钟内观察最大发泡量的体积，平均发泡体积不得少于 6ml，且少于 4ml 的不得超过 2 片。

平均片重	加水量
1.5g 及 1.5g 以下	2.0ml
1.5g 以上	4.0ml

【分散均匀性】分散片照下述方法检查，应符合规定。

检查法　照崩解时限检查法（通则 0921）检查，不锈钢丝网的筛孔内径为 710μm，水温为 15～25℃；取供试品 6 片，应在 3 分钟内全部崩解并通过筛网。

【微生物限度】以动物、植物、矿物来源的非单体成分制成的片剂，生物制品片剂，以及黏膜或皮肤炎症或腔道等局部用片剂（如口腔贴片、外用可溶片、阴道片、阴道泡腾片等），照非无菌产品微生物限度检查：微生物计数法（通则 1105）和控制菌检查法（通则 1106）及非无菌药品微生物限度标准（通则 1107）检查，应符合规定。规定检查杂菌的生物制品片剂，可不进行微生物限度检查。

0102　注射剂

注射剂系指原料药物或与适宜的辅料制成的供注入体内的无菌制剂。

注射剂可分为注射液、注射用无菌粉末与注射用浓溶液等。

注射液　系指原料药物或与适宜的辅料制成的供注入体内的无菌液体制剂，包括溶液型、乳状液型或混悬型等注射液。可用于皮下注射、皮内注射、肌内注射、静脉注射、静脉滴注、鞘内注射、椎管内注射等。其中，供静脉滴注用的大容量注射液（除另有规定外，一般不小于 100ml，生物制品一般不小于 50ml）也可称为输液。中药注射剂一般不宜制成混悬型注射液。

注射用无菌粉末　系指原料药物或与适宜辅料制成的供临用前用无菌溶液配制成注射液的无菌粉末或无菌块状物，一般采用无菌分装或冷冻干燥法制得。可用适宜的注射用溶剂配制后注射，也可用静脉输液配制后静脉滴注。以冷冻干燥法制备的生物制品注射用无菌粉末，也可称为注射用冻干制剂。

注射用浓溶液　系指原料药物与适宜辅料制成的供临用前稀释后静脉滴注用的无菌浓溶液。

注射剂在生产与贮藏期间应符合下列规定。

一、溶液型注射液应澄清；除另有规定外，混悬型注射液中原料药物粒径应控制在 15μm 以下，含 15～20μm

（间有个别 20～50μm）者，不应超过 10%，若有可见沉淀，振摇时应容易分散均匀。混悬型注射液不得用于静脉注射或椎管内注射；乳状液型注射液，不得有相分离现象，不得用于椎管注射；静脉用乳状液型注射液中 90% 的乳滴粒径应在 1μm 以下，不得有大于 5μm 的乳滴。除另有规定外，输液应尽可能与血液等渗。

二、注射剂所用的原辅料应从来源及生产工艺等环节进行严格控制并应符合注射用的质量要求。除另有规定外，制备中药注射剂的饮片等原料药物应严格按各品种项下规定的方法提取、纯化，制成半成品、成品，并应进行相应的质量控制。生物制品原液、半成品和成品的生产及质量控制应符合相关品种要求。

三、注射剂所用溶剂应安全无害，并与其他药用成分兼容性良好，不得影响活性成分的疗效和质量。一般分为水性溶剂和非水性溶剂。

（1）水性溶剂最常用的为注射用水，也可用 0.9% 氯化钠溶液或其他适宜的水溶液。

（2）非水性溶剂常用植物油，主要为供注射用的大豆油，其他还有乙醇、丙二醇和聚乙二醇等。供注射用的非水性溶剂，应严格限制其用量，并应在各品种项下进行相应的检查。

四、配制注射剂时，可根据需要加入适宜的附加剂，如渗透压调节剂、pH 值调节剂、增溶剂、助溶剂、抗氧剂、抑菌剂、乳化剂、助悬剂等。所用附加剂应不影响药物疗效，避免对检验产生干扰，使用浓度不得引起毒性或明显的刺激性。常用的抗氧剂有亚硫酸钠、亚硫酸氢钠和焦亚硫酸钠等，一般浓度为 0.1%～0.2%。多剂量包装的注射液可加适宜的抑菌剂，抑菌剂的用量应能抑制注射液中微生物的生长，除另有规定外，在制剂确定处方时，该处方的抑菌效力应符合抑菌效力检查法（通则 1121）的规定。加有抑菌剂的注射液，仍应采用适宜的方法灭菌。静脉给药与脑池内、硬膜外、椎管内用的注射液均不得加抑菌剂。常用的抑菌剂为 0.5% 苯酚、0.3% 甲酚、0.5% 三氯叔丁醇、0.01% 硫柳汞等。

五、注射剂常用容器有玻璃安瓿、玻璃瓶、塑料安瓿、塑料瓶（袋）、预装式注射器等。容器的密封性，须用适宜的方法确认。除另有规定外，容器应符合有关注射用玻璃容器和塑料容器的国家标准规定。容器用胶塞特别是多剂量包装注射液用的胶塞要有足够的弹性和稳定性，其质量应符合有关国家标准规定。除另有规定外，容器应足够透明，以便内容物的检视。

六、在注射剂的生产过程中应尽可能缩短配制时间，防止微生物与热原的污染及原料药物变质。输液的配制过程更应严格控制。制备混悬型注射液、乳状液型注射液过程中，要采取必要的措施，保证粒子大小符合质量标准的要求。注射用无菌粉末应按无菌操作制备。必要时注射剂应进行相应的安全性检查，如异常毒性、过敏反应、溶血

与凝聚、降压物质等，均应符合要求。

七、灌装标示装量为不大于 50ml 的注射剂时，应按下表适当增加装量。除另有规定外，多剂量包装的注射剂，每一容器的装量一般不得超过 10 次注射量，增加的装量应能保证每次注射用量。

标示装量/ml	增加量/ml	
	易流动液	黏稠液
0.5	0.10	0.12
1	0.10	0.15
2	0.15	0.25
5	0.30	0.50
10	0.50	0.70
20	0.60	0.90
50	1.0	1.5

注射剂灌装后应尽快熔封或严封。接触空气易变质的原料药物，在灌装过程中，应排除容器内的空气，可填充二氧化碳或氮等气体，立即熔封或严封。

对温度敏感的原料药物在灌封过程中应控制温度，灌封完成后应立即将注射剂置于规定的温度下贮存。

制备注射用冻干制剂时，分装后应及时冷冻干燥。冻干后残留水分应符合相关品种的要求。

生物制品的分装和冻干，还应符合"生物制品分装和冻干规程"的要求。

八、注射剂熔封或严封后，一般应根据原料药物性质选用适宜的方法进行灭菌，必须保证制成品无菌。注射剂应采用适宜方法进行容器检漏。

九、除另有规定外，注射剂应避光贮存。生物制品原液、半成品和成品的生产及质量控制应符合相关品种要求。

十、注射剂的标签或说明书中应标明其中所用辅料的名称，如有抑菌剂还应标明抑菌剂的种类及浓度；注射用无菌粉末应标明配制溶液所用的溶剂种类，必要时还应标注溶剂量。

除另有规定外，注射剂应进行以下相应检查。

【装量】注射液及注射用浓溶液照下述方法检查，应符合规定。

检查法 供试品标示装量不大于 2ml 者，取供试品 5 支（瓶）；2ml 以上至 50ml 者，取供试品 3 支（瓶）。开启时注意避免损失，将内容物分别用相应体积的干燥注射器及注射针头抽尽，然后缓慢连续地注入经标化的量入式量筒内（量筒的大小应使待测体积至少占其额定体积的 40%，不排尽针头中的液体），在室温下检视。测定油溶液、乳状液或混悬液时，应先加温（如有必要）摇匀，再用干燥注射器及注射针头抽尽后，同前法操作，放冷（加温时），检视。每支（瓶）的装量均不得少于其标示量。

生物制品多剂量供试品：取供试品 1 支（瓶），按标

示的剂量数和每剂的装量，分别用注射器抽出，按上述步骤测定单次剂量，应不低于标示量。

标示装量为 50ml 以上的注射液及注射用浓溶液照最低装量检查法（通则 0942）检查，应符合规定。

也可采用重量除以相对密度计算装量。准确量取供试品，精密称定，求出每 1ml 供试品的重量（即供试品的相对密度）；精密称定用干燥注射器及注射针头抽出或直接缓慢倾出供试品内容物的重量，再除以供试品相对密度，得出相应的装量。

预装式注射器和弹筒式装置的供试品：标示装量不大于 2ml 者，取供试品 5 支（瓶）；2ml 以上至 50ml 者，取供试品 3 支（瓶）。供试品与所配注射器、针头或活塞装配后将供试品缓慢连续注入容器（不排尽针头中的液体），按单剂量供试品要求进行装量检查，应不低于标示量。

【装量差异】 除另有规定外，注射用无菌粉末照下述方法检查，应符合规定。

检查法 取供试品 5 瓶（支），除去标签、铝盖，容器外壁用乙醇擦净，干燥，开启时注意避免玻璃屑等异物落入容器中，分别迅速精密称定；容器为玻璃瓶的注射用无菌粉末，首先小心开启内塞，使容器内外气压平衡，盖紧后精密称定。然后倾出内容物，容器用水或乙醇洗净，在适宜条件下干燥后，再分别精密称定每一容器的重量，求出每瓶（支）的装量与平均装量。每瓶（支）装量与平均装量相比较（如有标示装量，则与标示装量相比较），应符合下列规定，如有 1 瓶（支）不符合规定，应另取 10 瓶（支）复试，应符合规定。

平均装量或标示装量	装量差异限度
0.05g 及 0.05g 以下	±15%
0.05g 以上至 0.15g	±10%
0.15g 以上至 0.50g	±7%
0.50g 以上	±5%

凡规定检查含量均匀度的注射用无菌粉末，一般不再进行装量差异检查。

【渗透压摩尔浓度】 除另有规定外，静脉输液及椎管注射用注射液按各品种项下的规定，照渗透压摩尔浓度测定法（通则 0632）测定，应符合规定。

【可见异物】 除另有规定外，照可见异物检查法（通则 0904）检查，应符合规定。

【不溶性微粒】 除另有规定外，用于静脉注射、静脉滴注、鞘内注射、椎管内注射的溶液型注射液、注射用无菌粉末及注射用浓溶液照不溶性微粒检查法（通则 0903）检查，均应符合规定。

【中药注射剂有关物质】 按各品种项下规定，照注射剂有关物质检查法（通则 2400）检查，应符合有关规定。

【重金属及有害元素残留量】 除另有规定外，中药注射剂照铅、镉、砷、汞、铜测定法（通则 2321）测定，按各品种项下每日最大使用量计算，铅不得超过 12μg，镉不得超过 3μg，砷不得超过 6μg，汞不得超过 2μg，铜不得超过 150μg。

【无菌】 照无菌检查法（通则 1101）检查，应符合规定。

【细菌内毒素】 或 **【热原】** 除另有规定外，静脉用注射剂按各品种项下的规定，照细菌内毒素检查法（通则 1143）或热原检查法（通则 1142）检查，应符合规定。

0103　胶囊剂

胶囊剂系指原料药物或与适宜辅料充填于空心胶囊或密封于软质囊材中制成的固体制剂，可分为硬胶囊、软胶囊（胶丸）、缓释胶囊、控释胶囊和肠溶胶囊，主要供口服用。

硬胶囊（通称为胶囊）　系指采用适宜的制剂技术，将原料药物或加适宜辅料制成的均匀粉末、颗粒、小片、小丸、半固体或液体等，充填于空心胶囊中的胶囊剂。

软胶囊　系指将一定量的液体原料药物直接包封，或将固体原料药物溶解或分散在适宜的辅料中制备成溶液、混悬液、乳状液或半固体，密封于软质囊材中的胶囊剂。可用滴制法或压制法制备。软质囊材一般是由胶囊用明胶、甘油或其他适宜的药用辅料单独或混合制成。

缓释胶囊　系指在规定的释放介质中缓慢地非恒速释放药物的胶囊剂。缓释胶囊应符合缓释制剂（通则 9013）的有关要求并应进行释放度（通则 0931）检查。

控释胶囊　系指在规定的释放介质中缓慢地恒速释放药物的胶囊剂。控释胶囊应符合控释制剂（通则 9013）的有关要求并应进行释放度（通则 0931）检查。

肠溶胶囊　系指用肠溶材料包衣的颗粒或小丸充填于胶囊而制成的硬胶囊，或用适宜的肠溶材料制备而得的硬胶囊或软胶囊。肠溶胶囊不溶于胃液，但能在肠液中崩解而释放活性成分。除另有规定外，肠溶胶囊应符合迟释制剂（通则 9013）的有关要求，并进行释放度（通则 0931）检查。

胶囊剂在生产与贮藏期间应符合下列有关规定。

一、胶囊剂的内容物不论是原料药物还是辅料，均不应造成囊壳的变质。

二、小剂量原料药物应用适宜的稀释剂稀释，并混合均匀。

三、硬胶囊可根据下列制剂技术制备不同形式内容物充填于空心胶囊中。

（1）将原料药物加适宜的辅料如稀释剂、助流剂、崩解剂等制成均匀的粉末、颗粒或小片。

（2）将普通小丸、速释小丸、缓释小丸、控释小丸或肠溶小丸单独填充或混合填充，必要时加入适量空白小丸作填充剂。

（3）将原料药物粉末直接填充。

（4）将原料药物制成包合物、固体分散体、微囊或微球。

（5）溶液、混悬液、乳状液等也可采用特制灌囊机填充于空心胶囊中，必要时密封。

四、胶囊剂应整洁，不得有黏结、变形、渗漏或囊壳破裂等现象，并应无异臭。

五、胶囊剂的微生物限度应符合要求。

六、根据原料药物和制剂的特性，除来源于动、植物多组分且难以建立测定方法的胶囊剂外，溶出度、释放度、含量均匀度等应符合要求。必要时，内容物包衣的胶囊剂应检查残留溶剂。

七、除另有规定外，胶囊剂应密封贮存，其存放环境温度不高于 30℃，湿度应适宜，防止受潮、发霉、变质。生物制品原液、半成品和成品的生产及质量控制应符合相关品种要求。

除另有规定外，胶囊剂应进行以下相应检查。

【水分】中药硬胶囊剂应进行水分检查。

取供试品内容物，照水分测定法（通则 0832）测定。除另有规定外，不得过 9.0%。

硬胶囊内容物为液体或半固体者不检查水分。

【装量差异】照下述方法检查，应符合规定。

检查法 除另有规定外，取供试品 20 粒（中药取 10 粒），分别精密称定重量，倾出内容物（不得损失囊壳），硬胶囊囊壳用小刷或其他适宜的用具拭净；软胶囊或内容物为半固体或液体的硬胶囊囊壳用乙醚等易挥发性溶剂洗净，置通风处使溶剂挥尽，再分别精密称定囊壳重量，求出每粒内容物的装量与平均装量。每粒装量与平均装量相比较（有标示装量的胶囊剂，每粒装量应与标示装量比较），超出装量差异限度的不得多于 2 粒，并不得有 1 粒超出限度 1 倍。

平均装量或标示装量	装量差异限度
0.30g 以下	±10%
0.30g 及 0.30g 以上	±7.5%（中药±10%）

凡规定检查含量均匀度的胶囊剂，一般不再进行装量差异的检查。

【崩解时限】除另有规定外，照崩解时限检查法（通则 0921）检查，均应符合规定。

凡规定检查溶出度或释放度的胶囊剂，一般不再进行崩解时限的检查。

【微生物限度】以动物、植物、矿物质来源的非单体成分制成的胶囊剂，生物制品胶囊剂，照非无菌产品微生物限度检查：微生物计数法（通则 1105）和控制菌检查（通则 1106）及非无菌药品微生物限度标准（通则 1107）检查，应符合规定。规定检查杂菌的生物制品胶囊剂，可不进行微生物限度检查。

0104 颗粒剂

颗粒剂系指原料药物与适宜的辅料混合制成具有一定粒度的干燥颗粒状制剂。

颗粒剂可分为可溶颗粒（通称为颗粒）、混悬颗粒、泡腾颗粒、肠溶颗粒、缓释颗粒和控释颗粒等。

混悬颗粒 系指难溶性原料药物与适宜辅料混合制成的颗粒剂。临用前加水或其他适宜的液体振摇即可分散成混悬液。除另有规定外，混悬颗粒剂应进行溶出度（通则 0931）检查。

泡腾颗粒 系指含有碳酸氢钠和有机酸，遇水可放出大量气体而呈泡腾状的颗粒剂。

泡腾颗粒中的原料药物应是易溶性的，加水产生气泡后应能溶解。有机酸一般用枸橼酸、酒石酸等。

肠溶颗粒 系指采用肠溶材料包裹颗粒或其他适宜方法制成的颗粒剂。肠溶颗粒耐胃酸而在肠液中释放活性成分或控制药物在肠道内定位释放，可防止药物在胃内分解失效，避免对胃的刺激。肠溶颗粒应进行释放度（通则 0931）检查。

缓释颗粒 系指在规定的释放介质中缓慢地非恒速释放药物的颗粒剂。

缓释颗粒应符合缓释制剂的有关要求（通则 9013），并应进行释放度（通则 0931）检查。

控释颗粒 系指在规定的释放介质中缓慢地恒速释放药物的颗粒剂。

控释颗粒应符合控释制剂的有关要求（通则 9013），并应进行释放度（通则 0931）检查。

颗粒剂在生产与贮藏期间应符合下列规定。

一、原料药物与辅料应均匀混合。含药量小或含毒、剧药的颗粒剂，应根据原料药物的性质采用适宜方法使其分散均匀。

除另有规定外，中药饮片应按各品种项下规定的方法进行提取、纯化、浓缩成规定的清膏，采用适宜的方法干燥并制成细粉，加适量辅料（不超过干膏量的 2 倍）或饮片细粉，混匀并制成颗粒；也可将清膏加适量辅料（不超过清膏量的 5 倍）或饮片细粉，混匀并制成颗粒。

二、凡属挥发性原料药物或遇热不稳定的药物在制备过程应注意控制适宜的温度条件，凡遇光不稳定的原料药物应遮光操作。

三、除另有规定外，挥发油应均匀喷入干燥颗粒中，密闭至规定时间或用包合等技术处理后加入。

四、根据需要颗粒剂可加入适宜的辅料，如稀释剂、黏合剂、分散剂、着色剂和矫味剂等。

五、为了防潮、掩盖原料药物的不良气味等需要，也可对颗粒进行包薄膜衣。必要时，包衣颗粒应检查残留溶剂。

六、颗粒剂应干燥，颗粒均匀，色泽一致，无吸潮、软化、结块、潮解等现象。

七、颗粒剂的微生物限度应符合要求。

八、根据原料药物和制剂的特性，除来源于动、植物多组分且难以建立测定方法的颗粒剂外，溶出度、释放度、含量均匀度等应符合要求。

九、除另有规定外，颗粒剂应密封，置干燥处贮存，防止受潮。生物制品原液、半成品和成品的生产及质量控制应符合相关品种要求。

除另有规定外，颗粒剂应进行以下相应检查。

【粒度】除另有规定外，照粒度和粒度分布测定法（通则 0982 第二法双筛分法）测定，不能通过一号筛与能通过五号筛的总和不得超过 15%。

【水分】中药颗粒剂照水分测定法（通则 0832）测定，除另有规定外，水分不得超过 8.0%。

【干燥失重】除另有规定外，化学药品和生物制品颗粒剂照干燥失重测定法（通则 0831）测定，于 105℃ 干燥（含糖颗粒应在 80℃ 减压干燥）至恒重，减失重量不得超过 2.0%。

【溶化性】除另有规定外，颗粒剂照下述方法检查，溶化性应符合规定。

可溶颗粒检查法　取供试品 10g（中药单剂量包装取 1 袋），加热水 200ml，搅拌 5 分钟，立即观察，可溶颗粒应全部溶化或轻微浑浊。

泡腾颗粒检查法　取供试品 3 袋，将内容物分别转移至盛有 200ml 水的烧杯中，水温为 15～25℃，应迅速产生气体而呈泡腾状，5 分钟内颗粒均应完全分散或溶解在水中。

颗粒剂按上述方法检查，均不得有异物，中药颗粒还不得有焦屑。

混悬颗粒以及已规定检查溶出度或释放度的颗粒剂可不进行溶化性检查。

【装量差异】单剂量包装的颗粒剂按下述方法检查，应符合规定。

检查法　取供试品 10 袋（瓶），除去包装，分别精密称定每袋（瓶）内容物的重量，求出每袋（瓶）内容物的装量与平均装量。每袋（瓶）装量与平均装量相比较 [凡无含量测定的颗粒剂或有标示装量的颗粒剂，每袋（瓶）装量应与标示装量比较]，超出装量差异限度的颗粒剂不得多于 2 袋（瓶），并不得有 1 袋（瓶）超出装量差异限度 1 倍。

平均装量或标示装量	装量差异限度
1.0g 及 1.0g 以下	±10%
1.0g 以上至 1.5g	±8%
1.5g 以上至 6.0g	±7%
6.0g 以上	±5%

凡规定检查含量均匀度的颗粒剂，一般不再进行装量差异检查。

【装量】多剂量包装的颗粒剂，照最低装量检查法（通则 0942）检查，应符合规定。

【微生物限度】以动物、植物、矿物质来源的非单体成分制成的颗粒剂，生物制品颗粒剂，照非无菌产品微生物限度检查：微生物计数法（通则 1105）和控制菌检查法（通则 1106）及非无菌药品微生物限度标准（通则 1107）检查，应符合规定。规定检查杂菌的生物制品颗粒剂，可不进行微生物限度检查。

0105　眼用制剂

眼用制剂系指直接用于眼部发挥治疗作用的无菌制剂。

眼用制剂可分为眼用液体制剂（滴眼剂、洗眼剂、眼内注射溶液等）、眼用半固体制剂（眼膏剂、眼用乳膏剂、眼用凝胶剂等）、眼用固体制剂（眼膜剂、眼丸剂、眼内插入剂等）。眼用液体制剂也可以固态形式包装，另备溶剂，在临用前配成溶液或混悬液。

滴眼剂　系指由原料药物与适宜辅料制成的供滴入眼内的无菌液体制剂。可分为溶液、混悬液或乳状液。

洗眼剂　系指由原料药物制成的无菌澄明水溶液，供冲洗眼部异物或分泌液、中和外来化学物质的眼用液体制剂。

眼内注射溶液　系指由原料药物与适宜辅料制成的无菌液体，供眼周围组织（包括球结膜下、筋膜下及球后）或眼内注射（包括前房注射、前房冲洗、玻璃体内注射、玻璃体内灌注等）的无菌眼用液体制剂。

眼膏剂　系指由原料药物与适宜基质均匀混合，制成溶液型或混悬型膏状的无菌眼用半固体制剂。

眼用乳膏剂　系指由原料药物与适宜基质均匀混合，制成乳膏状的无菌眼用半固体制剂。

眼用凝胶剂　系指原料药物与适宜辅料制成的凝胶状无菌眼用半固体制剂。

眼膜剂　系指原料药物与高分子聚合物制成的无菌药膜，可置于结膜囊内缓慢释放药物的眼用固体制剂。

眼丸剂　系指原料药物与适宜辅料制成的球形、类球形的无菌眼用固体制剂。

眼内插入剂　系指原料药物与适宜辅料制成的适当大

小和形状、供插入结膜囊内缓慢释放药物的无菌眼用固体制剂。

眼用制剂在生产和贮藏期间应符合下列规定。

一、滴眼剂中可加入调节渗透压、pH 值、黏度以及增加原料药物溶解度和制剂稳定的辅料，所用辅料不应降低药效或产生局部刺激。

二、除另有规定外，滴眼剂应与泪液等渗。混悬型滴眼剂的沉降物不应结块或聚集，经振摇应易再分散，并应检查沉降体积比。除另有规定外，每个容器的装量应不超过 10ml。

三、洗眼剂属用量较大的眼用制剂，应尽可能与泪液等渗并具有相近的 pH 值。除另有规定外，每个容器的装量应不超过 200ml。

四、多剂量眼用制剂一般应加适当抑菌剂，尽量选用安全风险小的抑菌剂，产品标签应标明抑菌剂种类和标示量。除另有规定外，在制剂确定处方时，该处方的抑菌效力应符合抑菌效力检查法（通则 1121）的规定。

五、眼用半固体制剂的基质应滤过并灭菌，不溶性原料药物应预先制成极细粉。眼膏剂、眼用乳膏剂、眼用凝胶剂应均匀、细腻、无刺激性，并易涂布于眼部，便于原料药物分散和吸收。除另有规定外，每个容器的装量应不超过 5g。

六、眼内注射溶液、眼内插入剂、供外科手术用和急救用的眼用制剂，均不得加抑菌剂或抗氧剂或不适当的附加剂，且应采用一次性使用包装。

七、包装容器应无菌、不易破裂，其透明度应不影响可见异物检查。

八、除另有规定外，眼用制剂还应符合相应剂型通则项下有关规定，如眼用凝胶剂还应符合凝胶剂的规定。

九、除另有规定外，眼用制剂应遮光密封贮存。

十、眼用制剂在启用后最多可使用 4 周。

除另有规定外，眼用制剂应进行以下相应检查。

【可见异物】除另有规定外，滴眼剂照可见异物检查法（通则 0904）中滴眼剂项下的方法检查，应符合规定；眼内注射溶液照可见异物检查法（通则 0904）中注射液项下的方法检查，应符合规定。

【粒度】除另有规定外，含饮片原粉的眼用制剂和混悬型眼用制剂照下述方法检查，粒度应符合规定。

检查法 取液体型供试品强烈振摇，立即量取适量（或相当于主药 10μg）置于载玻片上，共涂 3 片；或取 3 个容器的半固体型供试品，将内容物全部挤于适宜的容器中，搅拌均匀，取适量（或相当于主药 10μg）置于载玻片上，涂成薄层，薄层面积相当于盖玻片面积，共涂 3 片；照粒度和粒度分布测定法（通则 0982 第一法）测定，每个涂片中大于 50μm 的粒子不得过 2 个（含饮片原粉的除外），且不得检出大于 90μm 的粒子。

【沉降体积比】混悬型滴眼剂（含饮片细粉的滴眼剂除外）照下述方法检查，沉降体积比应不低于 0.90。

检查法 除另有规定外，用具塞量筒量取供试品 50ml，密塞，用力振摇 1 分钟，记下混悬物的开始高度 H_0，静置 3 小时，记下混悬物的最终高度 H，按下式计算：

$$沉降体积比 = H/H_0$$

【金属性异物】除另有规定外，眼用半固体制剂照下述方法检查，应符合规定。

检查法 取供试品 10 个，分别将全部内容物置于底部平整光滑、无可见异物和气泡、直径为 6cm 的平底培养皿中，加盖，除另有规定外，在 85℃保温 2 小时，使供试品摊布均匀，室温放冷至凝固后，倒置于适宜的显微镜台上，用聚光灯从上方以 45°角的入射光照射皿底，放大 30 倍，检视不小于 50μm 且具有光泽的金属性异物数。10 个容器中每个含金属性异物超过 8 粒者，不得过 1 个，且其总数不得过 50 粒；如不符合上述规定，应另取 20 个复试；初、复试结果合并计算，30 个中每个容器中含金属性异物超过 8 粒者，不得过 3 个，且其总数不得过 150 粒。

【装量差异】除另有规定外，单剂量包装的眼用固体制剂或半固体制剂照下述方法检查，应符合规定。

检查法 取供试品 20 个，分别称定内容物重量，计算平均装量，每个装量与平均装量相比较（有标示装量的应与标示装量相比较）超过平均装量±10%者，不得过 2 个，并不得有超过平均装量±20%者。

凡规定检查含量均匀度的眼用制剂，一般不再进行装量差异检查。

【装量】除另有规定外，单剂量包装的眼用液体制剂照下述方法检查，应符合规定。

检查法 取供试品 10 个，将内容物分别倒入经标化的量入式量筒（或适宜容器）内，检视，每个装量与标示装量相比较，均不得少于其标示量。

多剂量包装的眼用制剂，照最低装量检查法（通则 0942）检查，应符合规定。

【渗透压摩尔浓度】除另有规定外，水溶液型滴眼剂、洗眼剂和眼内注射溶液按各品种项下的规定，照渗透压摩尔浓度测定法（通则 0632）测定，应符合规定。

【无菌】除另有规定外，照无菌检查法（通则 1101）检查，应符合规定。

0106   鼻用制剂

鼻用制剂系指直接用于鼻腔，发挥局部或全身治疗作用的制剂。

鼻用制剂可分为鼻用液体制剂（滴鼻剂、洗鼻剂、喷雾剂等）、鼻用半固体制剂（鼻用软膏剂、鼻用乳膏剂、鼻用凝胶剂等）、鼻用固体制剂（鼻用散剂、鼻用粉雾剂和鼻用棒剂等)。鼻用液体制剂也可以固态形式包装，配套专用溶剂，在临用前配成溶液或混悬液。

滴鼻剂 系指由原料药物与适宜辅料制成的澄明溶液、混悬液或乳状液，供滴入鼻腔用的鼻用液体制剂。

洗鼻剂 系指由原料药物制成符合生理 pH 值范围的等渗水溶液，用于清洗鼻腔的鼻用液体制剂，用于伤口或手术前使用者应无菌。

鼻用气雾剂 系指由原料药物和附加剂与适宜抛射剂共同装封于耐压容器中，内容物经雾状喷出后，经鼻吸入沉积于鼻腔的制剂。

鼻用喷雾剂 系指由原料药物与适宜辅料制成的澄明溶液、混悬液或乳状液，供喷雾器雾化的鼻用液体制剂。

鼻用软膏剂 系指由原料药物与适宜基质均匀混合，制成溶液型或混悬型膏状的鼻用半固体制剂。

鼻用乳膏剂 系指由原料药物与适宜基质均匀混合，制成乳膏状的鼻用半固体制剂。

鼻用凝胶剂 系指由原料药物与适宜辅料制成凝胶状的鼻用半固体制剂。

鼻用散剂 系指由原料药物与适宜辅料制成的粉末，用适当的工具吹入鼻腔的鼻用固体制剂。

鼻用粉雾剂 系指由原料药物与适宜辅料制成的粉末，用适当的给药装置喷入鼻腔的鼻用固体制剂。

鼻用棒剂 系指由原料药物与适宜基质制成棒状或类棒状，供插入鼻腔用的鼻用固体制剂。

鼻用制剂在生产与贮藏期间应符合下列规定。

一、鼻用制剂可根据主要原料药物的性质和剂型要求选用适宜的辅料。通常含有调节黏度、控制 pH 值、增加原料药物溶解、提高制剂稳定性或能够赋形的辅料，除另有规定外，多剂量水性介质鼻用制剂应当添加适宜浓度的抑菌剂，在制剂确定处方时，该处方的抑菌效力应符合抑菌效力检查法（通则 1121）的规定，制剂本身如有足够的抑菌性能，可不加抑菌剂。

二、鼻用制剂多剂量包装容器应配有完整和适宜的给药装置。容器应无毒并洁净，不应与原料药物或辅料发生理化作用，容器的瓶壁要有一定的厚度且均匀，除另有规定外，装量应不超过 10ml 或 5g。

三、鼻用溶液剂应澄清，不得有沉淀和异物；鼻用混悬液若出现沉淀物，经振摇应易分散；鼻用乳状液若出现油相与水相分层，经振摇应易恢复成乳状液；鼻用半固体制剂应柔软细腻，易涂布。

四、鼻用粉雾剂中原料药物与适宜辅料的粉末粒径一般应为 30~150μm；鼻用气雾剂和鼻用喷雾剂喷出后的雾滴粒子绝大多数应大于 10μm。

五、鼻用制剂应无刺激性，对鼻黏膜及其纤毛不应产生毒副作用。如为水性介质的鼻用制剂应调节 pH 值与渗透压。

六、除另有规定外，鼻用制剂还应符合相应制剂通则项下有关规定。

七、除另有规定外，鼻用制剂应密闭贮存。

八、多剂量包装的鼻用制剂在启用后一般不超过 4 周。

除另有规定外，鼻用制剂应进行以下相应检查。

【沉降体积比】 混悬型滴鼻剂照下述方法检查，沉降体积比应不低于 0.90。

检查法 除另有规定外，用具塞量筒量取供试品 50ml，密塞，用力振摇 1 分钟，记下混悬物的开始高度 H_0，静置 3 小时，记下混悬物的最终高度 H，按下式计算：

$$沉降体积比 = H/H_0$$

【递送剂量均一性】 定量鼻用气雾剂、混悬型和乳液型定量鼻用喷雾剂及多剂量储库型鼻用粉雾剂照下述方法测定，应符合规定。

测定法 取供试品 1 瓶，振摇 5 秒，弃去 1 喷。至少等待 5 秒后，振摇供试品 5 秒，弃去 1 喷，重复此操作至弃去 5 喷。等待 2 秒后，正置供试品，按压装置，垂直（或接近垂直）喷射 1 喷至收集装置中，采用各品种项下规定溶剂收集装置中的药液，用各品种项下规定的分析方法，测定收集液中的药量。重复测定 10 瓶。

结果判定 符合下述条件之一者，可判为符合规定。

（1）10 个测定结果中，若至少 9 个测定值在平均值的 75%~125% 之间，且全部测定值在平均值的 65%~135% 之间。

（2）10 个测定结果中，若 2~3 个测定值超出 75%~125%，另取 20 瓶供试品测定。若 30 个测定结果中，超出 75%~125% 的测定值不超过 3 个，且全部在 65%~135% 之间。

【装量差异】 除另有规定外，单剂量包装的鼻用固体制剂或半固体制剂照下述方法检查，应符合规定。

检查法 取供试品 20 个，分别称定内容物重量，计算平均装量，每个装量与平均装量相比较（有标示装量的应与标示装量相比较），超过平均装量±10% 者，不得过 2 个，并不得有超过平均装量±20% 者。

凡规定检查含量均匀度的鼻用制剂，一般不再进行装量差异检查。

【装量】 除另有规定外，单剂量包装的鼻用液体制剂照下述方法检查，应符合规定。

检查法 取供试品 10 个，将内容物分别倒入经标化的量入式量筒内，在室温下检视，每个装量与标示装量相比较，均不得少于其标示量。

多剂量包装的鼻用制剂，照最低装量检查法（通则 0942）检查，应符合规定。

【无菌】 除另有规定外，用于手术、创伤或临床必需无菌的鼻用制剂，照无菌检查法（通则 1101）检查，应符合规定。

【微生物限度】除另有规定外，照非无菌产品微生物限度检查：微生物计数法（通则 1105）和控制菌检查法（通则 1106）及非无菌药品微生物限度标准（通则 1107）检查，应符合规定。

0107 栓剂

栓剂系指原料药物与适宜基质制成供腔道给药的固体制剂。

栓剂因施用腔道的不同，分为直肠栓、阴道栓和尿道栓。直肠栓为鱼雷形、圆锥形或圆柱形等；阴道栓为鸭嘴形、球形或卵形等；尿道栓一般为棒状。

栓剂在生产与贮藏期间应符合下列有关规定。

一、栓剂常用基质为半合成脂肪酸甘油酯、可可豆脂、聚氧乙烯硬脂酸酯、聚氧乙烯山梨聚糖脂肪酸酯、氢化植物油、甘油明胶、泊洛沙姆、聚乙二醇类或其他适宜物质。根据需要可加入表面活性剂、稀释剂、润滑剂和抑菌剂等。除另有规定外，在制剂确定处方时，该处方的抑菌效力应符合抑菌效力检查法（通则 1121）的规定。常用水溶性或与水能混溶的基质制备阴道栓。

二、栓剂可用挤压成形法和模制成形法制备。制备栓剂用的固体原料药物，除另有规定外，应预先用适宜方法制成细粉或最细粉。可根据施用腔道和使用需要，制成各种适宜的形状。

三、栓剂中的原料药物与基质应混合均匀，其外形应完整光滑，放入腔道后应无刺激性，应能融化、软化或溶化，并与分泌液混合，逐渐释放出药物，产生局部或全身作用；并应有适宜的硬度，以免在包装或贮存时变形。

四、栓剂所用内包装材料应无毒性，并不得与原料药物或基质发生理化作用。

五、除另有规定外，应在 30℃ 以下密闭贮存和运输，防止因受热、受潮而变形、发霉、变质。生物制品原液、半成品和成品的生产及质量控制应符合相关品种要求。

除另有规定外，栓剂应进行以下相应检查。

【重量差异】照下述方法检查，应符合规定。

检查法 取供试品 10 粒，精密称定总重量，求得平均粒重后，再分别精密称定每粒的重量。每粒重量与平均粒重相比较（有标示粒重的中药栓剂，每粒重量应与标示粒重比较），按表中的规定，超出重量差异限度的不得多于 1 粒，并不得超出限度 1 倍。

平均粒重或标示粒重	重量差异限度
1.0g 及 1.0g 以下	±10%
1.0g 以上至 3.0g	±7.5%
3.0g 以上	±5%

凡规定检查含量均匀度的栓剂，一般不再进行重量差异检查。

【融变时限】除另有规定外，照融变时限检查法（通则 0922）检查，应符合规定。

【微生物限度】除另有规定外，照非无菌产品微生物限度检查：微生物计数法（通则 1105）和控制菌检查法（通则 1106）及非无菌药品微生物限度标准（通则 1107）检查，应符合规定。

0109 软膏剂 乳膏剂

软膏剂 系指原料药物与油脂性或水溶性基质混合制成的均匀的半固体外用制剂。

因原料药物在基质中分散状态不同，分为溶液型软膏剂和混悬型软膏剂。溶液型软膏剂为原料药物溶解（或共熔）于基质或基质组分中制成的软膏剂；混悬型软膏剂为原料药物细粉均匀分散于基质中制成的软膏剂。

乳膏剂 系指原料药物溶解或分散于乳状液型基质中形成的均匀半固体制剂。

乳膏剂由于基质不同，可分为水包油型乳膏剂和油包水型乳膏剂。

软膏剂、乳膏剂在生产与贮藏期间应符合下列有关规定。

一、软膏剂、乳膏剂选用基质应根据各剂型特点、原料药物的性质、制剂的疗效和产品的稳定性。基质也可由不同类型基质混合组成。

软膏剂基质可分为油脂性基质和水溶性基质。油脂性基质常用的有凡士林、石蜡、液状石蜡、硅油、蜂蜡、硬脂酸、羊毛脂等；水溶性基质主要有聚乙二醇。乳膏剂常用的乳化剂可分为水包油型和油包水型。水包油型乳化剂有钠皂、三乙醇胺皂类、脂肪醇硫酸（酯）钠类和聚山梨酯类；油包水型乳化剂有钙皂、羊毛脂、单甘油酯、脂肪醇等。

二、软膏剂、乳膏剂基质应均匀、细腻，涂于皮肤或黏膜上应无刺激性。软膏剂中不溶性原料药物，应预先用适宜的方法制成细粉，确保粒度符合规定。

三、软膏剂、乳膏剂根据需要可加入保湿剂、抑菌剂、增稠剂、稀释剂、抗氧剂及透皮促进剂。除另有规定外，加入抑菌剂的软膏剂、乳膏剂在制剂确定处方时，该处方的抑菌效力应符合抑菌效力检查法（通则 1121）的规定。

四、软膏剂、乳膏剂应具有适当的黏稠度，应易涂布于皮肤或黏膜上，不融化，黏稠度随季节变化应很小。

五、软膏剂、乳膏剂应无酸败、异臭、变色、变硬等变质现象。乳膏剂不得有油水分离及胀气现象。

六、除另有规定外，软膏剂应避光密封贮存。乳膏剂应避光密封置 25℃ 以下贮存，不得冷冻。

七、软膏剂、乳膏剂所用内包装材料，不应与原料药物或基质发生物理化学反应，无菌产品的内包装材料应无菌。

软膏剂、乳膏剂用于烧伤治疗如为非无菌制剂的，应在标签上标明"非无菌制剂"；产品说明书中应注明"本品为非无菌制剂"，同时在适应证下应明确"用于轻度烧伤（Ⅰ°或浅Ⅱ°）"；注意事项下规定"应遵医嘱使用"。

除另有规定外，软膏剂、乳膏剂应进行以下相应检查。

【粒度】除另有规定外，混悬型软膏剂、含饮片细粉的软膏剂照下述方法检查，应符合规定。

检查法 取供试品适量，置于载玻片上涂成薄层，薄层面积相当于盖玻片面积，共涂 3 片，照粒度和粒度分布测定法（通则 0982 第一法）测定，均不得检出大于 180μm 的粒子。

【装量】照最低装量检查法（通则 0942）检查，应符合规定。

【无菌】用于烧伤（除程度较轻的烧伤Ⅰ°或浅Ⅱ°外）或严重创伤的软膏剂与乳膏剂，照无菌检查法（通则 1101）检查，应符合规定。

【微生物限度】除另有规定外，照非无菌产品微生物限度检查：微生物计数法（通则 1105）和控制菌检查法（通则 1106）及非无菌药品微生物限度标准（通则 1107）检查，应符合规定。

0112 喷雾剂

喷雾剂系指原料药物或与适宜辅料填充于特制的装置中，使用时借助手动泵的压力、高压气体、超声振动或其他方法将内容物呈雾状物释出，用于肺部吸入或直接喷至腔道黏膜及皮肤等的制剂。

喷雾剂按内容物组成分为溶液型、乳状液型或混悬型。按用药途径可分为吸入喷雾剂、鼻用喷雾剂及用于皮肤、黏膜的非吸入喷雾剂。按给药定量与否，喷雾剂还可分为定量喷雾剂和非定量喷雾剂。

定量吸入喷雾剂系指通过定量雾化器产生供吸入用气溶胶的溶液、混悬液或乳液。

喷雾剂在生产与贮藏期间应符合下列有关规定。

一、喷雾剂应在相关品种要求的环境配制，如一定的洁净度、灭菌条件和低温环境等。

二、根据需要可加入溶剂、助溶剂、抗氧剂、抑菌剂、表面活性剂等附加剂，除另有规定外，在制剂确定处方时，该处方的抑菌效力应符合抑菌效力检查法（通则 1121）的规定。所加附加剂对皮肤或黏膜应无刺激性。

三、喷雾剂装置中各组成部件均应采用无毒、无刺激性、性质稳定、与原料药物不起作用的材料制备。

四、溶液型喷雾剂的药液应澄清；乳状液型的液滴在液体介质中应分散均匀；混悬型喷雾剂应将原料药物细粉和附加剂充分混匀、研细，制成稳定的混悬液。经雾化器雾化后供吸入用的雾滴（粒）大小应控制在 10μm 以下，其中大多数应为 5μm 以下。

五、除另有规定外，喷雾剂应避光密封贮存。

六、定量吸入喷雾剂应为无菌制剂。

喷雾剂用于烧伤治疗如为非无菌制剂的，应在标签上标明"非无菌制剂"；产品说明书中应注明"本品为非无菌制剂"，同时在适应证下应明确"用于程度较轻的烧伤（Ⅰ°或浅Ⅱ°）"；注意事项下规定"应遵医嘱使用"。

除另有规定外，喷雾剂应进行以下相应检查。

吸入喷雾剂除符合喷雾剂项下要求外，还应符合吸入制剂（通则 0111）相关项下要求；鼻用喷雾剂除符合喷雾剂项下要求外，还应符合鼻用制剂（通则 0106）相关项下要求。

【每瓶总喷次】多剂量定量喷雾剂照下述方法检查，应符合规定。

检查法 取供试品 4 瓶，除去帽盖，充分振摇，照使用说明书操作，释放内容物至收集容器内，按压喷雾泵（注意每次喷射间隔 5 秒并缓缓振摇），直至喷尽为止，分别计算喷射次数，每瓶总喷次均不得少于其标示总喷次。

【每喷喷量】除另有规定外，定量喷雾剂照下述方法检查，应符合规定。

检查法 取供试品 4 瓶，照使用说明书操作，分别试喷数次后，擦净，精密称定，再连续喷射 3 次，每次喷射后均擦净，精密称定，计算每次喷量，连续喷射 10 次，擦净，精密称定，再按上述方法测定 3 次喷量，继续连续喷射 10 次后，按上述方法再测定 4 次喷量，计算每瓶 10 次喷量的平均值。除另有规定外，均应为标示喷量的 80%～120%。

凡规定测定每喷主药含量或递送剂量均一性的喷雾剂，不再进行每喷喷量的测定。

【每喷主药含量】除另有规定外，定量喷雾剂照下述方法检查，每喷主药含量应符合规定。

检查法 取供试品 1 瓶，照使用说明书操作，试喷 5 次，用溶剂洗净喷口，充分干燥后，喷射 10 次或 20 次（注意喷射每次间隔 5 秒并缓缓振摇），收集于一定量的吸收溶剂中，转移至适宜量瓶中并稀释至刻度，摇匀，测定。所得结果除以 10 或 20，即为平均每喷主药含量，每喷主药含量应为标示含量的 80%～120%。

凡规定测定递送剂量均一性的喷雾剂，一般不再进行每喷主药含量的测定。

【递送剂量均一性】除另有规定外，定量吸入喷雾剂、混悬型和乳液型定量鼻用喷雾剂应检查递送剂量均一性，照吸入制剂（通则 0111）或鼻用制剂（通则 0106）相关项下方法检查，应符合规定。

【微细粒子剂量】除另有规定外，定量吸入喷雾剂应检查微细粒子剂量,照吸入制剂微细粒子空气动力学特性测定法(通则 0951)检查,照各品种项下规定的方法,做法测定,计算微细粒子剂量,应符合规定。

【装量差异】除另有规定外,单剂量喷雾剂照下述方法检查,应符合规定。

检查法　除另有规定外,取供试品 20 个,照各品种项下规定的方法,求出每个内容物的装量与平均装量。每个的装量与平均装量相比较,超出装量差异限度的不得多于 2 个,并不得有 1 个超出限度 1 倍。

平均装量	装量差异限度
0.30g 以下	±10%
0.30g 及 0.30g 以上	±7.5%

凡规定检查递送剂量均一性的单剂量喷雾剂,一般不再进行装量差异的检查。

【装量】非定量喷雾剂照最低装量检查法(通则 0942)检查,应符合规定。

【无菌】除另有规定外,用于烧伤(除程度较轻的烧伤Ⅰ°或浅Ⅱ°外)、严重创伤或临床必需无菌的喷雾剂,照无菌检查法(通则 1101)检查,应符合规定。

【微生物限度】除另有规定外,照非无菌产品微生物限度检查:微生物计数法(通则 1105)和控制菌检查法(通则 1106)及非无菌药品微生物限度标准(通则 1107)检查,应符合规定。

0114　凝胶剂

凝胶剂系指原料药物与能形成凝胶的辅料制成的具凝胶特性的稠厚液体或半固体制剂。除另有规定外,凝胶剂限局部用于皮肤及体腔,如鼻腔、阴道和直肠。

乳状液型凝胶剂又称为乳胶剂。由高分子基质如西黄蓍胶制成的凝胶剂也可称为胶浆剂。小分子无机原料药物如氢氧化铝凝胶剂是由分散的药物小粒子以网状结构存在于液体中,属两相分散系统,也称混悬型凝胶剂。混悬型凝胶剂可有触变性,静止时形成半固体而搅拌或振摇时成为液体。

凝胶剂基质属单相分散系统,有水性与油性之分。水性凝胶基质一般由水、甘油或丙二醇与纤维素衍生物、卡波姆和海藻酸盐、西黄蓍胶、明胶、淀粉等构成;油性凝胶基质由液状石蜡与聚乙烯或脂肪油与胶体硅或铝皂、锌皂等构成。

凝胶剂在生产与贮藏期间应符合下列有关规定。

一、混悬型凝胶剂中胶粒应分散均匀,不应下沉、结块。

二、凝胶剂应均匀、细腻,在常温时保持胶状,不干涸或液化。

三、凝胶剂根据需要可加入保湿剂、抑菌剂、抗氧剂、乳化剂、增稠剂和透皮促进剂等。除另有规定外,在制剂确定处方时,该处方的抑菌效力应符合抑菌效力检查法(通则 1121)的规定。

四、凝胶剂一般应检查 pH 值。

五、除另有规定外,凝胶剂应避光、密闭贮存,并应防冻。

六、凝胶剂用于烧伤治疗如为非无菌制剂的,应在标签上标明"非无菌制剂";产品说明书中应注明"本品为非无菌制剂",同时在适应证下应明确"用于程度较轻的烧伤(Ⅰ°或浅Ⅱ°)";注意事项下规定"应遵医嘱使用"。

除另有规定外,凝胶剂应进行以下相应检查。

【粒度】除另有规定外,混悬型凝胶剂照下述方法检查,应符合规定。

检查法　取供试品适量,置于载玻片上,涂成薄层,薄层面积相当于盖玻片面积,共涂 3 片,照粒度和粒度分布测定法(通则 0982 第一法)测定,均不得检出大于 180μm 的粒子。

【装量】照最低装量检查法(通则 0942)检查,应符合规定。

【无菌】除另有规定外,用于烧伤(除程度较轻的烧伤Ⅰ°或浅Ⅱ°外)或严重创伤的凝胶剂,照无菌检查法(通则 1101)检查,应符合规定。

【微生物限度】除另有规定外,照非无菌产品微生物限度检查:微生物计数法(通则 1105)和控制菌检查法(通则 1106)及非无菌药品微生物限度标准(通则 1107)检查,应符合规定。

0115　散剂

散剂系指原料药物或与适宜的辅料经粉碎、均匀混合制成的干燥粉末状制剂。

散剂可分为口服散剂和局部用散剂。

口服散剂一般溶于或分散于水、稀释液或者其他液体中服用,也可直接用水送服。

局部用散剂可供皮肤、口腔、咽喉、腔道等处应用;专供治疗、预防和润滑皮肤的散剂也可称为撒布剂或撒粉。

散剂在生产与贮藏期间应符合下列有关规定。

一、供制散剂的原料药物均应粉碎。除另有规定外,口服用散剂为细粉,儿科用和局部用散剂应为最细粉。

二、散剂应干燥、疏松、混合均匀、色泽一致。制备含有毒性药、贵重药或药物剂量小的散剂时,应采用配研法混匀并过筛。

三、散剂可单剂量包(分)装,多剂量包装者应附分剂量的用具。含有毒性药的口服散剂应单剂量包装。

四、散剂中可含或不含辅料。口服散剂需要时亦可加矫味剂、芳香剂、着色剂等。

五、除另有规定外，散剂应密闭贮存，含挥发性原料药物或易吸潮原料药物的散剂应密封贮存。生物制品应采用防潮材料包装，除另有规定，散剂应置 2～8℃密封贮存和运输。

六、为防止胃酸对生物制品散剂中活性成分的破坏，散剂稀释剂中可调配中和胃酸的成分。

七、散剂用于烧伤治疗如为非无菌制剂的，应在标签上标明"非无菌制剂"；产品说明书中应注明"本品为非无菌制剂"，同时在适应证下应明确"用于程度较轻的烧伤（Ⅰ°或浅Ⅱ°）"；注意事项下规定"应遵医嘱使用"。

除另有规定外，散剂应进行以下相应检查。

【粒度】除另有规定外，化学药局部用散剂和用于烧伤或严重创伤的中药局部用散剂及儿科用散剂，照下述方法检查，应符合规定。

检查法　除另有规定外，取供试品 10g，精密称定，照粒度和粒度分布测定法（通则 0982 单筛分法）测定。化学药散剂通过七号筛（中药通过六号筛）的粉末重量，不得少于 95%。

【外观均匀度】取供试品适量，置光滑纸上，平铺约 5cm²，将其表面压平，在明亮处观察，应色泽均匀，无花纹与色斑。

【水分】中药散剂照水分测定法（通则 0832）测定，除另有规定外，不得过 9.0%。

【干燥失重】化学药和生物制品散剂，除另有规定外，取供试品，照干燥失重测定法（通则 0831）测定，在 105℃干燥至恒重，减失重量不得过 2.0%。

【装量差异】单剂量包装的散剂，照下述方法检查，应符合规定。

检查法　除另有规定外，取供试品 10 袋（瓶），分别精密称定每袋（瓶）内容物的重量，求出内容物的装量与平均装量。每袋（瓶）装量与平均装量相比较〔凡有标示装量的散剂，每袋（瓶）装量应与标示装量相比较〕，按表中的规定，超出装量差异限度的散剂不得多于 2 袋（瓶），并不得有 1 袋（瓶）超出装量差异限度的 1 倍。

平均装量或标示装量	装量差异限度（中药、化学药）	装量差异限度（生物制品）
0.1g 及 0.1g 以下	±15%	±15%
0.1g 以上至 0.5g	±10%	±10%
0.5g 以上至 1.5g	±8%	±7.5%
1.5g 以上至 6.0g	±7%	±5%
6.0g 以上	±5%	±3%

凡规定检查含量均匀度的化学药和生物制品散剂，一般不再进行装量差异的检查。

【装量】除另有规定外，多剂量包装的散剂，照最低

装量检查法（通则 0942）检查，应符合规定。

【无菌】除另有规定外，用于烧伤（除程度较轻的烧伤Ⅰ°或浅Ⅱ°外）、严重创伤或临床必需无菌的局部用散剂，照无菌检查法（通则 1101）检查，应符合规定。

【微生物限度】除另有规定外，照非无菌产品微生物限度检查：微生物计数法（通则 1105）和控制菌检查法（通则 1106）及非无菌药品微生物限度标准（通则 1107）检查，应符合规定。凡规定进行杂菌检查的生物制品散剂，可不进行微生物限度检查。

0118　涂剂

涂剂系指含原料药物的水性或油性溶液、乳状液、混悬液，供临用前用消毒纱布或棉球等柔软物料蘸取涂于皮肤或口腔与喉部黏膜的液体制剂。也可为临用前用无菌溶剂制成溶液的无菌冻干制剂，供创伤面涂抹治疗用。

涂剂在生产与贮藏期间应符合下列有关规定。

一、涂剂大多为消毒或消炎药物的甘油溶液，也可用乙醇、植物油等作溶剂。以油为溶剂的应无酸败等变质现象，并应检查折光率。

如所用原料药物为生物制品原液，则其原液、半成品和成品的生产及质量控制应符合相关品种项下的要求。

二、涂剂在贮存时，乳状液若出现油相与水相分离，经振摇后应能重新形成乳状液；混悬液若出现沉淀物，经振摇应易分散，并具足够稳定性，以确保给药剂量的准确。易变质的涂剂应在临用前配制。

三、涂剂应稳定，根据需要可加入抑菌剂或抗氧剂。除另有规定外，在制剂确定处方时，该处方的抑菌效力应符合抑菌效力检查法（通则 1121）的规定。

四、除另有规定外，应避光、密闭贮存。对热敏感的品种，应在 2～8℃保存和运输。

五、除另有规定外，涂剂在启用后最多可使用 4 周。

六、涂剂用于烧伤治疗如为非无菌制剂的，应在标签上标明"非无菌制剂"；产品说明书中应注明"本品为非无菌制剂"，同时在适应证下应明确"用于程度较轻的烧伤（Ⅰ°或浅Ⅱ°）"；注意事项下规定"应遵医嘱使用"。

除另有规定外，涂剂应进行以下相应检查。

【装量】除另有规定外，照最低装量检查法（通则 0942）检查，应符合规定。

【无菌】除另有规定外，用于烧伤（除程度较轻的烧伤Ⅰ°或浅Ⅱ°外）或严重创伤的涂剂，照无菌检查法（通则 1101）检查，应符合规定。

【微生物限度】除另有规定外，照非无菌产品微生物限度检查：微生物计数法（通则 1105）和控制菌检查法（通则 1106）及非无菌药品微生物限度标准（通则 1107）检查，应符合规定。

分光光度法

0401　紫外-可见分光光度法

紫外-可见分光光度法是在 190～800nm 波长范围内测定物质的吸光度，用于鉴别、杂质检查和定量测定的方法。当光穿过被测物质溶液时，物质对光的吸收程度随光的波长不同而变化。因此，通过测定物质在不同波长处的吸光度，并绘制其吸光度与波长的关系图即得被测物质的吸收光谱。从吸收光谱中，可以确定最大吸收波长 λ_{max} 和最小吸收波长 λ_{min}。物质的吸收光谱具有与其结构相关的特征性。因此，可以通过特定波长范围内样品的光谱与对照光谱或对照品光谱的比较，或通过确定最大吸收波长，或通过测量两个特定波长处的吸收比值而鉴别物质。用于定量时，在最大吸收波长处测量一定浓度样品溶液的吸光度，并与一定浓度的对照溶液的吸光度进行比较或采用吸收系数法求算出样品溶液的浓度。

仪器的校正和检定

1. 波长　由于环境因素对机械部分的影响，仪器的波长经常会略有变动，因此除应定期对所用的仪器进行全面校正检定外，还应于测定前校正测定波长。常用汞灯中的较强谱线 237.83nm，253.65nm，275.28nm，296.73nm，313.16nm，334.15nm，365.02nm，404.66nm，435.83nm，546.07nm 与 576.96nm；或用仪器中氘灯的 486.02nm 与 656.10nm 谱线进行校正；钬玻璃在波长 279.4nm，287.5nm，333.7nm，360.9nm，418.5nm，460.0nm，484.5nm，536.2nm 与 637.5nm 处有尖锐吸收峰，也可作波长校正用，但因来源不同或随着时间的推移会有微小的变化，使用时应注意；近年来，常使用高氯酸钬溶液校正双光束仪器，以 10% 高氯酸溶液为溶剂，配制含氧化钬（Ho_2O_3）4% 的溶液，该溶液的吸收峰波长为 241.13nm，278.10nm，287.18nm，333.44nm，345.47nm，361.31nm，416.28nm，451.30nm，485.29nm，536.64nm 和 640.52nm。

仪器波长的允许误差为：紫外光区 ±1nm，500nm 附近 ±2nm。

2. 吸光度的准确度　可用重铬酸钾的硫酸溶液检定。取在 120℃ 干燥至恒重的基准重铬酸钾约 60mg，精密称定，用 0.005mol/L 硫酸溶液溶解并稀释至 1000ml，在规定的波长处测定并计算其吸收系数，并与规定的吸收系数比较，应符合表中的规定。

波长/nm	235（最小）	257（最大）	313（最小）	350（最大）
吸收系数（$E_{1cm}^{1\%}$）的规定值	124.5	144.0	48.6	106.6
吸收系数（$E_{1cm}^{1\%}$）的许可范围	123.0～126.0	142.8～146.2	47.0～50.3	105.5～108.5

3. 杂散光的检查　可按下表所列的试剂和浓度，配制成水溶液，置 1cm 石英吸收池中，在规定的波长处测定透光率，应符合表中的规定。

试剂	浓度/%（g/ml）	测定用波长/nm	透光率/%
碘化钠	1.00	220	<0.8
亚硝酸钠	5.00	340	<0.8

对溶剂的要求

含有杂原子的有机溶剂，通常均具有很强的末端吸收。因此，当作溶剂使用时，它们的使用范围均不能小于截止使用波长。例如甲醇、乙醇的截止使用波长为 205nm。另外，当溶剂不纯时，也可能增加干扰吸收。因此，在测定供试品前，应先检查所用的溶剂在供试品所用的波长附近是否符合要求，即将溶剂置 1cm 石英吸收池中，以空气为空白（即空白光路中不置任何物质）测定其吸光度。溶剂和吸收池的吸光度，在 220～240nm 范围内不得超过 0.40，在 241～250nm 范围内不得超过 0.20，在 251～300nm 范围内不得超过 0.10，在 300nm 以上时不得超过 0.05。

测定法

测定时，除另有规定外，应以配制供试品溶液的同批溶剂为空白对照，采用 1cm 的石英吸收池，在规定的吸收峰波长 ±2nm 以内测试几个点的吸光度，或由仪器在规定波长附近自动扫描测定，以核对供试品的吸收峰波长位置是否正确。除另有规定外，吸收峰波长应在该品种项下规定的波长 ±2nm 以内，并以吸光度最大的波长作为测定波长。一般供试品溶液的吸光度读数，以在 0.3～0.7 之间为宜。仪器的狭缝波带宽度宜小于供试品吸收带的半高宽度的十分之一，否则测得的吸光度会偏低；狭缝宽度的选择，应以减小狭缝宽度时供试品的吸光度不再增大为准。由于吸收池和溶剂本身可能有空白吸收，因此测定供试品的吸光度后应减去空白读数，或由仪器自动扣除空白读数后再计算含量。

当溶液的 pH 值对测定结果有影响时，应将供试品溶液的 pH 值和对照品溶液的 pH 值调成一致。

1. 鉴别和检查　分别按各品种项下规定的方法进行。

2. 含量测定　一般有以下几种方法。

(1) 对照品比较法　按各品种项下的方法，分别配制供试品溶液和对照品溶液，对照品溶液中所含被测成分的量应为供试品溶液中被测成分规定量的 100%±10%，所用溶剂也应完全一致，在规定的波长处测定供试品溶液和对照品溶液的吸光度后，按下式计算供试品中被测溶液的浓度：

$$c_X = (A_X/A_R)\, c_R$$

式中　c_X 为供试品溶液的浓度；

　　　A_X 为供试品溶液的吸光度；

　　　c_R 为对照品溶液的浓度；

　　　A_R 为对照品溶液的吸光度。

(2) 吸收系数法　按各品种项下的方法配制供试品溶液，在规定的波长处测定其吸光度，再以该品种在规定条件下的吸收系数计算含量。用本法测定时，吸收系数通常应大于 100，并注意仪器的校正和检定。

(3) 计算分光光度法　计算分光光度法有多种，使用时应按各品种项下规定的方法进行。当吸光度处在吸收曲线的陡然上升或下降的部位测定时，波长的微小变化可能对测定结果造成显著影响，故对照品和供试品的测试条件应尽可能一致。计算分光光度法一般不宜用作含量测定。

(4) 比色法　供试品本身在紫外-可见光区没有强吸收，或在紫外光区虽有吸收但为了避免干扰或提高灵敏度，可加入适当的显色剂，使反应产物的最大吸收移至可见光区，这种测定方法称为比色法。

用比色法测定时，由于显色时影响显色深浅的因素较多，应取供试品与对照品或标准品同时操作。除另有规定外，比色法所用的空白系指用同体积的溶剂代替对照品或供试品溶液，然后依次加入等量的相应试剂，并用同样方法处理。在规定的波长处测定对照品和供试品溶液的吸光度后，按上述 (1) 法计算供试品浓度。

当吸光度和浓度关系不呈良好线性时，应取数份梯度量的对照品溶液，用溶剂补充至同一体积，显色后测定各份溶液的吸光度，然后以吸光度与相应的浓度绘制标准曲线，再根据供试品的吸光度在标准曲线上查得其相应的浓度，并求出其含量。

0405　荧光分光光度法

某些物质受紫外光或可见光照射激发后能发射出比激发光波长较长的荧光。物质的激发光谱和荧光发射光谱，可用于该物质的定性分析。当激发光强度、波长、所用溶剂及温度等条件固定时，物质在一定浓度范围内，其发射光强度与溶液中该物质的浓度成正比关系，可以用于该物质的含量测定。荧光分光光度法的灵敏度一般较紫外-可

见分光光度法高，但浓度太高的溶液会发生"自熄灭"现象，而且在液面附近溶液会吸收激发光，使发射光强度下降，导致发射光强度与浓度不成正比，故荧光分光光度法应在低浓度溶液中进行。

测定法

所用的仪器为荧光计或荧光分光光度计，按各品种项下的规定，选定激发光波长和发射光波长，并制备对照品溶液和供试品溶液。

通常荧光分光光度法是在一定条件下，测定对照品溶液荧光强度与其浓度的线性关系。当线性关系良好时，可在每次测定前，用一定浓度的对照品溶液校正仪器的灵敏度；然后在相同的条件下，分别读取对照品溶液及其试剂空白的荧光强度与供试品溶液及其试剂空白的荧光强度，用下式计算供试品浓度：

$$c_X = \frac{R_X - R_{Xb}}{R_r - R_{rb}} \times c_r$$

式中　c_X 为供试品溶液的浓度；

　　　c_r 为对照品溶液的浓度；

　　　R_X 为供试品溶液的荧光强度；

　　　R_{Xb} 为供试品溶液试剂空白的荧光强度；

　　　R_r 为对照品溶液的荧光强度；

　　　R_{rb} 为对照品溶液试剂空白的荧光强度。

因荧光分光光度法中的浓度与荧光强度的线性较窄，故 $(R_X - R_{Xb})/(R_r - R_{rb})$ 应控制在 0.5～2 之间为宜，如若超过，应在调节溶液浓度后再进行测定。

当浓度与荧光强度明显偏离线性时，应改用标准曲线法进行含量测定。

对易被光分解或弛豫时间较长的品种，为使仪器灵敏度定标准确，避免因激发光多次照射而影响荧光强度，可选择一种激发光和发射光波长与供试品近似而对光稳定的物质配成适当浓度的溶液，作为基准溶液。例如蓝色荧光可用硫酸奎宁的稀硫酸溶液，黄绿色荧光可用荧光素钠水溶液，红色荧光可用罗丹明 B 水溶液等。在测定供试品溶液时选择适当的基准溶液代替对照品溶液校正仪器的灵敏度。

【附注】荧光分光光度法因灵敏度高，故应注意以下干扰因素。

(1) 溶剂不纯会带入较大误差，应先做空白检查，必要时，应用玻璃磨口蒸馏器蒸馏后再用。

(2) 溶液中的悬浮物对光有散射作用，必要时，应用垂熔玻璃滤器滤过或用离心法除去。

(3) 所用的玻璃仪器与测定池等也必须保持高度洁净。

(4) 温度对荧光强度有较大的影响，测定时应控制温度一致。

(5) 溶液中的溶氧有降低荧光作用，必要时可在测定前通入惰性气体除氧。

（6）测定时需注意溶液的 pH 值和试剂的纯度等对荧光强度的影响。

0406　原子吸收分光光度法

原子吸收分光光度法的测量对象是呈原子状态的金属元素和部分非金属元素，是基于测量蒸气中原子对特征电磁辐射的吸收强度进行定量分析的一种仪器分析方法。原子吸收分光光度法遵循分光光度法的吸收定律，一般通过比较对照品溶液和供试品溶液的吸光度，计算供试品中待测元素的含量。

对仪器的一般要求

所用仪器为原子吸收分光光度计，它由光源、原子化器、单色器、背景校正系统、自动进样系统和检测系统等组成。

1. 光源　常用待测元素作为阴极的空心阴极灯。

2. 原子化器　主要有四种类型：火焰原子化器、石墨炉原子化器、氢化物发生原子化器及冷蒸气发生原子化器。

（1）火焰原子化器　由雾化器及燃烧灯头等主要部件组成。其功能是将供试品溶液雾化成气溶胶后，再与燃气混合，进入燃烧灯头产生的火焰中，以干燥、蒸发、离解供试品，使待测元素形成基态原子。燃烧火焰由不同种类的气体混合物产生，常用乙炔-空气火焰。改变燃气和助燃气的种类及比例可控制火焰的温度，以获得较好的火焰稳定性和测定灵敏度。

（2）石墨炉原子化器　由电热石墨炉及电源等部件组成。其功能是将供试品溶液干燥、灰化，再经高温原子化使待测元素形成基态原子。一般以石墨作为发热体，炉中通入保护气，以防氧化并能输送试样蒸气。

（3）氢化物发生原子化器　由氢化物发生器和原子吸收池组成，可用于砷、锗、铅、镉、硒、锡、锑等元素的测定。其功能是将待测元素在酸性介质中还原成低沸点、易受热分解的氢化物，再由载气导入由石英管、加热器等组成的原子吸收池，在吸收池中氢化物被加热分解，并形成基态原子。

（4）冷蒸气发生原子化器　由汞蒸气发生器和原子吸收池组成，专门用于汞的测定。其功能是将供试品溶液中的汞离子还原成汞蒸气，再由载气导入石英原子吸收池进行测定。

3. 单色器　其功能是从光源发射的电磁辐射中分离出所需要的电磁辐射，仪器光路应能保证有良好的光谱分辨率和在相当窄的光谱带（0.2nm）下正常工作的能力，波长范围一般为 190.0～900.0nm。

4. 背景校正系统　背景干扰是原子吸收测定中的常见现象。背景吸收通常来源于样品中的共存组分及其在原子化过程中形成的次生分子或原子的热发射、光吸收和光散射等。这些干扰在仪器设计时应设法予以克服。常用的背景校正法有以下四种：连续光源（在紫外区通常用氘灯）、塞曼效应、自吸效应、非吸收线等。

在原子吸收分光光度分析中，必须注意背景以及其他原因等对测定的干扰。仪器某些工作条件（如波长、狭缝、原子化条件等）的变化可影响灵敏度、稳定程度和干扰情况。在火焰法原子吸收测定中可采用选择适宜的测定谱线和狭缝、改变火焰温度、加入络合剂或释放剂、采用标准加入法等方法消除干扰；在石墨炉原子吸收测定中可采用选择适宜的背景校正系统、加入适宜的基体改进剂等方法消除干扰。具体方法应按各品种项下的规定选用。

5. 检测系统　由检测器、信号处理器和指示记录器组成，应具有较高的灵敏度和较好的稳定性，并能及时跟踪吸收信号的急速变化。

测定法

第一法（标准曲线法）　在仪器推荐的浓度范围内，除另有规定外，制备含待测元素不同浓度的对照品溶液至少 5 份，浓度依次递增，并分别加入各品种项下制备供试品溶液的相应试剂，同时以相应试剂制备空白对照溶液。将仪器按规定启动后，依次测定空白对照溶液和各浓度对照品溶液的吸光度，记录读数。以每一浓度 3 次吸光度读数的平均值为纵坐标、相应浓度为横坐标，绘制标准曲线。按各品种项下的规定制备供试品溶液，使待测元素的估计浓度在标准曲线浓度范围内，测定吸光度，取 3 次读数的平均值，从标准曲线上查得相应的浓度，计算被测元素含量。绘制标准曲线时，一般采用线性回归，也可采用非线性拟合方法回归。

第二法（标准加入法）　取同体积按各品种项下规定制备的供试品溶液 4 份，分别置 4 个同体积的量瓶中，除（1）号量瓶外，其他量瓶分别精密加入不同浓度的待测元素对照品溶液，分别用去离子水稀释至刻度，制成从零开始递增的一系列溶液。按上述标准曲线法自"将仪器按规定启动后"操作，测定吸光度，记录读数；将吸光度读数与相应的待测元素加入量作图，延长此直线至与含量轴的延长线相交，此交点与原点间的距离即相当于供试品溶液取用量中待测元素的含量，如图，再以此计算供试品中待测元素的含量。

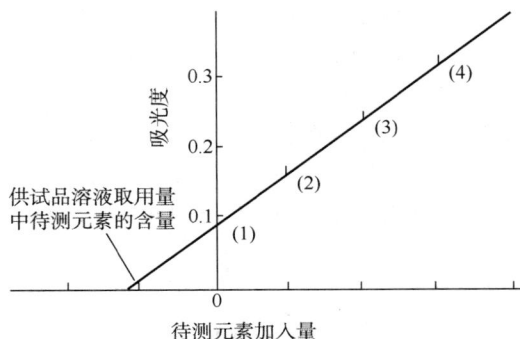

图　标准加入法测定图示

当用于杂质限量检查时，取供试品，按各品种项下的规定，制备供试品溶液；另取等量的供试品，加入限度量的待测元素溶液，制成对照品溶液。照上述标准曲线法操作，设对照品溶液的读数为 a，供试品溶液的读数为 b，b 值应小于（$a-b$）。

0407　火焰光度法

火焰光度法是以火焰作为激发光源，供试品溶液用喷雾装置以气溶胶形式引入火焰光源中，靠火焰光的热能将待测元素原子化并激发其发射特征光谱，通过光电检测系统测量出待测元素特征谱线的辐射光强度，从而进行元素分析的方法，属于原子发射光谱法的范畴，主要用于碱金属及碱土金属的测定。通常借比较对照品溶液和供试品溶液的发光强度，求得供试品中待测元素的含量。

对仪器的一般要求

所用仪器为火焰光度计，由燃烧系统、单色器和检测系统等部件组成。

燃烧系统由喷雾装置、燃烧灯、燃料气体和助燃气体的供应等部分组成。燃烧火焰通常是用空气作助燃气，用煤气或液化石油气等作燃料气组成的火焰，即空气-煤气或空气-液化石油气火焰。

仪器某些工作条件（如火焰类型、火焰状态、空气压缩机供应压力等）的变化可影响灵敏度、稳定程度和干扰情况，应按各品种项下的规定选用。

测定法

火焰光度法用于含量测定及杂质限量检查时，分别照原子吸收分光光度法（通则 0406）中第一法、第二法进行测定与计算。

色谱法

0501　纸色谱法

纸色谱法系以纸为载体，以纸上所含水分或其他物质为固定相，用展开剂进行展开的分配色谱法。供试品经展开后，可用比移值（R_f）表示其各组成成分的位置（比移值＝原点中心至斑点中心的距离/原点中心至展开剂前沿的距离）。由于影响比移值的因素较多，因而一般采用在相同实验条件下与对照标准物质对比以确定其异同。用作药品鉴别时，供试品在色谱图中所显主斑点的位置与颜色（或荧光），应与对照标准物质在色谱图中所显主斑点相同；用作药品纯度检查时，取一定量的供试品，经展开后，按各品种项下的规定，检视其所显杂质斑点的个数和呈色深度（或荧光强度）；进行药品含量测定时，将待测色谱斑点剪下经洗脱后，再用适宜的方法测定。

1. 仪器与材料

（1）展开容器　通常为圆形或长方形玻璃缸，缸上具有磨口玻璃盖，应能密闭。用于下行法时，盖上有孔，可插入分液漏斗，用以加入展开剂。在近顶端有一用支架架起的玻璃槽作为展开剂的容器，槽内有一玻棒，用以压住色谱滤纸。槽的两侧各支一玻棒，用以支持色谱滤纸使其自然下垂；用于上行法时，在盖上的孔中加塞，塞中插入玻璃悬钩，以便将点样后的色谱滤纸挂在钩上，并除去溶剂槽和支架。

（2）点样器　常用具支架的微量注射器（平口）或定量毛细管（无毛刺），应能使点样位置正确、集中。

（3）色谱滤纸　应质地均匀平整，具有一定机械强度，不含影响展开效果的杂质；也不应与所用显色剂起作用，以免影响分离和鉴别效果，必要时可进行处理后再用。用于下行法时，取色谱滤纸按纤维长丝方向切成适当大小的纸条，离纸条上端适当的距离（使色谱滤纸上端能足够浸入溶剂槽内的展开剂中，并使点样基线能在溶剂槽侧的玻璃支持棒下数厘米处）用铅笔划一点样基线，必要时，可在色谱滤纸下端切成锯齿形便于展开剂向下移动；用于上行法时，色谱滤纸长约 25cm，宽度则按需要而定，必要时可将色谱滤纸卷成筒形。点样基线距底边约 2.5cm。

2. 操作方法

（1）下行法　将供试品溶解于适宜的溶剂中制成一定浓度的溶液。用微量注射器或定量毛细管吸取溶液，点于点样基线上，一次点样量不超过 10μl。点样量过大时，溶液宜分次点加，每次点加后，待其自然干燥、低温烘干或经温热气流吹干，样点直径为 2～4mm，点间距离为 1.5～2.0cm，样点通常应为圆形。

将点样后的色谱滤纸的点样端放在溶剂槽内并用玻棒压住，使色谱滤纸通过槽侧玻璃支持棒自然下垂，点样基线在压纸棒下数厘米处。展开前，展开缸内用各品种项下规定的溶剂的蒸气使之饱和，一般可在展开缸底部放一装有规定溶剂的平皿，或将被规定溶剂润湿的滤纸条附着在展开缸内壁上，放置一定时间，待溶剂挥发使缸内充满饱和蒸气。然后小心添加展开剂至溶剂槽内，使色谱滤纸的上端浸没在槽内的展开剂中。展开剂即经毛细作用沿色谱滤纸移动进行展开，展开过程中避免色谱滤纸受强光照射，展开至规定的距离后，取出色谱滤纸，标明展开剂前沿位置，待展开剂挥散后，按规定方法检测色谱斑点。

（2）上行法　点样方法同下行法。展开缸内加入展开剂适量，放置待展开剂蒸气饱和后，再下降悬钩，使色谱滤纸浸入展开剂约 1cm，展开剂即经毛细作用沿色谱滤纸上升，除另有规定外，一般展开至约 15cm 后，取出晾干，按规定方法检视。

展开可以单向展开，即向一个方向进行；也可进行双向展开，即先向一个方向展开，取出，待展开剂完全挥发后，将滤纸转动 90°，再用原展开剂或另一种展开剂进行展开；亦可多次展开和连续展开等。

0512　高效液相色谱法

高效液相色谱法系采用高压输液泵将规定的流动相泵入装有填充剂的色谱柱，对供试品进行分离测定的色谱方法。注入的供试品，由流动相带入色谱柱内，各组分在柱内被分离，并进入检测器检测，由积分仪或数据处理系统记录和处理色谱信号。

1. 对仪器的一般要求和色谱条件

高效液相色谱仪由高压输液泵、进样器、色谱柱、检测器、积分仪或数据处理系统组成。色谱柱内径一般为 3.9～4.6 mm，填充剂粒径为 3～10μm。超高效液相色谱仪是适应小粒径（约 2μm）填充剂的耐超高压、小进样量、低死体积、高灵敏度检测的高效液相色谱仪。

（1）色谱柱

反相色谱柱：以键合非极性基团的载体为填充剂填充而成的色谱柱。常见的载体有硅胶、聚合物复合硅胶和聚合物等；常用的填充剂有十八烷基硅烷键合硅胶、辛基硅烷键合硅胶和苯基键合硅胶等。

正相色谱柱：用硅胶填充剂，或键合极性基团的硅胶填充而成的色谱柱。常见的填充剂有硅胶、氨基键合硅胶和氰基键合硅胶等。氨基键合硅胶和氰基键合硅胶也可用作反相色谱。

离子交换色谱柱：用离子交换填充剂填充而成的色谱柱。有阳离子交换色谱柱和阴离子交换色谱柱。

手性分离色谱柱：用手性填充剂填充而成的色谱柱。

色谱柱的内径与长度、填充剂的形状、粒径与粒径分布、孔径、表面积、键合基团的表面覆盖度、载体表面基团残留量、填充的致密与均匀程度等均影响色谱柱的性能，应根据被分离物质的性质来选择合适的色谱柱。

温度会影响分离效果，品种正文中未指明色谱柱温度时系指室温，应注意室温变化的影响。为改善分离效果可适当提高色谱柱的温度，但一般不宜超过 60℃。

残余硅羟基未封闭的硅胶色谱柱，流动相 pH 值一般应在 2～8 之间。残余硅羟基已封闭的硅胶、聚合物复合硅胶或聚合物色谱柱可耐受更广泛 pH 值的流动相，适合于 pH 值小于 2 或大于 8 的流动相。

（2）检测器　最常用的检测器为紫外-可见分光检测器，包括二极管阵列检测器，其他常见的检测器有荧光检测器、蒸发光散射检测器、示差折光检测器、电化学检测器和质谱检测器等。

紫外-可见分光检测器、荧光检测器、电化学检测器为选择性检测器，其响应值不仅与被测物质的量有关，还与其结构有关；蒸发光散射检测器和示差折光检测器为通用检测器，对所有物质均有响应，结构相似的物质在蒸发光散射检测器的响应值几乎仅与被测物质的量有关。

紫外-可见分光检测器、荧光检测器、电化学检测器和示差折光检测器的响应值与被测物质的量在一定范围内呈线性关系，但蒸发光散射检测器的响应值与被测物质的量通常呈指数关系，一般需经对数转换。

不同的检测器，对流动相的要求不同。紫外-可见分光检测器所用流动相应符合紫外-可见分光光度法（通则 0401）项下对溶剂的要求；采用低波长检测时，还应考虑有机溶剂的截止使用波长，并选用色谱级有机溶剂。蒸发光散射检测器和质谱检测器不得使用含不挥发性盐的流动相。

（3）流动相　反相色谱系统的流动相常用甲醇-水系统和乙腈-水系统，用紫外末端波长检测时，宜选用乙腈-水系统。流动相中应尽可能不用缓冲盐，如需用时，应尽可能使用低浓度缓冲盐。用十八烷基硅烷键合硅胶色谱柱时，流动相中有机溶剂一般不低于 5%，否则易导致柱效下降、色谱系统不稳定。

正相色谱系统的流动相常用两种或两种以上的有机溶剂，如二氯甲烷和正己烷等。

品种正文项下规定的条件除填充剂种类、流动相组分、检测器类型不得改变外，其余如色谱柱内径与长度、填充剂粒径、流动相流速、流动相组分比例、柱温、进样量、检测器灵敏度等，均可适当改变，以达到系统适用性试验的要求。调整流动相组分比例时，当小比例组分的百分比例 X 小于等于 33% 时，允许改变范围为 $0.7X\sim1.3X$；当 X 大于 33% 时，允许改变范围为 $X-10\%\sim X+10\%$。

若需使用小粒径（约 2μm）填充剂，输液泵的性能、进样体积、检测池体积和系统的死体积等必须与之匹配；如有必要，色谱条件也应作适当的调整。当对其测定结果产生争议时，应以品种项下规定的色谱条件的测定结果为准。

当必须使用特定牌号的色谱柱方能满足分离要求时，可在该品种正文项下注明。

2. 系统适用性试验

色谱系统的适用性试验通常包括理论板数、分离度、灵敏度、拖尾因子和重复性等五个参数。

按各品种正文项下要求对色谱系统进行适用性试验，即用规定的对照品溶液或系统适用性试验溶液在规定的色谱系统进行试验，必要时，可对色谱系统进行适当调整，以符合要求。

（1）色谱柱的理论板数（n）　用于评价色谱柱的分离效能。由于不同物质在同一色谱柱上的色谱行为不同，采用理论板数作为衡量色谱柱效能的指标时，应指明测定物质，一般为待测物质或内标物质的理论板数。

在规定的色谱条件下，注入供试品溶液或各品种项下规定的内标物质溶液，记录色谱图，量出供试品主成分色谱峰或内标物质色谱峰的保留时间 t_R 和峰宽（W）或半高峰宽（$W_{h/2}$），按 $n=16 (t_R/W)^2$ 或 $n=5.54 (t_R/W_{h/2})^2$ 计算色谱柱的理论板数。t_R、W、$W_{h/2}$ 可用时间或长度计（下同），但应取相同单位。

（2）分离度（R）　用于评价待测物质与被分离物质之间的分离程度，是衡量色谱系统分离效能的关键指标。可以通过测定待测物质与已知杂质的分离度，也可以通过测定待测物质与某一指标性成分（内标物质或其他难分离物质）的分离度，或将供试品或对照品用适当的方法降解，通过测定待测物质与某一降解产物的分离度，对色谱系统分离效能进行评价与调整。

无论是定性鉴别还是定量测定，均要求待测物质色谱峰与内标物质色谱峰或特定的杂质对照品色谱峰及其他色谱峰之间有较好的分离度。除另有规定外，待测物质色谱峰与相邻色谱峰之间的分离度应大于 1.5。分离度的计算公式为：

$$R=\frac{2\times(t_{R_2}-t_{R_1})}{W_1+W_2} \quad 或 \quad R=\frac{2\times(t_{R_2}-t_{R_1})}{1.70\times(W_{1,h/2}+W_{2,h/2})}$$

式中　t_{R_2} 为相邻两色谱峰中后一峰的保留时间；

t_{R_1} 为相邻两色谱峰中前一峰的保留时间；

W_1、W_2 及 $W_{1,h/2}$、$W_{2,h/2}$ 分别为此相邻两色谱峰的峰宽及半高峰宽（如图）。

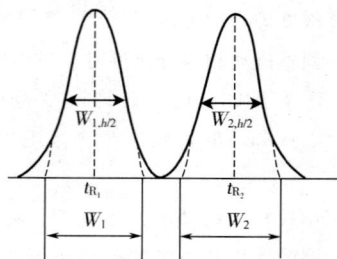

当对测定结果有异议时，色谱柱的理论板数（n）和分离度（R）均以峰宽（W）的计算结果为准。

（3）灵敏度　用于评价色谱系统检测微量物质的能力，通常以信噪比（S/N）来表示。通过测定一系列不同浓度的供试品或对照品溶液来测定信噪比。定量测定时，信噪比应不小于 10；定性测定时，信噪比应不小于 3。系统适用性试验中可以设置灵敏度实验溶液来评价色谱系统的检测能力。

（4）拖尾因子（T）　用于评价色谱峰的对称性。拖尾因子计算公式为：

$$T=\frac{W_{0.05h}}{2d_1}$$

式中　$W_{0.05h}$ 为 5％峰高处的峰宽；

d_1 为峰顶在 5％峰高处横坐标平行线的投影点至峰前沿与此平行线交点的距离（如图）。

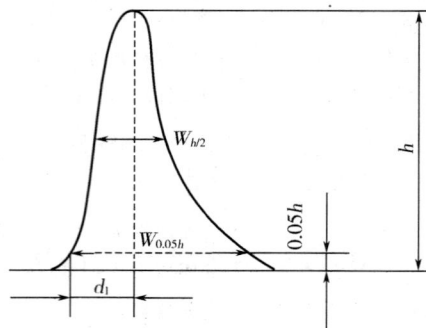

以峰高作定量参数时，除另有规定外，T 值应在 0.95～1.05 之间。

以峰面积作定量参数时，一般的峰拖尾或前伸不会影响峰面积积分，但严重拖尾会影响基线和色谱峰起止的判断和峰面积积分的准确性，此时应在品种正文项下对拖尾因子作出规定。

（5）重复性　用于评价色谱系统连续进样时响应值的重复性能。采用外标法时，通常取各品种项下的对照品溶液，连续进样 5 次，除另有规定外，其峰面积测量值的相对标准偏差应不大于 2.0％；采用内标法时，通常配制相当于 80％、100％和 120％的对照品溶液，加入规定量的内标溶液，配成 3 种不同浓度的溶液，分别至少进样 2 次，计算平均校正因子，其相对标准偏差应不大于 2.0％。

3. 测定法

（1）内标法　按品种正文项下的规定，精密称（量）取对照品和内标物质，分别配成溶液，各精密量取适量，混合配成校正因子测定用的对照溶液。取一定量进样，记录色谱图。测量对照品和内标物质的峰面积或峰高，按下式计算校正因子：

$$校正因子（f）=\frac{A_S/c_S}{A_R/c_R}$$

式中　A_S 为内标物质的峰面积或峰高；

A_R 为对照品的峰面积或峰高；

c_S 为内标物质的浓度；

c_R 为对照品的浓度。

再取各品种项下含有内标物质的供试品溶液，进样，记录色谱图，测量供试品中待测成分和内标物质的峰面积或峰高，按下式计算含量：

$$含量（c_X）=f\times\frac{A_X}{A_S'/c_S}$$

式中　A_X 为供试品的峰面积或峰高；

c_X 为供试品的浓度；

A'_S 为内标物质的峰面积或峰高；

c'_S 为内标物质的浓度；

f 为内标法校正因子。

采用内标法，可避免因供试品前处理及进样体积误差对测定结果的影响。

（2）外标法　按各品种项下的规定，精密称（量）取对照品和供试品，配制成溶液，分别精密取一定量，进样，记录色谱图，测量对照品溶液和供试品溶液中待测物质的峰面积（或峰高），按下式计算含量：

$$含量（c_X）= c_R \times \frac{A_X}{A_R}$$

式中各符号意义同上。

由于微量注射器不易精确控制进样量，当采用外标法测定时，以手动进样器定量环或自动进样器进样为宜。

（3）加校正因子的主成分自身对照法　测定杂质含量时，可采用加校正因子的主成分自身对照法。在建立方法时，按各品种项下的规定，精密称（量）取待测物对照品和参比物质对照品各适量，配制待测物校正因子的溶液，进样，记录色谱图，按下式计算待测物的校正因子。

$$校正因子 = \frac{c_A / A_A}{c_B / A_B}$$

式中　c_A 为待测物的浓度；

　　　A_A 为待测物的峰面积或峰高；

　　　c_B 为参比物质的浓度；

　　　A_B 为参比物质的峰面积或峰高。

也可精密称（量）取主成分对照品和杂质对照品各适量，分别配制成不同浓度的溶液，进样，记录色谱图，绘制主成分浓度和杂质浓度对其峰面积的回归曲线，以主成分回归直线斜率与杂质回归直线斜率的比计算校正因子。

校正因子可直接载入各品种项下，用于校正杂质的实测峰面积。需作校正计算的杂质，通常以主成分为参比，采用相对保留时间定位，其数值一并载入各品种项下。

测定杂质含量时，按各品种项下规定的杂质限度，将供试品溶液稀释成与杂质限度相当的溶液，作为对照溶液；进样，记录色谱图，必要时，调节纵坐标范围（以噪声水平可接受为限）使对照溶液的主成分色谱峰的峰高约达满量程的 10%～25%。除另有规定外，通常含量低于 0.5% 的杂质，峰面积的相对标准偏差（RSD）应小于 10%；含量在 0.5%～2% 的杂质，峰面积的 RSD 应小于 5%；含量大于 2% 的杂质，峰面积的 RSD 应小于 2%。然后，取供试品溶液和对照溶液适量，分别进样，除另有规定外，供试品溶液的记录时间，应为主成分色谱峰保留时间的 2 倍，测量供试品溶液色谱图上各杂质的峰面积，分别乘以相应的校正因子后与对照溶液主成分的峰面积比较，计算各杂质含量。

（4）不加校正因子的主成分自身对照法　测定杂质含量时，若无法获得待测杂质的校正因子，或校正因子可以忽略，也可采用不加校正因子的主成分自身对照法。同上述（3）法配制对照溶液、进样调节纵坐标范围和计算峰面积的相对标准偏差后，取供试品溶液和对照品溶液适量，分别进样。除另有规定外，供试品溶液的记录时间应为主成分色谱峰保留时间的 2 倍，测量供试品溶液色谱图上各杂质的峰面积并与对照溶液主成分的峰面积比较，依法计算杂质含量。

（5）面积归一化法　按各品种项下的规定，配制供试品溶液，取一定量进样，记录色谱图。测量各峰的面积和色谱图上除溶剂峰以外的总色谱峰面积，计算各峰面积占总峰面积的百分率。用于杂质检查时，由于仪器响应的线性限制，峰面积归一化法一般不宜用于微量杂质的检查。

0513　离子色谱法

离子色谱法系采用高压输液泵系统将规定的洗脱液泵入装有填充剂的色谱柱对可解离物质进行分离测定的色谱方法。注入的供试品由洗脱液带入色谱柱内进行分离后，进入检测器（必要时经过抑制器或衍生系统），由积分仪或数据处理系统记录并处理色谱信号。离子色谱法常用于无机阴离子、无机阳离子、有机酸、糖醇类、氨基糖类、氨基酸、蛋白质、糖蛋白等物质的定性和定量分析。它的分离机理主要为离子交换，即基于离子交换色谱固定相上的离子与流动相中具有相同电荷的溶质离子之间进行的可逆交换；离子色谱法的其他分离机理还有形成离子对、离子排阻等。

1. 对仪器的一般要求

离子色谱仪器中所有与洗脱液或供试品接触的管道、器件均应使用惰性材料，如聚醚醚酮（PEEK）等。也可使用一般的高效液相色谱仪，只要其部件能与洗脱液和供试品溶液相适应。仪器应定期检定并符合有关规定。

（1）色谱柱　离子交换色谱的色谱柱填充剂有两种，分别是有机聚合物载体填充剂和无机载体填充剂。

有机聚合物载体填充剂最为常用，填充剂的载体一般为苯乙烯-二乙烯基苯共聚物、乙基乙烯基苯-二乙烯基苯共聚物、聚甲基丙烯酸酯或聚乙烯聚合物等有机聚合物。这类载体的表面通过化学反应键合了大量阴离子交换功能基（如烷基季铵、烷醇季铵等）或阳离子交换功能基（如磺酸、羧酸、羧酸-膦酸和羧酸-膦酸冠醚等），可分别用于阴离子或阳离子的交换分离。有机聚合物载体填充剂在较宽的酸碱范围（pH 0～14）内具有较高的稳定性，且有一定的有机溶剂耐受性。

无机载体填充剂一般以硅胶为载体。在硅胶表面化学键合季铵基等阴离子交换功能基或磺酸基、羧酸基等阳离子交换功能基，可分别用于阴离子或阳离子的交换分离。硅胶载体填充剂机械稳定性好、在有机溶剂中不会溶胀或收缩。硅胶载体填充剂在 pH 2～8 的洗脱液中稳定，一般适用于阳离子样品的分离。

（2）洗脱液　离子色谱对复杂样品的分离主要依赖于色谱柱中的填充剂，而洗脱液相对较为简单。分离阴离子常采用稀碱溶液、碳酸盐缓冲液等作为洗脱液；分离阳离子常采用稀甲烷磺酸溶液等作为洗脱液。通过调节洗脱液 pH 值或离子强度可提高或降低洗脱液的洗脱能力；在洗脱液内加入适当比例的有机改性剂，如甲醇、乙腈等可改善色谱峰峰形。制备洗脱液的水应经过纯化处理，电阻率大于 18MΩ·cm。使用的洗脱液需经脱气处理，常采用氦气等惰性气体在线脱气的方法，也可采用超声、减压过滤或冷冻的方式进行离线脱气。

（3）检测器 电导检测器是离子色谱常用的检测器，其他检测器有安培检测器、紫外检测器、蒸发光散射检测器等。

电导检测器主要用于测定无机阴离子、无机阳离子和部分极性有机物，如羧酸等。离子色谱法中常采用抑制型电导检测器，即使用抑制器将具有较高电导率的洗脱液在进入检测器之前中和成具有极低电导率的水或其他较低电导率的溶液，从而显著提高电导检测的灵敏度。

安培检测器用于分析解离度低、但具有氧化或还原性质的化合物。直流安培检测器可以测定碘离子（I⁻）、硫氰酸根离子（SCN⁻）和各种酚类化合物等。积分安培检测器和脉冲安培检测器则常用于测定糖类和氨基酸类化合物。

紫外检测器适用于在高浓度氯离子等存在下痕量的溴离子（Br⁻）、亚硝酸根离子（NO₂⁻）、硝酸根离子（NO₃⁻）以及其他具有强紫外吸收成分的测定。柱后衍生-紫外检测法常用于分离分析过渡金属离子和镧系金属离子等。

原子吸收光谱、原子发射光谱（包括电感耦合等离子体原子发射光谱）、质谱（包括电感耦合等离子体质谱）也可作为离子色谱的检测器。离子色谱在与蒸发光散射检测器或（和）质谱检测器等联用时，一般采用带有抑制器的离子色谱系统。

2. 样品处理

对于基质简单的澄清水溶液一般通过稀释和经 0.45μm 滤膜过滤后直接进样分析。对于基质复杂的样品，可通过微波消解、紫外光降解、固相萃取等方法去除干扰物后进样分析。

3. 系统适用性试验

照高效液相色谱法（通则 0512）项下相应的规定。

4. 测定法

（1）内标法

（2）外标法

（3）面积归一化法

上述（1）～（3）法的具体内容均同高效液相色谱法（通则 0512）项下相应的规定。

（4）标准曲线法 按各品种项下的规定，精密称（量）取对照品适量配制成贮备溶液。分别量取贮备溶液配制成一系列梯度浓度的标准溶液。取上述梯度浓度的标准溶液各适量注入色谱仪，记录色谱图，测量标准溶液中待测组分的峰面积或峰高。以标准溶液中待测组分的峰面积或峰高为纵坐标，以标准溶液的浓度为横坐标，回归计

算标准曲线，其公式为：

$$A_R = a \times c_R + b$$

式中 A_R 为标准溶液中待测组分的峰面积或峰高；

　　c_R 为标准溶液的浓度；

　　a 为标准曲线的斜率；

　　b 为标准曲线的截距。

再取各品种项下供试品溶液适量，注入色谱仪，记录色谱图，测量供试品溶液中待测组分的峰面积或峰高。按下式计算其浓度：

$$c_S = \frac{A_S - b}{a}$$

式中 A_S 为供试品溶液中待测组分的峰面积或峰高；

　　c_S 为供试品溶液的浓度；

　　a、b 符号的意义同上。

上述测定法中，以外标法和标准曲线法最为常用。

0514 分子排阻色谱法

分子排阻色谱法是根据待测组分的分子大小进行分离的一种液相色谱技术。分子排阻色谱法的分离原理为凝胶色谱柱的分子筛机制。色谱柱多以亲水硅胶、凝胶或经过修饰的凝胶如葡聚糖凝胶（Sephadex）和琼脂糖凝胶（Sepharose）等为填充剂，这些填充剂表面分布着不同孔径尺寸的孔，药物分子进入色谱柱后，它们中的不同组分按其分子大小进入相应的孔内，大于所有孔径的分子不能进入填充剂颗粒内部，在色谱过程中不被保留，最早被流动相洗脱至柱外，表现为保留时间较短；小于所有孔径的分子能自由进入填充剂表面的所有孔径，在色谱柱中滞留时间较长，表现为保留时间较长；其余分子则按分子大小依次被洗脱。

1. 对仪器的一般要求

分子排阻色谱法所需的进样器和检测器同高效液相色谱法（通则 0512），液相色谱泵一般分常压、中压和高压泵。在药物分析中，尤其是分子量或分子量分布测定中，通常采用高效分子排阻色谱法（HPSEC）。应选用与供试品分子大小相适应的色谱柱填充剂。使用的流动相通常为水溶液或缓冲溶液，溶液的 pH 值不宜超出填充剂的耐受力，一般 pH 值在 2～8 范围。流动相中可加入适量的有机溶剂，但不宜过浓，一般不应超过 30%，流速不宜过快，一般为 0.5～1.0ml/min。

2. 系统适用性试验

分子排阻色谱法的系统适用性试验中色谱柱的理论板数（n）、分离度、重复性、拖尾因子的测定方法，在一般情况下，同高效液相色谱法（通则 0512）项下方法，但在高分子杂质检查时，某些药物分子的单体与其二聚体不能达到基线分离时，其分离度的计算公式为：

$$R = \frac{\text{二聚体的峰高}}{\text{单体与二聚体之间的谷高}}$$

除另有规定外，分离度应大于 2.0。

3. 测定法

（1）**分子量测定法** 一般适用于蛋白质和多肽的分子量测定。按各品种项下规定的方法，选用与供试品分子大小相适宜的色谱柱和适宜分子量范围的标准物质，除另有规定外，标准物质与供试品均需使用二硫苏糖醇（DTT）和十二烷基硫酸钠（SDS）处理，以打开分子内和分子间的二硫键，并使分子的构型与构象趋于一致，经处理的蛋白质和多肽分子通常以线性形式分离，以标准物质分子量（M_w）的对数值对相应的保留时间（t_R）制得标准曲线的线性回归方程 $\lg M_w = a + bt_R$，供试品以保留时间由标准曲线回归方程计算其分子量或亚基的分子量。

（2）**生物大分子聚合物分子量与分子量分布的测定法** 生物大分子聚合物如多糖、多聚核苷酸和胶原蛋白等具有分子大小不均一的特点，故生物大分子聚合物分子量与分子量分布是控制该类产品的关键指标。在测定生物大分子聚合物分子量与分子量分布时，选用与供试品分子结构与性质相同或相似的标准物质十分重要。

按各品种项下规定的方法，除另有规定外，同样采用分子量标准物质和适宜的 GPC 软件，以标准物质重均分子量（M_w）的对数值对相应的保留时间（t_R）制得标准曲线的线性回归方程 $\lg M_w = a + bt_R$，供试品采用适宜的 GPC 软件处理结果，并按下列公式计算出供试品的分子量与分子量分布。

$$M_n = \sum RI_i / \sum (RI_i / M_i)$$
$$M_w = \sum (RI_i M_i) / \sum RI_i$$
$$D = M_w / M_n$$

式中 M_n 为数均分子量；

         M_w 为重均分子量；

         D 为分布系数；

         RI_i 为供试品在保留时间 i 时的峰高；

         M_i 为供试品在保留时间 i 时的分子量。

（3）**高分子杂质测定法** 高分子杂质系指供试品中含有分子量大于药物分子的杂质，通常是药物在生产或贮存过程中产生的高分子聚合物或在生产过程中未除尽的可能产生过敏反应的高分子物质。

按各品种项下规定的色谱条件进行分离。

定量方法

①主成分自身对照法 同高效液相色谱法（通则 0512）项下规定。一般用于高分子杂质含量较低的品种。

②面积归一化法 同高效液相色谱法（通则 0512）项下规定。

③限量法 除另有规定外，规定不得检出保留时间小于标准物质保留时间的组分，一般用于混合物中高分子物质的控制。

④自身对照外标法 一般用于 Sephadex G-10 凝胶色谱系统中 β-内酰胺抗生素中高分子杂质的检查。在该分离系统中，除部分寡聚物外，β-内酰胺抗生素中高分子杂质在色谱过程中均不保留，即所有的高分子杂质表现为单一的色谱峰，以供试品自身为对照品，按外标法计算供试品中高分子杂质的相对百分含量。

【**附注**】**Sephadex G-10 的处理方法**

色谱柱的填装 装柱前先将约 15g 葡聚糖凝胶 Sephadex G-10 用水浸泡 48 小时，使之充分溶胀，搅拌除去空气泡，徐徐倾入玻璃或其他适宜材质的柱，一次性装填完毕，以免分层，然后用水将附着玻璃管壁的 Sephadex G-10 洗下，使色谱柱面平整，新填装的色谱柱要先用水连续冲洗 4~6 小时，以排出柱中的气泡。

供试品的加入 进样可以采用自动进样阀，也可以直接将供试品加在床的表面（此时，先将床表面的流动相吸干或渗干，立即将供试品溶液沿着色谱管壁转圈缓缓加入，注意勿使填充剂翻起，待之随着重力的作用渗入固定相后，再沿着色谱管壁转圈缓缓加入 3~5ml 流动相，以洗下残留在色谱管壁的供试品溶液）。

0521 气相色谱法

气相色谱法系采用气体为流动相（载气）流经装有填充剂的色谱柱进行分离测定的色谱方法。物质或其衍生物气化后，被载气带入色谱柱进行分离，各组分先后进入检测器，用数据处理系统记录色谱信号。

1. 对仪器的一般要求

所用的仪器为气相色谱仪，由载气源、进样部分、色谱柱、柱温箱、检测器和数据处理系统等组成。进样部分、色谱柱和检测器的温度均应根据分析要求适当设定。

（1）**载气源** 气相色谱法的流动相为气体，称为载气，氦、氮和氢可用作载气，可由高压钢瓶或高纯度气体发生器提供，经过适当的减压装置，以一定的流速经过进样器和色谱柱；根据供试品的性质和检测器种类选择载气，除另有规定外，常用载气为氮气。

（2）**进样部分** 进样方式一般可采用溶液直接进样、自动进样或顶空进样。

溶液直接进样采用微量注射器、微量进样阀或有分流装置的气化室进样；采用溶液直接进样或自动进样时，进样口温度应高于柱温 30~50℃；进样量一般不超过数微升；柱径越细，进样量应越少，采用毛细管柱时，一般应分流以免过载。

顶空进样适用于固体和液体供试品中挥发性组分的分离和测定。将固态或液态的供试品制成供试液后，置于密闭小瓶中，在恒温控制的加热室中加热至供试品中挥发性组分在液态和气态达到平衡后，由进样器自动吸取一定体积的顶空气注入色谱柱中。

（3）**色谱柱** 色谱柱为填充柱或毛细管柱。填充柱的材质为不锈钢或玻璃，内径为 2~4mm，柱长为 2~4m，内装吸附剂、高分子多孔小球或涂渍固定液的载体，粒径为 0.18～0.25mm、0.15～0.18mm 或 0.125～0.15mm。常用载体为经酸洗并硅烷化处理的硅藻土或高分子多孔小球，常用固定液有甲基聚硅氧烷、聚乙二醇等。毛细管柱的材质为玻璃或石英，内壁或载体经涂渍或交联固定液，内径一般为 0.25mm、0.32mm 或 0.53mm，柱长 5～60m，固定液膜厚 0.1～5.0μm，常用的固定液有甲基聚硅氧烷、不同比例组成的苯基甲基聚硅氧烷、聚乙二醇等。

新填充柱和毛细管柱在使用前需老化处理，以除去残留溶剂及易流失的物质，色谱柱如长期未用，使用前应老化处理，使基线稳定。

(4) 柱温箱 由于柱温箱温度的波动会影响色谱分析结果的重现性，因此柱温箱控温精度应为 ±1℃，且温度波动小于每小时 0.1℃。温度控制系统分为恒温和程序升温两种。

(5) 检测器 适合气相色谱法的检测器有火焰离子化检测器（FID）、热导检测器（TCD）、氮磷检测器（NPD）、火焰光度检测器（FPD）、电子捕获检测器（ECD）、质谱检测器（MS）等。火焰离子化检测器对碳氢化合物响应良好，适合检测大多数的药物；氮磷检测器对含氮、磷元素的化合物灵敏度高；火焰光度检测器对含磷、硫元素的化合物灵敏度高；电子捕获检测器适于含卤素的化合物；质谱检测器还能给出供试品某个成分相应的结构信息，可用于结构确证。除另有规定外，一般用火焰离子化检测器，用氢气作为燃气，空气作为助燃气。在使用火焰离子化检测器时，检测器温度一般应高于柱温，并不得低于 150℃，以免水汽凝结，通常为 250～350℃。

(6) 数据处理系统 可分为记录仪、积分仪以及计算机工作站等。

各品种项下规定的色谱条件，除检测器种类、固定液品种及特殊指定的色谱柱材料不得改变外，其余如色谱柱内径、长度、载体牌号、粒度、固定液涂布浓度、载气流速、柱温、进样量、检测器的灵敏度等，均可适当改变，以适应具体品种并符合系统适用性试验的要求。一般色谱图约于 30 分钟内记录完毕。

2. 系统适用性试验

除另有规定外，应照高效液相色谱法（通则 0512）项下的规定。

3. 测定法

(1) 内标法

(2) 外标法

(3) 面积归一化法

上述（1）～（3）法的具体内容均同高效液相色谱法（通则 0512）项下相应的规定。

(4) 标准溶液加入法 精密称（量）取某个杂质或待测成分对照品适量，配制成适当浓度的对照品溶液，取一定量，精密加入到供试品溶液中，根据外标法或内标法测定杂质或主成分含量，再扣除加入的对照品溶液含量，即得供试品溶液中某个杂质和主成分含量。

也可按下述公式进行计算，加入对照品溶液前后校正因子应相同，即：

$$\frac{A_{is}}{A_X} = \frac{c_X + \Delta c_X}{c_X}$$

则待测组分的浓度 c_X 可通过如下公式进行计算：

$$c_X = \frac{\Delta c_X}{(A_{is}/A_X) - 1}$$

式中　c_X 为供试品中组分 X 的浓度；

A_X 为供试品中组分 X 的色谱峰面积；

Δc_X 为所加入的已知浓度的待测组分对照品的浓度；

A_{is} 为加入对照品后组分 X 的色谱峰面积。

由于气相色谱法的进样量一般仅数微升，为减小进样误差，尤其当采用手工进样时，由于留针时间和室温等对进样量也有影响，故以采用内标法定量为宜；当采用自动进样器时，由于进样重复性的提高，在保证分析误差的前提下，也可采用外标法定量。当采用顶空进样时，由于供试品和对照品处于不完全相同的基质中，故可采用标准溶液加入法，以消除基质效应的影响；当标准溶液加入法与其他定量方法结果不一致时，应以标准加入法结果为准。

电泳法

0541　电泳法

电泳是指溶解或悬浮于电解液中的带电荷的蛋白质、胶体、大分子或其他粒子，在电流作用下向其自身所带电荷相反的电极方向迁移。电泳法是指利用溶液中带有不同量电荷的阳离子或阴离子，在外加电场中使供试品组分以不同的迁移速度向对应的电极移动，实现分离并通过适宜的检测方法记录或计算，达到测定目的的分析方法。电泳法一般可分为两大类：一类为自由溶液电泳或移动界面电泳，另一类为区带电泳。

移动界面电泳是指不含支持物的电泳，溶质在自由溶液中泳动，故也称自由溶液电泳，适用于高分子的检测。区带电泳是指含有支持介质的电泳，带电荷的供试品（如蛋白质、核苷酸等大分子或其他粒子）在惰性支持介质（如纸、醋酸纤维素、琼脂糖凝胶、聚丙烯酰胺凝胶等）中，在电场的作用下，向其极性相反的电极方向按各自的速度进行泳动，使组分分离成狭窄的区带。区带电泳法可选用不同的支持介质，并用适宜的检测方法记录供试品组分电泳区带图谱，以计算其含量（%）。除另有规定外，各不同支持介质的区带电泳法，照下述方法操作。采用全自动电泳仪操作时，参考仪器使用说明书进行；采用预制胶的电泳时，参考各电泳仪标准操作规程进行；结果判断采用自动扫描仪或凝胶成像仪时，参考仪器使用说明书进行。

第二法　醋酸纤维素薄膜电泳法

醋酸纤维素薄膜电泳法以醋酸纤维素薄膜作为支持介质。介质孔径大，没有分子筛效应，主要凭借被分离物中各组分所带电荷量的差异进行分离，适用于血清蛋白、免疫球蛋白、脂蛋白、糖蛋白、类固醇激素及同工酶等的检测。

1. 仪器装置

电泳室及直流电源同纸电泳（四部通则 0541）。

2. 试剂

（1）巴比妥缓冲液（pH8.6）　取巴比妥 2.76g、巴比妥钠 15.45g，加水溶解使成 1000ml。

（2）染色液　常用的有以下几种，可根据需要，按各品种项下要求使用。

①氨基黑染色液　取 0.5g 的氨基黑 10B，溶于甲醇 50ml、冰醋酸 10ml 及水 40ml 的混合液中。

②丽春红染色液　取丽春红 9.04g、三氯醋酸 6g，用水溶解并稀释至 100ml。

③含有醋酸的丽春红染色液　取丽春红 0.1g，醋酸 5ml，用水制成 100ml 的溶液。4℃保存。

④含有三氯醋酸和 5-磺基水杨酸的丽春红染色液　取丽春红 2g，三氯醋酸 30g，5-磺基水杨酸 30g，用水溶解并稀释至 100ml。

（3）脱色液　取乙醇 45ml、冰醋酸 5ml 及水 50ml，混匀。

（4）透明液　取冰醋酸 25ml，加无水乙醇 75ml，混匀。

3. 测定法

（1）醋酸纤维素薄膜　取醋酸纤维素薄膜，裁成 2cm×8cm 的膜条，将无光泽面向下，浸入巴比妥缓冲液（pH8.6）中，待完全浸透，取出夹于滤纸中，轻轻吸去多余的缓冲液后，将膜条无光泽面向上，置电泳槽架上，经滤纸桥浸入巴比妥缓冲液（pH8.6）中。

（2）点样与电泳　于膜条上距负极端 2cm 处，条状滴加蛋白质含量约 5% 的供试品溶液 2～3μl，一般应在

10～12V/cm 稳压或 0.4～0.6mA/cm［总电流量＝电流量（mA/cm）×每条膜的宽度（cm）×膜条数］稳流条件下电泳至区带距离 4～5cm 为宜（执行《中国药典》三部的生物制品一般采用稳流条件）。

人血白蛋白与免疫球蛋白类样品，在测定时取新鲜人血清作对照，电泳时间以白蛋白与免疫球蛋白之间的电泳展开距离约 2cm 为宜。

（3）染色　电泳完毕，将膜条取下浸于氨基黑或丽春红染色液中，2～3 分钟后，用脱色液浸洗数次，直至脱去底色为止。

（4）透明　将洗净并完全干燥后的膜条浸于透明液中，一般浸泡 10～15 分钟，待全部浸透后，取出平铺于洁净的玻璃板上，干后即成透明薄膜，可用于相对含量、纯度测定和作标本长期保存。

（5）含量测定　未经透明处理的醋酸纤维素薄膜电泳图可按各品种项下规定的方法测定，一般采用洗脱法或扫描法，测定各蛋白质组分的相对含量（%）。

洗脱法　将洗净的膜条用滤纸吸干，剪下供试品溶液各电泳图谱的电泳区带，分别浸于 1.6% 的氢氧化钠溶液中，振摇数次，至洗脱完全，照紫外-可见分光光度法（通则 0401），在各品种项下规定的检测波长处测定洗脱液的吸光度。同时剪取与供试品膜条相应的无蛋白质部位，同法操作作为空白对照。先计算吸光度总和，再计算各蛋白质组分所占比率（%）。

扫描法　将干燥的醋酸纤维素薄膜用薄层色谱扫描仪采用反射（未透明薄膜）或透射（已透明薄膜）方式在记录器上自动绘出各蛋白质组分曲线图，横坐标为膜条的长度，纵坐标为吸光度，计算各蛋白质组分的含量（%）。亦可用微机处理积分计算。

人血白蛋白与免疫球蛋白类样品，以人血清作为对照，按峰面积计算各蛋白质组分的含量（%）。

第三法　琼脂糖凝胶电泳法

琼脂糖凝胶电泳法以琼脂糖作为支持介质。琼脂糖是由琼脂分离制备的链状多糖。其结构单元是 D-半乳糖和 3,6-脱水-L-半乳糖。许多琼脂糖链互相盘绕形成绳状琼脂糖束，构成大网孔型的凝胶。这种网络结构具有分子筛作用，使带电颗粒的分离不仅依赖净电荷的性质和数量，还可凭借分子大小进一步分离，从而提高了分辨能力。本法适用于免疫复合物、核酸与核蛋白等的分离、鉴定与纯化。

DNA 分子在琼脂糖凝胶中泳动时有电荷效应和分子筛效应。DNA 分子在高于等电点的 pH 溶液中带负电荷，在电场中向正极移动。由于糖-磷酸骨架在结构上的重复性质，相同数量的双链 DNA 几乎具有等量的净电荷，因此它们能以同样的速率向正极方向移动。在一定浓度的琼脂糖凝胶介质中，DNA 分子的电泳迁移率与其分子量的常用对数成反比；分子构型也对迁移率有影响，如共价闭

环 DNA>直线 DNA>开环双链 DNA。适用于检测 DNA，PCR 反应中的电泳检测，方法见各品种项下。

方法 1

1. 仪器装置

电泳室及直流电源同纸电泳（四部通则 0541）。

2. 试剂

（1）醋酸-锂盐缓冲液（pH3.0） 取冰醋酸 50ml，加水 800ml 混合后，加氢氧化锂固体适量使溶解调节 pH 值至 3.0，再加水至 1000ml。

（2）甲苯胺蓝溶液 取甲苯胺蓝 0.1g，加水 100ml 使溶解。

3. 测定法

（1）制胶 取琼脂糖约 0.2g，加水 10ml，置水浴中加热使溶胀完全，加温热的醋酸-锂盐缓冲液（pH3.0）10ml，混匀，趁热将胶液涂布于大小适宜（2.5cm×7.5cm 或 4cm×9cm）的水平玻璃板上，涂层厚度约 3mm，静置，待凝胶结成无气泡的均匀薄层，即得。

（2）对照品溶液及供试品溶液的制备 照各品种项下规定配制。

（3）点样与电泳 在电泳槽内加入醋酸-锂盐缓冲液（pH3.0），将凝胶板置于电泳槽架上，经滤纸桥与缓冲液接触。于凝胶板负极端分别点样 1μl，立即接通电源，在电压梯度约 30V/cm、电流强度 1~2mA/cm 的条件下，电泳约 20 分钟，关闭电源。

（4）染色与脱色 取下凝胶板，用甲苯胺蓝溶液染色，用水洗去多余的染色液至背景无色为止。

方法 2

1. 仪器装置

电泳室及直流电源同纸电泳（四部通则 0541）。

2. 试剂

（1）巴比妥缓冲液（pH8.6） 称取巴比妥 4.14g、巴比妥钠 23.18g，加水适量，加热使之溶解，放冷至室温，再加叠氮钠 0.15g，溶解后，加水稀释至 1500ml。

（2）1.5% 琼脂糖溶液 称取琼脂糖 1.5g，加水 50ml 和巴比妥缓冲液（pH8.6）50ml，加热使完全溶胀。

（3）0.5% 氨基黑溶液 称取氨基黑 10B 0.5g，溶于甲醇 50ml、冰醋酸 10ml 及水 40ml 的混合液中。

（4）脱色液 量取乙醇 45ml、冰醋酸 5ml 及水 50ml，混匀。

（5）溴酚蓝指示液 称取溴酚蓝 50mg，加水使之溶解，并稀释至 100ml。

3. 测定法

（1）制胶 取上述 1.5% 的琼脂糖溶液，趁热将胶液涂布于大小适宜的水平玻璃板上，涂层厚度约 3mm，静置，待凝胶凝固成无气泡的均匀薄层，即得。

（2）对照品和供试品溶液

对照品 正常人血清或其他适宜的对照品。

供试品溶液的制备 用生理氯化钠溶液将供试品稀释成蛋白质浓度为 1%~2% 的溶液。

（3）点样与电泳 在电泳槽内加入巴比妥缓冲液（pH8.6）；于琼脂糖凝胶板负极端的 1/3 处打孔，孔径 2~3mm，置于电泳槽架上，经 3 层滤纸搭桥与巴比妥缓冲液（pH8.6）接触。测定孔加适量供试品溶液和 1 滴溴酚蓝指示液，对照孔加适量对照品及 1 滴溴酚蓝指示液。100V 恒压条件下电泳 2 小时（指示剂迁移到前沿），关闭电源。

（4）染色与脱色 取下凝胶板，用 0.5% 氨基黑溶液染色，再用脱色液脱色至背景无色。

第五法 SDS-聚丙烯酰胺凝胶电泳法

SDS-聚丙烯酰胺凝胶电泳法是一种变性的聚丙烯酰胺凝胶电泳方法。SDS-聚丙烯酰胺凝胶电泳法分离蛋白质的原理是根据大多数蛋白质都能与阴离子表面活性剂十二烷基硫酸钠（SDS）按重量比结合成复合物，使蛋白质分子所带的负电荷远远超过天然蛋白质分子的净电荷，消除了不同蛋白质分子的电荷效应，使蛋白质按分子大小分离。

1. 仪器装置

恒压或恒流电源、垂直板或圆盘电泳槽和制胶模具。

2. 试剂

（1）水 （电阻率不低于 18.2MΩ·cm）。

（2）A 液 1.5mol/L 三羟甲基氨基甲烷-盐酸缓冲液。称取三羟甲基氨基甲烷 18.15g，加适量水溶解，用盐酸调 pH 值至 8.8，加水稀释至 100ml。

（3）B 液 30% 丙烯酰胺溶液-0.8% N,N'-亚甲基双丙烯酰胺溶液（避光保存）。

（4）C 液 1% 十二烷基硫酸钠溶液。

（5）D 液 10% N,N,N',N'-四甲基乙二胺。

（6）E 液 10% 过硫酸铵溶液，临用前配制。

（7）F 液 0.5mol/L 三羟甲基氨基甲烷-盐酸缓冲液。称取三羟甲基氨基甲烷 6.05g，加适量水使溶解，用盐酸调 pH 值至 6.8，加水稀释至 100ml。

（8）电极缓冲液 称取三羟甲基氨基甲烷 3g、甘氨酸 14.4g、十二烷基硫酸钠 1g，加适量水溶解，用盐酸调 pH 值至 8.3，加水稀释至 1000ml。

（9）供试品缓冲液 称取三羟甲基氨基甲烷 0.303g、溴酚蓝 2mg、十二烷基硫酸钠 0.8g，量取盐酸 0.189ml、甘油 4ml，加水溶解并稀释至 10ml。该缓冲液用于非还原型 SDS-聚丙烯酰胺凝胶电泳。如用于还原型 SDS-聚丙烯酰胺凝胶电泳，则再加 β-巯基乙醇 2ml。

（10）分子量标准品 所选用的标准品的分子量范围应将供试品的分子量包括在其中。

（11）固定液（蓝染法） 称取三氯醋酸 5g，加水 200ml 溶解后，加甲醇 200ml，再加水至 500ml。

固定液（银染 A 法） 取甲醇 250ml、冰醋酸 60ml，加水稀释至 500ml。

固定液（银染 B 法）　取甲醇 50ml，37％甲醛溶液 54μl，加水至 100ml。

（12）脱色液（银染 A 法）　取乙醇 100ml、冰醋酸 50ml，加水稀释至 1000ml。

（13）辅染液（银染 A 法）　称取重铬酸钾 10g，量取硝酸 2ml 加适量水溶解并稀释至 200ml。用前 40 倍稀释。

（14）银染液（银染 A 法）　称取硝酸银 2.04g，加水溶解并稀释至 1000ml。

硝酸银溶液（银染 B 法）　取硝酸银 0.8g，加水至 4.0ml，将此溶液滴加到 0.1mol/L 氢氧化钠溶液 20ml 与 25％氨溶液 1.5ml 的混合液中，摇匀，用水稀释至 100ml。

（15）显色液（银染 A 法）　称取碳酸钠 30g，加适量水溶解，加甲醛 0.5ml 并稀释至 1000ml。

显色液（银染 B 法）　取 1％枸橼酸溶液 2.5ml，37％甲醛溶液 270μl，加水至 500ml。

（16）终止液（银染 A 法）　取冰醋酸 10ml，加水稀释至 1000ml。

终止液（银染 B 法）　取冰醋酸 100ml，加水至 1000ml。

（17）考马斯亮蓝染色液　称取考马斯亮蓝 R250 1g，加入甲醇 200ml、冰醋酸 50ml、水 250ml，混匀。

（18）考马斯亮蓝脱色液　取甲醇 400ml、冰醋酸 100ml 与水 500ml，混匀。

（19）保存液　取冰醋酸 75ml，加水至 1000ml，摇匀。

供试品溶液的制备　将供试品与供试品缓冲液按 3：1 的比例混匀，或照各品种项下的规定制备，除另有规定外，置水浴中 100℃加热 3～5 分钟；对照品/标准品溶液同法操作。

3. 测定法

（1）制备分离胶溶液　根据不同分子量的需要，按下表制成分离胶溶液，灌入模具内至一定高度，加水封顶，室温下聚合（室温不同，聚合时间不同）。

凝胶种类	分离胶溶液						浓缩胶溶液
凝胶浓度	5％	7.5％	10％	12.5％	15％	17.5％	4.5％
试液/ml A液	4	4	4	4	4	4	
B液	2.7	4	5.4	6.7	8	9.4	1.35
C液	1.6	1.6	1.6	1.6	1.6	1.6	0.9
D液	0.1	0.1	0.1	0.1	0.1	0.1	0.07
E液	0.1	0.1	0.1	0.1	0.1	0.1	0.07
F液							2.25
H₂O	7.3	6	4.88	3.3	2.28	0.88	4.33

（2）制备浓缩胶溶液　待分离胶溶液聚合后，用滤纸吸去上面的水层，再灌入浓缩胶溶液（配方见上表），插入样品梳，注意避免气泡出现。

（3）加样　待浓缩胶溶液聚合后小心拔出样品梳，将电极缓冲液注满电泳槽前后槽，在加样孔中加入供试品溶液与对照品/标准品溶液 5μg（银染法）或 10μg 以上（考马斯亮蓝染色法）。

（4）电泳　垂直板电泳：恒压电泳，初始电压为 80V，进入分离胶时调至 150～200V，当溴酚蓝迁移胶底处，停止电泳。或恒流电泳，以恒流 10mA 条件下开始电泳，至供试品溶液进入分离胶后将电流调至 20mA，直至电泳结束。

圆盘电泳：调节电流使每管 8mA。

（5）固定与染色

①考马斯亮蓝法　电泳完毕，取出胶片（条），置固定液中 30 分钟，取出胶片（条），置染色液中 1～2 小时，用脱色液脱色至凝胶背景透明后保存在保存液中。

②银染法　除另有规定外，银染法一般不用于定量试验；做定性试验时，上样量可以适当增加；做纯度试验时，若结果的量效关系不成正比，建议用考马斯亮蓝法染色。

银染 A 法　将电泳后的凝胶浸入固定液中 10～12 小时，取出，用脱色液漂洗 3 次（温度应不低于 25℃），每次 10 分钟；漂洗后的凝胶浸于辅染液中 7～10 分钟后取出，用水浸洗 3 次，每次 2 分钟；将浸洗后的凝胶浸于银染液中，置较强日光或类似光源下照射 30 分钟，再于室内光线下放置 20 分钟；将凝胶自银染液中取出，用水浸洗 2 次，每次 1 分钟；然后将凝胶浸于显色液中，每隔 2 分钟换液 1 次，直至蛋白质条带显色完全；将凝胶浸于终止液中 10 分钟后，取出凝胶保存于水中。

银染 B 法　胶片浸在固定液中至少 2 小时后弃去固定液，用水浸洗至少 1 小时；胶片置 1％戊二醛溶液中 15 分钟后，用水洗 2 次，每次 15 分钟；胶片置硝酸银溶液中 15 分钟后，用水洗 3 次，每次 15 分钟；胶片置显色液中，待各带显出后置终止液中。

4. 结果判断

用卡尺或用扫描定位法测量溴酚蓝指示剂和蛋白质迁移距离（如为圆盘电泳还应测量染色前后胶条长度，垂直板电泳胶片厚度低于 1mm，染色前后胶片长度基本不变）。按下式计算相对迁移率：

$$相对迁移率(R'_m)=\frac{蛋白质迁移距离}{脱色后胶条长度}\times\frac{脱色前胶条长度}{溴酚蓝指示剂迁移距离}$$

（1）供试品主成分迁移率应与对照品迁移率一致。

（2）分子量　以 R'_m 为横坐标，标准蛋白质的分子量对数值为纵坐标，进行线性回归，由标准曲线求得供试品的分子量。

（3）纯度　取凝胶置薄层扫描仪，以峰面积按归一化法计算。

如使用商品化的 SDS-聚丙烯酰胺预制胶电泳系统，生产厂家可能提供不同表面积和厚度的凝胶，为了达到最优的分离度，按厂家推荐的条件进行电泳，电泳时间和电流/电压需要按照厂家说明进行调整。

【注】执行《中国药典》三部的生物制品应采用银染 A 法。

第六法　等电聚焦电泳法

等电聚焦电泳法是两性电解质在电泳场中形成一个 pH 梯度，由于蛋白质为两性化合物，其所带的电荷与介质的 pH 值有关，带电的蛋白质在电泳中向极性相反的方向迁移，当到达其等电点（此处的 pH 值使相应的蛋白质不再带电荷）时，电流达到最小，不再移动，从而达到检测蛋白质类和肽类供试品等电点的电泳方法。

方法 1

1. 仪器装置

恒压或恒流电源、带有冷却装置的垂直板电泳槽和制胶模具。

2. 试剂

（1）水（电阻率不低于 18.2MΩ·cm）。

（2）A 液　称取丙烯酰胺 29.1g、亚甲基双丙烯酰胺 0.9g，加适量水溶解，并稀释至 100ml，双层滤纸滤过，避光保存。

（3）B 液　10% 过硫酸铵溶液，临用前配制。

（4）供试品缓冲液（4 倍浓度）　取甘油 8ml、40% 两性电解质（pH3～10）溶液 4ml，加水至 20ml。加 0.1% 甲基红溶液 20μl。

（5）标准品　所选用的标准品的等电点范围一般应涵盖供试品的等电点。

（6）固定液　称取三氯乙酸 34.5g、磺基水杨酸 10.4g，加水溶解并稀释至 300ml。

（7）脱色液（平衡液）　取 95% 乙醇 500ml、冰醋酸 160ml，加水稀释至 2000ml。

（8）染色液　称取考马斯亮蓝 G250（或 R250）0.35g，加脱色液 300ml，在 60～70℃ 水浴中加热，使溶解。

（9）保存液　取甘油 30ml，加脱色液 300ml，混匀。

（10）正极液（0.01mol/L 磷酸溶液）　取磷酸 1ml，加水至 1800ml。

（11）负极液（0.01mol/L 氢氧化钠溶液）　称取氢氧化钠 0.4g，加水溶解并稀释至 1000ml。

3. 测定法

（1）制胶　装好垂直平板电泳槽，压水，于玻璃板和玻璃纸之间加入 60% 甘油 1ml。取水 12ml、甘油 2ml、A 液 4.0ml、两性电解质（pH3～10）溶液（或其他两性电解质）1.0ml，混匀，脱气，再加 B 液 72μl，N，N，N′，N′-四甲基乙二胺 3μl，混匀后注入槽内聚合，插入样品

梳，注意避免气泡出现。

（2）供试品溶液的制备　将供试品对水透析（或用其他方法）脱盐后，与供试品缓冲液按 3∶1 体积比混匀。供试品溶液最终浓度应不低于 0.5mg/ml。或按照各品种项下的方法制备。

（3）电泳　待胶溶液聚合后小心拔出样品梳，将电极缓冲液注满电泳槽前后槽，样品孔每孔加供试品缓冲液 20μl，接通冷却循环水，于 10℃、250V（约 10mA）条件下电泳 30 分钟。每孔分别加供试品溶液与标准品溶液各 20μl，于 10℃、500V（约 10mA），上限电压 2000V 条件下，电泳约 3.5 小时。

（4）固定与染色　电泳结束后，即将凝胶放入固定液中固定 20 分钟以上；取出，放入平衡液中 20～30 分钟；再放入染色液中 40～60 分钟，然后用脱色液浸洗至背景无色，取出放入保存液中 30 分钟；亦可做成干胶保存。

4. 结果判断

（1）鉴别　供试品主成分迁移距离应与标准品一致。

（2）等电点　以各标准品的等电点（pI）对其相应的迁移距离作线性回归，将供试品的迁移距离代入线性回归方程，求出供试品的等电点。

方法 2

1. 仪器装置

恒压或恒流电源、带有冷却装置的水平电泳槽和制胶模具。

2. 试剂

（1）水（电阻率不低于 18.2MΩ·cm）。

（2）A 液　称取丙烯酰胺 29.1g、亚甲基双丙烯酰胺 0.9g，加适量水溶解，并稀释至 100ml，双层滤纸滤过，避光保存。

（3）B 液　10% 过硫酸铵溶液，临用前配制。

（4）标准品　所选用的标准品的等电点范围一般应涵盖供试品的等电点。

（5）固定液　称取三氯乙酸 34.5g、磺基水杨酸 10.4g，加水溶解并稀释至 300ml。

（6）脱色液（平衡液）　取 95% 乙醇 500ml、冰醋酸 160ml，加水稀释至 2000ml。

（7）染色液　称取考马斯亮蓝 G250（或 R250）0.35g，加脱色液 300ml，在 60～70℃ 水浴中加热，使溶解。

（8）保存液　取甘油 30ml，加脱色液 300ml，混匀。

（9）正极液（0.5mol/L 磷酸溶液）　量取磷酸 50ml，加水至 1800ml。

（10）负极液（0.2mol/L 氢氧化钠溶液）　称取氢氧化钠 8g，加水溶解并稀释至 1000ml。

3. 测定法

（1）制胶　量取 A 液 6.25ml、pH 3～10 两性电解质（或其他两性电解质）1.5ml、水 17.1ml，抽气 5～10 分

钟，加 B 液 175μl 和 N，N，N'，N'-四甲基乙二胺 20μl（根据凝胶速度可适当调整试剂的加入量），混匀后缓慢地注入水平模具内，室温下聚合。将已聚合的聚丙烯酰胺凝胶放在冷却板上，其间涂以液体石蜡或煤油并避免产生气泡。

（2）供试品溶液的制备　将供试品对水透析（或用其他方法）脱盐，并使蛋白质或多肽含量调节在每 0.5～5mg/ml 范围。或按照各品种项下的方法制备。

（3）电泳　用正极液与负极液分别润湿正极与负极电极条，然后分别放于正极与负极上，将加样滤纸放在凝胶上。分别加供试品溶液与标准品溶液各 5～30μl。将电极对准电极条的中心，加盖，在上限电压 2000V、上限电流 50mA、功率为每 1cm 胶 1W、温度 4℃的电泳条件下，开始电泳，电泳 30 分钟后去掉加样滤纸，待电流不再变化时停止电泳。如有必要可在起始电压 200V 下预电泳 30 分钟。

（4）固定与染色　同等电聚焦垂直板电泳。

4. 结果判断　同等电聚焦垂直板电泳。

0542　毛细管电泳法

毛细管电泳法是指以弹性石英毛细管为分离通道，以高压直流电场为驱动力，根据供试品中各组分淌度（单位电场强度下的迁移速度）和（或）分配行为的差异而实现分离的一种分析方法。

当熔融石英毛细管内充满操作缓冲液时，管内壁上硅羟基解离释放氢离子至溶液中使管壁带负电荷并与溶液形成双电层（ζ 电位），即使在较低 pH 值缓冲液中情况也如此。当毛细管两端加上直流电压时将使带正电的溶液整体地移向阴极端。此种在电场作用下溶液的整体移动称为电渗流（EOF）。内壁硅羟基的解离度与操作缓冲液 pH 值和添加的改性剂有关。降低溶液 pH 值会降低解离度，减小电渗流；提高溶液 pH 值会提高解离度，增加电渗流。有机添加剂的加入有时会抑制内壁硅羟基的解离，减小电渗流。在操作缓冲液中带电粒子在电场作用下以不同速度向极性相反的方向移动，形成电泳，运动速度等于其电泳速度和电渗速度的矢量和。通常电渗速度通常大于电泳速度，因此电泳时各组分即使是阴离子也会从毛细管阳极端流向阴极端。为了减小或消除电渗流，除了降低操作缓冲液 pH 值或改变添加剂的种类之外，还可以采用内壁聚合物涂层的毛细管。这种涂层毛细管可减少大分子在管壁上的吸附。

1. 分离模式

当以毛细管空管为分离载体时毛细管电泳有以下几种模式。

（1）毛细管区带电泳（CZE）　将待分析溶液引入毛细管进样一端，施加直流电压后，各组分按各自的电泳流和电渗流的矢量和流向毛细管出口端，按阳离子、中性粒子和阴离子及其电荷大小的顺序通过检测器。中性组分彼此不能分离。出峰时间为迁移时间（t_m），相当于高效液相色谱和气相色谱中的保留时间。

（2）毛细管等速电泳（CITP）　采用前导电解质和尾随电解质，在毛细管中充入前导电解质后，进样，电极槽中换用尾随电解质进行电泳分析，带不同电荷的组分迁移至各个狭窄的区带，然后依次通过检测器。

（3）毛细管等电聚焦电泳（CIEF）　将毛细管内壁涂覆聚合物减小电渗流，再将供试品和两性电解质混合进样，两个电极槽中分别加入酸液和碱液，施加电压后毛细管中的操作电解质溶液逐渐形成 pH 梯度，各溶质在毛细管中迁移至各自的等电点（pI）时变为中性形成聚焦的区带，而后用压力或改变检测器末端电极槽储液的 pH 值的方法使溶质通过检测器，或者采用全柱成像方式进行检测。

（4）胶束电动毛细管色谱（MEKC）　当操作缓冲液中加入大于其临界胶束浓度的离子型表面活性剂时，表面活性剂就聚集形成胶束，其亲水端朝外、疏水非极性核朝内，溶质则在水和胶束两相间分配，各溶质因分配系数存在差别而被分离。对于常用的阴离子表面活性剂十二烷基硫酸钠，进样后极强亲水性组分不能进入胶束，随操作缓冲液流过检测器（容量因子 $k'=0$）；极强疏水性组分则进入胶束的核中不再回到水相，最后到达检测器（$k'=\infty$）。常用的其他胶束试剂还有阳离子表面活性剂十六烷基三甲基溴化铵、胆酸等。两亲性质的聚合物，尤其是嵌段聚合物也会在不同极性的溶剂中形成胶束结构，可以起到类似表面活性剂的作用。

（5）亲和毛细管电泳（ACE）　在缓冲液或管内加入亲和作用试剂，实现物质的分离。如将蛋白质（抗原或抗体）预先固定在毛细管柱内，利用抗原-抗体的特异性识别反应，毛细管电泳的高效快速分离能力、激光诱导荧光检测器的高灵敏度，来分离检测样品混合物中能与固定化蛋白质特异结合的组分。

当以毛细管填充管为分离载体时毛细管电泳有以下几种模式。

（6）毛细管凝胶电泳（CGE）　在毛细管中装入单体和引发剂引发聚合反应生成凝胶，如聚丙烯酰胺凝胶、琼脂糖凝胶等，这些方法主要用于测定蛋白质、DNA 等生物大分子。另外还可以利用聚合物溶液，如葡聚糖等的筛分作用进行分析，称为毛细管无胶筛分。有时将它们统称为毛细管筛分电泳，下分为凝胶电泳和无胶筛分两类。

（7）毛细管电色谱（CEC）　将细粒径固定相填充到毛细管中或在毛细管内壁涂覆固定相，或以聚合物原位交联聚合的形式在毛细管内制备聚合物整体柱，以电渗流驱动操作缓冲液（有时再加辅助压力）进行分离。分析方式根据填料不同，可分为正相、反相及离子交换等模式。

除以上常用的单根毛细管电泳外，还有利用一根以上的毛细管进行分离的阵列毛细管电泳以及芯片毛细管电泳。

（8）毛细管阵列电泳（CAE）　通常毛细管电泳一次分析只能分析一个样品，要高通量地分析样品就需要多根毛细管阵列，这就是毛细管阵列电泳。毛细管阵列电泳仪主要采用激光诱导荧光检测，分为扫描式检测和成像式检测两种方式，主要应用于 DNA 的序列分析。

（9）芯片式毛细管电泳（Chip CE）　芯片毛细管电泳技术是将常规的毛细管电泳操作转移到芯片上进行，利用玻璃、石英或各种聚合物材料加工出微米级通道，通常以高压直流电场为驱动力，对样品进行进样、分离及检测。芯片式毛细管电泳与常规毛细管电泳的分离原理相同，还具备分离时间短、分离效率高、系统体积小且易实现不同操作单元的集成等优势，在分离生物大分子样品方面具有一定的优势。

以上分离模式中，（1）和（4）使用较多。（5）和（7）分离机理以色谱为主，但对荷电溶质则兼有电泳作用。

操作缓冲液中加入各种添加剂可获得多种分离效果。如加入环糊精、衍生化环糊精、冠醚、血清蛋白、多糖、胆酸盐、离子液体或某些抗生素等，可拆分手性化合物；加入有机溶剂可改善某些组分的分离效果，以至可在非水溶液中进行分析。

2. 对仪器的一般要求

毛细管电泳仪的主要部件及其性能要求如下。

（1）毛细管　用弹性石英毛细管，内径 $50\mu m$ 和 $75\mu m$ 两种使用较多（毛细管电色谱有时用内径更大些的毛细管）。细内径分离效果好，且焦耳热小，允许施加较高电压；但若采用柱上检测，则因光程较短，其检测限比较粗内径管要差。毛细管长度称为总长度，根据分离度的要求，可选用 $20\sim100cm$ 长度；进样端至检测器间的长度称为有效长度。毛细管常盘放在管架上控制在一定温度下操作，以控制焦耳热，操作缓冲液的黏度和电导率，对测定的重复性很重要。

（2）直流高压电源　采用 $0\sim30kV$（或相近）可调节直流电源，可供应约 $300\mu A$ 电流，具有稳压和稳流两种方式可供选择。

（3）电极和电极槽　两个电极槽里放入操作缓冲液，分别插入毛细管的进口端与出口端以及铂电极；铂电极连接至直流高压电源，正负极可切换。多种型号的仪器将试样瓶同时用做电极槽。

（4）冲洗进样系统　每次进样之前毛细管要用不同溶液冲洗，选用自动冲洗进样仪器较为方便。进样方法有压力（加压）进样、负压（减压）进样、虹吸进样和电动（电迁移）进样等。进样时通过控制压力或电压及时间来控制进样量。

（5）检测系统　紫外-可见分光检测器、激光诱导荧光检测器、电化学检测器、质谱检测器、核磁共振检测器、化学发光检测器、LED 检测器、共振瑞利散射光谱检测等。其中以紫外-可见分光光度检测器应用最广，包括单波长、程序波长和二极管阵列检测器。将毛细管接近出口端的外层聚合物剥去约 2mm 一段，使石英管壁裸露，毛细管两侧各放置一个石英聚光球，使光源聚焦在毛细管上，透过毛细管到达光电池。对无光吸收（或荧光）的溶质的检测，可选用适当的紫外或荧光衍生试剂与被检测样品进行柱前、柱上或柱后化学反应来实现溶质的分离与检测。还可采用间接测定法，即在操作缓冲液中加入对光有吸收（或荧光）的添加剂，在溶质到达检测窗口时出现反方向的峰。

（6）数据处理系统　与一般色谱数据处理系统基本相同。

3. 系统适用性试验

为考察所配置的毛细管分析系统和设定的参数是否适用，系统适用性的测试项目和方法与高效液相色谱法或气相色谱法相同，相关的计算式和要求也相同；如重复性（相对标准偏差，RSD）、容量因子（k'）、毛细管理论板数（n）、分离度（R）、拖尾因子（T）、线性范围、检测限（LOD）和定量限（LOQ）等，可参照测定。具体指标应符合各品种项下的规定，特别是进样精度和不同荷电溶质迁移速度的差异对分析精密度的影响。

4. 基本操作

（1）按照仪器操作手册开机，预热、输入各项参数，如毛细管温度、操作电压、检测波长和冲洗程序等。操作缓冲液需过滤和脱气。冲洗液、缓冲液等放置于样品瓶中，依次放入进样器。

（2）毛细管处理的好坏，对测定结果影响很大。未涂层新毛细管要用较浓碱液在较高温度（例如用 1mol/L 氢氧化钠溶液在 60℃）冲洗，使毛细管内壁生成硅羟基，再依次用 0.1mol/L 氢氧化钠溶液、水和操作缓冲液各冲洗数分钟。两次进样中间可仅用缓冲液冲洗，但若发现分离性能改变，则开始须用 0.1mol/L 氢氧化钠溶液冲洗，甚至要用浓氢氧化钠溶液升温冲洗。凝胶毛细管、涂层毛细管、填充毛细管的冲洗则应按照所附说明书操作。冲洗时将盛溶液的试样瓶依次置于进样器，设定顺序和时间进行。

（3）操作缓冲液的种类、pH 值和浓度，以及添加剂[用以增加溶质的溶解度和（或）控制溶质的解离度，手性拆分等]的选定对测定结果的影响也很大，应照各品种项下的规定配制，根据初试的结果调整、优化。

（4）将待测供试品溶液瓶置于进样器中，设定操作参数，如进样压力（电动进样电压）、进样时间、正极端或负极端进样、操作电压或电流、检测器参数等，开始测试。根据初试的电泳谱图调整仪器参数和操作缓冲液，以获得优化结果。而后用优化条件正式测试。

（5）测试完毕后用水冲洗毛细管，注意将毛细管两端浸入水中保存，如果长久不用应将毛细管用氮吹干，最后关机。

（6）定量测定以采用内标法为宜。用加压或减压法进样时，供试品溶液黏度会影响进样体积，应注意保持试样溶液和对照溶液黏度一致；用电动法进样时，被测组分因电歧视现象和溶液离子强度会影响待测组分的迁移量，也要注意其影响。

物理检查法

0631　pH 值测定法

pH 值是水溶液中氢离子活度的方便表示方法。pH 值定义为水溶液中氢离子活度（a_{H^+}）的负对数，即 pH $=$ $-\lg a_{H^+}$，但氢离子活度却难以由实验准确测定。为实用方便，溶液的 pH 值规定为由下式测定：

$$pH = pH_S - \frac{E - E_S}{k}$$

式中　E 为含有待测溶液（pH）的原电池电动势，V；

E_S 为含有标准缓冲液（pH_S）的原电池电动势，V；

k 为与温度（t，℃）有关的常数。

$k = 0.059\,16 + 0.000\,198\,(t-25)$

由于待测物的电离常数、介质的介电常数和液接界电位等诸多因素均可影响 pH 值的准确测量，所以实验测得的数值只是溶液的表观 pH 值，它不能作为溶液氢离子活度的严格表征。尽管如此，只要待测溶液与标准缓冲液的组成足够接近，由上式测得的 pH 值与溶液的真实 pH 值还是颇为接近的。

溶液的 pH 值使用酸度计测定。水溶液的 pH 值通常以玻璃电极为指示电极、饱和甘汞电极或银-氯化银电极为参比电极进行测定。酸度计应定期进行计量检定，并符合国家有关规定。测定前，应采用下列标准缓冲液校正仪器，也可用国家标准物质管理部门发放的标示 pH 值准确至 0.01pH 单位的各种标准缓冲液校正仪器。

1. 仪器校正用的标准缓冲液

（1）草酸盐标准缓冲液　精密称取在 54℃±3℃ 干燥 4~5 小时的草酸三氢钾 12.71g，加水使溶解并稀释至 1000ml。

（2）苯二甲酸盐标准缓冲液　精密称取在 115℃± 5℃ 干燥 2~3 小时的邻苯二甲酸氢钾 10.21g，加水使溶解并稀释至 1000ml。

（3）磷酸盐标准缓冲液　精密称取在 115℃±5℃ 干燥 2~3 小时的无水磷酸氢二钠 3.55g 与磷酸二氢钾 3.40g，加水使溶解并稀释至 1000ml。

（4）硼砂标准缓冲液　精密称取硼砂 3.81g（注意避免风化），加水使溶解并稀释至 1000ml，置聚乙烯塑料瓶

中，密塞，避免空气中二氧化碳进入。

（5）氢氧化钙标准缓冲液　于 25℃，用无二氧化碳的水和过量氢氧化钙经充分振摇制成饱和溶液，取上清液使用。因本缓冲液是 25℃ 时的氢氧化钙饱和溶液，所以临用前需核对溶液的温度是否在 25℃，否则需调温至 25℃ 再经溶解平衡后，方可取上清液使用。存放时应防止空气中二氧化碳进入。一旦出现浑浊，应弃去重配。

上述标准缓冲溶液必须用 pH 值基准试剂配制。不同温度时各种标准缓冲液的 pH 值如下表。

温度 /℃	草酸盐标准缓冲液	苯二甲酸盐标准缓冲液	磷酸盐标准缓冲液	硼砂标准缓冲液	氢氧化钙标准缓冲液（25℃饱和溶液）
0	1.67	4.01	6.98	9.46	13.43
5	1.67	4.00	6.95	9.40	13.21
10	1.67	4.00	6.92	9.33	13.00
15	1.67	4.00	6.90	9.27	12.81
20	1.68	4.00	6.88	9.22	12.63
25	1.68	4.01	6.86	9.18	12.45
30	1.68	4.01	6.85	9.14	12.30
35	1.69	4.02	6.84	9.10	12.14
40	1.69	4.04	6.84	9.06	11.98
45	1.70	4.05	6.83	9.04	11.84
50	1.71	4.06	6.83	9.01	11.71
55	1.72	4.08	6.83	8.99	11.57
60	1.72	4.09	6.84	8.96	11.45

2. 注意事项

测定 pH 值时，应严格按仪器的使用说明书操作，并注意下列事项。

（1）测定前，按各品种项下的规定，选择两种 pH 值约相差 3 个 pH 单位的标准缓冲液，并使供试品溶液的 pH 值处于两者之间。

（2）取与供试品溶液 pH 值较接近的第一种标准缓冲液对仪器进行校正（定位），使仪器示值与表列数值一致。

（3）仪器定位后，再用第二种标准缓冲液核对仪器示

值，误差应不大于±0.02pH 单位。若大于此偏差，则应小心调节斜率，使示值与第二种标准缓冲液的表列数值相符。重复上述定位与斜率调节操作，至仪器示值与标准缓冲液的规定数值相差不大于 0.02pH 单位。否则，需检查仪器或更换电极后，再行校正至符合要求。

（4）每次更换标准缓冲液或供试品溶液前，应用纯化水充分洗涤电极，然后将水吸尽，也可用所换的标准缓冲液或供试品溶液洗涤。

（5）在测定高 pH 值的供试品和标准缓冲液时，应注意碱误差的问题，必要时选用适当的玻璃电极测定。

（6）对弱缓冲液或无缓冲作用溶液的 pH 值测定，除另有规定外，先用苯二甲酸盐标准缓冲液校正仪器后测定供试品溶液，并重取供试品溶液再测，直至 pH 值的读数在 1 分钟内改变不超过±0.05 止；然后再用硼砂标准缓冲液校正仪器，再如上法测定；两次 pH 值的读数相差应不超过 0.1，取两次读数的平均值为其 pH 值。

（7）配制标准缓冲液与溶解供试品的水，应是新沸过并放冷的纯化水，其 pH 值应为 5.5～7.0。

（8）标准缓冲液一般可保存 2～3 个月，但发现有浑浊、发霉或沉淀等现象时，不能继续使用。

0632 渗透压摩尔浓度测定法

生物膜，例如人体的细胞膜或毛细血管壁，一般具有半透膜的性质，溶剂通过半透膜由低浓度向高浓度溶液扩散的现象称为渗透，阻止渗透所需要施加的压力，称为渗透压。在涉及溶质的扩散或通过生物膜的液体转运各种生物过程中，渗透压都起着极其重要的作用。因此，在制备注射剂、眼用液体制剂等药物制剂时，必须关注其渗透压。处方中添加了渗透压调节剂的制剂，均应控制其渗透压摩尔浓度。

静脉输液、营养液、电解质或渗透利尿药（如甘露醇注射液）等制剂，应在药品说明书上标明其渗透压摩尔浓度，以便临床医生根据实际需要对所用制剂进行适当的处置（如稀释）。正常人体血液的渗透压摩尔浓度范围为 285～310mOsmol/kg，0.9% 氯化钠溶液或 5% 葡萄糖溶液的渗透压摩尔浓度与人体血液相当。溶液的渗透压，依赖于溶液中溶质粒子的数量，是溶液的依数性之一，通常以渗透压摩尔浓度（Osmolality）来表示，它反映的是溶液中各种溶质对溶液渗透压贡献的总和。

渗透压摩尔浓度的单位，通常以每千克溶剂中溶质的毫渗透压摩尔来表示，可按下列公式计算毫渗透压摩尔浓度（mOsmol/kg）：

$$\text{毫渗透压摩尔浓度（mOsmol/kg）} = \frac{\text{每千克溶剂中溶解的溶质克数}}{\text{分子量}} \times n \times 1000$$

式中，n 为一个溶质分子溶解或解离时形成的粒子数。在理想溶液中，例如葡萄糖 $n=1$，氯化钠或硫酸镁 $n=2$，氯化钙 $n=3$，枸橼酸钠 $n=4$。

在生理范围及很稀的溶液中，其渗透压摩尔浓度与理想状态下的计算值偏差较小；随着溶液浓度增加，与计算值比较，实际渗透压摩尔浓度下降。例如 0.9% 氯化钠注射液，按上式计算，毫渗透压摩尔浓度是 $2 \times 1000 \times 9/58.4 = 308\text{mOsmol/kg}$，而实际上在此浓度时氯化钠溶液的 n 稍小于 2，其实际测得值是 286mOsmol/kg；这是由于在此浓度条件下，一个氯化钠分子解离所形成的两个离子会发生某种程度的缔合，使有效离子数减少的缘故。复杂混合物（如水解蛋白注射液）的理论渗透压摩尔浓度不容易计算，因此通常采用实际测定值表示。

1. 渗透压摩尔浓度的测定

通常采用测量溶液的冰点下降来间接测定其渗透压摩尔浓度。在理想的稀溶液中，冰点下降符合 $\Delta T_f = K_f \cdot m$ 的关系，式中，ΔT_f 为冰点下降，K_f 为冰点下降常数（当水为溶剂时为 1.86），m 为重量摩尔浓度。而渗透压符合 $P_o = K_o \cdot m$ 的关系，式中，P_o 为渗透压，K_o 为渗透压常数，m 为溶液的重量摩尔浓度。由于两式中的浓度等同，故可以用冰点下降法测定溶液的渗透压摩尔浓度。

仪器 采用冰点下降的原理设计的渗透压摩尔浓度测定仪通常由制冷系统、用来测定电流或电位差的热敏探头和振荡器（或金属探针）组成。测定时将探头浸入供试溶液中心，并降至仪器的冷却槽中。启动制冷系统，当供试溶液的温度降至凝固点以下时，仪器采用振荡器（或金属探针）诱导溶液结冰，自动记录冰点下降的温度。仪器显示的测定值可以是冰点下降的温度，也可以是渗透压摩尔浓度。

渗透压摩尔浓度测定仪校正用标准溶液的制备 取基准氯化钠试剂，于 500～650℃ 干燥 40～50 分钟，置干燥器（硅胶）中放冷至室温。根据需要，按表中所列数据精密称取适量，溶于 1kg 水中，摇匀，即得。

表 渗透压摩尔浓度测定仪校正用标准溶液

每 1kg 水中氯化钠的重量/g	毫渗透压摩尔浓度/mOsmol·kg^{-1}	冰点下降温度 ΔT/℃
3.087	100	0.186
6.260	200	0.372
9.463	300	0.558
12.684	400	0.744
15.916	500	0.930
19.147	600	1.116
22.380	700	1.302

供试品溶液 除另有规定外，供试品应结合临床用法，直接测定或按各品种项下规定的具体溶解或稀释方

法制备供试品溶液，并使其摩尔浓度处于表中测定范围内。例如注射用无菌粉末，可采用药品标签或说明书中的规定溶剂溶解并稀释后测定。需特别注意的是，供试品溶液经稀释后，粒子间的相互作用与原溶液有所不同，一般不能简单地将稀释后的测定值乘以稀释倍数来计算原溶液的渗透压摩尔浓度。

测定法　按仪器说明书操作，首先取适量新沸放冷的水调节仪器零点，然后由表中选择两种标准溶液（供试品溶液的渗透压摩尔浓度应介于两者之间）校正仪器，再测定供试品溶液的渗透压摩尔浓度或冰点下降值。

2. 渗透压摩尔浓度比的测定

供试品溶液与 0.9%（g/ml）氯化钠标准溶液的渗透压摩尔浓度比率称为渗透压摩尔浓度比。用渗透压摩尔浓度测定仪分别测定供试品溶液与 0.9%（g/ml）氯化钠标准溶液的渗透压摩尔浓度 O_T 与 O_S，方法同渗透压摩尔浓度测定法，并用下列公式计算渗透压摩尔浓度比：

$$渗透压摩尔浓度比 = \frac{O_T}{O_S}$$

渗透压摩尔浓度比的测定用标准溶液的制备　取基准氯化钠试剂，于 500～650℃ 干燥 40～50 分钟，置干燥器（硅胶）中放冷至室温。取 0.900g，精密称定，加水溶解并稀释至 100ml，摇匀，即得。

0901　溶液颜色检查法

本法系将药物溶液的颜色与规定的标准比色液比较，或在规定的波长处测定其吸光度。

品种项下规定的"无色"系指供试品溶液的颜色相同于水或所用溶剂，"几乎无色"系指供试品溶液的颜色不深于相应色调 0.5 号标准比色液。

第一法

除另有规定外，取各品种项下规定量的供试品，加水溶解，置于 25ml 的纳氏比色管中，加水稀释至 10ml。另取规定色调和色号的标准比色液 10ml，置于另一 25ml 纳氏比色管中，两管同置白色背景上，自上向下透视，或同置白色背景前，平视观察，供试品管呈现的颜色与对照管比较，不得更深。如供试品管呈现的颜色与对照管的颜色深浅非常接近或色调不完全一致，使目视观察无法辨别两者的深浅时，应改用第三法（色差计法）测定，并将其测定结果作为判定依据。

比色用重铬酸钾液　精密称取在 120℃ 干燥至恒重的基准重铬酸钾 0.4000g，置 500ml 量瓶中，加适量水溶解并稀释至刻度，摇匀，即得。每 1ml 溶液中含 0.800mg 的 $K_2Cr_2O_7$。

比色用硫酸铜液　取硫酸铜约 32.5g，加适量的盐酸溶液（1→40）使溶解成 500ml，精密量取 10ml，置碘量

瓶中，加水 50ml、醋酸 4ml 与碘化钾 2g，用硫代硫酸钠滴定液（0.1mol/L）滴定，至近终点时，加淀粉指示液 2ml，继续滴定至蓝色消失。每 1ml 硫代硫酸钠滴定液（0.1mol/L）相当于 24.97mg 的 $CuSO_4 \cdot 5H_2O$。根据上述测定结果，在剩余的原溶液中加适量的盐酸溶液（1→40），使每 1ml 溶液中含 62.4mg 的 $CuSO_4 \cdot 5H_2O$，即得。

比色用氯化钴液　取氯化钴约 32.5g，加适量的盐酸溶液（1→40）使溶解成 500ml，精密量取 2ml，置锥形瓶中，加水 200ml，摇匀，加氨试液至溶液由浅红色转变至绿色后，加醋酸-醋酸钠缓冲液（pH6.0）10ml，加热至 60℃，再加二甲酚橙指示液 5 滴，用乙二胺四醋酸二钠滴定液（0.05mol/L）滴定至溶液显黄色。每 1ml 乙二胺四醋酸二钠滴定液（0.05mol/L）相当于 11.90mg 的 $CoCl_2 \cdot 6H_2O$。根据上述测定结果，在剩余的原溶液中加适量的盐酸溶液（1→40），使每 1ml 溶液中含 59.5mg 的 $CoCl_2 \cdot 6H_2O$，即得。

各种色调标准贮备液的制备　按表 1 精密量取比色用氯化钴液、比色用重铬酸钾液、比色用硫酸铜液与水，混合摇匀，即得。

表 1　各种色调标准贮备液的配制

色调	比色用氯化钴液（ml）	比色用重铬酸钾液（ml）	比色用硫酸铜液（ml）	水（ml）
绿黄色	—	27	15	58
黄绿色	1.2	22.8	7.2	68.8
黄色	4.0	23.3	0	72.7
橙黄色	10.6	19.0	4.0	66.4
橙红色	12.0	20.0	0	68.0
棕红色	22.5	12.5	20.0	45.0

各种色调色号标准比色液的制备　按表 2 精密量取各色调标准贮备液与水，混合摇匀，即得。

表 2　各种色调色号标准比色液的配制表

色号	0.5	1	2	3	4	5	6	7	8	9	10
贮备液（ml）	0.25	0.5	1.0	1.5	2.0	2.5	3.0	4.5	6.0	7.5	10.0
加水量（ml）	9.75	9.5	9.0	8.5	8.0	7.5	7.0	5.5	4.0	2.5	0

第二法　除另有规定外，取各供试品项下规定量的供试品，加水溶解并使成 10ml，必要时滤过，滤液照紫外-可见分光光度法（通则 0401）于规定波长处测定，吸光度不得超过规定值。

第三法（色差计法）

本法是使用具备透射测量功能的测色色差计直接测定溶液的透射三刺激值，对其颜色进行定量表述和分析的方法。当目视比色法较难判定供试品与标准比色液之间的差异时，应采用本法进行测定与判断。

供试品溶液与标准比色液之间的颜色差异，可以通过分别比较它们与水之间的色差值来测定，也可以通过直接比较它们之间的色差值来测定。

现代颜色视觉理论认为，在人眼视网膜上有三种感色的锥体细胞，分别对红、绿、蓝三种颜色敏感。颜色视觉过程可分为两个阶段：第一阶段，视网膜上三种独立的锥体感色物质，有选择地吸收光谱不同波长的辐射，同时每一物质又可单独产生白和黑的反应，即在强光作用下产生白的反应，无外界刺激时产生黑的反应；第二阶段，在神经兴奋由锥体感受器向视觉中枢的传导过程中，这三种反应又重新组合，最后形成三对对立性的神经反应，即红或绿、黄或蓝、白或黑的反应。最终在大脑皮层的视觉中枢产生各种颜色感觉。

自然界中的每种颜色都可以用选定的、能刺激人眼中三种受体细胞的红、绿、蓝三原色，按适当比例混合而成。由此引入一个新的概念——三刺激值，即在给定的三色系统中与待测色达到色匹配所需要的三个原刺激量，分别以 X、Y、Z 表示。通过对众多具有正常色觉的人体（称为标准观察者，即标准眼）进行广泛的颜色比较试验，测定了每一种可见波长（400～760nm）的光引起每种锥体刺激的相对数量的色匹配函数，这些色匹配函数分别用 $\bar{x}(\lambda)$、$\bar{y}(\lambda)$、$\bar{z}(\lambda)$ 来表示。把这些色匹配函数组合起来，描绘成曲线，就叫做 CIE 色度标准观察者的光谱三刺激值曲线（图1）。

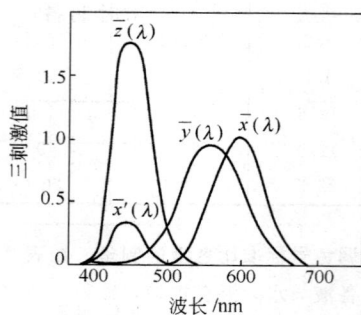

图 1　CIE 1931 色度标准观察者的
光谱三刺激值曲线

色匹配函数和三刺激值间的关系以下列方程表示：

$$X = K \int S(\lambda) P(\lambda) \bar{x}(\lambda) \Delta d(\lambda)$$

$$Y = K \int S(\lambda) P(\lambda) \bar{y}(\lambda) \Delta d(\lambda)$$

$$Z = K \int S(\lambda) P(\lambda) \bar{z}(\lambda) \Delta d(\lambda)$$

式中　K 为归化系数；

　　　$S(\lambda)$ 为光源的相对光谱功率分布；

　　　$P(\lambda)$ 为物体色的光谱反射比或透射比；

　　　$\bar{x}(\lambda)$、$\bar{y}(\lambda)$、$\bar{z}(\lambda)$ 为标准观察者的色匹配函数；

　　　$\Delta d(\lambda)$ 为波长间隔，一般采用 10nm 或 5nm。

当某种颜色的三刺激值确定之后，则可用其计算出该颜色在一个理想的三维颜色空间中的坐标，由此推导出许多组的颜色方程（称为表色系统）来定义这一空间。如：CIE 1931-XYZ 色度系统，CIE 1964 色度系统，CIE 1976$L^* a^* b^*$ 色空间（CIE Lab 均匀色空间），Hunter 表色系统等。

为便于理解和比对，人们通常采用 CIELab 颜色空间来表示颜色及色差。该色空间由直角坐标 $L^* a^* b^*$ 构成。在三维色坐标系的任一点都代表一种颜色，其与参比点之间的几何距离代表两种颜色之间的差异（图 2 和图 3）。相等的距离代表相同的色差值。用仪器法对一个供试品与标准比色液的颜色进行比较时，需比较的参数就是空白对照品的颜色和供试品或标准比色液颜色在均匀色空间中的差值。

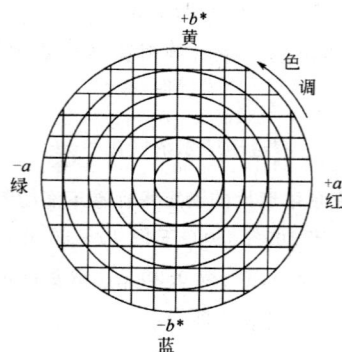

图 2　$L^* a^* b^*$ 色品图

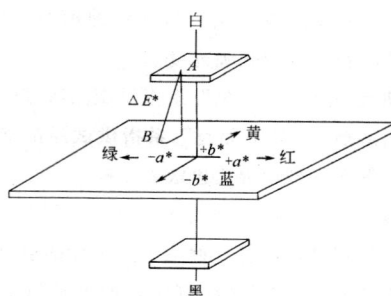

图 3　$L^* a^* b^*$ 色空间和色差 ΔE^*

在 CIELab 均匀色空间中，三维色坐标 $L^* a^* b^*$ 与三刺激值 X, Y, Z 和色差值之间的关系如下：

明度指数 $L^* = 116 \times (Y/Y_n)^{1/3} - 16$

色品指数 $a^* = 500 \times [(X/X_n)^{1/3} - (Y/Y_n)^{1/3}]$

色品指数 $b^* = 200 \times [(Y/Y_n)^{1/3} - (Z/Z_n)^{1/3}]$

色差 $\Delta E^* = \sqrt{(\Delta L^*)^2 + (\Delta a^*)^2 + (\Delta b^*)^2}$

以上公式仅适用于 X/X_n、Y/Y_n、$Z/Z_n > 0.008\,856$ 时。

式中　X、Y、Z 为待测样品的三刺激值；

　　　X_n、Y_n、Z_n 为三刺激值；

　　　ΔE^* 为供试品色与标准比色液色的色差；

　　　ΔL^* 为供试品色与标准比色液色的明度指数之差，

其中 ΔL^* 为 "正数" 表示供试品比标准比色液颜色色亮；

Δa^*、Δb^* 为供试品色与标准比色液色的色品指数之差，其中 Δa^*、Δb^* 为 "正数" 表示供试品比标准比色液颜色更深。

色差计的工作原理简单地说即是模拟人眼的视觉系统，利用仪器内部的模拟积分光学系统，把光谱光度数据的三刺激值进行积分而得到颜色的数学表达式，从而计算出 L^*、a^*、b^* 值及对比色的色差。在仪器使用的标准光源与日常观察样品所使用光源光谱功率分布一致（比如昼光），其光电响应接收条件与标准观察者的色觉特性一致的条件下，用仪器方法测定颜色，不但能够精确、定量地测定颜色和色差，而且比目测法客观，且不随时间、地点、人员变化而发生变化。

1. 对仪器的一般要求

使用具备透射测量功能的测色色差计进行颜色测定，照明观察条件为 o/o（垂直照明/垂直接收）条件；D65 光源照明，10° 视场条件下，可直接测出三刺激值 X、Y、Z，并能直接计算给出 L^*、a^*、b^* 和 ΔE^*。

因溶液的颜色随着被测定的溶液液层厚度而变，所以除另有规定外，测量透射色时，应使用 1cm 厚度液槽。由于浑浊液体、黏性液体或带荧光的液体会影响透射，故不适宜采用色差计法测定。

为保证测量的可靠性，应定期对仪器进行全面的检定。在每次测量时，按仪器要求，需用水对仪器进行校准，并规定水在 D65 为光源，10° 视场条件下，水的三刺激值分别为：

$$X=94.81；Y=100.00；Z=107.32$$

2. 测定法

除另有规定外，用水对仪器进行校准，取按各品种项下规定的方法分别制得的供试品溶液和标准比色液，置仪器上进行测定，供试品溶液与水的色差值 ΔE^* 应不超过标准比色液与水的色差值 ΔE^*。

如品种正文项下规定的色调有两种，且供试品溶液的实际色调介于两种规定色调之间，难以判断更倾向何种色调时，将测得的供试品溶液与水的色差值（ΔE^*）与两种色调标准比色液与水的色差值的平均值比较，不得更深 $[\Delta E^* \leqslant (\Delta E^*_{s1} + \Delta E^*_{s2})/2]$。

0902　澄清度检查法

澄清度检查法系将药品溶液与规定的浊度标准液相比较，用以检查溶液的澄清程度。除另有规定外，应采用第一法进行检测。

品种项下规定的 "澄清"，系指供试品溶液的澄清度与所用溶剂相同，或不超过 0.5 号浊度标准液的浊度。"几乎澄清"，系指供试品溶液的浊度介于 0.5 号至 1 号浊度标准液的浊度之间。

第一法（目视法）

除另有规定外，按各品种项下规定的浓度要求，在室温条件下将用水稀释至一定浓度的供试品溶液与等量的浊度标准液分别置于配对的比浊用玻璃管（内径 15～16mm，平底，具塞，以无色、透明、中性硬质玻璃制成）中，在浊度标准液制备 5 分钟后，在暗室内垂直同置于伞棚灯下，照度为 1000lx，从水平方向观察、比较。除另有规定外，供试品溶解后应立即检视。

第一法无法准确判定两者的澄清度差异时，改用第二法进行测定并以其测定结果进行判定。

浊度标准贮备液的制备　称取于 105℃ 干燥至恒重的硫酸肼 1.00g，置 100ml 量瓶中，加水适量使溶解，必要时可在 40℃ 的水浴中温热溶解，并用水稀释至刻度，摇匀，放置 4～6 小时；取此溶液与等容量的 10% 乌洛托品溶液混合，摇匀，于 25℃ 避光静置 24 小时，即得。该溶液置冷处避光保存，可在 2 个月内使用，用前摇匀。

浊度标准原液的制备　取浊度标准贮备液 15.0ml，置 1000ml 量瓶中，加水稀释至刻度，摇匀，取适量，置 1cm 吸收池中，照紫外-可见分光光度法（通则 0401），在 550nm 的波长处测定，其吸光度应在 0.12～0.15 范围内。该溶液应在 48 小时内使用，用前摇匀。

浊度标准液的制备　取浊度标准原液与水，按下表配制，即得。浊度标准液应临用时制备，使用前充分摇匀。

级　号	0.5	1	2	3	4
浊度标准原液/ml	2.50	5.0	10.0	30.0	50.0
水/ml	97.50	95.0	90.0	70.0	50.0

第二法（浊度仪法）

供试品溶液的浊度可采用浊度仪测定。溶液中不同大小、不同特性的微粒物质包括有色物质均可使入射光产生散射，通过测定透射光或散射光的强度，可以检查供试品溶液的浊度。仪器测定模式通常有三种类型，透射光式、散射光式和透射光-散射光比较测量模式（比率浊度模式）。

1. 仪器的一般要求

采用散射光式浊度仪时，光源峰值波长约为 860nm 左右；测量范围应包含 0.01～100NTU。在 0～10NTU 范围内分辨率应为 0.01NTU；在 10～100NTU 范围内分辨率应为 0.1NTU。

2. 适用范围及检测原理

本法采用散射光式浊度仪，适用于低、中浊度无色供试品溶液的浊度测定（浊度值为 100NTU 以下的供试品）。因为高浊度的供试品会造成多次散射现象，使散射光强度迅速下降，导致散射光强度不能正确反映供试品的浊度值。0.5 号至 4 号浊度标准液的浊度值范围约为 0～40NTU。

采用散射光式浊度仪测定时，入射光和测定的散射光呈 90°夹角，入射光强度和散射光强度关系式为：

$$I = K'TI_0$$

式中　I 为散射光强度，单位为 cd；

　　　I_0 为入射光强度，单位为 cd；

　　　K' 为散射系数；

　　　T 为供试品溶液的浊度值，单位为 NTU（NTU 是基于福尔马肼浊度标准液测定的散射浊度单位，福尔马肼浊度标准液即为第一法中的浊度标准贮备液）。

在入射光强度 I_0 不变的情况下，散射光强度 I 与浊度值成正比，因此，可以将浊度测量转化为散射光强度的测量。

3. 系统的适用性试验

仪器应定期（一般每月一次）对浊度标准液的线性和重复性进行考察，采用 0.5 号至 4 号浊度标准液进行浊度值测定，浊度标准液的测定结果（单位 NTU）与浓度间应呈线性关系，线性方程的相关系数应不低于 0.999；取 0.5 号至 4 号浊度标准液，重复测定 5 次，0.5 号和 1 号浊度标准液测量浊度值的相对标准偏差应不大于 5%，2～4 号浊度标准液测量浊度值的相对标准偏差不大于 2%。

4. 测定法

按照仪器说明书要求并采用规定的浊度液进行仪器校正。溶液剂直接取样测定；原料药或其他剂型按照个论项下的标准规定制备供试品溶液，临用时制备。分别取供试品溶液和相应浊度标准液进行测定，测定前应摇匀，并避免产生气泡，读取浊度值。供试品溶液浊度值不得大于相应浊度标准液的浊度值。

0903　不溶性微粒检查法

本法系用以检查静脉用注射剂（溶液型注射液、注射用无菌粉末、注射用浓溶液）及供静脉注射用无菌原料药中不溶性微粒的大小及数量。

本法包括光阻法和显微计数法。当光阻法测定结果不符合规定或供试品不适于用光阻法测定时，应采用显微计数法进行测定，并以显微计数法的测定结果作为判定依据。

光阻法不适用于黏度过高和易析出结晶的制剂，也不适用于进入传感器时容易产生气泡的注射剂。对于黏度过高，采用两种方法都无法直接测定的注射液，可用适宜的溶剂稀释后测定。

试验环境及检测　试验操作环境应不得引入外来微粒，测定前的操作应在洁净工作台进行。玻璃仪器和其他所需的用品均应洁净、无微粒。本法所用微粒检查用水（或其他适宜溶剂），使用前须经不大于 $1.0\mu m$ 的微

孔滤膜滤过。

取微粒检查用水（或其他适宜溶剂）符合下列要求：光阻法取 50ml 测定，要求每 10ml 含 $10\mu m$ 及 $10\mu m$ 以上的不溶性微粒数应在 10 粒以下，含 $25\mu m$ 及 $25\mu m$ 以上的不溶性微粒数应在 2 粒以下。显微计数法取 50ml 测定，要求含 $10\mu m$ 及 $10\mu m$ 以上的不溶性微粒数应在 20 粒以下，含 $25\mu m$ 及 $25\mu m$ 以上的不溶性微粒数应在 5 粒以下。

第一法（光阻法）

测定原理　当液体中的微粒通过一窄细检测通道时，与液体流向垂直的入射光，由于被微粒阻挡而减弱，因此由传感器输出的信号降低，这种信号变化与微粒的截面积大小相关。

对仪器的一般要求　仪器通常包括取样器、传感器和数据处理器三部分。

测量粒径范围为 $2～100\mu m$，检测微粒浓度为 $0～10\ 000$ 个/ml。

仪器的校准　所用仪器应至少每 6 个月校准一次。

（1）取样体积　待仪器稳定后，取多于取样体积的微粒检查用水置于取样杯中，称定重量，通过取样器由取样杯中量取一定体积的微粒检查用水后，再次称定重量。以两次称定的重量之差计算取样体积。连续测定 3 次，每次测得体积与量取体积的示值之差应在 ±5% 以内。测定体积的平均值与量取体积的示值之差应在 ±3% 以内。也可采用其他适宜的方法校准，结果应符合上述规定。

（2）微粒计数　取相对标准偏差不大于 5%，平均粒径为 $10\mu m$ 的标准粒子，制成每 1ml 中含 1000～1500 微粒数的悬浮液，静置 2 分钟脱气泡，开启搅拌器，缓慢搅拌使其均匀（避免气泡产生），依法测定 3 次，记录 $5\mu m$ 通道的累计计数，弃第一次测定数据，后两次测定数据的平均值与已知粒子数之差应在 ±20% 以内。

（3）传感器分辨率　取相对标准偏差不大于 5%，平均粒径为 $10\mu m$ 的标准粒子（均值粒径的标准差应不大于 $1\mu m$），制成每 1ml 中含 1000～1500 微粒数的悬浮液，静置 2 分钟脱气泡，开启搅拌器，缓慢搅拌使其均匀（避免气泡产生），依法测定 $8\mu m$、$10\mu m$ 和 $12\mu m$ 三个通道的粒子数，计算 $8\mu m$ 与 $10\mu m$ 两个通道的差值计数和 $10\mu m$ 与 $12\mu m$ 两个通道的差值计数，上述两个差值计数与 $10\mu m$ 通道的累计计数之比都不得小于 68%。若测定结果不符合规定，应重新调试仪器后再次进行校准，符合规定后方可使用。

如所使用仪器附有自检功能，可进行自检。

检查法

（1）标示装量为 25ml 或 25ml 以上的静脉用注射液或注射用浓溶液　除另有规定外，取供试品至少 4 个，分别按下法测定：用水将容器外壁洗净，小心翻转 20 次，使溶液混合均匀，立即小心开启容器，先倒出部分供试品溶液冲洗开启口及取样杯，再将供试品溶液倒入取样杯中，静置 2 分钟或适当时间脱气泡，置于取样器上（或将供试

品容器直接置于取样器上）。开启搅拌，使溶液混匀（避免气泡产生），每个供试品依法测定至少 3 次，每次取样应不少于 5ml，记录数据，弃第一次测定数据，取后续测定数据的平均值作为测定结果。

（2）标示装量为 25ml 以下的静脉用注射液或注射用浓溶液　除另有规定外，取供试品至少 4 个，分别按下法测定：用水将容器外壁洗净，小心翻转 20 次，使溶液混合均匀，静置 2 分钟或适当时间脱气泡，小心开启容器，直接将供试品容器置于取样器上，开启搅拌或以手缓缓转动，使溶液混匀（避免产生气泡），由仪器直接抽取适量溶液（以不吸入气泡为限），测定并记录数据，弃第一次测定数据，取后续测定数据的平均值作为测定结果。

（1）、（2）项下的注射用浓溶液如黏度太大，不便直接测定时，可经适当稀释，依法测定。

也可采用适宜的方法，在洁净工作台小心合并至少 4 个供试品的内容物（使总体积不少于 25ml），置于取样杯中，静置 2 分钟或适当时间脱气泡，置于取样器上。开启搅拌，使溶液混匀（避免气泡产生），依法测定至少 4 次，每次取样应不少于 5ml。弃第一次测定数据，取后续 3 次测定数据的平均值作为测定结果，根据取样体积与每个容器的标示装置体积，计算每个容器所含的微粒数。

（3）静脉注射用无菌粉末　除另有规定外，取供试品至少 4 个，分别按下法测定：用水将容器外壁洗净，小心开启瓶盖，精密加入适量微粒检查用水（或适宜的溶剂），小心盖上瓶盖，缓缓振摇使内容物溶解，静置 2 分钟或适当时间脱气泡，小心开启容器，直接将供试品容器置于取样器上，开启搅拌或以手缓缓转动，使溶液混匀（避免气泡产生），由仪器直接抽取适量溶液（以不吸入气泡为限），测定并记录数据；弃第一次测定数据，取后续测定数据的平均值作为测定结果。

也可采用适宜的方法，取至少 4 个供试品，在洁净工作台上用水将容器外壁洗净，小心开启瓶盖，分别精密加入适量微粒检查用水（或适宜的溶剂），缓缓振摇使内容物溶解，小心合并容器中的溶液（使总体积不少于 25ml），置于取样杯中，静置 2 分钟或适当时间脱气泡，置于取样器上。开启搅拌，使溶液混匀（避免气泡产生），依法测定至少 4 次，每次取样应不少于 5ml，弃第一次测定数据，取后续测定数据的平均值作为测定结果。

（4）供注射用无菌原料药　按各品种项下规定，取供试品适量（相当于单个制剂的最大规格量）4 份，分别置取样杯或适宜的容器中，照上述（3）法，自"精密加入适量微粒检查用水（或适宜的溶剂），缓缓振摇使内容物溶解"起，依法操作，测定并记录数据，弃第一次测定数据，取后续测定数据的平均值作为测定结果。

结果判定

（1）标示装量为 100ml 或 100ml 以上的静脉用注射液　除另有规定外，每 1ml 中含 $10\mu m$ 及 $10\mu m$ 以上的微粒数不得过 25 粒，含 $25\mu m$ 及 $25\mu m$ 以上的微粒数不得过 3 粒。

（2）标示装量为 100ml 以下的静脉用注射液、静脉注射用无菌粉末、注射用浓溶液及供注射用无菌原料药　除另有规定外，每个供试品容器（份）中含 $10\mu m$ 及 $10\mu m$ 以上的微粒数不得过 6000 粒，含 $25\mu m$ 及 $25\mu m$ 以上的微粒数不得过 600 粒。

第二法（显微计数法）

对仪器的一般要求　仪器通常包括洁净工作台、显微镜、微孔滤膜及其滤器、平皿等。

洁净工作台　高效空气过滤器孔径为 $0.45\mu m$，气流方向由里向外。

显微镜　双筒大视野显微镜，目镜内附标定的测微尺（每格 $5\sim10\mu m$）。坐标轴前后、左右移动范围均应大于 30mm，显微镜装置内附有光线投射角度、光强度均可调节的照明装置。检测时放大 100 倍。

微孔滤膜　孔径 $0.45\mu m$、直径 25mm 或 13mm，一面印有间隔 3mm 的格栅；膜上如有 $10\mu m$ 及 $10\mu m$ 以上的不溶性微粒，应在 5 粒以下，并不得有 $25\mu m$ 及 $25\mu m$ 以上的微粒，必要时，可用微粒检查用水冲洗使符合要求。

检查前的准备　在洁净工作台上将滤器用微粒检查用水（或其他适宜溶剂）冲洗至洁净，用平头无齿镊子夹取测定用滤膜，用微粒检查用水（或其他适宜溶剂）冲洗后，置滤器托架上；固定滤器，倒置，反复用微粒检查用水（或其他适宜溶剂）冲洗滤器内壁，控干后安装在抽滤瓶上，备用。

检查法

（1）标示装量为 25ml 或 25ml 以上的静脉用注射液或注射用浓溶液　除另有规定外，取供试品至少 4 个，分别按下法测定：用水将容器外壁洗净，在洁净工作台上小心翻转 20 次，使溶液混合均匀，立即小心开启容器，用适宜的方法抽取或量取供试品溶液 25ml，沿滤器内壁缓缓注入经预处理的滤器（滤膜直径 25mm）中。静置 1 分钟，缓缓抽滤至滤膜近干，再用微粒检查用水 25ml，沿滤器内壁缓缓注入，洗涤并抽滤至滤膜近干，然后用平头镊子将滤膜移置平皿上（必要时，可涂抹极薄层的甘油使滤膜平整），微启盖子使滤膜适当干燥后，将平皿闭合，置显微镜载物台上。调好入射光，放大 100 倍进行显微测量，调节显微镜至滤膜格栅清晰，移动坐标轴，分别测定有效滤过面积上最长粒径大于 $10\mu m$ 和 $25\mu m$ 的微粒数。计算三个供试品测定结果的平均值。

（2）标示装量为 25ml 以下的静脉用注射液或注射用浓溶液　除另有规定外，取供试品至少 4 个，用水将容器外壁洗净，在洁净工作台上小心翻转 20 次，使混合均匀，立即小心开启容器，用适宜的方法直接抽取每个容器中的全部溶液，沿滤器内壁缓缓注入经预处理的滤器（滤膜直径 13mm）中，照上述（1）同法测定。

（3）静脉注射用无菌粉末及供注射用无菌原料药　除另有规定外，照光阻法中检查法的（3）或（4）制备供试品溶液，同上述（1）操作测定。

结果判定

（1）标示装量为 100ml 或 100ml 以上的静脉用注射液 除另有规定外，每 1ml 中含 10μm 及 10μm 以上的微粒数不得过 12 粒，含 25μm 及 25μm 以上的微粒数不得过 2 粒。

（2）标示装量为 100ml 以下的静脉用注射液、静脉注射用无菌粉末、注射用浓溶液及供注射用无菌原料药 除另有规定外，每个供试品容器（份）中含 10μm 及 10μm 以上的微粒数不得过 3000 粒，含 25μm 及 25μm 以上的微粒数不得过 300 粒。

0904 可见异物检查法

可见异物系指存在于注射剂、眼用液体制剂和无菌原料药中，在规定条件下目视可以观测到的不溶性物质，其粒径或长度通常大于 50μm。

注射剂、眼用液体制剂应在符合药品生产质量管理规范（GMP）的条件下生产，产品在出厂前应采用适宜的方法逐一检查并同时剔除不合格产品。临用前，需在自然光下目视检查（避免阳光直射），如有可见异物，不得使用。

可见异物检查法有灯检法和光散射法。一般常用灯检法，也可采用光散射法。灯检法不适用的品种，如用深色透明容器包装或液体色泽较深（一般深于各标准比色液 7 号）的品种可选用光散射法；混悬型、乳状液型注射液和滴眼液不能使用光散射法。

实验室检测时应避免引入可见异物。当制备注射用无菌粉末和无菌原料药供试品溶液时，或供试品的容器不适于检查（如透明度不够、不规则形状容器等），需转移至适宜容器中时，均应在 B 级的洁净环境（如层流净化台）中进行。

用于本试验的供试品，必须按规定随机抽样。

第一法（灯检法）

灯检法应在暗室中进行。

检查装置 如下图所示。

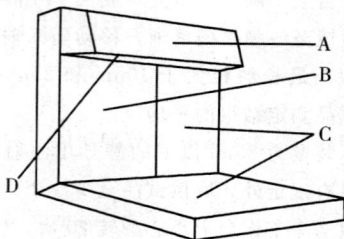

图 灯检法示意
A. 带有遮光板的日光灯光源（光照度可在 1000～4000lx 范围内调节）；
B. 不反光的黑色背景；
C. 不反光的白色背景和底部（供检查有色异物）；
D. 反光的白色背景（指遮光板内侧）。

检查人员条件 远距离和近距离视力测验，均应为 4.9 及以上（矫正后视力应为 5.0 及以上）；应无色盲。

检查法

按以下各类供试品的要求，取规定量供试品，除去容器标签，擦净容器外壁，必要时将药液转移至洁净透明的适宜容器内，将供试品置遮光板边缘处，在明视距离（指供试品至人眼的清晰观测距离，通常为 25cm），手持容器颈部，轻轻旋转和翻转容器（但应避免产生气泡），使药液中可能存在的可见异物悬浮，分别在黑色和白色背景下目视检查，重复观察，总检查时限为 20 秒。供试品装量每支（瓶）在 10ml 及 10ml 以下的，每次检查可手持 2 支（瓶）。50ml 或 50ml 以上大容量注射液按直、横、倒三步法旋转检视。供试品溶液中有大量气泡产生影响观察时，需静置足够时间至气泡消失后检查。

用无色透明容器包装的无色供试品溶液，检查时被观察供试品所在处的光照度应为 1000～1500lx；用透明塑料容器包装、棕色透明容器包装的供试品或有色供试品溶液，光照度应为 2000～3000lx；混悬型供试品或乳状液，光照度应增加到约 4000lx。

注射液 除另有规定外，取供试品 20 支（瓶），按上述方法检查。

注射用无菌制剂 除另有规定外，取供试品 5 支（瓶），用适宜的溶剂和适当的方法使药粉完全溶解后，按上述方法检查。配带有专用溶剂的注射用无菌制剂，应先将专用溶剂按注射液要求检查并符合注射液的规定后，再用其溶解注射用无菌制剂。如经真空处理的供试品，必要时应用适当的方法破其真空，以便于药物溶解。低温冷藏的品种，应先将其放至室温，再进行溶解和检查。

无菌原料药 除另有规定外，按抽样要求称取各品种制剂项下的最大规格量 5 份，分别置洁净透明的适宜容器内，采用适宜的溶剂及适当的方法使药物全部溶解后，按上述方法检查。

注射用无菌制剂及无菌原料药所选用的适宜溶剂应无可见异物。如为水溶性药物，一般使用不溶性微粒检查用水（通则 0903）进行溶解制备；如使用其他溶剂，则应在各品种正文中明确规定。溶剂量应确保药物溶解完全并便于观察。

注射用无菌制剂及无菌原料药溶解所用的适当方法应与其制剂使用说明书中注明的临床使用前处理的方式相同。除振摇外，如需其他辅助条件，则应在各品种正文中明确规定。

眼用液体制剂 除另有规定外，取供试品 20 支（瓶），按上述方法检查。临用前配制的滴眼剂所带的专用溶剂，应先检查合格后，再用其溶解滴眼用制剂。

结果判定

供试品中不得检出金属屑、玻璃屑、长度超过 2mm 的纤维、最大粒径超过 2mm 的块状物以及静置一定时间后轻轻旋转时肉眼可见的烟雾状微粒沉积物、无法计数的微粒群或摇不散的沉淀，以及在规定时间内较难计数的蛋白质絮状物等明显可见异物。

供试品中如检出点状物、2mm 以下的短纤维和块状物等微细可见异物，生化药品或生物制品若检出半透明的小于约 1mm 的细小蛋白质絮状物或蛋白质颗粒等微细可见异物，除另有规定外，应分别符合下列各表中的规定。

表 1　生物制品注射液、滴眼剂结果判定

类别	微细可见异物限度	
	初试 20 支（瓶）	初、复试 40 支（瓶）
注射液	装量 50ml 及以下，每支（瓶）中微细可见异物不得超过 3 个　装量 50ml 以上，每支（瓶）中微细可见异物不得超过 5 个　如仅有 1 支（瓶）超出，符合规定	2 支（瓶）以上超出，不符合规定
滴眼剂	如检出 2 支（瓶）超出，复试　如检出 3 支（瓶）及以上超出，不符合规定	3 支（瓶）以上超出，不符合规定

表 2　非生物制品注射液、滴眼剂结果判定

类别		微细可见异物限度	
		初试 20 支（瓶）	初、复试 40 支（瓶）
注射液	静脉用	如 1 支（瓶）检出，复试　如 2 支（瓶）或以上检出，不符合规定	超过 1 支（瓶）检出，不符合规定
	非静脉用	如 1~2 支（瓶）检出，复试　如 2 支（瓶）以上检出，不符合规定	超过 2 支（瓶）检出，不符合规定
滴眼剂		如 1 支（瓶）检出，符合规定　如 2~3 支（瓶）检出，复试　如 3 支（瓶）以上检出，不符合规定	超过 3 支（瓶）检出，不符合规定

既可静脉用也可非静脉用的注射液，以及脑池内、硬膜外、椎管内用的注射液应执行静脉用注射液的标准，混悬液与乳状液仅对明显可见异物进行检查。

注射用无菌制剂　5 支（瓶）检查的供试品中如检出微细可见异物，每支（瓶）中检出微细可见异物的数量应符合表 3 的规定；如有 1 支（瓶）超出下表中限度规定，另取 10 支（瓶）同法复试，均应不超出下表中限度规定。

表 3　注射用无菌制剂结果判定

类别		每支（瓶）中微细可见异物限度
生物制品	复溶体积 50ml 及以下	≤3 个
	复溶体积 50ml 以上	≤5 个
非生物制品	冻干	≤3 个
	非冻干	≤5 个

无菌原料药　5 份检查的供试品中如检出微细可见异物，每份供试品中检出微细可见异物的数量应符合相应注射用无菌制剂的规定；如有 1 份超出限度规定，另取 10 份同法复试，均应不超出限度规定。

第二法（光散射法）

检测原理　当一束单色激光照射溶液时，溶液中存在的不溶性物质使入射光发生散射，散射的能量与不溶性物质的大小有关。本方法通过对溶液中不溶性物质引起的光散射能量的测量，并与规定的阈值比较，以检查可见异物。

不溶性物质的光散射能量可通过被采集的图像进行分析。设不溶性物质的光散射能量为 E，经过光电信号转换，即可用摄像机采集到一个锥体高度为 H，直径为 D 的相应立体图像。散射能量 E 为 D 和 H 的一个单调函数，即 $E = f(D, H)$。同时，假设不溶性物质的光散射强度为 q，摄像曝光时间为 T，则又有 $E = g(q, T)$。由此可以得出图像中的 D 与 q、T 之间的关系为 $D = w(q, T)$，也为一个单调函数关系。在测定图像中的 D 值后，即可根据函数曲线计算出不溶性物质的光散射能量。

仪器装置　仪器主要由旋瓶装置、激光光源、图像采集器、数据处理系统和终端显示系统组成。

供试品被放置至检测装置后，旋瓶装置使供试品沿垂直中轴线高速旋转一定时间后迅速停止，同时激光光源发出的均匀激光束照射在供试品上；当药液涡流基本消失，瓶内药液因惯性继续旋转，图像采集器在特定角度对旋转药液中悬浮的不溶性物质引起的散射光能量进行连续摄像，采集图像不少于 75 幅；数据处理系统对采集的序列图像进行处理，然后根据预先设定的阈值自动判定超过一定大小的不溶性物质的有无，或在终端显示器上显示图像供人工判定，同时记录检测结果。

仪器校准　仪器应具备自动校准功能，在检测供试品前可采用标准粒子进行校准。

除另有规定外，分别用粒径为 $40\mu m$ 和 $60\mu m$ 的标准粒子溶液对仪器进行标定。根据标定结果得到曲线方程并计算出与粒径 $50\mu m$ 相对应的检测象素值。

当把检测象素参数设定为与粒径 $50\mu m$ 相对应的数值时，对 $60\mu m$ 的标准粒子溶液测定 3 次，应均能检出。

检查法

溶液型供试品　除另有规定外，取供试品 20 支（瓶），除去不透明标签，擦净容器外壁，置仪器检测装置上，从仪器提供的菜单中选择与供试品规格相应的测定参数，并根据供试品瓶体大小对参数进行适当调整后，启动仪器，将供试品检测 3 次并记录检测结果。凡仪器判定有 1 次不合格者，可用灯检法确认。用深色透明容器包装或液体色泽较深等灯检法检查困难的品种不用灯检法确认。

注射用无菌粉末　除另有规定外，取供试品 5 支（瓶），用适宜的溶剂及适当的方法使药物全部溶解后，按上述方法检查。

无菌原料粉末　除另有规定外，取各品种制剂项下的最大规格量 5 份，分别置洁净透明的适宜玻璃容器内，采用适宜的溶剂及适当的方法使药物全部溶解后，按上述方法检查。

设置检测参数时，一般情况下取样视窗的左右边线和底线应与瓶体重合，上边线与液面的弯月面成切线；旋转时间应能使液面漩涡到底，以能带动固体物质悬浮并消除气泡；旋瓶停止至摄像启动的时间应尽可能短，但应避免液面漩涡以及气泡的干扰，同时保证摄像启动时固体物质仍在转动。

结果判定　同灯检法。

0921　崩解时限检查法

本法系用于检查口服固体制剂在规定条件下的崩解情况。

崩解系指口服固体制剂在规定条件下全部崩解溶散或成碎粒，除不溶性包衣材料或破碎的胶囊壳外，应全部通过筛网。如有少量不能通过筛网，但已软化或轻质上漂且无硬心者，可作符合规定论。

除另有规定外，凡规定检查溶出度、释放度或分散均匀性的制剂，不再进行崩解时限检查。

一、片剂

仪器装置　采用升降式崩解仪，主要结构为一能升降的金属支架与下端镶有筛网的吊篮，并附有挡板。

升降的金属支架上下移动距离为 55mm±2mm，往返频率为每分钟 30～32 次。

（1）吊篮　玻璃管 6 根，管长 77.5mm±2.5mm，内径 21.5mm，壁厚 2mm；透明塑料板 2 块，直径 90mm，厚 6mm，板面有 6 个孔，孔径 26mm；不锈钢板 1 块（放在上面一块塑料板上），直径 90mm，厚 1mm，板面有 6 个孔，孔径 22mm；不锈钢丝筛网 1 张（放在下面一块塑料板下），直径 90mm，筛孔内径 2.0mm；以及不锈钢轴 1 根（固定在上面一块塑料板与不锈钢板上），长 80mm。将上述玻璃管 6 根垂直置于 2 块塑料板的孔中，并用 3 只螺丝将不锈钢板、塑料板和不锈钢丝筛网固定，即得（图 1）。

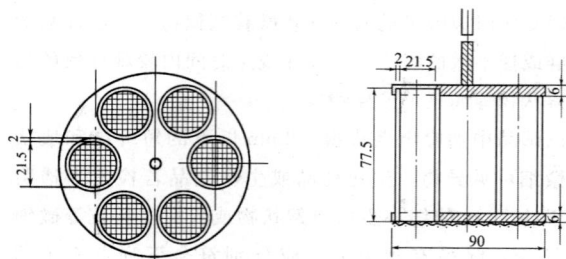
单位：mm
图 1　升降式崩解仪吊篮结构

（2）挡板　为一平整光滑的透明塑料块，相对密度 1.18～1.20，直径 20.7mm±0.15mm，厚 9.5mm±0.15mm；挡板共有 5 个孔，孔径 2mm，中央 1 个孔，其余 4 个孔距中心 6mm，各孔间距相等；挡板侧边有 4 个等距离的 V 形槽，V 形槽上端宽 9.5mm，深 2.55mm，底部开口处的宽与深度均为 1.6mm（图 2）。

检查法　将吊篮通过上端的不锈钢轴悬挂于支架上，浸入 1000ml 烧杯中，并调节吊篮位置使其下降至低点时筛网距烧杯底部 25mm，烧杯内盛有温度为 37℃±1℃的水，调节水位高度使吊篮上升至高点时筛网在水面下 15mm 处，吊篮顶部不可浸没于溶液中。

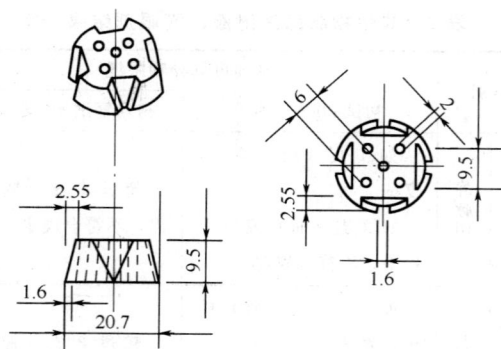
单位：mm
图 2　升降式崩解仪挡板结构

除另有规定外，取供试品 6 片，分别置上述吊篮的玻璃管中，启动崩解仪进行检查，各片均应在 15 分钟内全部崩解。如有 1 片不能完全崩解，应另取 6 片复试，均应符合规定。

中药浸膏片、半浸膏片和全粉片，按上述装置，每管加挡板 1 块，启动崩解仪进行检查，全粉片各片均应在 30 分钟内全部崩解；浸膏（半浸膏）片各片均应在 1 小时内全部崩解。如果供试品黏附挡板，应另取 6 片，不加挡板按上述方法检查，应符合规定。如有 1 片不能完全崩解，应另取 6 片复试，均应符合规定。

薄膜衣片，按上述装置与方法检查，并可改在盐酸溶液（9→1000）中进行检查，化药薄膜衣片应在 30 分钟内全部崩解。中药薄膜衣片，则每管加挡板 1 块，各片均应在 1 小时内全部崩解，如果供试品黏附挡板，应另取 6

片，不加挡板按上述方法检查，应符合规定。如有 1 片不能完全崩解，应另取 6 片复试，均应符合规定。

糖衣片，按上述装置与方法检查，化药糖衣片应在 1 小时内全部崩解。中药糖衣片则每管加挡板 1 块，各片均应在 1 小时内全部崩解，如果供试品黏附挡板，应另取 6 片，不加挡板按上述方法检查，应符合规定。如有 1 片不能完全崩解，应另取 6 片复试，均应符合规定。

肠溶片，按上述装置与方法，先在盐酸溶液（9→1000）中检查 2 小时，每片均不得有裂缝、崩解或软化现象；然后将吊篮取出，用少量水洗涤后，每管加入挡板 1 块，再按上述方法在磷酸盐缓冲液（pH 6.8）中进行检查，1 小时内应全部崩解。如有 1 片不能完全崩解，应另取 6 片复试，均应符合规定。

结肠定位肠溶片，除另有规定外，按上述装置照各品种项下规定检查，各片在盐酸溶液（9→1000）及 pH6.8 以下的磷酸盐缓冲液中均应不得有裂缝、崩解或软化现象，在 pH7.5～8.0 的磷酸盐缓冲液中 1 小时内应完全崩解。如有 1 片不能完全崩解，应另取 6 片复试，均应符合规定。

含片，除另有规定外，按上述装置和方法检查，各片均不应在 10 分钟内全部崩解或溶化。如有 1 片不符合规定，应另取 6 片复试，均应符合规定。

舌下片，除另有规定外，按上述装置和方法检查，各片均应在 5 分钟内全部崩解并溶化。如有 1 片不能完全崩解或溶化，应另取 6 片复试，均应符合规定。

可溶片，除另有规定外，水温为 20℃±5℃，按上述装置和方法检查，各片均应在 3 分钟内全部崩解并溶化。如有 1 片不能完全崩解或溶化，应另取 6 片复试，均应符合规定。

泡腾片，取 1 片，置 250ml 烧杯（内有 200ml 温度为 20℃±5℃的水）中，即有许多气泡放出，当片剂或碎片周围的气体停止逸出时，片剂应溶解或分散在水中，无聚集的颗粒剩留。除另有规定外，同法检查 6 片，各片均应在 5 分钟内崩解。如有 1 片不能完全崩解，应另取 6 片复试，均应符合规定。

口崩片，除另有规定外，照下述方法检查。

仪器装置　主要结构为一能升降的支架与下端镶有筛网的不锈钢管。升降的支架上下移动距离为 10mm±1mm，往返频率为每分钟 30 次。

崩解篮　不锈钢管，管长 30mm，内径 13.0mm，不锈钢筛网（镶在不锈钢管底部）筛孔内径 710μm（图 3）。

检查法　将不锈钢管固定于支架上，浸入 1000ml 杯中，杯内盛有温度为 37℃±1℃的水约 900ml，调节水位高度使不锈钢管最低位时筛网在水面下 15mm±1mm。启动仪器。取本品 1 片，置上述不锈钢管中进行检查，应在 60 秒内全部崩解并通过筛网，如有少量轻质上漂或黏附于不锈钢管内壁或筛网，但无硬心者，可作符合规定论。重复测定 6 片，均应符合规定。如有 1 片不符合规定，应另取 6 片复试，均应符合规定。

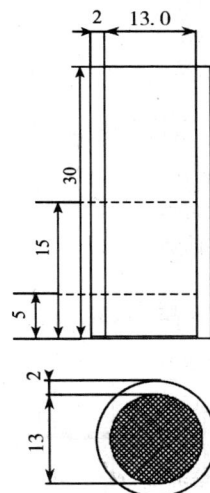

单位：mm

图 3　崩解篮结构

二、胶囊剂

硬胶囊或软胶囊，除另有规定外，取供试品 6 粒，按片剂的装置与方法（化药胶囊如漂浮于液面，可加挡板；中药胶囊加挡板）进行检查。硬胶囊应在 30 分钟内全部崩解；软胶囊应在 1 小时内全部崩解，以明胶为基质的软胶囊可改在人工胃液中进行检查。如有 1 粒不能完全崩解，应另取 6 粒复试，均应符合规定。

肠溶胶囊，除另有规定外，取供试品 6 粒，按上述装置与方法，先在盐酸溶液（9→1000）中不加挡板检查 2 小时，每粒的囊壳均不得有裂缝或崩解现象；继将吊篮取出，用少量水洗涤后，每管加入挡板，再按上述方法，改在人工肠液中进行检查，1 小时内应全部崩解。如有 1 粒不能完全崩解，应另取 6 粒复试，均应符合规定。

结肠肠溶胶囊，除另有规定外，取供试品 6 粒，按上述装置与方法，先在盐酸溶液（9→1000）中不加挡板检查 2 小时，每粒的囊壳均不得有裂缝或崩解现象；将吊篮取出，用少量水洗涤后，再按上述方法，在磷酸盐缓冲液（pH6.8）中不加挡板检查 3 小时，每粒的囊壳均不得有裂缝或崩解现象；续将吊篮取出，用少量水洗涤后，每管加入挡板，再按上述方法，改在磷酸盐缓冲液（pH7.8）中检查，1 小时内应全部崩解。如有 1 粒不能完全崩解，应另取 6 粒复试，均应符合规定。

三、滴丸剂

按片剂的装置，但不锈钢丝网的筛孔内径应为 0.42mm；除另有规定外，取供试品 6 粒，按上述方法检查，应在 30 分钟内全部溶散，包衣滴丸应在 1 小时内全部溶散。如有 1 粒不能完全溶散，应另取 6 粒复试，均应符合规定。

以明胶为基质的滴丸，可改在人工胃液中进行检查。

【附注】

人工胃液　取稀盐酸 16.4ml，加水约 800ml 与胃蛋白酶 10g，摇匀后，加水稀释成 1000ml，即得。

人工肠液 即磷酸盐缓冲液（含胰酶）（pH6.8）（通则 8004）。

0922 融变时限检查法

本法系用于检查栓剂、阴道片等固体制剂在规定条件下的融化、软化或溶散情况。

一、栓剂

仪器装置 由透明的套筒与金属架组成（图 1a）。

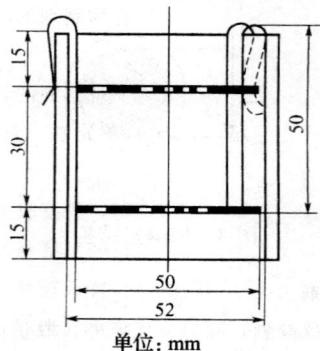

a. 透明套筒与金属架

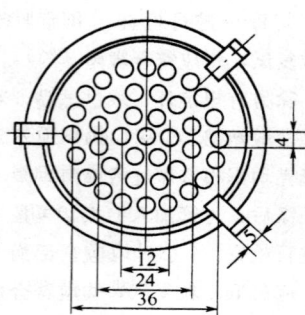

单位：mm

b. 金属架结构

图 1 栓剂检查仪器装置

（1）透明套筒 为玻璃或适宜的塑料材料制成，高为 60mm，内径为 52mm，及适当的壁厚。

（2）金属架 由两片不锈钢的金属圆板及 3 个金属挂钩焊接而成。每个圆板直径为 50mm，具 39 个孔径为 4mm 的圆孔（图 1b）；两板相距 30mm，通过 3 个等距的挂钩焊接在一起。

检查法 取供试品 3 粒，在室温放置 1 小时后，分别放在 3 个金属架的下层圆板上，装入各自的套筒内，并用挂钩固定。除另有规定外，将上述装置分别垂直浸入盛有不少于 4L 的 37.0℃±0.5℃水的容器中，其上端位置应在水面下 90mm 处。容器中装一转动器，每隔 10 分钟在溶液中翻转该装置一次。

结果判定 除另有规定外，脂肪性基质的栓剂 3 粒均应在 30 分钟内全部融化、软化或触压时无硬心；水溶性

基质的栓剂 3 粒均应在 60 分钟内全部溶解。如有 1 粒不符合规定，应另取 3 粒复试，均应符合规定。

二、阴道片

仪器装置 同上述栓剂的检查装置，但应将金属架挂钩的钩端向下，倒置于容器内，如图 2 所示。

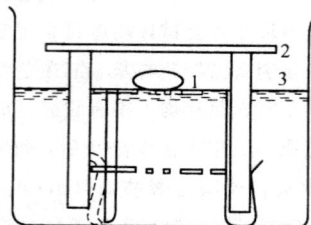

图 2 阴道片检查仪器装置

1. 阴道片；2. 玻璃板；3. 水面

检查法 调节水液面至上层金属圆盘的孔恰为均匀的一层水覆盖。取供试品 3 片，分别置于上面的金属圆盘上，装置上盖一玻璃板，以保证空气潮湿。

结果判定 除另有规定外，阴道片 3 片，均应在 30 分钟内全部溶化或崩解溶散并通过开孔金属圆盘，或仅残留无硬心的软性团块。如有 1 片不符合规定，应另取 3 片复试，均应符合规定。

0923 片剂脆碎度检查法

本法用于检查非包衣片的脆碎情况及其他物理强度，如压碎强度等。

仪器装置 内径约为 286mm，深度为 39mm，内壁抛光，一边可打开的透明耐磨塑料圆筒。筒内有一自中心轴套向外壁延伸的弧形隔片（内径为 80mm±1mm，内弧表面与轴套外壁相切），使圆筒转动时，片剂产生滚动（如图）。圆筒固定于同轴的水平转轴上，转轴与电动机相连，转速为每分钟 25 转±1 转。每转动一圈，片剂滚动或滑动至筒壁或其他片剂上。

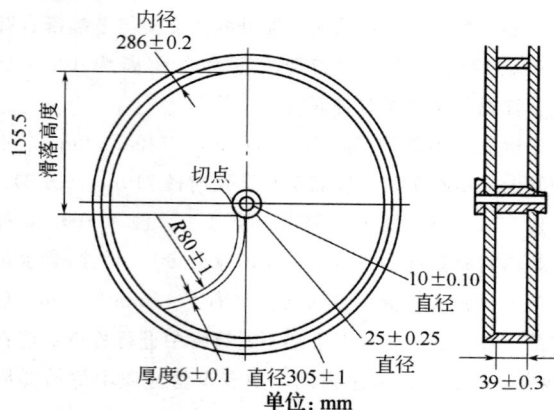

单位：mm

图 片剂脆碎度检查仪

检查法 片重为 0.65g 或以下者取若干片，使其总重

约为 6.5g；片重大于 0.65g 者取 10 片。用吹风机吹去片剂脱落的粉末，精密称重，置圆筒中，转动 100 次。取出，同法除去粉末，精密称重，减失重量不得过 1%，且不得检出断裂、龟裂及粉碎的片。本试验一般仅作 1 次。如减失重量超过 1% 时，应复测 2 次，3 次的平均减失重量不得过 1%，并不得检出断裂、龟裂及粉碎的片。

如供试品的形状或大小使片剂在圆筒中形成不规则滚动时，可调节圆筒的底座，使与桌面成约 10° 的角，试验时片剂不再聚集，能顺利下落。

对于形状或大小在圆筒中形成严重不规则滚动或特殊工艺生产的片剂，不适于本法检查，可不进行脆碎度检查。

对易吸水的制剂，操作时应注意防止吸湿（通常控制相对湿度小于 40%）。

0942　最低装量检查法

本法适用于固体、半固体和液体制剂。除制剂通则中规定检查重（装）量差异的制剂及放射性药品外，按下述方法检查，应符合规定。

检查法

重量法（适用于标示装量以重量计的制剂）　除另有规定外，取供试品 5 个（50g 以上者 3 个），除去外盖和标签，容器外壁用适宜的方法清洁并干燥，分别精密称定重量，除去内容物，容器用适宜的溶剂洗净并干燥，再分别精密称定空容器的重量，求出每个容器内容物的装量与平均装量，均应符合下表的有关规定。如有 1 个容器装量不符合规定，则另取 5 个（50g 以上者 3 个）复试，应全部符合规定。

容量法（适用于标示装量以容量计的制剂）　除另有规定外，取供试品 5 个（50ml 以上者 3 个），开启时注意避免损失，将内容物转移至预经标化的干燥量入式量筒中（量具的大小应使待测体积至少占其额定体积的 40%），黏稠液体倾出后，除另有规定外，将容器倒置 15 分钟，尽量倾净。2ml 及以下者用预经标化的干燥量入式注射器抽尽。读出每个容器内容物的装量，并求其平均装量，均应符合下表的有关规定。如有 1 个容器装量不符合规定，则另取 5 个（50ml 以上者 3 个）复试，应全部符合规定。

标示装量	注射液及注射用浓溶液		口服及外用固体、半固体、液体；黏稠液体	
	平均装量	每个容器装量	平均装量	每个容器装量
20g（ml）以下	/	/	不少于标示装量	不少于标示装量的 93%
20g（ml）至 50g（ml）	/	/	不少于标示装量	不少于标示装量的 95%
50g（ml）以上	不少于标示装量	不少于标示装量的 97%	不少于标示装量	不少于标示装量的 97%

【附注】 对于以容量计的小规格标示装量制剂，可改用重量法或按品种项下的规定方法检查。

平均装量与每个容器装量（按标示装量计算百分率），取三位有效数字进行结果判断。

0982　粒度和粒度分布测定法

本法用于测定原料药和药物制剂的粒子大小或粒度分布。其中第一法、第二法用于测定药物制剂的粒子大小或限度，第三法用于测定原料药或药物制剂的粒度分布。

第一法（显微镜法）

本法中的粒度，系以显微镜下观察到的长度表示。

目镜测微尺的标定　照显微鉴别法（通则 2001）标定目镜测微尺。

测定法　取供试品，用力摇匀，黏度较大者可按各品种项下的规定加适量甘油溶液（1→2）稀释，照该剂型或各品种项下的规定，量取供试品，置载玻片上，覆以盖玻片，轻压使颗粒分布均匀，注意防止气泡混入，半固体可直接涂在载玻片上，立即在 50～100 倍显微镜下检视盖玻片全部视野，应无凝聚现象，并不得检出该剂型或各品种项下规定的 50μm 及以上的粒子。再在 200～500 倍的显微镜下检视该剂型或各品种项下规定的视野内的总粒数及规定大小的粒数，并计算其所占比例（%）。

第二法（筛分法）

筛分法一般分为手动筛分法、机械筛分法与空气喷射筛分法。手动筛分法和机械筛分法适用于测定大部分粒径大于 75μm 的样品。对于粒径小于 75μm 的样品，则应采用空气喷射筛分法或其他适宜的方法。

机械筛分法系采用机械方法或电磁方法，产生垂直振动、水平圆周运动、拍打、拍打与水平圆周运动相结合等振动方式。空气喷射筛分法则采用流动的空气流带动颗粒运动。

筛分试验时需注意环境湿度，防止样品吸水或失水。对易产生静电的样品，可加入 0.5% 胶质二氧化硅和（或）氧化铝等抗静电剂，以减小静电作用产生的影响。

1. 手动筛分法

（1）单筛分法　称取各品种项下规定的供试品，置规定号的药筛中（筛下配有密合的接收容器），筛上加盖。按水平方向旋转振摇至少 3 分钟，并不时在垂直方向轻叩筛。取筛下的颗粒及粉末，称定重量，计算其所占比例（%）。

（2）双筛分法　取单剂量包装的 5 袋（瓶）或多剂量包装的 1 袋（瓶），称定重量，置该剂型或品种项下规定的上层（孔径大的）药筛中（下层的筛下配有密合的接收容器），保持水平状态过筛，左右往返，边筛动边拍打 3 分钟。取不能通过大孔径筛和能通过小孔径筛的颗粒及粉末，称定重量，计算其所占比例（%）。

2. 机械筛分法

除另有规定外，取直径为200mm规定号的药筛和接收容器，称定重量，根据供试品的容积密度，称取供试品25～100g，置最上层（孔径最大的）药筛中（最下层的筛下配有密合的接收容器），筛上加盖。设定振动方式和振动频率，振动5分钟。取各药筛与接收容器，称定重量，根据筛分前后的重量差异计算各药筛上和接收容器内颗粒及粉末所占比例（%）。重复上述操作直至连续两次筛分后，各药筛上遗留颗粒及粉末重量的差异不超过前次遗留颗粒及粉末重量的5%或两次重量的差值不大于0.1g；若某一药筛上遗留颗粒及粉末的重量小于供试品取样量的5%，则该药筛连续两次的重量差异应不超过20%。

3. 空气喷射筛分法

每次筛分时仅使用一个药筛。如需测定颗粒大小分布，应从孔径最小的药筛开始顺序进行。除另有规定外，取直径为200mm规定号的药筛，称定重量，根据供试品的容积密度，称取供试品25～100g，置药筛中，筛上加盖。设定压力，喷射5分钟。取药筛，称定重量，根据筛分前后的重量差异计算药筛上颗粒及粉末所占比例（%）。重复上述操作直至连续两次筛分后，药筛上遗留颗粒及粉末重量的差异不超过前次遗留颗粒及粉末重量的5%或两次重量的差值不大于0.1g；若药筛上遗留的颗粒及粉末重量小于供试品取样量的5%，则连续两次的重量差异应不超过20%。

第三法　（光散射法）

单色光束照射到颗粒供试品后即发生散射现象。由于散射光的能量分布与颗粒的大小有关，通过测量散射光的能量分布（散射角），依据米氏散射理论和弗朗霍夫近似理论，即可计算出颗粒的粒度分布。本法的测量范围可达0.02～3500μm。所用仪器为激光散射粒度分布仪。

1. 对仪器的一般要求

散射仪　光源发出的激光强度应稳定，并且能够自动扣除电子背景和光学背景等的干扰。

采用粒径分布特征值[d（0.1）、d（0.5）、d（0.9）]已知的"标准粒子"对仪器进行评价。通常用相对标准偏差（RSD）表征"标准粒子"的粒径分布范围，当RSD小于50%（最大粒径与最小粒径的比率约为10∶1）时，平行测定5次，"标准粒子"的d（0.5）均值与其特征值的偏差应小于3%，平行测定的RSD不得过3%；"标准粒子"的d（0.1）和d（0.9）均值与其特征值的偏差均应小于5%，平行测定的RSD均不得过5%；对粒径小于10μm的"标准粒子"，测定的d（0.5）均值与其特征值的偏差应小于6%，平行测定的RSD不得过6%；d（0.1）和d（0.9）的均值与其特征值的偏差均应小于10%，平行测定的RSD均不得过10%。

2. 测定法

根据供试品的性状和溶解性能，选择湿法测定或干法测定；湿法测定用于测定混悬供试品或不溶于分散介质的供试品，干法测定用于测定水溶性或无合适分散介质的固态供试品。

湿法测定　湿法测定的检测下限通常为20nm。

根据供试品的特性，选择适宜的分散方法使供试品分散成稳定的混悬液；通常可采用物理分散的方法如超声、搅拌等，通过调节超声功率和搅拌速度，必要时可加入适量的化学分散剂或表面活性剂，使分散体系成稳定状态，以保证供试品能够均匀稳定地通过检测窗口，得到准确的测定结果。

只有当分散体系的双电层电位（ζ电位）处于一定范围内，体系才处于稳定状态，因此，在制备供试品的分散体系时，应注意测量体系ζ电位，以保证分散体系的重现性。

湿法测量所需要的供试品量通常应达到检测器遮光度范围的8%～20%；最先进的激光粒度仪对遮光度的下限要求可低至0.2%。

干法测定　干法测定的检测下限通常为200nm。

通常采用密闭测量法，以减少供试品吸潮。选用的干法进样器及样品池需克服偏流效应，根据供试品分散的难易，调节分散器的气流压力，使不同大小的粒子以同样的速度均匀稳定地通过检测窗口，以得到准确的测定结果。

对于化学原料药，应采用喷射式分散器。在样品盘中先加入适量的金属小球，再加入供试品，调节振动进样速度、分散气压（通常为0～0.4MPa）和样品出口的狭缝宽度，以控制供试品的分散程度和通过检测器的供试品量。

干法测量所需要的供试品量通常应达到检测器遮光度范围的0.5%～5%。

【附注】　（1）仪器光学参数的设置与供试品的粒度分布有关。粒径大于10μm的微粒，对系统折光率和吸光度的影响较小；粒径小于10μm的微粒，对系统折光率和吸光度的影响较大。在对不同原料和制剂的粒度进行分析时，目前还没有成熟的理论用于指导对仪器光学参数的设置，应由实验比较决定，并采用标准粒子对仪器进行校准。

（2）对有色物质、乳化液和粒径小于10μm的物质进行粒度分布测量时，为了减少测量误差，应使用米氏理论计算结果，避免使用以弗朗霍夫近似理论为基础的计算公式。

（3）对粒径分布范围较宽的供试品进行测定时，不宜采用分段测量的方法，而应使用涵盖整个测量范围的单一量程检测器，以减少测量误差。

含量测定法

0704　氮测定法

本法系依据含氮有机物经硫酸消化后，生成的硫酸铵被氢氧化钠分解释放出氨，后者借水蒸气被蒸馏入硼酸液中生成硼酸铵，最后用强酸滴定，依据强酸消耗量可计算出供试品的氮含量。

第一法（常量法）　取供试品适量（相当于含氮量 25～30mg），精密称定，供试品如为固体或半固体，可用滤纸称取，并连同滤纸置干燥的 500ml 凯氏烧瓶中；然后依次加入硫酸钾（或无水硫酸钠）10g 和硫酸铜粉末 0.5g，再沿瓶壁缓缓加硫酸 20ml；在凯氏烧瓶口放一小漏斗并使凯氏烧瓶成 45°斜置，用直火缓缓加热，使溶液的温度保持在沸点以下，等泡沸停止，强热至沸腾，俟溶液成澄明的绿色后，除另有规定外，继续加热 30 分钟，放冷。沿瓶壁缓缓加水 250ml，振摇使混合，放冷后，加 40％氢氧化钠溶液 75ml，注意使沿瓶壁流至瓶底，自成一液层，加锌粒数粒，用氮气球将凯氏烧瓶与冷凝管连接；另取 2％硼酸溶液 50ml，置 500ml 锥形瓶中，加甲基红-溴甲酚绿混合指示液 10 滴；将冷凝管的下端插入硼酸溶液的液面下，轻轻摆动凯氏烧瓶，使溶液混合均匀，加热蒸馏，至接收液的总体积约为 250ml 时，将冷凝管尖端提出液面，使蒸气冲洗约 1 分钟，用水淋洗尖端后停止蒸馏；馏出液用硫酸滴定液（0.05mol/L）滴定至溶液由蓝绿色变为灰紫色，并将滴定的结果用空白试验校正。每 1ml 硫酸滴定液（0.05mol/L）相当于 1.401mg 的 N。

第二法（半微量法）　蒸馏装置如图。图中 A 为 1000ml 圆底烧瓶，B 为安全瓶，C 为连有氮气球的蒸馏器，D 为漏斗，E 为直形冷凝管，F 为 100ml 锥形瓶，G、H 为橡皮管夹。

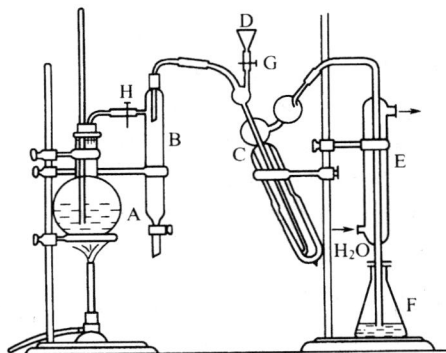

图　蒸馏装置

连接蒸馏装置，A 瓶中加水适量与甲基红指示液数滴，加稀硫酸使成酸性，加玻璃珠或沸石数粒，从 D 漏斗加水约 50ml，关闭 G 夹，开放冷凝水，煮沸 A 瓶中的水，当蒸气从冷凝管尖端冷凝而出时，移去火源，关 H 夹，使 C 瓶中的水反抽到 B 瓶，开 G 夹，放出 B 瓶的水，关 B 瓶及 G 夹，将冷凝管尖端插入约 50ml 水中，使水自冷凝管尖端反抽至 C 瓶，再抽至 B 瓶，如上法放去。如此将仪器内部洗涤 2～3 次。

取供试品适量（相当于含氮量 1.0～2.0mg），精密称定，置干燥的 30～50ml 凯氏烧瓶中，加硫酸钾（或无水硫酸钠）0.3g 与 30％硫酸铜溶液 5 滴，再沿瓶壁滴加硫酸 2.0ml；在凯氏烧瓶口放一小漏斗，并使烧瓶成 45°斜置，用小火缓缓加热使溶液保持在沸点以下，等泡沸停止，逐步加大火力，沸腾至溶液成澄明的绿色后，除另有规定外，继续加热 10 分钟，放冷，加水 2ml。

取 2％硼酸溶液 10ml，置 100ml 锥形瓶中，加甲基红-溴甲酚绿混合指示液 5 滴，将冷凝管尖端插入液面下。然后，将凯氏烧瓶中内容物经由 D 漏斗转入 C 蒸馏瓶中，用水少量淋洗凯氏烧瓶及漏斗数次，再加入 40％氢氧化钠溶液 10ml，用少量水再洗漏斗数次，关 G 夹，加热 A 瓶进行蒸气蒸馏，至硼酸液开始由酒红色变为蓝绿色时起，继续蒸馏约 10 分钟后，将冷凝管尖端提出液面，使蒸气继续冲洗约 1 分钟，用水淋洗尖端后停止蒸馏。

馏出液用硫酸滴定液（0.005mol/L）滴定至溶液由蓝绿色变为灰紫色，并将滴定的结果用空白（空白和供试品所得馏出液的容积应基本相同，70～75ml）试验校正。每 1ml 硫酸滴定液（0.005mol/L）相当于 0.1401mg 的 N。

取用的供试品如在 0.1g 以上时，应适当增加硫酸的用量，使消解作用完全，并相应地增加 40％氢氧化钠溶液的用量。

【附注】

（1）蒸馏前应蒸洗蒸馏器 15 分钟以上。

（2）硫酸滴定液（0.005mol/L）的配制　精密量取硫酸滴定液（0.05mol/L）100ml，置于 1000ml 量瓶中，加水稀释至刻度，摇匀。

第三法（定氮仪法）　本法适用于常量及半微量法测定含氮化合物中氮的含量。

半自动定氮仪由消化仪和自动蒸馏仪组成；全自动定氮仪由消化仪、自动蒸馏仪和滴定仪组成。

根据供试品的含氮量参考常量法（第一法）或半微量

法（第二法）称取样品置消化管中，依次加入适量硫酸钾、硫酸铜和硫酸，把消化管放入消化仪中，按照仪器说明书的方法开始消解[通常为150℃，5分钟（去除水分）；350℃，5分钟（接近硫酸沸点）；400℃，60~80分钟]至溶液成澄明的绿色，再继续消化10分钟，取出，冷却。

将配制好的碱液、吸收液和适宜的滴定液分别置自动蒸馏仪相应的瓶中，按照仪器说明书的要求将已冷却的消化管装入正确位置，关上安全门，连接水源，设定好加入试剂的量、时间、清洗条件及其他仪器参数等，如为全自动定氮仪，即开始自动蒸馏和滴定。如为半自动定氮仪，则取馏出液照第一法或第二法滴定，测定氮的含量。

0731 蛋白质含量测定法

组成蛋白质的基本单位是氨基酸，氨基酸通过脱水缩合形成肽链，蛋白质是一条或多条多肽链组成的生物大分子。不同品种应针对自身蛋白质特性选择适宜的测定方法并做相应方法学验证，同时应尽可能选用与待测定品种蛋白质结构相同或相近的蛋白质作对照品。

第一法 凯氏定氮法

本法系依据蛋白质为含氮的有机化合物，当与硫酸和硫酸铜、硫酸钾一同加热消化时使蛋白质分解，分解的氨与硫酸结合生成硫酸铵。然后碱化蒸馏使氨游离，用硼酸液吸收后以硫酸滴定液滴定，根据酸的消耗量算出含氮量，再将含氮量乘以换算系数，即为蛋白质的含量。

本法灵敏度较低，适用于0.2~2.0mg氮的测定。氮转化成蛋白质的换算系数因蛋白质中所含氨基酸的结构差异会稍有区别。

供试品溶液的制备 照各品种项下规定的方法制备，生物制品按如下方法操作。

精密量取供试品（如供试品为冻干制剂或固体粉末时，应复溶后量取）适量，用0.9%氯化钠溶液定量稀释，制成每1ml含氮量约1mg的溶液，精密量取1ml，作为总氮供试品溶液进行测定。非蛋白氮供试品溶液的制备，除另有规定外，照附注项下钨酸沉淀法操作，即得。

测定法 除另有规定外，按测定法（1）操作，生物制品按测定法（2）操作。

（1）本测定法适用于不含无机含氮物质及有机非蛋白质含氮物质的供试品。精密量取各品种项下规定的供试品溶液适量，置凯氏定氮瓶中，照氮测定法（通则0704第二法或第三法）测定供试品溶液的含氮量。除另有规定外，氮转换为蛋白质的换算系数为6.25。

（2）本测定法适用于添加无机含氮物质及有机非蛋白质含氮物质的供试品。除另有规定外，精密量取各品种项下规定的总氮及非蛋白氮供试品溶液适量，分别置凯氏定氮瓶中，照氮测定法（通则0704第二法或第三法）测定，以总氮量减去非蛋白氮量即为供试品溶液的含氮量。除另

有规定外，氮转换为蛋白质的换算系数为6.25。

【附注】非蛋白氮供试品溶液制备常用方法

钨酸沉淀法 精密量取供试品（如供试品为冻干制剂或固体粉末时，应复溶后量取）适量（蛋白质含量不高于0.2g），置20ml量瓶中，加水10ml，加10%钨酸钠溶液2.0ml，0.33mol/L硫酸溶液2ml，加水至刻度。或精密量取上述供试品2ml，加水14.0ml，10%钨酸钠溶液2.0ml，0.33mol/L硫酸溶液2.0ml。摇匀，静置30分钟，滤过，弃去初滤液，取续滤液，即得（可依据蛋白质浓度适当调整10%钨酸钠溶液及0.33mol/L硫酸溶液用量，使钨酸终浓度保持1%）。

三氯醋酸沉淀法 精密量取供试品（如供试品为冻干制剂或固体粉末时，应复溶后量取）适量（蛋白质含量6~12mg），加等体积的10%三氯醋酸溶液，混匀，静置30分钟，滤过，弃去初滤液，取续滤液，即得（可依据蛋白质浓度适当调整10%三氯醋酸溶液用量，使三氯醋酸终浓度保持5%）。

第二法 福林酚法（Lowry法）

本法系依据蛋白质分子中含有的肽键在碱性溶液中与Cu^{2+}螯合形成蛋白质-铜复合物，此复合物使酚试剂的磷钼酸还原，产生蓝色化合物，同时在碱性条件下酚试剂易被蛋白质中酪氨酸、色氨酸、半胱氨酸还原呈蓝色反应。在一定范围内其颜色深浅与蛋白质浓度呈正比，以蛋白质对照品溶液作标准曲线，采用比色法测定供试品中蛋白质的含量。

本法灵敏度高，测定范围为20~250μg。但对本法产生干扰的物质较多，对双缩脲反应产生干扰的离子，同样容易干扰福林酚反应，且影响更大。如还原物质、酚类、枸橼酸、硫酸铵、三羟甲基氨基甲烷缓冲液、甘氨酸、糖类、甘油等均有干扰作用。

除另有规定外，按方法1操作；如有干扰物质时，除另有规定外，按方法2操作并需经方法学验证。

方法1：

试剂 碱性铜试液 取氢氧化钠10g，碳酸钠50g，加水400ml使溶解，作为甲液；取酒石酸钾0.5g，加水50ml使溶解，另取硫酸铜0.25g，加水30ml使溶解，将两液混合作为乙液。临用前，合并甲、乙液，并加水至500ml。

对照品溶液的制备 除另有规定外，取血清白蛋白（牛）对照品或蛋白质含量测定国家标准品，加水溶解并制成每1ml中含0.2mg的溶液。

供试品溶液的制备 照各品种项下规定的方法制备（蛋白质浓度应与对照品溶液基本一致）。

测定法 精密量取对照品溶液0.0ml、0.2ml、0.4ml、0.6ml、0.8ml、1.0ml（对照品溶液取用量可在本法测定范围内进行适当调整），分别置具塞试管中，各加水至1.0ml，再分别加入碱性铜试液1.0ml，摇匀，室

温放置 10 分钟，各加入福林酚试液 [取福林试液中的贮备液（2mol/L 酸浓度）1→16] 4.0ml，立即混匀，室温放置 30 分钟，照紫外-可见分光光度法（通则 0401），在 650nm 的波长处测定吸光度；同时以 0 号管作为空白。以对照品溶液浓度与其相对应的吸光度计算线性回归方程。另精密量取供试品溶液适量，同法测定。从线性回归方程计算供试品溶液中的蛋白质浓度，并乘以稀释倍数，即得。

方法 2：

测定前将脱氧胆酸盐-三氯醋酸加入样品中，通过将蛋白质沉淀来去除干扰物质。这种方法也可用于将稀溶液中的蛋白质浓集。

试剂 试液 A 　取 1％氢氧化钠溶液 200ml 与 5％碳酸钠溶液 200ml 混合，加水稀释至 500ml。

试液 B 　取 2.98％二水合酒石酸二钠溶液 100ml 与 1.25％硫酸铜溶液 100ml 混合，加水稀释至 250ml，临用新制。

试液 C 　取试液 A 与试液 B 按 50：1 的比例混合，临用新制。

福林酚试液 　取福林试液中的贮备液（2mol/L 酸浓度）1→2（所配得的福林酚试液应满足以下要求：取供试品溶液 1ml，加试液 C 5ml 和配好的福林酚试液 0.5ml，所得溶液的 pH 值应为 10.3±0.3。若溶液 pH 值超出范围，应适当调整福林酚试液的稀释倍数）。

去氧胆酸钠试液 　取去氧胆酸钠适量，加水制成每 1ml 中含 1.5mg 的溶液。

对照品溶液的制备 　除另有规定外，取血清白蛋白（牛）对照品或蛋白质含量测定国家标准品适量，加水分别制成每 1ml 中含 0.00mg、0.01mg、0.02mg、0.03mg、0.04mg、0.05mg 的溶液（对照品溶液浓度可在本法测定范围内进行适当调整）。

供试品溶液的制备 　照各品种项下规定的方法制备（蛋白质浓度应与对照品溶液基本一致）。

测定法 　精密量取各对照品溶液 1.0ml，分别置玻璃试管中，加入去氧胆酸钠试液 0.1ml，涡旋混匀，室温放置 10 分钟，加入 72％三氯醋酸溶液 0.1ml，涡旋混匀，在 3000g 条件下离心 30 分钟，轻轻倒出上清液，用吸管将剩余液体移除。蛋白质沉淀用试液 C 1ml 复溶后，再加入试液 C 5ml，混匀，室温放置 10 分钟，加入福林酚试液 0.5ml，立即混匀，室温放置 30 分钟，照紫外-可见分光光度法（通则 0401），在 750nm 的波长处测定吸光度；同时以 0 号管作为空白。以对照品溶液浓度与其相对应的吸光度计算线性回归方程。另精密量取供试品溶液 1.0ml，同法测定。从线性回归方程计算供试品溶液中的蛋白质浓度，并乘以稀释倍数，即得。

第三法　双缩脲法

本法系依据蛋白质分子中含有的两个以上肽键在碱性溶液中与 Cu^{2+} 形成紫红色络合物，在一定范围内其颜色深浅与蛋白质浓度呈正比，以蛋白质对照品溶液作标准曲线，采用比色法测定供试品中蛋白质的含量。

本法快速、灵敏度低，测定范围通常可达 1～10mg。本法干扰测定的物质主要有硫酸铵、三羟甲基氨基甲烷缓冲液和某些氨基酸等。

试剂 双缩脲试液 　取硫酸铜 1.5g、酒石酸钾钠 6.0g 和碘化钾 5.0g，加水 500ml 使溶解，边搅拌边加入 10％氢氧化钠溶液 300ml，用水稀释至 1000ml，混匀，即得。

对照品溶液的制备 　除另有规定外，取血清白蛋白（牛）对照品或蛋白质含量测定国家标准品，加水溶解并制成每 1ml 中含 10mg 的溶液。

供试品溶液的制备 　照各品种项下规定的方法制备（蛋白质浓度应与对照品溶液基本一致）。

测定法 　精密量取对照品溶液 0.0ml、0.2ml、0.4ml、0.6ml、0.8ml、1.0ml（对照品溶液取用量可在本法测定范围内进行适当调整），分别置具塞试管中，各加水至 1.0ml，再分别加入双缩脲试液 4.0ml，立即混匀，室温放置 30 分钟，照紫外-可见分光光度法（通则 0401），在 540nm 的波长处测定吸光度；同时以 0 号管作为空白。以对照品溶液浓度与其相对应的吸光度计算线性回归方程。另精密量取供试品溶液适量，同法操作。从线性回归方程计算供试品溶液中的蛋白质浓度，并乘以稀释倍数，即得。

第四法　2,2'-联喹啉-4,4'-二羧酸法（BCA 法）

本法系依据蛋白质分子在碱性溶液中将 Cu^{2+} 还原为 Cu^+，2,2'-联喹啉-4,4'-二羧酸（BCA）与 Cu^+ 结合形成紫色复合物，在一定范围内其颜色深浅与蛋白质浓度呈正比，以蛋白质对照品溶液作标准曲线，采用比色法测定供试品中蛋白质的含量。

本法灵敏度较高，测定范围可达 80～400μg。本法测定的供试品中不能有还原剂和铜螯合物，否则干扰测定。

试剂 铜-BCA 试液 　取 2,2'-联喹啉-4,4'-二羧酸钠 1g，无水碳酸钠 2g，酒石酸钠 0.16g，氢氧化钠 0.4g 与碳酸氢钠 0.95g，加水使溶解成 100ml，调节 pH 值至 11.25，作为甲液；另取 4％硫酸铜溶液作为乙液。临用前取甲液 100ml，加入乙液 2ml，混匀，即得。

对照品溶液的制备 　除另有规定外，取血清白蛋白（牛）对照品或蛋白质含量测定国家标准品，加水溶解并制成每 1ml 中含 0.8mg 的溶液。

供试品溶液的制备 　照各品种项下规定的方法制备（蛋白质浓度应与对照品溶液基本一致）。

测定法 　精密量取对照品溶液 0.0ml、0.1ml、0.2ml、0.3ml、0.4ml、0.5ml（对照品溶液取用量可在本法测定范围内进行适当调整），分别置具塞试管中，各加水至 0.5ml，再分别加入铜-BCA 试液 10.0ml，立即混匀，置 37℃ 水浴中保温 30 分钟，放冷，照紫外-可见分光光度法（通则 0401），立即在 562nm 的波长处测定吸光度；同时以 0 号管作为空白。以对照品溶液浓度与其相对应的吸光度计算线性回归方程。另精密量取供试品溶液适量，同法测定。从线性回归方程计算供试品溶液中的蛋白质浓度，并乘以稀释倍数，即得。

第五法　考马斯亮蓝法（Bradford 法）

本法系依据在酸性溶液中考马斯亮蓝 G250 与蛋白质分子中的碱性氨基酸（精氨酸）和芳香族氨基酸结合形成蓝色复合物，在一定范围内其颜色深浅与蛋白质浓度呈正比，以蛋白质对照品溶液作标准曲线，采用比色法测定供试品中蛋白质的含量。

本法灵敏度高，通常可测定 $1 \sim 200\mu g$ 的蛋白质量。本法主要的干扰物质有去污剂、Triton X-100、十二烷基硫酸钠（SDS）等，供试品缓冲液呈强碱性时也会影响显色。

试剂　酸性染色液　取考马斯亮蓝 G250 0.1g，加乙醇 50ml 溶解后，加磷酸 100ml，加水稀释至 1000ml，混匀。滤过，取滤液，即得。本试剂应置棕色瓶内，如有沉淀产生，使用前需经滤过。

对照品溶液的制备　除另有规定外，取血清白蛋白（牛）对照品或蛋白质含量测定国家标准品，加水溶解并制成每 1ml 中含 1mg 的溶液。

供试品溶液的制备　照各品种项下规定的方法制备（蛋白质浓度应与对照品溶液基本一致）。

测定法　精密量取对照品溶液 0.0ml、0.01ml、0.02ml、0.04ml、0.06ml、0.08ml、0.1ml（对照品溶液取用量可在本法测定范围内进行适当调整），分别置具塞试管中，各加水至 0.1ml，再分别加入酸性染色液 5.0ml，立即混匀，照紫外-可见分光光度法（通则 0401），立即在 595nm 的波长处测定吸光度；同时以 0 号管作为空白。以对照品溶液浓度与其相对应的吸光度计算线性回归方程。另精密量取供试品溶液适量，同法测定，从线性回归方程计算供试品溶液中的蛋白质浓度，并乘以稀释倍数，即得。

【附注】本法测定时不可使用可与染色物结合的比色皿（如石英比色皿），建议使用玻璃比色皿或其他适宜材料的比色皿。

第六法　紫外-可见分光光度法

本法系依据蛋白质分子中含有共轭双键的酪氨酸、色氨酸等芳香族氨基酸，其在 280nm 波长处具最大吸光度，在一定范围内其吸光度大小与蛋白质浓度呈正比。

本法操作简便快速，适用于纯化蛋白质的检测，一般供试品浓度为 $0.2 \sim 2mg/ml$。本法准确度较差，干扰物质多。测定法（2）适用于供试品溶液中存在核酸时的蛋白质测定。

对照品溶液与供试品溶液的制备　照各品种项下规定的方法制备。

测定法　（1）取供试品溶液，照紫外-可见分光光度法（通则 0401），在 280nm 的波长处测定吸光度，以吸收系数法或对照品比较法计算供试品中蛋白质的含量。

（2）取供试品溶液，照紫外-可见分光光度法（通则 0401），在 280nm 与 260nm 的波长处测定吸光度，按下式计算供试品中蛋白质的含量。

$$蛋白质浓度（mg/ml）= 1.45 \times A_{280} - 0.74 \times A_{260}$$

0831　干燥失重测定法

取供试品，混合均匀（如为较大的结晶，应先迅速捣碎使成 2mm 以下的小粒），取约 1g 或各品种项下规定的重量，置与供试品相同条件下干燥至恒重的扁形称量瓶中，精密称定，除另有规定外，在 105℃ 干燥至恒重。由减失的重量和取样量计算供试品的干燥失重。

供试品干燥时，应平铺在扁形称量瓶中，厚度不可超过 5mm，如为疏松物质，厚度不可超过 10mm。放入烘箱或干燥器进行干燥时，应将瓶盖取下，置称量瓶旁，或将瓶盖半开进行干燥；取出时，须将称量瓶盖好。置烘箱内干燥的供试品，应在干燥后取出置干燥器中放冷，然后称定重量。

供试品如未达规定的干燥温度即融化时，除另有规定外，应先将供试品在低于熔化温度 $5 \sim 10℃$ 的温度下干燥至大部分水分除去后，再按规定条件干燥。生物制品应先将供试品于较低的温度下干燥至大部分水分除去后，再按规定条件干燥。

当用减压干燥器（通常为室温）或恒温减压干燥器（温度应按各品种项下的规定设置。生物制品除另有规定外，温度为 60℃）时，除另有规定外，压力应在 2.67kPa（20mmHg）以下。干燥器中常用的干燥剂为五氧化二磷、无水氯化钙或硅胶；恒温减压干燥器中常用的干燥剂为五氧化二磷。应及时更换干燥剂，使其保持在有效状态。

3101　固体总量测定法

本法系在一定温度下，使供试品的液体成分蒸发，用剩余的固体成分计算供试品的固体总量。

测定法

第一法　105℃ 干烤法

精密量取一定体积供试品于干燥至恒重的适宜的玻璃称量瓶中，置干烤箱中于 105℃ 烘至恒重。

第二法　50℃ 干烤法

精密量取一定体积供试品于干燥至恒重的适宜的玻璃称量瓶中，置干烤箱中于 50℃ 烘至恒重。

按下式计算：

$$c_X（\%，g/ml）=\frac{W\times100}{V}$$

式中　c_X 为供试品的固体总量，g/ml；

　　　W 为供试品恒重后的重量，g；

　　　V 为供试品的体积，ml。

3102　唾液酸测定法
（间苯二酚显色法）

本法系用酸水解方法将结合状态的唾液酸变成游离状态，游离状态的唾液酸与间苯二酚反应生成有色化合物，再用有机酸萃取后，测定唾液酸含量。

唾液酸对照品溶液（200μg/ml）**的制备**　精密称取唾液酸对照品 10.52mg（1μg 唾液酸相当于 3.24nmol），置 10ml 量瓶中，加水溶解并稀释至刻度，混匀，即为唾液酸贮备液（1mg/ml），按一次使用量分装，－70℃贮存，有效期 1 年。仅可冻融 1 次。4℃保存使用期为 2 周。精密量取唾液酸贮备液 1ml，置 5ml 量瓶中，加水至刻度，即为每 1ml 含 200μg 的唾液酸对照品溶液，用前配制。

用于 C 群脑膜炎奈瑟球菌多糖疫苗唾液酸含量测定时，同法制备浓度为 400μg/ml 的唾液酸对照品溶液贮备液（精密称取唾液酸 40mg，置 100ml 量瓶中，用纯化水溶解并定容至刻度，混匀，即得）。精密量取唾液酸贮备液 2.0ml，置 10ml 量瓶中，加水至刻度，即为每 1ml 含唾液酸 80μg 的唾液酸对照品溶液，用前配制。

测定法　取供试品适量，加水稀释至蛋白质浓度为每 1ml 含 0.2～0.4mg，作为供试品溶液。按下表取唾液酸对照品溶液、水及供试品溶液于 10ml 玻璃试管中，混匀，每管再加入间苯二酚-盐酸溶液（分别量取 2% 间苯二酚溶液 2.5ml、0.1mol/L 硫酸铜溶液 62.5μl、25% 盐酸溶液 20ml，加水稀释至 25ml，混匀。试验前 4 小时内配制）1ml，加盖，沸水煮沸 30 分钟（水浴面高于液面约 2cm），取出置冰浴中 3 分钟（同时振摇）后，每管加乙酸丁酯-丁醇溶液（取 4 体积乙酸丁酯与 1 体积丁醇混匀，室温下保存，12 小时内使用）2ml，充分混匀，室温放置 10 分钟，照紫外-可见分光光度法（通则 0401），在波长 580nm 处测定吸光度。

	唾液酸含量（μg）					供试品
	空白	2	4	5	6	8	
唾液酸对照品溶液（μl）		10	20	25	30	40	
水（μl）	100	90	80	75	70	60	
供试品溶液（μl）							100

脑膜炎球菌疫苗唾液酸含量测定：取含唾液酸约 40μg/ml 的供试品溶液和纯水对照各 2ml，另分别取唾液酸对照品（80μg/ml）0.1ml、0.2ml、0.4ml、0.8ml、1.6ml 于各管中，补水至 2.0ml 为标准曲线各点。各管加 2ml 显色剂（0.1mol/L 硫酸铜溶液 0.5ml、4% 间苯二酚溶液 5ml、浓盐酸 80ml，补水至 100ml 混匀。临用现配）摇匀，沸水浴 15 分钟后冰浴 5～10 分钟，每管加 4ml 有机相（正丁醇 15ml，加乙酸丁酯定容至 100ml），充分摇匀后置室温 10 分钟。以纯水对照为 0 点，于 585nm 测定吸光度，并作直线回归。（可按比例缩小供试品及各试剂体积）

以唾液酸对照品溶液的浓度对其相应的吸光度作直线回归（相关系数应不低于 0.99），由直线回归方程计算 5μg 唾液酸的吸光度值，再按下式计算供试品唾液酸含量。

$$\text{促红素供试品唾液酸含量}=\frac{A_2\times5\times3.24\times W\times n}{A_1\times P\times100}$$
（mol/mol 蛋白质）

式中　A_1 为 5μg 唾液酸的吸光度；

　　　A_2 为供试品的吸光度；

　　　n 为供试品稀释倍数；

　　　P 为供试品蛋白质含量，μg/μl；

　　　W 为 1nmol 促红素的量（不包括糖成分量），相当于 30.6μg。

脑膜炎奈瑟球菌多糖疫苗供试品唾液酸含量（μg/ml）＝$A\times n$

式中　A 为供试品溶液吸光度相对于唾液酸对照品溶液的浓度，μg/ml；

　　　n 为供试品的稀释倍数。

3103　磷测定法

本法系将有机磷转变为无机磷后进行磷含量测定。磷酸根在酸性溶液中与钼酸铵生成磷钼酸铵，遇还原剂即生成蓝色物质（三氧化钼和五氧化钼的混合物），称之为"钼蓝"，用比色法测定供试品中磷含量。

测定法　精密量取供试品适量（含磷 4～20μg）置试管中，加 4 滴硫酸（约 0.08ml）加热至炭化，再加 2 滴高氯酸（约 0.06ml）消化至无色澄清，消化完全后稍置片刻，立即加水 2ml，加 0.04mol/L 钼酸铵溶液（称取钼酸铵 5g，加水溶解并稀释至 100ml）0.4ml，混匀；加还原剂（称取亚硫酸氢钠 6g、亚硫酸钠 1.2g、1-氨基-2-萘酚-4-磺酸 0.1g，置棕色瓶中，加水至 50ml，1 周内使用）0.2ml，混匀；加水至 6ml，15～20 分钟后，照紫外-可见分光光度法（通则 0401），在波长 820nm 处测定吸光度。

精密量取标准磷溶液（精密称取干燥至恒重的磷酸二氢钾 439.3mg，置 100ml 量瓶中，加水溶解并稀释至刻度；再精密量取 2ml，置 100ml 量瓶中，加水稀释至刻度，即得每 1ml 含磷 20μg 的标准磷溶液）0.2ml、0.4ml、0.6ml、0.8ml、1.0ml，分别置试管中，各补加水至 1ml，自"加 4 滴硫酸"起，同法操作，测定各管的吸光度。

以标准磷溶液的系列浓度对其相应的吸光度作直线回归，然后将供试品溶液的吸光度代入直线回归方程，求出其相应体积（ml）。

$$磷含量（\mu g/ml）= \frac{V \times c_R}{V_X}$$

式中 V 为供试品溶液吸光度相对于标准磷溶液的体积，ml；

　　　c_R 为标准磷溶液的浓度，$\mu g/ml$；

　　　V_X 为供试品的体积，ml。

【附注】（1）加高氯酸消化时，必要时可加 1～2 滴 30％过氧化氢，但最后必须将过氧化氢除尽。

（2）加高氯酸消化后，如在冷却后加水，须再加热。

（3）测定 A 群脑膜炎奈瑟球菌多糖疫苗成品磷含量时，至少取 3 支安瓿溶解后混合备用。

3104 硫酸铵测定法

本法系依据硫酸铵被氢氧化钠分解释放出氨，并被硼酸吸收生成硼酸铵，用酸滴定液滴定。根据酸滴定液的消耗量可计算出供试品中硫酸铵含量。

供试品溶液的制备 除蛋白质方法同蛋白质含量测定（通则 0731 第一法）。

测定法 精密量取除蛋白质滤液 10ml，置凯氏蒸馏器内，加 4％氢氧化钠溶液 1ml，加少量水，照氮测定法（通则 0704）进行蒸馏、滴定，并将滴定的结果用空白试验校正。

按下式计算：

$$硫酸铵含量（\%）= \frac{(V_1 - V_0) \times c \times 14.01 \times 4.715 \times 2}{1000} \times 100$$

式中 V_1 为供试品消耗硫酸滴定液的体积，ml；

　　　V_0 为空白对照消耗硫酸滴定液的体积，ml；

　　　c 为硫酸滴定液的浓度，mol/L；

　　　4.715 为常数（1g 氮相当于 4.715g 硫酸铵）；

　　　14.01 为氮的相对原子质量。

3105 亚硫酸氢钠测定法

本法系依据亚硫酸氢钠与过量的碘反应，用硫代硫酸钠滴定液滴定多余的碘，根据硫代硫酸钠滴定液的消耗量，可计算出供试品中亚硫酸氢钠的含量。

测定法 精密量取供试品适量（相当于含亚硫酸氢钠量 2.5mg），置具塞锥形瓶中，精密加入 0.05mol/L 碘溶液（称取碘 13.0g，加碘化钾 36g 与水 50ml 溶解后，加盐酸 3 滴与水适量使成 1000ml，摇匀，用垂熔玻璃滤器滤过）20ml，放置 5 分钟，沿瓶壁加入盐酸溶液（5→10）2.0ml，摇匀。用硫代硫酸钠滴定液（0.1mol/L）滴定至近终点时，加 0.5％淀粉指示液约 0.5ml，滴定至蓝色消失，并将滴定的结果用空白试验校正。

按下式计算：

$$亚硫酸氢钠含量（\%）= \frac{(V_0 - V_1) \times c \times 52.03 \times 100}{V_2 \times 1000}$$

式中 V_0 为空白试验消耗硫代硫酸钠滴定液的体积，ml；

　　　V_1 为供试品消耗硫代硫酸钠滴定液的体积，ml；

　　　V_2 为供试品的体积，ml；

　　　c 为硫代硫酸钠滴定液的浓度，mol/L。

【附注】 硫代硫酸钠滴定液（0.1mol/L）的制备及滴定 称取硫代硫酸钠 26g 与无水碳酸钠 0.20g，加新沸过的冷水适量，使溶解成 1000ml，摇匀，放置 1 个月后滤过。

精密称取在 120℃干燥至恒重的基准重铬酸钾 0.15g，置碘瓶中，加水 50ml 使溶解，加碘化钾 2.0g，轻轻振摇使溶解，加稀硫酸（5.7→100）40ml，摇匀，密塞，在暗处放置 10 分钟后，加水 250ml 稀释，用本液滴定至近终点时，加淀粉指示液（称取可溶性淀粉 0.5g，加水 5ml 搅匀后，缓缓倾入 100ml 沸水中，随加随搅拌，继续煮沸 2 分钟，冷却，倾取上层清液。本液应临用配制）3ml，继续滴定至蓝色消失而显亮绿色，并将滴定的结果用空白试验校正。每 1ml 硫代硫酸钠滴定液相当于 4.903mg 的重铬酸钾。根据本液的消耗量与重铬酸钾的取用量，算出本液的浓度，即得。

3106 氢氧化铝（或磷酸铝）测定法

本法系依据过量的乙二胺四乙酸二钠与铝离子发生反应，再用锌滴定液滴定剩余的乙二胺四乙酸二钠，根据锌滴定液的消耗量，可计算出供试品中氢氧化铝（或磷酸铝）的含量。

测定法 精密量取供试品适量（相当于含铝 1～10mg），置 250ml 锥形瓶中，加磷酸溶液（6→100）1.5ml，使完全溶解。必要时于水浴中加温（难于溶解时尚可适当增加磷酸量）。精密加入乙二胺四乙酸二钠滴定液（0.05mol/L）10ml、醋酸-醋酸铵缓冲液（pH4.5）（称取醋酸铵 7.7g，加水 50ml 溶解后，加冰醋酸 6ml 与适量的水稀释至 100ml）10ml，置沸水浴上加热 10 分钟，取出冷至室温，加二甲酚橙指示液 1ml，用锌滴定液（0.025mol/L）进行滴定，当溶液由亮黄色变为橙色，即为终点，并将滴定的结果用空白试验校正。

按下式计算：

$$氢氧化铝含量（mg/ml）= \frac{(V_0 - V_1) \times c \times 78.01}{V_2}$$

$$磷酸铝含量（mg/ml）= \frac{(V_0 - V_1) \times c \times 121.95}{V_2}$$

$$铝含量（mg/ml）= \frac{(V_0 - V_1) \times c \times 26.98}{V_2}$$

式中 V_0 为空白试验消耗锌滴定液的体积，ml；

　　　V_1 为供试品消耗锌滴定液的体积，ml；

　　　c 为锌滴定液的浓度，mol/L；

　　　V_2 为供试品的体积，ml；

　　　78.01、121.95、26.98 分别为氢氧化铝、磷酸铝、

铝的分子量或相对原子质量。

【附注】（1）锌滴定液（0.05mol/L）的制备与滴定　称取硫酸锌 15g（相当于锌约 3.3g），加稀盐酸（23.4→100）10ml，适量水溶解并稀释至 1000ml，摇匀。精密量取本液 25ml，加 0.025％甲基红的乙醇溶液 1 滴，滴加氨试液至溶液显微黄色，加水 25ml、氨-氯化铵缓冲液（pH10.0）10ml 与铬黑 T 指示剂少量，用乙二胺四乙酸二钠滴定液（0.05mol/L）滴定至溶液由紫色变为纯蓝色，并将滴定的结果用空白试验校正。根据乙二胺四乙酸二钠滴定液（0.05mol/L）的消耗量，算出本液的浓度，即得。

（2）锌滴定液（0.025mol/L）的制备　精密量取锌滴定液（0.05mol/L）100ml，加水准确稀释至 200ml，摇匀，即得。

（3）乙二胺四乙酸二钠滴定液（0.05mol/L）的制备与滴定　称取乙二胺四乙酸二钠 19g，加适量的水溶解并稀释至 1000ml，摇匀。取于约 800℃灼烧至恒重的标准氧化锌 0.12g，精密称定，加稀盐酸（23.4→100）3ml 使溶解，加水 25ml，加 0.025％甲基红的乙醇溶液 1 滴，滴加氨试液至溶液显微黄色，加水 25ml 与氨-氯化铵缓冲液（pH10.0）10ml，再加铬黑 T 指示剂少量，用本液滴定至溶液由紫色变为纯蓝色，并将滴定的结果用空白试验校正。每 1ml 乙二胺四乙酸二钠滴定液（0.05mol/L）相当于 4.069mg 的氧化锌。根据本液的消耗量与氧化锌的取用量，算出本液的浓度，即得。

3107　氯化钠测定法

本法系用硝酸破坏供试品中的蛋白质后，再加入过量的硝酸银，使供试品中的氯离子与硝酸银完全反应，生成氯化银沉淀析出，过量的硝酸银用硫氰酸铵滴定液滴定，根据硫氰酸铵滴定液消耗的量，可计算出供试品中氯化钠的含量。

测定法　精密量取供试品 1.0ml，精密加入 0.1mol/L 硝酸银溶液（称取硝酸银 17.0g，加水溶解并稀释至 1000ml）5ml（若蛋白质含量较高者，加 2ml 饱和高锰酸钾溶液），混匀，加 8.0mol/L 硝酸溶液 10ml，加热消化至溶液澄清，冷却，加水 50ml、8％硫酸铁铵指示液 1ml，用硫氰酸铵滴定液（0.05mol/L）滴定至溶液呈淡棕红色，振摇后仍不褪色，即为终点。将滴定的结果用空白试验（可不消化）校正。

按下式计算：

$$\text{氯化钠含量（g/L）} = (V_0 - V_X) \times c \times 58.45$$

式中　V_0 为空白试验消耗硫氰酸铵滴定液的体积，ml；

V_X 为供试品消耗硫氰酸铵滴定液的体积，ml；

c 为硫氰酸铵滴定液浓度，mol/L；

58.45 为氯化钠的分子量。

【附注】（1）硫氰酸铵滴定液（0.1mol/L）的制备及滴定　称取硫氰酸铵 8.0g，加水溶解并稀释至 1000ml，摇匀。精密量取硝酸银滴定液（0.1mol/L）25ml，加水 50ml、硝酸 2ml 与 8％硫酸铁铵指示液 2ml，用本液滴定至溶液微显棕红色；经剧烈振摇后仍不褪色，即为终点。根据本液的消耗量算出本液的浓度。

（2）硫氰酸铵滴定液（0.05mol/L）制备　精密量取硫氰酸铵滴定液（0.1mol/L）100ml，加水准确稀释至 200ml，摇匀。

3108　枸橼酸离子测定法

第一法　比色法

枸橼酸钠对照品溶液的制备　取经减压干燥至恒重的枸橼酸钠（$C_6H_5Na_3O_7 \cdot 2H_2O$）0.6g，精密称定，置 100ml 量瓶中，加水溶解并稀释至刻度，摇匀，精密量取 5ml，置 50ml 量瓶中，用 5％三氯乙酸稀释至刻度，摇匀，即得。

供试品溶液的制备　精密量取供试品 0.5ml 与水 4.5ml，加 10％三氯乙酸溶液 5ml，混匀，置 60℃水浴加热 5 分钟，以每分钟 4000 转离心 20 分钟，取上清液备用。

测定法　精密量取供试品溶液 1ml，置 25ml 具塞试管中，精密加吡啶 1.3ml，混匀，再精密加醋酸酐 5.7ml，立即混匀并置 31℃±1℃的水浴中，准确放置 35 分钟后，照紫外-可见分光光度法（通则 0401），在波长 425nm 处测定吸光度。另精密量取枸橼酸钠对照品溶液 0.25ml、0.50ml、0.75ml、1.0ml，分别置于具塞试管中，各精密加 5％三氯乙酸溶液 0.75ml、0.50ml、0.25ml、0.00ml（其相对应的枸橼酸离子含量为 0.5mmol/L、1.0mmol/L、1.5mmol/L、2.0mmol/L），自"精密加吡啶 1.3ml"起，同法操作。

以对照品溶液枸橼酸离子浓度对其相应的吸光度作直线回归，求得直线回归方程，计算出供试品溶液中的枸橼酸离子含量（mmol/L），再乘以供试品稀释倍数（20），即为供试品枸橼酸离子含量（mmol/L）。

第二法　高效液相色谱法

照高效液相色谱法（通则 0512）测定。

色谱条件　用苯乙烯-二乙烯基苯共聚物为基质的阳离子交换色谱柱（H$^+$），粒度 9μm 或 8μm，内径 7.8mm，柱长 300mm；柱温 50℃；流动相为 0.004mol/L 硫酸溶液，流速为每分钟 0.8ml，示差折光检测器。

测定法　精密称取经减压干燥至恒重的枸橼酸钠（$C_6H_5Na_3O_7 \cdot 2H_2O$）0.735g，置 100ml 量瓶中，用水溶解并稀释至刻度，精密量取 5.0ml、10.0ml、15.0ml，分别置 25ml 量瓶中，用水稀释至刻度，摇匀，即得相对应的 5.0mmol/L、10.0mmol/L、15.0mmol/L 枸橼酸离子对照品溶液。分别精密量取 20μl，注入液相色谱仪，记录色谱图；另精密量取供试品溶液 1ml，置 15ml 离心管中，精密加 1.5％磺基水杨酸溶液 1ml，混匀，室温下以每分钟 2000 转离心 10 分钟。取上清液，同法测定。

以对照品溶液的枸橼酸离子浓度对其相应的峰面积作直线回归，求得直线回归方程，计算出供试品溶液枸橼酸钠含量（mmol/L），再乘以供试品稀释倍数（2），计算出供试品枸橼酸离子含量（mmol/L）。

【附注】　（1）根据供试品枸橼酸离子含量，可适当调整枸橼酸离子对照品溶液浓度。

（2）直线回归相关系数应不低于 0.999。

（3）不同厂家的阳离子交换色谱柱（H⁺）的流速、流动相、柱温等会有所不同，可根据色谱柱说明书对色谱条件进行适当调整。

第三法　高效液相色谱法

照高效液相色谱法（通则 0512）测定。

色谱条件与系统适用性试验　色谱柱为十八烷基硅烷键合硅胶填充色谱柱，柱长 250mm，柱直径 4.6mm，粒度 5μm。流动相为 18.2mmol/L 磷酸盐缓冲液，0.1％异丙醇溶液（pH 2.0～2.5）；柱温：40℃；流速：每分钟 1.0ml；样品池温度：室温；运行时间：50 分钟；紫外检测器检测波长：210nm。取 5.0mmol/L 枸橼酸离子溶液 20μl，注入色谱柱，记录色谱图，拖尾因子按枸橼酸离子色谱峰测定应为 0.95～1.40。

测定法　精密称取经减压干燥至恒重的枸橼酸钠（$C_6H_5Na_3O_7 \cdot 2H_2O$）0.735g，置 100ml 量瓶中，用超纯水溶解并稀释至刻度。精密量取 5.0ml、10.0ml、15.0ml，分别置 25ml 量瓶中，用水稀释至刻度，摇匀，即得相应的 5.0mmol/L、10.0mmol/L、15.0mmol/L 枸橼酸离子对照品溶液。分别精密量取 20μl，注入液相色谱仪，记录色谱图；另精密量取供试品溶液 1ml，置 15ml 离心管中，精密加 1.5％磺基水杨酸 4ml，混匀。室温静置 2 小时以上，以每分钟 3000 转离心 10 分钟，取上清液，同法测定。

以对照品溶液枸橼酸离子浓度对其相应的峰面积作直线回归，求得直线回归方程。计算供试品溶液枸橼酸离子含量（mmol/L），再乘以相应的供试品稀释倍数（5），即为供试品枸橼酸离子含量（mmol/L）。

【附注】　（1）根据供试品枸橼酸离子含量，可适当调整枸橼酸离子对照品溶液浓度。

（2）根据供试品蛋白质浓度，可适当调整沉淀剂磺基水杨酸的加入量。

（3）直线回归相关系数应不低于 0.999。

3109　钾离子测定法

本法系用火焰光度法测定供试品中钾离子含量。

测定法　精密量取供试品 2ml，置 50ml 量瓶中，用水稀释至刻度，即为供试品溶液。照火焰光度法（通则 0407）测定，在波长 769nm 处测定供试品溶液的发光强度。另精密称取于 110℃ 干燥至恒重的氯化钾 56.0mg，置 500ml 量瓶中，用水溶解并稀释至刻度，再精密量取该溶液 1.0ml、2.0ml、3.0ml、4.0ml、5.0ml，分别置 50ml 量瓶中，用水稀释至刻度，制成 0.03mmol/L、0.06mmol/L、0.09mmol/L、0.12mmol/L、0.15mmol/L 的系列标准钾溶液，同法测定。

以系列标准钾溶液的浓度对其相应的发光强度作直线回归，将供试品溶液发光强度代入直线回归方程，求得供试品溶液钾离子浓度（mmol/L），再乘以供试品的稀释倍数（25），计算出供试品钾离子含量（mmol/L）。

3110　钠离子测定法

本法系用火焰光度法测定供试品中钠离子含量。

测定法　精密量取供试品 0.5ml，置 50ml 量瓶中，用水稀释至刻度，即为供试品溶液。照火焰光度法（通则 0407）测定，在波长 589nm 处测定供试品溶液的发光强度。另精密称取于 110℃ 干燥至恒重的氯化钠 0.293g，置 100ml 量瓶中，用水稀释至刻度，再精密量取该溶液 0.9ml、1.1ml、1.3ml、1.5ml、1.7ml，分别置 50ml 量瓶中，用水稀释至刻度，制成 0.9mmol/L、1.1mmol/L、1.3mmol/L、1.5mmol/L、1.7mmol/L 的系列标准钠溶液，同法操作。

以系列标准钠溶液的浓度对其相应的发光强度作直线回归，将供试品溶液发光强度代入直线回归方程，求得供试品溶液钠离子浓度（mmol/L），再乘以供试品的稀释倍数（100），计算出供试品钠离子含量（mmol/L）。

3111　辛酸钠测定法

本法系用气相色谱法测定供试品中辛酸钠含量。

照气相色谱法（通则 0521）测定。

色谱条件与系统适用性试验　用酸改性聚乙二醇（20M）毛细管柱，柱温 160℃，火焰离子化检测器，检测器温度 230℃，气化室温度 230℃，载气（氮气）流速为每分钟 35ml。辛酸峰与庚酸峰的分离度应大于 1.5，辛酸峰的拖尾因子应为 0.95～1.20，辛酸对照品溶液连续进样 5 次，所得辛酸峰与庚酸峰面积之比的相对标准偏差（RSD）应不大于 5％。

内标溶液的制备　取庚酸，加三氯甲烷制成每 1ml 中含 10mg 的溶液，即得。

测定法　取供试品，用水准确稀释成每升含蛋白质 40～50g 的溶液，即为供试品溶液。精密量取供试品溶液 0.5ml，加内标溶液 30μl 与 1.5mol/L 高氯酸溶液 0.2ml，于振荡器上混合 1 分钟，加三氯甲烷 4ml，加盖，于振荡器上剧烈混合 2 分钟，以每分钟 3000 转离心 20 分钟，除去上层水相，小心将三氯甲烷层倾入 10ml 试管中，将三氯甲烷挥发至干，加三氯甲烷 100μl 溶解残渣，取 0.1μl 注入气相色谱仪。另取辛酸对照品约 0.15g，精密称定，置 10ml 量瓶中，用三氯甲烷溶解并稀释至刻度，即为辛酸对照品溶液。精密量取辛酸对照品溶液 10μl、20μl、30μl、40μl、50μl，各精密加内标溶液 30μl，于振荡器上混合 1 分钟，加三氯甲烷 4ml，将三氯甲烷挥发至干，各加三氯甲烷 100μl 溶解残渣，同法操作。

以各辛酸对照品溶液峰面积与内标峰面积比对各辛酸对照品溶液辛酸量（μg）作直线回归，求得直线回归方程，计算出供试品溶液辛酸绝对量（A），再按下式计算供试品辛酸钠含量：

$$辛酸钠含量（mmol/g 蛋白质）= \frac{A \times n}{144.22 \times B \times c \times 1000}$$

式中　A 为供试品溶液辛酸绝对量，μg；

B 为取样量，即为 0.5ml；

n 为供试品稀释倍数；

c 为供试品蛋白质含量，g/ml；

144.22 为辛酸的分子量。

【附注】（1）1mmol 辛酸相当于 1mmol 辛酸钠。

（2）对照品溶液与供试品溶液的溶剂挥发的速度应尽量保持一致。

（3）直线回归相关系数应不低于 0.99。

（4）根据不同厂家的仪器及毛细管柱，可适当调整柱温、检测器温度、气化室温度、载气流速、进样体积等。

3112　乙酰色氨酸测定法

本法系用紫外-可见分光光度法（吸收系数法）测定人血白蛋白供试品中的 N-乙酰-DL-色氨酸含量。

测定法　用生理氯化钠溶液将供试品蛋白质稀释至 5%，即为供试品溶液。量取供试品溶液 0.1ml，分别加入生理氯化钠溶液 0.3ml 和 0.3mol/L 高氯酸溶液 3.6ml，混匀；另取生理氯化钠溶液 0.4ml，加 0.3mol/L 高氯酸溶液 3.6ml，混匀，作为空白对照。室温放置 10 分钟，以每分钟 3500 转离心 20 分钟，取上清液在波长 280nm 处测定吸光度，用空白溶液调零点。按下式计算供试品中的 N-乙酰-DL-色氨酸含量：

$$供试品 N\text{-乙酰-DL-色氨酸含量}（mmol/g）= \frac{(A_{280} \times n)/5.25}{P}$$

式中　n 为供试品的稀释系数；

5.25 为 N-乙酰-DL-色氨酸的毫摩尔吸收系数；

P 为供试品的蛋白质含量，g/L。

3113　苯酚测定法

本法系依据溴酸盐溶液与盐酸反应产生溴，遇苯酚生成三溴苯酚，过量的溴与碘化钾反应释出碘，析出的碘用硫代硫酸钠滴定液滴定，根据硫代硫酸钠滴定液的消耗量，可计算出供试品中苯酚的含量。

测定法　精密量取供试品 1ml，置具塞锥形瓶中，加水 50ml，精密加入 0.02mol/L 溴溶液（称取溴酸钾 0.56g，加溴化钾 3g，加水溶解并稀释至 1000ml）15～25ml（供试品含苯酚量 0.3%～0.5% 时加 25ml，小于 0.3% 则加 15ml），沿瓶壁加入 6mol/L 盐酸溶液 10ml，摇匀，密塞，在暗处放置 30 分钟后，加 25% 碘化钾溶液 2ml 于具塞锥形瓶颈口，稍启瓶塞，使流下，密塞，摇匀。以少量水洗瓶颈，用硫代硫酸钠滴定液（0.02mol/L）滴定至近终点时，加淀粉指示液约 0.5ml，滴定至蓝色消失，并将滴定的结果用空白试验校正。

按下式计算：

$$苯酚含量（\%）= \frac{(V_0 - V_1) \times c \times 15.69 \times 100}{1000}$$

式中　V_0 为空白试验消耗硫代硫酸钠滴定液的体积，ml；

V_1 为供试品消耗硫代硫酸钠滴定液的体积，ml；

c 为硫代硫酸钠滴定液的浓度，mol/L；

15.69 为苯酚分子量的 1/6。

【附注】（1）硫代硫酸钠滴定液（0.1mol/L）的制备及标定　称取硫代硫酸钠 26g 与无水碳酸钠 0.20g，加新沸过的冷水适量溶解并稀释至 1000ml，摇匀，放置 1 个月后滤过。取在 120℃ 干燥至恒重的基准重铬酸钾 0.15g，精密称定，置碘瓶中，加水 50ml 溶解，加碘化钾 2.0g，轻轻振摇使溶解，加稀硫酸（5.7→100）40ml，摇匀，密塞；在暗处放置 10 分钟后，加水 250ml 稀释，用本液滴定至近终点时，加淀粉指示液（称取可溶性淀粉 0.5g，加水 5ml 混悬后缓缓倾入 100ml 沸水中，随加随搅拌，继续煮沸 2 分钟，冷却，倾取上层清液。本液应临用配制）3ml，继续滴定至蓝色消失而显亮绿色，并将滴定的结果用空白试验校正。每 1ml 硫代硫酸钠滴定液（0.1mol/L）相当于 4.903mg 重铬酸钾。根据本液的消耗量与重铬酸钾的取用量，算出本液的浓度，即得。

（2）硫代硫酸钠滴定液（0.02mol/L）的制备　精密量取硫代硫酸钠滴定液（0.1mol/L）100ml，加水准确稀释至 500ml，摇匀。

（3）可做限度测定。

3114　间甲酚测定法

本法系依据 4-氨基安替比林、铁氰化钾在碱性条件下与间甲酚反应生成一种红色物质，用比色法测定供试品中间甲酚含量。

测定法 精密量取一定体积的供试品，置试管中，定量稀释 50 倍，即为供试品溶液。量取供试品溶液 1.0ml，加水 5.0ml，混匀，依次加 pH9.8 缓冲液（称取无水碳酸钠 6.36g、碳酸氢钠 3.36g，加水溶解并稀释至 800ml，用 1mol/L 盐酸调 pH 值至 9.8 后，再加水至 1000ml）、0.3% 4-氨基安替比林溶液、1.2% 铁氰化钾溶液及 1mol/L 磷酸二氢钾溶液各 1.0ml，混匀，于室温避光放置 10 分钟，照紫外-可见分光光度法（通则 0401），在波长 510nm 处测定吸光度。

精密量取间甲酚对照品溶液（取间甲酚适量，精密称定，置量瓶中，加水溶解并稀释至每 1ml 含 10μg）1.0ml、2.0ml、3.0ml、4.0ml、5.0ml、6.0ml，分别置试管中，加水补至 6.0ml，自"依次加 pH9.8 缓冲液"起，同法操作，测定各管的吸光度。

以间甲酚对照品溶液的系列浓度对其相应的吸光度作直线回归，将供试品溶液的吸光度代入直线回归方程，得供试品的间甲酚含量（mg/ml）。

3115 硫柳汞测定法

第一法 滴定法

本法系依据汞有机化合物经强酸消化成无机汞离子，与双硫腙溶液形成橙黄色化合物，根据双硫腙滴定液的消耗量，可计算出供试品中硫柳汞含量。

试剂 （1）双硫腙滴定液 精密称取双硫腙 50mg，置 100ml 量瓶中，加三氯甲烷溶解并稀释至刻度，摇匀，作为贮备液。

临用前，精密量取贮备液 2.5ml，置 100ml 量瓶中，加四氯化碳稀释至刻度，摇匀，即得双硫腙滴定液，保存于冷暗处。

（2）标准汞溶液 取置硫酸干燥器中干燥至恒重的氯化高汞约 0.135g，精密称定，置 100ml 量瓶中，加 0.5mol/L 硫酸溶解并稀释至刻度，摇匀，即为标准汞贮备液。

临用前，精密量取标准汞贮备液适量，置 100ml 量瓶中，加 0.5mol/L 硫酸溶液稀释至刻度，摇匀，即为每 1ml 相当于 50μg Hg 的标准汞溶液。

测定法 （1）消化 精密量取供试品适量（约相当于含汞量 50μg），置 150ml 圆底磨口烧瓶（附长 40cm 回流管）中，加硫酸 2ml、8.0mol/L 硝酸溶液 0.5ml 混匀后，置电炉上加热回流 15 分钟（或置于 3cm×24cm 试管中，加盖置 85～90℃ 水浴加热 1 小时），冷却后加水 40ml，加 20% 盐酸羟胺溶液 5ml。

（2）滴定 用水 40ml 将上述消化后溶液分数次冲洗入 125ml 分液漏斗中，用双硫腙滴定液滴定，开始时每次可加入 2ml 左右，以后逐渐减少至每次 0.5ml，最后还可

少至 0.2ml。每次加入滴定液后，振摇 10 秒钟，静置分层，弃去四氯化碳层，继续滴定，直至双硫腙液的绿色不变，即为终点。

（3）双硫腙滴定液的标化 精密量取标准汞溶液 1ml，置 125ml 分液漏斗中，加硫酸 2ml，加水 80ml 和 20% 盐酸羟胺溶液 5ml，自"用双硫腙滴定液滴定"起，同法操作。

按下式计算：

$$硫柳汞含量（\%）= \frac{V_1 \times 0.050 \times 2.02}{V_2 \times V_3 \times 1000} \times 100$$

式中 V_1 为供试品消耗双硫腙滴定液的体积，ml；

V_2 为标准汞溶液消耗双硫腙滴定液的体积，ml；

V_3 为供试品的体积，ml；

0.050 为标准汞溶液的浓度，mg/ml；

2.02 为常数（1g 汞相当于 2.02g 硫柳汞）。

【附注】（1）抗毒素及免疫球蛋白供试品用水浴消化法滴定时会出现少量絮状物，但不影响结果。

（2）可做限度测定。

第二法 原子吸收分光光度法

本法系依据有机汞在氧化条件下消化成无机汞离子，在氯化亚锡作用下将汞离子还原为汞原子，采用原子吸收分光光度法测定供试品中汞含量，从而计算出硫柳汞含量。

试剂 （1）20% 氯化亚锡溶液 称取氯化亚锡 20g，加盐酸 20ml，微热溶解，冷却室温后加水稀释至 100ml。临用时现配。

（2）稀硫酸 量取 15ml 硫酸（分析纯），加水 15ml，混匀。

（3）5% 高锰酸钾溶液 称取 5.0g 高锰酸钾（分析纯），用水溶解并定容至 100ml。煮沸 10 分钟，静置过夜，过滤。

（4）5% 过硫酸钾溶液 称取 5g 过硫酸钾，用水溶解并定容至 100ml。临用时现配。

（5）8% 盐酸羟胺溶液 称取 8g 盐酸羟胺，用水溶解并定容至 100ml。

标准汞溶液的制备 取标准汞溶液用水精确稀释，配制成 5 个适宜浓度的标准汞溶液。

供试品溶液的制备 取供试品适量，用水稀释至所含汞浓度在标准曲线范围内。

测定法 精密量取适量供试品和标准汞溶液，加稀硫酸 4ml、硝酸 1ml 和 5% 高锰酸钾溶液 4ml，混匀，放置 15 分钟后，加入 5% 过硫酸钾溶液 2ml，置约 95℃ 加热 2 小时，冷却至室温后，加 8% 盐酸羟胺溶液 2ml，加水至 50ml 后，取适量消化后供试品，并加入相应量的 20% 氯化亚锡溶液，照原子吸收分光光度法（通则 0405）室温在波长 253.7nm 处测定吸光度，同时用水作空白对照。

结果计算 以标准汞溶液的浓度对其相应的吸光度作

直线回归，相关系数不低于 0.99，将供试品溶液的吸光度代入直线回归方程，即可得到供试品溶液汞含量。按下式计算供试品中的硫柳汞含量：

$$Y = \frac{c_{Hg} \times 2.02 \times n}{1000}$$

式中　Y 为供试品中的硫柳汞含量，$\mu g/ml$；

　　　c_{Hg} 为供试品溶液中的汞含量，ng/ml；

　　　2.02 为常数（1g 汞相当于 2.02g 硫柳汞）；

　　　n 为供试品稀释倍数。

3116　对羟基苯甲酸甲酯、对羟基苯甲酸丙酯含量测定法

本法系用气相色谱法测定供试品中对羟基苯甲酸甲酯及对羟基苯甲酸丙酯含量。

照气相色谱法（通则 0521）测定。

色谱条件与系统适用性试验　用涂布 100% 聚二甲基硅氧烷石英毛细管柱，柱温 180℃，气化室温度 250℃；氢离子化火焰检测器，检测器温度 300℃。载气为氮气，流速为每分钟 20ml。进样方式采用分流进样，进样量为 1μl。内标物（对苯二酚）与对羟基苯甲酸甲酯及对羟基苯甲酸丙酯之间的分离度均应大于 1.5，对羟基苯甲酸甲酯及对羟基苯甲酸丙酯的对照品溶液连续进样 5 次，所得对羟基苯甲酸甲酯及对羟基苯甲酸丙酯峰面积与对苯二酚峰面积之比的相对标准偏差应不大于 5%。

内标溶液的制备　取对苯二酚 50mg，精密称定，用无水乙醇定容至 50ml，制成每 1ml 约含有 1mg 的内标溶液。

对照品溶液的制备　取对羟基苯甲酸甲酯 0.1g、对羟基苯甲酸丙酯 0.01g，精密称定，用无水乙醇定容至 10ml，即得约 1.00% 对羟基苯甲酸甲酯的溶液、约 0.10% 对羟基苯甲酸丙酯的溶液。

校正因子测定用对照溶液的制备　取对照品溶液 60μl、内标溶液 100μl，加纯化水 840μl，即得含内标物 100μg/ml、对羟基苯甲酸甲酯约 0.06%、对羟基苯甲酸丙酯约 0.006% 的校正因子测定用对照溶液。

测定法　取供试品 840μl，加入内标溶液 100μl、无水乙醇 60μl，混匀，取 1μl 注入气相色谱仪，另取 1μl 校正因子测定用对照溶液，同法操作，按内标加校正因子测定法计算对羟基苯甲酸甲酯及对羟基苯甲酸丙酯含量。

3117　O-乙酰基测定法

试剂　（1）2mol/L 盐酸羟胺溶液　称取盐酸羟胺 13.9g，加水溶解并稀释至 100ml，冷处保存。

（2）3.5mol/L 氢氧化钠溶液　称取氢氧化钠 14.0g，加水使溶解并稀释至 100ml。

（3）4mol/L 盐酸溶液　量取盐酸 33.3ml，加水稀释至 100ml 的溶液。

（4）0.37mol/L 三氯化铁-盐酸溶液　称取三氯化铁（$FeCl_3 \cdot 6H_2O$）10.0g，加 0.1mol/L 盐酸溶液溶解并稀释至 100ml。

（5）碱性羟胺溶液　量取等体积的盐酸羟胺溶液（2mol/L）与氢氧化钠溶液（3.5mol/L）混合。3 小时内使用。

对照品溶液的制备　精密称取已干燥至恒重的氯化乙酰胆碱 22.7mg（或溴化乙酰胆碱 28.3mg），置 50ml 量瓶中，加 0.001mol/L 醋酸钠溶液（pH4.5）溶解并稀释至刻度，摇匀。

供试品溶液的制备　取供试品，用水稀释成 O-乙酰基浓度为 0.5～2.5mmol/L 的溶液。

测定法　精密量取氯化乙酰胆碱（或溴化乙酰胆碱）对照品溶液 0.2ml、0.4ml、0.6ml、0.8ml、1.0ml，分别置试管中，补加水至 1ml，加新鲜配制的碱性羟胺溶液 2ml，摇匀，于室温放置 4 分钟，加 4mol/L 盐酸 1ml，调 pH 值至 1.2±0.2，摇匀，加 0.37mol/L 三氯化铁-盐酸溶液 1ml，摇匀，照紫外-可见分光光度法（通则 0401），在波长 540nm 处测定吸光度。另精密量取上述相应的系列对照品溶液，自"补加水至 1ml"起，除加酸与加碱性羟胺的次序颠倒外，同法操作，用作对应的空白对照。

精密量取供试品溶液 1ml 置试管中，自"加新鲜配制的碱性羟胺溶液 2ml"起，同法操作；另取供试品溶液 1ml，与对照品溶液的空白对照同法操作，用作供试品的空白对照。

将标准管各吸光度分别减去相应的空白对照管的吸光度，以标准管中所含的对照品溶液的体积对其相应的吸光度作直线回归，将供试品的吸光度减去相应的空白对照管的吸光度后代入直线回归方程，计算出每 1ml 供试品相当于对照品溶液的体积（V，ml）。

供试品中 O-乙酰基含量（mmol/L）$= V \times 2.5$

式中　2.5 为对照品溶液中乙酰胆碱的含量（mmol/L）。

3118　己二酰肼含量测定法

本法系依据在四硼酸钠存在的条件下，己二酰肼（ADH）中的氨基团能与三硝基苯磺酸（TNBS）发生显色反应，采用紫外-可见分光光度法测定 b 型流感嗜血杆菌多糖衍生物中己二酰肼的含量。

试剂　（1）己二酰肼对照品贮备液（1mg/ml）　精密称定己二酰肼 0.100g，加水定容至 100ml，于 -20℃ 保存。

（2）己二酰肼对照品工作液（20μg/ml）　精密量取 ADH 对照品贮备液 0.2ml，加水定容至 10ml。

（3）5％四硼酸钠溶液　称取四硼酸钠（$Na_2B_4O_7 \cdot 10H_2O$）47.35g，加水定容至 500ml，于室温保存。

（4）3％ TNBS 溶液　量取 TNBS 5ml，加水定容至 50ml，于 −20℃保存。

测定法　量取 5％四硼酸钠溶液 1.0ml，加水 1ml，混匀，再加入 3％ TNBS 溶液 0.3ml，混匀，于室温放置 15 分钟，在波长 500nm 处测定吸光度，作为空白对照。

先将供试品用水稀释至己二酰肼浓度不高于 20μg/ml，作为供试品溶液，然后取 1.0ml，加入 5％四硼酸钠溶液 1.0ml，自"加入 3％ TNBS 溶液 0.3ml"起同法操作。

分别取己二酰肼对照品工作液 0.2ml、0.4ml、0.6ml、0.8ml、1.0ml 于试管中，每管依次加水 0.8ml、0.6ml、0.4ml、0.2ml、0ml，加入 5％四硼酸钠溶液 1.0ml，自"加入 3％ TNBS 溶液 0.3ml"起同法操作。

结果计算　以己二酰肼对照品工作液的浓度对其相应的吸光度作直线回归，求得直线回归方程，将供试品溶液的吸光度代入直线回归方程，求出供试品溶液的己二酰肼含量，根据稀释倍数计算供试品的己二酰肼含量。

3119　高分子结合物含量测定法

本法系利用高分子结合物、低分子结合物及游离多糖在不同乙醇浓度下，沉淀分离，采用紫外-可见分光光度法测定磷含量，计算高分子结合物的含量。

试剂　（1）5mol/L 氯化钠溶液　精密称定氯化钠 29.22g，加水溶解并稀释至 100ml，室温保存。

（2）1.5mol/L 硫酸　于 1 体积 98％的硫酸中加入 11 体积的水，混匀。

（3）2.5％钼酸铵　称取钼酸铵 2.65g，加水溶解并稀释至 100ml。

（4）10％抗坏血酸　称取抗坏血酸 10g，加水溶解并稀释至 100ml。

（5）矿化试剂　硫酸与 70％高氯酸等体积混合制得。

（6）产色试剂　水、1.5mol/L 硫酸、2.5％钼酸铵、10％抗坏血酸，按 2:1:1:1 体积比混合配制。

（7）80μg/ml 磷对照品贮备液　精密称定经 100℃干燥的磷酸氢二钠 0.3665g 或磷酸二氢钾 0.3509g，加水 500ml，5mol/L 硫酸溶液 10ml 溶解，补加水至 1000ml。临用时，将贮备液做 20 倍稀释，即为 4μg/ml 磷对照品工作液。

（8）1.0mol/L 氢氧化钠溶液　称取 4g 氢氧化钠，加水溶解并稀释至 100ml。

供试品溶液的制备　（1）分步沉淀　原液用生理氯化钠溶液稀释至多糖含量 20~28μg/ml 或成品疫苗 3ml，加入 5mol/L 氯化钠溶液 0.75ml，混匀后加入无水乙醇 15ml，于 −20℃冰箱放置 72~96 小时，以每分钟 8000 转 4℃离心 90 分钟，吸取上清液为供试品溶液 2；于沉淀中

加入 50％乙醇溶液 0.5ml，加玻璃珠，混合后室温放置 1 小时；再加入 50％乙醇溶液 1.5ml，混合后室温放置 2 小时，然后以每分钟 8000 转 8℃离心 1 小时，吸取 1.8ml 上清液为供试品溶液 3；沉淀再加入 1.0mol/L 氢氧化钠溶液 0.5ml，混合后室温放置 1 小时，加水 1.25ml，作为供试品溶液 4。

（2）取多糖含量 20~28μg/ml 的原液或成品疫苗 1.0ml 为供试品 1。

（3）供试品溶液的矿化　分别量取 1.0ml 供试品 1、1.5ml 供试品溶液 2、0.7ml 供试品溶液 3、0.5ml 供试品溶液 4 各 2 份；分别加入矿化试剂 0.15ml，置 150℃干燥 1 小时，然后升温至 180℃干燥 30 分钟，再升温至 250℃干燥 1 小时。

测定法　量取水 1.95ml，加矿化试剂 50μl 后加 2.0ml 产色试剂，混匀后置 37℃水浴 2 小时，在波长 825nm 处测定吸光度，作为空白对照。

于矿化好的供试品溶液中加水 1.85ml，加产色试剂 2.0ml，混匀后置 37℃水浴 2 小时，在波长 825nm 处测定吸光度。

分别量取磷对照品工作液 0.1ml、0.2ml、0.4ml、0.8ml、1.0ml 于试管中，每管依次加水 1.85ml、1.75ml、1.55ml、1.15ml、0.95ml；然后每管分别加入矿化试剂 50μl 后加 2.0ml 产色试剂，混匀后置 37℃水浴 2 小时，在波长 825nm 处测定吸光度。

结果计算　以磷对照品溶液的浓度对其相应的吸光度作直线回归，求得直线回归方程。将供试品溶液的吸光度代入直线回归方程，求出磷含量。

供试品磷含量（μg/ml）分别为：

$$P_1 = (A_1 \times 3)/1.0$$
$$P_2 = (A_2 \times 18.75)/1.5$$
$$P_3 = (A_3 \times 2.0)/0.7$$
$$P_4 = (A_4 \times 2.0)/0.5 - (P_3 \times 10)/100$$

试验有效性　$80\% \leqslant P_1/(P_2 + P_3 + P_4) \leqslant 120\%$

供试品高分子结合物含量（％）$= P_4/(P_2 + P_3 + P_4) \times 100$

供试品游离多糖含量（％）$= [1 - P_4/(P_2 + P_3 + P_4)] \times 100$

式中　P_1、P_2、P_3、P_4 为供试品 1，供试品溶液 2，供试品溶液 3，供试品溶液 4 的磷含量；A_1、A_2、A_3、A_4 为供试品 1，供试品 2，供试品 3，供试品 4 中取样矿化后的磷含量。

3120　人血液制品中糖及糖醇测定法

本法系用高效液相色谱法测定人血液制品中糖及糖醇含量。

照离子色谱法（通则 0513）测定。

色谱条件与系统适用性试验 用苯乙烯-二乙烯基苯共聚物为基质的阳离子交换色谱柱（H⁺），粒度 9μm 或 8μm，内径 7.8mm，柱长 300mm；柱温 50℃（测定蔗糖含量时，柱温为 20～30℃）；流动相为 0.004mol/L 硫酸溶液，流速为每分钟 0.8ml；示差折光检测器。取 2%麦芽糖 1ml 和 1.5%磺基水杨酸 1ml 的混合物 20μl，注入色谱柱，记录色谱图，麦芽糖与磺基水杨酸两峰间的分离度应大于 1.5，拖尾因子按麦芽糖峰计算应为 0.95～1.50。

对照品溶液的制备 （1）麦芽糖对照品溶液 分别取经减压干燥至恒重的麦芽糖对照品 1.0g、2.0g、3.0g，精密称定，各置 100ml 量瓶中，分别加水溶解并稀释至刻度，摇匀，即得。

（2）葡萄糖对照品溶液 分别取经减压干燥至恒重的葡萄糖对照品 0.5g、1.0g、1.5g，精密称定，各置 100ml 量瓶中，分别加水溶解并稀释至刻度，摇匀，即得。

（3）山梨醇对照品溶液 分别取经减压干燥至恒重的山梨醇对照品 0.5g、1.0g、1.5g，精密称定，各置 100ml 量瓶中，分别加水溶解并稀释至刻度，摇匀，即得。

（4）蔗糖对照品溶液 分别取经减压干燥至恒重的蔗糖对照品 1.0g、2.0g、3.0g，精密称定，各置 100ml 量瓶中，分别加水溶解并稀释至刻度，摇匀，即得。

供试品溶液的制备 精密量取供试品 1ml，加 1.5%磺基水杨酸 4.0ml，混匀，室温放置至少 2 小时，以每分钟 3000 转离心 10 分钟，取上清液，即得。

测定法 精密量取对照品溶液与供试品溶液，分别注入液相色谱仪，记录色谱图；进样量为 20μl。

以各对照品溶液浓度（g/L）对其相应的峰面积作直线回归，求得直线回归方程，计算出供试品溶液中糖或糖醇含量（A），再按下列公式计算：

$$供试品糖或糖醇含量 (g/L) = A \times n$$

式中 A 为供试品溶液中糖或糖醇含量，g/L；

n 为供试品稀释倍数。

【附注】（1）根据供试品的糖含量，对照品和供试品的取量可做适当调整。

（2）直线回归相关系数应不低于 0.999。

（3）不同厂家的阳离子交换色谱柱（H⁺）的流速、流动相、柱温等会有所不同，可根据色谱柱说明书对色谱条件进行适当调整。

3121 人血白蛋白多聚体测定法

本法系用分子排阻色谱法测定人血白蛋白多聚体含量。

照分子排阻色谱法（通则 0514）测定。

色谱条件与系统适用性试验 用亲水硅胶高效体积排阻色谱柱（SEC，排阻极限 300kD，粒度 10μm），柱直径 7.5mm，长 60cm；以含 1%异丙醇的 pH7.0、0.2mol/L 磷酸盐缓冲液［量取 0.5mol/L 磷酸二氢钠 200ml、

0.5mol/L 磷酸氢二钠 420ml、异丙醇 15.5ml 及水 914.5ml，混匀］为流动相；检测波长为 280nm；流速为每分钟 0.6ml。取每 1ml 含蛋白质 12mg 的人血白蛋白溶液 20μl，注入色谱柱，记录色谱图，人血白蛋白单体峰与二聚体峰间的分离度应大于 1.5，拖尾因子按人血白蛋白单体峰计算应为 0.95～1.40。

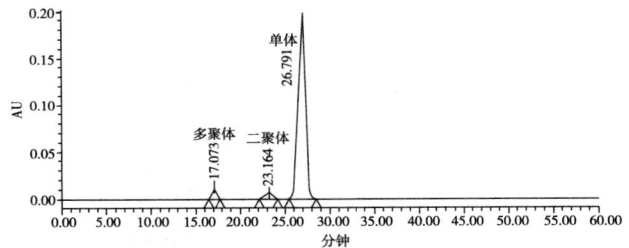

图 人血白蛋白标准图谱

测定法 取供试品适量，用流动相稀释成每 1ml 约含蛋白质 12mg 的溶液，取 20μl，注入色谱柱，记录色谱图 60 分钟。

按面积归一法计算，色谱图中未保留（全排阻）峰的含量（%）除以 2，即为人血白蛋白多聚体含量。

3122 人免疫球蛋白类制品 IgG 单体加二聚体测定法

本法系用分子排阻色谱法测定人免疫球蛋白类制品 IgG 单体加二聚体含量。

照分子排阻色谱法（通则 0514）测定。

色谱条件与系统适用性试验 用亲水硅胶高效体积排阻色谱柱（SEC，排阻极限 300kD，粒度 10μm），柱直径 7.5mm，长 60cm。以含 1%异丙醇的 pH7.0、0.2mol/L 磷酸盐缓冲液［量取 0.5mol/L 磷酸二氢钠 200ml、0.5mol/L 磷酸氢二钠 420ml、异丙醇 15.5ml 及水 914.5ml，混匀］为流动相，检测波长为 280nm，流速为每分钟 0.6ml。分别取每 1ml 含蛋白质为 12mg 的人免疫球蛋白、人血白蛋白溶液各 20μl，分别注入色谱柱，记录色谱图。人免疫球蛋白对照品单体峰与裂解体峰的分离度应大于 1.5，人血白蛋白对照品单体峰与二聚体峰的分离度应大于 1.5，拖尾因子按人血白蛋白单体峰计算应为 0.95～1.40。

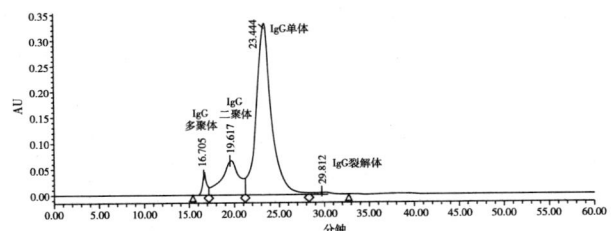

图 人免疫球蛋白 IgG 标准图谱

测定法　取供试品适量，用流动相稀释成每 1ml 约含蛋白质 12mg 的溶液，取 20μl，注入色谱柱，记录色谱图 60 分钟。按面积归一法计算，色谱图中单体加二聚体峰的含量，即为 IgG 单体加二聚体含量。图谱各峰的界限为两峰间最低点到基线的垂直线。主峰为 IgG 单体；相对保留时间约 0.85 的峰为二聚体。

3123　人免疫球蛋白中甘氨酸含量测定法

本法系依据过量的 6-氨基喹啉基-N-羟基琥珀酰亚氨基氨基甲酸酯（AQC）在一定条件下和氨基酸形成稳定的衍生产物（柱前衍生），用高效液相色谱法测定衍生产物，根据衍生产物的含量计算人免疫球蛋白中甘氨酸含量。

照高效液相色谱法（通则 0512）测定。

色谱条件与系统适应性试验　用十八烷基硅烷键合硅胶为基质的 C$_{18}$ 反相色谱柱，粒度 4μm，内径 3.9mm，柱长 150mm；柱温为 37℃；以 140mmol/L 醋酸钠、17mmol/L 三乙胺（pH 5.65）、1μg/ml 乙二胺四乙酸二钠为流动相 A 液，以 100% 乙腈为流动相 B 液，以纯水为流动相 C 液，流速为每分钟 1.0ml，梯度洗脱 32 分钟（梯度表），检测波长为 248nm。甘氨酸与相邻色谱峰之间分离度应大于 1.5；拖尾因子（T）为 0.95～1.40（甘氨酸和 α-氨基丁酸峰）；RSD 应不大于 2.0%（甘氨酸对照品峰面积测量值）。

内标溶液的制备　精密称取 α-氨基丁酸对照品 0.4g，加超纯水定容至 100ml。

对照品溶液的制备　（1）精密称取甘氨酸对照品 2.5g，加超纯水定容至 100ml。

（2）精密量取（1）项溶液 1.0ml，加 9.0ml 1.5% 磺基水杨酸，混匀静置 2 小时以上，以每分钟 3000 转离心 10 分钟，留取上清液备用。

（3）精密量取（2）项上清液 0.4ml、0.8ml、1.0ml、1.2ml、1.6ml，分别置 10ml 量瓶中，用纯水定容。

（4）精密量取（3）项溶液各 0.1ml，加纯水 0.4ml，内标溶液 0.02ml，混匀备用。

（5）精密量取（4）项溶液 10μl 放入衍生管中，加硼酸缓冲液（pH8～10）70μl 涡旋混合，并加入 20μl AQC 衍生剂涡旋混合 15 秒，即为对照品溶液。

供试品溶液的制备　（1）精密量取供试品溶液 1.0ml，加 1.5% 磺基水杨酸 9.0ml，混匀静置 2 小时以上，以每分钟 3000 转离心 10 分钟，留取上清液备用。

（2）精密量取（1）项上清液 1.0ml，置 10ml 量瓶中，用纯水定容。

（3）精密量取（2）项溶液 0.1ml，加 0.4ml 纯水，加内标溶液 0.02ml，混匀后，精密量取 10μl 放入衍生管中加 70μl 硼酸缓冲液涡旋混合并加入 20μl AQC 衍生剂涡

旋混合 15 秒，即为供试品溶液。

测定法　精密量取对照品溶液与供试品溶液，分别注入液相色谱仪，记录色谱图 32 分钟。进样量为 10μl。按内标法计算。

梯度表

时间/分钟	流速/ml·min^{-1}	A 液/%	B 液/%	C 液/%	曲线
起始	1.0	100	0	0	
0.5	1.0	99.0	1.0	0	瞬时
18.00	1.0	95.0	5.0	0	线性
19.00	1.0	91.0	9.0	0	线性
22.00	1.0	83.0	17.0	0	线性
25.00	1.0	0	60.0	40.0	瞬时
28.00	1.0	100	0	0	瞬时
32.00	1.0	100	0	0	线性

【附注】　（1）甘氨酸含量测定应采用柱前衍生及内标法，除本法要求外，衍生剂也可选用异硫氰酸苯酯、邻苯二甲醛；内标物也可选用正缬氨酸；C$_{18}$ 反相色谱柱的粒度也可选用 5μm 或亚二微米。根据液相色谱系统、C$_{18}$ 反相色谱柱规格、衍生剂及内标物的不同可以调整相应的色谱条件。

（2）直线回归相关系数应不低于 0.999。

（3）系统适应性中重复性可用其他适宜方法。

（4）本法也适用于血液制品中组氨酸和精氨酸测定，仅对照品改为相应的组氨酸或精氨酸。

（5）根据供试品的甘氨酸含量，对照品和供试品的取量可做适当调整。

3124　重组人粒细胞刺激因子蛋白质含量测定法

本法采用高效液相色谱法测定供试品中重组人粒细胞刺激因子蛋白质含量。

照高效液相色谱法（通则 0512）测定。

色谱条件　色谱柱采用十八烷基硅烷键合硅胶为填充剂，孔径 30nm，粒度 5μm，直径 4.6mm，长 250mm；柱温为 30℃±5℃，供试品保存温度为 2～8℃；以 0.1% 三氟乙酸的水溶液为流动相 A 液，以 0.1% 三氟乙酸的乙腈溶液为流动相 B 液；流速为每分钟 1ml；检测波长 214nm；按下表进行梯度洗脱。

编号	时间/分钟	A/%	B/%
1	0	60	40
2	40	20	80
3	45	0	100
4	50	60	40
5	60	60	40

检查法 取 1 支标准品，按说明书复溶。用 20mmol/L 的醋酸-醋酸钠缓冲液（pH4.0）将标准品及供试品调节至相同蛋白质浓度，将供试品溶液与标准品溶液以相同体积分别注入液相色谱仪（进样体积不小于 10μl，进样量 4～6μg），按上表进行梯度洗脱。标准品溶液、供试品溶液均进样 3 次，记录色谱图并计算峰面积。按下式计算重组人粒细胞刺激因子蛋白质含量（μg/ml）：

$$供试品蛋白质含量（μg/ml）=\frac{C_R \times A_X \times n_X}{A_R \times n_R}$$

式中 C_R 为复溶所得标准品溶液的蛋白质含量，μg/ml；

       A_R 为标准品溶液的平均峰面积；

       A_X 为供试品溶液的平均峰面积；

       n_R 为标准品溶液的稀释倍数；

       n_X 为供试品溶液的稀释倍数。

3125   组胺人免疫球蛋白中游离磷酸组胺测定法

本法系依据磷酸组胺与邻苯二甲醛在碱性条件下生成荧光衍生物，以此测定组胺人免疫球蛋白中游离磷酸组胺含量。

磷酸组胺对照品溶液的制备 取磷酸组胺对照品 7mg，精密称定，置 25ml 量瓶中，用 0.1mol/L 盐酸溶液溶解并稀释至刻度，摇匀，作为磷酸组胺贮备液，−20℃贮存备用。试验当天准确量取磷酸组胺贮备液 0.1ml，置 100ml 量瓶中，用 0.1mol/L 盐酸溶液稀释至刻度，即为磷酸组胺对照品溶液。

供试品溶液的制备 量取供试品 0.5ml，加水 1.2ml，混匀，加 25% 三氯乙酸溶液 0.3ml，混匀，以每分钟 4000 转离心 10 分钟，取上清液，即为供试品溶液。

测定法 量取供试品溶液 1.6ml 置试管中，加氯化钠 1.5g，再加正丁醇 4.0ml、2.5mol/L 氢氧化钠溶液 0.2ml，立即混匀 5 分钟，静置后，取出正丁醇相 3.6ml 加到已装有 0.1mol/L 盐酸溶液 1.2ml 和正庚烷 2.0ml 的试管内，振荡 5 分钟，弃有机相，量取盐酸相 1.0ml，加入等体积水，再加 0.4mol/L 氢氧化钠溶液 0.5ml，混匀并迅速加入 0.1% 邻苯二甲醛-甲醇溶液 0.1ml，立即混匀，置 21～22℃ 10 分钟，加 0.5mol/L 盐酸溶液 0.5ml 终止反应，取终止反应后的溶液 200μl，加入酶标板孔中，用荧光酶标仪，在激发波长 350nm 和发射波长 450nm 处测荧光强度。

准确量取磷酸组胺对照品溶液 1.0ml、0.8ml、0.6ml、0.4ml、0.2ml、0.1ml、0.05ml、0.025ml，分别置试管中，各以 0.1mol/L 盐酸溶液补足至 1.0ml；向各管中加水 0.5ml、25% 三氯乙酸溶液 0.1ml，混匀，加氯化钠 1.5g，自"再加正丁醇 4.0ml"起，同法操作。

以磷酸组胺对照品溶液的浓度对其相应的荧光强度作直线回归，将供试品溶液的荧光强度代入直线回归方程，求出供试品溶液碱基含量（G），按下式计算：

$$供试品游离磷酸组胺含量（ng/ml）=G \times 2.76 \times 2.5$$

【附注】 磷酸组胺分子量为 307.148，对照品溶液浓度按碱基计，碱基与磷酸组胺分子量比为 1：2.76。式中 2.5 为供试品稀释倍数。

3126   IgG 含量测定法
（紫外-可见分光光度法）

本法系依据免疫球蛋白 G（IgG）与相应的抗体特异性结合后，在适宜的电解质、温度、pH 条件下，产生凝集反应，形成抗原-抗体复合物，根据供试品的吸光度求出供试品中 IgG 的含量。

试剂 （1）缓冲液 称取三羟甲基氨基甲烷（Tris）12.42g，氯化钠 9g，聚乙二醇 6000 50g，牛血清白蛋白（BSA）1g、叠氮化钠（NaN₃）1g，加水溶解，用 1.0mol/L 盐酸调 pH 值至 7.4，加水稀释至 1000ml。

（2）抗人 IgG 血清 按说明书要求将冻干抗人 IgG 血清复溶，按标示效价取一定量抗人 IgG 血清，加缓冲液稀释至抗体最终效价为 1：4（例如抗人 IgG 血清效价为 1：100，量取原液 2ml 加抗体缓冲液 48ml），充分混匀，0.45μm 膜过滤。4℃保存备用。

IgG 标准品溶液的制备 用生理氯化钠溶液将 IgG 标准品在每 1ml 含 0.2～6.0mg 范围内做适当的系列稀释（通常做 5 个稀释度）。

供试品溶液的制备 用生理氯化钠溶液将供试品稀释成高、中、低 3 个稀释度，其 IgG 含量均应在标准曲线范围内。

测定法 取供试品溶液 10μl，加入已预热至 37℃ 的抗体液 1ml，混匀，每个稀释度做 2 管，置 37℃ 水浴中保温 1 小时，充分混匀，照紫外-可见分光光度法（通则 0401），在波长 340nm 处分别测定吸光度。

用 IgG 标准品溶液 10μl 替代供试品溶液，同法操作。

计算标准品和供试品不同稀释度溶液的吸光度的均值。以标准品溶液的 IgG 含量的对数对其相应的吸光度的对数作直线回归，求得直线回归方程，相关系数应不低于 0.99；然后将供试品溶液吸光度的对数值代入直线回归方程，求得值的反对数，再乘以稀释倍数，求取每 1ml 供试品溶液 IgG 含量，再由供试品各稀释度 IgG 含量求平均值，即为供试品 IgG 含量（g/L）。

【附注】（1）全部反应管必须在 10 分钟内测量完毕。

（2）设置紫外分光光度计狭缝宽度（Slit Width）为 2nm。

（3）每次测定可根据供试品 IgG 含量，适当调整标准品溶液中 IgG 含量范围。

3127 单抗分子大小变异体测定法（CE-SDS 法）

本法系采用十二烷基硫酸钠毛细管电泳（CE-SDS）紫外检测方法，在还原和非还原条件下，依据分子量大小，按毛细管电泳法（通则 0542），定量测定重组单克隆抗体产品的纯度。

毛细管电泳系统　（1）检测器　紫外检测器，波长：214nm。

（2）毛细管　非涂层-熔融石英毛细管（内径 50μm），切割至总长为 31cm，有效长度为 21cm。

（3）孔塞大小　8（100μm×800μm）。

试剂　（1）SDS 样品缓冲液　含 1% SDS 的 0.1mol/L Tris-HCl 溶液，pH 9.0。

（2）SDS 凝胶分离缓冲液　含 0.2% SDS 缓冲液（pH8.0），含有适当的亲水性聚合物作为分子筛。

（3）0.1mol/L 盐酸溶液。

（4）0.1mol/L 氢氧化钠溶液。

（5）2-巯基乙醇。

（6）烷基化溶液　0.8mol/L 的碘乙酰胺水溶液，可称取约 74mg 碘乙酰胺，加入 500μl 超纯水溶解，新鲜制备，避免光照。

（7）参比品溶液　终浓度 1mg/ml。

供试品制备

（1）供试品溶液制备　用 SDS 样品缓冲液将供试品稀释至 1mg/ml。样品缓冲液以相同稀释倍数稀释，为空白对照。

（2）非还原供试品溶液制备　取供试品溶液（1mg/ml）95μl，加入 0.8mol/L 碘乙酰胺水溶液 5μl，涡旋混匀。取空白对照 95μl，加入 0.8mol/L 碘乙酰胺水溶液 5μl，涡旋混匀，为非还原空白对照。

（3）还原供试品溶液制备　取供试品溶液（1mg/ml）95μl，加入 2-巯基乙醇 5μl，涡旋混匀。取空白对照 95μl，加入 2-巯基乙醇 5μl，涡旋混匀，为还原空白对照。

将供试品溶液和空白对照在 68～72℃ 孵育，非还原供试品溶液孵育 5 分钟，还原供试品溶液孵育 15 分钟。冷却至室温后以每分钟 6000 转离心 1 分钟。从样品管中分别取出 75μl 至样品瓶中，立即进行分析。

系统适应性

（1）还原条件的系统适应性要求

电泳图谱：参比品溶液的电泳图谱应与提供的典型电泳图谱相一致。

分离度：糖基化重链和非糖基化重链能够明显地分辨（分离度根据实际测定数据设定）。

参比品非糖基化重链占总重链的百分比：以非糖基化重链的修正峰面积占总重链的修正峰面积的百分比计算。参比品溶液中非糖基化重链占总重链的百分比应在指定范围内（根据实际测定数据设定）。

迁移时间：两针参比品重链迁移时间差≤1.0 分钟。

空白：空白溶液中应无干扰峰。

（2）非还原条件的系统适应性要求

电泳图谱：参比品溶液的电泳图谱应与提供的典型电泳图谱相一致。

分离度：IgG 主峰与片段的分离度根据实际测定数据设定。

参比品主峰百分比：以主峰的修正峰面积占总修正峰面积的百分比计算。系统适应性溶液主峰的相对百分含量应在指定范围内。

迁移时间：两针参比品主峰的迁移时间差≤1.0 分钟。

注：根据仪器的不同，可调节样品进样时的条件和毛细管种类，以满足系统适应性要求。

测定法

毛细管的预处理：0.1mol/L 氢氧化钠溶液在 60psi 压力下冲洗 3 分钟，然后用 0.1mol/L 盐酸溶液在 60psi 压力下冲洗 2 分钟，最后用纯水在 70psi 压力下冲洗 1 分钟。每次运行前应进行。

毛细管的预填充：SDS 凝胶分离缓冲液在 50psi 压力下冲洗 15 分钟。每次运行前应进行。

样品进样：10kV 反相极性电动进样。还原样品进样 30 秒；非还原样品进样 40 秒。

分离：15kV 下运行 40 分钟，反相极性。

样品室温度：18～22℃。

毛细管温度：18～22℃。

进样顺序：参比品、样品、参比品、空白。

结果分析

还原条件：按面积归一化法计算，以重链、非糖基化重链和轻链的修正峰面积分别占所有修正峰面积之和的百分比分别计算重链、非糖基化重链和轻链的纯度，三者之和即为产品纯度。［注：根据样品功能决定是否包含非糖基化重链纯度］

非还原条件：按面积归一化法计算，以 IgG 主峰的修正峰面积占所有修正峰面积之和的百分比计算主峰的纯度。

化学残留物测定法

0806　氰化物检查法

第一法

仪器装备　照砷盐检查法（通则 0822）项下第一法的仪器装置；但在使用时，导气管 C 中不装醋酸铅棉花，并将旋塞 D 的顶端平面上的溴化汞试纸改用碱性硫酸亚铁试纸（临用前，取滤纸片，加硫酸亚铁试液与氢氧化钠试液各 1 滴，使湿透，即得）。

检查法　除另有规定外，取各品种项下规定量的供试品，置 A 瓶中，加水 10ml 与 10％酒石酸溶液 3ml，迅速将照上法装妥的导气管 C 密塞于 A 瓶上，摇匀，小火加热，微沸 1 分钟。取下碱性硫酸亚铁试纸，加三氯化铁试液与盐酸各 1 滴，15 分钟内不得显绿色或蓝色。

第二法

仪器装置　如图。A 为 200ml 具塞锥形瓶；B 为 5ml 的烧杯，其口径大小应能置于 A 瓶中。

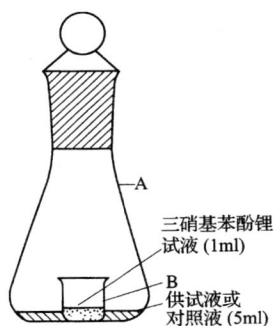

三硝基苯酚锂试液 (1ml)
B
供试液或对照液 (5ml)

图　第二法仪器装置

标准氰化钾溶液的制备　取氰化钾 25mg，精密称定，置 100ml 量瓶中，加水溶解并稀释至刻度，摇匀。临用前，精密量取 5ml，置 250ml 量瓶中，加水稀释至刻度，摇匀，即得（每 1ml 相当于 2μg 的 CN）。

本液须临用前配制。

检查法　除另有规定外，取各品种项下规定量的供试品，置 A 瓶中，加水至 5ml，摇匀，立即将精密加有三硝基苯酚锂试液 1ml 的 B 杯置入 A 瓶中，密塞，在暗处放置过夜；取出 B 杯，精密加水 2ml 于 B 杯中，混匀，照紫外-可见分光光度法（通则 0401），在 500nm 的波长处测定吸光度，与该品种项下规定的标准氰化钾溶液加水至 5ml 按同法操作所得的吸光度相比较，不得更大。

第三法

原理　在酸性条件下溴化氰与吡啶联苯胺发生显色反应，采用紫外-可见分光光度法测定 Hib 多糖衍生物中溴化氰的含量。

试剂　（1）60％的吡啶溶液　量取吡啶 30ml，加水 20ml，摇匀，即得。

（2）2％盐酸溶液　量取盐酸 0.5ml，加水 9.5ml，摇匀，即得。

（3）吡啶联苯胺溶液　取联苯胺 0.5g，精密称定，加 60％吡啶溶液 50ml 使溶解，再加入 2％盐酸溶液 10ml，摇匀，即得。临用前配制。

对照溶液的制备　（1）0.1mg/ml 溴化氰对照贮备液　取溴化氰 10mg，精密称定，加乙腈适量使溶解，加水稀释至 100ml，摇匀，即得。临用前配制。

（2）溴化氰对照工作液（500ng/ml）　精密量取溴化氰对照贮备液 1ml，加水稀释至 200ml，摇匀，即得。

供试品溶液的制备　取多糖衍生物适量，配制成 10mg/ml 的溶液，即得。

测定法　量取吡啶联苯胺溶液 2.0ml，加水 2.0ml，混匀，20℃以下、暗处放置 15 分钟后，在波长 520nm 处测定吸光度，作为空白对照。

量取供试品溶液 2.0ml，加吡啶联苯胺溶液 2.0ml，混匀，20℃以下、暗处放置 15 分钟后，在波长 520nm 处测定吸光度。

分别量取溴化氰对照工作液 0.1ml、0.2ml、0.4ml、0.6ml、0.8ml、1.0ml 于试管中，每管依次加水 1.9ml、1.8ml、1.6ml、1.4ml、1.2ml、1.0ml，加入吡啶联苯胺溶液 2.0ml，混匀，20℃以下、暗处放置 15 分钟后，在波长 520nm 处测定吸光度。

结果计算　以对照工作液中溴化氰的含量（ng/ml）对其相应的吸光度作线性回归，求得线性回归方程，将供试品溶液的吸光度代入线性回归方程，求得供试品溶液中溴化氰的含量 B（ng/ml）。

$$供试品中溴化氰的含量（ng/mg）= \frac{B}{20}$$

式中　B 为供试品溶液中溴化氰的含量，ng/ml；
20 为供试品溶液中多糖衍生物的含量（mg/ml）。

0832　水分测定法

第一法（费休氏法）

1. 容量滴定法

本法是根据碘和二氧化硫在吡啶和甲醇溶液中与水定量反应的原理来测定水分。所用仪器应干燥，并能避免空气中水分的侵入；测定应在干燥处进行。

费休氏试液的制备与标定

（1）制备 称取碘（置硫酸干燥器内 48 小时以上）110g，置干燥的具塞锥形瓶（或烧瓶）中，加无水吡啶160ml，注意冷却，振摇至碘全部溶解，加无水甲醇300ml，称定重量，将锥形瓶（或烧瓶）置冰浴中冷却，在避免空气中水分侵入的条件下，通入干燥的二氧化硫至重量增加 72g，再加无水甲醇使成 1000ml，密塞，摇匀，在暗处放置 24 小时。

也可以使用稳定的市售费休氏试液。市售的费休氏试液可以是不含吡啶的其他碱化试剂，或不含甲醇的其他伯醇类等制成；也可以是单一的溶液或由两种溶液临用前混合而成。

本试液应遮光，密封，阴凉干燥处保存。临用前应标定滴定度。

（2）标定 精密称取纯化水 10～30mg，用水分测定仪直接标定；或精密称取纯化水 10～30mg，置干燥的具塞锥形瓶中，除另有规定外，加无水甲醇适量，在避免空气中水分侵入的条件下，用费休氏试液滴定至溶液由浅黄色变为红棕色，或用电化学方法［如永停滴定法（通则0701）等］指示终点；另做空白试验，按下式计算：

$$F=\frac{W}{A-B}$$

式中 F 为每 1ml 费休氏试液相当于水的重量，mg；

W 为称取纯化水的重量，mg；

A 为滴定所消耗费休氏试液的容积，ml；

B 为空白所消耗费休氏试液的容积，ml。

测定法 精密称取供试品适量（约消耗费休氏试液1～5ml），除另有规定外，溶剂为无水甲醇，用水分测定仪直接测定。或精密称取供试品适量，置干燥的具塞锥形瓶中，加溶剂适量，在不断振摇（或搅拌）下用费休氏试液滴定至溶液由浅黄色变为红棕色，或用永停滴定法（通则0701）指示终点；另做空白试验，按下式计算：

$$供试品中水分含量（\%）=\frac{(A-B)F}{W}\times100\%$$

式中 A 为供试品所消耗费休氏试液的体积，ml；

B 为空白所消耗费休氏试液的体积，ml；

F 为每 1ml 费休氏试液相当于水的重量，mg；

W 为供试品的重量，mg。

如供试品吸湿性较强，可称取供试品适量置干燥的容器中，密封（可在干燥的隔离箱中操作），精密称定，用干燥的注射器注入适量无水甲醇或其他适宜溶剂，精密称定总重量，振摇使供试品溶解，测定该溶液水分。洗净并烘干容器，精密称定其重量。同时测定溶剂的水分。按下式计算：

$$供试品中水分含量（\%）=\frac{(W_1-W_3)c_1-(W_1-W_2)c_2}{W_2-W_3}\times100\%$$

式中 W_1 为供试品、溶剂和容器的重量，g；

W_2 为供试品、容器的重量，g；

W_3 为容器的重量，g；

c_1 为供试品溶液的水分含量，g/g；

c_2 为溶剂的水分含量，g/g。

对热稳定的供试品，亦可将水分测定仪和市售卡氏干燥炉联用测定水分。即将一定量的供试品在干燥炉或样品瓶中加热，并用干燥气体将蒸发出的水分导入水分测定仪中测定。

2. 库仑滴定法

本法仍以卡尔-费休氏（Karl-Fischer）反应为基础，应用永停滴定法（通则0701）测定水分。与容量滴定法相比，库仑滴定法中滴定剂碘不是从滴定管加入，而是由含有碘离子的阳极电解液电解产生。一旦所有的水被滴定完全，阳极电解液中就会出现少量过量的碘，使铂电极极化而停止碘的产生。根据法拉第定律，产生碘的量与通过的电量成正比，因此可以通过测量电量总消耗的方法来测定水分总量。本法主要用于测定含微量水分（0.0001%～0.1%）的供试品，特别适用于测定化学惰性物质如烃类、醇类和酯类中的水分。所用仪器应干燥，并能避免空气中水分的侵入；测定操作应在干燥处进行。

费休氏试液 按卡尔-费休氏库仑滴定仪的要求配制或使用市售费休氏试液，无需标定滴定度。

测定法 于滴定杯加入适量费休氏试液，先将试液和系统中的水分预滴定除去，然后精密量取供试品适量（含水量约为 0.5～5mg），迅速转移至滴定杯中，以永停滴定法（通则0701）指示终点，从仪器显示屏上直接读取供试品中水分的含量，其中每 1mg 水相当于 10.72 库仑电量。

第二法（烘干法）

测定法 取供试品 2～5g，平铺于干燥至恒重的扁形称量瓶中，厚度不超过 5mm，疏松供试品不超过 10mm，精密称定，开启瓶盖在 100～105℃干燥 5 小时，将瓶盖盖好，移置干燥器中，放冷 30 分钟，精密称定，再在上述温度干燥 1 小时，放冷，称重，至连续两次称重的差异不超过 5mg 为止。根据减失的重量，计算供试品中含水量（%）。

本法适用于不含或少含挥发性成分的药品。

第三法（减压干燥法）

减压干燥器 取直径 12cm 左右的培养皿，加入五氧化二磷干燥剂适量，铺成 0.5～1cm 的厚度，放入直径30cm 的减压干燥器中。

测定法 取供试品 2～4g，混合均匀，分别取 0.5～1g，置已在供试品同样条件下干燥并称重的称量瓶中，精密称定，打开瓶盖，放入上述减压干燥器中，抽气减压至2.67kPa（20mmHg）以下，并持续抽气半小时，室温放置 24 小时。在减压干燥器出口连接无水氯化钙干燥管，打开活塞，待内外压一致，关闭活塞，打开干燥器，盖上瓶盖，取出称量瓶迅速精密称定重量，计算供试品中的含水量（%）。

本法适用于含有挥发性成分的贵重药品。中药测定用的供试品，一般先破碎并需通过二号筛。

第四法（甲苯法）

仪器装置　如图。图中 A 为 500ml 的短颈圆底烧瓶；B 为水分测定管；C 为直形冷凝管，外管长 40cm。使用前，全部仪器应清洁，并置烘箱中烘干。

测定法　取供试品适量（约相当于含水量 1～4ml），精密称定，置 A 瓶中，加甲苯约 200ml，必要时加入干燥、洁净的无釉小瓷片数片或玻璃珠数粒，连接仪器，自冷凝管顶端加入甲苯至充满 B 管的狭细部分。将 A 瓶置电热套中或用其他适宜方法缓缓加热，待甲苯开始沸腾时，调节温度，使每秒馏出 2 滴。待水分完全馏出，即测定管刻度部分的水量不再增加时，将冷凝管内部先用甲苯冲洗，再用饱蘸甲苯的长刷或其他适宜方法，将管壁上附着的甲苯推下，继续蒸馏 5 分钟，放冷至室温，拆卸装置，如有水黏附在 B 管的管壁上，可用蘸甲苯的铜丝推下，放置使水分与甲苯完全分离（可加亚甲蓝粉末少量，使水染成蓝色，以便分离观察）。检读水量，并计算成供试品的含水量（%）。

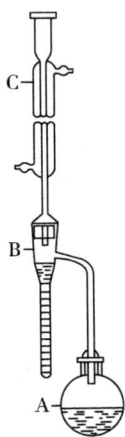

图　甲苯法仪器装置

【附注】　（1）测定用的甲苯须先加水少量充分振摇后放置，将水层分离弃去，经蒸馏后使用。

（2）中药测定用的供试品，一般先破碎成直径不超过 3mm 的颗粒或碎片；直径和长度在 3mm 以下的可不破碎。

第五法（气相色谱法）

色谱条件与系统适用性试验　用直径为 0.18～0.25mm 的二乙烯苯-乙基乙烯苯型高分子多孔小球作为载体，或采用极性与之相适应的毛细管柱，柱温为 140～150℃，热导检测器检测。注入无水乙醇，照气相色谱法（通则 0521）测定，应符合下列要求：

（1）理论板数按水峰计算应大于 1000，理论板数按乙醇峰计算应大于 150；

（2）水和乙醇两峰的分离度应大于 2；

（3）用无水乙醇进样 5 次，水峰面积的相对标准偏差不得大于 3.0%。

对照溶液的制备　取纯化水约 0.2g，精密称定，置 25ml 量瓶中，加无水乙醇至刻度，摇匀，即得。

供试品溶液的制备　取供试品适量（含水量约 0.2g），剪碎或研细，精密称定，置具塞锥形瓶中，精密加入无水乙醇 50ml，密塞，混匀，超声处理 20 分钟，放置 12 小时，再超声处理 20 分钟，密塞放置，待澄清后倾取上清液，即得。

测定法　取无水乙醇、对照溶液及供试品溶液各 1～5μl，注入气相色谱仪，测定，即得。

对照溶液与供试品溶液的配制须用新开启的同一瓶无水乙醇。

用外标法计算供试品中的含水量。计算时应扣除无水乙醇中的含水量，方法如下：

对照溶液中实际加入的水的峰面积＝对照溶液中总水峰面积－K×对照溶液中乙醇峰面积

供试品中水的峰面积＝供试品溶液中总水峰面积－K×供试品溶液中乙醇峰面积

$$K=\frac{无水乙醇中水峰面积}{无水乙醇中乙醇峰面积}$$

0861　残留溶剂测定法

药品中的残留溶剂系指在原料药或辅料的生产中，以及在制剂制备过程中使用的，但在工艺过程中未能完全去除的有机溶剂。药品中常见的残留溶剂及限度见附表 1，除另有规定外，第一、第二、第三类溶剂的残留限度应符合附表 1 中的规定；对其他溶剂，应根据生产工艺的特点，制定相应的限度，使其符合产品规范、药品生产质量管理规范（GMP）或其他基本的质量要求。

本法照气相色谱法（通则 0521）测定。

色谱柱

1. 毛细管柱

除另有规定外，极性相近的同类色谱柱之间可以互换使用。

（1）非极性色谱柱　固定液为 100% 的二甲基聚硅氧烷的毛细管柱。

（2）极性色谱柱　固定液为聚乙二醇（PEG-20M）的毛细管柱。

（3）中极性色谱柱　固定液为（35%）二苯基-（65%）甲基聚硅氧烷、（50%）二苯基-（50%）二甲基聚硅氧烷、（35%）二苯基-（65%）二甲基聚硅氧烷、（14%）氰丙基苯基-（86%）二甲基聚硅氧烷、（6%）氰丙基苯基-（94%）二甲基聚硅氧烷的毛细管柱等。

（4）弱极性色谱　柱固定液为（5%）苯基-（95%）

甲基聚硅氧烷、（5%）二苯基-（95%）二甲基硅氧烷共聚物的毛细管柱等。

2. 填充柱

以直径为 0.18～0.25mm 的二乙烯苯-乙基乙烯苯型高分子多孔小球或其他适宜的填料作为固定相。

系统适用性试验

（1）用待测物的色谱峰计算，毛细管色谱柱的理论板数一般不低于 5000；填充柱的理论板数一般不低于 1000。

（2）色谱图中，待测物色谱峰与其相邻色谱峰的分离度应大于 1.5。

（3）以内标法测定时，对照品溶液连续进样 5 次，所得待测物与内标物峰面积之比的相对标准偏差（RSD）应不大于 5%；若以外标法测定，所得待测物峰面积的 RSD 应不大于 10%。

供试品溶液的制备

1. 顶空进样

除另有规定外，精密称取供试品 0.1～1g；通常以水为溶剂；对于非水溶性药物，可采用 N,N-二甲基甲酰胺、二甲基亚砜或其他适宜溶剂；根据供试品和待测溶剂的溶解度，选择适宜的溶剂且应不干扰待测溶剂的测定。根据各品种项下残留溶剂的限度规定配制供试品溶液，其浓度应满足系统定量测定的需要。

2. 溶液直接进样

精密称取供试品适量，用水或合适的有机溶剂使溶解；根据各品种项下残留溶剂的限度规定配制供试品溶液，其浓度应满足系统定量测定的需要。

对照品溶液的制备

精密称取各品种项下规定检查的有机溶剂适量，采用与制备供试品溶液相同的方法和溶剂制备对照品溶液；如用水作溶剂，应先将待测有机溶剂溶解在 50% 二甲基亚砜或 N,N-二甲基甲酰胺溶液中，再用水逐步稀释。若为限度检查，根据残留溶剂的限度规定确定对照品溶液的浓度；若为定量测定，为保证定量结果的准确性，应根据供试品中残留溶剂的实际残留量确定对照品溶液的浓度；通常对照品溶液色谱峰面积不宜超过供试品溶液中对应的残留溶剂色谱峰面积的 2 倍。必要时，应重新调整供试品溶液或对照品溶液的浓度。

测定法

第一法（毛细管柱顶空进样等温法）

当需要检查有机溶剂的数量不多，且极性差异较小时，可采用此法。

色谱条件 柱温一般为 40～100℃；常以氮气为载气，流速为每分钟 1.0～2.0ml；以水为溶剂时顶空瓶平衡温度为 70～85℃，顶空瓶平衡时间为 30～60 分钟；进样口温度为 200℃；如采用火焰离子化检测器（FID），温度为 250℃。

测定法 取对照品溶液和供试品溶液，分别连续进样

不少于 2 次，测定待测峰的峰面积。

对色谱图中未知有机溶剂的鉴别，可参考附表 2 进行初筛。

第二法（毛细管柱顶空进样系统程序升温法）

当需要检查的有机溶剂数量较多，且极性差异较大时，可采用此法。

色谱条件 柱温一般先在 40℃维持 8 分钟，再以每分钟 8℃的升温速率升至 120℃，维持 10 分钟；以氮气为载气，流速为每分钟 2.0ml；以水为溶剂时顶空瓶平衡温度为 70～85℃，顶空瓶平衡时间为 30～60 分钟；进样口温度为 200℃；如采用 FID 检测器，进样口温度为 250℃。

具体到某个品种的残留溶剂检查时，可根据该品种项下残留溶剂的组成调整升温程序。

测定法 取对照品溶液和供试品溶液，分别连续进样不少于 2 次，测定待测峰的峰面积。

对色谱图中未知有机溶剂的鉴别，可参考附表 3 进行初筛。

第三法（溶液直接进样法）

可采用填充柱，亦可采用适宜极性的毛细管柱。

测定法 取对照品溶液和供试品溶液，分别连续进样 2～3 次，测定待测峰的峰面积。

计算法 （1）限度检查 除另有规定外，按各品种项下规定的供试品溶液浓度测定。以内标法测定时，供试品溶液所得被测溶剂峰面积与内标峰面积之比不得大于对照品溶液的相应比值。以外标法测定时，供试品溶液所得被测溶剂峰面积不得大于对照品溶液的相应峰面积。

（2）定量测定 按内标法或外标法计算各残留溶剂的量。

【附注】

（1）除另有规定外，顶空条件的选择：

①应根据供试品中残留溶剂的沸点选择顶空平衡温度。对沸点较高的残留溶剂，通常选择较高的平衡温度；但此时应兼顾供试品的热分解特性，尽量避免供试品产生的挥发性热分解产物对测定的干扰。

②顶空平衡时间一般为 30～45 分钟，以保证供试品溶液的气-液两相有足够的时间达到平衡。顶空平衡时间通常不宜过长，如超过 60 分钟，可能引起顶空瓶的气密性变差，导致定量准确性的降低。

③对照品溶液与供试品溶液必须使用相同的顶空条件。

（2）定量方法的验证 当采用顶空进样时，供试品与对照品处于不完全相同的基质中，故应考虑气液平衡过程中的基质效应（供试品溶液与对照品溶液组成差异对顶空气-液平衡的影响）。由于标准加入法可以消除供试品溶液基质与对照品溶液基质不同所致的基质效应的影响，故通常采用标准加入法验证定量方法的准确性；当标准加入法

与其他定量方法的结果不一致时，应以标准加入法的结果为准。

（3）干扰峰的排除　供试品中的未知杂质或其挥发性热降解物易对残留溶剂的测定产生干扰。干扰作用包括在测定的色谱系统中未知杂质或其挥发性热降解物与待测物的保留值相同（共出峰）；或热降解产物与待测物的结构相同（如甲氧基热裂解产生甲醇）。当测定的残留溶剂超出限度，但未能确定供试品中是否有未知杂质或其挥发性热降解物对测定有干扰作用时，应通过试验排除干扰作用的存在。对第一类干扰作用，通常采用在另一种极性不同的色谱柱系统中对相同供试品再进行测定，比较不同色谱系统中测定结果的方法。如两者结果一致，则可以排除测定中有共出峰的干扰；如两者结果不一致，则表明测定中有共出峰的干扰。对第二类干扰作用，通常要通过测定已知不含该溶剂的对照样品来加以判断。

（4）含氮碱性化合物的测定　普通气相色谱仪中的不锈钢管路、进样器的衬管等对有机胺等含氮碱性化合物具有较强的吸附作用，致使其检出灵敏度降低，应采用惰性的硅钢材料或镍钢材料管路；采用溶液直接进样法测定时，供试品溶液应不呈酸性，以免待测物与酸反应后不易汽化。

通常采用弱极性的色谱柱或其填料预先经碱处理过的色谱柱分析含氮碱性化合物，如果采用胺分析专用柱进行分析，效果更好。

对不宜采用气相色谱法测定的含氮碱性化合物，如 N-甲基吡咯烷酮等，可采用其他方法如离子色谱法等测定。

（5）检测器的选择　对含卤素元素的残留溶剂如三氯甲烷等，采用电子捕获检测器（ECD），易得到高的灵敏度。

（6）由于不同的实验室在测定同一供试品时可能采用了不同的实验方法，当测定结果处于合格与不合格边缘时，以采用内标法或标准加入法为准。

（7）顶空平衡温度一般应低于溶解供试品所用溶剂的沸点 10℃ 以下，能满足检测灵敏度即可；对于沸点过高的溶剂，如甲酰胺、2-甲氧基乙醇、2-乙氧基乙醇、乙二醇、N-甲基吡咯烷酮等，用顶空进样测定的灵敏度不如直接进样，一般不宜用顶空进样方式测定。

（8）利用保留值定性是气相色谱中最常用的定性方法。色谱系统中载气的流速、载气的温度和柱温等的变化都会使保留值改变，从而影响定性结果。校正相对保留时间（RART）只受柱温和固定相性质的影响，以此作为定性分析参数较可靠。应用中通常选用甲烷测定色谱系统的死体积（t_0）：

$$RART = \frac{t_R - t_0}{t'_R - t_0}$$

式中　t_R 为组分的保留时间；

　　　t'_R 为参比物的保留时间。

附表 1　药品中常见的残留溶剂及限度

溶剂名称	限度/%	溶剂名称	限度/%	溶剂名称	限度/%	溶剂名称	限度/%
第一类溶剂		第二类溶剂		第三类溶剂（药品 GMP 或		第三类溶剂（药品 GMP 或	
（应该避免使用）		（应该限制使用）		其他质量要求限制使用）	0.5	其他质量要求限制使用）	
苯	0.0002	二氧六环	0.038	醋酸	0.5	甲基异丁基酮	0.5
四氯化碳	0.0004	2-乙氧基乙醇	0.016	丙酮	0.5	异丁醇	0.5
1,2-二氯乙烷	0.0005	乙二醇	0.062	甲氧基苯	0.5	正戊烷	0.5
1,1-二氯乙烯	0.0008	甲酰胺	0.022	正丁醇	0.5	正戊醇	0.5
1,1,1-三氯乙烷	0.15	正己烷	0.029	仲丁醇	0.5	正丙醇	0.5
第二类溶剂		甲醇	0.3	乙酸乙酯	0.5	异丙醇	0.5
（应该限制使用）		2-甲氧基乙醇	0.005	叔丁基甲基醚	0.5	乙酸丙酯	0.5
乙腈	0.041	甲基丁基酮	0.005	异丙基苯	0.5	第四类溶剂（尚无足够毒	
氯苯	0.036	甲基环己烷	0.118	二甲基亚砜	0.5	理学资料）[②]	
三氯甲烷	0.006	N-甲基吡咯烷酮	0.053	乙醇	0.5	1,1-二乙氧基丙烷	
环己烷	0.388	硝基甲烷	0.005	乙酸乙酯	0.5	1,1-二甲氧基甲烷	
1,2-二氯乙烯	0.187	吡啶	0.02	乙醚	0.5	2,2-二甲氧基丙烷	
二氯甲烷	0.06	四氢噻吩	0.016	甲酸乙酯	0.5	异辛烷	
1,2-二甲氧基乙烷	0.01	四氢化萘	0.01	甲酸	0.5	异丙醚	
N,N-二甲基乙酰胺	0.109	四氢呋喃	0.072	正庚烷	0.5	甲基异丙基酮	
N,N-二甲基甲酰胺	0.088	甲苯	0.089	乙酸异丁酯	0.5	甲基四氢呋喃	
		1,1,2-三氯乙烯	0.008	乙酸异丙酯	0.5	石油醚	
		二甲苯[①]	0.217	乙酸甲酯	0.5	三氯醋酸	
				3-甲基-1-丁醇	0.5	三氟醋酸	
				丁酮	0.5		

①通常含有 60% 间二甲苯、14% 对二甲苯、9% 邻二甲苯和 17% 乙苯。

②药品生产企业在使用时应提供该类溶剂在制剂中残留水平的合理性论证报告。

附表 2　常见有机溶剂在等温法测定时相对于丁酮的保留值参考值

非极性色谱柱			极性色谱柱		
溶剂名称	t_R/min	RART	溶剂名称	t_R/min	RART
柱温 40℃			**柱温 40℃**		
甲醇	1.828	0.126	正戊烷	1.682	0.032
乙醇	2.090	0.268	正己烷	1.787	0.075
乙腈	2.179	0.315	乙醚	1.842	0.097
丙酮	2.276	0.368	异辛烷	1.926	0.131
异丙醇	2.356	0.411	异丙醚	1.943	0.138
正戊烷	2.487	0.481	叔丁基甲基醚	2.005	0.163
乙醚	2.489	0.482	正庚烷	2.021	0.169
甲酸乙酯	2.522	0.501	环己烷	2.159	0.225
二甲氧基甲烷	2.584	0.534	1,1-二氯乙烯	2.209	0.245
1,1-二氯乙烯	2.609	0.547	二甲氧基甲烷	2.243	0.259
乙酸甲酯	2.635	0.561	甲基环己烷	2.405	0.324
二氯甲烷	2.655	0.572	丙酮	2.876	0.515
硝基甲烷	2.807	0.654	甲酸乙酯	2.967	0.551
正丙醇	2.982	0.748	乙酸甲酯	3.000	0.564
1,2-二氯乙烯	3.109	0.817	1,2-二氯乙烯	3.347	0.705
叔丁基甲基醚	3.252	0.894	四氢呋喃	3.403	0.727
丁酮	3.449	1.000	甲基四氢呋喃	3.481	0.758
仲丁醇	3.666	1.117	四氯化碳	3.635	0.821
正己烷	3.898	1.242	1,1,1-三氯乙烷	3.653	0.828
异丙醚	3.908	1.247	乙酸乙酯	3.810	0.891
乙酸乙酯	3.913	1.250	乙酸异丙酯	3.980	0.960
三氯甲烷	3.954	1.272	甲醇	4.062	0.993
四氢呋喃	4.264	1.439	丁酮	4.079	1.000
异丁醇	4.264	1.440	1,2-二甲氧基乙烷	4.604	1.212
1,2-二氯乙烷	4.517	1.576	甲基异丙基酮	4.716	1.257
1,1,1-三氯乙烷	4.808	1.733	二氯甲烷	4.758	1.274
甲基异丙基酮	4.976	1.823	异丙醇	4.822	1.300
1,2-二甲氧基乙烷	4.985	1.828	乙醇	4.975	1.362
苯	5.281	1.988	苯	4.977	1.362
乙酸异丙酯	5.311	2.004	乙酸丙酯	6.020	1.784
正丁醇	5.340	2.019	三氯乙烯	6.643	2.035
四氯化碳	5.470	2.089	甲基异丁基酮	7.202	2.261
环己烷	5.583	2.150	乙腈	7.368	2.328
甲基四氢呋喃	5.676	2.201	乙酸异丁酯	7.497	2.380
三氯乙烯	6.760	2.785	三氯甲烷	7.985	2.577
二氧六环	6.823	2.819	仲丁醇	8.390	2.740
异辛烷	6.957	2.891	甲苯	8.746	2.884
正庚烷	7.434	3.148	正丙醇	9.238	3.083
乙酸丙酯	7.478	3.172	二氧六环	10.335	3.526
柱温 40℃			**柱温 40℃**		
甲基环己烷	8.628	3.792	1,2-二氯乙烷	10.827	3.724
甲基异丁基酮	8.738	3.851	乙酸丁酯	11.012	3.799
3-甲基-1-丁醇	8.870	3.922	甲基丁基酮	11.486	3.990
吡啶	9.283	4.145	甲烷	1.602	
甲苯	11.180	5.168	**柱温 80℃**		
正戊醇	11.382	5.276	异丁醇	3.577	3.045
甲烷	1.594		正丁醇	4.460	4.334
柱温 80℃			硝基甲烷	4.885	4.948
乙酸异丁酯	3.611	2.099	异丙基苯	5.288	5.543

续表

非极性色谱柱			极性色谱柱		
溶剂名称	t_R/min	RART	溶剂名称	t_R/min	RART
甲基丁基酮	3.859	2.345	吡啶	5.625	6.035
乙酸丁酯	4.299	2.778	3-甲基-1-丁醇	5.934	6.486
氯苯	5.253	3.726	氯苯	6.439	7.223
甲氧基苯	7.436	5.890	正戊醇	7.332	8.527
异丙基苯	8.148	6.589	丁酮	2.176	1.000
丁酮	2.502	1.000	甲烷	1.491	
甲烷	1.493		**柱温 120℃**		
柱温 120℃			甲氧基苯	3.837	9.890
四氢化萘	8.067	29.609	四氢化萘	7.427	24.484
丁酮	1.630	1.000	丁酮	1.650	1.000
甲烷	1.405		甲烷	1.404	

附表 3　常见有机溶剂在程序升温法测定时相对于丁酮的保留值参考值

非极性色谱柱			极性色谱柱		
溶剂名称	t_R/min	RART	溶剂名称	t_R/min	RART
甲醇	1.846	0.127	正戊烷	1.691	0.033
乙醇	2.121	0.272	正己烷	1.807	0.076
乙腈	2.201	0.314	乙醚	1.856	0.094
丙酮	2.303	0.367	异辛烷	1.957	0.131
异丙醇	2.401	0.419	异丙醚	1.966	0.135
正戊烷	2.512	0.477	叔丁基甲基醚	2.053	0.167
乙醚	2.519	0.481	正庚烷	2.063	0.171
甲酸乙酯	2.544	0.494	环己烷	2.217	0.228
二甲氧基甲烷	2.611	0.529	1,1-二氯乙烯	2.267	0.246
1,1-二氯乙烯	2.623	0.535	二甲氧基甲烷	2.303	0.260
乙酸甲酯	2.665	0.558	甲基环己烷	2.488	0.328
二氯甲烷	2.674	0.562	丙酮	2.988	0.513
硝基甲烷	2.839	0.649	甲酸乙酯	3.094	0.552
正丙醇	3.051	0.760	乙酸甲酯	3.126	0.564
1,2-二氯乙烯	3.128	0.801	1,2-二氯乙烯	3.511	0.707
叔丁基甲基醚	3.302	0.892	四氢呋喃	3.561	0.725
丁酮	3.507	1.000	甲基四氢呋喃	3.653	0.759
仲丁醇	3.756	1.131	四氯化碳	3.821	0.822
正己烷	3.966	1.241	1,1,1-三氯乙烷	3.833	0.826
异丙醚	3.971	1.244	乙酸乙酯	4.017	0.894
乙酸乙酯	3.981	1.249	乙酸异丙酯	4.207	0.964
三氯甲烷	4.005	1.262	甲醇	4.295	0.997
四氢呋喃	4.387	1.462	丁酮	4.303	1.000
异丁醇	4.397	1.468	1,2-二甲氧基乙烷	4.875	1.212
1,2-二氯乙烷	4.6124	1.581	甲基异丙基酮	5.005	1.260
1,1,1-三氯乙烷	4.843	1.702	二氯甲烷	5.041	1.273
甲基异丙基酮	5.087	1.830	异丙醇	5.069	1.284
1,2-二甲氧基乙烷	5.099	1.837	乙醇	5.275	1.360
苯	5.380	1.984	苯	5.275	1.360
乙酸异丙酯	5.398	1.994	乙酸丙酯	6.437	1.790
正丁醇	5.402	1.996	三氯乙烯	7.108	2.039
四氯化碳	5.501	2.048	甲基异丁基酮	7.735	2.271
环己烷	5.649	2.126	乙腈	7.892	2.329
甲基四氢呋喃	5.739	2.173	乙酸异丁酯	8.068	2.394

通则 71

续表

非极性色谱柱			极性色谱柱		
溶剂名称	t_R/min	RART	溶剂名称	t_R/min	RART
三氯乙烯	6.815	2.738	三氯甲烷	8.533	2.566
异辛烷	6.928	2.798	仲丁醇	8.848	2.683
二氧六环	6.928	2.798	甲苯	9.156	2.797
正庚烷	7.563	3.131	正丙醇	9.461	2.910
乙酸丙酯	7.583	3.142	二氧六环	10.183	3.177
甲基环己烷	8.581	3.666	1,2-二氯乙烷	10.446	3.274
甲基异丁基酮	8.830	3.797	乙酸丁酯	10.543	3.310
3-甲基-1-丁醇	8.968	3.870	甲基丁基酮	10.801	3.406
吡啶	9.178	3.980	异丁醇	11.606	3.704
甲苯	10.259	4.548	正丁醇	13.046	4.237
正戊醇	10.448	4.647	异丙基苯	13.258	4.315
乙酸异丁酯	10.638	4.747	硝基甲烷	13.396	4.367
甲基丁基酮	11.025	4.951	吡啶	13.949	4.571
乙酸丁酯	12.175	5.555	3-甲基-1-丁醇	14.519	4.782
氯苯	13.166	6.076	氯苯	14.562	4.798
甲氧基苯	15.270	7.181	正戊醇	15.516	5.151
异丙基苯	15.724	7.420	甲氧基苯	17.447	5.866
四氢化萘	22.409	10.933	四氢化萘	21.708	7.444
甲烷	1.604		甲烷	1.602	

注：附表 2、3 中数据为非极性的 SPB-1 柱（30m×0.32mm，1.0μm）和极性的 HP-INNOWAX 柱（30m×0.32mm，0.5μm）测定的结果。

3201 乙醇残留量测定法
（康卫皿扩散法）

本法系依据乙醇在饱和碳酸钠溶液中加热逸出，被重铬酸钾-硫酸溶液吸收后呈黄绿色至绿色，用比色法测定血液制品中乙醇残留量。

测定法 在康卫皿外圈的凸出部位均匀涂抹凡士林，准确量取重铬酸钾-硫酸溶液（称取重铬酸钾 3.7g，加水 150ml，充分溶解后缓慢加入硫酸 280ml，放冷，加水至 500ml，摇匀）2.0ml 加入内圈中，量取饱和碳酸钠溶液〔称取碳酸钠（$Na_2CO_3 \cdot 10H_2O$）适量，加等重量的水，充分摇匀，取上清液〕1.5ml 和精密量取的供试品溶液 1.5ml，加入外圈中，立即加盖玻璃板（粗糙面向下）密封扩散皿，摇匀，80℃反应 30 分钟后，取内圈溶液，照紫外-可见分光光度法（通则 0401），在波长 650nm 处测定吸光度（A_1）。精密量取无水乙醇适量，加水制成每 1ml 中含乙醇 0.25mg 的溶液，即为对照品溶液。精密量取对照品溶液 1.5ml 替代供试品，同法操作，测定吸光度（A_2）。A_1 不得大于 A_2。

3202 聚乙二醇残留量测定法

本法系依据聚乙二醇与钡离子和碘离子形成复合物（1：1），用比色法测定聚乙二醇含量。

测定法 取供试品适量，用水稀释，使蛋白质浓度不高于 1%，即为供试品溶液。精密量取供试品溶液 1.0ml，加入 0.5mol/L 高氯酸溶液 5.0ml，混匀，室温放置 15 分钟，以每分钟 4000 转离心 10 分钟。取上清液 4ml，加入氯化钡溶液（称取氯化钡 5g，加水溶解至 100ml）1.0ml 和 0.1mol/L 碘溶液（称取碘化钾 2.0g，加少量水溶解，然后加碘 1.3g，再加水至 50ml，摇匀）0.5ml，混匀，室温反应 15 分钟，照紫外-可见分光光度法（通则 0401），在波长 535nm 处测定吸光度；同时以 1ml 水代替供试品溶液，同法操作，即为空白对照。

另精密称取与供试品中聚乙二醇分子量相同的聚乙二醇适量，加水溶解，并制成每 1ml 含聚乙二醇 100μg 的溶液，即为聚乙二醇对照品贮备液。

取按下表制备的每 1ml 含 10～50μg 的聚乙二醇对照品溶液 1.0ml，加入 0.5mol/L 高氯酸溶液 5.0ml，混匀，自"室温放置 15 分钟"起，同法操作。

聚乙二醇含量/μg·ml⁻¹	10	20	30	40	50
聚乙二醇对照品贮备液/ml	0.2	0.4	0.6	0.8	1.0
约 1%蛋白质溶液/ml	0.2	0.2	0.2	0.2	0.2
水/ml	1.6	1.4	1.2	1.0	0.8

以聚乙二醇对照品溶液的浓度（μg/ml）对其相应的吸光度作直线回归，将供试品溶液吸光度代入直线回归方

程，计算出供试品溶液中聚乙二醇含量 F（$\mu g/ml$）。

按下式计算：

$$供试品聚乙二醇含量（g/L）=F \times n \times 10^{-3}$$

式中　F 为供试品溶液中聚乙二醇含量，$\mu g/ml$；

　　　n 为供试品稀释倍数。

【附注】（1）整个比色过程应在试剂加入后的 15～45 分钟内完成，否则将要影响结果。

（2）本法的灵敏度随被测聚乙二醇的分子量的增加而提高。

（3）1% 的蛋白质溶液系用不含聚乙二醇的蛋白质溶液配制。

3203　聚山梨酯 80 残留量测定法

本法系依据聚山梨酯 80 中的聚乙氧基（Polyethoxy-lated）和铵钴硫氰酸盐反应形成蓝色复合物，可溶于二氯甲烷，用比色法测定聚山梨酯 80 含量。

测定法　量取供试品 1.0ml 于离心管中，加乙醇-氯化钠饱和溶液 5ml，摇匀，以每分钟 3000 转离心 10 分钟，取上清液，再用乙醇-氯化钠饱和溶液 1.0ml 小心冲洗管壁，洗液与上清液合并，以每分钟 3000 转离心 10 分钟，上清液置 55℃ 水浴中，用空气吹扫法将其浓缩至 0.1～0.5ml，加 1ml 水溶解。准确加入二氯甲烷 2.0ml、硫氰钴铵溶液（称取硝酸钴 6.0g、硫氰酸铵 40.0g，加水溶解并稀释至 200ml）3.0ml，加塞，混匀，室温放置 1.5 小时，每 15 分钟振荡 1 次，测定前静置半小时，弃上层液，照紫外-可见分光光度法（通则 0401），在波长 620nm 处测定下层二氯甲烷液的吸光度。用二氯甲烷作空白对照。

精密量取聚山梨酯 80 对照品溶液（取聚山梨酯 80 约 100mg，精密称定，加水溶解后置 100ml 量瓶中，加水稀释至刻度）0μl、10μl、25μl、50μl、75μl、100μl，加入预先加有 1ml 水的离心管中混匀，准确加入二氯甲烷 2.0ml、硫氰钴铵溶液 3.0ml，加塞，混匀，自"室温放置 1.5 小时"起，同法操作。

以上述聚山梨酯 80 系列浓度（$\mu g/ml$）对其相应的吸光度作直线回归，相关系数应不低于 0.98，将供试品吸光度代入直线回归方程，求得供试品聚山梨酯 80 含量（$\mu g/ml$）。

3204　戊二醛残留量测定法

本法系依据戊二醛与 2,4-二硝基苯肼反应生成正戊醛二硝基苯肼，用高效液相色谱法，测定供试品中戊二醛含量。

照高效液相色谱法（通则 0512）测定。

色谱条件　用十八烷基硅烷键合硅胶填充剂（SG120，S-5μm，直径 4.6mm，长 250mm）；以 70% 乙腈溶液为流动相；流速为每分钟 1.2ml；检测波长为 360nm；记录时间为 30 分钟。

测定法　取戊二醛对照品适量，精密称定，加水溶解并定量稀释成每 1ml 中约含 10μg 的溶液；精密量取该溶液 0.2ml、0.4ml、0.6ml、0.8ml、1.0ml，分别置试管中，各加水至 1.0ml，精密加流动相 1ml 与 2,4-二硝基苯肼溶液（称取 2,4-二硝基苯肼 2.4g，加 30% 高氯酸溶液，溶解成 100ml）0.1ml，立即于混合器上混匀，用 0.45μm 膜滤过。另取供试品适量，以每分钟 3000 转离心 10 分钟，精密量取上清液 1ml，自"精密加流动相 1ml"起，同法操作。分别精密量取对照品溶液与供试品溶液各 10μl，注入液相色谱仪，记录色谱图。

以戊二醛对照品溶液的浓度对其相应的峰面积作直线回归，求得直线回归方程，计算出供试品溶液中戊二醛含量。

【附注】（1）配制戊二醛对照品溶液用的戊二醛用量 0.1g（系经色谱纯度测定后折算其含量为 100%）。

（2）直线回归相关系数应不低于 0.99。

3205　磷酸三丁酯残留量测定法

本法系用气相色谱法测定供试品中磷酸三丁酯残留量。

照气相色谱法（通则 0521）测定。

色谱条件与系统适用性试验　用酸改性聚乙二醇（20M）毛细管柱，柱温 140℃，气化室温度 190℃，火焰离子化检测器或氮磷检测器，检测器温度 210℃，载气（氮气）流速为每分钟 60ml，或根据仪器选择检测条件。理论板数按磷酸三丁酯峰计算应不低于 5000，磷酸三丁酯峰与磷酸三丙酯峰的分离度应不小于 1.5，磷酸三丁酯对照品溶液连续进样 5 次，所得磷酸三丁酯峰与磷酸三丙酯峰面积之比的相对标准偏差（RSD）应不大于 5%。

内标溶液的制备　取磷酸三丙酯适量，用正己烷溶解并定量稀释制成每 1ml 中约含 400μg 的溶液。

测定法　精密量取供试品 3ml，置具塞玻璃离心管中，精密加内标溶液 50μl 与 1.5mol/L 高氯酸溶液 0.75ml，振荡 1 分钟；置 37℃ 水浴保温 10 分钟后，再加正己烷 4ml，振荡 2 分钟；以每分钟 2000 转离心 20 分钟，小心吸取上层正己烷，用空气流将其浓缩至约 0.2ml（不能加热），取 0.1μl 注入气相色谱仪。另取磷酸三丁酯对照品适量，精密称定，加正己烷溶解并定量稀释制成每 1ml 中约含 600μg 的溶液；精密量取该溶液 10μl、20μl、40μl、60μl、80μl，分别置已精密加水 3ml 的具塞玻璃离心管中，再向各对照品管精密加内标溶液 50μl，自"振荡 1 分钟"起，同法操作。以各磷酸三丁酯对照品峰面积与内标峰面积比，对磷酸三丁酯对照品溶液浓度作直线回归，求得直线回归方程，计算出供试品中磷酸三丁酯含量

（μg/ml）。

【附注】（1）对照品溶液与供试品溶液的溶剂挥发的速度应尽量保持一致；若离心后，乳化仍未完全破除，可在振荡器上稍微振摇一下，再离心 1 次。

（2）直线回归相关系数应不低于 0.99。

3206 碳二亚胺残留量测定法

本法系依据二甲基巴比妥酸试液与碳二亚胺（EDAC）反应形成紫红色络合物，采用紫外-可见分光光度法测碳二亚胺的含量。

试剂（1）二甲基巴比妥酸试液 称取二甲基巴比妥酸 1g 于 16ml 吡啶中，并加水至 20ml，混匀，临用现配。

（2）醋酸吡啶溶液 将等体积的冰醋酸和吡啶混匀制成，临用现配。

（3）100μmol/L EDAC 对照品贮备液 称取 0.0192g EDAC，以水溶解并定容至 100ml，得 1mmol/L 溶液，量取 1mmol/L 溶液 1ml 于 10ml 量瓶，加水定容至刻度，即得 100μmol/L EDAC 对照品贮备液。临用现配。

（4）EDAC 对照品工作液的制备 取 100μmol/L EDAC 对照品贮备液，用水分别稀释至 10μmol/L、20μmol/L、40μmol/L、60μmol/L、80μmol/L，即为 EDAC 对照品工作液。

测定法 取供试品和 EDAC 对照品工作液各 0.2ml，分别加入二甲基巴比妥酸试液 1.8ml，另取水 0.2ml 作为空白对照，同法操作，混匀各管，室温暗处静置 30 分钟，分别加入醋酸吡啶溶液 2.0ml，混匀后在波长 599nm 处测定吸光度（如试验有干扰，在测吸光度前以每分钟 4000 转离心 5 分钟）。

结果计算 以 EDAC 对照品溶液的浓度对其相应的吸光度作直线回归，求得直线回归方程。将供试品溶液的吸光度代入直线回归方程，求出含量，取其平均值。

供试品 EDAC 残留量（μmol/L）＝供试品溶液 EDAC 的平均浓度×稀释倍数

3207 游离甲醛测定法

第一法 比色法

本法系依据品红亚硫酸在酸性溶液中能与甲醛生成紫色复合物，用比色法测定供试品中游离甲醛含量。

对照品溶液的制备 精密量取已标定的甲醛溶液适量，置 500ml 量瓶中，用水稀释至刻度，摇匀，制成 0.05% 甲醛对照品贮备液。

临用前，精密量取甲醛对照品贮备液 10ml，置 100ml 量瓶中，加水稀释至刻度，摇匀，作为甲醛对照品溶液。

测定法 精密量取供试品 1ml，用水稀释至甲醛含量约为 0.005%，即为供试品溶液。精密量取供试品溶液 1ml，置 50ml 具塞试管中，加水 4ml，加品红亚硫酸溶液 10ml，混合酸溶液（量取水 783ml，置烧杯内，缓缓注入盐酸 42ml、硫酸 175ml，混匀）10ml，摇匀，于 25℃ 放置 3 小时，照紫外-可见分光光度法（通则 0401），在波长 590nm 处测定吸光度。

精密量取 0.005% 甲醛对照品溶液 0.5ml、1.0ml、1.5ml、2.0ml，分别置 50ml 具塞试管中，加水至 5ml，自"加品红亚硫酸溶液 10ml"起，同法操作。

以甲醛对照品溶液的浓度对相应的吸光度作直线回归，将供试品溶液的吸光度代入直线回归方程，计算供试品中的游离甲醛含量。

【附注】（1）品红亚硫酸溶液的制备及二氧化硫含量的标定 称取碱性品红 4.5g，于 3000ml 锥形瓶中，加水 1500ml，振摇或加温使品红全部溶解，待冷后，加亚硫酸钠 10g，摇匀，静置 5～10 分钟，再加入 3mol/L 硫酸溶液 40ml，摇匀，以橡皮塞塞紧瓶口，放置过夜，如有颜色，加骨炭 5～10g 迅速摇匀，以布氏漏斗快速抽滤，即得品红亚硫酸溶液。品红亚硫酸溶液中的 SO_2 含量可控制在 28～48mmol/L（SO_2 含量过多可通空气驱除，过少可通入 SO_2）。

二氧化硫（SO_2）含量测定 量取品红亚硫酸溶液 10ml 于锥形瓶内，加水 20ml，淀粉指示液 5ml，用碘滴定液（0.05mol/L）滴定至呈浅蓝色，按下式计算 SO_2 的含量：

$$SO_2 \text{ 的含量（mmol/L）} = 50 \times V \times c$$

式中 V 为消耗碘滴定液（0.05mol/L）的体积，ml；

c 为碘滴定液的浓度，mol/L。

（2）甲醛溶液的标定 取甲醛溶液约 1.5ml，精密称定，置锥形瓶中，加水 10ml、过氧化氢溶液 25ml 与溴麝香草酚蓝指示液 2 滴，滴加氢氧化钠滴定液（1mol/L）至溶液显蓝色；再精密加入氢氧化钠滴定液（1mol/L）25ml，瓶口置一玻璃小漏斗，置水浴中加热 15 分钟，不时振摇，冷却，用水洗涤漏斗，加溴麝香草酚蓝指示液 2 滴，用盐酸滴定液（1mol/L）滴定至溶液显黄色，并将滴定的结果用空白试验校正。每 1ml 氢氧化钠滴定液（1mol/L）相当于 30.03mg 的甲醛。

（3）对照品溶液和供试品溶液与品红亚硫酸溶液的显色时间有时不一致，测定时，显色慢者应酌情早加品红亚硫酸溶液。

（4）供试品中如含有酚红，标准管中应予以校正。

第二法 乙酰丙酮比色法

本法系用汉栖反应（Hantzsch Reaction）原理测定微量游离甲醛的含量。甲醛在接近中性的乙酰丙酮、铵盐混合溶液中，生成黄色的产物 [3,5-二乙酰基-1,4-二氢二甲基吡啶（DDL）]，该产物在波长 412nm 处的吸光度与甲醛含量成正比，根据供试品的吸光度，计算供试品的游离甲醛含量。

试剂 乙酰丙酮显色液　称取乙酸铵 150g，加入适量水溶解，再加入乙酸 3ml、乙酰丙酮 2ml，摇匀，定容至 1000ml。室温避光贮存，在规定的时间内使用。

标准甲醛溶液的制备　精密量取已标定的甲醛溶液适量，置 500ml 量瓶中，用水稀释至刻度，摇匀，制成 0.05%（W/V）甲醛标准溶液储备液。临用前，精密量取储备液 20ml，置 100ml 量瓶中，加水稀释至刻度，摇匀，即为每 1ml 含 100μg 的标准甲醛溶液。

测定法　精密量取一定体积供试品（含游离甲醛约 50μg）置试管中，加水至 5ml，加乙酰丙酮显色液 5ml，摇匀，40℃水浴放置 40 分钟后取出，降至室温（约 10 分钟），照紫外-可见分光光度法（通则 0401），在波长 412nm 处测定吸光度（显色后，若发现溶液浑浊，经每分钟 3000 转离心 15 分钟后，取上清液测定）。

取标准甲醛溶液分别稀释制成 0.25μg/ml、0.5μg/ml、1μg/ml、5μg/ml、25μg/ml、50μg/ml、75μg/ml、100μg/ml 标准溶液，精密量取上述标准品溶液各 1ml，自"加水至 5ml"起，同法操作。

准确量取水 5ml，自"加乙酰丙酮显色液 5ml"起，同法操作，作空白对照。

以标准品溶液的甲醛浓度对其吸光度作直线回归，求得直线回归方程；将供试品的吸光度代入直线回归方程，即得供试品的游离甲醛含量。

【附注】 对具体品种，应按照定量加标的方法进行准确性、重复性验证，以确定样品的干扰因素、方法的线性范围及其适用性。

3208　人血白蛋白铝残留量测定法

本法系用原子吸收分光光度法测定人血白蛋白制品中铝的残留量。

测定法　按表 1 精密量取供试品、100ng/ml 标准铝溶液（精密量取 100μg/ml 标准铝溶液 0.1ml，置 100ml 量瓶中，用 0.15mol/L 硝酸溶液稀释至刻度），分别制备空白对照溶液、供试品溶液和标准铝加供试品的混合溶液。照原子吸收分光光度法（通则 0405）测定，选择铝灯，测定波长为 309.3nm，狭缝为 0.7nm。按表 2 设置石墨炉的干燥、灰化、原子化等炉温程序，精密量取空白对照溶液、供试品溶液和标准铝加供试品的混合溶液各 30μl，分别注入仪器，读数。

按下式计算：

$$供试品铝含量（\mu g/L）=\frac{20\times(S_0-B)\times12.5}{S-S_0}$$

式中　B 为空白对照溶液读数；

S_0 为供试品溶液读数；

S 为标准铝加供试品的混合溶液读数；

20 为标准铝加供试品的混合溶液中标准铝的含量，μg/L；

12.5 为供试品稀释倍数。

表 1　空白对照、供试品及混合溶液的制备

	空白对照溶液	供试品溶液	混合溶液
供试品/ml	—	0.2	0.2
标准铝溶液（100ng/ml）/ml	—	—	0.5
0.15mol/L HNO₃/ml	2.5	2.3	1.8

表 2　炉温控制程序

程度	步骤	温度/℃	时间/秒 爬坡时间＋保持时间
1	预热	80	0＋10
2	干燥	220	120＋5
3	灰化	1200	10＋20
4	原子化	2600	0＋5
5	清除	2650	0＋5

【附注】（1）供试品和标准铝取量可根据仪器性能进行适当调整，使读数在所用仪器可准确读数范围内。

（2）表 2 列出的炉温控制程序可根据仪器性能做适当调整。

（3）尽量避免使用玻璃容器。

3209　羟胺残留量测定法

本法系依据在碱性条件下，羟胺与碘反应生成亚硝酸，然后与对氨基苯磺酸发生重氮化反应，再与 α-萘胺偶联形成有色的偶氮化合物，采用紫外-可见分光光度法测定羟胺的含量。

试剂（1）6%乙酸钠溶液　称取无水乙酸钠 6g，加适量水溶解并稀释至 100ml 混匀，即得。

（2）1%对氨基苯磺酸溶液　称取对氨基苯磺酸 0.50g，加适量 25%乙酸溶液溶解后稀释至 50ml，即得。

（3）1.3%碘溶液　称取碘 0.65g；溶于冰醋酸，稀释至 50ml，即得。于通风橱中配制和使用。

（4）0.4mol/L 硫代硫酸钠溶液　称取硫代硫酸钠 3.16g，溶于适量水中，稀释至 50ml，即得。

（5）0.6% α-萘胺溶液　称取 α-萘胺 0.3g，溶于 30%乙酸，稀释至 50ml，即得。于通风橱中配制和使用。

盐酸羟胺对照品溶液的制备　用水将盐酸羟胺对照品定量稀释至每 1ml 含 1000nmol，作为贮备液。精密量取贮备液适量，用水定量稀释至每 1ml 含 150nmol、120nmol、90nmol、60nmol 和 30nmol，作为不同浓度的对照品溶液，用前配制。

测定法　精密量取供试品 0.3ml 置试管内，依次加 6％乙酸钠溶液 1.3ml、1％对氨基苯磺酸溶液 0.2ml 及 1.3％碘液 0.1ml，混匀，放置 10 分钟，加 0.4mol/L 硫代硫酸钠溶液 50μl，混匀脱色，加 0.6％α-萘胺溶液 40μl，混匀，室温放置 60 分钟，经每分钟 10 000 转离心 5 分钟后，取上清液，照紫外-可见分光光度法（通则 0401），在波长 520nm 处测定吸光度。精密量取不同浓度的对照品溶液各 0.3ml，置试管中，自"依次加 6％乙酸钠溶液 1.3ml"起，同法操作。精密量取水 0.3ml 置试管中，自"加 6％乙酸钠溶液 1.3ml"起，同法操作，作为空白对照。以对照品溶液的羟胺浓度对相应吸光度作直线回归，求得直线回归方程；将测得的供试品的吸光度代入直线回归方程，即得供试品的残留羟胺浓度（nmol/ml），再根据供试品的蛋白质含量按下式计算出羟胺残留量（nmol/mg 蛋白质）。

$$\frac{\text{供试品羟胺残留量}}{\text{（nmol/mg 蛋白质）}} = \frac{\text{供试品的残留羟胺浓度（nmol/ml）}}{\text{供试品的蛋白质含量（mg/ml）}}$$

微生物检查法

1101　无菌检查法

无菌检查法系用于检查药典要求无菌的药品、生物制品、医疗器具、原料、辅料及其他品种是否无菌的一种方法。若供试品符合无菌检查法的规定，仅表明了供试品在该检验条件下未发现微生物污染。

无菌检查应在无菌条件下进行，试验环境必须达到无菌检查的要求，检验全过程应严格遵守无菌操作，防止微生物污染，防止污染的措施不得影响供试品中微生物的检出。单向流空气区、工作台面及环境应定期按医药工业洁净室（区）悬浮粒子、浮游菌和沉降菌的测试方法的现行国家标准进行洁净度确认。隔离系统应定期按相关的要求进行验证，其内部环境的洁净度须符合无菌检查的要求。日常检验还需对试验环境进行监控。

培养基

硫乙醇酸盐流体培养基主要用于厌氧菌的培养，也可用于需氧菌培养；胰酪大豆胨液体培养基用于真菌和需氧菌的培养。

培养基的制备及培养条件

培养基可按以下处方制备，亦可使用按该处方生产的符合规定的脱水培养基或成品培养基。配制后应采用验证合格的灭菌程序灭菌。制备好的培养基应保存在 2～25℃、避光的环境，若保存于非密闭容器中，一般在 3 周内使用；若保存于密闭容器中，一般可在一年内使用。

1. 硫乙醇酸盐流体培养基

胰酪胨	15.0g	氯化钠	2.5g
酵母浸出粉	5.0g	新配制的 0.1％刃天	
无水葡萄糖	5.0g	青溶液	1.0ml
L-胱氨酸	0.5g	琼脂	0.75g
硫乙醇酸钠	0.5g	水	1000ml
（或硫乙醇酸）	（0.3ml）		

除葡萄糖和刃天青溶液外，取上述成分混合，微温溶解，调节 pH 为弱碱性，煮沸，滤清，加入葡萄糖和刃天青溶液，摇匀，调节 pH，使灭菌后在 25℃的 pH 值为 7.1±0.2。分装至适宜的容器中，其装量与容器高度的比例应符合培养结束后培养基氧化层（粉红色）不超过培养基深度的 1/2。灭菌。在供试品接种前，培养基氧化层的高度不得超过培养基深度的 1/5，否则，须经 100℃水浴加热至粉红色消失（不超过 20 分钟），迅速冷却，只限加热一次，并防止被污染。

除另有规定外，硫乙醇酸盐流体培养基置 30～35℃培养。

2. 胰酪大豆胨液体培养基

胰酪胨	17.0g	氯化钠	5.0g
大豆木瓜蛋白酶水解物	3.0g	磷酸氢二钾	2.5g
葡萄糖/无水葡萄糖	2.5g/2.3g	水	1000ml

除葡萄糖外，取上述成分，混合，微温溶解，滤过，调节 pH 使灭菌后在 25℃的 pH 值为 7.3±0.2，加入葡萄糖，分装，灭菌。

胰酪大豆胨液体培养基置 20～25℃培养。

3. 中和或灭活用培养基

按上述硫乙醇酸盐流体培养基或胰酪大豆胨液体培养基的处方及制法，在培养基灭菌或使用前加入适宜的中和剂、灭活剂或表面活性剂，其用量同方法适用性试验。

4. 0.5％葡萄糖肉汤培养基（用于硫酸链霉素等抗生素的无菌检查）

胨	10.0g	氯化钠	5.0g
牛肉浸出粉	3.0g	水	1000ml
葡萄糖	5.0g		

除葡萄糖外，取上述成分混合，微温溶解，调节 pH 为弱碱性，煮沸，加入葡萄糖溶解后，摇匀，滤清，调节 pH 使灭菌后在 25℃的 pH 值为 7.2±0.2，分装，灭菌。

5. 胰酪大豆胨琼脂培养基

胰酪胨	15.0g	琼脂	15.0g
大豆木瓜蛋白酶水解物	5.0g	水	1000ml
氯化钠	5.0g		

除琼脂外，取上述成分，混合，微温溶解，调节 pH 使灭菌后在 25℃的 pH 值为 7.3±0.2，加入琼脂，加热溶化后，摇匀，分装，灭菌。

6. 沙氏葡萄糖液体培养基

动物组织胃蛋白酶水解物	水	1000ml
和胰酪胨等量混合物 10.0g		
葡萄糖 20.0g		

除葡萄糖外，取上述成分，混合，微温溶解，调节 pH 使灭菌后在 25℃的 pH 值为 5.6±0.2，加入葡萄糖，摇匀，分装，灭菌。

7. 沙氏葡萄糖琼脂培养基

动物组织胃蛋白酶水解物	琼脂	15.0g
和胰酪胨等量混合物 10.0g	水	1000ml
葡萄糖 40.0g		

除葡萄糖、琼脂外，取上述成分，混合，微温溶解，调节 pH 使灭菌后在 25℃的 pH 值为 5.6±0.2，加入琼脂，加热溶化后，再加入葡萄糖，摇匀，分装，灭菌。

培养基的适用性检查

无菌检查用的硫乙醇酸盐流体培养基和胰酪大豆胨液体培养基等应符合培养基的无菌性检查及灵敏度检查的要求。本检查可在供试品的无菌检查前或与供试品的无菌检查同时进行。

无菌性检查 每批培养基随机取不少于 5 支（瓶），置各培养基规定的温度培养 14 天，应无菌生长。

灵敏度检查

菌种 培养基灵敏度检查所用的菌株传代次数不得超过 5 代（从菌种保存中心获得的干燥菌种为第 0 代），并采用适宜的菌种保存技术进行保存，以保证试验菌株的生物学特性。

金黄色葡萄球菌（*Staphylococcus aureus*）〔CMCC（B）26 003〕

铜绿假单胞菌（*Pseudomonas aeruginosa*）〔CMCC（B）10 104〕

枯草芽孢杆菌（*Bacillus subtilis*）〔CMCC（B）63 501〕

生孢梭菌（*Clostridium sporogenes*）〔CMCC（B）64 941〕

白色念珠菌（*Candida albicans*）〔CMCC（F）98 001〕

黑曲霉（*Aspergillus niger*）〔CMCC（F）98 003〕

菌液制备 接种金黄色葡萄球菌、铜绿假单胞菌、枯草芽孢杆菌的新鲜培养物至胰酪大豆胨液体培养基中或胰酪大豆胨琼脂培养基上，接种生孢梭菌的新鲜培养物至硫乙醇酸盐流体培养基中，30～35℃培养 18～24 小时；接种白色念珠菌的新鲜培养物至沙氏葡萄糖液体培养基中或沙氏葡萄糖琼脂培养基上，20～25℃培养 24～48 小时，上述培养物用 pH7.0 无菌氯化钠-蛋白胨缓冲液或 0.9% 无菌氯化钠溶液制成每 1ml 含菌数小于 100cfu（菌落形成单位）的菌悬液。接种黑曲霉的新鲜培养物至沙氏葡萄糖琼脂斜面培养基上，20～25℃培养 5～7 天，加入 3～5ml 含 0.05%（ml/ml）聚山梨酯 80 的 pH7.0 无菌氯化钠-蛋白胨缓冲液或 0.9% 无菌氯化钠溶液，将孢子洗脱。然后，采用适宜的方法吸出孢子悬液至无菌试管内，用含 0.05%（ml/ml）聚山梨酯 80 的 pH7.0 无菌氯化钠-蛋白胨缓冲液或 0.9% 无菌氯化钠溶液制成每 1ml 含孢子数小于 100cfu 的孢子悬液。

菌悬液若在室温下放置，应在 2 小时内使用；若保存在 2～8℃可在 24 小时内使用。黑曲霉孢子悬液可保存在 2～8℃，在验证过的贮存期内使用。

培养基接种 取每管装量为 12ml 的硫乙醇酸盐流体培养基 7 支，分别接种小于 100cfu 的金黄色葡萄球菌、铜绿假单胞菌、生孢梭菌各 2 支，另 1 支不接种作为空白对照，培养 3 天；取每管装量为 9ml 的胰酪大豆胨液体培养基 7 支，分别接种小于 100cfu 的枯草芽孢杆菌、白色念珠菌、黑曲霉各 2 支，另 1 支不接种作为空白对照，培养 5 天。逐日观察结果。

结果判定 空白对照管应无菌生长，若加菌的培养基管均生长良好，判该培养基的灵敏度检查符合规定。

稀释液、冲洗液及其制备方法

稀释液、冲洗液配制后应采用验证合格的灭菌程序灭菌。

1. 0.1% 无菌蛋白胨水溶液 取蛋白胨 1.0g，加水 1000ml，微温溶解，滤清，调节 pH 值至 7.1±0.2，分装，灭菌。

2. pH7.0 无菌氯化钠-蛋白胨缓冲液 取磷酸二氢钾 3.56g，无水磷酸氢二钠 5.77g，氯化钠 4.30g，蛋白胨 1.00g，加水 1000ml，微温溶解，滤清，分装，灭菌。

根据供试品的特性，可选用其他经验证过的适宜的溶液作为稀释液、冲洗液（如 0.9% 无菌氯化钠溶液）。

如需要，可在上述稀释液或冲洗液的灭菌前或灭菌后加入表面活性剂或中和剂等。

方法适用性试验

进行产品无菌检查时，应进行方法适用性试验，以确认所采用的方法适合于该产品的无菌检查。若检验程序或产品发生变化可能影响检验结果时，应重新进行方法适用性试验。

方法适用性试验按"供试品的无菌检查"的规定及下列要求进行操作。对每一试验菌应逐一进行方法确认。

菌种及菌液制备 除大肠埃希菌（*Escherichia coli*）〔CMCC（B）44 102〕外，金黄色葡萄球菌、枯草芽孢杆菌、生孢梭菌、白色念珠菌、黑曲霉的菌株及菌液制备同培养基灵敏度检查。大肠埃希菌的菌液制备同金黄色葡萄球菌。

薄膜过滤法 取每种培养基规定接种的供试品总量按

薄膜过滤法过滤，冲洗，在最后一次的冲洗液中加入小于 100cfu 的试验菌，过滤。加硫乙醇酸盐流体培养基或胰酪大豆胨液体培养基至滤筒内。另取一装有同体积培养基的容器，加入等量试验菌，作为对照。置规定温度培养，培养时间不得超过 5 天，各试验菌同法操作。

直接接种法　取符合直接接种法培养基用量要求的硫乙醇酸盐流体培养基 6 管，分别接入小于 100cfu 的金黄色葡萄球菌、大肠埃希菌、生孢梭菌各 2 管，取符合直接接种法培养基用量要求的胰酪大豆胨液体培养基 6 管，分别接入小于 100cfu 的枯草芽孢杆菌、白色念珠菌、黑曲霉各 2 管。其中 1 管接入每支培养基规定的供试品接种量，另 1 管作为对照，置规定的温度培养，培养时间不得超过 5 天。

结果判断　与对照管比较，如含供试品各容器中的试验菌均生长良好，则说明供试品的该检验量在该检验条件下无抑菌作用或其抑菌作用可以忽略不计，照此检查方法和检查条件进行供试品的无菌检查。如含供试品的任一容器中的试验菌生长微弱、缓慢或不生长，则说明供试品的该检验量在该检验条件下有抑菌作用，应采用增加冲洗量、增加培养基的用量、使用中和剂或灭活剂、更换滤膜品种等方法，消除供试品的抑菌作用，并重新进行方法适用性试验。

方法适用性试验也可与供试品的无菌检查同时进行。

供试品的无菌检查

无菌检查法包括薄膜过滤法和直接接种法。只要供试品性质允许，应采用薄膜过滤法。供试品无菌检查所采用的检查方法和检验条件应与方法适用性试验确认的方法相同。

无菌试验过程中，若需使用表面活性剂、灭活剂、中和剂等试剂，应证明其有效性，且对微生物无毒性。

检验数量　检验数量是指一次试验所用供试品最小包装容器的数量，成品每亚批均应进行无菌检查。除另有规定外，出厂产品按表 1 规定；上市产品监督检验按表 2 规定。表 1、表 2 中最少检验数量不包括阳性对照试验的供试品用量。

检验量　是指供试品每个最小包装接种至每份培养基的最小量（g 或 ml）。除另有规定外，供试品检验量按表 3 规定。若每支（瓶）供试品的装量按规定足够接种两种培养基，则应分别接种硫乙醇酸盐流体培养基和胰酪大豆胨液体培养基。采用薄膜过滤法时，只要供试品特性允许，应将所有容器内的全部内容物过滤。

阳性对照　应根据供试品特性选择阳性对照菌；无抑菌作用及抗革兰阳性菌为主的供试品，以金黄色葡萄球菌为对照菌；抗革兰阴性菌为主的供试品以大肠埃希菌为对

照菌；抗厌氧菌的供试品，以生孢梭菌为对照菌；抗真菌的供试品，以白色念珠菌为对照菌。阳性对照试验的菌液制备同方法适用性试验，加菌量小于 100cfu，供试品用量同供试品无菌检查时每份培养基接种的样品量。阳性对照管培养 72 小时内应生长良好。

阴性对照　供试品无菌检查时，应取相应溶剂和稀释液、冲洗液同法操作，作为阴性对照。阴性对照不得有菌生长。

供试品处理及接种培养基

操作时，用适宜的消毒液对供试品容器表面进行彻底消毒，如果供试品容器内有一定的真空度，可用适宜的无菌器材（如带有除菌过滤器的针头）向容器内导入无菌空气，再按无菌操作启开容器取出内容物。

除另有规定外，按下列方法进行供试品处理及接种培养基。

1. 薄膜过滤法

薄膜过滤法一般应采用封闭式薄膜过滤器。无菌检查用的滤膜孔径应不大于 0.45μm，直径约为 50mm。根据供试品及其溶剂的特性选择滤膜材质。使用时，应保证滤膜在过滤前后的完整性。

水溶性供试液过滤前应先将少量的冲洗液过滤，以润湿滤膜。油类供试品，其滤膜和过滤器在使用前应充分干燥。为发挥滤膜的最大过滤效率，应注意保持供试品溶液及冲洗液覆盖整个滤膜表面。供试品经薄膜过滤后，若需要用冲洗液冲洗滤膜，每张滤膜每次冲洗量一般为 100ml，且总冲洗量不得超过 1000ml，以避免滤膜上的微生物受损伤。

水溶液供试品　取规定量，直接过滤，或混合至含不少于 100ml 适宜稀释液的无菌容器中，混匀，立即过滤。如供试品具有抑菌作用，须用冲洗液冲洗滤膜，冲洗次数一般不少于三次，所用的冲洗量、冲洗方法同方法适用性试验。除生物制品外，一般样品冲洗后，1 份滤器中加入 100ml 硫乙醇酸盐流体培养基，1 份滤器中加入 100ml 胰酪大豆胨液体培养基。生物制品样品冲洗后，2 份滤器中加入 100ml 硫乙醇酸盐流体培养基，1 份滤器中加入 100ml 胰酪大豆胨液体培养基。

水溶性固体供试品　取规定量，加适宜的稀释液溶解或按标签说明复溶，然后照水溶液供试品项下的方法操作。

非水溶性供试品　取规定量，直接过滤；或混合溶于适量含聚山梨酯 80 或其他适宜乳化剂的稀释液中，充分混合，立即过滤。用含 0.1%～1% 聚山梨酯 80 的冲洗液冲洗滤膜至少 3 次。加入含或不含聚山梨酯 80 的培养基。接种培养基照水溶液供试品项下的方法操作。

可溶于十四烷酸异丙酯的膏剂和黏性油剂供试品　取规定量，混合至适量的无菌十四烷酸异丙酯❶中，剧烈振

---

❶ 无菌十四烷酸异丙酯的制备　采用薄膜过滤法过滤除菌，选用孔径为 0.22μm 的适宜滤膜。

摇，使供试品充分溶解，如果需要可适当加热，但温度不得超过 44℃，趁热迅速过滤。对仍然无法过滤的供试品，于含有适量的无菌十四烷酸异丙酯中的供试液中加入不少于 100ml 的稀释液，充分振摇萃取，静置，取下层水相作为供试液过滤。过滤后滤膜冲洗及接种培养基照非水溶性制剂供试品项下的方法操作。

无菌气（喷）雾剂供试品　取规定量，将各容器置 -20℃ 或其他适宜温度冷冻约 1 小时，取出，以无菌操作迅速在容器上端钻一小孔，释放抛射剂后再无菌开启容器，并将供试品转移至无菌容器中混合，供试品亦可采用其他适宜的方法取出。然后照水溶液或非水溶性制剂供试品项下的方法操作。

装有药物的注射器供试品　取规定量，将注射器中的内容物（若需要可吸入稀释液或标签所示的溶剂溶解）直接过滤，或混合至含适宜稀释液的无菌容器中，然后照水溶液或非水溶性供试品项下方法操作。同时应采用适宜的方法进行包装中所配带的无菌针头的无菌检查。

具有导管的医疗器具（输血、输液袋等）供试品　取规定量，每个最小包装用 50～100ml 冲洗液分别冲洗内壁，收集冲洗液于无菌容器中，然后照水溶液供试品项下方法操作。同时应采用直接接种法进行包装中所配带的针头的无菌检查。

2. 直接接种法

直接接种法适用于无法用薄膜过滤法进行无菌检查的供试品，即取规定量供试品分别等量接种至硫乙醇酸盐流体培养基和胰酪大豆胨液体培养基中。除生物制品外，一般样品无菌检查时两种培养基接种的瓶或支数相等；生物制品无菌检查时硫乙醇酸盐流体培养基和胰酪大豆胨液体培养基接种的瓶或支数为 2∶1。除另有规定外，每个容器中培养基的用量应符合接种的供试品体积不得大于培养基体积的 10%，同时，硫乙醇酸盐流体培养基每管装量不少于 15ml，胰酪大豆胨液体培养基每管装量不少于 10ml。供试品检查时，培养基的用量和高度同方法适用性试验。

混悬液等非澄清水溶液供试品　取规定量，等量接种至各管培养基中。

固体供试品　取规定量，直接等量接种至各管培养基中。或加入适宜的溶剂溶解，或按标签说明复溶后，取规定量等量接种至各管培养基中。

非水溶性供试品　取规定量，混合，加入适量的聚山梨酯 80 或其他适宜的乳化剂及稀释剂使其乳化，等量接种至各管培养基中。或直接等量接种至含聚山梨酯 80 或其他适宜乳化剂的各管培养基中。

敷料供试品　取规定数量，以无菌操作拆开每个包装，于不同部位剪取约 100mg 或 1cm×3cm 的供试品，等量接种于各管足以浸没供试品的适量培养基中。

肠线、缝合线等供试品　肠线、缝合线及其他一次性

使用的医用材料按规定量取最小包装，无菌拆开包装，等量接种于各管足以浸没供试品的适量培养基中。

灭菌医用器具供试品　取规定量，必要时应将其拆散或切成小碎段，等量接种于各管足以浸没供试品的适量培养基中。

放射性药品　取供试品 1 瓶（支），等量接种于装量为 7.5ml 的硫乙醇酸盐流体培养基和胰酪大豆胨液体培养基中。每管接种量为 0.2ml。

培养及观察

将上述接种供试品后的培养基容器分别按各培养基规定的温度培养 14 天；接种生物制品供试品的硫乙醇酸盐流体培养基的容器应分成两等份，一份置 30～35℃ 培养，一份置 20～25℃ 培养。培养期间应逐日观察并记录是否有菌生长。如在加入供试品后或在培养过程中，培养基出现浑浊，培养 14 天后，不能从外观上判断有无微生物生长，可取该培养液适量转种至同种新鲜培养基中，培养 3 天，观察接种的同种新鲜培养基是否再出现浑浊；或取培养液涂片，染色，镜检，判断是否有菌。

结果判断

阳性对照管应生长良好，阴性对照管不得有菌生长。否则，试验无效。

若供试品管均澄清，或虽显浑浊但经确证无菌生长，判供试品符合规定；若供试品管中任何一管显浑浊并确证有菌生长，判供试品不符合规定，除非能充分证明试验结果无效，即生长的微生物非供试品所含。当符合下列至少一个条件时方可判试验结果无效：

（1）无菌检查试验所用的设备及环境的微生物监控结果不符合无菌检查法的要求。

（2）回顾无菌试验过程，发现有可能引起微生物污染的因素。

（3）供试品管中生长的微生物经鉴定后，确证是因无菌试验中所使用的物品和（或）无菌操作技术不当引起的。

试验若经确认无效，应重试。重试时，重新取同量供试品，依法检查，若无菌生长，判供试品符合规定；若有菌生长，判供试品不符合规定。

表 1　批出厂产品及生物制品的原液和半成品最少检验数量

供试品	批产量 N（个）	接种每种培养基的最少检验数量
注射剂	≤100	10% 或 4 个（取较多者）
	100<N≤500	10 个
	>500	2% 或 20 个（取较少者）20 个（生物制品）
大体积注射剂（>100ml）		2% 或 10 个（取较少者）20 个（生物制品）

续表

供试品	批产量 N（个）	接种每种培养基的最少检验数量
冻干血液制品 >5ml	每柜冻干≤200 每柜冻干>200	5 个 10 个
≤5ml	≤100 100<N≤500 >500	5 个 10 个 20 个
眼用及其他非注射产品		
	≤200 >200	5%或 2 个（取较多者） 10 个
桶装无菌固体原料	≤4	每个容器
	4<N≤50	20%或 4 个容器（取较多者）
	>50	2%或 10 个容器（取较多者）
抗生素固体原料药（≥5g）		6 个容器
生物制品原液或半成品		每个容器（每个容器制品的取样量为总量的 0.1% 或不少于 10ml，每开瓶一次，应如上法抽验）
体外用诊断制品半成品		每批（抽验量应不少于 3ml）
医疗器具		
	≤100 100<N≤500 >500	10%或 4 件（取较多者） 10 件 2%或 20 件（取较少者）

注：若供试品每个容器内的装量不够接种两种培养基，那么表中的最少检验数量应增加相应倍数。

表 2 上市抽验样品的最少检验数量

供试品	供试品最少检验数量（瓶或支）
液体制剂	10
固体制剂	10
血液制品 V<50ml	6
V≥50ml	2
医疗器具	10

注：1. 若供试品每个容器内的装量不够接种两种培养基，那么表中的最少检验数量应增加相应倍数。

2. 抗生素粉针剂（≥5g）及抗生素原料药（≥5g）的最少检验数量为 6 瓶（或支）。桶装固体原料的最少检验数量为 4 个包装。

表 3 供试品的最少检验量

供试品	供试品装量	每支供试品接入每种培养基的最少量
液体制剂	≤1ml	全量
	1ml<V≤40ml	半量，但不得少于 1ml
	40ml<V≤100ml	20ml
	V>100ml	10%但不少于 20ml

续表

供试品	供试品装量	每支供试品接入每种培养基的最少量
固体制剂	M<50mg	全量
	50mg≤M<300mg	半量
	300mg≤M<5g	150mg
	M≥5g	500mg 半量（生物制品）
生物制品的原液及半成品		半量
医疗器具	外科用敷料棉花及纱布 缝合线、一次性医用材料	取 100mg 或 1cm×3cm 整个材料[①]
	带导管的一次性医疗器具（如输液袋）	二分之一内表面积
	其他医疗器具	整个器具[①]（切碎或拆散开）

注：①如果医用器械体积过大，培养基用量可在 2000ml 以上，将其完全浸没。

1105 非无菌产品微生物限度检查：微生物计数法

微生物计数法系用于能在有氧条件下生长的嗜温细菌和真菌的计数。

当本法用于检查非无菌制剂及其原、辅料等是否符合相应的微生物限度标准时，应按下述规定进行检验，包括样品的取样量和结果的判断等。除另有规定外，本法不适用于活菌制剂的检查。

微生物计数试验环境应符合微生物限度检查的要求。检验全过程必须严格遵守无菌操作，防止再污染，防止污染的措施不得影响供试品中微生物的检出。单向流空气区域、工作台面及环境应定期进行监测。

如供试品有抗菌活性，应尽可能去除或中和。供试品检查时，若使用了中和剂或灭活剂，应确认其有效性及对微生物无毒性。

供试液制备时如果使用了表面活性剂，应确认其对微生物无毒性以及与所使用中和剂或灭活剂的相容性。

计数方法

计数方法包括平皿法、薄膜过滤法和最可能数法（Most-Probable-Number Method，简称 MPN 法）。MPN 法用于微生物计数时精确度较差，但对于某些微生物污染量很小的供试品，MPN 法可能是更适合的方法。

供试品检查时，应根据供试品理化特性和微生物限度标准等因素选择计数方法，检测的样品量应能保证所获得的试验结果能够判断供试品是否符合规定。所选方法的适用性须经确认。

计数培养基适用性检查和供试品计数方法适用性试验

供试品微生物计数中所使用的培养基应进行适用性检查。

供试品的微生物计数方法应进行方法适用性试验，以确认所采用的方法适合于该产品的微生物计数。

若检验程序或产品发生变化可能影响检验结果时，计数方法应重新进行适用性试验。

表 1　试验菌液的制备和使用

试验菌株	试验菌液的制备	计数培养基适用性检查		计数方法适用性试验	
		需氧菌总数计数	霉菌和酵母菌总数计数	需氧菌总数计数	霉菌和酵母菌总数计数
金黄色葡萄球菌（*Staphylococcus aureus*）〔CMCC（B）26 003〕	胰酪大豆胨琼脂培养基或胰酪大豆胨液体培养基，培养温度 30～35℃，培养时间 18～24 小时	胰酪大豆胨琼脂培养基和胰酪大豆胨液体培养基，培养温度 30～35℃，培养时间不超过 3 天，接种量不大于 100cfu		胰酪大豆胨琼脂培养基或胰酪大豆胨液体培养基（MPN 法），培养温度 30～35℃，培养时间不超过 3 天，接种量不大于 100cfu	
铜绿假单胞菌（*Pseudomonas aeruginosa*）〔CMCC（B）10 104〕	胰酪大豆胨琼脂培养基或胰酪大豆胨液体培养基，培养温度 30～35℃，培养时间 18～24 小时	胰酪大豆胨琼脂培养基和胰酪大豆胨液体培养基，培养温度 30～35℃，培养时间不超过 3 天，接种量不大于 100cfu		胰酪大豆胨琼脂培养基或胰酪大豆胨液体培养基（MPN 法），培养温度 30～35℃，培养时间不超过 3 天，接种量不大于 100cfu	
枯草芽孢杆菌（*Bacillus subtilis*）〔CMCC（B）63 501〕	胰酪大豆胨琼脂培养基或胰酪大豆胨液体培养基，培养温度 30～35℃，培养时间 18～24 小时	胰酪大豆胨琼脂培养基和胰酪大豆胨液体培养基，培养温度 30～35℃，培养时间不超过 3 天，接种量不大于 100cfu		胰酪大豆胨琼脂培养基或胰酪大豆胨液体培养基（MPN 法），培养温度 30～35℃，培养时间不超过 3 天，接种量不大于 100cfu	
白色念珠菌（*Candida albicans*）〔CMCC（F）98 001〕	沙氏葡萄糖琼脂培养基或沙氏葡萄糖液体培养基，培养温度 20～25℃，培养时间 2～3 天	胰酪大豆胨琼脂培养基，培养温度 30～35℃，培养时间不超过 5 天，接种量不大于 100cfu	沙氏葡萄糖琼脂培养基，培养温度 20～25℃，培养时间不超过 5 天，接种量不大于 100cfu	胰酪大豆胨琼脂培养基（MPN 法不适用），培养温度 30～35℃，培养时间不超过 5 天，接种量不大于 100cfu	沙氏葡萄糖琼脂培养基，培养温度 20～25℃，培养时间不超过 5 天，接种量不大于 100cfu
黑曲霉（*Aspergillus niger*）〔CMCC（F）98 003〕	沙氏葡萄糖琼脂培养基或马铃薯葡萄糖琼脂培养基，培养温度 20～25℃，培养时间 5～7 天，或直到获得丰富的孢子	胰酪大豆胨琼脂培养基，培养温度 30～35℃，培养时间不超过 5 天，接种量不大于 100cfu	沙氏葡萄糖琼脂培养基，培养温度 20～25℃，培养时间不超过 5 天，接种量不大于 100cfu	胰酪大豆胨琼脂培养基（MPN 法不适用），培养温度 30～35℃，培养时间不超过 5 天，接种量不大于 100cfu	沙氏葡萄糖琼脂培养基，培养温度 20～25℃，培养时间不超过 5 天，接种量不大于 100cfu

注：当需用玫瑰红钠琼脂培养基测定霉菌和酵母菌总数时，应进行培养基适用性检查，检查方法同沙氏葡萄糖琼脂培养基。

菌种及菌液制备

菌种　试验用菌株的传代次数不得超过 5 代（从菌种保藏中心获得的干燥菌种为第 0 代），并采用适宜的菌种保藏技术进行保存，以保证试验菌株的生物学特性。计数培养基适用性检查和计数方法适用性试验用菌株见表 1。

菌液制备　按表 1 规定程序培养各试验菌株。取金黄色葡萄球菌、铜绿假单胞菌、枯草芽孢杆菌、白色念珠菌的新鲜培养物，用 pH7.0 无菌氯化钠-蛋白胨缓冲液或 0.9％无菌氯化钠溶液制成适宜浓度的菌悬液；取黑曲霉的新鲜培养物加入 3～5ml 含 0.05％（ml/ml）聚山梨酯 80 的 pH7.0 无菌氯化钠-蛋白胨缓冲液或 0.9％无菌氯化钠溶液，将孢子洗脱。然后，采用适宜的方法吸出孢子悬液至无菌试管内，用含0.05％（ml/ml）聚山梨酯80的pH7.0无菌氯化钠-蛋白胨缓冲液或0.9％无菌氯化钠溶液制成适宜浓度的黑曲霉孢子悬液。

菌液制备后若在室温下放置，应在2小时内使用；若保存在2～8℃，可在24小时内使用。黑曲霉孢子悬液可保存在2～8℃，在验证过的贮存期内使用。

阴性对照

为确认试验条件是否符合要求，应进行阴性对照试验，阴性对照试验应无菌生长。如阴性对照有菌生长，应进行偏差调查。

培养基适用性检查

微生物计数用的成品培养基、由脱水培养基或按处方配制的培养基均应进行培养基适用性检查。

按表1规定，接种不大于100cfu的菌液至胰酪大豆胨液体培养基管或胰酪大豆胨琼脂培养基平板或沙氏葡萄糖琼脂培养基平板，置表1规定条件下培养。每一试验菌株平行制备2管或2个平皿。同时，用相应的对照培养基替代被检培养基进行上述试验。

被检固体培养基上的菌落平均数与对照培养基上的菌落平均数的比值应在0.5～2范围内，且菌落形态大小应与对照培养基上的菌落一致；被检液体培养基管与对照培养基管比较，试验菌应生长良好。

计数方法适用性试验

1. 供试液制备

根据供试品的理化特性与生物学特性，采取适宜的方法制备供试液。供试液制备若需加温时，应均匀加热，且温度不应超过45℃。供试液从制备至加入检验用培养基，不得超过1小时。

常用的供试液制备方法如下。如果下列供试液制备方法经确认均不适用，应建立其他适宜的方法。

（1）水溶性供试品　取供试品，用pH7.0无菌氯化钠-蛋白胨缓冲液，或pH7.2磷酸盐缓冲液，或胰酪大豆胨液体培养基溶解或稀释制成1∶10供试液。若需要，调节供试液pH值至6～8。必要时，用同一稀释液将供试液进一步10倍系列稀释。水溶性液体制剂也可用混合的供试品原液作为供试液。

（2）水不溶性非油脂类供试品　取供试品，用pH7.0无菌氯化钠-蛋白胨缓冲液，或pH7.2磷酸盐缓冲液，或胰酪大豆胨液体培养基制备成1∶10供试液。分散力较差的供试品，可在稀释液中加入表面活性剂如0.1％的聚山梨酯80，使供试品分散均匀。若需要，调节供试液pH值至6～8。必要时，用同一稀释液将供试液进一步10倍系列稀释。

（3）油脂类供试品　取供试品，加入无菌十四烷酸异丙酯使溶解，或与最少量并能使供试品乳化的无菌聚山梨酯80或其他无抑菌性的无菌表面活性剂充分混匀。表面活性剂的温度一般不超过40℃（特殊情况下，最多不超过

45℃），小心混合，若需要可在水浴中进行，然后加入预热的稀释液使成1∶10供试液，保温，混合，并在最短时间内形成乳状液。必要时，用稀释液或含上述表面活性剂的稀释液进一步10倍系列稀释。

（4）需用特殊方法制备供试液的供试品

膜剂供试品　取供试品，剪碎，加pH7.0无菌氯化钠-蛋白胨缓冲液，或pH7.2磷酸盐缓冲液，或胰酪大豆胨液体培养基，浸泡，振摇，制成1∶10的供试液。若需要，调节供试液pH值至6～8。必要时，用同一稀释液将供试液进一步10倍系列稀释。

肠溶及结肠溶制剂供试品　取供试品，加入pH6.8无菌磷酸盐缓冲液（用于肠溶制剂）或pH7.6无菌磷酸盐缓冲液（用于结肠溶制剂），置45℃水浴中，振摇，使溶解，制成1∶10的供试液。必要时，用同一稀释液将供试液进一步10倍系列稀释。

气雾剂、喷雾剂供试品　取供试品，置−20℃或其他适宜温度冷冻约1小时，取出，迅速消毒供试品开启部位，用无菌钢锥在该部位钻一小孔，放至室温，并轻轻转动容器，使抛射剂缓缓全部释出。供试品亦可采用其他适宜的方法取出。用无菌注射器从每一容器中吸出药液于无菌容器中混合，然后取样检查。

贴膏剂供试品　取供试品，去掉防粘层，将粘贴面朝上放置在无菌玻璃或塑料器皿上，在粘贴面上覆盖一层适宜的无菌多孔材料（如无菌纱布），避免贴膏剂粘贴在一起。将处理后的贴膏剂放入盛有适宜体积并含有表面活性剂（如聚山梨酯80或卵磷脂）稀释液的容器中，振荡至少30分钟。必要时，用同一稀释液将供试液进一步10倍系列稀释。

2. 接种和稀释

按下列要求进行供试液的接种和稀释，制备微生物回收试验用供试液。所加菌液的体积应不超过供试液体积的1％。为确认供试品中的微生物能被充分检出，首先应选择最低稀释级的供试液进行计数方法适用性试验。

（1）试验组　取上述制备好的供试液，加入试验菌液，混匀，使每1ml供试液或每张滤膜所滤过的供试液中含菌量不大于100cfu。

（2）供试品对照组　取制备好的供试液，以稀释液代替菌液同试验组操作。

（3）菌液对照组　取不含中和剂及灭活剂的相应稀释液替代供试液，按试验组操作加入试验菌液并进行微生物回收试验。

若因供试品抗菌活性或溶解性较差的原因导致无法选择最低稀释级的供试液进行方法适用性试验时，应采用适宜的方法对供试液进行进一步的处理。如果供试品对微生物生长的抑制作用无法以其他方法消除，供试液可经过中和、稀释或薄膜过滤处理后再加入试验菌悬液进行方法适用性试验。

3. 抗菌活性的去除或灭活

供试液接种后，按下列"微生物回收"规定的方法进行微生物计数。若试验组菌落数减去供试品对照组菌落数的值小于菌液对照组菌落数值的 50％，可采用下述方法消除供试品的抑菌活性。

(1)增加稀释液或培养基体积。

(2)加入适宜的中和剂或灭活剂。

中和剂或灭活剂(表 2)可用于消除干扰物的抑菌活性，最好在稀释液或培养基灭菌前加入。若使用中和剂或灭活剂，试验中应设中和剂或灭活剂对照组，即取相应量稀释液替代供试品同试验组操作，以确认其有效性和对微生物无毒性。中和剂或灭活剂对照组的菌落数与菌液对照组的菌落数的比值应在 0.5～2 范围内。

表 2   常见干扰物的中和剂或灭活方法

干扰物	可选用的中和剂或灭活方法
戊二醛、汞制剂	亚硫酸氢钠
酚类、乙醇、醛类、吸附物	稀释法
醛类	甘氨酸
季铵化合物、对羟基苯甲酸、双胍类化合物	卵磷脂
季铵化合物、碘、对羟基苯甲酸	聚山梨酯
水银	巯基醋酸盐
水银、汞化物、醛类	硫代硫酸盐
EDTA、喹诺酮类抗生素	镁或钙离子
磺胺类	对氨基苯甲酸
β-内酰胺类抗生素	β-内酰胺酶

(3)采用薄膜过滤法。

(4)上述几种方法的联合使用。

若没有适宜消除供试品抑菌活性的方法，对特定试验菌回收的失败，表明供试品对该试验菌具有较强抗菌活性，同时也表明供试品不易被该类微生物污染。但是，供试品也可能仅对特定试验菌株具有抑制作用，而对其他菌株没有抑制作用。因此，根据供试品须符合的微生物限度标准和菌数报告规则，在不影响检验结果判断的前提下，应采用能使微生物生长的更高稀释级的供试液进行计数方法适用性试验。若方法适用性试验符合要求，应以该稀释级供试液作为最低稀释级的供试液进行供试品检查。

4. 供试品中微生物的回收

表 1 所列的计数方法适用性试验用的各试验菌应逐一进行微生物回收试验。微生物的回收可采用平皿法、薄膜过滤法或 MPN 法。

(1)平皿法   平皿法包括倾注法和涂布法。表 1 中每株试验菌每种培养基至少制备 2 个平皿，以算术均值作为计数结果。

倾注法   取照上述"供试液的制备""接种和稀释"和"抗菌活性的去除或灭活"制备的供试液 1ml，置直径

90mm 的无菌平皿中，注入 15～20ml 温度不超过 45℃熔化的胰酪大豆胨琼脂或沙氏葡萄糖琼脂培养基，混匀，凝固，倒置培养。若使用直径较大的平皿，培养基的用量应相应增加。按表 1 规定条件培养、计数。同法测定供试品对照组及菌液对照组菌数。计算各试验组的平均菌落数。

涂布法   取 15～20ml 温度不超过 45℃的胰酪大豆胨琼脂或沙氏葡萄糖琼脂培养基，注入直径 90mm 的无菌平皿，凝固，制成平板，采用适宜的方法使培养基表面干燥。若使用直径较大的平皿，培养基用量也应相应增加。每一平板表面接种上述照"供试液的制备""接种和稀释"和"抗菌活性的去除或灭活"制备的供试液不少于 0.1ml。按表 1 规定条件培养、计数。同法测定供试品对照组及菌液对照组菌数。计算各试验组的平均菌落数。

(2)薄膜过滤法   薄膜过滤法所采用的滤膜孔径应不大于 $0.45\mu m$，直径一般为 50mm，若采用其他直径的滤膜，冲洗量应进行相应的调整。供试品及其溶剂应不影响滤膜材质对微生物的截留。滤器及滤膜使用前应采用适宜的方法灭菌。使用时，应保证滤膜在过滤前后的完整性。水溶性供试液过滤前先将少量的冲洗液过滤以润湿滤膜。油类供试品，其滤膜和滤器在使用前应充分干燥。为发挥滤膜的最大过滤效率，应注意保持供试品溶液及冲洗液覆盖整个滤膜表面。供试液经薄膜过滤后，若需要用冲洗液冲洗滤膜，每张滤膜每次冲洗量一般为 100ml。总冲洗量不得超过 1000ml，以避免滤膜上的微生物受损伤。

取照上述"供试液的制备""接种和稀释""抗菌活性的去除或灭活"制备的供试液适量(一般取相当于 1g、1ml 或 10cm² 的供试品，若供试品中所含的菌数较多时，供试液可酌情减量)，加至适量的稀释液中，混匀，过滤。用适量的冲洗液冲洗滤膜。

若测定需氧菌总数，转移滤膜菌面朝上贴于胰酪大豆胨琼脂培养基平板上；若测定霉菌和酵母总数，转移滤膜菌面朝上贴于沙氏葡萄糖琼脂培养基平板上。按表 1 规定条件培养、计数。每株试验菌每种培养基至少制备一张滤膜。同法测定供试品对照组及菌液对照组菌数。

(3)MPN 法   MPN 法的精密度和准确度不及薄膜过滤法和平皿计数法，仅在供试品需氧菌总数没有适宜计数方法的情况下使用，本法不适用于霉菌计数。若使用 MPN 法，按下列步骤进行。

取照上述"供试液的制备""接种和稀释"和"抗菌活性的去除或灭活"制备的供试液至少 3 个连续稀释级，每一稀释级取 3 份 1ml 分别接种至 3 管装有 9～10ml 胰酪大豆胨液体培养基中，同法测定菌液对照组菌数。必要时可在培养基中加入表面活性剂、中和剂或灭活剂。

接种管置 30～35℃培养 3 天，逐日观察各管微生物生长情况。如果由于供试品的原因使得结果难以判断，可将该管培养物转种至胰酪大豆胨液体培养基或胰酪大豆胨

琼脂培养基，在相同条件下培养 1～2 天，观察是否有微生物生长。根据微生物生长的管数从表 3 查被测供试品每 1g 或每 1ml 中需氧菌总数的最可能数。

表 3　微生物最可能数检索表

生长管数			需氧菌总数最可能数	95％置信限	
每管含样品的 g 或 ml 数			MPN/g 或 ml	下限	上限
0.1	0.01	0.001			
0	0	0	＜3	0	9.4
0	0	1	3	0.1	9.5
0	1	0	3	0.1	10
0	1	1	6.1	1.2	17
0	2	0	6.2	1.2	17
0	3	0	9.4	3.5	35
1	0	0	3.6	0.2	17
1	0	1	7.2	1.2	17
1	0	2	11	4	35
1	1	0	7.4	1.3	20
1	1	1	11	4	35
1	2	0	11	4	35
1	2	1	15	5	38
1	3	0	16	5	38
2	0	0	9.2	1.5	35
2	0	1	14	4	35
2	0	2	20	5	38
2	1	0	15	4	38
2	1	1	20	5	38
2	1	2	27	9	94
2	2	0	21	5	40
2	2	1	28	9	94
2	2	2	35	9	94
2	3	0	29	9	94
2	3	1	36	9	94
3	0	0	23	5	94
3	0	1	38	9	104
3	0	2	64	16	181
3	1	0	43	9	181
3	1	1	75	17	199
3	1	2	120	30	360
3	1	3	160	30	380
3	2	0	93	18	360
3	2	1	150	30	380
3	2	2	210	30	400
3	2	3	290	90	990
3	3	0	240	40	990
3	3	1	460	90	1980
3	3	2	1100	200	4000
3	3	3	＞1100		

注：表内所列检验量如改用 1g（或 ml）、0.1g（或 ml）和 0.01g（或 ml）时，表内数字应相应降低 10 倍；如改用 0.01g（或 ml）、0.001g（或 ml）和 0.0001g（或 ml）时，表内数字应相应增加 10 倍，其余类推。

5. 结果判断

计数方法适用性试验中，采用平皿法或薄膜过滤法时，试验组菌落数减去供试品对照组菌落数的值与菌液对照组菌落数的比值应在 0.5～2 范围内；采用 MPN 法时，试验组菌数应在菌液对照组菌数的 95％置信限内。若各试验菌的回收试验均符合要求，照所用的供试液制备方法及计数方法进行该供试品的需氧菌总数、霉菌和酵母菌总数计数。

方法适用性确认时，若采用上述方法还存在一株或多株试验菌的回收达不到要求，那么选择回收最接近要求的方法和试验条件进行供试品的检查。

供试品检查

检验量

检验量即一次试验所用的供试品量（g、ml 或 cm²）。

一般应随机抽取不少于 2 个最小包装的供试品，混合，取规定量供试品进行检验。

除另有规定外，一般供试品的检验量为 10g 或 10ml；膜剂为 100cm²；贵重药品、微量包装药品的检验量可以酌减。检验时，应从 2 个以上最小包装单位中抽取供试品，大蜜丸还不得少于 4 丸，膜剂还不得少于 4 片。

供试品的检查

按计数方法适用性试验确认的计数方法进行供试品中需氧菌总数、霉菌和酵母菌总数的测定。

胰酪大豆胨琼脂培养基或胰酪大豆胨液体培养基用于测定需氧菌总数；沙氏葡萄糖琼脂培养基用于测定霉菌和酵母菌总数。

阴性对照试验　以稀释液代替供试液进行阴性对照试验，阴性对照试验应无菌生长。如果阴性对照有菌生长，应进行偏差调查。

1. 平皿法

平皿法包括倾注法和涂布法。除另有规定外，取规定量供试品，按方法适用性试验确认的方法进行供试液制备和菌数测定，每稀释级每种培养基至少制备 2 个平板。

培养和计数　除另有规定外，胰酪大豆胨琼脂培养基平板在 30～35℃培养 3～5 天，沙氏葡萄糖琼脂培养基平板在 20～25℃培养 5～7 天，观察菌落生长情况，点计平板上生长的所有菌落数，计数并报告。菌落蔓延生长成片的平板不宜计数。点计菌落数后，计算各稀释级供试液的平均菌落数，按菌数报告规则报告菌数。若同稀释级两个平板的菌落数平均值不小于 15，则两个平板的菌落数不能相差 1 倍或以上。

菌数报告规则　需氧菌总数测定宜选取平均菌落数小于 300cfu 的稀释级、霉菌和酵母菌总数测定宜选取平均菌落数小于 100cfu 的稀释级，作为菌数报告的依据。取最高的平均菌落数，计算 1g、1ml 或 10cm² 供试品中所含的微生物数，取两位有效数字报告。

如各稀释级的平均均无菌落生长，或仅最低稀释级的平板有菌落生长，但平均菌落数小于 1 时，以＜1 乘以最低稀释倍数的值报告菌数。

2. 薄膜过滤法

除另有规定外，按计数方法适用性试验确认的方法进行供试液制备。取相当于 1g、1ml 或 10cm² 供试品的供试液，若供试品所含的菌数较多时，可取适宜稀释级的供试液，照方法适用性试验确认的方法加至适量稀释液中，立即过滤，冲洗，冲洗后取出滤膜，菌面朝上贴于胰酪大豆胨琼脂培养基或沙氏葡萄糖琼脂培养基上培养。

培养和计数 培养条件和计数方法同平皿法，每张滤膜上的菌落数应不超过 100cfu。

菌数报告规则 以相当于 1g、1ml 或 10cm² 供试品的菌落数报告菌数；若滤膜上无菌落生长，以＜1 报告菌数（每张滤膜过滤 1g、1ml 或 10cm² 供试品），或＜1 乘以最低稀释倍数的值报告菌数。

3. MPN 法

取规定量供试品，按方法适用性试验确认的方法进行供试液制备和供试品接种，所有试验管在 30～35℃ 培养 3～5 天，如果需要确认是否有微生物生长，按方法适用性试验确定的方法进行。记录每一稀释级微生物生长的管数，从表 3 查每 1g 或 1ml 供试品中需氧菌总数的最可能数。

结果判断

需氧菌总数是指胰酪大豆胨琼脂培养基上生长的总菌落数（包括真菌菌落数）；霉菌和酵母菌总数是指沙氏葡萄糖琼脂培养基上生长的总菌落数（包括细菌菌落数）。若因沙氏葡萄糖琼脂培养基上生长的细菌使霉菌和酵母菌的计数结果不符合微生物限度要求，可使用含抗生素（如氯霉素、庆大霉素）的沙氏葡萄糖琼脂培养基或其他选择性培养基（如玫瑰红钠琼脂培养基）进行霉菌和酵母菌总数测定。使用选择性培养基时，应进行培养基适用性检查。若采用 MPN 法，测定结果为需氧菌总数。

各品种项下规定的微生物限度标准解释如下：

10¹cfu：可接受的最大菌数为 20；

10²cfu：可接受的最大菌数为 200；

10³cfu：可接受的最大菌数为 2000，依此类推。

若供试品的需氧菌总数、霉菌和酵母菌总数的检查结果均符合该品种项下的规定，判供试品符合规定；若其中任何一项不符合该品种项下的规定，判供试品不符合规定。

稀释液、冲洗液及培养基

见非无菌产品微生物限度检查：控制菌检查法（通则1106）。

1106 非无菌产品微生物限度检查：控制菌检查法

控制菌检查法系用于在规定的试验条件下，检查供试品中是否存在特定的微生物。

当本法用于检查非无菌制剂及其原、辅料等是否符合相应的微生物限度标准时，应按下列规定进行检验，包括样品取样量和结果判断等。

供试品检出控制菌或其他致病菌时，按一次检出结果为准，不再复试。

供试液制备及实验环境要求同"非无菌产品微生物限度检查：微生物计数法（通则1105）"。

如果供试品具有抗菌活性，应尽可能去除或中和。供试品检查时，若使用了中和剂或灭活剂，应确认有效性及对微生物无毒性。

供试液制备时如果使用了表面活性剂，应确认其对微生物无毒性以及与所使用中和剂或灭活剂的相容性。

培养基适用性检查和控制菌检查方法
适用性试验

供试品控制菌检查中所使用的培养基应进行适用性检查。

供试品的控制菌检查方法应进行方法适用性试验，以确认所采用的方法适合于该产品的控制菌检查。

若检验程序或产品发生变化可能影响检验结果时，控制菌检查方法应重新进行适用性试验。

菌种及菌液制备

菌种 试验用菌株的传代次数不得超过 5 代（从菌种保藏中心获得的干燥菌种为第 0 代），并采用适宜的菌种保藏技术进行保存，以保证试验菌株的生物学特性。

金黄色葡萄球菌（*Staphylococcus aureus*）〔CMCC (B) 26 003〕

铜绿假单胞菌（*Pseudomonas aeruginosa*）〔CMCC (B) 10 104〕

大肠埃希菌（*Escherichia coli*）〔CMCC（B）44 102〕

乙型副伤寒沙门菌（*Salmonella paratyphi B*）〔CMCC (B) 50 094〕

白色念珠菌（*Candida albicans*）〔CMCC（F）98 001〕

生孢梭菌（*Clostridium sporogenes*）〔CMCC（B）64 941〕

菌液制备　将金黄色葡萄球菌、铜绿假单胞菌、大肠埃希菌、沙门菌分别接种于胰酪大豆液体培养基中或在胰酪大豆胨琼脂培养基上，30～35℃培养 18～24 小时；将白色念珠菌接种于沙氏葡萄糖琼脂培养基上或沙氏葡萄糖液体培养基中，20～25℃培养 2～3 天；将生孢梭菌接种于梭菌增菌培养基中置厌氧条件下 30～35℃培养 24～48 小时或接种于硫乙醇酸盐流体培养基中 30～35℃培养 18～24 小时。上述培养物用 pH7.0 无菌氯化钠-蛋白胨缓冲液或 0.9% 无菌氯化钠溶液制成适宜浓度的菌悬液。

菌液制备后若在室温下放置，应在 2 小时内使用；若保存在 2～8℃，可在 24 小时内使用。生孢梭菌孢子悬液可替代新鲜的菌悬液，孢子悬液可保存在 2～8℃，在验证过的贮存期内使用。

阴性对照

为确认试验条件是否符合要求，应进行阴性对照试验，阴性对照试验应无菌生长。如阴性对照有菌生长，应进行偏差调查。

培养基适用性检查

控制菌检查用的成品培养基、由脱水培养基或按处方配制的培养基均应进行培养基的适用性检查。

控制菌检查用培养基的适用性检查项目包括促生长能力、抑制能力及指示特性的检查。各培养基的检查项目及所用的菌株见表 1。

表 1　控制菌检查用培养基的促生长能力、抑制能力和指示特性

控制菌检查	培养基	特　性	试验菌株
耐胆盐革兰阴性菌	肠道菌增菌液体培养基	促生长能力	大肠埃希菌、铜绿假单胞菌
		抑制能力	金黄色葡萄球菌
	紫红胆盐葡萄糖琼脂培养基	促生长能力＋指示特性	大肠埃希菌、铜绿假单胞菌
大肠埃希菌	麦康凯液体培养基	促生长能力	大肠埃希菌
		抑制能力	金黄色葡萄球菌
	麦康凯琼脂培养基	促生长能力＋指示特性	大肠埃希菌
沙门菌	RV 沙门菌增菌液体培养基	促生长能力	乙型副伤寒沙门菌
		抑制能力	金黄色葡萄球菌
	木糖赖氨酸脱氧胆酸盐琼脂培养基	促生长能力＋指示特性	乙型副伤寒沙门菌
	三糖铁琼脂培养基	指示能力	乙型副伤寒沙门菌
铜绿假单胞菌	溴化十六烷基三甲铵琼脂培养基	促生长能力	铜绿假单胞菌
		抑制能力	大肠埃希菌
金黄色葡萄球菌	甘露醇氯化钠琼脂培养基	促生长能力＋指示特性	金黄色葡萄球菌
		抑制能力	大肠埃希菌
梭菌	梭菌增菌培养基	促生长能力	生孢梭菌
	哥伦比亚琼脂培养基	促生长能力	生孢梭菌
白色念珠菌	沙氏葡萄糖液体培养基	促生长能力	白色念珠菌
	沙氏葡萄糖琼脂培养基	促生长能力＋指示特性	白色念珠菌
	念珠菌显色培养基	促生长能力＋指示能力	白色念珠菌
		抑制能力	大肠埃希菌

液体培养基促生长能力检查　分别接种不大于 100cfu 的试验菌（表 1）于被检培养基和对照培养基中，在相应控制菌检查规定的培养温度及不大于规定的最短培养时间下培养，与对照培养基管比较，被检培养基管试验菌应生长良好。

固体培养基促生长能力检查　用涂布法分别接种不大于 100cfu 的试验菌（表 1）于被检培养基和对照培养基平板上，在相应控制菌检查规定的培养温度及不大于规定的最短培养时间下培养，被检培养基与对照培养基上生长的菌落大小、形态特征应一致。

培养基抑制能力检查　接种不少于 100cfu 的试验菌（表 1）于被检培养基和对照培养基中，在相应控制菌检查规定的培养温度及不小于规定的最长培养时间下培养，试验菌应不得生长。

培养基指示特性检查　用涂布法分别接种不大于 100cfu 的试验菌（表 1）于被检培养基和对照培养基平板

上，在相应控制菌检查规定的培养温度及不大于规定的最短培养时间下培养，被检培养基上试验菌生长的菌落大小、形态特征、指示剂反应情况等应与对照培养基一致。

控制菌检查方法适用性试验

供试液制备　按下列"供试品检查"中的规定制备供试液。

试验菌　根据各品种项下微生物限度标准中规定检查的控制菌选择相应试验菌株，确认耐胆盐革兰阴性菌检查方法时，采用大肠埃希菌和铜绿假单胞菌为试验菌。

适用性试验　按控制菌检查法取规定量供试液及不大于 100cfu 的试验菌接入规定的培养基中；采用薄膜过滤法时，取规定量供试液，过滤，冲洗，在最后一次冲洗液中加入试验菌，过滤后，注入规定的培养基或取出滤膜接入规定的培养基中。依相应的控制菌检查方法，在规定的温度和最短时间下培养，应能检出所加试验菌相应的反应特征。

结果判断　上述试验若检出试验菌，按此供试液制备法和控制菌检查方法进行供试品检查；若未检出试验菌，应消除供试品的抑菌活性[见非无菌产品微生物检查：微生物计数法（通则 1105）中的"抗菌活性的去除或灭活"]，并重新进行方法适用性试验。

如果经过试验证实供试品对试验菌的抗菌作用无法消除，可认为受抑制的微生物不易存在于该供试品中，选择抑菌成分消除相对彻底的方法进行供试品的检查。

供试品检查

供试品的控制菌检查应按经方法适用性试验确认的方法进行。

阳性对照试验　阳性对照试验方法同供试品的控制菌检查，对照菌的加量应不大于 100cfu。阳性对照试验应检出相应的控制菌。

阴性对照试验　以稀释剂代替供试液照相应控制菌检查法检查，阴性对照试验应无菌生长。如果阴性对照有菌生长，应进行偏差调查。

耐胆盐革兰阴性菌 (Bile-Tolerant Gram-Negative Bacteria)

供试液制备和预培养　取供试品，用胰酪大豆胨液体培养基作为稀释剂照"非无菌产品微生物限度检查：微生物计数法（通则 1105）"制成 1：10 供试液，混匀，在 20～25℃ 培养，培养时间应使供试品中的细菌充分恢复但不增殖（约 2 小时）。

定性试验

除另有规定外，取相当于 1g 或 1ml 供试品的上述预培养物接种至适宜体积（经方法适用性试验确定）肠道菌增菌液体培养基中，30～35℃ 培养 24～48 小时后，划线接种于紫红胆盐葡萄糖琼脂培养基平板上，30～35℃ 培养 18～

24 小时。如果平板上无菌落生长，判供试品未检出耐胆盐革兰阴性菌。

定量试验

选择和分离培养　取相当于 0.1g、0.01g 和 0.001g（或 0.1ml、0.01ml 和 0.001ml）供试品的预培养物或其稀释液分别接种至适宜体积（经方法适用性试验确定）肠道菌增菌液体培养基中，30～35℃ 培养 24～48 小时。上述每一培养物分别划线接种于紫红胆盐葡萄糖琼脂培养基平板上，30～35℃ 培养 18～24 小时。

结果判断　若紫红胆盐葡萄糖琼脂培养基平板上有菌落生长，则对应培养管为阳性，否则为阴性。根据各培养管检查结果，从表 2 查 1g 或 1ml 供试品中含有耐胆盐革兰阴性菌的可能菌数。

表 2　耐胆盐革兰阴性菌的可能菌数（N）

各供试品量的检查结果			每 1g（或 1ml）供试品中可能的菌数 cfu
0.1g 或 0.1ml	0.01g 或 0.01ml	0.001g 或 0.001ml	
＋	＋	＋	$N > 10^3$
＋	＋	－	$10^2 < N < 10^3$
＋	－	－	$10 < N < 10^2$
－	－	－	$N < 10$

注：（1）＋代表紫红胆盐葡萄糖琼脂平板上有菌落生长；－代表紫红胆盐葡萄糖琼脂平板上无菌落生长。

（2）若供试品量减少 10 倍（如 0.01g 或 0.01ml，0.001g 或 0.001ml，0.0001g 或 0.0001ml），则每 1g（或 1ml）供试品中可能的菌数（N）应相应增加 10 倍。

大肠埃希菌 (Escherichia coli)

供试液制备和增菌培养　取供试品，照"非无菌产品微生物限度检查：微生物计数法（通则 1105）"制成 1：10 供试液。取相当于 1g 或 1ml 供试品的供试液，接种至适宜体积（经方法适用性试验确定）的胰酪大豆胨液体培养基中，混匀，30～35℃ 培养 18～24 小时。

选择和分离培养　取上述培养物 1ml 接种至 100ml 麦康凯液体培养基中，42～44℃ 培养 24～48 小时。取麦康凯液体培养物划线接种于麦康凯琼脂培养基平板上，30～35℃ 培养 18～72 小时。

结果判断　若麦康凯琼脂培养基平板上有菌落生长，应进行分离、纯化及适宜的鉴定试验，确证是否为大肠埃希菌；若麦康凯琼脂培养基平板上没有菌落生长，或虽有菌落生长但鉴定结果为阴性，判供试品未检出大肠埃希菌。

沙门菌 (Salmonella)

供试液制备和增菌培养　取 10g 或 10ml 供试品直接或处理后接种至适宜体积（经方法适用性试验确定）的胰酪大豆胨液体培养基中，混匀，30～35℃ 培养 18～

24 小时。

选择和分离培养 取上述培养物 0.1ml 接种至 10ml RV 沙门菌增菌液体培养基中，30～35℃培养 18～24 小时。取少量 RV 沙门菌增菌液体培养物划线接种于木糖赖氨酸脱氧胆酸盐琼脂培养基平板上，30～35℃培养 18～48 小时。

沙门菌在木糖赖氨酸脱氧胆酸盐琼脂培养基平板上生长良好，菌落为淡红色或无色、透明或半透明、中心有或无黑色。用接种针挑选疑似菌落于三糖铁琼脂培养基高层斜面上进行斜面和高层穿刺接种，培养 18～24 小时，或采用其他适宜方法进一步鉴定。

结果判断 若木糖赖氨酸脱氧胆酸盐琼脂培养基平板上有疑似菌落生长，且三糖铁琼脂培养基的斜面为红色、底层为黄色，或斜面黄色、底层黄色或黑色，应进一步进行适宜的鉴定试验，确证是否为沙门菌。如果平板上没有菌落生长，或虽有菌生长但鉴定结果为阴性，或三糖铁琼脂培养基的斜面未见红色、底层未见黄色；或斜面黄色、底层未见黄色或黑色，判供试品未检出沙门菌。

铜绿假单胞菌（*Pseudomonas aeruginosa*）

供试液制备和增菌培养 取供试品，照"非无菌产品微生物限度检查：微生物计数法（通则 1105）"制成 1：10 供试液。取相当于 1g 或 1ml 供试品的供试液，接种至适宜体积（经方法适用性试验确定的）的胰酪大豆胨液体培养基中，混匀。30～35℃培养 18～24 小时。

选择和分离培养 取上述培养物划线接种于溴化十六烷基三甲铵琼脂培养基平板上，30～35℃培养 18～72 小时。

取上述平板上生长的菌落进行氧化酶试验，或采用其他适宜方法进一步鉴定。

氧化酶试验 将洁净滤纸片置于平皿内，用无菌玻棒取上述平板上生长的菌落涂于滤纸片上，滴加新配制的 1% 二盐酸 *N*,*N*-二甲基对苯二胺试液，在 30 秒内若培养物呈粉红色并逐渐变为紫红色为氧化酶试验阳性，否则为阴性。

结果判断 若溴化十六烷基三甲铵琼脂培养基平板上有菌落生长，且氧化酶试验阳性，应进一步进行适宜的鉴定试验，确证是否为铜绿假单胞菌。如果平板上没有菌落生长，或虽有菌落生长但鉴定结果为阴性，或氧化酶试验阴性，判供试品未检出铜绿假单胞菌。

金黄色葡萄球菌（*Staphylococcus aureus*）

供试液制备和增菌培养 取供试品，照"非无菌产品微生物限度检查：微生物计数法（通则 1105）"制成 1：10 供试液。取相当于 1g 或 1ml 供试品的供试液，接种至适宜体积（经方法适用性试验确定）的胰酪大豆胨液体培养基中，混匀。30～35℃培养 18～24 小时。

选择和分离培养 取上述培养物划线接种于甘露醇氯化钠琼脂培养基平板上，30～35℃培养 18～72 小时。

结果判断 若甘露醇氯化钠琼脂培养基平板上有黄色菌落或外周有黄色环的白色菌落生长，应进行分离、纯化及适宜的鉴定试验，确证是否为金黄色葡萄球菌；若平板上没有与上述形态特征相符或疑似的菌落生长，或虽有相符或疑似的菌落生长但鉴定结果为阴性，判供试品未检出金黄色葡萄球菌。

梭菌（*Clostridia*）

供试液制备和热处理 取供试品，照"非无菌产品微生物限度检查：微生物计数法（通则 1105）"制成 1：10 供试液。取相当于 1g 或 1ml 供试品的供试液 2 份，其中 1 份置 80℃保温 10 分钟后迅速冷却。

增菌、选择和分离培养 将上述 2 份供试液分别接种至适宜体积（经方法适用性试验确定）的梭菌增菌培养基中，置厌氧条件下 30～35℃培养 48 小时。取上述每一培养物少量，分别涂抹接种于哥伦比亚琼脂培养基平板上，置厌氧条件下 30～35℃培养 48～72 小时。

过氧化氢酶试验 取上述平板上生长的菌落，置洁净玻片上，滴加 3% 过氧化氢试液，若菌落表面有气泡产生，为过氧化氢酶试验阳性，否则为阴性。

结果判断 若哥伦比亚琼脂培养基平板上有厌氧杆菌生长（有或无芽孢），且过氧化氢酶反应阴性的，应进一步进行适宜鉴定试验，确证是否为梭菌；如果哥伦比亚琼脂培养基平板上没有厌氧杆菌生长，或虽有相符或疑似的菌落生长但鉴定结果为阴性，或过氧化氢酶反应阳性，判供试品未检出梭菌。

白色念珠菌（*Candida albicans*）

供试液制备和增菌培养 取供试品，照"非无菌产品微生物限度检查：微生物计数法（通则 1105）"制成 1：10 供试液。取相当于 1g 或 1ml 供试品的供试液，接种至适宜体积（经方法适用性试验确定）的沙氏葡萄糖液体培养基中，混匀，30～35℃培养 3～5 天。

选择和分离 取上述预培养物划线接种于沙氏葡萄糖琼脂培养基平板上，30～35℃培养 24～48 小时。

白色念珠菌在沙氏葡萄糖琼脂培养基上生长的菌落呈乳白色，偶见淡黄色，表面光滑有浓酵母气味，培养时间稍久则菌落增大，颜色变深、质地变硬或有皱褶。挑取疑似菌落接种至念珠菌显色培养基平板上，培养 24～48 小时（必要时延长至 72 小时），或采用其他适宜方法进一步鉴定。

结果判断 若沙氏葡萄糖琼脂培养基平板上有疑似菌落生长，且疑似菌在念珠菌显色培养基平板上生长的菌落呈阳性反应，应进一步进行适宜的鉴定试验，确证是否为白色念珠菌；若沙氏葡萄糖琼脂培养基平板上没有菌落生长，或虽有菌落生长但鉴定结果为阴性，或疑似菌在念珠菌显色培养基平板上生长的菌落呈阴性反应，判供试品未检出白色念珠菌。

稀 释 液

稀释液配制后，应采用验证合格的灭菌程序灭菌。

1. pH7.0 无菌氯化钠-蛋白胨缓冲液　照无菌检查法（通则 1101）制备。

2. pH6.8 无菌磷酸盐缓冲液、pH7.2 无菌磷酸盐缓冲液、pH7.6 无菌磷酸盐缓冲液　照缓冲液（通则 8004）配制后，过滤，分装，灭菌。

如需要，可在上述稀释液灭菌前或灭菌后加入表面活性剂或中和剂等。

3. 0.9% 无菌氯化钠溶液　取氯化钠 9.0g，加水溶解使成 1000ml，过滤，分装，灭菌。

培养基及其制备方法

培养基可按以下处方制备，也可使用按该处方生产的符合要求的脱水培养基。配制后，应按验证过的高压灭菌程序灭菌。

1. 胰酪大豆胨液体培养基（TSB）、胰酪大豆胨琼脂培养基（TSA）、沙氏葡萄糖液体培养基（SDB）

照无菌检查法（通则 1101）制备。

2. 沙氏葡萄糖琼脂培养基（SDA）

照无菌检查法（通则 1101）制备。如使用含抗生素的沙氏葡萄糖琼脂培养基，应确认培养基中所加的抗生素量不影响供试品中霉菌和酵母菌的生长。

3. 马铃薯葡萄糖琼脂培养基（PDA）

马铃薯(去皮)	200g	琼脂	14.0g
葡萄糖	20.0g	水	1000ml

取马铃薯，切成小块，加水 1000ml，煮沸 20～30 分钟，用 6～8 层纱布过滤，取滤液补水至 1000ml，调节 pH 使灭菌后在 25℃ 的 pH 值为 5.6±0.2，加入琼脂，加热溶化后，再加入葡萄糖，摇匀，分装，灭菌。

4. 玫瑰红钠琼脂培养基

胨	5.0g	玫瑰红钠	0.0133g
葡萄糖	10.0g	琼脂	14.0g
磷酸二氢钾	1.0g	水	1000ml
硫酸镁	0.5g		

除葡萄糖、玫瑰红钠外，取上述成分，混合，微温溶解，加入葡萄糖、玫瑰红钠，摇匀，分装，灭菌。

5. 硫乙醇酸盐流体培养基

照无菌检查法（通则 1101）制备。

6. 肠道菌增菌液体培养基

明胶胰酶水解物	10.0g	二水合磷酸氢二钠	8.0g
牛胆盐	20.0g	亮绿	15mg
葡萄糖	5.0g	水	1000ml
磷酸二氢钾	2.0g		

除葡萄糖、亮绿外，取上述成分，混合，微温溶解，调节 pH 使加热后在 25℃ 的 pH 值为 7.2±0.2，加入葡萄糖、亮绿，加热至 100℃ 30 分钟，立即冷却。

7. 紫红胆盐葡萄糖琼脂培养基

酵母浸出粉	3.0g	中性红	30mg
明胶胰酶水解物	7.0g	结晶紫	2mg
脱氧胆酸钠	1.5g	琼脂	15.0g
葡萄糖	10.0g	水	1000ml
氯化钠	5.0g		

除葡萄糖、中性红、结晶紫、琼脂外，取上述成分，混合，微温溶解，调节 pH 使加热后在 25℃ 的 pH 值为 7.4±0.2。加入葡萄糖、中性红、结晶紫、琼脂，加热煮沸（不能在高压灭菌器中加热）。

8. 麦康凯液体培养基

明胶胰酶水解物	20.0g	溴甲酚紫	10mg
乳糖	10.0g	水	1000ml
牛胆盐	5.0g		

除乳糖、溴甲酚紫外，取上述成分，混合，微温溶解，调节 pH 使灭菌后在 25℃ 的 pH 值为 7.3±0.2，加入乳糖、溴甲酚紫，分装，灭菌。

9. 麦康凯琼脂培养基

明胶胰酶水解物	17.0g	中性红	30.0mg
胨	3.0g	结晶紫	1mg
乳糖	10.0g	琼脂	13.5g
脱氧胆酸钠	1.5g	水	1000ml
氯化钠	5.0g		

除乳糖、中性红、结晶紫、琼脂外，取上述成分，混合，微温溶解，调节 pH 使灭菌后在 25℃ 的 pH 值为 7.1±0.2，加入乳糖、中性红、结晶紫、琼脂，加热煮沸 1 分钟，并不断振摇，分装，灭菌。

10. RV 沙门菌增菌液体培养基

大豆胨	4.5g	六水合氯化镁	29.0g
氯化钠	8.0g	孔雀绿	36mg
磷酸氢二钾	0.4g	水	1000ml
磷酸二氢钾	0.6g		

除孔雀绿外，取上述成分，混合，微温溶解，调节 pH 使灭菌后在 25℃ 的 pH 值为 5.2±0.2。加入孔雀绿，分装，灭菌，灭菌温度不能超过 115℃。

11. 木糖赖氨酸脱氧胆酸盐琼脂培养基

酵母浸出粉	3.0g	氯化钠	5.0g
L-赖氨酸	5.0g	硫代硫酸钠	6.8g
木糖	3.5g	枸橼酸铁铵	0.8g
乳糖	7.5g	酚红	80mg
蔗糖	7.5g	琼脂	13.5g
脱氧胆酸钠	2.5g	水	1000ml

除三种糖、酚红、琼脂外，取上述成分，混合，微温溶解，调节 pH 使加热后在 25℃ 的 pH 值为 7.4±0.2，加

入三种糖、酚红、琼脂，加热至沸腾，冷至 50℃倾注平皿（不能在高压灭菌器中加热）。

12. 三糖铁琼脂培养基（TSI）

胨	20.0g	硫酸亚铁	0.2g
牛肉浸出粉	5.0g	硫代硫酸钠	0.2g
乳糖	10.0g	0.2%酚磺酞	
蔗糖	10.0g	指示液	12.5ml
葡萄糖	1.0g	琼脂	12.0g
氯化钠	5.0g	水	1000ml

除三种糖、0.2%酚磺酞指示液、琼脂外，取上述成分，混合，微温溶解，调节 pH 使灭菌后在 25℃的 pH 值为 7.3±0.1，加入琼脂，加热溶化后，再加入其余各成分，摇匀，分装，灭菌，制成高底层（2～3cm）短斜面。

13. 溴化十六烷基三甲铵琼脂培养基

明胶胰酶水解物	20.0g	溴化十六烷基	
氯化镁	1.4g	三甲铵	0.3g
硫酸钾	10.0g	琼脂	13.6g
甘油	10ml	水	1000ml

除琼脂外，取上述成分，混合，微温溶解，调节 pH 使灭菌后在 25℃的 pH 值为 7.4±0.2，加入琼脂，加热煮沸 1 分钟，分装，灭菌。

14. 甘露醇氯化钠琼脂培养基

胰酪胨	5.0g	氯化钠	75.0g
动物组织胃蛋白		酚红	25mg
酶水解物	5.0g	琼脂	15.0g
牛肉浸出粉	1.0g	水	1000ml
D-甘露醇	10.0g		

除甘露醇、酚红、琼脂外，取上述成分，混合，微温溶解，调节 pH 使灭菌后在 25℃的 pH 值为 7.4±0.2，加热并振摇，加入甘露醇、酚红、琼脂，煮沸 1 分钟，分装，灭菌。

15. 梭菌增菌培养基

胨	10.0g	盐酸半胱氨酸	0.5g
牛肉浸出粉	10.0g	乙酸钠	3.0g
酵母浸出粉	3.0g	氯化钠	5.0g
可溶性淀粉	1.0g	琼脂	0.5g
葡萄糖	5.0g	水	1000ml

除葡萄糖外，取上述成分，混合，加热煮沸使溶解，并不断搅拌。如需要，调节 pH 使灭菌后在 25℃的 pH 值为 6.8±0.2。加入葡萄糖，混匀，分装，灭菌。

16. 哥伦比亚琼脂培养基

胰酪胨	10.0g	氯化钠	5.0g
肉胃蛋白酶水解物	5.0g	琼脂	10.0～15.0g
心胰酶水解物	3.0g		（依凝固力）
酵母浸出粉	5.0g	水	1000ml
玉米淀粉	1.0g		

除琼脂外，取上述成分，混合，加热煮沸使溶解，并不断搅拌。如需要，调节 pH 使灭菌后在 25℃的 pH 值为 7.3±0.2，加入琼脂，加热溶化，分装，灭菌。如有必要，灭菌后，冷至 45～50℃加入相当于 20mg 庆大霉素的无菌硫酸庆大霉素，混匀，倾注平皿。

17. 念珠菌显色培养基

胨	10.2g	琼脂	15g
氢霉素	0.5g	水	1000ml
色素	22.0g		

除琼脂外，取上述成分，混合，微温溶解，调节 pH 使加热后在 25℃的 pH 值为 6.3±0.2。滤过，加入琼脂，加热煮沸，不断搅拌至琼脂完全溶解，倾注平皿。

1107 非无菌药品微生物限度标准

非无菌药品的微生物限度标准是基于药品的给药途径和对患者健康潜在的危害以及药品的特殊性而制订的。药品生产、贮存、销售过程中的检验，药用原料、辅料及中药提取物的检验，新药标准制订，进口药品标准复核，考察药品质量及仲裁等，除另有规定外，其微生物限度均以本标准为依据。

1. 制剂通则、品种项下要求无菌的及标示无菌的制剂和原辅料

应符合无菌检查法规定。

2. 用于手术、严重烧伤、严重创伤的局部给药制剂

应符合无菌检查法规定。

3. 非无菌化学药品制剂、生物制品制剂、不含药材原粉的中药制剂的微生物限度标准见表 1。

表 1　非无菌化学药品制剂、生物制品制剂、不含药材原粉的中药制剂的微生物限度标准

给药途径	需氧菌总数（cfu/g、cfu/ml 或 cfu/10cm²）	霉菌和酵母菌总数（cfu/g、cfu/ml 或 cfu/10cm²）	控制菌
口服给药[①]			
固体制剂	10^3	10^2	不得检出大肠埃希菌（1g 或 1ml）；含脏器提
液体制剂	10^2	10^1	取物的制剂还不得检出沙门菌（10g 或 10ml）
口腔黏膜给药制剂			
齿龈给药制剂	10^2	10^1	不得检出大肠埃希菌、金黄色葡萄球菌、铜
鼻用制剂			绿假单胞菌（1g、1ml 或 10cm²）

续表

给药途径	需氧菌总数 （cfu/g、cfu/ml 或 cfu/10cm²）	霉菌和酵母菌总数 （cfu/g、cfu/ml 或 cfu/10cm²）	控制菌
耳用制剂 皮肤给药制剂	10^2	10^1	不得检出金黄色葡萄球菌、铜绿假单胞菌 （1g、1ml 或 10cm²）
呼吸道吸入给药制剂	10^2	10^1	不得检出大肠埃希菌、金黄色葡萄球菌、铜 绿假单胞菌、耐胆盐革兰阴性菌（1g 或 1ml）
阴道、尿道给药制剂	10^2	10^1	不得检出金黄色葡萄球菌、铜绿假单胞菌、 白色念珠菌（1g、1ml 或 10cm²）；中药制剂还 不得检出梭菌（1g、1ml 或 10cm²）
直肠给药 　固体制剂 　液体制剂	10^3 10^2	10^2 10^2	不得检出金黄色葡萄球菌、铜绿假单胞菌 （1g 或 1ml）
其他局部给药制剂	10^2	10^2	不得检出金黄色葡萄球菌、铜绿假单胞菌 （1g、1ml 或 10cm²）

注：①化学药品制剂和生物制品制剂若含有未经提取的动植物来源的成分及矿物质还不得检出沙门菌（10g 或 10ml）。

4. 非无菌含药材原粉的中药制剂的微生物限度标准见表 2。

表 2　非无菌含药材原粉的中药制剂的微生物限度标准

给药途径	需氧菌总数 （cfu/g、cfu/ml 或 cfu/10cm²）	霉菌和酵母菌总数 （cfu/g、cfu/ml 或 cfu/10cm²）	控制菌
固体口服给药制剂 　不含豆豉、神曲等发酵原粉 　含豆豉、神曲等发酵原粉	10^4（丸剂 3×10^4） 10^5	10^2 5×10^2	不得检出大肠埃希菌（1g）；不得检 出沙门菌（10g）；耐胆盐革兰阴性菌 应小于 10^2 cfu（1g）
液体口服给药制剂 　不含豆豉、神曲等发酵原粉 　含豆豉、神曲等发酵原粉	5×10^2 10^3	10^2 10^2	不得检出大肠埃希菌（1ml）；不得 检出沙门菌（10ml）；耐胆盐革兰阴性 菌应小于 10^1 cfu（1ml）
固体局部给药制剂 　用于表皮或黏膜不完整 　用于表皮或黏膜完整	10^3 10^4	10^2 10^2	不得检出金黄色葡萄球菌、铜绿假单 胞菌（1g 或 10cm²）；阴道、尿道给药 制剂还不得检出白色念珠菌、梭菌（1g 或 10cm²）
液体局部给药制剂 　用于表皮或黏膜不完整 　用于表皮或黏膜完整	10^2 10^2	10^2 10^2	不得检出金黄色葡萄球菌、铜绿假单 胞菌（1ml）；阴道、尿道给药制剂 还不得检出白色念珠菌、梭菌（1ml）

5. 非无菌药用原料及辅料的微生物限度标准见表 3。

表 3　非无菌药用原料及辅料的微生物限度标准

	需氧菌总数 （cfu/g 或 cfu/ml）	霉菌和酵母菌总数 （cfu/g 或 cfu/ml）	控制菌
药用原料及辅料	10^3	10^2	＊

＊：未做统一规定。

6. 中药提取物及中药饮片的微生物限度标准见表 4。

表 4　中药提取物及中药饮片的微生物限度标准

	需氧菌总数 （cfu/g 或 cfu/ml）	霉菌和酵母菌总数 （cfu/g 或 cfu/ml）	控制菌
中药提取物	10^3	10^2	＊
研粉口服用 贵细饮片、直 接口服及泡服 饮片	＊	＊	不得检出沙 门菌（10g）； 耐胆盐革兰阴 性菌应小于 10^4 cfu（1g）

＊：未做统一规定。

7. 有兼用途径的制剂

应符合各给药途径的标准。

非无菌药品的需氧菌总数、霉菌和酵母菌总数照"非无菌产品微生物限度检查：微生物计数法（通则 1105）"检查；非无菌药品的控制菌照"非无菌产品微生物限度检查：控制菌检查法（通则 1106）"检查。各品种项下规定的需氧菌总数、霉菌和酵母菌总数标准解释如下：

10^1 cfu：可接受的最大菌数为 20；

10^2 cfu：可接受的最大菌数为 200；

10^3 cfu：可接受的最大菌数为 2000；依此类推。

本限度标准所列的控制菌对于控制某些药品的微生物质量可能并不全面，因此，对于原料、辅料及某些特定的制剂，根据原辅料及其制剂的特性和用途、制剂的生产工艺等因素，可能还需检查其他具有潜在危害的微生物。

除了本限度标准所列的控制菌外，药品中若检出其他可能具有潜在危害性的微生物，应从以下方面进行评估。

药品的给药途径：给药途径不同，其危害不同；

药品的特性：药品是否促进微生物生长，或者药品是否有足够的抑制微生物生长能力；

药品的使用方法；

用药人群：用药人群不同，如新生儿、婴幼儿及体弱者，风险可能不同；

患者使用免疫抑制剂和甾体类固醇激素等药品的情况；

存在疾病、伤残和器官损伤；等等。

当进行上述相关因素的风险评估时，评估人员应经过微生物学和微生物数据分析等方面的专业知识培训。评估原辅料微生物质量时，应考虑相应制剂的生产工艺、现有的检测技术及原辅料符合该标准的必要性。

1121 抑菌效力检查法

抑菌剂是指抑制微生物生长的化学物质，有时也称防腐剂。抑菌效力检查法系用于测定无菌及非无菌制剂的抑菌活性，用于指导生产企业在研发阶段制剂中抑菌剂浓度的确定。

如果药物本身不具有充分的抗菌效力，那么应根据制剂特性（如水溶性制剂）添加适宜的抑菌剂，以防止制剂在正常贮藏或使用过程中由于微生物污染和繁殖，使药物变质而对使用者造成危害，尤其是多剂量包装的制剂。

在药品生产过程中，抑菌剂不能用于替代药品生产的 GMP 管理，不能作为非无菌制剂降低微生物污染的唯一途径，也不能作为控制多剂量包装制剂灭菌前的生物负载的手段。所有抑菌剂都具有一定的毒性，制剂中抑菌剂的量应为最低有效量。同时，为保证用药安全，成品制剂中的抑菌剂有效浓度应低于对人体有害的浓度。

抑菌剂的抑菌效力在贮存过程中有可能因药物的成分或包装容器等因素影响而变化，因此，应验证成品制剂的抑菌效力在效期内不因贮藏条件而降低。

本试验方法和抑菌剂抑菌效力判断标准用于包装未启开的成品制剂。

培 养 基

培养基的制备

胰酪大豆胨液体培养基、胰酪大豆胨琼脂培养基、沙氏葡萄糖液体培养基、沙氏葡萄糖琼脂培养基照无菌检查法（通则 1101）制备。

培养基的适用性检查

抑菌效力测定用培养基包括成品培养基、由脱水培养基或按处方配制的培养基均应进行培养基的适用性检查。

菌种　试验所用的菌株传代次数不得超过 5 代（从菌种保藏中心获得的干燥菌种为第 0 代），并采用适宜的菌种保藏技术进行保存，以保证试验菌株的生物学特性。培养基适用性检查的菌种及新鲜培养物的制备见表 1。

菌液制备　取金黄色葡萄球菌、铜绿假单胞菌、大肠埃希菌、白色念珠菌的新鲜培养物，用 pH7.0 无菌氯化钠-蛋白胨缓冲液或 0.9% 无菌氯化钠溶液制成适宜浓度的菌悬液。取黑曲霉的新鲜培养物加入 3～5ml 含 0.05%（ml/ml）聚山梨酯 80 的 pH7.0 无菌氯化钠-蛋白胨缓冲液或 0.9% 无菌氯化钠溶液，将孢子洗脱。然后，采用适宜方法吸出孢子悬液至无菌试管内，用含 0.05%（ml/ml）聚山梨酯 80 的 pH7.0 无菌氯化钠-蛋白胨缓冲液或 0.9% 无菌氯化钠溶液制成适宜浓度的孢子悬液。

表 1　培养基适用性检查、方法适用性试验、抑菌效力测定用的试验菌及新鲜培养物制备

试验菌株	试验培养基	培养温度	培养时间
金黄色葡萄球菌 (Staphylococcus aureus) 〔CMCC (B) 26 003〕	胰酪大豆胨琼脂培养基或胰酪大豆胨液体培养基	30～35℃	18～24 小时
铜绿假单胞菌 (Pseudomonas aeruginosa) 〔CMCC (B) 10 104〕	胰酪大豆胨琼脂培养基或胰酪大豆胨液体培养基	30～35℃	18～24 小时
大肠埃希菌 (Escherichia coli) 〔CMCC (B) 44 102〕	胰酪大豆胨琼脂培养基或胰酪大豆胨液体培养基	30～35℃	18～24 小时

续表

试验菌株	试验培养基	培养温度	培养时间
白色念珠菌 (Candida albicans) 〔CMCC（F)98 001〕	沙氏葡萄糖琼脂培养基或沙氏葡萄糖液体培养基	20～25℃	24～48 小时
黑曲霉 (Aspergillus niger) 〔CMCC（F)98 003〕	沙氏葡萄糖琼脂培养基或沙氏葡萄糖液体培养基	20～25℃	5～7 天或直到获得丰富的孢子

菌液制备后若在室温下放置，应在 2 小时内使用；若保存在 2～8℃，可在 24 小时内使用。黑曲霉孢子悬液可保存在 2～8℃，在验证过的贮存期内使用。

适用性检查 分别接种不大于 100cfu 的金黄色葡萄球菌、铜绿假单胞菌、大肠埃希菌的菌液至胰酪胨大豆琼脂培养基，每株试验菌平行制备 2 个平板，混匀，凝固，置 30～35℃ 培养不超过 3 天，计数；分别接种不大于 100cfu 的白色念珠菌、黑曲霉的菌液至沙氏葡萄糖琼脂培养基，每株试验菌平行制备 2 个平板，混匀，凝固，置 20～25℃培养不超过 5 天，计数；同时，用对应的对照培养基替代被检培养基进行上述试验。

结果判定 若被检培养基上的菌落平均数不小于对照培养基上菌落平均数的 70%，且菌落形态大小与对照培养基上的菌落一致，判该培养基的适用性检查符合规定。

抑菌效力测定

菌种 抑菌效力测定用菌种见表 1，若需要，制剂中常见的污染微生物也可作为试验菌株。

菌液制备 试验菌新鲜培养物制备见表 1，铜绿假单胞菌、金黄色葡萄球菌、大肠埃希菌、白色念珠菌若为琼脂培养物，加入适量的 0.9% 无菌氯化钠溶液将琼脂表面的培养物洗脱，并将菌悬液移至无菌试管内，用 0.9% 无菌氯化钠溶液稀释并制成每 1ml 含菌数约为 10^8 cfu 的菌悬液；若为液体培养物，离心收集菌体，用 0.9% 无菌氯化钠溶液稀释并制成每 1ml 含菌数约为 10^8 cfu 的菌悬液。取黑曲霉的新鲜培养物加入 3～5ml 含 0.05%（ml/ml）聚山梨酯 80 的 0.9% 无菌氯化钠溶液，将孢子洗脱，然后，用适宜方法吸出孢子悬液至无菌试管内，加入适量的含 0.05%（ml/ml）聚山梨酯 80 的 0.9% 无菌氯化钠溶液制成每 1ml 含孢子数 10^8 cfu 的孢子悬液。测定 1ml 菌悬液中所含的菌数。

菌液制备后若在室温下放置，应在 2 小时内使用；若保存在 2～8℃，可在 24 小时内使用。黑曲霉的孢子悬液可保存在 2～8℃，在 1 周内使用。

供试品接种 抑菌效力可能受试验用容器特征的影响，如容器的材质、形状、体积及封口的方式等。因此，只要供试品每个包装容器的装量足够试验用，同时容器便于按无菌操作技术接入试验菌液、混合及取样等，一般应将试验菌直接接种于供试品原包装容器中进行试验。若因供试品的性状或每个容器装量等因素需将供试品转移至无菌容器时，该容器的材质不得影响供试品的特性（如吸附作用），特别应注意不得影响供试品的 pH 值，pH 值对抑菌剂的活性影响很大。

取包装完整的供试品至少 5 份，直接接种试验菌，或取适量供试品分别转移至 5 个适宜的无菌容器中（若试验菌株数超过 5 株，应增加相应的供试品份数），每一容器接种一种试验菌，1g 或 1ml 供试品中接菌量为 $10^5 \sim 10^6$ cfu，接种菌液的体积不得超过供试品体积的 1%，充分混合，使供试品中的试验菌均匀分布，然后置 20～25℃避光贮存。

存活菌数测定 根据产品类型，按表 2-1、表 2-2、表 2-3 规定的间隔时间，分别从上述每个容器中取供试品 1ml(g)，测定每份供试品中所含的菌数，测定细菌用胰酪大豆胨琼脂培养基，测定真菌用沙氏葡萄糖琼脂培养基。存活菌数测定方法及方法适用性试验照"非无菌产品微生物限度检查：微生物计数法（通则 1105）"进行，方法适用性试验用菌株见表 1，菌液制备同培养基适用性检查，方法适用性试验试验菌的回收率不得低于 70%。

根据存活菌数测定结果，计算 1ml(g) 供试品各试验菌所加的菌数及各间隔时间的菌数，并换算成 lg 值。

结果判断 供试品抑菌效力评价标准见表 2-1、表 2-2、表 2-3，表中的"减少的 lg 值"是指各间隔时间测定的菌数 lg 值与 1ml(g) 供试品中接种的菌数 lg 值的相差值。表中"A"是指应达到的抑菌效力标准，特殊情况下，如抑菌剂可能增加不良反应的风险，则至少应达到"B"的抑菌效力标准。

表 2-1   注射剂、眼用制剂、用于子宫和乳腺的制剂抑菌效力判断标准

		减少的 lg 值				
		6h	24h	7d	14d	28d
细菌	A	2	3	—	—	NR
	B			1	3	NI
真菌	A			2		NI
	B				1	NI

注：NR：试验菌未恢复生长。

NI：未增加，是指对前一个测定时间，试验菌增加的数量不超过 0.5 lg。

表 2-2 耳用制剂、鼻用制剂、皮肤给药制剂、吸入制剂抑菌效力判断标准

		减少的 lg 值			
		2d	7d	14d	28d
细菌	A	2	3	—	NI
	B	—	—	3	NI
真菌	A	—	—	2	NI
	B	—	—	1	NI

注：NI：未增加，是指对前一个测定时间，试验菌增加的数量不超过 0.5 lg。

表 2-3 口服制剂、口腔黏膜制剂、直肠给药制剂的抑菌效力判断标准

	减少的 lg 值	
	14d	28d
细菌	3	NI
真菌	1	NI

注：NI：未增加，是指对前一个测定时间，试验菌增加的数量不超过 0.5 lg。

1141 异常毒性检查法

异常毒性有别于药物本身所具有的毒性特征，是指由生产过程中引入或其他原因所致的毒性。

本法系给予动物一定剂量的供试品溶液，在规定时间内观察动物出现的异常反应或死亡情况，检查供试品中是否污染外源性毒性物质以及是否存在意外的不安全因素。

供试品溶液的制备 按品种项下规定的浓度制成供试品溶液。临用前，供试品溶液应平衡至室温。

试验用动物 应健康合格，在试验前及试验的观察期内，均应按正常饲养条件饲养。做过本试验的动物不得重复使用。

非生物制品试验

除另有规定外，取小鼠 5 只，体重 18~22g，每只小鼠分别静脉给予供试品溶液 0.5ml。应在 4~5 秒内匀速注射完毕。规定缓慢注射的品种可延长至 30 秒。除另有规定外，全部小鼠在给药后 48 小时内不得有死亡；如有死亡时，应另取体重 19~21g 的小鼠 10 只复试，全部小鼠在 48 小时内不得有死亡。

生物制品试验

除另有规定外，异常毒性试验应包括小鼠试验和豚鼠试验，试验中应设同批动物空白对照，观察期内，动物全部健存，且无异常反应，到期时每只动物体重应增加，则判定试验成立。按照规定的给药途径缓慢注入动物体内。

(1) 小鼠试验法 除另有规定外，取小鼠 5 只，注射前每只小鼠称体重，应为 18~22g。每只小鼠腹腔注射供试品溶液 0.5ml，观察 7 天。观察期内，小鼠应全部健存，且无异常反应，到期时每只小鼠体重应增加，判定供试品符合规定。如不符合上述要求，应另取体重 19~21g 的小鼠 10 只复试 1 次，判定标准同前。

(2) 豚鼠试验法 除另有规定外，取豚鼠 2 只，注射前每只小鼠称体重，应为 250~350g。每只豚鼠腹腔注射供试品溶液 5.0ml，观察 7 天。观察期内，豚鼠应全部健存，且无异常反应，到期时每只豚鼠体重应增加，判定供试品符合规定。如不符合上述要求，可用 4 只豚鼠复试 1 次，判定标准同前。

1142 热原检查法

本法系将一定剂量的供试品，静脉注入家兔体内，在规定时间内，观察家兔体温升高的情况，以判定供试品中所含热原的限度是否符合规定。

供试用家兔 供试用的家兔应健康合格，体重 1.7kg 以上（用于生物制品检查用的家兔体重为 1.7~3.0kg），雌兔应无孕。预测体温前 7 日即应用同一饲料饲养，在此期间内，体重应不减轻，精神、食欲、排泄等不得有异常现象。未曾用于热原检查的家兔；或供试品判定为符合规定，但组内升温达 0.6℃ 的家兔；或 3 周内未曾使用的家兔，均应在检查供试品前 7 日内预测体温，进行挑选。挑选试验的条件与检查供试品时相同，仅不注射药液，每隔 30 分钟测量体温 1 次，共测 8 次，8 次体温均在 38.0~39.6℃ 的范围内，且最高与最低体温相差不超过 0.4℃ 的家兔，方可供热原检查用。用于热原检查后的家兔，如供试品判定为符合规定，至少应休息 48 小时方可再供热原检查用，其中升温达 0.6℃ 的家兔应休息 2 周以上。对用于血液制品、抗毒素和其他同一抗原性供试品检测的家兔可在 5 天内重复使用 1 次。如供试品判定为不符合规定，则组内全部家兔不再使用。

试验前的准备 热原检查前 1~2 日，供试用家兔应尽可能处于同一温度的环境中，实验室和饲养室的温度相差不得大于 3℃，且应控制在 17~25℃，在试验全部过程中，实验室温度变化不得大于 3℃，应防止动物骚动并避免噪声干扰。家兔在试验前至少 1 小时开始停止给食并置于宽松适宜的装置中，直至试验完毕。测量家兔体温应使用精密度为 ±0.1℃ 的测温装置。测温探头或肛温计插入肛门的深度和时间各兔应相同，深度一般约 6cm，时间不得少于 1.5 分钟，每隔 30 分钟测量体温 1 次，一般测量 2 次，两次体温之差不得超过 0.2℃，以此两次体温的平均值作为该兔的正常体温。当日使用的家兔，正常体温应在 38.0~39.6℃ 的范围内，且同组各兔间正常体温之差不得超过 1.0℃。

与供试品接触的试验用器皿应无菌、无热原。去除热原通常采用干热灭菌法（250℃、30 分钟以上），也可用其他适宜的方法。

　　检查法　取适用的家兔3只，测定其正常体温后15分钟以内，自耳静脉缓缓注入规定剂量并温热至约38℃的供试品溶液，然后每隔30分钟按前法测量其体温1次，共测6次，以6次体温中最高的一次减去正常体温，即为该兔体温的升高温度（℃）。如3只家兔中有1只体温升高0.6℃或高于0.6℃，或3只家兔体温升高的总和达1.3℃或高于1.3℃，应另取5只家兔复试，检查方法同上。

　　结果判断　在初试的3只家兔中，体温升高均低于0.6℃，并且3只家兔体温升高总和低于1.3℃；或在复试的5只家兔中，体温升高0.6℃或高于0.6℃的家兔不超过1只，并且初试、复试合并8只家兔的体温升高总和为3.5℃或低于3.5℃，均判定供试品的热原检查符合规定。

　　在初试的3只家兔中，体温升高0.6℃或高于0.6℃的家兔超过1只；或在复试的5只家兔中，体温升高0.6℃或高于0.6℃的家兔超过1只；或在初试、复试合并8只家兔的体温升高总超过3.5℃，均判定供试品的热原检查不符合规定。

　　当家兔升温为负值时，均以0℃计。

1143　细菌内毒素检查法

　　本法系利用鲎试剂来检测或量化由革兰阴性菌产生的细菌内毒素，以判断供试品中细菌内毒素的限量是否符合规定的一种方法。

　　细菌内毒素检查包括两种方法，即凝胶法和光度测定法，后者包括浊度法和显色基质法。供试品检测时，可使用其中任何一种方法进行试验。当测定结果有争议时，除另有规定外，以凝胶限度试验结果为准。

　　本试验操作过程应防止内毒素的污染。

　　细菌内毒素的量用内毒素单位（EU）表示，1EU与1个内毒素国际单位（IU）相当。

　　细菌内毒素国家标准品系自大肠埃希菌提取精制而成，用于标定、复核、仲裁鲎试剂灵敏度、标定细菌内毒素工作标准品的效价，干扰试验及检查法中编号B和C溶液的制备、凝胶法中鲎试剂灵敏度复核试验、光度测定法中标准曲线可靠性试验。

　　细菌内毒素工作标准品系以细菌内毒素国家标准品为基准标定其效价，用于干扰试验及检查法中编号B和C溶液的制备、凝胶法中鲎试剂灵敏度复核试验、光度测定法中标准曲线可靠性试验。

　　细菌内毒素检查用水应符合灭菌注射用水标准，其内毒素含量小于0.015EU/ml（用于凝胶法）或0.005EU/ml（用于光度测定法），且对内毒素试验无干扰作用。

　　试验所用的器皿需经处理，以去除可能存在的外源性内毒素。耐热器皿常用干热灭菌法（250℃、30分钟以

上）去除，也可采用其他确证不干扰细菌内毒素检查的适宜方法。若使用塑料器具，如微孔板和与微量加样器配套的吸头等，应选用标明无内毒素并且对试验无干扰的器具。

　　供试品溶液的制备　某些供试品需进行复溶、稀释或在水性溶液中浸提制成供试品溶液。必要时，可调节被测溶液（或其稀释液）的pH值，一般供试品溶液和鲎试剂混合后溶液的pH值在6.0～8.0的范围内为宜，可使用适宜的酸、碱溶液或缓冲液调节pH值。酸或碱溶液须用细菌内毒素检查用水在已去除内毒素的容器中配制。缓冲液必须经过验证不含内毒素和干扰因子。

　　内毒素限值的确定　药品、生物制品的细菌内毒素限值（L）一般按以下公式确定：

$$L=K/M$$

式中　L 为供试品的细菌内毒素限值，一般以EU/ml、EU/mg或EU/U（活性单位）表示；

　　　　K 为人每千克体重每小时最大可接受的内毒素剂量，以EU/（kg·h）表示，注射剂 $K=5$EU/（kg·h），放射性药品注射剂 $K=2.5$EU/（kg·h），鞘内用注射剂 $K=0.2$EU/（kg·h）；

　　　　M 为人用每千克体重每小时的最大供试品剂量，以ml/（kg·h）、mg/（kg·h）或U/（kg·h）表示，人均体重按60kg计算，人体表面积按1.62m^{2}计算。注射时间若不足1小时，按1小时计算。供试品每平方米体表面积剂量乘以0.027即可转换为每千克体重剂量（M）。

　　按人用剂量计算限值时，如遇特殊情况，可根据生产和临床用药实际情况做必要调整，但需说明理由。

　　确定最大有效稀释倍数（MVD）　最大有效稀释倍数是指在试验中供试品溶液被允许达到稀释的最大倍数（1→MVD），在不超过此稀释倍数的浓度下进行内毒素限值的检测。用以下公式来确定MVD：

$$MVD=cL/\lambda$$

式中　L 为供试品的细菌内毒素限值；

　　　　c 为供试品溶液的浓度，当 L 以EU/mg或EU/U表示时，c 的单位需为mg/ml或U/ml，当 L 以EU/ml表示时，则 c 等于1.0ml/ml。如需计算在MVD时的供试品浓度，即最小有效稀释浓度，可使用公式 $c=\lambda/L$；

　　　　λ 为在凝胶法中鲎试剂的标示灵敏度（EU/ml），或是在光度测定法中所使用的标准曲线上最低的内毒素浓度。

　　方法1　凝胶法

　　凝胶法系通过鲎试剂与内毒素产生凝集反应的原理进行限度检测或半定量检测内毒素的方法。

　　鲎试剂灵敏度复核试验　在本检查法规定的条件下，使鲎试剂产生凝集的内毒素的最低浓度即为鲎试剂的标示

灵敏度,用 EU/ml 表示。当使用新批号的鲎试剂或试验条件发生了任何可能影响检验结果的改变时,应进行鲎试剂灵敏度复核试验。

根据鲎试剂灵敏度的标示值（λ）,将细菌内毒素国家标准品或细菌内毒素工作标准品用细菌内毒素检查用水溶解,在旋涡混合器上混匀 15 分钟,然后制成 2λ、λ、0.5λ 和 0.25λ 四个浓度的内毒素标准溶液,每稀释一步均应在旋涡混合器上混匀 30 秒。取分装有 0.1ml 鲎试剂溶液的 10mm×75mm 试管或复溶后的 0.1ml/支规格的鲎试剂原安瓿 18 支,其中 16 管分别加入 0.1ml 不同浓度的内毒素标准溶液,每一个内毒素浓度平行做 4 管;另外 2 管加入 0.1ml 细菌内毒素检查用水作为阴性对照。将试管中溶液轻轻混匀后,封闭管口,垂直放入 37℃±1℃ 的恒温器中,保温 60 分钟±2 分钟。

将试管从恒温器中轻轻取出,缓缓倒转 180°,若管内形成凝胶,并且凝胶不变形、不从管壁滑脱者为阳性;未形成凝胶或形成的凝胶不坚实、变形并从管壁滑脱者为阴性。保温和拿取试管过程应避免受到振动,造成假阴性结果。

当最大浓度 2λ 管均为阳性,最低浓度 0.25λ 管均为阴性,阴性对照管为阴性,试验方为有效。按下式计算反应终点浓度的几何平均值,即为鲎试剂灵敏度的测定值（λc）。

$$\lambda_c = \mathrm{antilg}\ (\sum X/n)$$

式中　X 为反应终点浓度的对数值（lg）。反应终点浓度是指系列递减的内毒素浓度中最后一个呈阳性结果的浓度;

　　　　n 为每个浓度的平行管数。

当 λc 在 0.5～2λ（包括 0.5λ 和 2λ）时,方可用于细菌内毒素检查,并以标示灵敏度 λ 为该批鲎试剂的灵敏度。

干扰试验　按表 1 制备溶液 A、B、C 和 D,使用的供试品溶液应为未检验出内毒素且不超过最大有效稀释倍数（MVD）的溶液,按鲎试剂灵敏度复核试验项下操作。

表 1　凝胶法干扰试验溶液的制备

编号	内毒素浓度/被加入内毒素的溶液	稀释用液	稀释倍数	所含内毒素的浓度	平行管数
A	无/供试品溶液	—			2
B	2λ/供试品溶液	供试品溶液	1	2λ	4
			2	1λ	4
			4	0.5λ	4
			8	0.25λ	4
C	2λ/检查用水	检查用水	1	2λ	2
			2	1λ	2
			4	0.5λ	2
			8	0.25λ	2
D	无/检查用水	—			2

注:A 为供试品溶液;B 为干扰试验系列;C 为鲎试剂标示灵敏度的对照系列;D 为阴性对照。

只有当溶液 A 和阴性对照溶液 D 的所有平行管都为阴性,并且系列溶液 C 的结果符合鲎试剂灵敏度复核试验要求时,试验方为有效。当系列溶液 B 的结果符合鲎试剂灵敏度复核试验要求时,认为供试品在该浓度下无干扰作用。其他情况则认为供试品在该浓度下存在干扰作用。若供试品溶液在小于 MVD 的稀释倍数下对试验有干扰,应将供试品溶液进行不超过 MVD 的进一步稀释,再重复干扰试验。

可通过对供试品进行更大倍数的稀释或通过其他适宜的方法（如过滤、中和、透析或加热处理等）排除干扰。为确保所选择的处理方法能有效地排除干扰且不会使内毒素失去活性,要使用预先添加了标准内毒素再经过处理的供试品溶液进行干扰试验。

当进行新药的内毒素检查试验前,或无内毒素检查项的品种建立内毒素检查法时,须进行干扰试验。

当鲎试剂、供试品的处方、生产工艺改变或试验环境中发生了任何有可能影响试验结果的变化时,须重新进行干扰试验。

检查法

（1）凝胶限度试验

按表 2 制备溶液 A、B、C 和 D。使用稀释倍数不超过 MVD 并且已经排除干扰的供试品溶液来制备溶液 A 和 B。按鲎试剂灵敏度复核试验项下操作。

表 2　凝胶限度试验溶液的制备

编号	内毒素浓度/配制内毒素的溶液	平行管数
A	无/供试品溶液	2
B	2λ/供试品溶液	2
C	2λ/检查用水	2
D	无/检查用水	2

注:A 为供试品溶液;B 为供试品阳性对照;C 为阳性对照;D 为阴性对照。

结果判断　保温 60 分钟±2 分钟后观察结果。若阴性对照溶液 D 的平行管均为阴性,供试品阳性对照溶液 B 的平行管均为阳性,阳性对照溶液 C 的平行管均为阳性,试验有效。

若溶液 A 的两个平行管均为阴性,判定供试品符合规定。若溶液 A 的两个平行管均为阳性,判定供试品不符合规定。若溶液 A 的两个平行管中的一管为阳性,另一管为阴性,需进行复试。复试时溶液 A 需做 4 支平行管,若所有平行管均为阴性,判定供试品符合规定,否则判定供试品不符合规定。

若供试品的稀释倍数小于 MVD 而溶液 A 出现不符合规定时,需将供试品稀释至 MVD 重新实验,再对结果进行判断。

（2）凝胶半定量试验

本方法系通过确定反应终点浓度来量化供试品中内毒

素的含量。按表 3 制备溶液 A、B、C 和 D。按鲎试剂灵敏度复核试验项下操作。

结果判断 若阴性对照溶液 D 的平行管均为阴性，供试品阳性对照溶液 B 的平行管均为阳性，系列溶液 C 的反应终点浓度的几何平均值在 0.5～2λ，试验有效。

系列溶液 A 中每一系列的终点稀释倍数乘以 λ，为每个系列的反应终点浓度。如果检验的是经稀释的供试品，则将终点浓度乘以供试品进行半定量试验的初始稀释倍数，即得到每一系列内毒素浓度 c。

若每一系列内毒素浓度均小于规定的限值，判定供试品符合规定。每一系列内毒素浓度的几何平均值即为供试品溶液的内毒素浓度[按公式 $c_E = $ antilg（$\sum c/2$)]。若试验中供试品溶液的所有平行管均为阴性，应记为内毒素浓度小于 λ（如果检验的是稀释过的供试品，则记为小于 λ 乘以供试品进行半定量试验的初始稀释倍数）。

若任何系列内毒素浓度不小于规定的限值时，则判定供试品不符合规定。当供试品溶液的所有平行管均为阳性，可记为内毒素的浓度大于或等于最大的稀释倍数乘以 λ。

表 3 凝胶半定量试验溶液的制备

编号	内毒素浓度/被加入内毒素的溶液	稀释用液	稀释倍数	所含内毒素的浓度	平行管数
A	无/供试品溶液	检查用水	1	—	2
			2	—	2
			4	—	2
			8	—	2
B	2λ/供试品溶液		1	2λ	2
C	2λ/检查用水	检查用水	1	2λ	2
			2	1λ	2
			4	0.5λ	2
			8	0.25λ	2
D	无/检查用水		—	—	2

注：A 为不超过 MVD 并且通过干扰试验的供试品溶液。从通过干扰试验的稀释倍数开始用检查用水稀释至 1 倍、2 倍、4 倍和 8 倍，最后的稀释倍数不得超过 MVD。

B 为 2λ 浓度标准内毒素的溶液 A（供试品阳性对照）。

C 为鲎试剂标示灵敏度的对照系列。

D 为阴性对照。

方法 2 光度测定法

光度测定法分为浊度法和显色基质法。

浊度法系利用检测鲎试剂与内毒素反应过程中的浊度变化而测定内毒素含量的方法。根据检测原理，可分为终点浊度法和动态浊度法。终点浊度法是依据反应混合物中的内毒素浓度和其在孵育终止时的浊度（吸光度或透光率）之间存在的量化关系来测定内毒素含量的方法。动态浊度法是检测反应混合物的浊度到达某一预先设定的吸光度或透光率所需要的反应时间，或是检测浊度增加速度的方法。

显色基质法系利用检测鲎试剂与内毒素反应过程中产生的凝固酶使特定底物释放出呈色团的多少而测定内毒素含量的方法。根据检测原理，分为终点显色法和动态显色法。终点显色法是依据反应混合物中内毒素浓度和其在孵育终止时释放出的呈色团的量之间存在的量化关系来测定内毒素含量的方法。动态显色法是检测反应混合物的吸光度或透光率达到某一预先设定的检测值所需要的反应时间，或检测值增加速度的方法。

光度测定试验需在特定的仪器中进行，温度一般为 37℃±1℃。

供试品和鲎试剂的加样量、供试品和鲎试剂的比例以及保温时间等，参照所用仪器和试剂的有关说明进行。

为保证浊度和显色试验的有效性，应预先进行标准曲线的可靠性试验以及供试品的干扰试验。

标准曲线的可靠性试验 当使用新批号的鲎试剂或试验条件有任何可能会影响检验结果的改变时，需进行标准曲线的可靠性试验。

用标准内毒素制成溶液，制成至少 3 个浓度的稀释液（相邻浓度间稀释倍数不得大于 10），最低浓度不得低于所用鲎试剂的标示检测限。每一稀释步骤的混匀时间同凝胶法，每一浓度至少做 3 支平行管。同时要求做 2 支阴性对照，当阴性对照的吸光度或透光率小于标准曲线最低点的检测值或反应时间大于标准曲线最低点的反应时间，将全部数据进行线性回归分析。

根据线性回归分析，标准曲线的相关系数（r）的绝对值应大于或等于 0.980，试验方为有效。否则须重新试验。

干扰试验 选择标准曲线中点或一个靠近中点的内毒素浓度（设为 λ_m），作为供试品干扰试验中添加的内毒素浓度。按表 4 制备溶液 A、B、C 和 D。

表 4 光度测定法干扰试验溶液的制备

编号	内毒素浓度	被加入内毒素的溶液	平行管数
A	无	供试品溶液	至少 2
B	标准曲线的中点（或附近点）的浓度（设为 λ_m)	供试品溶液	至少 2
C	至少 3 个浓度（最低一点设定为 λ)	检查用水	每一浓度至少 2
D	无	检查用水	至少 2

注：A 为稀释倍数不超过 MVD 的供试品溶液。

B 为加入了标准曲线中点或靠近中点的一个已知内毒素浓度的，且与溶液 A 有相同稀释倍数的供试品溶液。

C 为如"标准曲线的可靠性试验"项下描述的，用于制备标准曲线的标准内毒素溶液。

D 为阴性对照。

按所得线性回归方程分别计算出供试品溶液和含标准内毒素的供试品溶液的内毒素含量 c_t 和 c_s，再按下式计算该试验条件下的回收率（R）。

$$R = (c_s - c_t)/\lambda_m \times 100\%$$

当内毒素的回收率在 50%～200%，则认为在此试验条件下供试品溶液不存在干扰作用。

当内毒素的回收率不在指定的范围内，须按"凝胶法干扰试验"中的方法去除干扰因素，并重复干扰试验来验证处理的有效性。

当鲎试剂、供试品的来源、处方、生产工艺改变或试验环境中发生了任何有可能影响试验结果的变化时，须重新进行干扰试验。

检查法 按"光度测定法的干扰试验"中的操作步骤进行检测。

使用系列溶液 C 生成的标准曲线来计算溶液 A 的每一个平行管的内毒素浓度。

试验必须符合以下三个条件方为有效：

（1）系列溶液 C 的结果要符合"标准曲线的可靠性试验"中的要求；

（2）用溶液 B 中的内毒素浓度减去溶液 A 中的内毒素浓度后，计算出的内毒素的回收率要在 50%～200% 的范围内；

（3）阴性对照的检测值小于标准曲线最低点的检测值或反应时间大于标准曲线最低点的反应时间。

结果判断 若供试品溶液所有平行管的平均内毒素浓度乘以稀释倍数后，小于规定的内毒素限值，判定供试品符合规定。若大于或等于规定的内毒素限值，判定供试品不符合规定。

注：本检查法中，"管"的意思包括其他任何反应容器，如微孔板中的孔。

3301 支原体检查法

主细胞库、工作细胞库、病毒种子批、对照细胞以及临床治疗用细胞进行支原体检查时，应同时进行培养法和指示细胞培养法（DNA 染色法）。病毒类疫苗的病毒收获液、原液采用培养法检查支原体，必要时，亦可采用指示细胞培养法筛选培养基。也可采用经国家药品检定机构认可的其他方法。

第一法 培养法

推荐培养基及其处方

（1）支原体液体培养基

支原体肉汤培养基

猪胃消化液	500ml	氯化钠	2.5g
牛肉浸液（1:2）	500ml	葡萄糖	5.0g
酵母浸粉	5.0g	酚红	0.02g

pH 值 7.6±0.2。于 121℃灭菌 15 分钟。

精氨酸支原体肉汤培养基

猪胃消化液	500ml	葡萄糖	1.0g
牛肉浸液（1:2）	500ml	L-精氨酸	2.0g
酵母浸粉	5.0g	酚红	0.02g
氯化钠	2.5g		

pH 值 7.1±0.2。于 121℃灭菌 15 分钟。

（2）支原体半流体培养基 按（1）项处方配制，培养基中不加酚红，加入琼脂 2.5～3.0g。

（3）支原体琼脂培养基 按（1）项处方配制，培养基中不加酚红，加入琼脂 13.0～15.0g。

除上述推荐培养基外，亦可使用可支持支原体生长的其他培养基，但灵敏度必须符合要求。

培养基灵敏度检查（变色单位试验法） （1）菌种肺炎支原体（ATCC 15531 株）、口腔支原体（ATCC 23714 株），由国家药品检定机构分发。

（2）操作 将菌种接种于适宜的支原体培养基中，经 36℃±1℃培养至培养基变色，盲传两代后，将培养物接种至待检培养基中，做 10 倍系列稀释，肺炎支原体稀释至 10^{-7}～10^{-9}，接种在支原体肉汤培养基内；口腔支原体稀释至 10^{-3}～10^{-5}，接种在精氨酸支原体肉汤培养基内。每个稀释度接种 3 支试管，置 36℃±1℃培养 7～14 天，观察培养基变色结果。

（3）结果判定 以接种后培养基管数的 2/3 以上呈现变色的最高稀释度为该培养基的灵敏度。

液体培养基的灵敏度：肺炎支原体（ATCC 15531 株）应达到 10^{-8}，口腔支原体（ATCC 23714 株）应达到 10^{-4}。

检查法

（1）供试品如在分装后 24 小时以内进行支原体检查者可贮存于 2～8℃；超过 24 小时应置－20℃以下贮存。

（2）检查支原体采用支原体液体培养基和支原体半流体培养基（或支原体琼脂培养基）。半流体培养基（或琼脂培养基）在使用前应煮沸 10～15 分钟，冷却至 56℃左右，然后加入灭能小牛血清（培养基:血清为 8:2），并可酌情加入适量青霉素，充分摇匀。液体培养基除无需煮沸外，使用前亦应同样补加上述成分。

取每支装量为 10ml 的支原体液体培养基各 4 支、相应的支原体半流体培养基各 2 支（已冷至 36℃±1℃），每支培养基接种供试品 0.5～1.0ml，置 36℃±1℃培养 21 天。于接种后的第 7 天从 4 支支原体液体培养基中各取 2 支进行次代培养，每支培养基分别转种至相应的支原体半流体培养基及支原体液体培养基各 2 支，置 36℃±1℃培养 21 天，每隔 3 天观察 1 次。

（3）结果判定 培养结束时，如接种供试品的培养基均无支原体生长，则供试品判为合格；如疑有支原体生长，可取加倍量供试品复试，如无支原体生长，供试品判为合格，如仍有支原体生长，则供试品判为不合格。

【附注】质量检定部门应会同培养基制造部门定期抽检支原体培养基灵敏度。

第二法　指示细胞培养法（DNA染色法）

将供试品接种于指示细胞（无污染的Vero细胞或经国家药品检定机构认可的其他细胞）中培养后，用特异荧光染料染色。如供试品污染支原体，在荧光显微镜下可见附在细胞表面的支原体DNA着色。

试剂　（1）二苯甲酰胺荧光染料（Hoechst 33258）浓缩液　称取二苯甲酰胺荧光染料5mg，加入100ml不含酚红和碳酸氢钠的Hank's平衡盐溶液中，在室温用磁力搅拌30～40分钟，使完全溶解，−20℃避光保存。

（2）二苯甲酰胺荧光染料工作液　无酚红和碳酸氢钠的Hank's溶液100ml中加入二苯甲酰胺荧光染料浓缩液1ml，混匀。

（3）固定液　乙酸∶甲醇（1∶3）混合溶液。

（4）封片液　量取0.1mol/L枸橼酸溶液22.2ml、0.2mol/L磷酸氢二钠溶液27.8ml、甘油50.0ml混匀，调pH至5.5。

培养基及指示细胞　（1）DMEM完全培养基。

（2）DMEM无抗生素培养基。

（3）指示细胞（已证明无支原体污染的Vero细胞或其他传代细胞）　取培养的Vero细胞经消化后，制成每1ml含10^5的细胞悬液，以每孔0.5ml接种6孔细胞培养板或其他容器，每孔再加无抗生素培养基3ml，于5%二氧化碳孵箱36℃±1℃培养过夜，备用。

供试品处理　（1）细胞培养物　将供试品经无抗生素培养液至少传一代，然后取细胞已长满的且3天未换液的细胞培养上清液待检。

（2）毒种悬液　如该毒种对指示细胞可形成病变并影响结果判定时，应用对支原体无抑制作用的特异抗血清中和病毒后或用不产生细胞病变的另一种指示细胞进行检查。

（3）其他　供试品检查时所选用的指示细胞应为该供试品对其生长无影响的细胞。

测定法　于制备好的指示细胞培养板中加入供试品（细胞培养上清液）2ml（毒种或其他供试品至少1ml），置5%二氧化碳孵箱36℃±1℃培养3～5天。指示细胞培养物至少传代1次，末次传代培养用含盖玻片的6孔培养板培养3～5天后，吸出培养孔中的培养液，加入固定液5ml，放置5分钟，吸出固定液，再加5ml固定液固定10分钟，吸出固定液，使盖玻片在空气中干燥，加二苯甲酰胺荧光染料（或其他DNA染料）工作液5ml，加盖，室温放置30分钟，吸出染液，每孔用水5ml洗3次，吸出水，盖玻片于空气中干燥，取洁净载玻片加封片液1滴，分别将盖玻片面向下盖在封片液上制成封片。用荧光显微镜观察。

用无抗生素培养基2ml替代供试品，同法操作，作为阴性对照。

用已知阳性的供试品标准菌株2ml替代供试品，同法操作，作为阳性对照。

结果判定　（1）阴性对照　仅见指示细胞的细胞核呈现黄绿色荧光。

（2）阳性对照　荧光显微镜下除细胞外，可见大小不等、不规则的荧光着色颗粒。

当阴性及阳性对照结果均成立时，试验有效。

如供试品结果为阴性，则供试品判为合格；如供试品结果为阳性或可疑时，应进行重试；如仍阳性时，供试品判为不合格。

3302　外源病毒因子检查法

病毒类制品在毒种选育和生产过程中，经常使用动物或细胞基质培养，因此，有可能造成外源因子的污染。为了保证制品质量，需要对毒种和对照细胞进行外源病毒因子的检测。

对病毒主种子批或工作种子批，应抽取足够检测试验需要量的供试品进行外源病毒因子检测。根据病毒的特性，有些检测需要在试验前中和病毒。病毒中和时尽可能不稀释，但当中和抗体不能有效中和病毒而需要稀释病毒时，应选择可被中和的最大病毒量，但至少不得超过生产接种时毒种的稀释倍数。进行病毒中和时，应采用非人源和非猴源（特殊情况除外）的特异性抗体中和本病毒，为降低样品中外源病毒被中和的可能性，最好采用单克隆抗体，中和过程不应干扰外源病毒的检测。制备抗血清（或单克隆抗体）所用的免疫原应采用与生产疫苗（或制品）不同种而且无外源因子污染的细胞（或动物）制备。如果病毒曾在禽类组织或细胞中繁殖过，则抗体不能用禽类来制备。若用鸡胚，应来自SPF鸡群。

病毒种子批外源因子检查

1. 动物试验法

（1）小鼠试验法　取15～20g小鼠至少10只，取病毒种子批或经抗血清中和后的病毒悬液，每只脑内接种0.03ml，同时腹腔接种0.5ml，至少观察21天。解剖每只在试验24小时后死亡或有患病体征的小鼠，直接肉眼观察其病理改变，并将有病变的相应的组织制成悬液通过脑内和腹腔接种另外至少5只小鼠，并观察21天。接种24小时内小鼠死亡超过20%，试验无效。在观察期内最初接种的乳鼠以及每个盲传组的小鼠至少有80%健存，且小鼠未出现与待测毒种无关的可传播性因子或其他病毒感染，为符合要求。

（2）乳鼠试验法　取出生后24小时内的乳鼠至少10只，取病毒种子批或经抗血清中和后的病毒悬液，脑内接种0.01ml，同时腹腔接种至少0.1ml。每天观察至少14天。解剖每只在试验24小时后死亡或有患病体征的乳鼠，直接肉眼观察其病理改变，并取有病变的相应的组织和脑、脾制备成悬液通过脑内和腹腔接种另外至少 5 只乳鼠，并每天观察至接种后 14 天。接种 24 小时内乳鼠死亡超过 20％，试验无效。在观察期内最初接种的乳鼠以及每个盲传组的乳鼠至少有 80％健存，且乳鼠未出现与待测毒种无关的可传播性因子或其他病毒感染，为符合要求。

2. 细胞培养法

（1）非血吸附病毒检查　取病毒种子批或用抗血清中和后的病毒悬液，分别接种于人源、猴源和与生产用细胞同种细胞。除另有规定外，每种细胞至少接种 10ml 病毒悬液或 10ml 病毒悬液用抗血清中和后接种。用人二倍体细胞或猴源细胞生产的，还应接种另外一株人二倍体细胞或猴源细胞。每种细胞至少接种 6 瓶，每瓶病毒悬液接种量不少于每瓶培养液总量的 25％。于 36℃±1℃培养，观察 14 天。每种细胞均设置未接种病毒的阴性对照瓶及阳性病毒对照瓶。必要时可更换细胞培养液或传代 1 次，但传代时间距观察期末不得少于 7 天。阴、阳性对照应成立，接种待测病毒样本的每种细胞培养物未见细胞病变判为阴性，符合要求。

（2）血吸附病毒检查　于接种后第 6～8 天和第 14 天，分别取上述接种病毒的每种细胞培养物 2 瓶进行血吸附病毒检查。用 0.2％～0.5％鸡和豚鼠红细胞混合悬液覆盖于细胞表面，一瓶于 2～8℃放置 30 分钟，另一瓶于 20～25℃放置 30 分钟，吸弃多余红细胞后观察红细胞吸附情况。阴、阳性对照应成立，接种待测病毒样本的细胞应均为阴性。

3. 鸡胚检查法

在禽类组织或细胞中繁殖过的病毒种子需用鸡胚检查禽类病毒的污染。

除另有规定外，取 10ml 病毒种子批或 10ml 病毒悬液用抗血清中和后接种，选用 9～11 日和 5～7 日龄两组 SPF 鸡胚，每组至少 10 枚，分别于尿囊腔和卵黄囊接种，每胚 0.5ml。置于 35℃孵育 7 天后，观察鸡胚存活，并取尿囊液用 0.2％～0.5％鸡和豚鼠红细胞混合悬液做血细胞凝集试验。接种的每组鸡胚至少 80％存活 7 天，且尿囊液血凝试验为阴性，为符合要求。

生产用对照细胞外源病毒因子检查

1. 非血吸附病毒检查

（1）细胞直接观察　每批生产用细胞应留取 5％或不少于 500ml 细胞悬液不接种病毒，作为对照细胞加入与疫苗生产相同的细胞维持液，置与疫苗生产相同的条件下培养至少 14 天或至病毒收获时（取时间较长者），在显微镜下观察是否有细胞病变出现，无细胞病变出现者为阴性，符合要求。在观察期末至少有 80％的对照细胞培养物存活，试验才有效。

（2）细胞培养试验　上述试验观察期末，收取上清液混合后，取适量接种于猴源和人源的细胞培养物，如果疫

苗病毒在非猴源或非人源其他细胞系上生产，还应接种于同种不同批细胞。每种细胞至少接种 5ml 上清混合液，且接种量应不少于每瓶细胞培养液总量的 25％。置与生产相同的培养条件下培养至少 14 天。无细胞病变者为阴性，符合要求。

2. 血吸附病毒检查

对上述"细胞直接观察"及"细胞培养试验"的细胞培养物，在观察期末取至少 25％的细胞培养瓶进行血吸附病毒检查（方法同病毒种子批外源因子检查的血吸附病毒检查）。

3303　鼠源性病毒检查法

鼠源性单克隆抗体制品具有潜在病毒污染，如出血热病毒、淋巴细胞脉络丛脑膜炎病毒、Ⅲ型呼肠孤病毒、仙台病毒、脱脚病毒、小鼠腺病毒、小鼠肺炎病毒、逆转录病毒等。其中，前 4 种病毒属Ⅰ组，为能够感染人与灵长类动物的病毒；后 4 种属Ⅱ组，为目前尚无迹象表明感染人的病毒，但能在体外培养的人、猿和猴源性细胞中进行复制，对人类具有潜在危险性，这些病毒应作为重点进行检测。

本法用于杂交瘤细胞株及鼠源性单克隆抗体制品的鼠源性病毒检测。通过细胞试验、动物抗体产生试验、鸡胚感染试验等检测活病毒抗原及病毒抗体。

试剂　（1）0.01mol/L pH7.4 PBS　称取磷酸氢二钠（$Na_2HPO_4 \cdot 12H_2O$）2.9g、磷酸二氢钠 0.2g、氯化钠 8.0g、氯化钾 0.2g，加水溶解并稀释至 1000ml。

（2）pH9.6 包被缓冲液　称取碳酸钠 1.59g、碳酸氢钠 2.93g、叠氮钠 0.20g，加水溶解并稀释至 1000ml。

（3）0.01mol/L pH7.4 PBS 洗液　称取磷酸氢二钠（$Na_2HPO_4 \cdot 12H_2O$）2.9g、磷酸二氢钠 0.295g、氯化钠 8.5g、聚山梨酯 80 5ml，加水溶解并稀释至 1000ml。

（4）底物缓冲液　称取磷酸氢二钠（$Na_2HPO_4 \cdot 12H_2O$）12.9g、枸橼酸 3.26g，加水溶解并稀释至 700ml。

（5）底物溶液　称取邻苯二胺 4mg，溶于底物缓冲液 10ml 中，再加入 30％过氧化氢 4μl。

（6）终止液　1mol/L 硫酸溶液。

供试品的制备　供试品包括杂交瘤细胞株、腹水和单克隆抗体半成品或成品。杂交瘤细胞株应进行细胞试验、动物抗体产生试验和鸡胚感染试验；腹水和单克隆抗体半成品或成品应进行动物抗体产生试验和鸡胚感染试验。

（1）细胞试验用的供试品　取 3 瓶生长良好的杂交瘤细胞，于 -40℃反复冻融 3 次后，在无菌条件下合并分装小管，每管 3ml，换上胶塞，-40℃保存。

（2）动物抗体产生试验用的供试品　单克隆抗体腹水、半成品或成品，不需处理，-20℃保存。而杂交瘤细

胞按下述步骤进行处理后使用。

取 7 瓶生长良好的杂交瘤细胞，弃去培养液，用 PBS 轻轻将细胞吹打下来，移入小管，再用 PBS 冲洗细胞瓶，以收集残余的细胞。于小管中洗涤，以每分钟 1000 转离心 10 分钟，弃去上清液，用 PBS 重新悬浮细胞，以上步骤重复 2 次。细胞集中后，悬浮于 4ml PBS 中，冻融 3 次，超声处理。以每分钟 10 000 转离心 30 分钟，吸取上清液，以每分钟 40 000 转离心 4 小时，弃上清液，将沉淀溶于适量的 PBS 中，即为动物抗体产生试验用抗原。－40℃保存。

检查法　检查方法包括细胞试验、动物抗体产生试验、鸡胚感染试验等。

1. 细胞试验

用已知病毒抗体检查供试品中未知病毒抗原。

（1）细胞培养　根据被检的病毒，选择其敏感的细胞。每种细胞 6 瓶，细胞应生长良好。用 0.01mol/L pH7.4 PBS 洗细胞 2 次。每瓶接种供试品 0.3ml，每批供试品接种 4 瓶，另外 2 瓶为对照。37℃吸附 1 小时，弃去吸附的供试品液体，加入细胞维持液。每天观察细胞形态，并记录结果。接种后每隔 3～4 天换 1 次液。第 1 代细胞应维持 10～14 天。冻融 3 次后，将对照组 2 瓶、供试品组 4 瓶分别合并。将收获的对照组和供试品组的细胞悬液分别接种同种细胞，接种后，每隔 3～4 天，换 1 次液。

（2）涂片　培养至 10～14 天，吸出维持液，再用 PBS 洗细胞 2 次，每瓶加消化液 0.15ml，使细胞分散、脱壁，吸出细胞悬液，再用 PBS 洗涤 2 次。用适量的 PBS 悬浮细胞，将对照组的正常细胞涂在抗原片的第 1 行，供试品组的细胞涂在第 2 行，吹干，丙酮固定，－40℃保存，即为供试品细胞涂片。

（3）间接免疫荧光法检测　制备已知病毒抗原片，将已知特异性阳性血清和阴性血清进行 1∶5～1∶20 的稀释；应用制备的已知病毒抗原片作为血清对照，检查供试品细胞涂片。将涂有供试品细胞的玻片，加经 PBS 10 倍稀释的已知阳性血清、阴性血清，置湿盒中，37℃放置 30 分钟后，用 PBS 洗涤 3 次，每次浸泡 5 分钟，待干燥后，滴加荧光抗体，37℃保温 30 分钟后，用 PBS 洗涤 3 次，每次浸泡 5 分钟，再用水洗 1 次，待干燥后，加 50% 甘油，用盖玻片封好，镜检。

（4）结果判定　在已知病毒抗原片上，阴性对照血清与正常细胞孔、病毒细胞孔无荧光，阳性对照血清与正常细胞孔无荧光，与病毒细胞孔有荧光；在供试品细胞涂片上，阴性对照血清与正常细胞孔、供试品细胞孔无荧光，阳性对照血清与正常细胞孔无荧光时，试验成立。阴性对照血清与正常细胞孔和供试品细胞孔有荧光反应或阳性对照血清与正常细胞孔有荧光反应，试验不成立。供试品细胞涂片上，阳性对照血清与供试品细胞孔有荧光，判为阳性。

2. 动物抗体产生试验

（1）供试品抗体的制备　每批供试品按下表参数注射无特定病原体小鼠（BALB/c 或 KM）共 50 只。

动物	动物数/只		注射途径	注射剂量/ml·只$^{-1}$	备注
	试验组	对照组			
乳鼠	10		肌内	0.03	观察 4 周，动物的存活率应不低于 80%
3～4 周龄小鼠	10	10	腹腔	0.03	观察 4 周，动物的存活率应不低于 80%
6～8 周龄小鼠	10	10	肌内和腹腔	0.1+0.2	10 天后重复注射 1 次，14 天后采血。对照组动物注射 PBS

（2）血清学检查　对经肌内注射和腹腔注射的供试品组和对照组小鼠分别采血，分离血清后用 ELISA 法检测抗体。包被病毒抗原和正常细胞抗原，每孔 0.1ml，置 37℃、1 小时后，放 4℃过夜，用洗液充分洗涤，拍干。每份供试品分别加入病毒抗原孔和正常细胞抗原孔各 1 个，37℃培养 1 小时，用洗液充分洗涤，拍干。加酶结合物，37℃培养 1 小时，用洗液充分洗涤，拍干。每孔加入底物溶液 0.1ml，37℃培养 10～20 分钟，当阳性血清对照孔出现颜色，阴性对照孔无颜色时，每孔加入 1mol/L 硫酸溶液 0.1ml 终止反应，测吸光度。

（3）结果判定　P/N 值不小于 2.1 为阳性；

P/N 值在 1.5～2.0 为可疑；

P/N 值小于 1.5 为阴性。

P 为供试品免疫小鼠血清与病毒抗原的吸光度减去供试品免疫小鼠血清与正常细胞抗原的吸光度；

N 为对照组动物血清与病毒抗原的吸光度减去对照组动物血清与正常细胞抗原的吸光度。

3. 鸡胚感染试验

于接种前 24 小时观察鸡胚。活鸡胚具有清晰的血管和鸡胚暗影，较大鸡胚还可看到胚动。死胚血管暗昏模糊，没有胚动。接种前用检卵灯再次检查鸡胚活力，并标出气室和胚胎的位置。按无菌操作要求，以卵黄囊、尿囊腔和绒毛尿囊膜途径接种供试品。接种后，每日观察，培养 5 天。无菌操作收集卵黄囊、绒毛尿囊膜和尿囊液。卵黄囊和绒毛尿囊膜经研磨后，离心，取上清液，与尿囊液分别用豚鼠或鸡红细胞做血凝试验。

取每排 8 孔微量血凝反应板，从第 2 孔至第 8 孔每孔加生理氯化钠溶液 50μl。第 1、2 孔各加经上述处理的供试品 50μl，然后从第 2 孔吸取 50μl 至第 3 孔，第 3 孔吸取 50μl 至第 4 孔（以此类推）进行倍比稀释，至第 7 孔时丢弃 50μl。第 8 孔为对照孔。第 1 孔至第 8 孔各加 1% 豚鼠红细胞悬液 50μl，混匀。做 2 块反应板，分别静置于 4℃和室温，至对照孔呈现明显阴性时判定结果。

结果判定：

＋＋＋＋　红细胞均匀铺于孔底；

＋＋＋　红细胞均匀铺于孔底，但边缘不整齐，有下滑趋向；

＋＋　红细胞于孔底形成小环，但周围有小凝集块；

＋　红细胞于孔底形成小团，边缘可见少许凝集块；

－　红细胞集中在孔底中央，呈一边缘致密的红点。

以凝集反应出现"＋＋"，或"＋＋"以上者判为阳性。

3304　SV40 核酸序列检查法

本法系通过设计 2 对特异引物扩增 SV40 VP1 100bp（2220～2319）和大 T 抗原 C 端 451bp（2619～3070）2 个片段，采用 PCR 检查供试品中是否存在 SV40 核酸序列。

供试品溶液及对照溶液的制备　取供试品 400μl，加 2% 蛋白酶 K 溶液 25μl、10% SDS 溶液 50μl、0.05mol/L EDTA 溶液（pH8.0）10μl，置 56℃培养 1 小时，用等体积的酚-三氯甲烷（1:1）混合液抽提后，再用等体积的三氯甲烷抽提，加 2 倍体积的乙醇，−20℃放置 16 小时，以每分钟 10 000 转离心 15 分钟，沉淀用 75% 乙醇溶液洗涤干燥，加无 DNA 酶和 RNA 酶的水 10μl，使溶解。阳性对照及阴性对照按上述方法与供试品同时处理。

引物

VP1 上游引物：2220 5'-ACA CAG CAA CCA CAG TGG TTC-3' 2240

VP1 下游引物：2319 5'-GTA AAC AGC CCA CAA ATG TCA AC-3' 2297

T 抗原 C 端上游引物：3070 5'-GAC CTG TGG CTG AGT TTG CTC A-3' 3049

T 抗原 C 端下游引物：2619 5'-GCT TTA TTT GTA ACC ATT ATA AG-3' 2641

检查法　(1) 每个待扩增的供试品引物加量为 30×10^{-12} mol，DNA 模板加量为 1μl，总体积 50μl。在 PCR 仪上以 94℃先变性 3 分钟，然后 94℃变性 20 秒、50℃退火 20 秒、72℃延伸 40 秒，共进行 40 个循环；72℃延伸 3 分钟。

(2) 扩增产物电泳检查　2% 琼脂糖凝胶（每 1ml 含 1μg 溴化乙锭），缓冲液为 1×TAE，在 100V 条件下电泳 40 分钟，检查扩增片段。VP1 扩增片段为 100bp，大 T 抗原 C 端片段为 451bp。

(3) 以同样模板重复扩增 VP1 片段，排除污染因素

导致的非特异扩增；或将扩增产物及对照从胶上移至 Hybond N 尼龙膜上，与 VP1 探针进行免疫印迹试验，以证明所扩增片段确为 VP1 片段。

(4) 以自动测序仪对供试品及阳性对照的大 T 抗原 C 端扩增产物进行序列测定。

结果判定　阳性对照应得到特异产物，阴性对照应无相应片段，则试验成立。

若未能扩增出 VP1 片段，则结果判定为未检出 SV40 核酸序列。

若扩增出 VP1 片段，可重复试验 1 次，仍未扩增出 VP1 片段者，判定为未检出 SV40 核酸序列。

若重试仍能扩增出 VP1 片段，则应扩增大 T 抗原 C 端片段，如扩增出大 T 抗原 C 端片段，应将其扩增产物和阳性对照扩增产物进行测序并比较，核酸序列一致判定为检出 SV40 核酸序列；如未扩增出大 T 抗原 C 端片段，则可按上述步骤 (1)～(3) 重复试验 1 次，如仍未扩增出大 T 抗原 C 端片段，则可判定为未检出 SV40 核酸序列。

3305　猴体神经毒力试验

本法用于脊髓灰质炎减毒活疫苗检定。

应使用体重 1.5kg 以上的健康猕猴，猕猴血清经 1:4 稀释后应证明不含同型别病毒中和抗体。试验用猕猴必须经选择和检疫，并未做过其他试验，其隔离检疫应不少于 6 周，应无结核、B 病毒感染及其他急性传染病，血清中无泡沫病毒。凡有严重化脓灶、赘生物以及明显的肝、肾病理改变者不得用于试验，可采用脊髓注射方法或脑内注射方法。

脊髓法　(1) 猕猴的数量　猴体试验必须设立参考品。评价 I、II 型供试品及其参考品最少应各使用 11 只有效猕猴，评价 III 型供试品应至少使用 18 只有效猕猴。猕猴的大小和性别应随机分配到各试验组。同型参考品可用于测试 1 批以上疫苗。

有效猕猴系指脊髓灰质炎病毒引起中枢神经系统的特异性神经元损伤的猕猴。

供试品组有效猕猴不足时，允许补足，但参考品组应同时补充相同数量的猕猴。如需补足参考品组有效猕猴，则供试品组也须同时补充相同数量猕猴。如试验需要 2 个工作日，则每 1 个工作日用供试品和同型参考品接种的猕猴只数应相等。为了保证有效猕猴只数，通常要相应地增加接种猕猴只数。

(2) 供试品和参考品的病毒滴度　供试品和参考品的病毒含量应调整到尽可能接近，每只猕猴于腰髓第一、二椎间隙注射 0.1ml（病毒含量 6.5～7.5 lg $CCID_{50}$/ml），仅用 1 个病毒浓度接种动物。

(3) 检查法　全部猕猴应观察 17～22 天。在接种 24

小时后死亡猕猴应做尸体解剖，检查是否系因脊髓灰质炎引起的死亡。因其他原因死亡的猕猴在判定时可以剔除。在观察期内存活的猕猴数不低于 80% 时，试验成立。呈濒死状态或严重麻痹的猕猴应处死进行尸检。

每只猕猴取中枢神经系统切片进行组织学检查。切片厚度为 $10\sim15\mu m$，没食子蓝染色检查切片数如下：

腰膨大 12 个切面；

颈膨大 10 个切面；

延髓 2 个切面；

桥脑和小脑各 1 个切面；

中脑 1 个切面；

大脑皮层左右侧和丘脑各 1 个切面。

应由同一人员统一采用 4 级计分法判断其病变严重程度：

1 级　仅有细胞浸润（这不足以认为是有效猕猴）；

2 级　细胞浸润伴有少量的神经元损害；

3 级　细胞浸润伴有广泛的神经元损害；

4 级　大量的神经元损害，伴有或无细胞浸润。

切片中有神经元损害，但未见针迹者应视为有效猕猴。切片中有外伤引起的损害，而又无特异的病理改变则不视为有效猕猴。

严重程度的分值是由腰髓、颈髓和脑组织切片的整个切片的计分累计而成的。每只有效猕猴的病变分值（LS）为：

$$\frac{\frac{腰髓分值总和}{半个切片数}+\frac{颈髓分值总和}{半个切片数}+\frac{脑分值总和}{半个切片数}}{3}$$

再计算每组有效猕猴的平均分值。

参考品的平均病变分值在上限与下限之间时，才能根据 C_1、C_2、C_3 值判定疫苗合格与否。判定标准如下：

疫苗的平均病变分值（$\overline{X}_{test}$）与参考品的平均病变分值（$\overline{X}_{ref}$）相比较

合格　$\overline{X}_{test}-\overline{X}_{ref}<C_1$

不合格　$\overline{X}_{test}-\overline{X}_{ref}>C_2$

重试 I　$C_1<\overline{X}_{test}-\overline{X}_{ref}<C_2$（仅限 1 次）

重试 II　同一次试验中，疫苗组平均分值与参考组平均分值之差小于 C_1 时，而疫苗组中如单只猕猴最高分值等于或高于 2.5，并大于参考组单只猕猴最高分值的 2 倍时，本批疫苗应重试。

重试合格

$$(\overline{X}_{(test_1+test_2)}-\overline{X}_{(ref_1+ref_2)})/2<C_3$$

重试不合格

$$(\overline{X}_{(test_1+test_2)}-\overline{X}_{(ref_1+ref_2)})/2>C_3$$

脑内法　取健康猕猴 20 只。麻醉后在两侧视丘分别注入 0.5ml 供试品（应不低于 7.0 lg $CCID_{50}$/ml）及 10^{-1} 供试品各 10 只，观察 21 天，到期存活动物数应不低于 80%，有效猕猴数应不低于 16 只，试验有效，否则应补足。注射后 48 小时内死亡或出现非特异性麻痹症状者剔

除不计，中途死亡及到期处死动物，做中枢神经系统病理组织学检查，判定标准如下。

（1）合格标准　凡符合下列情况之一者判为合格：

①中枢神经系统无脊髓灰质炎病理组织学改变；

②有 2 只猕猴发生轻度及其以下病变；

③1 只猕猴发生中度及其以下病变。

（2）不合格标准　凡符合下列情况之一者判为不合格：

①1 只猕猴有中度病变，同时 1 只猕猴有轻度以上病变者；

②1 只猕猴有重度以上病变者。

（3）重试标准　数个亚批疫苗合并试验结果不合格者，可以分批重试，并按上述标准判定。

3306　血液制品生产用人血浆病毒核酸检测技术要求

本通则适用于血液制品生产用人血浆的乙型肝炎病毒（HBV-DNA）、丙型肝炎病毒（HCV-RNA）和 I 型人类免疫缺陷病毒（HIV-1-RNA）的核酸检测。

本通则系采用核酸检测技术（Nucleic Acid Testing，NAT）直接检测病原体核酸。NAT 敏感性高，可检出标本中存在的微量核酸，相对于抗体和抗原酶联免疫检测方法可以明显缩短病毒检出期限，降低血液传播病毒的风险。目前应用于血液筛查的 NAT 主要为 PCR 和转录介导的扩增系统（TMA）方法。

（1）PCR 方法　是一种体外模拟自然 DNA 复制过程的核酸扩增技术，具有高灵敏性、高特异性和快速简单等优势。其基本原理为：PCR 是 DNA 片段或 RNA 经反转录成 cDNA 后的特异性体外扩增的过程。反应体系以 DNA 或 cDNA 为模板，在 DNA 聚合酶的催化下，经高温变性、低温退火、适温延伸等 3 步反应循环进行，使目的 DNA 得以指数级扩增，其扩增产物可通过多种特异性和敏感性好的方法进行分析。通过技术改进，目前已派生出不同的 PCR 方法。

（2）逆转录依赖的扩增方法　包括 TMA 和核酸序列依赖扩增系统（NASBA）。TMA 是一种利用逆转录酶、RNA 酶 H 和 RNA 聚合酶的共同作用，在等温条件下扩增 RNA 或 DNA 的反应体系，主要原理为：目标序列在逆转录酶作用下，以引物为引导进行逆转录，RNA 酶 H 将杂合链上的 RNA 降解后，形成转录复合体，并在 RNA 聚合酶作用下，转录形成大量目标 RNA 序列，且转录形成的 RNA 又可以作为下一个循环的模板。NASBA 与 TMA 原理相似，只是在核酸提取和扩增产物的检测方法上有所不同。

材料

供试品

（1）供试品处理过程中应采取措施（如控制供试品处

理时间和温度），确保核酸序列的稳定性。

（2）如使用抗凝剂，则应选择对反应体系无干扰的抗凝剂，并经评估后使用。肝素是 *Taq* 酶的强抑制剂，使用 PCR 方法时应不予采用，可考虑采用 EDTA 及枸橼酸钠等其他抗凝剂。

（3）应根据验证结果确定供试品的贮存和运输条件，以确保供试品中待检病毒核酸序列的稳定性。供试品若在 72 小时内进行检测，可存放于 2～8℃；72 小时以上，应保存于 −20℃ 及以下。

检测试剂

检测试剂应为经批准的用于混合血浆核酸检测用试剂。检测试剂的贮存、运输及使用应按试剂盒使用说明书进行。

测定法

（1）供试品混合　在确保检测试剂灵敏度的前提下，应按试剂盒使用说明书规定的供试品数量及相关要求，将多个供试品分别等量抽取再混合制备混合样的供试品。制备过程应确保每份供试品与混合供试品能够互相追溯。

进行供试品混合时应有预防交叉污染的措施，操作过程中尽可能减少气溶胶的形成，以避免供试品交叉污染而导致假阳性结果的出现。

（2）核酸提取、扩增及检测　按照核酸检测试剂盒说明书进行。

（3）对照设立　为保证实验结果可靠，应按照试剂盒说明书要求在核酸检测过程设置相应对照，一般包括内质控、阴性对照和阳性对照。

内质控　除另有规定，内质控一般是指含有引物结合位点的特定核酸序列。内质控在供试品核酸提取前加入，与供试品一同提取、反转录、扩增、检测，用以监测样品提取、反转录、扩增和检测的全过程。

阴性对照　尽可能选择与待测标本基质相同或相近、不含靶序列的阴性对照。

阳性对照　尽可能选择与待测标本基质相同或相近、含有适量靶序列的阳性对照。

上述对照应符合检测试剂盒规定的要求，检测结果视为有效。

结果判定

（1）应按照所用检测试剂说明书的要求对检测结果进行评价与判断。

（2）当混合供试品检测呈阴性反应时，则对应的单一供试品检测结果作阴性处理。

（3）当混合供试品检测呈阳性反应时，则按下述程序进行进一步检测。

质量控制

（1）人员要求　核酸检测人员需经上岗培训和在岗持

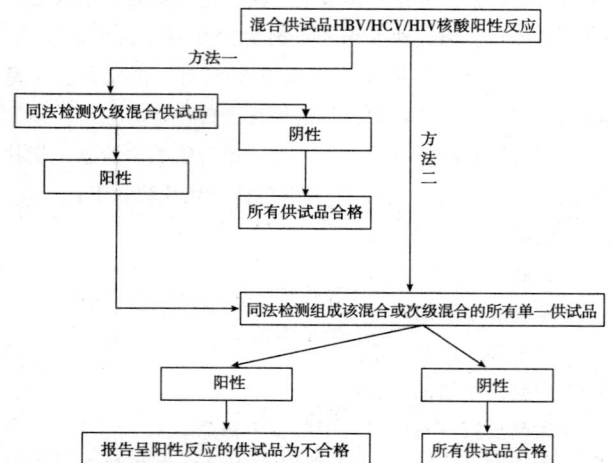

续培训。上岗培训内容应至少包括：核酸检测技术及实验室管理要求，实验操作技能，质量控制，生物安全。要求掌握相关专业知识和技能，能独立熟练地操作，并经考核合格。在岗持续培训指在工作中根据需要接受培训，要求了解相关技术、质控及安全方面的新进展。实验室在使用新方法前，须对技术人员进行培训。

（2）实验室要求　为保证操作人员和环境的生物安全，避免供试品的交叉污染，病毒核酸检测实验室应符合《药品生产质量管理规范》《全国艾滋病检测技术规范》《实验室生物安全通用要求》和《医疗废弃物管理条例》等的相关要求，同时还应满足以下要求。

实验室分区应按照核酸检测设备的实际情况进行设置。一般而言，核酸扩增前区和核酸扩增后区应分开。核酸扩增前区包括试剂准备区和供试品处理区，设在不同房间或区域；核酸扩增后区包括扩增区和扩增产物分析区，设在不同的房间或区域。应根据分区的功能要求，合理设定工作程序和设施、设备安置。

实验室应配备相应的检测设备、冷藏设施及生物安全防护设施等；各区域的设施和设备为该区域专用，不得交叉使用；计量器具和关键设备按规定检定、校准或验证。

实验室核酸检测系统应经过有效性验证，验证包括实验仪器、设备和方法学验证。

实验室生物安全和污染废弃物的处理应符合国家生物安全等相关要求。应建立病毒污染的应急处理措施，发生污染时，应及时查找污染源并清除污染后方可重新启用实验室和相关设施、设备。

（3）实验室的质量控制　应定期开展实验室的质量评价，以保证检测体系的稳定和检测结果的准确可靠。

（4）数据管理　应记录并管理包括供试品采集、供试品混合、核酸提取、扩增反应、扩增产物分析及最终结果报告等相关的所有数据和信息。

生物测定法

3401　免疫印迹法

本法系以供试品与特异性抗体结合后，抗体再与酶标抗体特异性结合，通过酶学反应的显色，对供试品的抗原特异性进行检查。

试剂　（1）TG 缓冲液　称取三羟甲基氨基甲烷 15.12g 与甘氨酸 72g，加水溶解并稀释至 500ml。4℃保存。

（2）EBM 缓冲液　量取 TG 缓冲液 20ml、甲醇 40ml，加水稀释至 200ml。4℃保存。

（3）TTBS 缓冲液　称取三羟甲基氨基甲烷 6.05g 与氯化钠 4.5g，量取聚山梨酯 80 0.55ml，加适量水溶解，用盐酸调 pH 值至 7.5，加水稀释至 500ml。4℃保存。

（4）底物缓冲液　称取 3,3'-二氨基联苯胺盐酸盐 15mg，加甲醇 5ml 与 30％过氧化氢 15μl，加 TTBS 缓冲液 25ml 使溶解，即得。临用现配。

检查法　照 SDS-聚丙烯酰胺凝胶电泳法（通则 0541 第五法），供试品与阳性对照上样量应大于 100ng。取出凝胶，切去凝胶边缘，浸于 EBM 缓冲液中 30 分钟。另取与凝胶同样大小的厚滤纸 6 张、硝酸纤维素膜 1 张，用 EBM 缓冲液浸透。用半干胶转移仪进行转移：在电极板上依次放上湿滤纸 3 张、硝酸纤维素膜 1 张、电泳凝胶、湿滤纸 3 张，盖上电极板，按 0.8mA/cm^2 硝酸纤维素膜恒电流转移 45 分钟。

取出硝酸纤维素膜浸入封闭液（10％新生牛血清的 TTBS 缓冲液，或其他适宜封闭液）封闭 60 分钟。弃去液体，加入 TTBS 缓冲液 10ml，摇动加入适量的供试品抗体（参考抗体使用说明书的稀释度稀释），室温过夜。硝酸纤维素膜用 TTBS 缓冲液淋洗 1 次，再用 TTBS 缓冲液浸洗 3 次，每次 8 分钟。弃去液体，再加入 TTBS 缓冲液 10ml，摇动加入适量的生物素标记的第二抗体，室温放置 40 分钟。硝酸纤维素膜用 TTBS 缓冲液淋洗 1 次，再用 TTBS 缓冲液浸洗 3 次，每次 8 分钟。弃去液体，更换 TTBS 缓冲液 10ml，摇动，加入适量的亲和素溶液和生物素标记的辣根过氧化物酶溶液，室温放置 60 分钟。硝酸纤维素膜用 TTBS 缓冲液淋洗 1 次，再用 TTBS 缓冲液浸洗 4 次，每次 8 分钟。弃去液体，加入适量底物缓冲液，置于室温避光条件下显色，显色程度适当时水洗终止反应。

结果判定　阳性结果应呈现明显色带。阴性结果不显色。

3402　免疫斑点法

本法系以供试品与特异性抗体结合后，抗体再与酶标抗体特异性结合，通过酶学反应的显色，对供试品的抗原特异性进行检查。

试剂　（1）TG 缓冲液　精密称取三羟甲基氨基甲烷 15.12g 与甘氨酸 72g，加水溶解并稀释至 500ml。4℃保存。

（2）EBM 缓冲液　量取 TG 缓冲液 20ml、甲醇 40ml，加水稀释至 200ml。4℃保存。

（3）TTBS 缓冲液　称取三羟甲基氨基甲烷 6.05g、氯化钠 4.5g，吸取聚山梨酯 80 0.55ml，加适量水溶解，用盐酸调 pH 值至 7.5，加水稀释至 500ml。4℃保存。

（4）底物缓冲液　称取 3,3'-二氨基联苯胺盐酸盐（DAB）15mg，取甲醇 5ml、30％过氧化氢 15μl，溶于 25ml TTBS 缓冲液中。用前配制。

检查法　取硝酸纤维素膜，用 EBM 缓冲液浸泡 15 分钟，将供试品、阴性对照品（可用等量的人白蛋白）及阳性对照品点在膜上，上样量应大于 10ng。室温干燥 60 分钟。取出硝酸纤维素膜，浸入封闭液（10％新生牛血清的 TTBS 缓冲液，或其他适宜的封闭液）封闭 60 分钟。弃去液体，加入 TTBS 缓冲液 10ml，摇动加入适量的供试品抗体（参考抗体使用说明书的稀释度稀释），室温过夜。硝酸纤维素膜用 TTBS 缓冲液淋洗 1 次，再用 TTBS 缓冲液浸洗 3 次，每次 8 分钟。弃去液体，更换 TTBS 缓冲液 10ml，摇动加入适量的生物素标记的第二抗体，室温放置 40 分钟。硝酸纤维素膜用 TTBS 缓冲液淋洗 1 次，再用 TTBS 缓冲液浸洗 3 次，每次 8 分钟。弃去液体，更换 TTBS 缓冲液 10ml，摇动加入适量的亲和素溶液和生物素标记的辣根过氧化物酶溶液，室温放置 60 分钟。硝酸纤维素膜用 TTBS 缓冲液淋洗 1 次，再用 TTBS 缓冲液浸洗 4 次，每次 8 分钟。弃去液体，加入适量底物缓冲液置于室温避光条件下显色，显色程度适当时水洗终止反应。

结果判定　阳性结果应呈现明显色带。阴性结果不显色。

3403　免疫双扩散法

本法系在琼脂糖凝胶板上按一定距离打数个小孔，在相邻的两孔内分别加入抗原与抗体，若抗原、抗体互相对应，浓度、比例适当，则一定时间后，在抗原与抗体孔之间形成免疫复合物的沉淀线，以此对供试品的特异性进行检查。

供试品溶液的制备　用生理氯化钠溶液将供试品的蛋白质浓度稀释至适当浓度。

试剂　（1）0.5％氨基黑染色剂　称取氨基黑 10B 0.5g，加甲醇 50ml、冰醋酸 10ml 与水 40ml 的混合液，溶解，即得。

（2）脱色液　量取乙醇 45ml、冰醋酸 5ml 与水 50ml 混合均匀，即得。

检查法　将完全溶胀的 1.5％琼脂糖溶液倾倒于水平玻板上（每平方厘米加 0.19ml 琼脂糖），凝固后，按下图打孔，直径 3mm，孔距 3mm（方阵型）。根据需要确定方阵型图数量。中央孔加入抗血清，周边孔加入供试品溶液，并留 1 孔加入相应阳性对照血清。每孔加样 20μl，然后置水平湿盒中，37℃水平扩散 24 小时。用生理氯化钠溶液充分浸泡琼脂糖凝胶板，以除去未结合蛋白质。将浸泡好的琼脂糖凝胶板放入 0.5％氨基黑溶液中染色。用脱色液脱色至背景无色，沉淀线呈清晰蓝色为止。用适当方法保存或复制图谱。

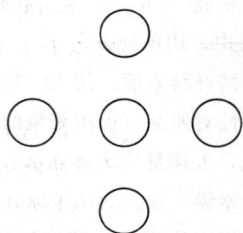

图　方阵型

结果判定　各阳性对照出现相应的沉淀线则试验成立，供试品与人血清（血浆）抗体之间应出现相应沉淀线，表示两者具有同源性。

3404　免疫电泳法

本法系将供试品通过电泳分离成区带的各抗原，然后与相应的抗体进行双相免疫扩散，当两者比例合适时形成可见的沉淀弧。将沉淀弧与已知标准抗原、抗体生成的沉淀弧的位置和形状进行比较，即可分析供试品中的成分及其性质。

试剂　（1）巴比妥缓冲液（pH8.6）　称取巴比妥 4.14g 与巴比妥钠 23.18g，加适量水，加热使溶解，冷却至室温，再加叠氮钠 0.15g，加水使溶解成 1500ml。

（2）0.5％氨基黑染色剂　称取氨基黑 10B 0.5g，加甲醇 50ml、冰醋酸 10ml 与水 40ml 的混合液，溶解，即得。

（3）1.5％琼脂糖溶液　称取琼脂糖 1.5g，加水 50ml 与巴比妥缓冲液 50ml，加热使溶胀完全。

（4）脱色液　量取乙醇 45ml、冰醋酸 5ml 与水 50ml，

混合均匀。

（5）溴酚蓝指示液　称取溴酚蓝 50mg，加水使溶解成 100ml。

对照品　正常人血清或其他适宜的对照品。

供试品溶液的制备　用生理氯化钠溶液将供试品蛋白质浓度稀释成 0.5％。

检查法　将 1.5％琼脂糖溶液倾倒于大小适宜的水平玻板上，厚度约 3mm，静置，待凝胶凝固成无气泡的均匀薄层后，于琼脂糖凝胶板负极 1/3 处的上下各打 1 孔，孔径 3mm，孔距 10～15mm。测定孔加供试品溶液 10μl 和溴酚蓝指示液 1 滴，对照孔加正常人血清或人血浆 10μl 和溴酚蓝指示液 1 滴。用 3 层滤纸搭桥和巴比妥缓冲液（电泳缓冲液）接触，100V 恒压电泳约 2 小时（指示剂迁移到前沿）。电泳结束后，在两孔之间距离两端 3～5mm 处挖宽 3mm 槽，向槽中加入血清抗体或人血浆抗体，槽满但不溢出。放湿盒中 37℃扩散 24 小时。扩散完毕后，用生理氯化钠溶液充分浸泡琼脂糖凝胶板，以除去未结合蛋白质。将浸泡好的琼脂糖凝胶板放入 0.5％氨基黑溶液染色，再用脱色液脱色至背景基本无色。用适当方法保存或复制图谱。与对照品比较，供试品的主要沉淀线应为待测蛋白质。

注意事项　（1）电泳时应有冷却系统，否则琼脂糖凝胶会出现干裂。

（2）用生理氯化钠溶液浸泡应充分，否则背景不清晰。

3405　肽图检查法

本法系通过蛋白酶或化学物质裂解蛋白质后，采用适宜的分析方法鉴定蛋白质一级结构的完整性和准确性。

第一法　胰蛋白酶裂解-反相高效液相色谱法

照高效液相色谱法（通则 0512）测定。

色谱条件　以蛋白质与多肽分析用辛烷基硅烷键合硅胶或十八烷基硅烷键合硅胶为填充剂；柱温为 30℃ ± 5℃，对照品与供试品保存温度为 2～8℃；以 0.1％三氟乙酸的水溶液为流动相 A 液，以 0.1％三氟乙酸的乙腈溶液为流动相 B 液，流速为每分钟 1ml，梯度洗脱 70 分钟（A 液从 100％ ～ 30％，B 液从 0～70％），检测波长为 214nm。

检查法　取供试品溶液及对照品溶液（均为每 1ml 中含 1mg 的溶液，如供试品和对照品浓度不够，则应浓缩至相应的浓度），分别用 1％碳酸氢铵溶液充分透析，按 1：50（mg/mg）加入胰蛋白酶溶液〔取甲苯磺酰苯丙氨酰氯甲酮处理过的（或序列分析纯）胰蛋白酶适量，加 1％碳酸氢铵溶液溶解，制成每 1ml 中含 0.1mg 的溶液〕到供试品溶液与对照品溶液中，于 37℃保温 16～24 小时

后，按 1：10 加入 50％醋酸溶液，以每分钟 10 000 转离心 5 分钟（或用 0.45μm 滤膜滤过），精密量取上清液 100μl，分别注入液相色谱仪，梯度洗脱，记录色谱图。将供试品溶液的图谱与对照品溶液的图谱进行比较，即得。

第二法　溴化氰裂解法

检查法　取供试品与对照品适量（约相当于蛋白质 50μg），用水透析 16 小时，冷冻干燥，加溴化氰裂解液［称取溴化氰 0.3g，加甲酸（70→100）1ml 使溶解］20μl 溶解，室温放置 24 小时，裂解物加水 180μl，再冷冻干燥。冻干的裂解物用水复溶至适当浓度。照 SDS-聚丙烯酰胺凝胶电泳法（通则 0541 第五法）（胶浓度 20％）进行电泳，用银染法染色。

将供试品图谱与对照品图谱进行比较，即得。

3406　质粒丢失率检查法

大肠杆菌表达系统的工程菌含有表达目的蛋白的表达质粒，质粒上一般带有抗生素抗性基因便于筛选，在菌体传代过程中，在一定浓度的抗生素环境下（如种子培养液），质粒丢失后菌体便不能存活，而在不含抗生素的发酵培养液中，随着传代代次的提高，可能有部分大肠杆菌丢失了质粒，失去了抗生素抗性基因，也同时失去表达目的蛋白的能力。通过比较在含有或不含抗生素培养基的菌体存活数，可以检测质粒的丢失率，考查质粒稳定性。

实际操作中一般用模拟发酵或发酵过程实时收集的发酵液，包括最后阶段（传代最多代次）的收集液，经过适当稀释后涂布于不含抗生素的培养基上，置 37℃培养过夜；挑取不少于 100 个单菌落，分别接种到含抗生素和不含抗生素的培养皿中，置 37℃培养过夜。比较两者差异，一般应重复 2 次以上，计算质粒丢失率。工艺验证中应规定质粒丢失率，并应在允许的范围内。

3407　外源性 DNA 残留量测定法

在进行外源性 DNA 残留量测定时，可根据供试品具体情况选择下列任何一种方法进行测定。

第一法　DNA 探针杂交法

供试品中的外源性 DNA 经变性为单链后吸附于固相膜上，在一定条件下可与相匹配的单链 DNA 复性而重新结合成为双链 DNA，称为杂交。将特异性单链 DNA 探针标记后，与吸附在固相膜上的供试品单链 DNA 杂交，并使用与标记物相应的显示系统显示杂交结果，与已知含量的阳性 DNA 对照比对后，可测定供试品中外源性 DNA 残留量。

试剂　（1）DNA 标记和检测试剂盒。

（2）DNA 杂交膜　尼龙膜或硝酸纤维素膜。

（3）2％蛋白酶 K 溶液　称取蛋白酶 K 0.20g，溶于灭菌水（电阻率大于 18.2MΩ·cm）10ml 中，分装后贮藏于−20℃备用。

（4）3％牛血清白蛋白溶液　称取牛血清白蛋白 0.30g，溶于灭菌水（电阻率大于 18.2 MΩ·cm）10ml 中。

（5）1mol/L 三羟甲基氨基甲烷（Tris）溶液（pH8.0）　用适宜浓度盐酸溶液调 pH 值至 8.0。

（6）5.0mol/L 氯化钠溶液。

（7）0.5mol/L 乙二胺四乙酸二钠溶液（pH8.0）用 10mol/L 氢氧化钠溶液调 pH 值至 8.0。

（8）20％十二烷基硫酸钠（SDS）溶液　用盐酸调 pH 值至 7.2。

（9）蛋白酶缓冲液（pH8.0）　量取 1mol/L Tris 溶液 1.0ml（pH8.0）、5mol/L 氯化钠溶液 2.0ml、0.5mol/L 乙二胺四乙酸二钠溶液（pH8.0）2.0ml、20％SDS 溶液 2.5ml，加灭菌水（电阻率大于 18.2 MΩ·cm）至 10ml。如供试品遇氯化钠溶液发生沉淀反应，可免加氯化钠。

（10）TE 缓冲液（pH8.0）　量取 1mol/L Tris 溶液（pH8.0）10ml、0.5mol/L 乙二胺四乙酸二钠溶液（pH8.0）2ml，加灭菌水（电阻率大于 18.2 MΩ·cm）至 1000ml。

（11）1％鱼精 DNA 溶液　精密称取鱼精 DNA 0.10g，置 10ml 量瓶中，用 TE 缓冲液溶解并稀释至刻度，摇匀，用 7 号针头反复抽打，以剪切 DNA 成为小分子，分装后贮藏于−20℃备用。

（12）DNA 稀释液　取 1％鱼精 DNA 溶液 50μl，加 TE 缓冲液至 10ml。

用于探针标记和阳性对照的 DNA 制备　用于探针标记和阳性对照的 DNA，由生产供试品用的传代细胞、工程菌或杂交瘤细胞提取纯化获得，其提纯和鉴定可参考下述推荐方案进行，具体方法可参考《分子克隆实验指南》（［美］J. 萨姆布鲁克等著，黄培堂等译，科学出版社，2002）或《精编分子生物学实验指南》（［美］F. 奥斯伯等著，颜子颖、王海林译，科学出版社，1998）。

将待提取的细胞基质悬液的细胞浓度调整为每 1ml 约含 10⁷ 个细胞，如果为细菌，则将其浓度调整为每 1ml 约含 10⁸ 个细菌。量取悬液 1ml，离心，在沉淀中加裂解液 400μl 混匀，37℃作用 12～24 小时后，加入饱和苯酚溶液 450μl，剧烈振摇混匀，以每分钟 10 000 转离心 10 分钟，转移上层液体，以饱和苯酚溶液 450μl 重复抽提 1 次；转移上层液体，加入三氯甲烷 450μl，剧烈振摇混匀，以每分钟 10 000 转离心 10 分钟，转移上层液体，加入 pH 5.2 的 3mol/L 醋酸钠溶液 40μl，充分混合，再加入−20℃以下的无水乙醇 1ml，充分混合，−20℃以下作用 2 小时，以每分钟 15 000 转离心 15 分钟；用适量－20℃70％乙醇溶液洗涤沉淀 1 次，以每分钟 15 000 转离心 15 分钟，弃上清液，保留沉淀，吹至干燥后，加适量灭菌 TE 缓冲液溶解，RNase 酶切，苯酚-三氯甲烷抽提，分子筛纯化 DNA，即得。

用 1％琼脂糖凝胶电泳法和分光光度法鉴定阳性对照品的 DNA 纯度：应无 RNA 和寡核苷酸存在；A_{260}/A_{280} 比值应在 1.8～2.0 之间（测定时将供试品稀释至 A_{260} 为 0.2～1.0）。

用于阳性对照和标记探针的 DNA 在使用前应进行酶切或超声处理，使其片段大小适合于 DNA 杂交和探针标记。

阳性对照品的 DNA 浓度按下式计算：

$$DNA 浓度 （\mu g/ml） = 50 \times A_{260}$$

阳性对照品可分装于适宜的小管中，－20℃以下保存，长期使用。

探针的标记 按试剂盒使用说明书进行。

测定法 （1）蛋白酶 K 预处理 按下表对供试品、阳性对照和阴性对照进行加样，混合后于 37℃保温 4 小时以上，以保证酶切反应完全。

加样量		2％蛋白酶 K 溶液	蛋白酶缓冲液	3％牛血清白蛋白溶液	加水至终体积
供试品	100μl	1μl	20μl		200μl
D$_1$	100μl	1μl	20μl	适量	200μl
D$_2$	100μl	1μl	20μl	适量	200μl
D$_3$	100μl	1μl	20μl	适量	200μl
阴性对照	100μl	1μl	20μl	适量	200μl

注意事项 供试品的稀释。

根据成品最大使用剂量，用 DNA 稀释液将供试品（原液）稀释至每 100μl 含 1 人份剂量；如成品最大使用剂量较大，而供试品的蛋白质含量较低，可用 DNA 稀释液将供试品稀释至每 100μl 含 1/10 人份剂量或每 100μl 含 1/100 人份剂量。

D$_1$、D$_2$、D$_3$ 为稀释的阳性 DNA 对照。用 DNA 稀释液稀释至每 1ml 中含 DNA 1000ng，然后依次 10 倍稀释成 10ng/100μl（D$_1$）、1ng/100μl（D$_2$）、100pg/100μl（D$_3$）3 个稀释度；如成品使用剂量较大，而且 DNA 限量要求（100pg/剂量）较严格时，则需要提高 DNA 检测灵敏度，相应的阳性 DNA 对照应稀释成 100pg/100μl（D$_1$）、10pg/100μl（D$_2$）、1pg/100μl（D$_3$）3 个稀释度。阴性对照为 DNA 稀释液，空白对照为未进行蛋白酶 K 预处理的 TE 缓冲液。

当供试品 1/100 人份剂量大于 100μl 时，终体积也随之增大，一般终体积为供试品体积的 1 倍左右，供试品体积和终体积相差过小，可能会影响蛋白酶 K 的活性。

2％蛋白酶 K 溶液和蛋白酶缓冲液的比例为 1：20，蛋白酶缓冲液和终体积的比例为 1：10。

加入 3％牛血清白蛋白溶液适量，是为了使阳性对照和阴性对照中含有一定的蛋白质，与供试品（通常为蛋白质）的酶切条件保持一致；如供试品为其他物质，则应改用其他相应物质。

若预处理后的供试品溶液中的蛋白质干扰本试验，可用上述饱和苯酚溶液抽提法或其他适宜方法提取供试品 DNA（阳性对照、阴性对照也应再次提取 DNA，与供试品溶液平行）。

无论采用何种方式抽提，Vero 细胞 DNA 参考品至少应能达到 10pg 的检测限。

供试品为疫苗制品时，供试品和阳性对照均采用 TE 缓冲液进行稀释。阴性对照为 TE 缓冲液。

（2）点膜 用 TE 缓冲液浸润杂交膜后，将预处理的供试品、阳性对照、阴性对照与空白对照置 100℃水浴加热 10 分钟，迅速冰浴冷却，以每分钟 8000 转离心 5 秒。用抽滤加样器点样于杂交膜（因有蛋白质沉淀，故要视沉淀多少确定加样量，以避免加入蛋白质沉淀。所有供试品与阳性对照、阴性对照、空白对照加样体积应一致，或按同样比例加样）。晾干后可采用紫外交联法或置 80℃真空干烤 1 小时以上。

（3）杂交及显色 按试剂盒使用说明书进行。

结果判定 阳性对照应显色，其颜色深度与 DNA 含量相对应，呈一定的颜色梯度；阴性对照、空白对照应不显色，或显色深度小于阳性 DNA 对照 D$_3$，试验成立。将供试品与阳性对照进行比较，根据显色的深浅判定供试品中外源性 DNA 的含量。

第二法 荧光染色法

应用双链 DNA 荧光染料与双链 DNA 特异结合形成复合物，在波长 480nm 激发下产生超强荧光信号，可用荧光酶标仪在波长 520nm 处进行检测，在一定的 DNA 浓度范围内以及在该荧光染料过量的情况下，荧光强度与 DNA 浓度成正比，根据供试品的荧光强度，计算供试品中的 DNA 残留量。

试剂 （1）1mol/L 三羟甲基氨基甲烷（Tris）溶液（pH7.5） 用盐酸调 pH 值至 7.5。

（2）0.5mol/L 乙二胺四乙酸二钠溶液（pH7.5） 用 10mol/L 氢氧化钠溶液调 pH 值至 7.5。

（3）TE 缓冲液（pH7.5） 量取 1mol/L Tris 溶液（pH7.5）1.0ml、0.5mol/L 乙二胺四乙酸二钠溶液（pH7.5）0.2ml，加灭菌注射用水至 100ml。

（4）双链 DNA 荧光染料 按试剂使用说明书配制。

（5）DNA 标准品 取 DNA 标准品适量溶于 TE 缓冲液中，制成 50μg/ml DNA 标准品，于－20℃保存。

DNA 标准品浓度根据下式计算：

$$DNA 浓度 （\mu g/ml） = 50 \times A_{260}$$

DNA 标准品溶液的制备 用 TE 缓冲液将 DNA 标准品配成 0ng/ml、1.25ng/ml、2.5ng/ml、5.0ng/ml、10ng/ml、20ng/ml、40ng/ml、80ng/ml 的标准品溶液。

测定法 精密量取 DNA 标准品溶液和供试品溶液各 400μl 于 1.5ml 离心管中，分别加入新配制的双链 DNA 荧光染料 400μl，混匀后，避光室温放置 5 分钟。取 250μl 上述反应液于 96 孔黑色酶标板中，并做 3 个复孔。用荧光酶标仪在激发波长 480nm、发射波长 520nm 处测定荧光强度。以 TE 缓冲液测得的荧光强度为本底，测定和记录各测定孔的荧光值。以标准品溶液的浓度对其相应的荧光强度作直线回归，求得直线回归方程（相关系数应不低于 0.99），将供试品溶液的荧光强度代入直线回归方程，求出供试品中 DNA 残留量。

注意事项 （1）DNA 残留量在 1.25～80ng/ml 范围内，本法线性较好，因此供试品 DNA 残留量在该范围内可定量测定；当 DNA 残留量低于 1.25ng/ml 时应为限量测定，表示为小于 1.25ng/ml。

（2）供试品首次应用本法测定时需要进行方法学验证，验证内容至少包括精密度试验和回收率试验。若供试品干扰回收率和精密度，应采用适宜方法稀释或纯化 DNA（可参见本项目第一法）以排除干扰，直至精密度试验和回收率试验均符合要求。需要纯化 DNA 后再进行测定的供试品，每次测定均应从纯化步骤起增加回收率试验，并用回收率对测定结果进行校正。

3408 抗生素残留量检查法（培养法）

本法系依据在琼脂培养基内抗生素对微生物的抑制作用，比较对照品与供试品对接种的试验菌产生的抑菌圈的大小，检查供试品中氨苄西林或四环素残留量。

磷酸盐缓冲液（pH6.0）**的制备** 称取磷酸二氢钾 8.0g、磷酸氢二钾 2.0g，加水溶解并稀释至 1000ml，经 121℃灭菌 30 分钟。

抗生素 Ⅱ 号培养基的制备 称取胨 6g、牛肉提取粉 1.5g、酵母浸出粉 6g，加入适量水溶解后，加入琼脂 13～14g，加热使之溶胀，滤过除去不溶物，加入葡萄糖 1g，溶解后加水至 1000ml，调 pH 值使灭菌后为 6.5～6.6；分装于玻璃管或锥形瓶中，经 115℃灭菌 30 分钟，4℃保存。

对照品溶液的制备 取氨苄西林对照品适量，用 0.01mol/L 盐酸溶解并稀释成每 1ml 中含氨苄西林 10mg 的溶液，精密量取适量，用磷酸盐缓冲液稀释成每 1ml 中含 1.0μg 的溶液。

取四环素对照品适量，用生理氯化钠溶液溶解并稀释成每 1ml 中含 0.125μg 的溶液。

菌悬液的制备 （1）金黄色葡萄球菌（Staphylococcus aureus）悬液 用于检测氨苄西林。取金黄色葡萄球菌（CMCC 26003）营养琼脂斜面培养物，接种于营养琼

脂斜面上，35～37℃培养 20～22 小时。临用时，用灭菌水或 0.9%无菌氯化钠溶液将菌苔洗下，备用。

（2）藤黄微球菌（Micrococcus luteus）悬液 用于检测四环素。取藤黄微球菌［CMCC（B）28001］营养琼脂斜面培养物，接种于营养琼脂斜面上，置 26～27℃培养 24 小时。临用时，用 0.9%无菌氯化钠溶液将菌苔洗下，备用。

检查法 取直径 8cm 或 10cm 的培养皿，注入融化的抗生素 Ⅱ 号培养基 15～20ml，使在碟底内均匀摊布，放置水平台上使凝固，作为底层。取抗生素 Ⅱ 号培养基 10～15ml 置于 1 支 50℃水浴预热的试管中，加入 0.5%～1.5%（ml/ml）的菌悬液 300μl 混匀，取适量注入已铺制底层的培养皿中，放置水平台上，冷却后，在每个培养皿上等距离均匀放置钢管（内径 6～8mm、壁厚 1～2mm、管高 10～15mm 的不锈钢管，表面应光滑平整），于钢管中依次滴加供试品溶液、阴性对照溶液（磷酸盐缓冲液）及对照品溶液。培养皿置 37℃培养 18～22 小时。

结果判定 对照品溶液有抑菌圈，阴性对照溶液无抑菌圈。供试品溶液抑菌圈的直径小于对照品溶液抑菌圈的直径时判为阴性；否则判为阳性。

【附注】 本试验应在无菌条件下进行，使用的玻璃仪器、钢管等应无菌。

3409 激肽释放酶原激活剂测定法

本法系采用显色底物法（或显色基质法）测定供试品中激肽释放酶原激活剂（PKA）含量。

试剂 （1）0.05mol/L 三羟甲基氨基甲烷-盐酸（Tris-HCl）缓冲液（含 0.15mol/L 氯化钠溶液，简称 TNB） 称取 6.06g 三羟甲基氨基甲烷（Tris，分子量为 121.14）及 8.77g 氯化钠，加适量水溶解后，用 1mol/L 盐酸调 pH 值至 8.0，补加水至 1000ml。

（2）2mmol/L 激肽释放酶显色底物（S-2302）溶液 称取 S-2302 12.5mg，加 10ml 水溶解。

（3）前激肽释放酶（PK） 采用适宜方法提纯 PK，小体积分装，−30℃以下保存备用。

PKA 标准品溶液的制备 取 PKA 标准品适量，用 0.85%氯化钠溶液分别稀释成每 1ml 中含 10.0IU、20.0IU、30.0IU、40.0IU、50.0IU 的溶液。按每次用量，小体积分装，−30℃保存备用。用前融化（仅允许冻融 1 次），并用 TNB 稀释 10 倍。

供试品溶液的制备 取供试品适量，用 TNB 稀释 10 倍。

测定法 取供试品溶液 20μl，加至 96 孔微量滴定板孔内，加 PK 20～50μl，同时开动秒表计时，向每孔加 PK 的时间间隔应相同，将微孔滴定板振荡 1 分钟；加盖，于 25～30℃放置 30 分钟后，按加 PK 的顺序和时间间隔

向各反应孔加 2mmol/L S-2302 溶液 20μl，振荡 1 分钟；加盖，于 25～30℃放置 15 分钟后，再以同样的加液顺序和时间间隔加 50%醋酸溶液 20μl，振荡 1 分钟后，照紫外-可见分光光度法（通则 0401），在波长 405nm 处测定吸光度；同时以 TNB 20～50μl 代替 PK 20～50μl，同法操作，作为空白对照。用 PKA 标准品溶液的 20μl 替代供试品溶液，同法操作。以 PKA 标准品溶液的 PKA 活性的对数对其相应的吸光度对数作直线回归，求得直线回归方程，计算出供试品 PKA 活性。

【附注】（1）每个 PKA 标准品溶液和供试品溶液做 3 孔，其中 2 个为测定孔、1 个为对照孔，2 个测定孔吸光度差值应小于 0.020。

（2）每次测定可根据供试品 PKA 含量，适当调整 PKA 标准品溶液的范围。

（3）线性回归的相关系数应不低于 0.99。

（4）加 PK、S-2302 及 50%醋酸溶液时，各孔的间隔时间应相同，加液的顺序要一致，尽可能使各孔处于同一反应条件下。

（5）加 PK 和加 S-2302 溶液后的放置时间系从第一孔加液时算起。

（6）如放置温度低于 25℃，应分别在两次反应过程的限定时间内于 37℃放置 10 分钟。

3410 抗补体活性测定法

本法系采用免疫溶血反应作指示系统，根据供试品消耗补体所反映出的溶血率变化，测定供试品的抗补体活性。

试剂 （1）镁-钙贮备液 称取氯化钙 1.103g、氯化镁（MgCl$_2$·6H$_2$O）5.083g，加水溶解并稀释至 25ml。

（2）巴比妥缓冲液贮备液 称取氯化钠 41.5g、巴比妥钠 5.1g，加水 800ml 溶解。用 1mol/L 盐酸溶液调 pH 值至 7.3，加镁-钙贮备液 2.5ml，加水稀释至 1000ml，用 0.22μm 膜滤过，4℃保存备用。

（3）明胶巴比妥缓冲液（GVB） 称取明胶 0.625g，加水 30ml 煮沸使溶解，加巴比妥缓冲液贮备液 100ml，再加水稀释至 500ml，新鲜制备，当天使用。

（4）阿氏液（Alsever's 液） 称取枸橼酸 0.5g，枸橼酸钠 8.0g，葡萄糖 20.5g，氯化钠 4.2g，加水溶解并稀释至 1000ml（pH6.2 左右）。根据一次采羊血需要量将该溶液分装于采血瓶中，116℃蒸汽灭菌 10 分钟（灭菌后，尽快释放蒸汽）。放冷后置 4℃冰箱保存备用。

（5）绵羊红细胞 由绵羊颈静脉无菌采集全血适量，与等体积的阿氏液混合，无菌分装，4℃保存 1 周后方可使用。

（6）溶血素 兔抗羊红细胞血清。

（7）豚鼠血清（补体） 取 10 只以上豚鼠血清，混合，4℃离心除去血细胞，分装，-70℃保存，也可冻干保存。豚鼠血清每 1ml 中的补体总活性应不低于 100CH$_{50}$。

5%羊红细胞悬液制备 取绵羊红细胞适量，用加明胶巴比妥缓冲液至少洗 3 次后，悬浮于适量明胶巴比妥缓冲液中。取 0.2ml 红细胞悬液，加至 2.8ml 水中，待红细胞完全溶解后照紫外-可见分光光度法（通则 0401）在波长 541nm 处测定吸光度，根据下列公式，将该溶液的吸光度调节至 0.62±0.01（每 1ml 红细胞悬液含红细胞 1×10^9 个）。

$$V_f = \frac{V_i \times A}{0.62}$$

式中 V_i 为稀释前红细胞悬液体积，ml；
A 为稀释前红细胞溶解液吸光度；
V_f 为稀释后红细胞悬液体积，ml。

溶血素滴定 按表 1 稀释溶血素。从 1：75 稀释的溶血素开始，1.0ml 不同稀释度的溶血素分别与 5%羊红细胞悬液 1.0ml 混合，37℃放置 30 分钟后，取 0.2ml，加明胶巴比妥缓冲液 1.10ml，稀释的豚鼠补体溶液（如 150 倍稀释补体）0.2ml，37℃放置 60 分钟后，以每分钟转 2000 转离心 5 分钟，吸取上清液，照紫外-可见分光光度法（通则 0401）在波长 541nm 处测定各管吸光度。每个稀释度做 2 管，同时再做 3 管未溶血对照管（明胶巴比妥缓冲液 1.4ml，加 5%羊红细胞悬液 0.1ml），3 管全溶血管（水 1.4ml 加 5%羊红细胞悬液 0.1ml），同法操作。按下式计算各管溶血率（Y），以 Y 值为纵坐标，以不同溶血素稀释度为横坐标作图，从而确定敏化羊红细胞所用的溶血素的稀释度。选择增加溶血素的量也不影响 Y 值的溶血素的稀释度，为每 1ml 含 1 个最小溶血单位（即每 1ml 含 1MHU）。最小溶血率应在 50%～70%范围，否则试验不成立。

$$Y = \frac{各管吸光度-未溶血对照管吸光度}{全溶血管吸光度-未溶血对照管吸光度} \times 100\%$$

表 1 溶血素稀释

溶血素稀释度	制备			溶血素稀释度	制备		
	明胶巴比妥缓冲液/ml	溶血素			明胶巴比妥缓冲液/ml	溶血素	
		稀释度	ml			稀释度	ml
7.5	0.65	未稀释的	0.1	600	1.00	300	1.0
10	0.90	未稀释的	0.1	800	1.00	400	1.0
75	1.80	7.5	0.2	1200	1.00	600	1.0
100	1.80	10	0.2	1600	1.00	800	1.0
150	1.00	75	1.0	2400	1.00	1200	1.0
200	1.00	100	1.0	3200	1.00	1600	1.0
300	1.00	150	1.0	4800	1.00	2400	1.0
400	1.00	200	1.0				

最适敏化的羊红细胞（EA）的制备 量取每 1ml 含 2MHU 的溶血素（A）适量，缓慢注入等体积的 5%羊红细胞（E）悬液中，37℃放置 15 分钟后，2～8℃保存，6

小时内使用。

滴定豚鼠血清中补体活性　用明胶巴比妥缓冲液适当稀释豚鼠血清，然后按表 2 滴定补体。以补体用量的对数对 $Y/(1-Y)$ 的对数作直线回归，求出直线回归方程的截距 (a)、斜率 (b) 和相关系数 (r)。补体活性按下式计算：

$$补体活性（CH_{50}/ml）= \frac{1}{X} \times \frac{补体稀释倍数}{5}$$

式中　$1/X$ 为 a 值反对数的倒数。

表 2　补体滴定

	1	2	3	4	5	6	7
GVB/ml	1.2	1.1	1.0	0.9	0.8	0.7	0.6
适当稀释的补体/ml	0.1	0.2	0.3	0.4	0.5	0.6	0.7
EA/ml	0.2	0.2	0.2	0.2	0.2	0.2	0.2
	8	9	10	11	12	13	14
GVB/ml	0.5	0.4	0.3	0.2	0.1	1.3	1.3（水）
适当稀释的补体/ml	0.8	0.9	1.0	1.1	1.2	—	—
EA/ml	0.2	0.2	0.2	0.2	0.2	0.2	0.2

37℃培养 60 分钟→冰浴中冷却→每分钟 2000 转离心 5 分钟→取上清液测吸光度

抗补体活性测定　根据测得的豚鼠血清补体活性，用加明胶巴比妥缓冲液稀释成每 1ml 含 100CH_{50} 溶液，按表 3 制备培养混合物。表 3 中静注人免疫球蛋白（IVIG）是按每 1ml 含 50mg 浓度计算的。如果 IVIG 的浓度不是每 1ml 含 50mg 时，则按下式计算 IVIG 的加量（V），然后再根据 IVIG 的实际取量计算明胶巴比妥缓冲液的加入量；但要保持供试品加缓冲液的总量为 0.8ml。将此混合物于 37℃放置 60 分钟后，取 0.2ml 加 9.8ml 明胶巴比妥缓冲液（50 倍稀释），测定剩余补体活性。

$$V（ml）= \frac{10mg}{供试品每 1ml 中蛋白质含量（mg）}$$

表 3　供试品及补体对照管制备

	供试品管/ml	补体对照管/ml
供试品（50mg/ml）	0.2	—
明胶巴比妥缓冲液	0.6	0.8
补体（100CH_{50}/ml）	0.2	0.2

按下式计算供试品抗补体活性。D 为每 1ml 含 80～120CH_{50} 时，试验成立。

$$供试品抗补体活性（\%）= \frac{D-G}{D} \times 100$$

式中　D 为补体对照管剩余补体活性，CH_{50}/ml；
　　　G 为供试品管剩余补体活性，CH_{50}/ml。

【附注】（1）洗红细胞时，务必将白细胞弃掉。

（2）敏化红细胞时一定要慢慢轻摇。

（3）仅允许使用澄清明胶溶液。

3411　牛血清白蛋白残留量测定法

本法系采用酶联免疫法测定供试品中残余牛血清白蛋白（BSA）含量。

供试品溶液的制备　供试品如为冻干剂型，检测前应按标示量复溶后混匀，室温静置 30 分钟，检测前应再次混匀。供试品如为液体剂型可直接用于检测。

干扰试验　首次采用该法检测的供试品应进行干扰试验。

制备溶液 I（供试品倍比稀释）、溶液 II（供试品和 30ng/ml 的内控标准品等量混合）和溶液 III（30ng/ml 的内控标准品倍比稀释）。当供试品溶液 BSA 含量高于试剂盒测定范围中点时，则 2 倍稀释后制备溶液 I 和溶液 II。溶液 I、溶液 II 可倍比稀释测定，溶液 III 应多孔测定（至少 10 孔以上），并在试验间均匀添加。按测定法操作，分别测定溶液 I、溶液 II、溶液 III 的 BSA 含量，溶液 I 与溶液 II 的含量之差应在溶液 III 含量测定值的 95% 可信区间内，表明供试品不会对该检测法产生干扰作用。

测定法　按试剂盒说明书进行，并采用试剂盒提供的供试品稀释液稀释供试品，供试品至少进行 2 个稀释度测定，每个稀释度做双孔平行测定。试剂盒标准品的吸光度、内控参考品测定值、标准品线性相关系数、双孔测定吸光度均应在试剂盒要求范围内，试验有效。以标准品溶液的浓度对其相应的吸光度作直线回归，将供试品的吸光度代入直线回归方程，再乘以稀释倍数，计算出供试品中 BSA 含量。

【附注】（1）当同一供试品的低稀释度吸光度明显低于高稀释度吸光度时，可能存在 HOOK 效应或操作失误，需重试或调整稀释倍数进行检测。

（2）测定 BSA 含量的容器具应专用，防止实验室中 BSA 污染。

3412　大肠杆菌菌体蛋白质残留量测定法

本法系采用酶联免疫法测定大肠杆菌表达系统生产的重组制品中菌体蛋白质残留。

试剂　（1）包被液（pH9.6 碳酸盐缓冲液）　称取碳酸钠 0.32g、碳酸氢钠 0.586g，置 200ml 量瓶中，加水溶解并稀释至刻度。

（2）磷酸盐缓冲液（pH7.4）　称取氯化钠 8g、氯化钾 0.2g、磷酸氢二钠 1.44g、磷酸二氢钾 0.24g，加水溶解并稀释至 500ml，121℃灭菌 15 分钟。

（3）洗涤液（pH7.4）　量取聚山梨酯 20 0.5ml，加磷酸盐缓冲液至 500ml。

（4）稀释液（pH7.4）　称取牛血清白蛋白 0.5g，加洗涤液溶解并稀释至 100ml。

（5）浓稀释液　称取牛血清白蛋白 1.0g，加洗涤液溶解并稀释至 100ml。

（6）底物缓冲液（pH5.0 枸橼酸-磷酸盐缓冲液）

称取磷酸氢二钠（$Na_2HPO_4 \cdot 12H_2O$）1.84g、枸橼酸 0.51g，加水溶解并稀释至 100ml。

（7）底物液　取邻苯二胺 8mg、30％过氧化氢 30μl，溶于底物缓冲液 20ml 中。临用时现配。

（8）终止液　1mol/L 硫酸溶液。

标准品溶液的制备　按菌体蛋白质标准品说明书加水复溶，精密量取适量，用稀释液稀释成每 1ml 中含菌体蛋白质 500ng、250ng、125ng、62.5ng、31.25ng、15.625ng、7.8125ng 的溶液。

供试品溶液的制备　取供试品适量，用稀释液稀释成每 1ml 中约含 250μg 的溶液。如供试品每 1ml 中含量小于 500μg 时，用浓稀释液稀释 1 倍。

测定法　取兔抗大肠杆菌菌体蛋白质抗体适量，用包被液溶解并稀释成每 1ml 中含 10μg 的溶液，以 100μl/孔加至 96 孔酶标板内，4℃放置过夜（16～18 小时）。用洗涤液洗板 3 次；用洗涤液制备 1％牛血清白蛋白溶液，以 200μl/孔加至酶标板内，37℃放置 2 小时；将封闭好的酶标板用洗涤液洗板 3 次；以 100μl/孔加入标准品溶液和供试品溶液，每个稀释度做双孔，同时加入 2 孔空白对照（稀释液），37℃放置 2 小时；用稀释液稀释辣根过氧化物酶（HRP）标记的兔抗大肠杆菌菌体蛋白质抗体 1000 倍，以 100μl/孔加至酶标板内，37℃放置 1 小时，用洗涤液洗板 10 次，以 100μl/孔加入底物液，37℃避光放置 40 分钟，以 50μl/孔加入终止液终止反应。用酶标仪在波长 492nm 处测定吸光度，应用计算机分析软件进行读数和数据分析，也可使用手工作图法计算。

以标准品溶液吸光度对其相应的浓度作标准曲线，并以供试品溶液吸光度在标准曲线上得到相应菌体蛋白质含量，按以下公式计算：

$$供试品菌体蛋白质残留量（\%）=\frac{c \times n}{T \times 10^6} \times 100$$

式中　c 为供试品溶液中菌体蛋白质含量，ng/ml；

　　　n 为供试品稀释倍数；

　　　T 为供试品蛋白质含量，mg/ml。

注：也可采用经验证的酶联免疫试剂盒进行测定。

3413　假单胞菌菌体蛋白质残留量测定法

本法系采用酶联免疫法测定假单胞菌表达系统生产的重组制品菌体蛋白质残留量。

试剂　（1）包被液（pH9.6 碳酸盐缓冲液）　精密称取碳酸钠 0.32g、碳酸氢钠 0.586g，置 200ml 量瓶中，加水溶解并稀释至刻度。

（2）磷酸盐缓冲液　称取氯化钠 8.0g、氯化钾 0.20g、磷酸氢二钠 1.44g、磷酸二氢钾 0.24g，置 500ml 量瓶中，加水溶解并稀释至刻度，121℃灭菌 15 分钟。

（3）洗涤液　量取聚山梨酯 20 0.5ml，加磷酸盐缓冲液稀释至 500ml。

（4）浓稀释液　称取牛血清白蛋白 1.0g，加洗涤液溶解并稀释至 100ml。

（5）稀释液　浓稀释液与水等体积混合。

（6）底物缓冲液（0.005mol/L 醋酸钠-枸橼酸缓冲液）　称取醋酸钠 0.68g、枸橼酸（$C_6H_8O_7 \cdot H_2O$）1.05g，加水溶解并稀释至 1000ml，调 pH 值至 3.6。

（7）底物液 A　称取 3,3′,5,5′-四甲基联苯胺（TMB）0.08g，加二甲基亚砜 40ml 溶解，加甲醇 60ml，混匀，加底物缓冲液 100ml，避光搅拌 2 小时至完全溶解，室温静置 4 小时。

（8）底物液 B　量取 1.5％过氧化氢溶液 3.2ml，加底物缓冲液至 1000ml。

（9）底物液　临用前取底物液 A、B 等体积混合。

（10）终止液　2mol/L 硫酸溶液。

标准品溶液的制备　按试剂盒使用说明书用稀释液溶解菌体蛋白质标准品，精密量取适量，用稀释液稀释成每 1ml 中含菌体蛋白质 20ng、10ng、5ng、2.5ng、1.2ng、0.6ng、0.3ng 的溶液。

供试品溶液的制备　取供试品适量，用稀释液稀释成每 1ml 中约含蛋白质 100μg 的溶液。如供试品每 1ml 中含蛋白质量小于 200μg 时，用浓稀释液将供试品稀释 1 倍。

测定法　取包被抗体，用包被液稀释至适宜的浓度（稀释倍数参见试剂盒说明书），以 100μl/孔加至 96 孔酶标板内，在 2～8℃放置 16～20 小时；用洗涤液洗板 3 次；用洗涤液制备 1％牛血清白蛋白溶液，以 200μl/孔加至酶标板内，置室温振荡（每分钟 200～300 转）1 小时，用洗涤液洗板 3 次；以 100μl/孔加入标准品溶液和供试品溶液，每个稀释度做双孔，同时加入 2 孔空白对照（稀释液），置室温振荡（每分钟 200～300 转）1 小时；用洗涤液洗板 3 次；按试剂盒说明书用稀释液稀释一抗至适宜的浓度，以 100μl/孔加至酶标板内，置室温振荡（每分钟 200～300 转）1 小时；用洗涤液洗板 3 次；然后按试剂盒说明书用稀释液稀释辣根过氧化物酶（HRP）标记的二抗至适宜的浓度，以 100μl/孔加至酶标板内，置室温振荡（每分钟 200～300 转）30 分钟，用洗涤液洗板 8 次；以 100μl/孔加入底物液，置室温避光反应 10～15 分钟，以 100μl/孔加入终止液终止反应。用酶标仪在波长 450nm 处测定吸光度，应用计算机分析软件进行读数和数据分析，也可使用手工作图法计算。

以标准品溶液吸光度对其相应的浓度作标准曲线，并以供试品溶液吸光度在标准曲线上得到相应菌体蛋白质含量，按以下公式计算：

$$供试品菌体蛋白质残留量（\%）=\frac{c \times n}{T \times 10^6} \times 100$$

式中　c 为供试品溶液中菌体蛋白质含量，ng/ml；

　　　　n 为供试品稀释倍数；

　　　　T 为供试品蛋白质含量，mg/ml。

注：也可采用经验证的酶联免疫试剂盒进行测定。

3414　酵母工程菌菌体
蛋白质残留量测定法

本法系采用酶联免疫法测定酵母表达系统生产的重组制品菌体蛋白质残留量。

试剂　（1）包被液（pH9.6 碳酸盐缓冲液）　称取碳酸钠 0.32g、碳酸氢钠 0.586g，加水溶解并稀释至 200ml。

（2）PBS　称取氯化钠 8.0g、氯化钾 0.20g、磷酸氢二钠 1.44g、磷酸二氢钾 0.24g，加水溶解并稀释至 1000ml，调 pH 值至 7.4，121℃灭菌 15 分钟。

（3）洗涤液（PBS-Tween20）　量取聚山梨酯 20 0.5ml，加 PBS 至 1000ml。

（4）稀释液　称取牛血清白蛋白 0.5g，加洗涤液溶解并稀释至 100ml。

（5）底物缓冲液（0.005mol/L 醋酸钠-枸橼酸缓冲液）　称取醋酸钠 0.68g、枸橼酸（$C_6H_8O_7 \cdot H_2O$）1.05g，加水溶解并稀释至 1000ml，调 pH 值至 3.6。

（6）底物液 A　称取 3,3',5,5'-四甲基联苯胺（TMB）0.08g，加二甲基亚砜 40ml 溶解，加甲醇 60ml，混匀，加底物缓冲液 100ml，避光搅拌 2 小时至完全溶解，室温静置 4 小时。

（7）底物液 B　量取 1.5%过氧化氢溶液 3.2ml，加底物缓冲液至 1000ml。

（8）底物液　临用前取底物液 A、底物液 B 等体积混匀。

（9）终止液　1mol/L 硫酸溶液。

标准品溶液的制备　按试剂盒使用说明书加水复溶，精密量取适量，用稀释液稀释成每 1ml 中含菌体蛋白质 1000ng、500ng、250ng、125ng、62.5ng 的溶液。

供试品溶液的制备　取供试品适量，用稀释液稀释成适当浓度。

测定法　取豚鼠抗酵母工程菌蛋白质抗体适量，用包被液稀释成适当浓度，以 100μl/孔加至酶标板内，用保鲜膜封好，于 4℃放置过夜；用洗涤液洗板 3 次，用洗涤液制备 1%牛血清白蛋白溶液，以 200μl/孔加至酶标板内，37℃放置 2 小时；将封闭好的酶标板用洗涤液洗板 3 次；以 100μl/孔加入标准品溶液及供试品溶液，每个稀释度做双孔，同时加入 2 孔空白对照（稀释液），封板，37℃放置 1 小时；用洗涤液洗板 6 次；按试剂盒使用说明书取兔抗酵母工程菌蛋白质抗体适量，用稀释液稀释成适当浓度，以 100μl/孔加至酶标板内，封板，37℃放置 1 小时；

用洗涤液洗板 6 次；用稀释液稀释辣根过氧化物酶标记的羊抗兔抗体溶液（IgG-HRP）至适当浓度，以 100μl/孔加至酶标板内，用保鲜膜封好，37℃放置 1 小时；用洗涤液洗板 6 次，以 100μl/孔加入底物液，室温避光放置 5～10 分钟；以 100μl/孔加入终止液终止反应。用酶标仪以 630nm 波长为参比波长，在波长 450nm 处测定吸光度，应用计算机分析软件进行读数和数据分析，也可使用手工作图法计算。

以标准品溶液吸光度对其相应的浓度作标准曲线，并以供试品溶液吸光度在标准曲线上得到相应菌体蛋白质含量，按以下公式计算：

$$供试品菌体蛋白质残留量（\%）= \frac{c \times n}{T \times 10^6} \times 100$$

式中　c 为供试品溶液中菌体蛋白质含量，ng/ml；

　　　　n 为供试品稀释倍数；

　　　　T 为供试品蛋白质含量，mg/ml。

注：也可采用经验证的酶联免疫试剂盒进行测定。

3415　类 A 血型物质测定法
（血凝抑制法）

本法系用标准类 A 血型物质和供试品分别与抗 A 血型血清反应，通过比较血凝反应终点，测定供试品中类 A 血型物质含量。

1%A 型人红细胞悬液　将 6 人份 A 型血等量混合，加适量生理氯化钠溶液混匀，以每分钟 2000 转离心 10 分钟，倾去上清液，用生理氯化钠溶液洗 3 次，吸取沉积红细胞 1ml，加生理氯化钠溶液 99ml，混匀，制成 1%A 型人红细胞悬液。

标准类 A 血型物质溶液的制备　将标准品制成每 1ml 中含 1mg 的标准溶液。取 1 组 10 支直径 9mm 的试管，将标准溶液用生理氯化钠溶液做 2 倍系列稀释，体积为 0.1ml，由 1/100 稀释度（每 1ml 含 0.01mg）开始。

供试品溶液的制备　取 1 组 10 支直径 9mm 的试管，将供试品用生理氯化钠溶液做 2 倍系列稀释，体积为 0.1ml，由供试品开始。

抗 A 血型血清试验剂量的测定　取 1 组 10 支直径 9mm 的试管，将抗 A 血型血清用生理氯化钠溶液做 2 倍系列稀释，体积为 0.1ml，由 1/2 稀释度开始，加 1% A 型人红细胞悬液 0.1ml；同时取生理氯化钠溶液 0.1ml 与 1% A 型人红细胞 0.1ml 作为阴性对照。摇匀，室温放置 15 分钟，以每分钟 1500 转离心 1 分钟，根据细胞沉降压缩情况观察凝集程度。以呈现完全凝集（＋＋＋＋）的抗 A 血型血清的最高稀释度为 1 个抗体试验剂量。

测定法　在每稀释度供试品及标准类 A 血型物质溶液中分别加含 2 个抗体试验剂量的抗 A 血型血清 0.1ml。摇匀，36.5～37.5℃放置 10 分钟，再于上述各管中分别

3416 鼠 IgG 残留量测定法

加入 1% A 型人红细胞悬液 0.1ml，摇匀，36.5～37.5℃放置 15 分钟，以每分钟 1500 转离心 1 分钟，根据红细胞沉降压缩情况观察凝集程度。

结果判定 供试品呈现完全血凝抑制（终点）的最高稀释倍数乘以对照组呈现相似血凝抑制的最高倍稀释管的血型物质含量，即为每 1ml 供试品所含类 A 血型物质的质量（mg）。

3416 鼠 IgG 残留量测定法

本法系用酶联免疫法测定经单克隆抗体亲和色谱方法纯化的重组制品中鼠 IgG 残留量。

试剂 （1）包被液（pH9.6 碳酸盐缓冲液） 称取碳酸钠 0.32g，碳酸氢钠 0.586g，加水溶解并稀释至 200ml。

（2）PBS（pH7.4） 称取氯化钠 8.0g，氯化钾 0.20g、磷酸氢二钠 1.44g、磷酸二氢钾 0.24g，加水溶解并稀释至 1000ml，121℃灭菌 15 分钟。

（3）洗涤液（PBS-Tween20） 量取聚山梨酯 20 0.5ml，加 PBS 稀释至 1000ml。

（4）稀释液 称取牛血清白蛋白 0.5g，加洗涤液溶解并稀释至 100ml。

（5）底物缓冲液（枸橼酸-PBS） 称取磷酸氢二钠（$Na_2HPO_4 \cdot 12H_2O$）1.84g，枸橼酸 0.51g，加水溶解并稀释至 100ml。

（6）底物液 取邻苯二胺 8mg、30% 过氧化氢溶液 30μl，溶于底物缓冲液 20ml 中。临用前配制。

标准品溶液的制备 按使用说明书用适量水复溶鼠 IgG 标准品。精密量取适量，用稀释液稀释成每 1ml 中含 100ng、50ng、25ng、12.5ng、6.25ng、3.13ng 的溶液。

供试品溶液的制备 取供试品适量，用稀释液稀释成每 1ml 中含 1 个成品剂量（如未能确定制剂的规格，则按成品的最大剂量计算）的溶液。

测定法 取山羊抗鼠 IgG 抗体适量，用包被液稀释成每 1ml 含 10μg 的溶液；以 100μl/孔加至 96 孔酶标板内，4℃ 放置过夜（16～18 小时），用洗涤液洗板 3 次；用洗涤液制备 1% 牛血清白蛋白溶液，以 200μl/孔加至酶标板内，37℃ 封闭 2 小时，将封闭好的酶标板用洗涤液洗 3 次，以 100μl/孔加标准品溶液和供试品溶液，37℃ 放置 1 小时，将封闭好的酶标板用洗涤液洗 3 次；按使用说明书用稀释液稀释辣根过氧化物酶标记的绵羊抗鼠 IgG 抗体，以 100μl/孔加至酶标板内，37℃ 放置 30 分钟，用洗涤液洗板 3 次；以 50μl/孔加入底物液，37℃ 避光放置 20 分钟，以 50μl/孔加入终止液（1mol/L 硫酸溶液）终止反应。用酶标仪在波长 492nm 处测定吸光度，应用计算机分析软件进行读数和数据分析，也可使用手工作图法计算。

以标准品溶液吸光度对其相应的浓度作标准曲线，线

性回归的相关系数应大于 0.995。以供试品溶液吸光度在标准曲线上读出相应的鼠 IgG 残留量。

$$供试品的鼠\ IgG\ 残留量（ng/剂量）= \frac{c \times n \times F}{T}$$

式中　c 为供试品溶液鼠 IgG 残留量，ng/ml；
　　　n 为供试品溶液的稀释倍数；
　　　F 为成品的剂量规格，IU/剂量或 μg/剂量；
　　　T 为供试品的效价或主成分蛋白质含量，IU/ml 或 μg/ml。

3417 无细胞百日咳疫苗鉴别试验（酶联免疫法）

本法系采用酶联免疫法测定无细胞百日咳疫苗有效组分百日咳毒素（PT）和丝状血凝素（FHA）。

试剂 （1）包被液（pH9.6 碳酸盐缓冲液） 称取碳酸钠 1.59g，碳酸氢钠 2.93g，加水溶解，定容至 1000ml。

（2）磷酸盐缓冲液（pH7.4） 称取氯化钠 8.0g、氯化钾 0.20g、磷酸氢二钠 1.44g、磷酸二氢钾 0.24g，加水溶解并稀释至 1000ml，121℃灭菌 15 分钟。

（3）洗涤液（PBS-Tween20） 量取聚山梨酯 20（Tween20）0.5ml，加磷酸盐缓冲液稀释至 1000ml。

（4）封闭液 称取牛血清白蛋白 1.0g，加洗涤液溶解并稀释至 100ml。

（5）稀释液 称取牛血清白蛋白 0.5g，加洗涤液溶解并稀释至 100ml。

（6）底物缓冲液（0.005mol/L 醋酸钠-枸橼酸缓冲液） 称取醋酸钠 0.68g、枸橼酸（$C_6H_8O_7 \cdot H_2O$）1.05g，加水溶解并稀释至 1000ml，调 pH 值至 3.6。

（7）底物液 A 称取 3,3',5,5'-四甲基联苯胺（TMB）0.08g，加二甲基亚砜 40ml 溶解，加甲醇 60ml，混匀，加底物缓冲液 100ml，避光搅拌 2 小时至完全溶解，室温静置 4 小时后使用。

（8）底物液 B 量取 1.5% 过氧化氢溶液 3.2ml，加底物缓冲液稀释至 1000ml。

（9）底物液 取底物液 A 和底物液 B 等体积混匀，临用前配制。

（10）终止液 2mol/L 硫酸溶液。

阳性对照的制备 用纯化的 PT 或 FHA 参考品作阳性对照（2～8μg/ml）。

阴性对照的制备 用 PBS 或其他适宜的对照品作阴性对照。

供试品溶液的制备 取疫苗供试品适量，加枸橼酸钠或其他适宜的试剂进行疫苗解吸附处理。

测定法 分别取 PT 抗体或 FHA 抗体（2～5μg/ml）适量，以 100μl/孔加至酶标板内，用封口膜封好，2～8℃

放置 16～20 小时；用洗涤液洗板 3 次，以 200μl/孔加封闭液至酶标板内，用封口膜封好，37℃放置 1 小时；将封闭好的酶标板用洗涤液洗板 3 次，以 100μl/孔加入 PT 或 FHA 阳性对照和供试品溶液，37℃放置 1 小时；用洗涤液洗板 6 次，稀释辣根过氧化物酶标记的 PT 抗体或 FHA 抗体至适当浓度，以 100μl/孔加至酶标板内，用封口膜封好，37℃放置 1 小时；用洗涤液洗板 6 次，以 100μl/孔加入底物液，室温避光放置 5～15 分钟；以 50μl/孔加入终止液终止反应。用酶标仪在适宜波长处测定吸光度。

结果判定　Cutoff 值为阴性对照吸光度的 2.1 倍。阳性对照的吸光度应大于 Cutoff 值。

供试品溶液的吸光度大于 Cutoff 值者为阳性。

3418　抗毒素、抗血清制品鉴别试验（酶联免疫法）

本法系采用酶联免疫法检查抗毒素、抗血清制品的蛋白质成分。

试剂　（1）包被液（pH9.6 碳酸盐缓冲液）　称取碳酸钠 0.32g，碳酸氢钠 0.586g，加水溶解并稀释至 200ml。

（2）磷酸盐缓冲液（pH7.4）　称取氯化钠 8.0g、氯化钾 0.20g、磷酸氢二钠（Na_2HPO_4）1.44g、磷酸二氢钾 0.24g，加水溶解并稀释至 1000ml，121℃灭菌 15 分钟。

（3）洗涤液（PBS-Tween20）　量取聚山梨酯 20 0.5ml，加磷酸盐缓冲液至 1000ml。

（4）封闭液　称取牛血清白蛋白 2.0g，加洗涤液溶解并稀释至 100ml。

（5）稀释液　称取牛血清白蛋白 0.5g，加洗涤液溶解并稀释至 100ml。

（6）底物缓冲液（0.005mol/L 醋酸钠-枸橼酸缓冲液）　称取醋酸钠 0.68g，枸橼酸（$C_6H_8O_7 \cdot H_2O$）1.05g，加水溶解并稀释至 1000ml，调 pH 值至 3.6。

（7）底物液 A　称取 3,3′,5,5′-四甲基联苯胺 0.08g，加二甲基亚砜 40ml 溶解，加甲醇 60ml，混匀，加底物缓冲液 100ml，避光搅拌 2 小时至完全溶解，避光室温静置 4 小时。

（8）底物液 B　量取 1.5％过氧化氢溶液 3.2ml，加底物缓冲液稀释至 1000ml。

（9）底物液　取底物液 A、底物液 B 等体积混匀。临用前配制。

（10）终止液　2mol/L 硫酸溶液。

阴性对照、阳性对照的制备　用马 IgG 作阳性对照，用人 IgG、牛 IgG、羊 IgG、猪 IgG 作阴性对照，取阴性对照、阳性对照，用包被液稀释至适宜浓度。

供试品溶液的制备　取供试品适量，用包被液稀释成

5～10μg/ml。

测定法　取供试品溶液及对照溶液，分别以 100μl/孔加至酶标板内，供试品溶液及对照溶液均做双孔，用封口膜封好，2～8℃放置 16～20 小时；用洗涤液洗板 3 次，用封闭液以 200μl/孔加至酶标板内，用封口膜封好，37℃放置 1 小时；将封闭好的酶标板用洗涤液洗板 3 次，用稀释液按 1∶2000 稀释辣根过氧化物酶标记的兔抗马 IgG 抗体，以 100μl/孔加至酶标板内，用封口膜封好，37℃放置 1 小时；用洗涤液洗板 6 次，以 100μl/孔加入底物液，室温避光放置 5～15 分钟；以 100μl/孔加入终止液终止反应。用酶标仪在波长 450nm 处测定吸光度。

结果判定　取 4 种阴性对照中吸光度最高的计算 Cutoff 值，Cutoff 值为阴性对照吸光度（2 孔平均值）的 2.1 倍。阳性对照的吸光度大于 Cutoff 值则试验成立，供试品吸光度大于 Cutoff 值时为阳性，表示供试品与马 IgG 同源。

3419　A 群脑膜炎球菌多糖分子大小测定法

第一法　测磷法（仲裁法）

本法用于测定细菌荚膜多糖在色谱柱中的分配系数（K_D）和多糖在规定 K_D 值以前的回收率。

试剂　（1）流动相　称取氯化钠 11.7g、叠氮钠 0.1g，加水使溶解成 1000ml，混匀，用 0.1mol/L 氢氧化钠溶液调 pH 值至 7.0。

（2）蓝色葡聚糖 2000 溶液　称取蓝色葡聚糖 2000 20mg，加流动相使溶解成 10ml。

（3）维生素 B_{12} 溶液　称取 10mg 维生素 B_{12}，加流动相使溶解成 10ml。

色谱柱的制备　取琼脂糖 4B 凝胶或琼脂糖 CL-4B 凝胶约 200ml，加流动相 400ml 充分搅拌，放置约 1 小时使其沉淀，倾去上层含悬浮颗粒的悬液。如此反复 3～5 次后，加流动相 200ml，混匀，抽去凝胶中的空气，装于 1.5cm×90cm 色谱柱中，约 87cm 高，用流动相洗脱，流速为每小时 15～20ml，以 2～3 倍柱床体积的流动相洗脱（约 500ml），使柱床平衡。

色谱柱的标定　取蓝色葡聚糖 2000 溶液 1ml，加至已平衡的色谱柱中，以流动相洗脱，流速每小时 15～20ml，用组分收集器收集洗脱液，每管收集 3～5ml，照紫外-可见分光光度法（通则 0401），在波长 260nm 处测定各管洗脱液的吸光度，以吸光度为纵坐标，洗脱液体积（ml）为横坐标分别作图，波长 260nm 处的峰顶洗脱液体积为空流体积 V_o。

量取维生素 B_{12} 溶液 1ml，自"加至已平衡的色谱柱中"起，同法操作，370nm 波长处的峰顶洗脱液体积为柱床体积 V_i。

测定法　取供试品约 1ml（含多糖抗原 3～5mg，如为冻干制品可用流动相溶解），加至已标定的色谱柱中，用流动相洗脱，用组分收集器收集洗脱液，每管收集 5ml，照磷测定法（通则 3103）测定每管洗脱液的磷含量。以供试品每管洗脱液的磷含量为纵坐标，洗脱液体积（ml）为横坐标作图，主峰峰顶洗脱液体积为 V_e。

按下式计算：

$$K_D = \frac{V_e - V_o}{V_i - V_o}$$

式中　K_D 为供试品分配系数；

　　　V_e 为供试品洗脱液体积，ml；

　　　V_o 为空流体积，ml；

　　　V_i 为柱床体积，ml。

计算供试品在 K_D 值＜0.5 的多糖回收率：

$$R_x（\%）= \frac{A_x}{A_t} \times 100$$

式中　R_x 为 K_D 值＜0.5 供试品的多糖回收率，%；

　　　A_x 为供试品在 K_D 值＜0.5 各管洗脱液的磷含量之和；

　　　A_t 为供试品所有管洗脱液的磷含量之和。

第二法　仪器法

试剂与色谱柱的制备同第一法。

色谱柱的标定　量取蓝色葡聚糖 2000 溶液 1ml 与维生素 B_{12} 溶液 0.2ml，混匀后加至已平衡的色谱柱中，以流动相洗脱，流速每小时 15～20ml，检测波长 206nm，用组分收集器收集洗脱液，记录色谱图，色谱图中，第一峰为蓝色葡聚糖 2000 峰，峰顶的洗脱液体积为空流体积 V_o；第二峰为维生素 B_{12} 峰，峰顶的洗脱液体积为柱床体积 V_i。

测定法　取供试品约 1ml（含多糖抗原 3～5mg，如为冻干制品可用流动相溶解），加至已标定的色谱柱中，用流动相洗脱，流速为每小时 15～20ml，检测波长 206nm，用组分收集器收集洗脱液，记录色谱图，即得。

按下式计算：

$$K_D = \frac{V_e - V_o}{V_i - V_o}$$

式中　K_D 为供试品分配系数；

　　　V_e 为供试品洗脱液体积，ml；

　　　V_o 为空流体积，ml；

　　　V_i 为柱床体积，ml。

计算供试品在 K_D 值＜0.5 的多糖回收率：

$$R_x（\%）= \frac{A_x}{A_t} \times 100$$

式中　R_x 为 K_D 值＜0.5 供试品的多糖回收率，%；

　　　A_x 为供试品在 K_D 值＜0.5 的色谱图面积；

　　　A_t 为供试品色谱图总面积。

【附注】过柱操作在 10～20℃进行。

3420　伤寒 Vi 多糖分子大小测定法

本法用于测定细菌荚膜多糖在色谱柱中的分配系数（K_D）和多糖在规定 K_D 值以前的回收率。

试剂、色谱柱的制备与色谱柱标定　同通则 3419 第二法。

测定法　取供试品约 1ml（含多糖抗原 3～5mg），加至已标定的色谱柱中，用流动相洗脱，流速为每小时 15～20ml，用组分收集器收集洗脱液，每管 3～5ml。照 O-乙酰基测定法（通则 3117），测定每管洗脱液中 O-乙酰基的含量，求出 O-乙酰基含量最高时的洗脱体积，即为多糖主峰峰顶洗脱体积 V_e。

按下式计算：

$$K_D = \frac{V_e - V_o}{V_i - V_o}$$

式中　K_D 为供试品分配系数；

　　　V_e 为供试品洗脱液体积，ml；

　　　V_o 为空流体积，ml；

　　　V_i 为柱床体积，ml。

计算供试品在 K_D 值≤0.25 的多糖回收率：

$$R_x（\%）= \frac{A_x}{A_t} \times 100$$

式中　R_x 为 K_D 值≤0.25 供试品的多糖回收率，%；

　　　A_x 为供试品在 K_D 值≤0.25 各管洗脱液等体积合并液的 O-乙酰基含量；

　　　A_t 为供试品所有管洗脱液等体积合并液的 O-乙酰基含量。

【附注】过柱操作在 10～20℃进行。

3421　b 型流感嗜血杆菌结合疫苗多糖含量测定法

本法系依据可溶性糖经无机酸处理脱水产生糖醛（戊糖）或糖醛衍生物，生成物能与酚类化合物缩合生成有色物质，以此测定多糖的含量。

试剂　（1）0.1%三氯化铁盐酸溶液　准确称取三氯化铁（$FeCl_3 \cdot 6H_2O$）0.1g，放入清洁的试剂瓶内，加盐酸 100ml，待溶解后置 2～8℃冰箱保存。

（2）地衣酚（3,5-二羟基甲苯）乙醇溶液　称取地衣酚 1g，放入 10ml 量瓶中，加 95%乙醇至 10ml。临用前配制。

（3）25μg/ml 核糖对照品溶液

测定法　量取 1ml 水，加入 5ml 0.1%三氯化铁盐酸溶液，混匀后再加入 0.4ml 地衣酚乙醇溶液，混匀。水浴 5 分钟后置冰浴，在波长 670nm 处测定吸光度，作为空白对照。

先将供试品用水稀释至核糖含量不高于 $25\mu g/ml$，作为供试品溶液，量取 1.0ml 自"加入 5ml 0.1%三氯化铁盐酸溶液"起，同法操作。

分别取核糖对照品溶液 0.1ml、0.2ml、0.4ml、0.6ml、0.8ml、1.0ml 于 10ml 试管中，每管依次加水 0.9ml、0.8ml、0.6ml、0.4ml、0.2ml、0ml，自"加入 5ml 0.1%三氯化铁盐酸溶液"起，同法操作。

结果计算 以核糖对照品溶液的浓度对其相应的吸光度作直线回归，求得直线回归方程。将供试品溶液的吸光度代入直线回归方程，求出供试品溶液的核糖含量。

$$供试品多糖含量（\mu g/ml）=\frac{a\times n}{0.41}$$

式中 a 为供试品溶液的核糖含量，$\mu g/ml$；

n 为供试品稀释倍数。

3422   人凝血酶活性检查法

本法系依据凝血酶能使人纤维蛋白原凝固的原理，将供试品和人纤维蛋白原混合，观察是否产生凝块，以此判定供试品是否具有凝血酶活性。

试剂 （1）0.5%纤维蛋白原溶液 用生理氯化钠溶液将复溶的冻干人纤维蛋白原溶液稀释成每 1ml 含 5mg 的溶液。

（2）人凝血酶溶液 用生理氯化钠溶液将复溶的冻干人凝血酶稀释成每 1ml 中含 0.5IU 的溶液。

测定法 取供试品 0.2ml，加 0.5%纤维蛋白原溶液 0.2ml，37℃放置 24 小时，观察有无凝块或纤维蛋白析出。放置期间至少观察 2 次，同时做阴性对照及阳性对照。

（1）阴性对照 用 0.2ml 生理氯化钠溶液替代供试品，同法操作。

（2）阳性对照 用 0.2ml 凝血酶溶液（每 1ml 含 0.5IU）替代供试品，同法操作。

结果判定 阴性对照无任何凝块或纤维蛋白析出，阳性对照有凝块或纤维蛋白析出，则试验成立。肉眼观察供试品应无凝块或纤维蛋白析出。

【附注】含肝素的供试品应根据肝素含量，用适量的硫酸鱼精蛋白中和供试品内的肝素（按 $10\mu g$ 硫酸鱼精蛋白中和 1IU 肝素进行），再取供试品照上述方法检查。

3423   活化的凝血因子活性检查法

本法系依据活化的凝血因子在脑磷脂存在下，使缺血小板人血浆发生凝固的原理，将供试品和缺血小板人血浆及脑磷脂混合，测定凝固时间，根据凝固时间判定供试品是否含有活化的凝血因子。

试剂 （1）缺血小板人血浆 无菌采集人全血于

3.8%枸橼酸钠抗凝剂（体积比 9：1）中，混匀，以每分钟 1500 转 4℃离心 30 分钟，用塑料注射器取上层 2/3 的血浆，以每分钟 3500 转 4℃离心 30 分钟，取上层 2/3 血浆，分装于塑料管中，每支 3ml，保存于-40℃备用。

（2）三羟甲基氨基甲烷（Tris）缓冲液（pH7.5） 称取三羟甲基氨基甲烷 7.27g，氯化钠 5.27g，加水溶解并稀释至 1000ml（用盐酸调 pH 值至 7.5）。

（3）脑磷脂混悬液 冻干脑磷脂加水复溶，量取适量用生理氯化钠溶液稀释，稀释后的脑磷脂混悬液应使空白凝固时间在 200～300 秒。

（4）0.025mol/L 氯化钙溶液 称取氯化钙（$CaCl_2\cdot 2H_2O$）147g 溶于 1000ml 水中，制成 1mol/L 氯化钙贮备液。临用时，用水将 1mol/L 氯化钙贮备液稀释 40 倍。

（5）硫酸鱼精蛋白溶液 称取硫酸鱼精蛋白适量，用 pH7.5 的 Tris 缓冲液溶解并稀释成适宜浓度的溶液。

供试品溶液的制备 取复溶后的供试品，根据测得的肝素含量（通则 3424）加硫酸鱼精蛋白溶液适量，中和供试品中的肝素（$10\mu g$ 硫酸鱼精蛋白中和 1IU 肝素），再用 Tris 缓冲液（pH7.5）稀释 10 倍和 100 倍。

测定法 取缺血小板人血浆 0.1ml，加脑磷脂混悬液 0.1ml，混匀，37℃放置 1 分钟，加供试品溶液（10 倍或 100 倍稀释液）0.1ml、已预热至 37℃的 0.025mol/L 氯化钙溶液 0.1ml，记录凝固时间。用 Tris 缓冲液（pH7.5）0.1ml 替代供试品溶液，同法操作，作空白对照。

结果判定 空白对照凝固时间不低于 200 秒，试验成立。1：10 和 1：100 供试品稀释液凝固时间均应不低于 150 秒。

【附注】（1）直接与血和血浆接触的器具应为塑料制品或硅化的玻璃制品。从供试品稀释到测定完毕应在 30 分钟内完成。

（2）供试品每个稀释度做 2 管。

3424   肝素含量测定法
（凝固法）

本法系依据硫酸鱼精蛋白能中和抗凝剂肝素，从而影响血浆凝固时间的原理，测定供试品中肝素含量。

试剂 （1）缺血小板人血浆 无菌采集人全血于 3.8%枸橼酸钠抗凝剂（体积比 9：1）中，混匀，以每分钟 1500 转 4℃离心 30 分钟，用塑料注射器取上层 2/3 的血浆，以每分钟 3500 转 4℃离心 30 分钟，取上层 2/3 血浆，分装于塑料管中，每支 3ml，-40℃保存备用。

（2）三羟甲基氨基甲烷（Tris）缓冲液（pH7.5） 称取三羟甲基氨基甲烷 7.27g，氯化钠 5.27g，加水溶解并稀释至 1000ml（用盐酸调 pH 值至 7.5）。

（3）脑磷脂混悬液 冻干脑磷脂加水复溶，取适量，用生理氯化钠溶液稀释，稀释后的脑磷脂混悬液应使空白凝固时间在200～300秒。

（4）0.025mol/L氯化钙溶液　称取氯化钙（CaCl₂·2H₂O）147g溶于1000ml水中，制成1mol/L氯化钙贮备液。临用时，用水将1mol/L氯化钙贮备液稀释40倍。

（5）硫酸鱼精蛋白溶液　取硫酸鱼精蛋白适量，用pH7.5 Tris缓冲液溶解并稀释成每1ml含1～20mg的溶液。

供试品溶液的制备　于每支含不同浓度的硫酸鱼精蛋白溶液10μl的塑料管中，分别加入按标示量复溶后的供试品0.5ml，混匀。

测定法　在已含有缺血小板人血浆0.1ml的塑料管中，加入脑磷脂混悬液0.1ml，混匀，37℃放置1分钟，加供试品溶液0.1ml、已预热至37℃的0.025mol/L氯化钙溶液0.1ml，记录凝固时间。用Tris缓冲液（pH7.5）0.1ml替代供试品溶液，同法操作，作空白对照。空白对照凝固时间不低于200秒，试验成立。取凝固时间最短的供试品管，作为硫酸鱼精蛋白中和0.5ml供试品中的肝素量。硫酸鱼精蛋白10μg中和1IU肝素。例如凝固时间最短的供试品管中含硫酸鱼精蛋白30μg，则中和供试品0.5ml中的肝素量为3IU，即供试品每1ml含6IU肝素。

【附注】（1）直接与血和血浆接触的器具应为塑料制品或硅化的玻璃制品。

（2）采用全自动凝血仪操作时，参考仪器使用说明书进行。

3425　抗A、抗B血凝素测定法
（间接抗人球蛋白法）

本法系采用间接抗人球蛋白法（Coombs试验），测定供试品中抗A、抗B血凝素。

试剂　（1）红细胞悬液　取A型、B型及RhD阳性的O型红细胞各3例，分别混合，用适量生理氯化钠溶液洗涤3次，最后以每分钟2000转离心5分钟，吸取沉淀红细胞适量，用生理氯化钠溶液分别制成5%（ml/ml）红细胞悬液。自红细胞采集之日起1周内使用。

（2）抗人球蛋白血清　为多价抗人球蛋白血清，使用前需标定，选择适宜的稀释度用于试验，如生产厂商有说明，按说明书稀释后使用，也可按附注方法确定。

测定法　取供试品适量，用生理氯化钠溶液做2倍系列稀释，每个稀释度的供试品使用2排管（75mm×12mm小试管），每管分别加入供试品溶液0.2ml，向第1排各管加A型5%红细胞悬液0.2ml，第2排各管加B型5%红细胞悬液0.2ml，混匀，置37℃水浴30分钟，用适量的生理氯化钠溶液洗涤3次，每次以每分钟1000转离心1分钟，每管加入抗人球蛋白血清0.2ml，混匀，以每分钟1000转离心1分钟，肉眼观察结果。本试验同时设阴性对照、阳性对照及红细胞对照。

（1）阴性对照　取AB型人血清0.2ml（双份），分别加入5% A型及B型红细胞悬液0.2ml，混匀，自"置37℃水浴30分钟"起，同法操作。

（2）阳性对照　取抗RhD血清（IgG型）0.2ml，加入5% RhD阳性O型红细胞0.2ml，混匀，自"置37℃水浴30分钟"起，同法操作。

（3）红细胞对照　取生理氯化钠溶液0.2ml（双份），分别加入5% A型及B型红细胞悬液0.2ml，混匀，自"置37℃水浴30分钟"起，同法操作。

结果判定　阴性对照及红细胞对照结果均呈阴性，阳性对照结果不低于"＋＋＋"，试验成立。

抗A、抗B血凝素滴度以产生"＋"凝集的供试品最高稀释倍数计算，不计红细胞悬液及抗人球蛋白血清的体积。

【附注】（1）供试品为凝血因子Ⅷ制剂时，需先用生理氯化钠溶液预稀释成每1ml中含4IU后，再进行测定。

（2）抗人球蛋白血清的标定　将抗人球蛋白血清和抗RhD血清分别用生理氯化钠溶液做2倍系列稀释，每管0.2ml，于稀释的抗RhD血清管中加入5% RhD阳性的O型压积红细胞悬液0.1ml，混匀后置37℃水浴中30分钟，用生理氯化钠溶液洗3次并配成2%红细胞悬液，取每个稀释度致敏红细胞悬液0.2ml，分别加入1排稀释的抗人球蛋白血清中，混匀，以每分钟1000转离心1分钟，判定结果。用等量未致敏人RhD阳性O型红细胞替代致敏红细胞，同法操作，作为阴性对照。阴性对照成立，以出现"＋"血凝反应的抗RhD血清的最高稀释倍数所对应的抗人球蛋白血清的最高稀释倍数为最适稀释度。

（3）红细胞凝集判定标准如下：

＋＋＋＋　一个结实的凝集块；

＋＋＋　几个大的凝集块；

＋＋　中等大的凝集块，背景清晰；

＋　小凝集块，背景浑浊；

阴性　无凝集和溶血。

（4）阴性对照、阳性对照、红细胞对照与供试品试验应同步进行。

3426　人红细胞抗体测定法
（微量板法）

本法系依据红细胞与红细胞抗体结合后发生凝集的原理，通过比较血凝反应终点，测定供试品中人红细胞抗体效价。

试剂　1%O型红细胞悬液　取3例或3例以上O型抗凝血混合，采血后7天内使用。用前以生理氯化钠溶液洗涤3次，末次以每分钟2000转离心10分钟，取压积红细胞适量，用生理氯化钠溶液制成1%浓度备用。

测定法　在"V"形、底角呈 90° 的 96 孔微量板上，用生理氯化钠溶液将供试品做 2 倍系列稀释，每个供试品做 2 排，每孔加入 50μl。再向每孔加入 1% O 型红细胞悬液 50μl，轻拍微量板 30 秒混匀。室温静置 3 小时观察结果，同时用生理氯化钠溶液替代供试品，同法操作，作阴性对照。

结果判定　将微量板置于白色背景之上，将供试品孔与阴性对照孔比较，红细胞沉于底部成一规则的圆点而孔壁未粘有红细胞判为阴性；孔壁上均匀附着 1 层红细胞，或红细胞未全部沉于底部，部分附着于孔壁上均判为阳性。以供试品出现阳性的最高稀释倍数为其红细胞抗体的效价。如同批供试品前后排结果相差在 1 个以上稀释度时应重试。相差 1 个稀释度时，则以 2 排结果中出现阳性的最高稀释度为该供试品的红细胞抗体效价。

3427　人血小板抗体测定法

本法系采用血小板与血小板抗体结合后，使血小板发生凝集的原理，通过比较凝集反应终点测定供试品中人血小板抗体效价。

试剂　(1) 5% 乙二胺四乙酸二钠（EDTA）抗凝剂　称取磷酸氢二钠（$Na_2HPO_4 \cdot 12H_2O$）0.365g、磷酸二氢钾 0.875g、氯化钠 2.125g、乙二胺四乙酸二钠（$EDTA\text{-}Na_2 \cdot 2H_2O$）12.5g，加水溶解并稀释至 250ml。

(2) 0.33% EDTA 溶液　称取磷酸氢二钠（$Na_2HPO_4 \cdot 12H_2O$）0.73g、磷酸二氢钾 1.75g、氯化钠 4.25g、乙二胺四乙酸二钠（$EDTA\text{-}Na_2 \cdot 2H_2O$）1.65g，加水溶解并稀释至 500ml。

(3) 血小板稀释液　取 3 人份以上 AB 型血清混合，56℃ 灭能 30 分钟，按 AB 型血清每 100ml 加硫酸钡 50g 的比例加入硫酸钡，置 37℃ 吸附 1 小时，随时搅动，然后以每分钟 3000 转离心 30 分钟，弃去沉淀，吸上清液备用。

试验当天按 1 份血清加 3 份生理氯化钠溶液配成血小板稀释液（注意 AB 型血清中不得混有红细胞及溶血）。

(4) 血小板悬液的制备　采集人静脉血 20ml，按 5% EDTA 溶液与全血以 1:9（体积比）的比例混合，于 20℃ 以每分钟 800 转离心 15 分钟，取上层血浆加 0.33% EDTA 溶液至原全血体积，于 20℃ 以每分钟 1500 转离心 10 分钟，弃去上清液，如此再重复用 0.33% EDTA 洗涤 2 次，弃上清液，向沉淀中加血小板稀释液 0.5ml，混匀，计数并将血小板浓度调至 $2.5 \times 10^5 \sim 3.5 \times 10^5/mm^3$ 即可（注意：计数时血小板悬液应在计数板上静置 2～3 分钟，并在 10 分钟内计数完）。

供试品溶液的制备　用生理氯化钠溶液将供试品做 2 倍系列稀释至 1:16。

阳性对照溶液的制备　取经人血小板免疫的猪血浆（或兔血清）0.5ml，60℃ 灭能 10 分钟，用硫酸钡 0.05g 于 37℃ 吸附 15 分钟后，以每分钟 3000 转离心 20 分钟，取上清液备用。

阴性对照溶液的制备　生理氯化钠溶液及血小板稀释液。

测定法　量取不同稀释度供试品溶液各 0.1ml，分别加血小板悬液 0.1ml，于 37℃ 保温 30 分钟后，滴到计数板上，静置 2～3 分钟，在 20～40 倍显微镜下观察结果。本试验同时设阴性对照、阳性对照组。

(1) 阳性对照　取阳性对照溶液 0.1ml，自"加血小板悬液 0.1ml"起，同法操作。

(2) 阴性对照　取阴性对照溶液 0.1ml，自"加血小板悬液 0.1ml"起，同法操作。

结果判定　阳性对照为"＋＋"；阴性对照为"－"；试验成立。以"＋"为判定终点，即以供试品出现"＋"的最高稀释度为该供试品的血小板抗体效价。

【附注】(1) "－" 无凝块或偶见 2～3 个血小板成串。

(2) "＋" 小凝块，3～5 个血小板凝集，游离血小板少。

(3) "＋＋" 大凝块，6 个以上血小板聚集，几乎无游离血小板。

生物活性/效价测定法

3501　重组乙型肝炎疫苗（酵母）体外相对效力检查法

本法系以酶联免疫法测定供试品中的乙型肝炎病毒表面抗原（HBsAg）含量，并以参考品为标准，采用双平行线分析法计算供试品的相对效力。

试剂　(1) PBS（pH7.2）　称取氯化钠 8.850g、磷酸二氢钠（$NaH_2PO_4 \cdot 2H_2O$）0.226g 和磷酸氢二钠（$Na_2HPO_4 \cdot 12H_2O$）1.698g，加适量水溶解，调 pH 值至 7.2，加水稀释至 1000ml。

(2) 供试品处理液　量取 20% 二乙醇胺 1.25ml 和 10% Triton X-100 0.20ml，加 PBS 8.55ml，混匀备用。

(3) 供试品稀释液　称取牛血清白蛋白 10.0g，加

PBS 溶解并稀释至 1000ml，备用。

参考品溶液及供试品溶液的制备　精密量取参考品及供试品各 0.1ml，分别加入 0.1ml 供试品处理液，加盖混匀，在 20～28℃静置 30～35 分钟。将处理后的参考品和供试品分别以供试品稀释液进行适当稀释，稀释后取 1:2000、1:4000、1:8000、1:16 000、1:32 000 及其他适宜稀释度进行测定，每个稀释度做双份测定。阴性对照为供试品稀释液（双份），阴性对照和阳性对照均不需稀释。

测定法　按试剂盒使用说明书进行。试剂盒阴性和阳性对照的吸光度均值应在试剂盒要求范围内，试验有效。3 次测定的数据均用量反应平行线测定法（通则 1431）计算相对效力。以 3 次相对效力的几何均值为其体外相对效力。以参考品为标准，供试品相对效力应不小于 0.5，判为合格。

3502　甲型肝炎灭活疫苗体外相对效力检查法

本法系以酶联免疫法测定供试品中的甲型肝炎病毒抗原含量，并以参比疫苗为标准，计算供试品的相对效力。

参比疫苗及供试品溶液制备　将参比疫苗与供试品采用适宜方法进行解离后，用相应供试品稀释液进行倍比稀释，取 1:2、1:4、1:8、1:16、1:32 或其他适宜 5 个稀释度进行测定。

测定法　用纯化的甲肝病毒抗体包被酶标板，每孔 100μl，2～8℃放置过夜，然后洗板、拍干。用 10% 牛血清 PBS 溶液进行封闭，每孔 200μl，37℃孵育 1 小时。

取已包被的酶标板，加入各稀释浓度的参比疫苗和供试品，每个稀释度加 3 孔，每孔 100μl，37℃孵育 1 小时或 2～8℃过夜，洗板后加酶结合物，每孔加 100μl，37℃孵育 1 小时。

洗板后加显色液，每孔 100μl，37℃孵育 10～15 分钟，加终止剂 50μl，读取吸光度（A）。

结果计算　将测出的参比疫苗及供试品的 A 均值乘以 1000 后记录于下表。

稀释度	参比疫苗 A 值×1000（S）	供试品 A 值×1000（T）
1:2	S_5	T_5
1:4	S_4	T_4
1:8	S_3	T_3
1:16	S_2	T_2
1:32	S_1	T_1

$$供试品抗原含量 = 参比疫苗抗原含量 \times \text{antlg}\left(\frac{V}{W} \times \text{lg}2\right)$$

$$V = 0.2\,(T_1 + T_2 + T_3 + T_4 + T_5)$$
$$- 0.2\,(S_1 + S_2 + S_3 + S_4 + S_5)$$

$$W = 0.1\,(T_5 - T_1 + S_5 - S_1) + 0.05\,(T_4 - T_2 + S_4 - S_2)$$

$$体外相对效力 = \frac{供试品抗原含量}{参比疫苗抗原含量}$$

3503　人用狂犬病疫苗效价测定法（NIH 法）

本法系将供试品免疫小鼠后，产生相应的抗体，通过小鼠抗体水平的变化测定供试品的免疫原性。

试剂　稀释液（PBS）　量取 0.9% 磷酸二氢钾溶液 75ml、2.4% 磷酸氢二钠（$Na_2HPO_4 \cdot 12H_2O$）溶液 425ml、8.5% 氯化钠溶液 500ml，混合后加水至 5000ml，调 pH 值至 7.2～8.0。

攻击毒株 CVS 制备　启开毒种，稀释成 10^{-2} 悬液，接种 10～12g 小鼠，不少于 8 只，每只脑内接种 0.03ml，连续传 2～3 代，选择接种 4～5 天有典型狂犬病症状的小鼠脑组织，研磨后加入含 2% 马血清或新生牛血清制成 20% 悬液，经每分钟 1000 转离心 10 分钟，取上清液经病毒滴定（用 10 只 18～20g 小鼠滴定）及无菌检查符合规定后作攻击毒用。

参考疫苗的稀释　参考疫苗用 PBS 稀释成 1:25、1:125 和 1:625 等稀释度。

供试品溶液的制备　供试品用 PBS 做 5 倍系列稀释。

测定法　用不同稀释度的供试品及参考疫苗分别免疫 12～14g 小鼠 16 只，每只小鼠腹腔注射 0.5ml，间隔 1 周再免疫 1 次。

小鼠于第一次免疫后 14 天，用经预先测定的含 5～100LD$_{50}$ 的病毒量进行脑内攻击，每只 0.03ml；同时将攻击毒稀释成 10^0、10^{-1}、10^{-2} 和 10^{-3} 进行毒力滴定，每个稀释度均不少于 8 只小鼠。小鼠攻击后逐日观察 14 天，并记录死亡情况，统计第 5 天后死亡和呈典型狂犬病脑症状的小鼠。

计算供试品和参考疫苗 ED$_{50}$ 值。

计算相对效力：

$$P = \frac{T}{S} \times \frac{d_T}{d_s} \times D$$

式中　P 为供试品效价，IU/ml；

　　　T 为供试品 ED$_{50}$ 的倒数；

　　　S 为参考疫苗 ED$_{50}$ 的倒数；

　　　d_T 为供试品的 1 次人用剂量，ml；

　　　d_s 为参考疫苗的 1 次人用剂量，ml；

　　　D 为参考疫苗的效价，IU/ml。

【附注】（1）动物免疫时应将疫苗保存于冰浴中。

（2）各组动物均应在同样条件下饲养。

（3）攻击毒原病毒液（10^0）注射的小鼠应 80% 以上死亡。

3504　吸附破伤风疫苗效价测定法

本法系用破伤风毒素攻击经供试品与标准品分别免疫后的小鼠（或豚鼠），比较其存活率，计算出供试品的效价。

标准品和供试品溶液的制备　用生理氯化钠溶液将破伤风类毒素标准品和供试品以适当比例稀释成 3～5 个稀释度（居中的稀释度必须在攻毒后能保护约半数动物）。

测定法　用每一稀释度的破伤风类毒素标准品和供试品溶液分别免疫体重 14～16g 同性别或雌雄各半 NIH 小鼠至少 14 只（或 250～350g 豚鼠至少 10 只），每只小鼠皮下注射 0.5ml（或每只豚鼠皮下注射 1ml）。另外 10 只未注射的小鼠作为对照（或另外未注射的 5 只豚鼠作为对照）。攻击用破伤风毒素使用 0.2% 明胶磷酸盐缓冲液稀释。免疫 4 周后，每只免疫小鼠皮下注射 $50LD_{50}$ 破伤风毒素 0.5ml（或每只免疫豚鼠皮下注射 $100LD_{50}$ 破伤风毒素 1.0ml）。对照组每只小鼠皮下注射 $1LD_{50}$ 破伤风毒素 0.5ml（或对照组每只豚鼠注射 $1LD_{50}$ 破伤风毒素 1.0ml）。攻击后观察 5 天，每日记录结果。根据第 5 天存活率的剂量反应曲线，用平行线法计算结果。95% 可信限应在效价的 50%～200%，否则 95% 可信限的低限应大于相应品种中要求的效价规格。

【附注】试验成立应具备的条件：

(1) 供试品的最低稀释度能保护半数以上动物；

(2) 供试品的最高稀释度能保护半数以下动物；

(3) 供试品和标准品的剂量反应曲线在平行性及直线性上的差异无显著意义；

(4) 对照组动物应部分死亡而不全部死亡。

3505　吸附白喉疫苗效价测定法

第一法　豚鼠毒素攻击法（仲裁法）

本法系用白喉毒素攻击经供试品与标准品分别免疫后的豚鼠，比较其存活率，计算出供试品的效价。

标准品和供试品溶液的制备　将标准品和供试品用生理氯化钠溶液按等比间隔稀释 3～5 个稀释度，使中间稀释度在攻毒后必须能保护约半数动物。

测定法　用稀释好的标准品和供试品溶液分别免疫 250～350g 同性别或雌、雄各半豚鼠，每个稀释度至少免疫 10 只。另取 5 只不免疫豚鼠同时饲养，作为对照。

免疫 4 周后，每只免疫豚鼠皮下注射 $100LD_{50}$ 白喉毒素 1.0ml。对照组豚鼠注射经 100 倍稀释之上述毒素，每只皮下注射 1.0ml。攻毒后观察 5 天，每日记录动物死亡情况。根据第 5 天存活率，以标准品的效价为标准，用平行线法计算供试品的效价。95% 可信限应在效价的 50%～200%，否则 95% 可信限的低限应大于相应品种中要求的效价规格。

【附注】试验成立的条件：

(1) 供试品的最低稀释度能保护半数以上动物；

(2) 供试品的最高稀释度能保护半数以下动物；

(3) 对照组动物应部分死亡而不全部死亡；

(4) 供试品和标准品的剂量反应曲线在平行性及直线性上的差异无显著意义。

第二法　小鼠-Vero 细胞法

本法系用 Vero 细胞法测定经供试品与标准品分别免疫后的小鼠血清中的白喉抗毒素水平，计算供试品的效价。

试剂　(1) 适宜培养液　临用时于培养液中加入新生牛血清、3% 谷氨酰胺、青霉素、链霉素适量，使其终浓度分别为 10%、0.03%、100IU/ml 和 100IU/ml。用 7% 碳酸氢钠溶液调 pH 值至 7.0～7.2。

(2) 无 Ca^{2+}、Mg^{2+} 缓冲液　称取氯化钠 8.0g、氯化钾 0.2g、磷酸氢二钠 1.15g，加水溶解并稀释至 1000ml。

(3) 0.25% 胰酶溶液　称取胰酶 2.5g、乙二胺四乙酸二钠 0.2g，用无 Ca^{2+}、Mg^{2+} 缓冲液溶解，并稀释至 1000ml，用 7% 碳酸氢钠溶液调 pH 值至 7.0。

Vero 细胞悬液的制备　将 Vero 细胞培养于 150cm² 培养瓶中，待单层细胞长满至 80%～100% 时，弃去上层培养液，加入 0.25% 胰酶溶液 10ml，置 37℃ 消化数分钟，弃去胰酶，加入 10ml 培养液，分散细胞进行计数，用培养液调整细胞浓度至每 1ml 含 $2.5×10^5$ 个细胞。

标准品及供试品溶液的稀释　用生理氯化钠溶液将吸附白喉类毒素的标准品和供试品分别以 2 倍系列稀释法稀释成 3～5 个适当稀释度。

测定法　(1) 免疫与采血　用吸附白喉类毒素标准品和供试品的每一稀释度分别免疫 10～14g 同性别 NIH 小鼠 8 只，每只小鼠皮下注射 0.5ml。免疫 5 周后，采血，分离血清，56℃、30 分钟灭能，于 -20℃ 保存。

(2) 阳性对照小鼠血清　用含白喉类毒素成分的疫苗免疫 1 批小鼠，免疫 5 周后采血，分离血清，56℃、30 分钟灭能，分装小管，冷冻，于 -20℃ 保存。

(3) 毒素试验量测定　Vero 细胞测定白喉抗体试验时毒素浓度采用 1/10 000Lcd。

在 96 孔培养板中用 MEM 培养液将毒素做 2 倍系列稀释，每孔 50μl，然后向各孔中加入标准白喉抗毒素（0.0001IU）50μl，加盖，室温放置 1 小时后，加入 Vero 细胞悬液 50μl，加盖，用封板膜封板，于 37℃ 二氧化碳孵箱培养 6～7 天后，观察结果，使细胞死亡的最大毒素稀释度（红色）即 1/10 000Lcd。

1/10 000Lcd 的毒素量相当于 $1×10^{-4}Lf$ 的毒素，适合本试验。

(4) 抗体滴定　于 96 孔微量培养板中测定。

①向每孔加入 50μl 培养液，但 A_{11}、A_{12} 孔和 H_{11}、

H_{12} 孔不加，而 G_{11}、G_{12} 孔加 $100\mu l$ 培养液。

②取 8 份待检血清，分别加入 A_1 至 H_1 孔各 $50\mu l$，横向做 2 倍系列稀释，直至 A_{10} 和 H_{10} 孔。

③将标准白喉抗毒素稀释至每 1ml 含 0.008IU，加入 A_{11}、A_{12}、B_{11} 和 B_{12} 孔各 $50\mu l$，从 B_{11} 和 B_{12} 孔开始竖向做 2 倍稀释至 D_{11} 和 D_{12} 孔。

④ H_{11} 和 H_{12} 孔加入阳性对照小鼠血清 $50\mu l$。

⑤除 G_{11} 和 G_{12} 孔外，向其余各孔中加入毒素（1/10 000Lcd）$50\mu l$，轻轻转动培养板，混匀，加盖后，置室温 1 小时。

⑥收集 Vero 细胞，进行计数，并稀释成每 1ml 含 2.5×10^5 个细胞的悬液。

⑦室温放置 1 小时的培养板，每孔立即加入 $50\mu l$ Vero 细胞悬液，加盖，用封板膜封板后，于 37℃ 二氧化碳孵箱培养 6～7 天。

⑧取出培养板，根据培养液颜色变化记录结果，黄色为（＋），红色（－），颜色不明显者则可用显微镜观察，如单层细胞完整无损为（＋），否则记录（－）。最终结果用以 2 为底的指数表示，终点为变成黄色的最高稀释度孔的指数。例如变黄色的最后 1 孔稀释倍数是 256，即为 2^8，则结果记为 8。

用平行线分析法进行结果计算。供试品和标准品的剂量反应曲线在平行性及直线性上的差异无显著意义。95% 可信限应在效价的 50%～200%，否则 95% 可信限的低限应大于相应品种中要求的效价规格。

【附注】 试验要求：

（1）E_{11}、E_{12}、F_{11} 和 F_{12} 孔代表毒素量和 Vero 细胞敏感度，应出现（－），如果出现（＋），则毒素量和细胞敏感度都很低，应重试；

（2）细胞孔 G_{11}、G_{12} 和阳性对照孔 H_{11}、H_{12} 都必须是（＋），如出现（－），应重试；

（3）如毒素用量准确（1/10 000Lcd），则 A_{11}、A_{12} 和 B_{11}、B_{12} 孔均应为（＋），而 C_{11}、C_{12} 和 D_{11}、D_{12} 均应为（－），否则应重试；

（4）细胞计数应准确。

3506　类毒素絮状单位测定法

本法系依据类毒素与相应抗毒素在适当的含量、比例、温度、反应时间等条件下，可在试管中发生抗原抗体结合，产生肉眼可见的絮状凝集反应。根据抗毒素絮状反应标准品可测定供试品的絮状单位值。

试剂　硼酸盐缓冲液　称取四硼酸钠（$Na_2B_4O_7 \cdot 10H_2O$）0.5g、硼酸 4.5g、氯化钠 8.5g，加水溶解并稀释至 1000ml。pH 值为 7.0～7.2。

标准品溶液的制备　精密量取白喉或破伤风抗毒素絮状反应国家标准品，用硼酸盐缓冲液准确稀释至每 1ml 含

100Lf 的溶液。

供试品溶液的制备　取供试品适量，加硼酸盐缓冲液稀释至适宜絮状单位。

测定法　精密量取每 1ml 含 100Lf 的抗毒素絮状反应标准品溶液 0.3ml、0.4ml、0.5ml、0.6ml、0.7ml，分别加入絮状反应管，精密量取供试品溶液 1ml，快速准确加入上述各絮状反应管内，摇匀，置 45～50℃ 水浴中，连续观察，并记录絮状出现次序和时间。再取 5 支絮状反应管，重复上述试验，将最先出现絮状之管放中间，前后各加两管不同量抗毒素絮状反应标准品溶液，每管间隔 0.05ml，再向各管中加入供试品 1ml，观察絮状出现情况。根据结果，再重复试验 1 次，将最先出现絮状之管放中间，前后各加两管不同量抗毒素絮状反应标准品溶液，每管间隔 0.02ml，同上法观察并记录结果，以 2～3 次相同值为最终测定值。

按下式计算：

$$供试品絮状单位（Lf/ml）=V\times n\times100$$

式中　V 为最先出现絮状时使用的每 1ml 含 100Lf 的抗毒素絮状反应标准品溶液的体积，ml；

　　　n 为供试品稀释倍数。

3507　白喉抗毒素效价测定法
（家兔皮肤试验法）

本法系依据抗毒素能中和毒素的作用，将供试品与标准品进行对比试验，推算出每 1ml 供试品中所含抗毒素的国际单位数（IU/ml）。

试剂　稀释液（硼酸盐缓冲盐水）　称取氯化钠 8.5g、硼酸 4.5g、四硼酸钠（$Na_2B_4O_7 \cdot 10H_2O$）0.5g，加水溶解并稀释至 1000ml，过滤，灭菌后 pH 值为 7.0～7.2。

白喉抗毒素标准品溶液的制备　取白喉抗毒素标准品适量，稀释至每 1ml 含 1/15IU，即与毒素等量混合后每 0.1ml 注射量中含 1/300IU。白喉抗毒素标准品原倍溶液的一次吸取量应不低于 0.5ml。

供试品溶液的制备　将供试品稀释成数个稀释度，使每 1ml 含抗毒素约 1/15 IU，其稀释度间隔为 5%～10%。

测定法　将毒素稀释至每 1ml 含 20 个试验量（1/300Lr），即与抗毒素等量混合后每 0.1ml 注射量中含 1 个试验量（1/300Lr）。定量吸取稀释后的抗毒素标准品溶液及不同稀释度的供试品溶液分别加入小试管中，每管加入等量的稀释毒素溶液，混合均匀，加塞，37℃ 结合 1 小时后，立即注射。

选用体重 2～3kg 的健康白皮肤家兔，试验前 1 天用适宜方法进行背部脱毛，凡皮肤发炎或出现大量斑点现象者不应使用。每份供试品溶液注射 2 只家兔，每只家兔不能超过 4 份供试品溶液。每稀释度注射 0.1ml 于家兔皮内

（应在近背脊两侧）。每只家兔至少应包括 3 个不同注射部位（前、中、后）的对照试验。标准品溶液与供试品溶液不得用同一支注射器注射。

结果判定 试验家兔于注射后 48 小时及 72 小时各观察 1 次，并测量反应面积。以 48～72 小时结果作最后判定。注射对照部位一般于 48～72 小时内轻度发红，其直径应为 10～14mm。供试品的效价应以与多数对照的反应强度相同的最高稀释度判定之，但反应强度不得超过对照。有下列情况之一者应重试：

（1）对照反应不符合规定标准；

（2）供试品的稀释度过高或过低；

（3）反应不规则。

【附注】 毒素由国家药品检定机构提供，亦可自行制备，但应选经保存 1 年以上、毒力适宜的毒素。试验用的毒素须以国家药品检定机构分发的标准抗毒素准确标定其试验量（1/300Lr），并应每 3 个月复检 1 次。毒素应保存于 2～8℃避光处，并加入甲苯或其他适宜防腐剂。

3508   破伤风抗毒素效价
测定法（小鼠试验法）

本法系依据抗毒素能中和毒素的作用，将供试品与标准品进行对比试验，推算出每 1ml 供试品中所含抗毒素的国际单位数（IU/ml）。

试剂 硼酸盐缓冲盐水 称取氯化钠 8.5g、硼酸 4.5g、四硼酸钠（$Na_2B_4O_7 \cdot 10H_2O$）0.5g，加水溶解并稀释至 1000ml，过滤，灭菌后 pH 值为 7.0～7.2。

破伤风抗毒素标准品溶液的制备 （1）破伤风抗毒素标准品的稀释 抗毒素标准品用硼酸盐缓冲盐水稀释至每 1ml 含 0.5IU，即与毒素等量混合后每 0.4ml 注射量中含 1/10IU。抗毒素标准品原倍溶液的 1 次吸取量应不低于 0.5ml。

（2）破伤风毒素的稀释 毒素用硼酸盐缓冲盐水稀释至每 1ml 含 5 个试验量（1/10L＋），即与抗毒素等量混合后每 0.4ml 注射量中含 1 个试验量（1/10L＋）。试验用的毒素须以国家药品检定机构颁发的抗毒素标准品准确标定其试验量（1/10L＋），并须每 3 个月复检 1 次。

供试品溶液的制备 用硼酸盐缓冲盐水将供试品稀释成数个稀释度，使每 1ml 含抗毒素约 0.5IU，即与毒素等量混合后每 0.4ml 注射量中含抗毒素约 1/10IU。稀释度的间隔约为 5%。

测定法 定量吸取稀释后的抗毒素标准品溶液及不同稀释度的供试品溶液，分别加入小试管中，每管加入等量的稀释毒素溶液，混合均匀，加塞，37℃结合 1 小时后，立即注射。

于 17～19g 小鼠腹部或大腿根部皮下注射 0.4ml，应注意勿使注射液流出，标准品及供试品的每个稀释度各注

射小鼠至少 3 只。标准品溶液与供试品溶液不得用同一支注射器注射。同一供试品的不同稀释度溶液可用同一支注射器注射。由高稀释度向低稀释度依次注射。在更换稀释度时应用下一稀释度溶液洗 2～3 次。每日上、下午至少观察试验小鼠 1 次，连续 5 天，并记录其发病及死亡情况。

结果判定 对照小鼠应于 72～120 小时内全部死亡。

供试品的效价为与对照小鼠同时死亡或出现破伤风神经毒症状最重者的最高稀释度。

有下列情况之一者应重试：

（1）供试品的稀释度过高或过低；

（2）对照试验小鼠在 72 小时前或 120 小时后死亡；

（3）死亡不规则以及在同一稀释度的小鼠中有 2 只以上属非特异死亡。

【附注】 使用干燥毒素时，须精密称定，每次称取量应不低于 10mg。毒素溶解后应一次用完。剩余的干燥毒素应封存于装有干燥剂的真空器皿中，亦可用干燥毒素制成液体毒素，即干燥毒素以生理氯化钠溶液溶解，与中性甘油（经 116℃、10 分钟灭菌）等量混合，每 1ml 至少含 20 个试验量。毒素应保存于 2～8℃避光处。

3509   气性坏疽抗毒素效价
测定法（小鼠试验法）

本法依据抗毒素能中和毒素的作用，将供试品与标准品做系列稀释，分别与相应毒素结合，注入小鼠体内，在规定的时间内，比较小鼠存活和死亡情况，以测定供试品效价。

试剂 （1）稀释液 称取氯化钠 8.5g、硼酸 4.5g、四硼酸钠（$Na_2B_4O_7 \cdot 10H_2O$）0.5g，用水溶解并稀释至 1000ml，过滤。灭菌后 pH 值为 7.0～7.2。

（2）气性坏疽毒素溶液 由国家药品检定机构提供，亦可自备。试验用的气性坏疽毒素须以国家药品检定机构分发的气性坏疽抗毒素标准品准确标定其试验量（见测定参数表），并每 3 个月复检 1 次。使用前将毒素用稀释液稀释至每 1ml 含 5 个（水肿型为 20 个）毒素试验量。

气性坏疽抗毒素标准品溶液的制备 气性坏疽（产气荚膜、水肿、败毒、溶组织）抗毒素标准品由国家药品检定机构提供，于 2～8℃处避光保存。使用时，将气性坏疽抗毒素标准品溶液用稀释液稀释至每 1ml 含测定参数表所示效价。气性坏疽抗毒素标准品原倍溶液的 1 次吸取量应不低于 0.5ml。

供试品溶液的制备 将供试品用稀释液稀释成数个稀释度，使每 1ml 约含 5 个试验量（水肿型为 20 个试验量）。各稀释度之间的间隔为 5%～10%。

测定法 精密量取气性坏疽抗毒素标准品溶液 0.8ml、1.0ml、1.2ml 分别置小试管中，按管序分别补加

稀释液 0.7ml、0.5ml、0.3ml。精密量取不同稀释度的供试品溶液各 1.0ml 分别加入小试管中，每管补加稀释液 0.5ml（可在抗毒素之前加入）。以上各管分别加入气性坏疽毒素溶液 1.0ml（水肿型为 0.5ml），混合均匀，加塞，20～25℃结合 1 个小时，按测定参数表所示剂量与途径，立即注射17～19g 小鼠。每稀释度注射小鼠 4 只。

结果判定 每天上、下午各观察试验动物 1 次，并记录发病及死亡情况，连续 3 天。标准品组动物在 3 天内，注射气性坏疽抗毒素量最少（即 0.8ml）的 4 只动物中至少应有 2 只以上死亡。对比标准品组与供试品组动物死亡情况，推算供试品的效价。

有下列情况之一者应重试：

（1）标准品组动物在 3 天内全部死亡或者全无死亡，或者注射气性坏疽抗毒素量最少的 4 只动物死亡不足半数，注射气性坏疽抗毒素量最多的 4 只动物死亡超过半数；

（2）供试品组动物在 3 天内全部死亡或者全无死亡；

（3）动物死亡数极不规则，以致无法进行判定；

（4）每稀释度注射的动物中有 2 只以上属非特异死亡。

气性坏疽抗毒素效价测定参数表

抗毒素种类	毒素试验量	稀释		混合			注射				
		抗毒素/IU·ml^{-1}	毒素试验量/ml	抗毒素/ml	毒素/ml	稀释液/ml	剂量/ml	抗毒素/IU	毒素试验量	动物/只	途径
产气荚膜	1/5L+	1.0	5	1.0	1.0	0.5	0.5	1/5	1	4	静脉
败毒	L+	5.0	5	1.0	1.0	0.5	0.5	1	1	4	静脉
溶组织	1/2L+	2.5	5	1.0	1.0	0.5	0.5	1/2	1	4	静脉
水肿	1/50L+	0.2	20	1.0	0.5	0.5	0.2	1/50	1	4	肌内

【附注】 （1）自备气性坏疽毒素的制法（包括菌种、培养基、培养条件及干燥方法等）应与国家药品检定机构分发者相同。

（2）使用干燥气性坏疽毒素时，须精密称定，每次称取量应不低于 10mg，溶解后应 1 次用完。剩余的干燥毒素应封存于装有干燥剂的真空器皿中，亦可用干燥毒素制成液体毒素，即干燥毒素以生理氯化钠溶液溶解，与中性甘油（经 116℃、10 分钟灭菌）等量混合，每 1ml 至少含 50 个试验量。毒素应保存于 2～8℃避光处。

3510 肉毒抗毒素效价测定法
（小鼠试验法）

本法系依据抗毒素能中和毒素的作用，将供试品与标准品做系列稀释，分别与肉毒毒素结合后，注入小鼠体内，在规定时间内观察小鼠存活和死亡情况，以测定供试品效价。

试剂 稀释液 称取磷酸二氢钾 0.7g、磷酸氢二钠（Na$_2$HPO$_4$·12H$_2$O）2.4g、氯化钠 6.8g，用注射用水溶解并稀释至 1000ml，加明胶 2.0g，溶解后过滤。灭菌后pH 值应为 6.2～6.8。

肉毒抗毒素标准品溶液的制备 将肉毒抗毒素标准品用生理氯化钠溶液溶解后，与中性甘油（经 116℃、10 分钟灭菌）等量混合，稀释至一定浓度，于 2～8℃避光处保存。使用前，将肉毒抗毒素标准品溶液用稀释液稀释至每 1ml 含效价如测定参数表所示。肉毒抗毒素标准品原倍溶液的 1 次吸取量应不低于 0.5ml。

肉毒抗毒素效价测定参数表

抗毒素种类	毒素试验量	稀释		混合			注射				
		抗毒素/IU·ml^{-1}	毒素试验量/ml	抗毒素/ml	试验毒素/ml	稀释液/ml	剂量/ml	抗毒素/IU	毒素试验量	动物/只	途径
A	1/5L+	1.0	5	1.0	1.0	0.5	0.5	1/5	1	4	腹腔
B	1/10L+	0.5	5	1.0	1.0	0.5	0.5	1/10	1	4	腹腔
C	L+	5.0	5	1.0	1.0	0.5	0.5	1	1	4	腹腔
D	L+	5.0	5	1.0	1.0	0.5	0.5	1	1	4	腹腔
E	1/50L+	0.1	5	1.0	1.0	0.5	0.5	1/50	1	4	腹腔
F	1/20L+	0.25	5	1.0	1.0	0.5	0.5	1/20	1	4	腹腔

肉毒毒素溶液的制备 肉毒毒素由国家药品检定机构提供，亦可自备。试验用的肉毒毒素须以国家药品检定机构分发的肉毒抗毒素标准品准确标定其试验量（见测定参数表），并每 3 个月复检 1 次。使用前，将肉毒毒素用稀

释液稀释至每 1ml 含 5 个毒素试验量。

供试品溶液的制备　供试品用稀释液稀释成数个稀释度，使每 1ml 约含测定参数表所示单位。稀释度之间隔为 5%～10%。

测定法　精密量取肉毒抗毒素标准品溶液 0.8ml、1.0ml、1.2ml 分别加入小试管中，再依次分别补加稀释液 0.7ml、0.5ml、0.3ml。精密量取不同稀释度的供试品溶液各 1.0ml 分别加入小试管中，每管补加稀释液 0.5ml。以上各管分别加入肉毒毒素稀释液 1.0ml，混合均匀，加塞，37℃结合 45 分钟，按测定参数表所示剂量与途径，立即注射体重 14～16g 小鼠，每稀释度注射小鼠 4 只。

结果判定　注射后，每天上、下午各观察试验动物 1 次，并记录发病及死亡情况，连续 4 天。以标准品组动物 50% 死亡终点比较供试品组动物的 50% 保护终点，推算供试品的效价。

有下列情况之一者应重试：

（1）标准品组动物无死亡或全死亡，或死亡极不规律而无法计算 50% 死亡终点；

（2）供试品组动物无死亡或全死亡，或死亡极不规律而无法计算 50% 保护终点；

（3）每稀释度注射的动物中有 2 只以上属非特异死亡。

【附注】（1）自备毒素的制法（包括菌种、培养基、培养条件及干燥方法等）应与国家药品检定机构分发者相同。

（2）使用干燥毒素时，须精密称定，每次称量应不低于 10mg，溶解后应 1 次用完。剩余的干燥毒素应封存于装有干燥剂的真空器皿中，亦可用干燥毒素制成液体毒素，即干燥毒素以生理氯化钠溶液溶解，与中性甘油（经 116℃、10 分钟灭菌）等量混合，每 1ml 至少含 20 个试验量。毒素应保存于 2～8℃避光处。

3511　抗蛇毒血清效价测定法
（小鼠试验法）

本法系依据抗蛇毒血清能中和蛇毒的作用，将供试品与标准品做系列稀释，分别与定量蛇毒相混合，注射小鼠后，比较标准品组和供试品组的小鼠死亡时间和数量，计算出供试品的效价。

试剂　稀释液　称取氯化钠 8.5g、硼酸 4.5g、四硼酸钠（$Na_2B_4O_7 \cdot 10H_2O$）0.5g，用注射用水溶解并稀释至 1000ml，过滤，灭菌后 pH 值应为 7.0～7.2。

抗蛇毒血清标准品溶液的制备　将抗蛇毒血清标准品用稀释液稀释至每 1ml 含 5U（抗银环蛇、抗蝮蛇毒血清）、5IU（抗眼镜蛇毒血清）或 10U（抗五步蛇毒血清），即与 5 个相应蛇毒试验量混合后每 0.4ml 注射量分别含相

应抗蛇毒血清效价 1U 或 2U。

蛇毒溶液的制备　蛇毒须以国家药品检定机构分发的抗蛇毒血清标准品准确标定其试验量（蝮蛇、眼镜蛇及银环蛇 1 个 L+，五步蛇 2 个 L+），将蛇毒稀释至其 5 个试验量不高于 0.8ml。即在与抗蛇毒血清混合后，补加稀释液至 2ml 时，每 0.4ml 注射量中含 1 个试验量。

供试品溶液的制备　将供试品稀释成数个稀释度，使每 1ml 含抗蝮蛇、抗眼镜蛇或抗银环蛇毒血清效价约 5U；抗五步蛇毒血清效价约 10U。各稀释度间隔 5%～10%。

测定法　量取不同稀释度供试品溶液各 1.0ml、抗蛇毒血清标准品溶液 1ml 作为对照①、抗蛇毒血清标准品溶液 1.2ml 作为对照②，将上述抗蛇毒血清分别置小试管中，每管加入 5 个试验量与供试品溶液相应的蛇毒溶液，补加稀释液至 2ml（即供试品每 0.4ml 注射量中含 1 个试验量或 2 个试验量），混合均匀，加塞，置 37℃结合 45 分钟后立即注射小鼠。

将每个稀释度的供试品溶液、对照①及对照②各注射体重 18～20g 小鼠 4 只，每只腹腔注射 0.4ml。

结果判定　每日观察 1 次试验小鼠，观察 48～72 小时，并记录发病及死亡情况。对照①小鼠死亡不低于 50%，对照②小鼠应比对照①死亡晚、死亡只数少或不死亡。供试品溶液之效价为与对照①小鼠死亡情况（时间、数量）相同之最高稀释度。

试验小鼠死亡情况发生倒置或对照不成立，应重试。

【附注】（1）注射动物要做到量准、部位准，同时要防止注射液流出。

（2）使用干燥毒素时，须精密称定，每次称量应不低于 5mg，溶解后应在 3 天内（保存于 2～8℃）用完。干燥毒素应封存于装有干燥剂的真空器皿中，亦可将冻干蛇毒配成液体蛇毒，即将蛇毒复溶后与中性甘油（116℃、10 分钟灭菌）等量混合。每 1ml 至少含 50 个试验量，保存于 2～8℃避光处。

3512　狂犬病免疫球蛋白效价测定法

第一法　小鼠中和试验法（仲裁法）

本法系依据供试品中狂犬病免疫球蛋白能中和狂犬病病毒的作用，将供试品和标准品做系列稀释，分别与狂犬病病毒悬液混合，小鼠脑内注射，在规定时间内观察小鼠存活和死亡情况，以测定供试品效价。

试剂　（1）磷酸盐缓冲液（PBS）　称取磷酸二氢钾 0.24g、磷酸氢二钠（$Na_2HPO_4 \cdot 12H_2O$）1.44g、氯化钠 8.0g，加水溶解并稀释至 1000ml，用氢氧化钠调 pH 值至 7.2～8.0。

（2）2% 新生牛血清磷酸盐缓冲液　量取 PBS 98ml，加入 2ml 灭能新生牛血清。临用前配制。

（3）20% 新生牛血清磷酸盐缓冲液　量取 PBS 80ml，

加入 20ml 灭能新生牛血清。临用前配制。

中和用病毒悬液的制备　（1）病毒悬液的制备　取 CVS 毒种（一般为冻干毒种）制成 10^{-2} 悬液，制法见本法（2）项，脑内接种体重 10～12g 小鼠每只 0.03ml，待发病后取鼠脑再制成 10^{-2} 悬液，接种于小鼠脑内进行传代，一般传 2～3 代。选用第 5 天发病并麻痹的鼠脑以脱脂牛乳研磨稀释成 20％ 的脑悬液，按 0.5ml 分装安瓿，冻干后真空封口，制成冻干中和用病毒，－30℃ 冻存待用；或用第 5 天发病并麻痹的鼠脑用 20％ 新生牛血清磷酸盐缓冲液研磨稀释成 10^{-1} 悬液，以每分钟 2000 转离心 20 分钟，取上清液混匀后分装小管，－70℃ 冻存待用。

（2）病毒悬液毒力的预测

①冻干病毒的预测　取含 20％ 脑悬液的冻干病毒，启开后加入 2％ 新生牛血清磷酸盐缓冲液 1.0ml，吹打均匀后加入 4.0ml 2％ 新生牛血清磷酸盐缓冲液与病毒液充分混匀，以每分钟 1500 转离心 10 分钟，取上清液与等量的 2％ 新生牛血清磷酸盐缓冲液混合即为 10^{-2} 悬液，然后再稀释至 10^{-3}、10^{-4}、10^{-5}、10^{-6}，从 10^{-6}～10^{-2} 的稀释液中各取 0.5ml 置 5 个小管内，每管再加入 2％ 新生牛血清磷酸盐缓冲液 0.5ml，置 37℃ 水浴 1 小时。用体重 10～12g 小鼠 30 只，分成 5 组，每组 6 只，用经 37℃ 作用的 10^{-6}～10^{-2} 病毒悬液接种小鼠，每个稀释度接种 6 只小鼠，每只小鼠脑内接种 0.03ml，每天观察小鼠发病死亡情况，观察 14 天，接种后 4 天内死亡的小鼠按非特异性死亡计。以接种 5 天后的发病死亡小鼠统计 LD_{50}。

②－70℃ 冻存病毒的预测　取含 10％ 脑悬液的冰冻病毒，融化后即为 10^{-1} 悬液，然后再稀释至 10^{-2}～10^{-7}。从 10^{-7}～10^{-3} 各取 0.5ml 加至 5 个小管内，每管再加入 2％ 新生牛血清磷酸盐缓冲液 0.5ml，置 37℃ 水浴 1 小时。用体重 10～12g 小鼠 30 只，分成 5 组，每组 6 只，用经 37℃ 作用的 10^{-7}～10^{-3} 病毒悬液接种小鼠，每个稀释度接种小鼠 6 只，每只小鼠脑内接种 0.03ml，每天观察小鼠发病死亡情况，观察 14 天。接种后 4 天内死亡的小鼠按非特异性死亡计。以接种 5 天后的发病死亡小鼠统计 LD_{50}。

（3）中和用病毒悬液的制备　按病毒悬液预测的 $100LD_{50}$ 的病毒稀释度作为中和用病毒悬液稀释倍数，用于小鼠中和试验。要求中和用病毒悬液经 37℃ 水浴作用 1 小时的病毒量在 32～$320LD_{50}$ 之间。

狂犬病免疫球蛋白标准品溶液的制备　配制方法按使用说明书进行。

供试品溶液的制备　用 2％ 新生牛血清磷酸盐缓冲液将供试品做 2 倍稀释，一般可采用 1：800、1：1600、…、1：102 400，但可根据供试品实际效价适当降低或提高最低稀释倍数，如采用上述 8 个稀释倍数，则按稀释液 2.7ml 加入供试品 0.3ml 作为 1：10 供试品溶液，然后再用稀释液 3.5ml 加入混匀的 1：10 供试品溶液 0.5ml 作

为 1：80 供试品溶液，再按稀释液 2.7ml 加入 1：80 的供试品溶液 0.3ml 作为 1：800 供试品溶液（1）。再按 0.5ml 加 0.5ml 做倍比稀释制备供试品溶液（2）～（8），它们的稀释倍数依次为 1：1600、1：3200、1：6400、1：12 800、1：25 600、1：51 200 和 1：102 400。

测定法　取 8 个稀释度的供试品溶液（1）～（8）各 0.5ml 置 8 支小试管中，另取 8 个稀释度的标准品溶液各 0.5ml 置 8 支小试管中，共 16 支小试管，分别加入中和用病毒悬液 0.5ml，置 37℃ 水浴 1 小时，供注射小鼠用。另用相同体重的小鼠测定中和用病毒悬液的实际 LD_{50}，其方法可将中和用病毒悬液作为原倍再稀释 10^0、10^{-1}、10^{-2}、10^{-3} 共 4 个稀释度，以上 4 个稀释度各加入 0.5ml 于小管内，每管再加入 2％ 新生牛血清磷酸盐缓冲液 0.5ml，同样置 37℃ 水浴 1 小时作为中和病毒对照。将已中和的供试品和标准品的不同稀释度的悬液以及病毒对照分别接种小鼠，供试品和标准品按从浓到稀的稀释度接种小鼠，而病毒对照则按从稀到浓的稀释度接种小鼠。小鼠体重 10～12g，每只小鼠脑内接种 0.03ml。每稀释度注射 6 只小鼠。

每天记录小鼠的发病死亡情况，共观察 14 天，接种后 4 天内死亡的小鼠作为非特异性死亡计。

$$供试品效价（IU/ml）= \frac{B_1}{B_2} \times D$$

式中　B_1 为供试品 ED_{50} 的倒数；

　　　B_2 为标准品 ED_{50} 的倒数；

　　　D 为标准品的国际单位，IU/ml。

第二法　快速荧光灶抑制试验法

本法系依据供试品中狂犬病免疫球蛋白能中和狂犬病病毒的作用，将供试品和标准品做系列稀释，分别与狂犬病病毒悬液混合，感染敏感细胞，在规定的时间内用荧光抗体染色并观察荧光灶减少的情况，以测定供试品效价。

试剂　（1）含 5％ 新生牛血清的 DMEM 细胞培养基取含 5％ 新生牛血清的 DMEM 细胞培养基，加入抗生素，使其终浓度为 100U/ml 抗生素，并加入谷氨酰胺，使其终浓度为 0.03％，临用前配制并按 DMEM 说明书要求加入适量 $NaHCO_3$ 调 pH 值至 7.6。

（2）含 10％ 新生牛血清的 DMEM 细胞培养基　取含 10％ 新生牛血清的 DMEM 细胞培养基，加入抗生素，使其终浓度为 100U/ml 抗生素，并加入谷氨酰胺，使其终浓度为 0.03％，临用前配制并按 DMEM 说明书要求加入适量 $NaHCO_3$ 调 pH 值至 7.6。

（3）磷酸盐缓冲液（PBS）　称取磷酸二氢钾 0.24g、磷酸氢二钠（$Na_2HPO_4 \cdot 12H_2O$）1.44g、氯化钠 8g，加水溶解并稀释至 1000ml，用氢氧化钠调 pH 值至 7.2。临用前配制。

（4）80％ 冷丙酮　量取 80ml 丙酮，加入 0.1mol/L PBS（pH 7.6）20ml，混匀后密封，于 4℃ 保存。

（5）80％甘油　量取 80ml 甘油，加入 20ml 水中，混匀，加盖后于 4℃保存。

（6）0.25％胰蛋白酶-EDTA。

（7）FITC 标记的狂犬病病毒核蛋白抗体　按使用说明书要求稀释到工作浓度。

中和用病毒的制备　（1）病毒悬液的制备　取 CVS-11 毒种（一般为冻干毒种）做适当稀释，以 0.1MOI 的感染量接种生长良好的 BSR 细胞，于 37℃、5％二氧化碳条件下培养 1 天后转入 34℃继续培养，2 天后收集培养上清液，于 4℃以每分钟 4000 转离心 10 分钟去除细胞碎片，取上清液加入 10％新生牛血清，混匀后分装小管，-70℃以下冻存备用。

病毒液的预滴定：取冻存的病毒悬液 1 支，经流水速融后，在 24 孔培养板上从 1：5 开始做 5 倍系列稀释，取 100μl 病毒液加入 400μl 含 10％灭能新生牛血清的 DMEM 培养液中，充分混匀后，每个稀释度取 50μl 转移至 96 孔培养板，每个稀释度平行做 2 份，每孔再加入 5×10⁶/ml 的 BSR 细胞悬液 50μl，于 37℃、5％二氧化碳条件下培养 24 小时。培养结束后弃上清液，PBS 洗 1 遍，再加入 80％冷丙酮，每孔 50μl，4℃固定 30 分钟，或-30℃固定 10 分钟，弃丙酮，待挥发干燥后每孔加入 50μl 工作浓度的 FITC 标记的狂犬病病毒核蛋白抗体染色，于 37℃孵育 30 分钟，用 PBS 洗 3 遍，甩干，每孔加 80％甘油 50μl，于荧光显微镜下观察；计数每孔中的荧光灶数，取每孔荧光灶数在 30 以下的孔，记录相邻 4 孔荧光灶数，取其平均值，计算如下：

病毒滴度（FFU/ml）＝（最高稀释倍数孔荧光灶平均值×5＋相邻孔稀释倍数较低的荧光灶平均值)/2×稀释倍数较低孔病毒稀释倍数×20

（2）中和用病毒液的制备　取病毒悬液 1 支，按病毒液的预滴定同法操作。在荧光显微镜下计数每孔中的荧光灶比例，以 80％～95％的细胞被病毒感染的病毒稀释度为中和试验用病毒稀释度。

取冻存的病毒悬液 1 支，经流水融化后，用含 5％灭能新生牛血清的 DMEM 培养液将病毒稀释至中和试验用病毒稀释度，置冰浴备用。

狂犬病免疫球蛋白标准品溶液的制备　狂犬病免疫球蛋白标准品由国家药品检定机构提供，或用经国家药品检定机构标定的工作用标准品。配制方法按使用说明书进行。用含 10％灭能新生牛血清的 DMEM 培养液将狂犬病免疫球蛋白标准品做 3 倍系列稀释，即在 96 孔培养板中每孔预先加入 100μl 培养液，取 50μl 供试品加入其中，成为 1：3 稀释度，充分混合后，吸取 50μl 加入下一孔 100μl 培养液中，成为 1：9 稀释度，如此系列稀释若干孔至适宜稀释度。

供试品溶液的制备　供试品（血清样品应预先经 56℃、30 分钟灭能）用含 10％灭能新生牛血清的 DMEM

培养液做 3 倍系列稀释，即在 96 孔培养板中每孔预先加入 100μl 培养液，取 50μl 供试品加入其中，即为 1：3 稀释度，充分混合后，吸取 50μl 加入下一孔 100μl 培养液中，成为 1：9 稀释度，如此系列稀释若干孔至适宜稀释度，最后一孔中 50μl 弃去。

测定法　将稀释后的标准品及供试品各孔中加入中和用病毒，50μl/孔，同时设正常细胞对照孔（只加 100μl DMEM 于孔中），以及中和病毒对照孔（含 5％灭能新生牛血清的 DMEM 100μl，加入中和用病毒 50μl），混匀后置 37℃中和 1 小时，每孔加入 1×10⁶ 个/ml 的 BSR 细胞悬液 50μl，于 37℃、5％二氧化碳条件下培养 24 小时。待培养结束吸干培养液，每孔中加入 PBS 100μl 清洗并吸干后，每孔加入预冷至 4℃的 80％丙酮 50μl，4℃固定 30 分钟，或-30℃固定 10 分钟，弃丙酮，待挥发干燥后加入工作浓度的荧光标记狂犬病病毒核蛋白抗体，50μl/孔，37℃孵育 30 分钟，弃去液体，用 PBS 洗板 2～3 次，甩干，每孔加入 80％甘油 50μl，荧光显微镜下观察。计算公式如下：

$$标准品 \lg ED_{50} = \lg\left(\frac{1}{A}\right) - \left(\frac{0.5-B}{C-B}\right) \times \lg n_1$$

式中　A 为低于 50％荧光灶比例的标准品稀释度；

　　　B 为标准品低于 50％荧光灶比例孔的荧光灶百分比；

　　　C 为标准品高于 50％荧光灶比例孔的荧光灶百分比；

　　　n_1 为标准品稀释倍数。

$$供试品 \lg ED_{50} = \lg\left(\frac{1}{E}\right) - \left(\frac{0.5-F}{G-F}\right) \times \lg n_2$$

式中　E 为低于 50％荧光灶比例的供试品稀释度；

　　　F 为供试品低于 50％荧光灶比例孔的荧光灶百分比；

　　　G 为供试品高于 50％荧光灶比例孔的荧光灶百分比；

　　　n_2 为供试品稀释倍数。

$$供试品效价（IU/ml）= 10^{(J-K)} \times L$$

式中　J 为标准品 $\lg ED_{50}$；

　　　K 为供试品 $\lg ED_{50}$；

　　　L 为标准品的效价，IU/ml。

【附注】（1）中和用病毒滴度不得小于 10⁶ FFU/ml。

（2）病毒稀释时，应尽可能在冰浴中进行。

（3）病毒对照孔应有 80％～95％细胞被荧光着色，细胞对照孔应无荧光，试验方可成立。

3513　人免疫球蛋白中白喉
抗体效价测定法

本法系依据绵羊红细胞经醛化和鞣酸化处理后，具有较强的吸附蛋白质的能力，能将白喉类毒素吸附于红细胞表面上，若遇到供试品中相应抗体，会发生抗原抗体结合，产生特异性凝集，通过比较凝集反应终点测定供试品中白喉抗体效价。

试剂 （1）1%兔血清生理氯化钠溶液　无菌采集兔全血，分离血清，置 56℃、30 分钟灭能。取 0.5ml 兔血清加 49.5ml 生理氯化钠溶液，混匀。

（2）白喉抗体诊断红细胞悬液　用 1%兔血清生理氯化钠溶液复溶冻干白喉抗体诊断红细胞至 5%悬液。

白喉抗体标准品溶液的制备　用 1%兔血清生理氯化钠溶液将白喉抗体标准品稀释至每 1ml 含 0.2HAU。

供试品溶液的制备　用 1%兔血清生理氯化钠溶液将供试品稀释 4 倍。

测定法　在 UV 型血凝板上，用 1%兔血清生理氯化钠溶液将供试品溶液做 2 倍系列稀释，每孔留 25μl，再向每孔加 25μl 白喉抗体诊断红细胞悬液，置振荡器混匀 30~60 秒，放湿盒内 37℃结合 1 小时。

在 UV 型血凝板上，用 1%兔血清生理氯化钠溶液将白喉抗体标准品溶液做 2 倍系列稀释，每孔留 25μl，自"再向每孔加 25μl 白喉抗体诊断红细胞悬液"起，同法操作。

在 UV 型血凝板上，加 1%兔血清生理氯化钠溶液 25μl，自"再向每孔加 25μl 白喉抗体诊断红细胞悬液"起，同法操作，为阴性对照。

阴性对照孔呈典型的"一"，否则试验不成立，应重试。以出现"＋＋"为判定终点，按下式计算供试品白喉抗体效价：

$$供试品白喉抗体效价（HAU/g） = \frac{E \times n}{F}$$

式中　E 为出现"＋＋"的最高稀释倍数的标准品的白喉抗体效价，HAU/ml；

　　　n 为出现"＋＋"的供试品的最高稀释倍数；

　　　F 为静注人免疫球蛋白供试品蛋白质含量，g/ml；或人免疫球蛋白供试品蛋白质含量，g/ml。

【附注】（1）判定标准

"一"红细胞集中在孔底中央，呈一边缘光滑致密的小红点；

"＋"大部分红细胞沉于孔底中央，周围有少量的红细胞；

"＋＋"红细胞部分凝集，孔底中央有一疏松的小红圈；

"＋＋＋"大部分红细胞凝集呈均匀分布，孔底中央有很弱的小红圈；

"＋＋＋＋"红细胞凝集呈均匀分布。

（2）血凝板孔要保持清洁干净，避免表面磨损，否则红细胞不易下沉，易出现假阳性。

3514　人免疫球蛋白 Fc 段生物学活性测定法

本法系依据特异性抗体（免疫球蛋白）Fab 段与红细胞上已包被的相应抗原结合，抗体暴露出 Fc 段补体 C1q 的结合位点，从而激活后续的补体各成分，最终导致红细胞的细胞膜受到攻击、破裂，释放出血红蛋白。通过溶血反应动力学曲线，计算人免疫球蛋白激活补体活性的功能指数（I_{Fc}），以此测定供试品 Fc 段生物学活性。

试剂　（1）PBS（pH7.2）　称取无水磷酸氢二钠 1.02g、无水磷酸二氢钠 0.34g、氯化钠 8.77g，加适量水溶解，用 1mol/L 氢氧化钠溶液或盐酸溶液调 pH 值至 7.2，再加水稀释至 1000ml。

（2）钙-镁贮备液　称取氯化钙 1.10g、氯化镁 5.08g，加水 25ml 使溶解。

（3）巴比妥-钙镁贮备液　称取氯化钠 51.85g、巴比妥钠 6.37g，加水 1000ml 使溶解，加入钙-镁贮备液 3.125ml，用 1mol/L 盐酸溶液调 pH 值至 7.3，再加水稀释至 1250ml。除菌过滤后 4℃保存备用。

（4）牛白蛋白-巴比妥缓冲液　称取牛血清白蛋白 0.15g 加入巴比妥-钙镁贮备液 20ml 中，加水溶解并稀释至 100ml。临用前配制。

（5）1.3mg/L 鞣酸 PBS（pH7.2）溶液

A 液　称取鞣酸 1mg，加 PBS（pH7.2）10ml，使溶解。

B 液　量取 A 液 0.1ml，加 PBS（pH7.2）7.5ml，混匀，即得，临用前配制。

（6）10%氯化铬溶液　称取氯化铬 5g，加生理氯化钠溶液 50ml 使溶解。4℃保存（可保存半年）。

（7）1%氯化铬溶液　取 10%氯化铬溶液 0.1ml，加生理氯化钠溶液 0.9ml，混匀。临用前配制。

敏化红细胞的制备

A 液　取健康人抗凝的 O 型血 3 人份以上混合，用 PBS 洗涤 3 次，最后一次以每分钟 2000 转离心 10 分钟分离红细胞。取适量压积红细胞悬浮于 1.3mg/L 鞣酸 PBS（1：40），置 37℃水浴中轻摇 30 分钟后再用 PBS 洗涤 3 次，最后用 PBS 制备成 2.5%红细胞悬浮液。

B 液　用 PBS 适当稀释的白喉类毒素或腮腺炎病毒与 1%氯化铬溶液 0.25ml 混合（10：1）后，置 37℃水浴中轻摇 15 分钟。

将 A 液、B 液按 1：4 混合，置 37℃水浴中轻摇 30 分钟。离心，去上清液，用 PBS 将沉淀（敏化红细胞）洗涤 3 次，用牛白蛋白-巴比妥缓冲液悬浮红细胞，调节至适宜浓度，使其在波长 541nm 处的吸光度为 1.0±0.1。

参考品溶液的制备　用 1mol/L 氢氧化钠溶液将参考品 pH 值调节至 6.8~7.0，再用牛白蛋白-巴比妥缓冲液将参考品 IgG 浓度稀释至每 1ml 含 40mg。

供试品溶液的制备　用 1mol/L 氢氧化钠溶液将供试品 pH 值调至 6.8～7.0，再用牛白蛋白-巴比妥缓冲液将供试品 IgG 浓度稀释至每 1ml 含 40mg。

测定法　取供试品溶液 0.9ml，加敏化红细胞悬液 0.1ml，混匀，置 37℃ 水浴中轻摇 30 分钟。离心，去上清液，用牛白蛋白-巴比妥缓冲液 1ml 洗涤红细胞，共洗 3 次。末次离心后弃上清液 800μl，向沉淀中加入 600μl 预热到 37℃的牛白蛋白-巴比妥缓冲液，充分混匀，2 分钟后再加入已稀释至每 1ml 含 150 CH_{50} 的补体 200μl，混匀后立即照紫外-可见分光光度法（通则 0401）在波长 541nm 处测定起始吸光度（A_s），之后，每隔 1 分钟测定 1 次，即得供试品在波长 541nm 处的吸光度与时间的溶血反应动力学曲线。当吸光度越过了曲线的内曲点后即可停止测量。分别取参考品及阴性对照（牛白蛋白-巴比妥缓冲液）0.9ml，自"加敏化红细胞悬液 0.1ml"起，同法操作。按公式（1）分别计算出参考品、供试品和阴性对照曲线斜率。按公式（2）计算供试品激活补体的功能指数（I_{Fc}），应不低于国家参考品活性的 60%。

$$S' = \frac{S_{exp}}{A_s} \tag{1}$$

$$I_{Fc} = \frac{S_s' - S_c'}{S_r' - S_c'} \times 100\% \tag{2}$$

式中　S' 为用 A_s 修正 S_{exp} 得到的曲线斜率；

A_s 分别为供试品、参考品、阴性对照在波长 541nm 处测定的起始吸光度；

S_{exp} 分别为根据供试品、参考品及阴性对照各自的溶血反应动力学曲线分别计算出的相邻 3 点间的曲线最大斜率；

I_{Fc} 为供试品激活补体的功能指数；

S_s' 为供试品曲线斜率；

S_r' 为参考品曲线斜率；

S_c' 为阴性对照曲线斜率。

3515　抗人 T 细胞免疫球蛋白效价测定法（E 玫瑰花环形成抑制试验）

本法系依据抗人 T 细胞免疫球蛋白与人淋巴细胞 E 受体结合后，可阻止绵羊红细胞与淋巴细胞 E 受体特异性结合，根据其结合抑制率测定供试品抗人 T 淋巴细胞免疫球蛋白效价。

试剂　（1）淋巴细胞分离液（Ficoll's 液）。

（2）Hank's 液。

（3）20%胎牛血清 Hank's 液　试验当天取适量灭菌的 Hank's 液，加入经 56℃、30 分钟灭能及羊红细胞吸收过的胎牛血清，配成 20%浓度。用 0.5mol/L 碳酸氢钠溶液或稀盐酸调 pH 值至 7.2～7.4。

（4）1%羊红细胞悬液　颈静脉采羊血于 Alsever's 液中，可保存 2 周。试验前取适量羊红细胞用生理氯化钠溶液洗 3 次，用 20%胎牛血清 Hank's 液配成 1%羊红细胞悬液。

（5）淋巴细胞悬液　取肝素抗凝新鲜人静脉血加等量生理氯化钠溶液混匀后，缓慢加至等量淋巴细胞分离液液面上，以每分钟 2000 转离心 20 分钟，吸出淋巴细胞层细胞，加适量生理氯化钠溶液清洗，以每分钟 1200 转离心 10 分钟，弃上清液，沉淀加入适量 20%胎牛血清 Hank's 液，摇匀，为淋巴细胞原液；用 1%醋酸蓝液将淋巴细胞原液稀释 20 倍，镜检计数淋巴细胞。根据计数结果，用 20%胎牛血清 Hank's 液将淋巴细胞原液稀释成每 1ml 含 5×10^6 个淋巴细胞，即为淋巴细胞悬液。

供试品溶液的制备　根据供试品效价，用 20%胎牛血清 Hank's 液将供试品稀释至几个适宜浓度。

测定法　取供试品溶液 100μl，加入淋巴细胞悬液 100μl，摇匀，置 37℃ 水浴 30 分钟；加入 1%羊红细胞悬液 100μl，混匀，室温放置 15 分钟。以每分钟 500 转离心 5 分钟后置 2～8℃过夜，每稀释度供试品溶液做 2 管。次日取出各管，加入当天稀释的 0.2%台盼蓝溶液 100μl，轻轻摇匀，镜检计数 E 玫瑰花环形成率（%）。取 20%胎牛血清 Hank's 液 100μl，加入淋巴细胞悬液 100μl，自"摇匀，置 37℃ 水浴 30 分钟"起，同法操作，作对照组。计算 E 玫瑰花环抑制率（%），以 E 玫瑰花环抑制率在 25%以上的供试品的最高稀释倍数为 E 玫瑰花环抑制效价。

3516　抗人 T 细胞免疫球蛋白效价测定法（淋巴细胞毒试验）

本法系依据抗人 T 细胞免疫球蛋白与人淋巴细胞结合，在补体存在下破坏淋巴细胞，根据淋巴细胞死亡率测定供试品抗人 T 细胞免疫球蛋白效价。

试剂　（1）淋巴细胞分离液（Ficoll's 液）。

（2）Hank's 液。

（3）20%胎牛血清 Hank's 液　试验当天取适量经消毒保存的 Hank's 液，加入经 56℃、30 分钟灭能的胎牛血清，配成 20%浓度。用 0.5mol/L 碳酸氢钠溶液或稀盐酸调 pH 值至 7.2～7.4。

（4）淋巴细胞悬液　取肝素抗凝新鲜人静脉血加等量生理氯化钠溶液混匀后，缓慢加至等量淋巴细胞分离液液面上，以每分钟 2000 转离心 20 分钟，吸出淋巴细胞层细胞，加适量生理氯化钠溶液清洗，以每分钟 1200 转离心 10 分钟，弃上清液，沉淀加入适量 20%胎牛血清 Hank's 液，摇匀，为淋巴细胞原液；用 1%醋酸蓝液将淋巴细胞原液稀释 20 倍，镜检计数淋巴细胞。根据计数结果，用 20%胎牛血清 Hank's 液将淋巴细胞原液稀释成每 1ml 含

5×10^6 个淋巴细胞,即为淋巴细胞悬液。

(5) 补体　采用正常家兔血清。作补体用的兔血清应对试验用的靶细胞无明显的毒性,因此家兔血清要预先进行选择,方法如下:取淋巴细胞悬液 0.05ml,加 1：5 稀释的家兔血清 0.05ml,置 37℃、1 小时后,加 0.5％台盼蓝生理氯化钠溶液 0.05ml,置 37℃、5 分钟后镜检计数淋巴细胞,死亡细胞率在 10％以下者方可作补体用。

(6) 0.5％台盼蓝生理氯化钠溶液。

(7) 2.5％戊二醛溶液(用 Hank's 液稀释)。

供试品溶液的制备　根据供试品效价,用 20％胎牛血清 Hank's 液将供试品稀释至几个适宜浓度。

阳性对照溶液的制备　将经人 T 淋巴细胞免疫的猪血浆或兔血清在 60℃加热 10 分钟后,用生理氯化钠溶液稀释 10 倍。

阴性对照溶液的制备　将正常猪血浆或兔血清在 60℃加热 10 分钟后,用生理氯化钠溶液稀释 10 倍。

测定法　取供试品溶液 0.05ml,加淋巴细胞悬液 0.05ml,置 37℃、1 小时,加 1：5 稀释的家兔血清 0.05ml,置 37℃、30 分钟后加 0.5％台盼蓝生理氯化钠溶液 0.05ml,置 37℃、5 分钟,立即镜检计数淋巴细胞,计算死亡细胞率,一般数 100 个淋巴细胞。取阳性对照溶液 0.05ml,加淋巴细胞悬液 0.05ml,自"置 37℃、1 小时"起,同法操作,作阳性对照。取阴性对照溶液 0.05ml,加淋巴细胞悬液 0.05ml,自"置 37℃、1 小时"起,同法操作,作阴性对照。

结果判定　阳性对照组的死亡淋巴细胞率大于 20％,且阴性对照组的死亡淋巴细胞率小于 10％,试验成立。以(＋)为判定终点,出现(＋)供试品的最高稀释度为该供试品的淋巴细胞毒效价。

【附注】(1) 试验组死亡淋巴细胞率

小于 10％(－)	41％～60％(＋＋)
10％～20％(±)	61％～80％(＋＋＋)
21％～40％(＋)	不低于 81％(＋＋＋＋)

(2) 如供试品较多或来不及看结果时,为避免试验误差,可在抗原、抗体、补体作用后加 0.5％台盼蓝生理氯化钠溶液 0.05ml,置 37℃、5 分钟后,立即加 2.5％戊二醛溶液 0.05ml,留待适当时候镜检;或先加 2.5％戊二醛溶液 0.05ml,室温放置 10 分钟后,加入 0.5％台盼蓝生理氯化钠溶液 0.05ml,置 37℃,5 分钟后留待适当时候镜检。

3517　人凝血因子Ⅱ效价
测定法(一期法)

本法系用人凝血因子Ⅱ缺乏血浆为基质血浆,采用一期法测定供试品人凝血因子Ⅱ效价。

试剂　(1) 稀释液　称取巴比妥钠 11.75g、氯化钠

14.67g,溶于适量水中,用 1mol/L 盐酸溶液调 pH 值至 7.3,再加水稀释至 2000ml。临用前,加适量 20％人血白蛋白至终浓度为 1％。

(2) 含钙促凝血酶原激酶(Thromboplastin)。

(3) 人凝血因子Ⅱ缺乏血浆　人凝血因子Ⅱ含量低于 1％的人血浆或人工基质血浆。

人凝血因子Ⅱ标准品溶液的制备　用人凝血因子Ⅱ缺乏血浆或生理氯化钠溶液将标准品稀释成每 1ml 含 1IU 凝血因子Ⅱ,再用稀释液分别做 10 倍、20 倍、40 倍和 80 倍稀释,置冰浴备用。

供试品溶液的制备　用人凝血因子Ⅱ缺乏血浆或生理氯化钠溶液将供试品稀释成每 1ml 约含 1IU 凝血因子Ⅱ,再用稀释液做 10 倍、20 倍或 40 倍稀释,置冰浴待用。

测定法　量取供试品溶液 0.1ml,加人凝血因子Ⅱ缺乏血浆 0.1ml,混匀,置 37℃水浴中保温一定时间(一般 3 分钟),然后加入已预热至 37℃的含钙促凝血酶原激酶溶液 0.2ml,记录凝固时间。

用不同稀释度的人凝血因子Ⅱ标准品溶液 0.1ml 替代供试品溶液,同法操作。

以人凝血因子Ⅱ标准品溶液效价(IU/ml)的对数对其相应的凝固时间(秒)的对数作直线回归,求得直线回归方程,计算供试品溶液人凝血因子Ⅱ效价,再乘以稀释倍数,即为供试品人凝血因子Ⅱ效价(IU/ml)。

【附注】(1) 直线回归相关系数应不低于 0.98。

(2) 测定时要求每个稀释度平行测定 2 管,2 管之差不得超过均值 10％,否则重测。

(3) 直接与标准品、供试品和血浆接触的器皿应为塑料制品或硅化玻璃制品。

(4) 采用全自动凝血仪操作,按仪器使用说明书进行。

3518　人凝血因子Ⅶ效价
测定法(一期法)

本法系用人凝血因子Ⅶ缺乏血浆为基质血浆,采用一期法测定供试品人凝血因子Ⅶ效价。

试剂　(1) 稀释液　称取巴比妥钠 11.75g、氯化钠 14.67g,溶于适量水中,用 1mol/L 盐酸溶液调 pH 值至 7.3,再加水至 2000ml。临用前加适量 20％人血白蛋白至终浓度为 1％。

(2) 含钙促凝血酶原激酶(Thromboplastin)。

(3) 人凝血因子Ⅶ缺乏血浆　人凝血因子Ⅶ含量低于 1％的人血浆或人工基质血浆。

人凝血因子Ⅶ标准品溶液的制备　用人凝血因子Ⅶ缺乏血浆或生理氯化钠溶液将标准品稀释成每 1ml 含 1IU 凝血因子Ⅶ,再用稀释液分别做 10 倍、20 倍、40 倍和 80 倍稀释,置冰浴备用。

供试品溶液的制备　用人凝血因子Ⅶ缺乏血浆或生理氯化钠溶液将供试品稀释成每 1ml 约含 1IU 凝血因子Ⅶ，再用稀释液做 10 倍、20 倍或 40 倍稀释，置冰浴待用。

测定法　量取供试品溶液 0.1ml，加人凝血因子Ⅶ缺乏血浆 0.1ml，混匀，置 37℃水浴保温一定时间（一般 3 分钟），然后加入已预热至 37℃的含钙促凝血酶原激酶溶液 0.2ml，记录凝固时间。

用不同稀释度的人凝血因子Ⅶ标准品溶液 0.1ml 替代供试品溶液，同法操作。

以人凝血因子Ⅶ标准品溶液效价（IU/ml）的对数对其相应的凝固时间（秒）的对数作直线回归，求得直线回归方程，计算供试品溶液人凝血因子Ⅶ效价，再乘以稀释倍数，即为供试品人凝血因子Ⅶ效价（IU/ml）。

【附注】（1）直线回归相关系数应不低于 0.98。

（2）测定时要求每个稀释度平行测定 2 管，2 管之差不得超过均值 10%，否则重测。

（3）直接与标准品、供试品和血浆接触的器皿应为塑料制品或硅化玻璃制品。

（4）采用全自动凝血仪操作，按仪器使用说明书进行。

3519　人凝血因子Ⅸ效价
测定法（一期法）

本法系用人凝血因子Ⅸ缺乏血浆为基质血浆，采用一期法测定供试品人凝血因子Ⅸ效价。

试剂　（1）3.8%枸橼酸钠溶液　称取无水枸橼酸钠 9.5g，加水溶解并稀释至 250ml。

（2）咪唑缓冲液（pH 7.3）　称取咪唑 0.68g、氯化钠 1.17g，溶于 100ml 水中，加入 0.1mol/L 盐酸溶液 42.2ml，再加水稀释至 200ml，即得。

（3）稀释液　取 1 体积的 3.8%枸橼酸钠加入 5 体积咪唑缓冲液，混合，加适量 20%人血白蛋白至终浓度为 1%。

（4）激活的部分凝血活酶（APTT）试剂。

（5）人凝血因子Ⅸ缺乏血浆　为人凝血因子Ⅸ含量低于 1%的人血浆或人工基质血浆。

（6）生理氯化钠溶液。

（7）0.05mol/L 氯化钙溶液　称取氯化钙（$CaCl_2 \cdot 2H_2O$）147g，加水溶解并稀释至 1000ml，配制成 1mol/L 氯化钙贮存液。临用前，用水稀释 20 倍，配制成 0.05mol/L 氯化钙溶液。

人凝血因子Ⅸ标准品溶液的制备　用人凝血因子Ⅸ缺乏血浆或生理氯化钠溶液将标准品稀释成每 1ml 含 1IU 凝血因子Ⅸ，再用稀释液分别做 10 倍、20 倍、40 倍和 80 倍稀释，置冰浴待用。

供试品溶液的制备　若供试品中含有肝素，先用硫酸

鱼精蛋白中和供试品中的肝素。测定时先用人凝血因子Ⅸ缺乏血浆或生理氯化钠溶液稀释成每 1ml 约含 1IU 凝血因子Ⅸ，再用稀释液做 10 倍、20 倍或 40 倍稀释，置冰浴待用。

测定法　取激活的部分凝血活酶试剂 0.1ml，置 37℃水浴中保温一定时间（一般 4 分钟），加人凝血因子Ⅸ缺乏血浆 0.1ml、供试品溶液 0.1ml，混匀，置 37℃水浴中保温一定时间（一般 5 分钟），加入已预热至 37℃的 0.05mol/L 氯化钙溶液 0.1ml，记录凝固时间。

用不同稀释度的人凝血因子Ⅸ标准品溶液 0.1ml 替代供试品溶液，同法操作。

以人凝血因子Ⅸ标准品溶液效价（IU/ml）的对数对其相应的凝固时间（秒）的对数作直线回归，求得直线回归方程，计算供试品溶液人凝血因子Ⅸ效价，再乘以稀释倍数，即为供试品人凝血因子Ⅸ效价（IU/ml）。

【附注】（1）直线回归相关系数应不低于 0.98。

（2）测定时要求每个稀释度平行测定 2 管，2 管之差不得超过均值 10%，否则重测。

（3）直接与标准品、供试品和血浆接触的器皿应为塑料制品或硅化玻璃制品。

（4）采用全自动凝血仪操作，按仪器使用说明书进行。

3520　人凝血因子Ⅹ效价
测定法（一期法）

本法系用人凝血因子Ⅹ缺乏血浆为基质血浆，采用一期法测定供试品人凝血因子Ⅹ效价。

试剂　（1）稀释液　称取巴比妥钠 11.75g、氯化钠 14.67g，溶于适量水中，用 1mol/L 盐酸溶液调 pH 值至 7.3，再加水稀释至 2000ml。临用前加适量 20%人血白蛋白至终浓度为 1%。

（2）含钙促凝血酶原激酶（Thromboplastin）。

（3）人凝血因子Ⅹ缺乏血浆　人凝血因子Ⅹ含量低于 1%的人血浆或人工基质血浆。

人凝血因子Ⅹ标准品溶液的制备　用人凝血因子Ⅹ缺乏血浆或生理氯化钠溶液将标准品稀释成每 1ml 含 1IU 凝血因子Ⅹ，再用稀释液分别做 10 倍、20 倍、40 倍和 80 倍稀释，置冰浴备用。

供试品溶液的制备　用人凝血因子Ⅹ缺乏血浆或生理氯化钠溶液将供试品稀释成每 1ml 约含 1IU 凝血因子Ⅹ，再用稀释液做 10 倍和 20 倍或 40 倍稀释，置冰浴待用。

测定法　取供试品溶液 0.1ml，加人凝血因子Ⅹ缺乏血浆 0.1ml，混匀，置 37℃水浴中保温一定时间（一般 3 分钟），然后加入已预热至 37℃的含钙促凝血酶原激酶溶液 0.2ml，记录凝固时间。

用不同稀释度的人凝血因子Ⅹ标准品溶液 0.1ml 替代

供试品溶液，同法操作。

以人凝血因子 X 标准品溶液效价（IU/ml）的对数对其相应的凝固时间（秒）的对数作直线回归，求得直线回归方程，计算供试品溶液人凝血因子 X 效价，再乘以稀释倍数，即为供试品人凝血因子 X 效价（IU/ml）。

【附注】（1）直线回归相关系数应不低于 0.98。

（2）测定时要求每个稀释度平行测定 2 管，2 管之差不得超过均值 10%，否则重测。

（3）直接与标准品、供试品和血浆接触的器皿应为塑料制品或硅化玻璃制品。

（4）采用全自动凝血仪操作，按仪器使用说明书进行。

3521　人凝血因子Ⅷ效价测定法（一期法）

本法系用人凝血因子Ⅷ缺乏血浆为基质血浆，采用一期法测定供试品人凝血因子Ⅷ效价。

试剂　（1）3.8% 枸橼酸钠溶液　称取无水枸橼酸钠 9.5g，加水溶解并稀释至 250ml。

（2）咪唑缓冲液（pH 7.3）　称取咪唑 0.68g 和氯化钠 1.17g，加水使溶解成 100ml，加入 0.1mol/L 盐酸溶液 42.2ml，再加水稀释至 200ml，即得。

（3）稀释液　取 1 体积的 3.8% 枸橼酸钠加入 5 体积咪唑缓冲液混合，加适量 20% 人血白蛋白至终浓度为 1%。

（4）激活的部分凝血活酶（APTT）试剂。

（5）人凝血因子Ⅷ缺乏血浆　为人凝血因子Ⅷ含量低于 1% 的人血浆或人工基质血浆。

（6）0.05mol/L 氯化钙溶液　称取氯化钙（CaCl$_2$·2H$_2$O）147g，加水溶解并稀释至 1000ml，配制成 1mol/L 氯化钙贮存液。用前用水稀释 20 倍，配制成 0.05mol/L 氯化钙溶液。

人凝血因子Ⅷ标准品溶液的制备　用人凝血因子Ⅷ缺乏血浆或生理氯化钠溶液将标准品稀释成每 1ml 含 1IU 凝血因子Ⅷ，再用稀释液分别做 10 倍、20 倍、40 倍和 80 倍稀释，置冰浴待用。

供试品溶液的制备　用人凝血因子Ⅷ缺乏血浆或生理氯化钠溶液将供试品稀释成每 1ml 约含 1IU 凝血因子Ⅷ，再用稀释液做 10 倍和 20 倍或 40 倍稀释，置冰浴待用。

测定法　取激活的部分凝血活酶试剂 0.1ml，置 37℃ 水浴保温一定时间（一般 4 分钟），加人凝血因子Ⅷ缺乏血浆 0.1ml、供试品溶液 0.1ml，混匀，置 37℃ 水浴中保温一定时间（一般 5 分钟），加入已预热至 37℃ 的 0.05mol/L 氯化钙溶液 0.1ml，记录凝固时间。

用不同稀释度的人凝血因子Ⅷ标准品溶液 0.1ml 替代供试品溶液，同法操作。

以人凝血因子Ⅷ标准品溶液效价（IU/ml）的对数对其相应的凝固时间（秒）的对数作直线回归，求得直线回归方程。计算供试品溶液人凝血因子Ⅷ效价，再乘以稀释倍数，即为供试品人凝血因子Ⅷ效价（IU/ml）。

【附注】（1）直线回归相关系数应不低于 0.98。

（2）测定时要求每个稀释度平行测定 2 管，2 管之差不得超过均值 10%，否则重测。

（3）直接与标准品、供试品和血浆接触的器皿应为塑料制品或硅化玻璃制品。

（4）采用全自动凝血仪操作，按仪器使用说明书进行。

3522　重组人促红素体内生物学活性测定法（网织红细胞法）

本法系依据人促红素（EPO）可刺激网织红细胞生成的作用，给小鼠皮下注射 EPO 后，其网织红细胞数量随 EPO 注射剂量的增加而升高。利用网织红细胞数对红细胞数的比值变化，通过剂量反应平行线法检测 EPO 体内生物学活性。

试剂　（1）乙二胺四乙酸二钾抗凝剂　称取乙二胺四乙酸二钾 100mg，加生理氯化钠溶液 10ml 溶解，混匀，使用时新鲜配制。

（2）稀释液　称取 0.1g 牛血清白蛋白，加生理氯化钠溶液溶解并稀释至 100ml，即得。

标准品溶液的制备　按标准品说明书，将 EPO 标准品复溶，用稀释液将 EPO 标准品稀释成高、中、低 3 个剂量 EPO 标准品溶液。

供试品溶液的制备　用稀释液将供试品稀释成高、中、低 3 个剂量与 EPO 标准品溶液单位相近的供试品溶液。

测定法　按低、中、高（如 10IU/鼠、20IU/鼠、40IU/鼠）3 个剂量组，分别给近交系 6~8 周龄小鼠（雌性 BALB/C 小鼠）或 B6D2F1 小鼠皮下注射 EPO 标准品及供试品溶液，每组至少 4 只，每鼠注射量为不大于 0.5ml。在注射后的第 4 天从小鼠眼眶采血 3~4 滴，置于预先加入 200μl 乙二胺四乙酸二钾抗凝剂的采血管中。取抗凝血，用全自动网织红细胞分析仪计数每只小鼠血液中的网织红细胞数对红细胞总数的比值（Ret%）。按注射剂量（IU）对 Ret% 的量反应平行线测定法（通则 1431）计算供试品体内生物学活性。

3523　干扰素生物学活性测定法

第一法　细胞病变抑制法

本法系依据干扰素可以保护人羊膜细胞（WISH）免受水泡性口炎病毒（VSV）破坏的作用，用结晶紫对存活的 WISH 细胞染色，在波长 570nm 处测定其吸光度，可得到干扰素对 WISH 细胞的保护效应曲线，以此测定干扰素生物学活性。

试剂 （1）MEM 或 RPMI 1640 培养液　取 MEM 或 RPMI 1640 培养基粉末 1 袋（规格为 1L），加水溶解并稀释至 1000ml，加青霉素 10^5 IU 和链霉素 10^5 IU，再加碳酸氢钠 2.1g，溶解后，混匀，除菌过滤，4℃保存。

（2）完全培养液　量取新生牛血清 10ml，加 MEM 或 RPMI 1640 培养液 90ml。4℃保存。

（3）测定培养液　量取新生牛血清 7ml，加 MEM 或 RPMI 1640 培养液 93ml。4℃保存。

（4）攻毒培养液　量取新生牛血清 3ml，加 MEM 或 RPMI 1640 培养液 97ml。4℃保存。

（5）消化液　称取乙二胺四乙酸二钠 0.2g、氯化钠 8.0g、氯化钾 0.2g、磷酸氢二钠 1.152g、磷酸二氢钾 0.2g，加水溶解并稀释至 1000ml，经 121℃、15 分钟灭菌。

（6）染色液　称取结晶紫 50mg，加无水乙醇 20ml 溶解后，加水稀释至 100ml，即得。

（7）脱色液　量取无水乙醇 50ml、醋酸 0.1ml，加水稀释至 100ml。

（8）PBS　称取氯化钠 8.0g、氯化钾 0.20g、磷酸氢二钠 1.44g、磷酸二氢钾 0.24g，加水溶解并稀释至 1000ml，经 121℃、15 分钟灭菌。

标准品溶液的制备　取人干扰素生物学活性测定的国家标准品，按说明书复溶后，用测定培养液稀释至每 1ml 含 1000IU。在 96 孔细胞培养板中，做 4 倍系列稀释，共 8 个稀释度，每个稀释度做 2 孔。在无菌条件下操作。

供试品溶液的制备　将供试品按标示量溶解后，用测定培养液稀释成每 1ml 约含 1000IU。在 96 孔细胞培养板中，做 4 倍系列稀释，共 8 个稀释度，每个稀释度做 2 孔。在无菌条件下操作。

测定法　使 WISH 细胞在培养基中贴壁生长。按 (1:2)～(1:4) 传代，每周 2～3 次，于完全培养液中生长。取培养的细胞弃去培养液，用 PBS 洗 2 次后消化和收集细胞，用完全培养液配制成每 1ml 含 2.5×10^5～3.5×10^5 个细胞的细胞悬液，接种于 96 孔细胞培养板中，每孔 100μl，于 37℃、5%二氧化碳条件下培养 4～6 小时；将配制完成的标准品溶液和供试品溶液移入接种 WISH 细胞的培养板中，每孔加入 100μl，于 37℃、5%二氧化碳条件下培养 18～24 小时；弃去细胞培养板中的上清液，将保存的水泡性口炎病毒（VSV，−70℃保存）用攻毒培养液稀释至约 100CCID$_{50}$，每孔 100μl，于 37℃、5%二氧化碳条件下培养 24 小时（镜检标准品溶液的 50%病变点在 1IU/ml）；然后弃去细胞培养板中的上清液，每孔加入染色液 50μl，室温放置 30 分钟后，用流水小心冲去染色液，并吸干残留水分，每孔加入脱色液 100μl，室温放置

3～5 分钟。混匀后，用酶标仪以 630nm 为参比波长，在波长 570nm 处测定吸光度，记录测定结果。

试验数据采用计算机程序或四参数回归计算法进行处理，并按下式计算结果：

$$供试品生物学活性（IU/ml） = P_r \times \frac{D_s \times E_s}{D_r \times E_r}$$

式中　P_r 为标准品生物学活性，IU/ml；

　　　D_s 为供试品预稀释倍数；

　　　D_r 为标准品预稀释倍数；

　　　E_s 为供试品相当于标准品半效量的稀释倍数；

　　　E_r 为标准品半效量的稀释倍数。

注：显色方法也可采用经等效验证的其他显色方法。

第二法　报告基因法（适用于Ⅰ型干扰素）

本法系将含有干扰素刺激反应元件和荧光素酶基因的质粒转染到 HEK293 细胞中，构建细胞系 HEK293puro ISRE-Luc，作为生物学活性测定细胞，当Ⅰ型干扰素与细胞膜上的受体结合后，通过信号转导，激活干扰素刺激反应元件，启动荧光素酶的表达，表达量与干扰素的生物学活性成正相关，加入细胞裂解液和荧光素酶底物后，测定其发光强度，以此测定Ⅰ型干扰素生物学活性。

试剂 （1）完全培养液　MEM 培养液，含有 2mmol/L 的 L-谷氨酰胺，1mmol/L 的丙酮酸钠，0.01mg/L 的非必需氨基酸，2μg/ml 的嘌呤霉素，100U/ml 的青霉素，100μg/ml 的链霉素，10%的胎牛血清。4℃保存。

（2）测定培养液　除不含嘌呤霉素外，其他成分与完全培养液相同。4℃保存。

（3）PBS　取氯化钠 8.0g、氯化钾 0.20g、磷酸氢二钠 1.44g、磷酸二氢钾 0.24g，加水溶解并稀释至 1000ml，经 121℃、15 分钟灭菌。

（4）消化液　称取乙二胺四乙酸二钠 0.2g、胰酶 2.5g，用 PBS 溶解并稀释至 1000ml，除菌过滤。4℃保存。

（5）荧光素酶报告基因检测试剂盒　包括细胞裂解液、荧光素酶底物等。

标准品溶液的制备　取重组人干扰素生物学活性测定国家标准品，按说明书复溶后，用测定培养液稀释至每 1ml 约含 10 000IU。在 96 孔细胞培养板中，做 4 倍系列稀释，共 8 个稀释度，每个稀释度做 2 孔。在无菌条件下操作。

供试品溶液的制备　将供试品按标示量溶解后，用测定培养液稀释成每 1ml 约含 10 000IU。在 96 孔细胞培养板中，做 4 倍系列稀释，共 8 个稀释度，每个稀释度做 2 孔。在无菌条件下操作。

测定法　使 HEK293puroISRE-Luc 细胞在完全培养液中贴壁生长。按 1:4 传代，每周 2～3 次，于完全培养液中生长。取培养的细胞弃去培养液，用 PBS 洗 1 次后消化和收集细胞，用测定培养液配制成每 1ml 含 $3.5 \times$

$10^5 \sim 4.5 \times 10^5$ 个细胞的细胞悬液。将配制完成的标准品溶液和供试品溶液移入可用于细胞培养和化学发光酶标仪测定的 96 孔细胞培养板中，每孔加入 $100\mu l$，然后将上述细胞悬液接种于同一 96 孔细胞培养板中，每孔 $100\mu l$。于 37℃、5％二氧化碳条件下培养 18～24 小时。小心吸净 96 孔细胞培养板中的上清液，按荧光素酶报告基因检测试剂盒说明书加入细胞裂解液和荧光素酶底物，用化学发光酶标仪测定发光强度，记录测定结果。

试验数据采用计算机程序或四参数回归计算法进行处理，并按下式计算试验结果：

$$供试品生物学活性 （IU/ml） = P_r \times \dfrac{D_s \times E_s}{D_r \times E_r}$$

式中　P_r 为标准品生物学活性，IU/ml；

D_s 为供试品预稀释倍数；

D_r 为标准品预稀释倍数；

E_s 为供试品相当于标准品半效量的稀释倍数；

E_r 为标准品半效稀释倍数。

3524　重组人白介素-2 生物学活性测定法

（CTLL-2 细胞/MTT 比色法）

本法系依据在不同白介素-2(IL-2)的浓度下，其细胞依赖株 CTLL-2 细胞存活率不同，以此检测 IL-2 的生物学活性。

试剂　（1）RPMI 1640 培养液　取 RPMI 1640 培养基粉末 1 袋（规格为 1L），加水溶解并稀释至 1000ml，加青霉素 10^5 IU 和链霉素 10^5 IU，再加碳酸氢钠 2.1g，溶解后，混匀，除菌过滤，4℃保存。

（2）基础培养液　量取新生牛血清（FBS）10ml，加 RPMI 1640 培养液 90ml。4℃保存。

（3）完全培养液　量取基础培养液 100ml，加重组人白介素-2 至终浓度为每 1ml 含 400～800IU。4℃保存。

（4）PBS　称取氯化钠 8.0g、氯化钾 0.20g、磷酸氢二钠 1.44g、磷酸二氢钾 0.24g，加水溶解并稀释至 1000ml，经 121℃、15 分钟灭菌。

（5）噻唑蓝（MTT）溶液　称取 MTT 0.1g，加 PBS 溶解并稀释至 20ml，经 $0.22\mu m$ 滤膜过滤除菌。4℃避光保存。

（6）裂解液　15％十二烷基硫酸钠溶液，使用期限不得超过 12 个月。

CTLL-2 细胞　应为偏酸性、略微浑浊液体，传代后 48～60 小时用于重组人白介素-2 生物学活性测定。

标准品溶液的制备　取重组人白介素-2 生物学活性测定的国家标准品，按使用说明书复溶后，用基础培养液稀释至每 1ml 含 200IU。在 96 孔细胞培养板中，做 2 倍系列稀释，共 8 个稀释度，每个稀释度做 2 孔。每孔分别留

留 $50\mu l$ 标准品溶液，弃去孔中多余溶液。以上操作在无菌条件下进行。

供试品溶液的制备　将供试品按标示量复溶后，用基础培养液稀释成每 1ml 约含 200IU。在 96 孔细胞培养板中，做 2 倍系列稀释，共 8 个稀释度，每个稀释度做 2 孔。每孔分别留 $50\mu l$ 供试品溶液，弃去孔中多余溶液。以上操作在无菌条件下进行。

测定法　CTLL-2 细胞用完全培养液于 37℃、5％二氧化碳条件下培养至足够量，离心收集 CTLL-2 细胞，用 RPMI 1640 培养液洗涤 3 次，然后重悬于基础培养液中配制成每 1ml 含 6.0×10^5 个细胞的细胞悬液，于 37℃、5％二氧化碳条件下备用。在加有标准品溶液和供试品溶液的 96 孔细胞培养板中，每孔加入细胞悬液 $50\mu l$，于 37℃、5％二氧化碳条件下培养 18～24 小时；然后每孔加入 MTT 溶液 $20\mu l$，于 37℃、5％二氧化碳条件下培养 4～6 小时后，每孔加入裂解液 $150\mu l$，于 37℃、5％二氧化碳条件下保温 18～24 小时。以上操作均在无菌条件下进行。混匀细胞板中的液体，放入酶标仪，以 630nm 为参比波长，在波长 570nm 处测定吸光度，记录测定结果。

试验数据采用计算机程序或四参数回归计算法进行处理，并按下式计算结果：

$$供试品生物学活性 （IU/ml） = P_r \times \dfrac{D_s \times E_s}{D_r \times E_r}$$

式中　P_r 为标准品生物学活性，IU/ml；

D_s 为供试品预稀释倍数；

D_r 为标准品预稀释倍数；

E_s 为供试品相当于标准品半效量的稀释倍数；

E_r 为标准品半效量的稀释倍数。

注：显色方法也可采用经等效验证的其他显色方法。

3525　重组人粒细胞刺激因子 生物学活性测定法

（NFS-60 细胞/MTT 比色法）

本法系依据小鼠骨髓白血病细胞（NFS-60 细胞）的生长状况因重组人粒细胞刺激因子（G-CSF）生物学活性的不同而不同，以此检测 G-CSF 的生物学活性。

试剂　（1）RPMI 1640 培养液　取 RPMI 1640 培养基粉末 1 袋（规格为 1L），加水溶解并稀释至 1000ml，加青霉素 10^5 IU 和链霉素 10^5 IU，再加碳酸氢钠 2.1g，溶解后，混匀，除菌过滤，4℃保存。

（2）基础培养液　量取新生牛血清 100ml，加入 RPMI 1640 培养液 900ml 中。4℃保存。

（3）完全培养液　基础培养液中加入重组人粒细胞刺激因子至最终浓度为每 1ml 含 10～20ng。

（4）PBS　称取氯化钠 8g、氯化钾 0.2g、磷酸氢二钠 1.44g、磷酸二氢钾 0.24g，加水溶解并稀释至 1000ml，

经 121℃、15 分钟灭菌。

（5）噻唑蓝（MTT）溶液　称取 MTT 粉末 0.10g，溶于 PBS 20ml 中，配制成每 1ml 含 5.0mg 的溶液，经 0.22μm 滤膜过滤除菌。4℃避光保存。

（6）裂解液　量取盐酸 14ml、Triton X-100 溶液 50ml，加异丙醇，配制成 500ml 的溶液。室温避光保存。

标准品溶液的制备　取重组人粒细胞刺激因子生物学活性测定标准品，按说明书复溶后，用基础培养液稀释至每 1ml 含 50～300IU。在 96 孔细胞培养板中，做 2 倍系列稀释，共 8 个稀释度，每个稀释度做 2 孔，每孔分别留 50μl 标准品溶液，弃去孔中多余溶液。以上操作在无菌条件下进行。

供试品溶液的制备　将供试品按标示量复溶后，用基础培养液稀释成每 1ml 含 50～300IU。在 96 孔细胞培养板中，做 2 倍系列稀释，共 8 个稀释度，每个稀释度做 2 孔，每孔分别留 50μl 供试品溶液，弃去孔中多余溶液。以上操作在无菌条件下进行。

测定法　NFS-60 细胞株用完全培养液于 37℃、5% 二氧化碳条件下培养，控制细胞浓度为每 1ml 含 $1.0 \times 10^5 \sim 4.0 \times 10^5$ 个细胞，传代后 24～36 小时用于生物学活性测定。将试验所用溶液预温至 37℃。取足量 NFS-60 细胞培养物，离心收集 NFS-60 细胞，用 RPMI 1640 培养液洗涤 3 次，然后重悬于基础培养液配成每 1ml 含 2.0×10^5 个细胞的细胞悬液，置 37℃备用。在加有标准品溶液和供试品溶液的 96 孔细胞培养板中每孔加入细胞悬液 50μl，于 37℃、5% 二氧化碳条件下培养 40～48 小时。每孔加入 MTT 溶液 20μl，于 37℃、5% 二氧化碳条件下培养 5 小时。以上操作在无菌条件下进行。每孔加入裂解液 100μl，混匀后，放入酶标仪，以 630nm 为参比波长，在波长 570nm 处测定吸光度，记录测定结果。

试验数据采用计算机程序或四参数回归计算法进行处理，并按下式计算结果：

$$供试品生物学活性（IU/ml）= P_r \times \frac{D_s \times E_s}{D_r \times E_r}$$

式中　P_r 为标准品生物学活性，IU/ml；

D_s 为供试品预稀释倍数；

D_r 为标准品预稀释倍数；

E_s 为供试品相当于标准品半效量的稀释倍数；

E_r 为标准品半效量的稀释倍数。

注：显色方法也可采用经等效验证的其他显色方法。

3526　重组人粒细胞巨噬细胞刺激因子生物学活性测定法
（TF-1 细胞/MTT 比色法）

本法系依据人红细胞白血病细胞（简称 TF-1 细胞）

的生长状况因重组人粒细胞巨噬细胞刺激因子（GM-CSF）生物学活性的不同而不同，以此检测 GM-CSF 的生物学活性。

试剂　（1）RPMI 1640 培养液　取 RPMI 1640 培养基粉末 1 袋（规格为 1L），加水溶解并稀释至 1000ml，加青霉素 10^5 IU 和链霉素 10^5 IU，再加碳酸氢钠 2.1g，溶解后，混匀，除菌过滤，4℃保存。

（2）基础培养液　量取新生牛血清 100ml，加入 RPMI 1640 培养液 900ml 中。4℃保存。

（3）完全培养液　基础培养液加重组人粒细胞巨噬细胞刺激因子至终浓度为每 1ml 约含 5.0ng 或每 1ml 约含 80IU。

（4）PBS　称取氯化钠 8g，氯化钾 0.2g，磷酸氢二钠 1.44g，磷酸二氢钾 0.24g，加水溶解并稀释至 1000ml，经 121℃、15 分钟灭菌。

（5）噻唑蓝（MTT）溶液　称取 MTT 粉末 0.10g，溶于 PBS 20ml 中，配制成每 1ml 含 5mg 的溶液，经 0.22μm 滤膜过滤除菌。4℃避光保存。

（6）裂解液　量取盐酸 14ml，Triton X-100 溶液 50ml，加异丙醇配制成 500ml 的溶液。

标准品溶液的制备　取重组人粒细胞巨噬细胞刺激因子标准品，按说明书复溶后，用基础培养液稀释至每 1ml 含 10～20IU。在 96 孔细胞培养板中，做 2 倍系列稀释，共 8 个稀释度，每个稀释度做 2 孔。每孔分别留 50μl 标准品溶液，弃去孔中多余溶液。以上操作在无菌条件下进行。

供试品溶液的制备　将供试品按标示量复溶后，用基础培养液稀释成每 1ml 含 10～20IU。在 96 孔细胞培养板中，做 2 倍系列稀释，共 8 个稀释度，每个稀释度做 2 孔。每孔分别留 50μl 供试品溶液，弃去孔中多余溶液。以上操作在无菌条件下进行。

测定法　TF-1 细胞株用完全培养液于 37℃、5% 二氧化碳条件下培养，控制细胞浓度为每 1ml 含 $2.0 \times 10^5 \sim 7.0 \times 10^5$ 个细胞，传代后 24～36 小时用于生物学活性测定。将试验所用溶液预温至 37℃。取足量 TF-1 细胞培养物，离心并收集 TF-1 细胞，用基础培养液洗涤 3 次，然后重悬于基础培养液中，配成每 1ml 含 4.0×10^5 个细胞的细胞悬液，置 37℃备用。向加有标准品溶液和供试品溶液的 96 孔细胞培养板中加入细胞悬液，每孔 50μl，于 37℃、5% 二氧化碳条件下培养 48～52 小时后，每孔加入 MTT 溶液 20μl，于 37℃、5% 二氧化碳条件下培养 5 小时，以上操作在无菌条件下进行。再向上述各孔加裂解液 100μl，混匀后，放入酶标仪，以 630nm 为参比波长，在波长 570nm 处测定吸光度，记录测定结果。

试验数据采用计算机程序或四参数回归计算法进行处理，并按下式计算结果：

$$供试品生物学活性（IU/ml）=P_r \times \frac{D_s \times E_s}{D_r \times E_r}$$

式中　P_r 为标准品生物学活性，IU/ml；

　　D_s 为供试品预稀释倍数；

　　D_r 为标准品预稀释倍数；

　　E_s 为供试品相当于标准品半效量的稀释倍数；

　　E_r 为标准品半效量的稀释倍数。

注：显色方法也可采用经等效验证的其他显色方法。

3527　重组牛碱性成纤维细胞
生长因子生物学活性测定法
（细胞增殖法/MTT 比色法）

本法系依据重组牛碱性成纤维细胞生长因子对小鼠胚胎成纤维细胞（BALB/c 3T3 细胞）的生长具有刺激作用，BALB/c 3T3 细胞的生长状况因重组牛碱性成纤维细胞生长因子生物学活性的不同而不同，以此检测重组牛碱性成纤维细胞生长因子的生物学活性。

试剂　（1）RPMI 1640 培养液　取 RPMI 1640 培养基粉末 1 袋（规格为 1L），加水溶解并稀释至 1000ml，加青霉素 10^5 IU 和链霉素 10^5 IU，再加碳酸氢钠 2.1g，溶解后，混匀，除菌过滤，4℃保存。

（2）维持培养液　量取新生牛血清 4ml，加 RPMI 1640 培养液至 1000ml。

（3）完全培养液　量取新生牛血清 100ml，加 RPMI 1640 培养液至 1000ml。

（4）PBS　称取氯化钠 8g、氯化钾 0.2g、磷酸氢二钠 1.44g、磷酸二氢钾 0.24g，加水溶解并稀释至 1000ml，经 121℃、15 分钟灭菌。

（5）噻唑蓝（MTT）溶液　称取 MTT 粉末 0.10g，加 PBS 20ml 使溶解，经 0.22μm 滤膜过滤除菌。4℃避光保存。

标准品溶液的制备　取重组牛碱性成纤维细胞生长因子标准品，按说明书复溶后，用维持培养液稀释至每 1ml 含 40IU。在 96 孔细胞培养板中，做 4 倍系列稀释，共 8 个稀释度，每个稀释度做 2 孔。以上操作在无菌条件下进行。

供试品溶液的制备　将供试品按标示量复溶后，用维持培养液稀释成每 1ml 约含 40IU。在 96 孔细胞培养板中，做 4 倍系列稀释，共 8 个稀释度，每个稀释度做 2 孔。以上操作在无菌条件下进行。

测定法　BALB/c 3T3 细胞株用完全培养液于 37℃、5%二氧化碳条件下培养，控制细胞浓度为每 1ml 含 $1.0 \times 10^5 \sim 5.0 \times 10^5$ 个细胞，传代后 24～36 小时用于生物学活性测定。弃去培养瓶中的培养液，消化并收集细胞，用完全培养液配成每 1ml 含 $5.0 \times 10^4 \sim 1.0 \times 10^5$ 个细胞的细胞悬液，接种于 96 孔细胞培养板中，每孔 100μl，于

37℃、5%二氧化碳条件下培养。24 小时后换成维持培养液，于 37℃、5%二氧化碳条件下培养 24 小时。制备的细胞培养板弃去维持液，加入标准品溶液和供试品溶液，每孔 100μl，于 37℃、5%二氧化碳条件下培养 64～72 小时。每孔加入 MTT 溶液 20μl，于 37℃、5% 二氧化碳条件下培养 5 小时。以上步骤在无菌条件下进行。弃去培养板中的液体后，向每孔中加入二甲基亚砜 100μl，混匀后，放入酶标仪，以 630nm 为参比波长，在波长 570nm 处测定吸光度，记录测定结果。

试验数据采用计算机程序或四参数回归计算法进行处理，并按下式计算结果：

$$供试品生物学活性（IU/ml）=P_r \times \frac{D_s \times E_s}{D_r \times E_r}$$

式中　P_r 为标准品生物学活性，IU/ml；

　　D_s 为供试品预稀释倍数；

　　D_r 为标准品预稀释倍数；

　　E_s 为供试品相当于标准品半效量的稀释倍数；

　　E_r 为标准品半效量的稀释倍数。

注：显色方法也可采用经等效验证的其他显色方法。

3528　重组人表皮生长因子
生物学活性测定法
（细胞增殖法/MTT 比色法）

本法系依据重组人表皮生长因子对小鼠胚胎成纤维细胞（BALB/c 3T3 细胞）的生长具有刺激作用，BALB/c 3T3 细胞的生长状况因重组人表皮生长因子生物学活性的不同而异，以此检测重组人表皮生长因子的生物学活性。

试剂　（1）RPMI 1640 培养液　取 RPMI 1640 培养基粉末 1 袋（规格为 1L），加水溶解并稀释至 1000ml，加青霉素 10^5 IU 和链霉素 10^5 IU，再加碳酸氢钠 2.1g，溶解后，混匀，除菌过滤，4℃保存。

（2）维持培养液　量取新生牛血清 4ml，加 RPMI 1640 培养液至 1000ml。

（3）完全培养液　量取新生牛血清 100ml，加 RPMI 1640 培养液至 1000ml。

（4）PBS　称取氯化钠 8g、氯化钾 0.2g、磷酸氢二钠 1.44g、磷酸二氢钾 0.24g，加水溶解并稀释至 1000ml，经 121℃、15 分钟灭菌。

（5）噻唑蓝（MTT）溶液　称取 MTT 粉末 0.10g，加 PBS 20ml 使溶解，经 0.22μm 滤膜过滤除菌。4℃避光保存。

标准品溶液的制备　取重组人表皮生长因子标准品，按说明书复溶后，用维持培养液稀释至每 1ml 含 50IU。在 96 孔细胞培养板中，做 4 倍系列稀释，共 8 个稀释度，每个浓度做 2 孔。以上操作在无菌条件下进行。

供试品溶液的制备　将供试品按标示量复溶后，用维

持培养液稀释成每 1ml 约含 50IU。在 96 孔细胞培养板中，做 4 倍系列稀释，共 8 个稀释度，每个浓度做 2 孔。以上操作在无菌条件下进行。

测定法　BALB/c 3T3 细胞株用完全培养液于 37℃、5％二氧化碳条件下培养，控制细胞浓度为每 1ml 含 $1.0\times10^5 \sim 5.0\times10^5$ 个细胞，传代后 24～36 小时用于生物学活性测定。弃去培养瓶中的培养液，消化和收集细胞，用完全培养液配成每 1ml 含 $5.0\times10^4 \sim 8.0\times10^4$ 个细胞的细胞悬液，接种于 96 孔细胞培养板中，每孔 $100\mu l$，于 37℃、5％二氧化碳条件下培养。24 小时后换成维持培养液，于 37℃、5％二氧化碳条件下培养 24 小时。制备的细胞培养板弃去维持液，加入标准品溶液和供试品溶液，每孔 $100\mu l$，于 37℃、5％二氧化碳条件下培养 64～72 小时。每孔加入 MTT 溶液 $20\mu l$，于 37℃、5％二氧化碳条件下培养 5 小时。以上操作在无菌条件下进行。弃去培养板中的液体后，向每孔中加入二甲基亚砜 $100\mu l$，混匀后在酶标仪上，以 630nm 为参比波长，在波长 570nm 处测定吸光度，记录测定结果。

试验数据采用计算机程序或四参数回归计算法进行处理，并按下式计算结果：

$$供试品生物学活性（IU/ml）= P_r \times \frac{D_s \times E_s}{D_r \times E_r}$$

式中　P_r 为标准品生物学活性，IU/ml；

D_s 为供试品预稀释倍数；

D_r 为标准品预稀释倍数；

E_s 为供试品相当于标准品半效量的稀释倍数；

E_r 为标准品半效量的稀释倍数。

注：显色方法也可以采用经等效验证的其他显色方法。

3529　重组链激酶生物学活性测定法

本法系依据链激酶和纤溶酶原形成的复合物能激活游离的纤溶酶原为有生物学活性的纤溶酶，纤溶酶能降解人纤维蛋白为可溶性的纤维蛋白片段，在纤维蛋白平板上出现透明的溶解圈，以此定量测定重组链激酶的生物学活性。

试剂　（1）人凝血酶溶液　用生理氯化钠溶液配制成每 1ml 含 100IU，于 -20℃ 保存。

（2）人纤溶酶原溶液　用生理氯化钠溶液配成每 1ml 含 0.5mg，于 -20℃ 保存。

（3）人纤维蛋白原溶液　试验前配制，配制前将人纤维蛋白原和备用的生理氯化钠溶液均置 37℃ 水浴预热 15 分钟，然后用适量生理氯化钠溶液溶解，置 37℃ 水浴静置保温 30 分钟，使其完全溶解，配制成每 1ml 含 6mg 溶液待用。

标准品溶液的制备　按使用说明书，将重组链激酶生

物学活性测定国家标准品复溶后，用生理氯化钠溶液稀释成每 1ml 含 1000IU、250IU、62.5IU、15.6IU、3.9IU 5 个稀释度，待用。

供试品溶液的制备　供试品按标示量加生理氯化钠溶液复溶后，用生理氯化钠溶液稀释至约每 1ml 含 100IU 或 $1\mu g$。

测定法　称取琼脂糖 125mg，加生理氯化钠溶液 23ml，煮沸使之溶胀，置 55～60℃ 水浴中平衡，加每 1ml 含 100IU 人凝血酶溶液 $14\mu l$，人纤溶酶原溶液（每 1ml 含 0.5mg）$280\mu l$，边加边摇匀，加每 1ml 含 6mg 人纤维蛋白原溶液 2.2ml，不停地摇匀，浑浊后立即倒入直径 8cm 的平皿中，水平放置充分凝固后，4℃ 放置至少 30 分钟待用（应在 2 天之内使用）。在含纤维蛋白平皿内打孔，孔径为 2mm，在孔内分别加入供试品溶液和标准品溶液，每孔 $10\mu l$，每个稀释度做 2 孔，37℃ 湿盒水平放置 24 小时。纵向和横向量取溶圈直径，各 2 次，取平均值。以标准品溶液各个稀释度的生物学活性的对数对其相应的溶圈直径的对数作直线回归，求得直线回归方程，根据供试品的溶圈直径的对数求得供试品的生物学活性。

3530　鼠神经生长因子
生物学活性测定法

第一法　鸡胚背根神经节培养法

试剂　（1）鼠尾胶　大鼠鼠尾用 75％乙醇消毒后，分离出尾腱，剪碎，浸泡于 0.1％冰醋酸溶液中溶解 48 小时，4℃、每分钟 4000 转离心 30 分钟，取上清液，-20℃ 保存。

（2）DMEM 培养液　取 DMEM 培养液，加入终浓度为 100IU/ml 青霉素、100IU/ml 链霉素和 2mmol/L L-谷氨酰胺，混匀。

（3）基础培养液　量取胎牛血清（FBS）10ml，加 DMEM 培养液 90ml，4℃ 保存。

标准品溶液和供试品溶液的制备　取鼠神经生长因子生物学活性测定的国家标准品，用 DMEM 培养液做 3 倍系列稀释，共 5～6 个稀释度。取供试品做相同稀释。

测定法　取 7～9 天的鸡胚，洁净条件下取出背根神经节，分置于涂有鼠尾胶的培养瓶中，贴壁 1～2 小时后，加入不同稀释度的标准品溶液和供试品溶液，并设阴性对照瓶，于 37℃、含 5％二氧化碳、饱和湿度的培养箱中培养 24 小时，用倒置显微镜观察神经节轴突生长情况，以引起 ++++ 生长的最高稀释度为判定终点，按下式计算供试品的生物学活性单位。

$$供试品的活性单位（AU/ml）= 标准品生物学活性 \times \frac{供试品终点稀释倍数}{标准品终点稀释倍数}$$

【附注】神经节轴突生长判定标准

"#"：神经节生长过量抑制；

"＋＋＋＋"：神经节突起长满四周，又长又密，呈树权状；

"＋＋＋"：神经节突起长满 2/3 周，呈树权状；

"＋＋"：神经节突起长满 1/2 周；

"＋"：神经节突起只有几根；

"－"：无突起生长。

第二法　TF-1 细胞/MTS 比色法

本法系依据人红细胞白血病细胞（简称 TF-1 细胞）的生长状况因鼠神经生长因子（NGF）生物学活性的不同而不同，以此检测 NGF 的生物学活性。本法为仲裁法。

试剂 （1）RPMI 1640 培养液　取市售 RPMI 1640 培养液，加入终浓度为 100IU/ml 青霉素和 100IU/ml 链霉素。

（2）基础培养液　量取胎牛血清（FBS）100ml，加入 RPMI 1640 培养液 900ml 中。4℃保存。

（3）完全培养液　基础培养液添加鼠神经生长因子至终浓度为每 1ml 含 12U。

（4）MTS 溶液　取市售的 MTS 于 4℃融化，1.2ml/支分装到 EP 管中，并避光保存于－20℃。

（5）TF-1 细胞　TF-1 细胞株用完全培养基于 37℃、5%二氧化碳培养箱中培养，控制细胞浓度为每 1ml 含 $1.0\times10^5\sim5.0\times10^5$ 个细胞，传代后 24 小时用于 NGF 生物学活性测定。

标准品溶液的制备 取鼠神经生长因子生物学活性测定的国家标准品，按说明书复溶后，用基础培养液稀释至每 1ml 含 100U 或适宜浓度（每步稀释不超过 10 倍）。在 96 孔细胞培养板中，做 3 倍系列稀释，共 8 个稀释度，每个稀释度做 2 孔，每孔分别留 100μl 标准品溶液，弃去孔中多余溶液。以上操作在洁净条件下进行。

供试品溶液的制备 将供试品按标示量复溶后，用基础培养液稀释至每 1ml 约含 100U（每步稀释不超过 10 倍）。在 96 孔细胞培养板中，做 3 倍系列稀释，共 8 个稀释度，每个稀释度做 2 孔，每孔分别留 100μl 标准品溶液，弃去孔中多余溶液。以上操作在洁净条件下进行。

测定法 TF-1 细胞株用完全培养液于 37℃、5%二氧化碳条件下培养，控制细胞浓度为每 1ml 含 $1.0\times10^5\sim5.0\times10^5$ 个细胞，传代后 24 小时用于生物学活性测定。将试验所用溶液预温至 37℃。取足量 TF-1 细胞培养物，离心收集 TF-1 细胞，用基础培养液洗涤 3 次，然后重悬于基础培养液配成每 1ml 含 6.0×10^4 个细胞的细胞悬液，置于 37℃、5%二氧化碳条件下备用。在加有标准品溶液和供试品溶液的 96 孔细胞培养板中每孔加入细胞悬液 100μl，于 37℃、5%二氧化碳条件下培养 66～72 小时。每孔加入 MTS 溶液 20μl，于 37℃、5%二氧化碳条件下培养 3 小时。以上操作在无菌条件下进行。放入酶标仪，以

550nm 为参比波长，在波长 490nm 处测定吸光度，记录测定结果。

试验数据采用计算机程序或四参数回归计算法进行处理，并按下式计算结果：

$$供试品生物学活性（U/ml） = P_r\times\frac{D_s\times E_s}{D_r\times E_r}$$

式中　P_r 为标准品生物学活性，U/ml；

　　　D_s 为供试品预稀释倍数；

　　　D_r 为标准品预稀释倍数；

　　　E_s 为供试品相当于标准品半效量的稀释倍数；

　　　E_r 为标准品半效量的稀释倍数。

3531　尼妥珠单抗生物学活性测定法

一、H292 细胞增殖抑制法

本法系依据人肺癌淋巴结转移细胞（H292）在不同浓度尼妥珠单抗注射液作用下生长情况不同，检测尼妥珠单抗注射液的生物学活性。

试剂 （1）RPMI 1640 培养液　取 RPMI 1640 培养液粉末 1 袋（规格为 1L），加水溶解并稀释至 1000ml，加青霉素 10^5 IU 和链霉素 10^5 IU，加碳酸氢钠 2.1g，溶解后，混匀，除菌过滤，4℃保存。或用商品化的 RPMI 1640 溶液。

（2）维持培养液　取胎牛血清（FBS）3ml，加 RPMI 1640 培养液 97ml，4℃保存。

（3）完全培养液　取胎牛血清（FBS）5ml，加 RPMI 1640 培养液 95ml，4℃保存。

（4）磷酸盐缓冲液（PBS）　称取氯化钠 8.0g，氯化钾 0.20g，磷酸氢二钠 1.44g，磷酸二氢钾 0.24g，加水溶解并稀释至 1000ml，经 121℃、15 分钟灭菌。或用商品化的 PBS 溶液。

（5）0.25%乙二胺四乙酸二钠（EDTA-Na₂）-胰酶：商品化 0.25%EDTA-Na₂-胰酶。

（6）显色液　取商品化细胞计数试剂盒（CCK-8）溶液 540μl，加维持培养液 810μl。

标准溶液的制备 无菌条件下，取尼妥珠单抗标准品，用维持培养液稀释至约 300μg/ml。用维持培养液做 4 倍稀释，共 8 个稀释度，每个稀释度做 2 孔。

供试品溶液的制备 无菌条件下，用维持培养液将供试品按与尼妥珠单抗标准品相同的稀释比例稀释至约 300μg/ml（若供试品溶液蛋白质浓度高于标准品时，以半成品配制用缓冲液预稀释至标准品的蛋白质浓度），用维持培养液做 4 倍稀释，共 8 个稀释度，每个稀释度做 2 孔。

测定法 H292 细胞用完全培养液于 37℃，5%二氧化碳条件下培养，控制细胞浓度为每 1ml 含 $1.0\times10^5\sim$

$5.0×10^5$ 个细胞。弃去培养瓶中的培养液，0.25% EDTA-Na_2-胰酶消化并收集细胞，用完全培养液配成每 1ml 含有 $6×10^4～8×10^4$ 个细胞的细胞悬液，接种于 96 孔细胞培养板中，每孔 $100μl$，于 37℃、5% 二氧化碳条件下培养。18～20 小时后弃去细胞培养板中的完全培养液，再加入不同浓度标准品溶液或供试品溶液，每孔 $200μl$，于 37℃、5% 二氧化碳条件下培养 68～72 小时。每孔加入显色液 $30μl$，混匀，于 37℃ 5% 二氧化碳条件下培养 4 小时后，放入酶标仪，以 630nm 作为参比波长，在波长 450nm 处测定吸光度，记录实验结果。以细胞孔中加入 $200μl$ 维持培养液作为细胞对照，无细胞孔内加入 $200μl$ 维持培养液作为空白对照，同法测定，记录实验结果。

采用计算机程序或四参数回归计算法进行处理，以标准品或待测样品浓度为横坐标，以平均吸光度值为纵坐标，计算样品和标准品的半效浓度（ED_{50}），按下式计算结果

供试品生物学活性 = 标准品 ED_{50} ÷ 样品 ED_{50} × 100%

试验有效标准：S 形曲线平行假设未被否决（P 值 > 0.05）且曲线拟合度 R^2 应大于 0.92。

结果判定　供试品生物学活性应不低于标准品的 50%。

二、相对结合活性测定法

本法系依据不同浓度尼妥珠单抗注射液与人肺癌 H125 细胞结合情况不同，用流式细胞术检测尼妥珠单抗注射液相对结合活性。

试剂　（1）RPMI 1640 培养液　取 RPMI 1640 培养液粉末 1 袋（规格为 1L），加水溶解并稀释至 1000ml，加青霉素 10^5 IU 和链霉素 10^5 IU，加碳酸氢钠 2.1g，溶解后，混匀，除菌过滤，4℃ 保存。或用商品化的 RPMI 1640 溶液。

（2）细胞培养液　取胎牛血清（FBS）10ml，加 RPMI 1640 培养液 90ml，4℃ 保存。

（3）10× 磷酸盐缓冲液（PBS）　取三水合磷酸氢二钾 19.7068g，二水合磷酸二氢钠 3.4328g，氯化钠 14.4g，超纯水 200ml 溶解，经 121℃、15 分钟灭菌。

（4）PBS　取 10×PBS 100ml，用超纯水稀释至 1000ml。

（5）0.25% 乙二胺四乙酸二钠（EDTA-Na_2）-胰酶　商品化 0.25% EDTA-Na_2-胰酶。

（6）10% 叠氮钠　取叠氮钠 0.10g，加 1ml 超纯水溶解。

（7）稀释液　取牛血清白蛋白 0.10g，10% 叠氮钠 $100μl$，PBS 10ml，混匀。

（8）1% 多聚甲醛溶液　取多聚甲醛 5g，1mol/L 氢氧化钠溶液 $250μl$，加 10×PBS 50ml，混匀，用水定容至 500ml。

（9）抗人异硫氰酸荧光素（FITC）稀释溶液　取抗人 FITC 抗体溶液适量，用稀释液进行 1：20～1：30

稀释。

标准品溶液的制备　取尼妥珠单抗标准品，用稀释液稀释至 50、15、5.0、3.0、2.0、1.0、0.50、0.20 和 $0.05μg/ml$，每个稀释度做 2 孔。

供试品溶液的制备　取供试品，用稀释液稀释至 50、15、5.0、3.0、2.0、1.0、0.50、0.20 和 $0.05μg/ml$，每个稀释度做 2 孔。

测定法　H125 细胞用完全培养液于 37℃、5% 二氧化碳条件下培养，控制细胞浓度为每 1ml 含 $1.0×10^5～5.0×10^5$ 个细胞。弃去培养瓶中的培养液，0.25% ED-TA-Na_2-胰酶消化后，于 4℃ 每分钟 1100 转离心 5 分钟，弃去上清液，收集细胞并计数，细胞活力（活细胞数占细胞总数的百分比）应不小于 80%。用 10ml PBS 洗涤细胞 2 次后，用 PBS 配成每 1ml 含有 $1×10^7$ 个细胞的细胞悬液。取适宜规格离心管数支，向各离心管加入 $20μl$ 不同浓度标准品或供试品溶液，各个浓度做 2 个复孔，其中 2 管加入 $20μl$ 稀释液作为空白对照。向含有不同浓度的标准品溶液、供试品溶液和空白对照溶液的离心管中加入 $25μl$ 细胞悬液，混匀，4℃ 下保温 30 分钟。向每个离心管中加入 $700μl$ PBS，于 4℃ 每分钟 1100 转离心 5 分钟。小心弃去上清液，在旋涡振荡器上轻轻振荡。向每个离心管中加入 $20μl$ 抗人 FITC 稀释溶液，混匀。4℃ 下保温 30 分钟。向每个离心管中加入 $700μl$ PBS，于 4℃ 每分钟 1100 转离心 5 分钟，小心弃去上清液，在旋涡振荡器上轻轻振荡。向每个管中加入 1% 多聚甲醛溶液 $500μl$。用流式细胞仪读取细胞平均荧光强度，记录测定结果。

采用计算机程序或四参数回归计算法进行处理，以标准品或待测样品浓度为横坐标，以平均荧光强度为纵坐标，计算样品和标准品的半效浓度（ED_{50}），按下式计算结果

样品相对结合活性 = 标准品 ED_{50} ÷ 样品 ED_{50} × 100%

试验有效标准：S 形曲线平行假设未被否决（P 值 > 0.05）且曲线拟合度 R^2 应大于 0.97。

结果判定　供试品相对结合活性应不低于标准品的 60%。

3532　重组人白介素-11 生物学活性测定法
（B9-11 细胞/MTT 比色法）

本法系根据源于小鼠 B9 杂交瘤的亚克隆细胞株（B9-11 细胞株）在不同人白介素-11（IL-11）的浓度下增殖速度的不同，检测重组人白介素-11 的生物学活性。

试剂　（1）RPMI 1640 培养液　取 RPMI 1640 培养基粉末 1 袋（规格为 1L），加超纯水溶解并稀释至 1000ml，再加 $NaHCO_3$ 2.1g，溶解后，混匀，除菌过滤，4℃ 保存。

（2）完全培养液　取 RPMI 1640 细胞培养液 900ml，加入新生牛血清 100ml，加 rhIL-11 至终浓度 50 单位/ml，4℃保存。

（3）测活培养液　取 RPMI 1640 细胞培养液 950ml，加入胎牛血清 50ml。

（4）PBS　称取 NaCl 8g，KCl 0.2g，Na_2HPO_4 1.44g，KH_2PO_4 0.24g，加超纯水溶解至 1000ml，经 121℃、15 分钟灭菌。

（5）噻唑蓝（MTT）溶液　取 MTT 粉末 0.10g，溶于 PBS 20ml 中，配成每 1ml 含 5.0mg 的溶液，经 0.22μm 滤膜过滤除菌，4℃避光保存。

（6）裂解液　分析纯二甲基亚砜（DMSO）或含 0.01mol/L 盐酸的 10%SDS 水溶液。

标准品溶液的制备　取重组人白介素-11 生物学活性测定标准品，按照说明书复溶后，用基础培养液稀释至每 1ml 含 1000 单位或适宜浓度。在 96 孔细胞培养板中，做 4 倍系列稀释，共 8 个稀释度，每个稀释度做 2 个孔，每孔分别留 50μl 标准品溶液，弃去孔中多余溶液。以上操作在无菌条件下进行。

供试品溶液的制备　将供试品用基础培养液稀释成约每 1ml 含 1000 单位或适宜浓度。在 96 孔细胞培养板中，做 4 倍系列稀释，共 8 个稀释度，每个稀释度做 2 个孔，每孔分别留 50μl 供试品溶液，弃去孔中多余溶液。以上操作在无菌条件下进行。

测定法　B9-11 细胞株用完全培养液于 37℃、5%二氧化碳条件下培养，传代后 24～72 小时用于生物学活性测定。将试验所用溶液预温至 37℃。取足量 B9-11 细胞培养物，离心收集细胞，用 RPMI 1640 培养液洗涤 3 次，然后重悬于基础培养液，配成每 1ml 含 $2.0×10^5$～$3.0×10^5$ 个细胞的细胞悬液（根据细胞状态可适当调整接种密度），置 37℃备用。在加有标准品溶液和供试品溶液的 96 孔细胞培养板中每孔加入 50μl 细胞悬液，于 37℃、5%二氧化碳条件下培养 40～48 小时。每孔加入 MTT 溶液 20μl，于 37℃、5%二氧化碳条件下培养 4～5 小时。以上操作在无菌条件下进行。每孔加入裂解液 100μl，混匀（SDS 过夜）后（以 0.01mol/L 盐酸的 10% SDS 做裂解时，需放置适宜时间），放入酶标仪，以 630nm 为参比波长，于波长 570nm 处测定吸光度，记录测定结果。

试验数据采用计算机程序或四参数回归计算法进行处理，并按下式计算结果：

$$供试品生物学活性（U/ml）＝P_r×\frac{D_s×E_s}{D_r×E_r}$$

式中　P_r 为标准品生物学活性，U/ml；
　　　D_s 为供试品预稀释倍数；
　　　D_r 为标准品预稀释倍数；
　　　E_s 为供试品相当于标准品半效量的稀释倍数；
　　　E_r 为标准品半效量的稀释倍数。

3533　A型肉毒毒素效价测定法
（平行线法）

本法系依据 A 型肉毒毒素的肌肉麻痹效应对小鼠的致死作用，将供试品与参考品分别做系列稀释后注入小鼠体内，通过计算半数致死量（LD_{50}），并根据质反应平行线法对供试品的 LD_{50} 测定值进行校正，从而推算出每瓶供试品中所含 A 型肉毒毒素的小鼠 LD_{50} 总量（1LD_{50} 即为 1 个 A 型肉毒毒素效价单位）。

试剂稀释液　生理氯化钠溶液。

供试品和参考品溶液的制备　取供试品和参考品各 10～20 瓶，分别用 2.5ml 生理氯化钠溶液复溶后，混合均匀，以此为母液，将供试品与参考品分别按相同的等比间隔稀释至不少于 5 个稀释度，使中间稀释度样品在注射后约能使半数动物死亡。

测定法　用稀释好的供试品和参考品溶液分别注射 26～30 日龄雌性昆明小鼠（SPF 级），每个稀释度注射 10 只，每只腹腔注射 0.5ml。注射后连续观察 4 天，每日记录小鼠死亡结果，根据第 4 天动物存活率的剂量反应曲线，用平行线法计算结果，95%可信限应在效价的 50%～200%。

有下列情况应重试：

同一稀释度的小鼠中至少 2 只属非特异死亡。

试验成立应具备的条件：

（1）参考品和供试品的最低稀释度 70%以上动物应死亡；

（2）参考品和供试品的最高稀释度 70%以上动物应存活；

（3）每批供试品或参考品应至少含 4 个有效稀释度，并且除最低和最高稀释度外，还应至少含一个半数及以上动物死亡和半数及以下动物死亡的稀释度；

（4）供试品和参考品的剂量反应曲线在平行性及直线性上应无显著性差异。

特定生物原材料/动物

3601　无特定病原体鸡胚质量检测要求

　　无特定病原体（SPF）鸡系指在严格控制饲养条件下，符合所规定的微生物学检测要求的鸡。无特定病原体鸡胚是指 SPF 鸡生产的受精卵，在符合生物制品生产的条件下，经孵化后所生成的鸡胚。通过对 SPF 鸡蛋和 SPF 鸡群病原微生物的检测，使 SPF 鸡胚质量得以控制。

　　检测项目与方法　SPF 鸡胚病原微生物检测项目和检测方法见下表。

SPF 鸡胚病原微生物检测项目和检测方法

病原微生物	检测要求	检测方法	病原微生物	检测要求	检测方法
鸡白痢沙门菌 Salmonella pullorum	●	SPA，IA，TA	禽腺病毒Ⅲ群（EDS）Avian Adenovirus Group Ⅲ	●	HI
禽流感病毒 A 型 Avian Influenza Virus（Type A）	●	AGP，HI	鸡毒支原体 Mycoplasma gallisepticum	●	SPA，HI
传染性支气管炎病毒 Infectious Bronchitis Virus	●	AGP，SN，HI	滑液囊支原体 Mycoplasma synoviae	●	SPA，HI
传染性法氏囊病毒 Infectious Bursal Disease Virus	●	AGP，SN	禽脑脊髓炎病毒 Avian Encephalomyelitis Virus	●	AGP，EST，SN
传染性喉气管炎病毒 Infectious Laryngotracheitis Virus	●	AGP，SN	淋巴白血病病毒 Lymphoid Leukosis Virus	●	ELISA
新城疫病毒 Newcastle Disease Virus	●	HI	网状内皮增生症病毒 Reticuloendotheliosis Virus	●	AGP
禽痘病毒 Fowl Pox Virus	●	AGP	禽呼肠孤病毒（病毒性关节炎）Avian Reovirus	●	AGP
马克立病病毒 Marek's Disease Virus	●	AGP	禽腺病毒Ⅰ群 Avian Adenovirus Group Ⅰ	●	AGP
副鸡嗜血杆菌 Haemophilus paragallinarum	●	SPA	鸡传染性贫血病毒 Chicken Infectious Anaemia Virus	●	IFA
多杀巴斯德菌 Pasteurella multocida	○	AGP			

　　【附注】　●必须检测项目，要求阴性；○必要时检测项目，要求阴性；SPA，血清平板凝集试验；IA，病原菌分类；AGP，琼脂扩散试验；HI，血凝抑制试验；ELISA，酶联免疫吸附试验；EST，鸡胚敏感试验；SN，血清中和试验；TA，试管凝集试验；IFA，间接免疫荧光试验。

　　检测要求　（1）取样　禽淋巴白血病病毒和禽脑脊髓炎病毒的检测均应取新鲜鸡蛋。其他病原微生物检测一律检测血清，每份供试品血清量应不少于 1ml。必须按无菌操作程序取样，防止污染。

　　（2）取样数量　禽淋巴白血病病毒检测，每个鸡群取鸡蛋 200 枚（少于 200 只的鸡群从全群中取样），每只鸡取蛋 1 枚。禽脑脊髓炎病毒检测，每个鸡群取鸡蛋不少于 50 枚（少于 50 只鸡的鸡群应从全群中取样），每只鸡取蛋 1 枚。其他病原微生物感染检测，应采取随机方式取样，抽取每个鸡群的 5%，少于 200 只鸡的鸡群应按 10%～15% 抽样。

　　（3）供试品的保存与运输　取样后应尽快将供试品送往检测实验室检验。不能及时运送的供试品，血清须在－15℃以下保存，鸡蛋应在 4～10℃ 保存。保存时间应不超过 1 周。供试品应有明显的编号标志，并附送检单，写明鸡群名称、鸡群数量、供试品名称及数量。供试品在运送过程中应避免温度上升，防止破损。

　　结果判定　检测结果如有 1 项不符合 SPF 鸡胚微生物学检测指标，则此批送检的鸡胚判为不合格。

3602　实验动物微生物学检测要求

　　本标准（引自 GB 14922.2—2001）适用于豚鼠、地鼠、兔、犬、猴和清洁级及以上小鼠、大鼠。

　　1. 实验动物微生物学等级分类

　　（1）普通级动物 Conventional（CV）Animal　不携带所规定的人兽共患病病原和动物烈性传染病的病原。

（2）清洁动物 Clean（CL）Animal　除普通动物应排除的病原外，不携带对动物危害大和对科学研究干扰大的病原。

（3）无特定病原体动物 Specific Pathogen Free（SPF）Animal　除清洁动物应排除的病原外，不携带主要潜在感染或条件致病和对科学实验干扰大的病原。

（4）无菌动物 Germ Free（GF）Animal　无可检出的一切生命体。

2. 检测要求

（1）外观指标　动物应外观健康、无异常。

（2）病原菌指标　病原菌指标见表 1、表 2 和表 3。

（3）病毒指标　病毒指标见表 4、表 5 和表 6。

表 1　小鼠、大鼠病原菌检测项目

动物等级			病　原　菌	动物种类	
				小鼠	大鼠
无菌动物	无特定病原体动物	清洁动物	沙门菌 Salmonella spp.	●	●
			单核细胞增生性李斯特杆菌 Listeria monocytogenes	○	○
			假结核耶尔森菌 Yersinia pseudotuberculosis	○	○
			小肠结肠炎耶尔森菌 Yersinia enterocolitica	○	○
			皮肤病原真菌 Pathogenic dermal fungi	○	○
			念珠状链杆菌 Streptobacillus moniliformis	○	○
			支气管鲍特杆菌 Bordetella bronchiseptica		●
			支原体 Mycoplasma spp.	●	●
			鼠棒状杆菌 Corynebacterium kutscheri	●	●
			泰泽病原体 Tyzzer's organism	●	●
			大肠埃希菌 O115a，C，K(B) Escherichia coli O115a，C，K(B)	○	
		嗜肺巴斯德杆菌 Pasteurella pneumotropica		●	●
		肺炎克雷伯杆菌 Klebsiella pneumoniae		●	●
		金黄色葡萄球菌 Staphylococcus aureus		●	●
		肺炎链球菌 Streptococcus pneumoniae		○	○
		乙型溶血性链球菌 Streptococcus hemdytis-β		○	○
		铜绿假单胞菌 Pseudomonas aeruginosa		●	●
	无任何可查到的细菌			●	●

注：●必须检测项目，要求阴性；○必要时检查项目，要求阴性。

表 2　豚鼠、地鼠、兔病原菌检测项目

动物等级			病　原　菌	动物种类		
				豚鼠	地鼠	兔
无菌动物	无特定病原体动物	清洁动物	普通级动物	沙门菌 Salmonella spp.	●	●	●
			单核细胞增生性李斯特杆菌 Listeria monocytogenes	○	○	○
			假结核耶尔森菌 Yersinia pseudotuberculosis	○	○	○
			小肠结肠炎耶尔森菌 Yersinia enterocolitica	○	○	○
			皮肤病原真菌 Pathogenic dermal fungi	○	○	○
			念珠状链杆菌 Streptobacillus moniliformis	○		
		多杀巴斯德杆菌 Pasteurella multocida		●	●	●
		支气管鲍特杆菌 Bordetella bronchiseptica		●		
		泰泽病原体 Tyzzer's organism		●	●	●
	嗜肺巴斯德杆菌 Pasteurella pneumotropica			●	●	●
	肺炎克雷伯杆菌 Klebsiella pneumoniae			●	●	●
	金黄色葡萄球菌 Staphylococcus aureus			●	●	●
	肺炎链球菌 Streptococcus pneumoniae			○	○	○
	乙型溶血性链球菌 Streptococcus hemdytis-β			●	○	●
	铜绿假单胞菌 Pseudomonas aeruginosa			●	●	●
无任何可查到的细菌				●	●	●

注：●必须检测项目，要求阴性；○必要时检查项目，要求阴性。

表 3　犬、猴病原菌检测项目

动物等级		病　原　菌	动物种类	
			犬	猴
无特定病原体动物	普通级动物	沙门菌 Salmonella spp.	●	●
		皮肤病原真菌 Pathogenic dermal fungi	●	●
		布鲁杆菌 Brucella spp.	●	
		钩端螺旋体 Leptospira spp.	△	
		志贺菌 Shigella spp.		●
		结核分枝杆菌 Mycobacterium tuberculosis		●
		钩端螺旋体[1] Leptospira spp.		●
		小肠结肠炎耶尔森菌 Yersinia enterocolitica	○	○
		空肠弯曲杆菌 Campylobacter jejuni	○	○

注：●必须检测项目，要求阴性；○必要时检测项目，要求阴性；△必要时检测项目，可以免疫。[1] 不能免疫，要求阴性。

表 4　小鼠、大鼠病毒检测项目

动物等级		病　毒	动物种类	
			小鼠	大鼠
无菌动物	无特定病原体动物	清洁动物　淋巴细胞脉络丛脑膜炎病毒 Lymphocytic Choriomeningitis Virus（LCMV）	○	
		汉坦病毒 Hanta Virus（HV）	○	●
		鼠痘病毒 Ectromelia Virus（Ect.）	●	
		小鼠肝炎病毒 Mouse Hepatitis Virus（MHV）	●	
		仙台病毒 Sendai Virus（SV）	●	●
		小鼠肺炎病毒 Pneumonia Virus of Mice（PVM）	●	●
		呼肠孤病毒Ⅲ型 Reovirus Type Ⅲ（Reo-3）	●	●
		小鼠细小病毒 Minute Virus of Mice（MVM）	○	
		小鼠脑脊髓炎病毒 Theiler's Mouse Encephalomyelitis Virus（TMEV）	○	
		小鼠腺病毒 Mouse Adenovirus（Mad）	○	
		多瘤病毒 Polyoma Virus（POLY）	○	
		大鼠细小病毒 RV 株 Rat Parvovirus（KRV）		●
		大鼠细小病毒 H-1 株 Rat Parvovirus（H-1）		●
		大鼠冠状病毒/大鼠涎泪腺炎病毒 Rat Coronavirus（RCV）/Sialodacryoadenitis Virus（SDAV）		●
		无任何可查到的病毒	●	●

注：●必须检测项目，要求阴性；○必要时检查项目，要求阴性。

表 5　豚鼠、地鼠、兔病毒检测项目

动物等级			病　毒	动物种类		
				豚鼠	地鼠	兔
无菌动物	无特定病原体动物	清洁动物	普通级动物　淋巴细胞脉络丛脑膜炎病毒 Lymphocytic Choriomeningitis Virus（LCMV）	●	●	
			兔出血症病毒 Rabbit Hemorrhagic Disease Virus（RHDV）			▲
			仙台病毒 Sendai Virus（SV）	●	●	
			兔出血症病毒[1] Rabbit Hemorrhagic Disease Virus（RHDV）			●
			仙台病毒 Sendai Virus（SV）			●
			小鼠肺炎病毒 Pneumonia Virus of Mice（PVM）	●	●	
			呼肠孤病毒Ⅲ型 Reovirus Type Ⅲ（Reo-3）	●	●	
			轮状病毒 Rotavirus（RRV）			●
			无任何可查到的病毒	●	●	●

注：●必须检测项目，要求阴性；▲必须检测项目，可以免疫。1）不能免疫，要求阴性。

表 6　犬、猴病毒检测项目

动物等级		病　毒	动物种类	
			犬	猴
无特定病原体动物	普通级动物	狂犬病病毒 Rabies Virus（RV）	▲	
		犬细小病毒 Canine Parvovirus（CPV）	▲	
		犬瘟热病毒 Canine Distemper Virus（CDV）	▲	
		传染性犬肝炎病毒 Infectious Canine Hepatitis Virus（ICHV）	▲	
		猕猴疱疹病毒 1 型（B 病毒）Cercopithecine Herpesvirus Type 1（BV）		●
		猴逆转 D 型病毒 Simian Retrovirus D（SRV）		●
		猴免疫缺陷病毒 Simian Immunodeficiency Virus（SIV）		●
		猴 T 细胞趋向性病毒Ⅰ型 Simian T Lymphotropic Virus Type 1（STLV-1）		●
		猴痘病毒 Simian Pox Virus（SPV）		●
		上述 4 种犬病毒不免疫		●

注：●必须检测项目，要求阴性；▲必须检测项目，要求免疫。

3603　实验动物寄生虫学检测要求

本标准（引自 GB 14922.1—2001）适用于地鼠、豚鼠、兔、犬、猴和清洁级及以上小鼠、大鼠。

1. 实验动物寄生虫学等级

（1）普通级动物 Conventional（CV）Animal　不携带所规定的人兽共患寄生虫。

（2）清洁动物 Clean（CL）Animal　除普通动物应排除的寄生虫外，不携带对动物危害大和对科学研究干扰大的寄生虫。

（3）无特定病原体动物 Specific Pathogen Free（SPF）Animal　除普通动物、清洁动物应排除的寄生虫外，不携带主要潜在感染或条件致病和对科学实验干扰大的寄生虫。

（4）无菌动物 Germ Free（GF）Animal　无可检出的一切生命体。

2. 检测要求

（1）外观指标　动物应外观健康，无异常。

（2）寄生虫学指标　寄生虫学指标见表 1、表 2 和表 3。

表 1　小鼠和大鼠寄生虫学检测指标

动物等级		应排除寄生虫项目	动物种类	
			小鼠	大鼠
无菌动物	无特定病原体动物	清洁动物　体外寄生虫（节肢动物）Ectoparasites	●	●
		弓形虫 Toxoplasma gondii	●	●
		兔脑原虫 Encephalitozoon cuniculi	○	○
		卡氏肺孢子虫 Pneumocystis carinii	○	○
		全部蠕虫 All Helminths	●	●
		鞭毛虫 Flagellates	●	●
		纤毛虫 Ciliates	●	●
		无任何可检测到的寄生虫	●	●

注：●必须检测项目，要求阴性；○必要时检测项目，要求阴性。

表2　豚鼠、地鼠和兔寄生虫学检测指标

动物等级			应排除寄生虫项目	动物种类		
				豚鼠	地鼠	兔
无菌动物	无特定病原体动物	清洁动物	普通级动物			
			体外寄生虫（节肢动物）Ectoparasites	●	●	●
			弓形虫 Toxoplasma gondii	●	●	●
		兔脑原虫 Encephalitozoon cuniculi		○		○
		爱美尔球虫 Eimeria spp.		○	○	
		卡氏肺孢子虫 Pneumocystis carinii				●
		全部蠕虫 All Helminths		●	●	●
	鞭毛虫 Flagellates			●	●	
	纤毛虫 Ciliates			●		
	无任何可检测到的寄生虫					

注：●必须检测项目，要求阴性；○必要时检测项目，要求阴性。

表3　犬和猴寄生虫学检测指标

动物等级		应排除寄生虫项目	动物种类	
			犬	猴
无特定病原体动物	普通级动物	体外寄生虫（节肢动物）Ectoparasites	●	●
		弓形虫 Toxoplasma gondii	●	●
	全部蠕虫 All Helminths		●	●
	溶组织内阿米巴 Entamoeba spp.		○	●
	疟原虫 Plasmodium spp.			●
	鞭毛虫 Flagellates		●	●

注：●必须检测项目，要求阴性；○必要时检测项目，要求阴性。

3604　新生牛血清检测要求

本品系从出生 14 小时内未进食的新生牛采血分离血清，经除菌过滤后制成。牛血清生产过程中不得任意添加其他物质成分。新生牛血清应进行以下检查，符合规定后方可使用。

如采用经过验证的病毒灭活工艺处理的牛血清，大肠杆菌噬菌体及病毒检测必须在灭活前取样进行。

pH 值　应为 7.00～8.50。

蛋白质含量　采用双缩脲法（通则 0731 第三法）或其他适宜方法测定，应为 35～50g/L。

血红蛋白　用分光光度法或其他适宜的方法测定，应不高于 200mg/L。

以蒸馏水为空白对照，使用 1cm 光路的比色杯，直接测定供试品在 576nm、623nm 及 700nm 波长下的吸光度值，每个供试品至少测定 2 次，计算平均测定值。按照下式计算供试品中血红蛋白含量：

$$血红蛋白含量（mg/L）= [(A_{576} \times 115) - (A_{623} \times 102) - (A_{700} \times 39.1)] \times 10$$

式中　A_{576}、A_{623}、A_{700} 为供试品在 576nm、623nm 及 700nm 波长下的平均吸光度值。

渗透压摩尔浓度　应为 250～330mOsmol/kg（通则 0632）。

细菌内毒素检查　应不高于 10EU/ml（通则 1143 凝胶限度试验）。

支持细胞增殖检查　用 Sp2/0-Ag14 或适宜的传代细胞进行。细胞复苏后，用待测样品配制的培养液至少连续传三代后使用，取对数生长期的细胞用于试验。

（1）细胞生长曲线的测定　取供试品按 10% 浓度配制细胞培养液，按每 1ml 含 10^4 的细胞浓度接种细胞，每天计数活细胞，连续观察 1 周，并绘制生长曲线，细胞的最大增殖浓度应不低于 10^6/ml。

（2）细胞倍增时间的测定　按生长曲线计算细胞的倍增时间。取细胞峰值前一天的细胞计数（Y）、接种细胞数（X）及生长时间（T）计算。

$$倍增时间 = T/A \quad A = \log_2 Y/X$$

细胞的倍增时间应不超过 20 小时。

（3）克隆率的测定　按有限稀释法将细胞稀释至每 1ml 含 10 个活细胞的浓度，按每孔 1 个细胞接种于 96 孔细胞培养板，每板至少接种 60 孔，于 37℃、5% 二氧化碳培养，定期观察细胞克隆生长情况，培养 1 周后计数每孔中的细胞克隆数，并计算克隆率，应不低于 70%。

$$克隆率 = A/B \times 100\%$$

式中　A 为细胞克隆数；

B 为接种细胞的总孔数。

无菌检查　依法检查（通则 1101），应符合规定。

支原体检查　依法检查（通则 3301），应符合规定。

大肠杆菌噬菌体　采用噬斑法和增殖法检测。不得有噬菌体污染。

病毒检查　细胞培养法及荧光抗体检测

（1）样品制备　取约 250ml 的新生牛血清供试品用于检测，将其配制成含 15% 供试品的培养液，用于检测全过程的细胞换液及传代。以检测合格的血清作为阴性对照血清。

（2）指示细胞制备　至少采用猴源（如 Vero 细胞）、2 种牛源细胞（BT 和 MDBK 细胞或无病毒污染的原代牛肾细胞）以及人二倍体细胞作为指示细胞。细胞复苏后至少传代 1 次后使用。根据所需量制备足够量的细胞。

（3）用含有供试品的培养液将 4 种指示细胞分别接种于 75cm² 细胞培养瓶中，接种量应使细胞在培养 7 天后可达到至少 80%～90% 汇合。同时制备阴性对照血清培养瓶。将培养瓶置 37℃、5％ CO₂ 培养箱中培养至少 7 天。可在第 5 天时换液一次。

（4）第 7 天进行第 1 次盲传，将接种供试品及阴性对照的每种指示细胞培养瓶分别传出至少 2 个 75cm² 培养瓶，继续培养至第 14 天，在第 12 天时可换液一次。

（5）在第 13 天时（或第 2 次传代前 1 天）或阴性对照瓶细胞达到至少 70％ 汇合时，制备阳性对照用细胞。即取 1 个阴性对照细胞瓶分别传至 6 孔板或其他适宜的细胞板中用于细胞病变观察（CPE）、血吸附检查（HAd）及荧光抗体检测（IF），次日接种阳性对照病毒。

（6）第 14 天时进行第 2 次盲传。将第 1 次传代后的细胞培养物分别传至 6 孔板或其他适宜的细胞板中，进行细胞病变观察及 HAd 检查时，接种于每种指示细胞上的待测样本至少接种 3 孔；进行荧光抗体检测时，接种于每种指示细胞上的待测样本进行每种病毒检测时至少接种 2 孔。继续培养至少至第 21 天。剩余细胞样本－60℃或以下保存备用。

（7）在第 14 天接种阳性对照病毒；取（5）制备的指示细胞接种适量阳性对照病毒，置 36℃±1℃、5％ CO₂ 培养箱吸附 2 小时，吸弃上清液，加入适量细胞维持液，置 36℃±1℃、5％ CO₂ 培养箱培养 7 天。对于 BT 细胞，BVDV 可作为病变阳性对照，BPI3 可作为 HAd 阳性对照，牛副流感病毒 3 型（PI3）、牛腺病毒（BAV-3）、牛细小病毒（BPV）以及牛腹泻病毒（BVDV）可作为 IF 检测阳性对照；对于 MDBK 细胞，呼肠孤病毒 3 型（REO3）和 PI3 可分别作为细胞病变及 HAd 检查阳性对照，PI3、BAV-3、BVDV、REO-3 为 IF 检测阳性对照；对于 Vero 细胞，PI3 可作为细胞病变及 HAd 检查阳性对照，PI3 及 REO-3 作为 IF 检测阳性对照。可不设立狂犬病病毒（Rabies）阳性对照。所有 IF 检测阳性对照病毒应接种 100～300CCID₅₀。

（8）接种阴性对照及供试品的细胞培养物在接种后每日观察细胞病变情况，在接种后至少 21 天或末次传代后至少 7 天时分别进行病变观察、HAd 检查及 IF 检测。阳性对照培养物在接种后第 7 天或 10％ 细胞出现 CPE 时可进行 IF 检测。

进行血吸附检查时，用鸡与豚鼠血红细胞在 2～8℃ 及 20～25℃ 进行检测。

进行荧光抗体检测时，将细胞固定后采用直接或间接免疫荧光抗体检查法，至少应对 BVDV、PI3、BAV-3、BPV、REO3 以及 Rabies 进行检查，结果均应为阴性。

（9）结果判定 阴性对照应无细胞病变，血吸附检查应为阴性，荧光抗体检测应为阴性；阳性对照应有明显的细胞病变，血吸附检查应为阳性，荧光抗体检测应为阳性，判为试验成立。供试品如无细胞病变，血吸附检查为阴性，且荧光抗体检测为阴性，判定为符合要求。待测样本如出现细胞病变，或血吸附检查为阳性，或任何一种荧光抗体为阳性，则判定为不符合要求。

经病毒灭活处理的牛血清，灭活前取样检测后若任何一项检测显示为阳性，不建议用于生产。除非可鉴别出污染的病毒，且病毒灭活工艺验证研究显示其污染量可被有效灭活时方可使用。如果灭活前 BVDV 病毒检测为阳性，灭活后还应取样采用敏感的方法检测 BVDV，结果阴性为符合要求。

未经病毒灭活处理的牛血清若任何一项检测显示为阳性，则不得用于生产。

不能用感染试验检测的牛源性病毒可采用核酸检测法，但应采用较大量的样品提取核酸（如 25～50ml 的血清样本），并计算合并血清的最低检出限。

3605 细菌生化反应培养基

下列各类培养基常用于测定细菌的糖类代谢试验、氨基酸和蛋白质代谢试验、碳源和氮源利用试验等生化反应。

1. 糖、醇发酵培养基

（1）成分

基础液

蛋白胨	10g
氯化钠	5g
0.5％酸性品红指示液	10ml
（或 0.4％溴麝香草酚蓝指示液）	（6ml）
水	1000ml
糖、醇类	每 100ml 基础液内各加 0.5g

（2）制法 取蛋白胨和氯化钠加入水中，微温使溶解，调 pH 值使灭菌后为 7.3±0.1，加入指示液混匀。每 100ml 分别加入 1 种糖、醇或糖苷，混匀后分装于小管中（若需观察产气反应，在小管内另放置杜汉小倒管）。于 116℃灭菌 15 分钟。

常用的糖、醇或糖苷：阿拉伯糖、木糖、鼠李糖、葡萄糖、果糖、甘露糖、半乳糖、麦芽糖、乳糖、蔗糖、蕈糖、纤维二糖、蜜二糖、棉子糖、松三糖、菊糖、糊精、淀粉、甘露醇、卫矛醇、山梨醇、肌醇、甘油、水杨素、七叶苷等。

（3）用途 鉴别各种细菌对糖类的发酵生化反应，发酵者产酸，培养基变色（加酸性品红者由无色至红色或再至黄色；加溴麝香草酚蓝者由蓝色至黄色）；产气时，小倒管内有小气泡。

2. 七叶苷培养基

（1）成分

蛋白胨	5g	七叶苷	3g
磷酸氢二钾	1g	水	1000ml
枸橼酸铁	0.5g		

（2）制法 除七叶苷外，取上述成分混合，微温使溶解，加入七叶苷混匀，调 pH 值使灭菌后为 7.3±0.1，分

装于试管中，121℃灭菌 15 分钟。

（3）用途 用于鉴别细菌对七叶苷的水解试验，产生棕黑色沉淀为阳性反应。

3. 磷酸盐葡萄糖胨水培养基

（1）成分

蛋白胨	7g	葡萄糖	5g
磷酸氢二钾	3.8g	水	1000ml

（2）制法 取上述成分混合，微温使溶解，调 pH 值使灭菌后为 7.3±0.1，分装于小试管中，121℃灭菌 15 分钟。

（3）用途 用于鉴别细菌的甲基红试验（M-R 反应）和乙酰甲基甲醇试验（V-P 反应）。

①甲基红试验（M-R 反应） 取可疑菌落或斜面培养物，接种于磷酸盐葡萄糖胨水培养基中，置 35℃培养 2~5 天，于培养管内加入甲基红指示液（称取甲基红 0.1g，加 95％乙醇 300ml，使溶解后，加水至 500ml）数滴，立即观察，呈鲜红色或橘红色为阳性，呈黄色为阴性。

②乙酰甲基甲醇生成试验（V-P 反应） 取可疑菌落或斜面培养物，接种于磷酸盐葡萄糖胨水培养基中，置 35℃培养 48 小时，量取 2ml 培养液，加入 α-萘酚乙醇试液（称取 α-萘酚 5g，加无水乙醇溶解使成 100ml）1ml，混匀，再加 40％氢氧化钾溶液 0.4ml，充分振摇，立刻或数分钟内出现红色，即为阳性反应；无红色反应为阴性，如为阴性反应，置 35℃水浴 4 小时后再观察。

4. 蛋白胨水培养基

（1）成分

蛋白胨	10g	水	1000ml
氯化钠	5g		

（2）制法 取上述成分混合，微温使溶解，调 pH 值使灭菌后为 7.3±0.1，分装于小试管，121℃灭菌 15 分钟。

（3）用途 用于鉴别细菌能否分解色氨酸而产生靛基质的生化反应。

①靛基质试验 取可疑菌落或斜面培养物，接种于蛋白胨水培养基中，置 35℃培养 24~48 小时，必要时培养 4~5 天，沿管壁加入靛基质试液数滴，液面呈玫瑰红色为阳性，呈试剂本色为阴性。

②靛基质试液 称取对二甲氨基苯甲醛 5g，加入戊醇（或异戊醇）75ml，充分振摇，使完全溶解后，再取盐酸 25ml 徐徐滴入，边加边振摇，以免骤热导致溶液色泽变深。或称取对二甲氨基苯甲醛 1g，加入 95％乙醇 95ml，充分振摇，使完全溶解后，再取盐酸 20ml 徐徐滴入。

5. 三糖铁琼脂培养基

（1）成分

蛋白胨	20g	硫酸亚铁	0.2g
牛肉浸出粉	5g	硫代硫酸钠	0.2g
乳糖	10g	0.2％酚磺酞指示液	12.5ml
蔗糖	10g	琼脂	12~15g
葡萄糖	1g	水	1000ml
氯化钠	5g		

（2）制法 除乳糖、蔗糖、葡萄糖、指示液、琼脂外，取上述成分，混合，加热使溶解，调 pH 值使灭菌后为 7.3±0.1，加入琼脂，加热溶胀后，再加入其余成分，摇匀，分装，121℃灭菌 15 分钟，制成高底层（2~3cm）短斜面。

（3）用途 用于初步鉴别肠杆菌科细菌对糖类的发酵反应和产生硫化氢试验。

方法和结果观察：取可疑菌落或斜面培养物，做高层穿刺和斜面划线接种，置 35℃培养 24~48 小时，观察结果。培养基底层变黄色为葡萄糖发酵阳性，斜面层变黄色为乳糖、蔗糖发酵阳性；底层或整个培养基呈黑色表示产生硫化氢。

6. 克氏双糖铁琼脂培养基

（1）成分

蛋白胨	20g	枸橼酸铁	0.3g
牛肉浸粉	3g	硫代硫酸钠	0.3g
酵母浸粉	3g	0.2％酚磺酞指示液	12.5ml
乳糖	10g	琼脂	12~15g
葡萄糖	1g	水	1000ml
氯化钠	5g		

（2）制法 除乳糖、葡萄糖、指示液、琼脂外，取上述成分，混合，加热使溶解，调 pH 值使灭菌后为 7.3±0.1，加入琼脂，加热溶胀后，再加入其余成分，摇匀，分装，121℃灭菌 15 分钟，制成高底层（2~3cm）短斜面。

（3）用途 用于初步鉴别肠杆菌科细菌对糖类的发酵反应和产生硫化氢试验。

方法和结果观察：取可疑菌落或斜面培养物，做高层穿刺和斜面划线接种，置 35℃培养 24~48 小时，观察结果。培养基底层变黄色为葡萄糖发酵阳性，斜面层呈黄色为乳糖发酵阳性，斜面层呈红色为乳糖发酵阴性；底层或整个培养基呈黑色表示产生硫化氢。

7. 脲（尿素）培养基

（1）成分

蛋白胨	1g	0.2％酚红溶液	6ml
葡萄糖	1g	20％无菌脲溶液	100ml
氯化钠	5g	水	1000ml
磷酸氢二钾	2g		

（2）制法 除脲溶液外，取上述成分，混合，调 pH 值使灭菌后为 6.9±0.1，混匀后，121℃灭菌 15 分钟，冷至 50~55℃，加入无菌脲溶液（经膜除菌过滤），混匀，分装于灭菌试管中。

（3）用途 用于鉴别细菌的尿素酶反应。

方法和结果观察：取可疑菌落或少量斜面培养物接种

于培养基内，置 35℃培养 24 小时，观察结果。培养基变为红色为尿素酶反应阳性；不变色为阴性，阴性者需延长观察至 1 周。

8. 苯丙氨酸琼脂培养基

（1）成分

磷酸氢二钠	1g	氯化钠	5g
酵母浸膏	3g	琼脂	12～15g
DL-苯丙氨酸（DL-phenylalanine）2g		水	1000ml
（或 L-苯丙氨酸）	（1g）		

（2）制法 除琼脂外，取各成分溶于水，调 pH 值使灭菌后为 7.3±0.1，再加入琼脂，加热溶胀，分装试管，121℃灭菌 15 分钟，制成长斜面。

（3）用途 用于鉴别细菌的苯丙氨酸脱氨酶试验（也称苯丙酮酸试验）。

方法和结果观察：取斜面培养物，大量接种于苯丙氨酸琼脂斜面，置 35℃培养 4 小时或 18～24 小时，取4～5滴 10% 三氯化铁溶液试剂，由斜面上部流下，若出现墨绿色，即为苯丙氨酸脱氨酶试验阳性；倘若不变色则为阴性。

9. 氨基酸脱羧酶试验培养基

（1）成分

①基础液

蛋白胨	5g	1.6%溴甲酚紫指示液	1ml
酵母浸出粉	3g	水	1000ml
葡萄糖	1g		

②氨基酸

L-赖氨酸	0.5g	（需加碱溶液溶解）
L-鸟氨酸	0.5g	（需加碱溶液溶解）
L-精氨酸	0.5g	（不需加碱溶液溶解）

（2）制法 先配制基础液备用；将溶解后的 3 种氨基酸，各分别加至 100ml 基础液（使氨基酸的终浓度为 0.5%），混匀，调 pH 值使灭菌后为 6.8。分装于小试管中，每管 2.5ml 并滴加 1 层液体石蜡，同时分装一部分基础液于小试管，作为对照培养基，均置 116℃灭菌 10 分钟。

（3）用途 用于鉴别细菌的脱羧酶、双水解酶试验。

方法和结果观察：取疑似菌斜面培养物分别接种于上述 3 种培养基及基础液对照培养基，置 35℃培养 24～48 小时。在培养初期由于待检细菌发酵葡萄糖产酸，试验培养基和对照培养基应呈黄色，继续培养时，试验培养基如呈紫色或紫红色，即为阳性反应；如至培养末期，培养基仍同对照管呈黄色，则判为阴性反应。

10. 明胶培养基

（1）成分

蛋白胨	5g	明胶	120g
牛肉浸出粉	3g	水	1000ml

（2）制法 取上述成分加入水中，浸泡约 20 分钟，

加热溶解，调 pH 值使灭菌后为 7.3±0.1，分装于小试管中，121℃灭菌 15 分钟。

（3）用途 用于细菌的明胶液化试验。

方法和结果观察：取少量待检菌斜面培养物穿刺接种于明胶培养基内，置 35℃培养 24 小时，取出置冰箱内 10～20 分钟。如培养基仍呈溶液状，则为阳性；培养基重新凝固，则为阴性。细菌液化明胶之作用有时甚为缓慢，如未见液化，需继续培养 1～2 周方可确定阴性。

11. 丙二酸钠培养基

（1）成分

酵母浸出粉	1g	磷酸二氢钾	0.4g
氯化钠	2g	丙二酸钠	3g
葡萄糖	0.25g	0.4%溴麝香草酚蓝指示液	6ml
硫酸铵	2g	水	1000ml
磷酸氢二钾	0.6g		

（2）制法 除指示液外，将上述成分溶解，调 pH 值使灭菌后为 6.8，再加入指示液。分装小管中，121℃灭菌 15 分钟。

（3）用途 用于鉴别细菌能否利用丙二酸钠作为碳源而生长繁殖。

方法和结果观察：取斜面或肉汤培养物接种于丙二酸钠培养基内，置 35℃培养 48 小时。于 24 小时和 48 小时后各观察 1 次结果。培养基颜色由绿色变成蓝色为阳性反应；无颜色变化，或由绿色变成黄色，则为阴性反应。

12. 枸橼酸盐培养基

（1）成分

氯化钠	5g	枸橼酸钠（无水）	2g
硫酸镁	0.2g	1.0%溴麝香草酚蓝指示液	10ml
磷酸氢二钾	1g	琼脂	14g
磷酸二氢铵	1g	水	1000ml

（2）制法 除指示液和琼脂外，取上述成分，混合，微温使溶解，调 pH 值使灭菌后为 6.9±0.1，加入琼脂，加热溶胀，然后加入指示液，混匀，分装于小试管中，121℃灭菌 15 分钟，制成斜面。

（3）用途 用于鉴别细菌能否利用枸橼酸盐作为碳源和氮源而生长繁殖。

方法和结果观察：取可疑菌落或斜面培养物，接种于枸橼酸盐培养基的斜面上，一般培养 48～72 小时，凡能在培养基斜面生长出菌落，培养基即由绿色变成蓝色者为阳性反应；无菌落生长，培养基仍绿色者为阴性反应，阴性反应者应继续培养观察至 7 天。

13. 硝酸盐胨水培养基

（1）成分

蛋白胨	10g	硝酸钾	2g
酵母浸出粉	3g	水	1000ml

（2）制法 取上述成分，加热溶解，调 pH 值使灭菌

后为 7.3±0.1，分装于小试管中，121℃灭菌 15 分钟。

（3）用途　用于鉴别细菌能否还原硝酸盐成亚硝酸盐。

方法和结果观察：取待检菌培养物接种于硝酸盐胨水培养基中，置 35℃培养 24 小时。将下列甲液和乙液于用前等量混合，每个培养物加混合物 0.1ml，产生红色为阳性反应，不产生红色为阴性反应。

甲液：称取 α-萘胺 5g，溶解于 5mol/L 醋酸 1000ml 中。

乙液：称取磺胺酸（对氨基苯磺酸）8g，溶解于 5mol/L 醋酸 1000ml 中。

14. 石蕊牛奶培养基

（1）成分

脱脂奶粉　　　　10g　水　　　　　　　100ml
10％石蕊溶液　0.65ml

（2）制法　取上述成分混匀后，分装于小试管中，116℃灭菌 10 分钟。

（3）用途　用于检查细菌对牛奶的凝固和发酵作用。

15. 半固体营养琼脂培养基

（1）成分

蛋白胨　　　　　10g　琼脂　　　　　　　4g
牛肉浸出粉　　　3g　水　　　　　　1000ml
氯化钠　　　　　5g

（2）制法　除琼脂外，取上述成分，混合，微温使溶解，调 pH 值使灭菌后为 7.2±0.2，再加入琼脂，加热溶胀，分装于小管中，121℃灭菌 15 分钟后，直立放置。待凝固后备用。

（3）用途　用于观察细菌的动力，也可用于一般菌种的保存。

细菌动力检查：取疑似菌斜面培养物穿刺接种于半固体营养琼脂培养基中，置 35℃培养 24 小时，细菌沿穿刺外周扩散生长，为动力阳性；否则为阴性。阴性者，应再继续培养观察 2～3 天。

试剂　试液　标准品

8001　试药

试药系指在本版药典中供各项试验用的试剂，但不包括各种色谱用的吸附剂、载体与填充剂。除生化试剂与指示剂外，一般常用的化学试剂分为基准试剂、优级纯、分析纯与化学纯四个等级，选用时可参考下列原则：

（1）标定滴定液用基准试剂；

（2）制备滴定液可采用分析纯或化学纯试剂，但不经标定直接按称重计算浓度者，则应采用基准试剂；

（3）制备杂质限度检查用的标准溶液，采用优级纯或分析纯试剂；

（4）制备试液与缓冲液等可采用分析纯或化学纯试剂。

一水合碳酸钠　Sodium Carbonate Monohydrate

〔$Na_2CO_3 \cdot H_2O = 124.00$〕

本品为白色斜方晶体；有引湿性，加热至 100℃ 失水。在水中易溶，在乙醇中不溶。

一氧化铅　Lead Monoxide

〔$PbO = 223.20$〕

本品为黄色至橙黄色粉末或结晶；加热至 300～500℃时变为四氧化三铅，温度再升高时又变为一氧化铅。在热的氢氧化钠溶液、醋酸或稀硝酸中溶解。

一氯化碘　Iodine Monochloride

〔$ICl = 162.36$〕

本品为棕红色油状液体或暗红色结晶；具强烈刺激性，有氯和碘的臭气；有腐蚀性和氧化性。

乙二胺四醋酸二钠　Disodium Ethylenediaminetetraacetate

〔$C_{10}H_{14}N_2Na_2O_8 \cdot 2H_2O = 372.24$〕

本品为白色结晶性粉末。在水中溶解，在乙醇中极微溶解。

乙二醇甲醚　Ethylene Glycol Monoethyl Ether

〔$C_3H_8O_2 = 76.10$〕

本品为无色液体。有愉快气味，有毒。与水、醇、醚、甘油、丙酮和二甲基甲酰胺能混合。沸点为 124.3℃。

乙氧基黄叱精　Ethoxychrysoidine Hydrochloride

〔$C_{14}H_{16}N_4O \cdot HCl = 292.77$〕

本品为深红棕色或黑褐色粉末。在水或乙醇中溶解。

N-乙基顺丁烯二酰亚胺　N-Ethylmaleimide

〔$C_6H_7NO_2 = 125.12$〕

本品为白色结晶。在乙醇和乙醚中易溶，在水中微溶。

乙腈　Acetonitrile

〔$CH_3CN = 41.05$〕

本品为无色透明液体；微有醚样臭；易燃。与水或乙醇能任意混合。

乙酰丙酮　Acetylacetone

〔$CH_3COCH_2COCH_3 = 100.12$〕

本品为无色或淡黄色液体；微有丙酮和醋酸的臭气；

易燃。与水、乙醇、乙醚或三氯甲烷能任意混合。

乙酰苯胺　Acetanilide

〔$C_8H_9NO=135.16$〕

本品为有光泽的鳞片结晶，有时成白色粉末。微有灼烧味。约在 95℃ 挥发。在乙醇、三氯甲烷、乙醚、丙酮和热水中易溶，在水中微溶，在石油醚中几乎不溶。

乙酰氯　Acetyl Chloride

〔$CH_3COCl=78.50$〕

本品为无色液体；有刺激性臭；能发烟，易燃；对皮肤及黏膜有强刺激性；遇水或乙醇引起剧烈分解。在三氯甲烷、乙醚、苯、石油醚或冰醋酸中溶解。

N-乙酰-L-酪氨酸乙酯　N-Acetyl-L-Tyrosine Ethyl Ester

〔$C_{13}H_{17}NO_4=251.28$〕

本品为白色粉末。生化试剂，供糜蛋白酶效价测定用。

乙酸乙酯　Ethyl Acetate

〔$CH_3COOC_2H_5=88.11$〕

本品为无色透明液体。与丙酮、三氯甲烷或乙醚能任意混合，在水中溶解。

乙酸丁酯　Butyl Acetate

〔$CH_3COO(CH_2)_3CH_3=116.16$〕

本品为无色透明液体。与乙醇或乙醚能任意混合，在水中不溶。

乙酸甲酯　Methyl Acetate

〔$CH_3COOCH_3=74.08$〕

本品为无色透明液体。与水、乙醇或乙醚能任意混合。

乙酸戊酯　Amyl Acetate

〔$CH_3COOC_5H_{11}=130.19$〕

本品为无色透明液体；有水果香味；易燃。与乙醇或乙醚能任意混合，在水中微溶。

乙酸异丁酯　Isobutyl Acetate

〔$CH_3COOCH_2CH(CH_3)_2=116.16$〕

本品为无色液体；易燃。与乙醇或乙醚能任意混合，在水中不溶。

乙酸异戊酯　Isoamyl Acetate

〔$CH_3COOCH_2CH_2CH(CH_3)_2=130.19$〕

本品为无色透明液体，有香蕉样特臭。与乙酸乙酯、乙醇、戊醇、乙醚、苯或二硫化碳能任意混合，在水中极微溶解。

乙醇　Ethanol

〔$C_2H_5OH=46.07$〕

本品为无色透明液体；易挥发，易燃。与水、乙醚或苯能任意混合。

乙醚　Ether

〔$C_2H_5OC_2H_5=74.12$〕

本品为无色透明液体；具有麻而甜涩的刺激味，易挥发，易燃；有麻醉性；遇光或久置空气中可被氧化成过氧化物。沸点为 34.6℃。

乙醛　Acetaldehyde

〔$CH_3CHO=44.05$〕

本品为无色液体；有窒息性臭；易挥发；易燃；易氧化成醋酸；久贮可聚合使液体产生浑浊或沉淀现象。与水、乙醇、三氯甲烷或乙醚能任意混合。

二乙胺　Diethylamine

〔$(C_2H_5)_2NH=73.14$〕

本品为无色液体；有氨样特臭；强碱性；具腐蚀性；易挥发、易燃。与水或乙醇能任意混合。

二乙基二硫代氨基甲酸钠　Sodium Diethyldithiocarbamate

〔$(C_2H_5)_2NCS_2Na\cdot3H_2O=225.31$〕

本品为白色结晶；溶液呈碱性并逐渐分解，遇酸能分离出二硫化碳而使溶液浑浊。在水中易溶，在乙醇中溶解。

二乙基二硫代氨基甲酸银　Silver Diethyldithiocarbamate

〔$(C_2H_5)_2NCS_2Ag=256.14$〕

本品为淡黄色结晶。在吡啶中易溶，在三氯甲烷中溶解，在水、乙醇、丙酮或苯中不溶。

二甲苯　Xylene

〔$C_6H_4(CH_3)_2=106.17$〕

本品为无色透明液体；为邻、间、对三种异构体的混合物；具特臭；易燃。与乙醇、三氯甲烷或乙醚能任意混合，在水中不溶。沸程为 137～140℃。

二甲苯蓝 FF　Xylene Cyanol Blue FF

〔$C_{25}H_{27}N_2NaO_6S_2=538.62$〕

本品为棕色或蓝黑色粉末。在乙醇中易溶，在水中溶解。

二甲基乙酰胺　Dimethylacetamide

〔$C_4H_9NO=87.12$〕

本品为无色或近似无色澄明液体。与水和多数有机溶剂能任意混合。

二甲基甲酰胺　Dimethylformamide

〔$HCON(CH_3)_2=73.09$〕

本品为无色液体；微有氨臭。与水、乙醇、三氯甲烷或乙醚能任意混合。

二甲基亚砜　Dimethylsulfoxide

〔$(CH_3)_2SO=78.14$〕

本品为无色黏稠液体；微有苦味；有强引湿性。在室温下遇氯能发生猛烈反应。在水、乙醇、丙酮、三氯甲烷、乙醚或苯中溶解。

二甲基黄　Dimethyl Yellow

〔$C_{14}H_{15}N_3=225.29$〕

本品为金黄色结晶性粉末。在乙醇、三氯甲烷、乙醚、苯、石油醚或硫酸中溶解，在水中不溶。

二甲酚橙　Xylenol Orange

〔$C_{31}H_{28}N_2Na_4O_{13}S=760.59$〕

本品为红棕色结晶性粉末；易潮解。在水中易溶，在乙醇中不溶。

二苯胺　Diphenylamine

〔$(C_6H_5)_2NH=169.23$〕

本品为白色结晶；有芳香臭；遇光逐渐变色。在乙醚、苯、冰醋酸或二硫化碳中溶解，在水中不溶。

二苯胺-4-磺酸钠（二苯胺磺酸钠）　Sodium Diphenylamine-4-Sulfonate（Sodium Diphenylamine Sulfonate）

〔$C_{12}H_{10}NNaO_3S=271.27$〕

本品为白色结晶性粉末。露置空气中变色，遇酸变蓝。在水或热乙醇中溶解，在醚、苯、甲苯或二硫化碳中不溶。

二苯偕肼　Diphenylcarbazide

〔$C_6H_5NHNHCONHNHC_6H_5=242.28$〕

本品为白色结晶性粉末；在空气中渐变红色。在热乙醇、丙酮或冰醋酸中溶解，在水中极微溶解。

2,6-二叔丁基对甲酚　Ditertbutyl-p-Cresol

〔$[(CH_3)_3C]_2C_6H_2(CH_3)OH=220.35$〕

本品为白色或浅黄色结晶。在醇或石油醚中溶解，在水或碱溶液中不溶。

二盐酸萘基乙二胺　N-Naphthylethylenediamine Dihydrochloride

〔$C_{12}H_{14}N_2 \cdot 2HCl=259.18$〕

本品为白色或微带红色的结晶。在热水、乙醇或稀盐酸中易溶，在水、无水乙醇或丙酮中微溶。

二盐酸 N,N-二甲基对苯二胺　N,N-Dimethyl-p-Phenylenediamine Dihydrochloride

〔$C_8H_{12}N_2 \cdot 2HCl=209.12$〕

本品为白色或灰白色结晶性粉末；置空气中色渐变暗；易吸湿。在水或乙醇中溶解。

二氧化钛　Titanium Dioxide

〔$TiO_2=79.88$〕

本品为白色粉末。在氢氟酸或热浓硫酸中溶解，在水、盐酸、硝酸或稀硫酸中不溶。

二氧化铅　Lead Dioxide

〔$PbO_2=239.21$〕

本品为深棕色粉末。

二氧化硅　Silicon Dioxide

〔$SiO_2=60.08$〕

本品为无色透明结晶或无定形粉末。在过量氢氟酸中溶解，在水或酸中几乎不溶。

二氧化锰　Manganese Dioxide

〔$MnO_2=86.94$〕

本品为黑色结晶或粉末；与有机物或其他还原性物质摩擦或共热能引起燃烧或爆炸。在水、硝酸或冷硫酸中不溶，有过氧化氢或草酸存在时，在硝酸或稀硫酸中溶解。

二氧六环　Dioxane

〔$C_4H_8O_2=88.11$〕

本品为无色液体；有醚样特臭；易燃；易吸收氧形成过氧化物。与水或多数有机溶剂能任意混合。沸程为 100～103℃。

2,3-二氨基萘　2,3-Diaminonaphthalene

〔$C_{10}H_{10}N_2=158.20$〕

本品为叶状结晶。在乙醇或乙醚中溶解。

3,5-二羟基甲苯　3,5-Dihydroxytoluene

〔$C_7H_8O_2 \cdot H_2O=142.14$〕

本品为白色结晶；在空气中易氧化变红色，有不愉快气味，味甜。在水或乙醇中溶解；在苯、三氯甲烷或二硫化碳中微溶。

1,3-二羟基萘（1,3-萘二酚）　1,3-Dihydroxynaphthalene

〔$C_{10}H_8O_2=160.17$〕

本品为粉红色片状结晶。在水、醇和醚中溶解。

2,7-二羟基萘　2,7-Dihydroxynaphthalene

〔$C_{10}H_8O_2=160.17$〕

本品为白色针状或片状结晶。溶液颜色在空气中迅速变深。在热水、乙醇或乙醚中溶解，在三氯甲烷或苯中微溶。

二硫化碳　Carbon Disulfide

〔$CS_2=76.14$〕

本品为无色透明液体；纯品有醚臭，一般商品有恶臭；易燃；久置易分解。在乙醇或乙醚中易溶，在水中不溶。能溶解碘、溴、硫、脂肪、橡胶等。沸点为 46.5℃。

3,5-二硝基苯甲酸　3,5-Dinitrobenzoic Acid

〔$C_7H_4N_2O_6=212.12$〕

本品为白色或淡黄色结晶；能随水蒸气挥发。在乙醇或冰醋酸中易溶，在水、乙醚、苯或二硫化碳中微溶。

2,4-二硝基苯肼　2,4-Dinitrophenylhydrazine

〔$C_6H_6N_4O_4=198.14$〕

本品为红色结晶性粉末；在酸性溶液中稳定，在碱性溶液中不稳定。在热乙醇、乙酸乙酯、苯胺或稀无机酸中溶解，在水或乙醇中微溶。

2,4-二硝基苯胺　2,4-Dinitroaniline

〔$C_6H_5N_3O_4=183.12$〕

本品为黄色或黄绿色结晶。在三氯甲烷或乙醚中溶解，在乙醇中微溶，在水中不溶。

2,4-二硝基苯酚　2,4-Dinitrophenol

〔$C_6H_4N_2O_5=184.11$〕

本品为黄色斜方结晶；加热易升华。在乙醇、乙醚、三氯甲烷或苯中溶解；在冷水中极微溶解。

2,4-二硝基氟苯　2,4-Dinitrofluorobenzene

〔$C_6H_3FN_2O_4 = 186.11$〕

本品为淡黄色结晶或油状液体。久置遇光颜色变深。在乙醚中溶解，在水中不溶。熔点为 26℃。

2,4-二硝基氯苯　2,4-Dinitrochlorobenzene

〔$C_6H_3ClN_2O_4 = 202.55$〕

本品为黄色结晶；遇热至高温即爆炸。在热乙醇中易溶，在乙醚、苯或二硫化碳中溶解，在水中不溶。

二氯化汞　Mercuric Dichloride

〔$HgCl_2 = 271.50$〕

本品为白色结晶或结晶性粉末；常温下微量挥发；遇光分解成氯化亚汞。在水、乙醇、丙酮或乙醚中溶解。

二氯化氧锆　Zirconyl Dichloride

〔$ZrOCl_2 \cdot 8H_2O = 322.25$〕

本品为白色结晶。在水或乙醇中易溶。

二氯甲烷　Dichloromethane

〔$CH_2Cl_2 = 84.93$〕

本品为无色液体；有醚样特臭。与乙醇、乙醚或二甲基甲酰胺能均匀混合，在水中略溶。沸程为 40～41℃。

二氯靛酚钠　2,6-Dichloroindophenol Sodium

〔$C_{12}H_6Cl_2NNaO_2 \cdot 2H_2O = 326.11$〕

本品为草绿色荧光结晶或深绿色粉末。在水或乙醇中易溶，在三氯甲烷或乙醚中不溶。

十二烷基硫酸钠　Sodium Laurylsulfate

〔$CH_3(CH_2)_{10}CH_2OSO_3Na = 288.38$〕

本品为白色或淡黄色结晶或粉末；有特臭；在湿热空气中分解；本品为含 85% 的十二烷基硫酸钠与其他同系的烷基硫酸钠的混合物。在水中易溶，其 10% 水溶液在低温时不透明，在热乙醇中溶解。

十四烷酸异丙酯　Isopropyl Myristate

〔$C_{17}H_{34}O_2 = 270.46$〕

本品为无色液体。溶于乙醇、乙醚、丙酮、三氯甲烷或甲苯，不溶于水、甘油或丙二醇。约 208℃ 分解。

2,3-丁二酮　2,3-Butanedione

〔$C_4H_6O_2 = 86.09$〕

本品为黄绿色液体；有特臭。与乙醇或乙醚能混匀；在水中溶解。

丁二酮肟　Dimethylglyoxime

〔$CH_3C(NOH)C(NOH)CH_3 = 116.12$〕

本品为白色粉末。在乙醇或乙醚中溶解，在水中不溶。

丁酮　Butanone

〔$CH_3COC_2H_5 = 72.11$〕

本品为无色液体；易挥发，易燃；与水能共沸；对鼻、眼黏膜有强烈的刺激性。与乙醇或乙醚能任意混合。

丁醇（正丁醇）　Butanol(n-Butanol)

〔$CH_3(CH_2)_3OH = 74.12$〕

本品为无色透明液体；有特臭，易燃；具强折光性。与乙醇、乙醚或苯能任意混合，在水中溶解。沸程为 117～118℃。

儿茶酚　Catechol

〔$C_6H_6O_2 = 110.11$〕

本品为无色或淡灰色结晶或结晶性粉末；能随水蒸气挥发。在水、乙醇或苯中易溶。

儿茶酚紫　Catechol Violet

〔$C_{19}H_{14}O_7S = 386.38$〕

本品为红棕色结晶性粉末，带金属光泽。在水或乙醇中易溶。

三乙二胺　Triethylenediamine

〔$C_6H_{12}N_2 \cdot 6H_2O = 220.27$〕

本品为白色或微黄色结晶；有特臭；有引湿性。在水、甲醇或乙醇中易溶。

三乙胺　Triethylamine

〔$(C_2H_5)_3N = 101.19$〕

本品为无色液体；有强烈氨臭。与乙醇或乙醚能任意混合，在水中微溶。沸点为 89.5℃。

三乙醇胺　Triethanolamine

〔$N(CH_2CH_2OH)_3 = 149.19$〕

本品为无色或淡黄色黏稠状液体；久置色变褐，露置空气中能吸收水分和二氧化碳，呈强碱性。与水或乙醇能任意混合。

三甲基戊烷（异辛烷）　Trimethylpentane

〔$(CH_3)_3CCH_2CH(CH_3)_2 = 114.23$〕

本品为无色透明液体；与空气能形成爆炸性的混合物；易燃。在丙酮、三氯甲烷、乙醚或苯中溶解，在水中不溶。沸点为 99.2℃。

三氟醋酸　Trifluoroacetic Acid

〔$CF_3COOH = 114.02$〕

本品为无色发烟液体；有吸湿性；有强腐蚀性。在水、乙醇、丙酮或乙醚中易溶。

三氧化二砷　Arsenic Trioxide

〔$As_2O_3 = 197.84$〕

本品为白色结晶性粉末；无臭，无味；徐徐加热能升华而不分解。在沸水、氢氧化钠或碳酸钠溶液中溶解，在水中微溶；在乙醚、三氯甲烷或乙醚中几乎不溶。

三氧化铬　Chromium Trioxide

〔$CrO_3 = 99.99$〕

本品为暗红色结晶；有强氧化性与腐蚀性；有引湿性；与有机物接触能引起燃烧。在水中易溶，在硫酸中溶解。

三羟甲基氨基甲烷　Trometamol

〔$C_4H_{11}NO_3 = 121.14$〕

本品为白色结晶；具强碱性。在水中溶解，在乙醚中不溶。

27

三硝基苯酚 Trinitrophenol

〔$C_6H_3N_3O_7$＝229.11〕

本品为淡黄色结晶；无臭，味苦；干燥时遇强热或撞击、摩擦易发生猛烈爆炸。在热水、乙醇或苯中溶解。

三氯化钛 Titanium Trichloride

〔$TiCl_3$＝154.24〕

本品为暗红紫色结晶；易引湿；不稳定，干燥粉末在空气中易引火，在潮湿空气中极易反应很快解离。在醇中溶解，在醚中几乎不溶。

三氯化铁 Ferric Chloride

〔$FeCl_3 \cdot 6H_2O$＝270.30〕

本品为棕黄色或橙黄色结晶形块状物；极易引湿。在水、乙醇、丙酮、乙醚或甘油中易溶。

三氯化铝 Aluminium Trichloride

〔$AlCl_3$＝133.34〕

本品为白色或淡黄色结晶或结晶性粉末；具盐酸的特臭；在空气中发烟；遇水发热甚至爆炸；有引湿性；有腐蚀性。在水或乙醚中溶解。

三氯化锑 Antimony Trichloride

〔$SbCl_3$＝228.11〕

本品为白色结晶；在空气中发烟；有引湿性；有腐蚀性。在乙醇、丙酮、乙醚或苯中溶解。在水中溶解并分解为不溶的氢氧化锑。

三氯化碘 Iodine Trichloride

〔ICl_3＝233.26〕

本品为黄色或淡棕色结晶；有强刺激臭；在室温中能挥发，遇水易分解；有引湿性；有腐蚀性。在水、乙醇、乙醚或苯中溶解。

三氯甲烷 Chloroform

〔$CHCl_3$＝119.38〕

本品为无色透明液体；质重，有折光性，易挥发。与乙醇、乙醚、苯、石油醚能任意混合，在水中微溶。

三氯醋酸 Trichloroacetic Acid

〔CCl_3COOH＝163.39〕

本品为无色结晶；有特臭；有引湿性；有腐蚀性；水溶液呈强酸性。在乙醇或乙醚中易溶，在水中溶解。

干酪素 Casein

本品为白色无定形粉末或颗粒；无臭，无味；有引湿性。溶于稀碱或浓酸中，不溶于水和有机溶剂。

大豆木瓜蛋白消化物 Papaic Digest of Soybean Meal

本品是从未熟的番木瓜中获得，可消化蛋白质的酶。为黄色或浅黄色粉末，在水中溶解。

己二酸聚乙二醇酯 Polyethylene Glycol Adipate

$HO[CH_2CH_2OCO(CH_2)_4COO]_nH$

本品为白色粉末或结晶。在三氯甲烷中溶解，在水、乙醇或乙醚中不溶。

己烷磺酸钠 Sodium Hexanesulfonate

〔$C_6H_{13}NaO_3S$＝188.18〕

本品为白色粉末。在水中溶解。

刃天青 Resazurin

〔$C_{12}H_7NO_4$＝229.19〕

本品为深红色结晶，有绿色光泽。在稀氢氧化钠溶液中溶解，在乙醇或冰醋酸中微溶，在水或乙醚中不溶。

马铃薯淀粉 Potato Starch

〔$(C_6H_{10}O_5)_n$〕

本品为白色无定形粉末；无臭、无味；有强引湿性。在水或乙醇中不溶；在热水中形成微带蓝色的溶胶。

无水乙醇 Ethanol, Absolute

〔C_2H_5OH＝46.07〕

本品为无色透明液体；有醇香味；易燃；有引湿性；含水不得过 0.3%。与水、丙酮或乙醚能任意混合。沸点为 78.5℃。

无水乙醚 Diethyl Ether, Anhydrous

〔$(C_2H_5)_2O$＝74.12〕

参见乙醚项，但水分含量较少。

无水甲酸 Formic Acid, Anhydrous

〔$HCOOH$＝46.03〕

本品为无色透明液体；有刺激性特臭；有强腐蚀性，呈强酸性。含 $HCOOH$ 不少于 98%。与水、乙醇或乙醚能任意混合。

无水甲醇 Methanol, Anhydrous

〔CH_3OH＝32.04〕

本品为无色透明液体；易挥发；燃烧时无烟，有蓝色火焰；含水分不得过 0.05%。与水、乙醇或乙醚能任意混合。沸点为 64.7℃。

无水亚硫酸钠 Sodium Sulfite, Anhydrous

〔Na_2SO_3＝126.04〕

本品为白色细小结晶或粉末。在水或甘油中溶解，在乙醇中极微溶解。

无水吗啡 Morphine, Anhydrous

〔$C_{17}H_{19}NO_3$＝285.34〕

本品为斜方晶型短柱状棱晶（苯甲醚中结晶）；加热至 254℃时分解。

无水吡啶 Pyridine, Anhydrous

〔C_5H_5N＝79.10〕

取试剂吡啶 200ml，加苯 40ml，混合后在砂浴上加热蒸馏，收集 115～116℃的馏出物，密封，备用。

无水硫酸钠 Sodium Sulfate, Anhydrous

〔Na_2SO_4＝142.04〕

本品为白色结晶性粉末；有引湿性。在水中溶解，在乙醇中不溶。

无水硫酸铜 Cupric Sulfate, Anhydrous

〔$CuSO_4$＝159.61〕

本品为灰白色或绿白色结晶或无定形粉末；有引湿

性。在水中溶解，在乙醇中几乎不溶。

无水氯化钙　Calcium Chloride, Anhydrous

〔$CaCl_2 = 110.99$〕

本品为白色颗粒或熔融块状；有强引湿性。在水或乙醇中易溶，溶于水时放出大量热。

无水碳酸钠　Sodium Carbonate, Anhydrous

〔$Na_2CO_3 = 105.99$〕

本品为白色粉末或颗粒；在空气中能吸收 1 分子水。在水中溶解，水溶液呈强碱性。在乙醇中不溶。

无水碳酸钾　Potassium Carbonate, Anhydrous

〔$K_2CO_3 = 138.21$〕

本品为白色结晶或粉末，有引湿性。在水中溶解，水溶液呈强碱性。在乙醇中不溶。

无水醋酸钠　Sodium Acetate, Anhydrous

〔$NaC_2H_3O_2 = 82.03$〕

本品为白色粉末；有引湿性。在水中易溶，在乙醇中溶解。

无水磷酸氢二钠　Disodium Hydrogen Phosphate, Anhydrous

〔$Na_2HPO_4 = 141.96$〕

本品为白色结晶性粉末；有引湿性，久置空气中能吸收2～7分子结晶水。在水中易溶，在乙醇中不溶。

无氨水　Purified Water, Ammonia Free

取纯化水 1000ml，加稀硫酸 1ml 与高锰酸钾试液 1ml，蒸馏，即得。

〔检查〕取本品 50ml，加碱性碘化汞钾试液 1ml，不得显色。

无硝酸盐与无亚硝酸盐的水　Water, Nitrate-Free and Nitrite-Free

取无氨水或去离子水，即得。

〔检查〕取本品，照纯化水项下硝酸盐与亚硝酸盐检查，不得显色。

无氮硫酸　Sulfuric Acid, Nitrogen Free

取硫酸适量，置瓷蒸发皿内，在砂浴上加热至出现三氧化硫蒸气（约需 2 小时），再继续加热 15 分钟，置空干燥器内放冷，即得。

无醇三氯甲烷　Chloroform, Ethanol Free

〔$CHCl_3 = 119.38$〕

取三氯甲烷 500ml，用水洗涤 3 次，每次 50ml，分取三氯甲烷层，用无水硫酸钠干燥 12 小时以上，用脱脂棉滤过，蒸馏，即得。临用新制。

无醛乙醇　Ethanol, Aldehyde Free

取醋酸铅 2.5g，置具塞锥形瓶中，加水 5ml 溶解后，加乙醇 1000ml，摇匀，缓缓加乙醇制氢氧化钾溶液（1→5）25ml，放置 1 小时，强力振摇后，静置 12 小时，倾取上清液，蒸馏即得。

〔检查〕取本品 25ml，置锥形瓶中，加二硝基苯肼试

液 75ml，置水浴上加热回流 24 小时，蒸去乙醇，加 2%（ml/ml）硫酸溶液 200ml，放置 24 小时后，应无结晶析出。

五氧化二矾　Vanadium Pentoxide

〔$V_2O_5 = 181.88$〕

本品为橙黄色结晶性粉末或红棕色针状结晶。在酸或碱溶液中溶解，在水中微溶，在乙醇中不溶。

五氧化二碘　Iodine Pentoxide

〔$I_2O_5 = 333.81$〕

本品为白色结晶性粉末；遇光易分解；有引湿性。在水中易溶而形成碘酸，在无水乙醇、三氯甲烷、乙醚或二硫化碳中不溶。

五氧化二磷　Phosphorus Pentoxide

〔$P_2O_5 = 141.94$〕

本品为白色粉末；有蒜样特臭；有腐蚀性；极易引湿。

太坦黄　Titan Yellow

〔$C_{28}H_{19}N_5Na_2O_6S_4 = 695.73$〕

本品为淡黄色或棕色粉末。在水、乙醇、硫酸或氢氧化钠溶液中溶解。

中性乙醇　Ethanol, Neutral

取乙醇，加酚酞指示液 2～3 滴，用氢氧化钠滴定液（0.1mol/L）滴定至显粉红色，即得。

中性红　Neutral Red

〔$C_{15}H_{17}N_4Cl = 288.78$〕

本品为深绿色或棕黑色粉末。在水或乙醇中溶解。

水合氯醛　Chloral Hydrate

〔$C_2H_3Cl_3O_2 = 165.40$〕

本品为白色结晶；有刺激性特臭；对皮肤有刺激性；露置空气中逐渐挥发，放置时间稍久即转变为黄色。在乙醇、三氯甲烷或乙醚中溶解，在水中溶解并解离。

水杨酸　Salicylic Acid

〔$C_7H_6O_3 = 138.12$〕

本品为白色结晶或粉末；味甜后变辛辣；见光渐变色；76℃即升华。在乙醇或乙醚中溶解，在水中微溶。

水杨酸钠　Sodium Salicylate

〔$C_7H_5NaO_3 = 160.10$〕

本品为白色鳞片或粉末；无臭；久置光线下变为粉红色。在水或甘油中易溶，在乙醇中溶解，在三氯甲烷、乙醚或苯中几乎不溶。

水杨醛　Salicylaldehyde

〔$C_6H_4(OH)CHO = 122.12$〕

本品为无色或淡褐色油状液体；有杏仁味。在乙醇、乙醚或苯中溶解，在水中微溶。

牛肉浸出粉　Beef Extract Powder

本品为米黄色粉末，具吸湿性。在水中溶解。

牛肉浸膏　Beef Extract

本品为黄褐色至深褐色膏状物质；有肉香样特臭；味

酸。在水中溶解。

〔检查〕氯化物　本品含氯化物以 NaCl 计算，不得过固性物的 6%。

硝酸盐　取本品的溶液(1→10)，加活性炭煮沸脱色后，滤过，分取滤液 1 滴，加入二苯胺的硫酸溶液(1→100)3 滴中，不得显蓝色。

乙醇中不溶物　取本品的溶液(1→10)25ml，加乙醇50ml，振摇混合后，滤过，滤渣用乙醇溶液(2→3)洗净，在 105℃ 干燥 2 小时，遗留残渣不得过固性物的 10%。

醇溶性氮　取乙醇中不溶物项下得到的滤液测定，含氮量不得少于醇溶物质的 6%。

固性物　取本品的溶液(1→10)10ml，加洁净砂粒或石棉混合后，在 105℃ 干燥 16 小时，遗留残渣不得少于 0.75g。

炽灼残渣　不得过固性物的 30%(通则 0841)。

牛血红蛋白　Beef Hemoglobin

本品为深棕色结晶或结晶性粉末。在水或稀酸中溶解。

〔检查〕纯度　用醋酸纤维素薄膜电泳后，应得到一条电泳区带。

总氮量　含总氮量不得少于 16.0%(通则 0704 第一法)。

干燥失重　取本品，在 105℃ 干燥至恒重，减失重量不得过 10.5%(通则 0831)。

炽灼残渣　不得过 1.0%(通则 0841)。

牛胆盐　Ox Bile Salt

本品为白色或浅黄色粉末，味苦而甜，具吸湿性。在水或醇中易溶。

牛磺胆酸钠　Sodium Taurocholate

$[C_{26}H_{44}NNaO_7S=537.69]$

本品为白色结晶，味先甜而后苦。在水中易溶，在乙醇中溶解。

乌洛托品　Urotropine

$[C_6H_{12}N_4=140.19]$

本品为白色结晶；无臭。在水、乙醇或三氯甲烷中溶解，在乙醚中微溶。

2,4,6,2′,4′,6′-六硝基二苯胺（二苦味酸基胺）　2,4,6,2′,4′,6′-Hexanitrodiphenylamine

$[C_{12}H_5N_7O_{12}=439.22]$

本品为黄色结晶；受热或强烈撞击能引起强烈爆炸。在硝酸中溶解，在丙酮中微溶，在水、乙醇、乙醚或三氯甲烷中不溶。

双环己酮草酰二腙　Bis(cyclohexanone)oxalyldihydrazone

$[C_{14}H_{22}N_4O_2=278.36]$

本品为白色结晶。在热甲醇或乙醇中溶解，在水中不溶。

孔雀绿　Malachite Green

$[2C_{23}H_{25}N_2 \cdot 3C_2H_2O_4=929.04]$

本品为绿色片状结晶；带金属光泽。在热水或乙醇中易溶，在水中极微溶解。

巴比妥　Barbital

$[C_8H_{12}N_2O_3=184.19]$

本品为白色结晶或粉末；味微苦。在热水、乙醇、乙醚或碱性溶液中溶解。

巴比妥钠　Barbital Sodium

$[C_8H_{11}N_2NaO_3=206.18]$

本品为白色结晶或粉末；味苦。在水中溶解，在乙醇中微溶，在乙醚中不溶。

双硫腙（二苯硫代偕肼腙）　Dithizone

$[C_{13}H_{12}N_4S=256.33]$

本品为蓝黑色结晶性粉末。在三氯甲烷或四氯化碳中溶解，在水中不溶。

玉米淀粉　Maize Starch

本品以玉米为原料经湿磨法加工制成白色略带浅黄色粉末，具有光泽。白玉米淀粉洁白有光泽，黄玉米淀粉白色略带微黄色阴影。在冷水、乙醇中不溶。

正十四烷　n-Tetradecane

$[CH_3(CH_2)_{12}CH_3=198.39]$

本品为无色透明液体。与乙醇或乙醚能任意混合，在水中不溶。

正丁醇　见丁醇。

正己烷　n-Hexane

$[C_6H_{14}=86.18]$

本品为无色透明液体；微有特臭；极易挥发；对呼吸道有刺激性。与乙醇或乙醚能任意混合，在水中不溶。沸点为 69℃。

正丙醇　见丙醇。

正戊醇　见戊醇。

正辛胺　n-Octylamine

$[CH_3(CH_2)_7NH_2=129.24]$

本品为无色液体。有氨样臭。在乙醇或乙醚中易溶，在水中微溶。

正辛醇　n-Octanol

$[C_8H_{17}OH=130.23]$

本品为无色透明液体；有特殊芳香臭。与乙醇、乙醚或三氯甲烷能任意混合，在水中不溶。沸程为 194～195℃。

正庚烷　见庚烷。

去氧胆酸钠　Sodium Deoxycholate

$[C_{24}H_{39}NaO_4=414.56]$

本品为白色结晶性粉末，味苦。易溶于水，微溶于醇，不溶于醚。

甘油　Glycerin

$[C_3H_8O_3=92.09]$

本品为无色澄明黏稠状液体；无臭；味甜；有引湿性。与水或乙醇能任意混合。

甘氨酸 Glycine

〔$C_2H_5NO_2=75.07$〕

本品为白色结晶性粉末。在水与吡啶中溶解，在乙醇中微溶，在乙醚中几乎不溶。

甘露醇 Mannitol

〔$C_6H_{14}O_6=182.17$〕

本品为白色结晶；无臭，味甜。在水中易溶，在乙醇中略溶，在乙醚中几乎不溶。

可溶性淀粉 Soluble Starch

本品为白色粉末，无臭，无味。在沸水中溶解，在水、乙醇或乙醚中不溶。

丙二酸 Malonic Acid

〔$C_3H_4O_4=104.06$〕

本品为白色透明结晶；有强刺激性。在水、甲醇、乙醇、乙醚或吡啶中溶解。

丙二醇 Propylene Glycol

〔$C_3H_8O_2=76.10$〕

本品为无色黏稠状液体；味微辛辣。与水、丙酮或三氯甲烷能任意混合。

丙烯酰胺 Acrylamide

〔$C_3H_5NO=71.08$〕

本品为白色薄片状结晶。在水、乙醇、乙醚、丙酮或三氯甲烷中溶解，在甲苯中微溶，在苯及正庚烷中不溶。

丙酮 Acetone

〔$CH_3COCH_3=58.08$〕

本品为无色透明液体；有特臭；易挥发；易燃。在水或乙醇中溶解。

丙醇（正丙醇） Propanol（n-Propanol）

〔$CH_3CH_2CH_2OH=60.10$〕

本品为无色透明液体；易燃。与水、乙醇或乙醚能任意混合。沸点为 97.2℃。

石油醚 Petroleum Ether

本品为无色透明液体；有特臭；易燃；低沸点规格品极易挥发。与无水乙醇、乙醚或苯能任意混合，在水中不溶。沸程为 30～60℃；60～90℃；90～120℃。

石蕊 Litmus

本品为蓝色粉末或块状。在水或乙醇中能部分溶解。

戊二醛 Glutaradehyde

〔$C_5H_8O_2=100.12$〕

本品为无色透明油状液体，在水、乙醇或乙醚中易溶。

戊烷磺酸钠 Sodium Pentanesulfonate

〔$C_5H_{11}NaO_3S \cdot H_2O=192.21$〕

本品为白色结晶。在水中溶解。

戊醇（正戊醇） 1-Pentanol（n-Pentanol）

〔$C_5H_{12}O=88.15$〕

本品为无色透明液体；有刺激性特臭。其蒸气与空气能形成爆炸性的混合物。与乙醇或乙醚能任意混合，在水中微溶。沸点为 138.1℃。

甲苯 Toluene

〔$C_6H_5CH_3=92.14$〕

本品为无色透明液体；有苯样特臭；易燃。与乙醇或乙醚能任意混合。沸点为 110.6℃。

甲苯胺蓝 Toluidine Blue

〔$C_{15}H_{16}ClN_3S=305.83$〕

本品为深绿色粉末，具有古铜色光泽。在水中易溶，在乙醇中微溶，在三氯甲烷中极微溶解；在乙醚中几乎不溶。

甲基异丁基酮（甲基异丁酮） Methyl Isobutyl Ketone

〔$CH_3COCH_2CH(CH_3)_2=100.16$〕

本品为无色液体；易燃。与乙醇、乙醚或苯能任意混合，在水中微溶。

甲基红 Methyl Red

〔$C_{15}H_{15}N_3O_2=269.30$〕

本品为紫红色结晶。在乙醇或醋酸中溶解，在水中不溶。

甲基橙 Methyl Orange

〔$C_{14}H_{14}N_3NaO_3S=327.34$〕

本品为橙黄色结晶或粉末。在热水中易溶，在乙醇中几乎不溶。

4-甲基伞形酮葡糖苷酸 4-Methylumbelliferyl-β-D-Glucuronide，MUG

〔$C_{18}H_{16}O_9=376.3$〕

本品为白色针状结晶。在水、乙醇或乙醚中溶解。在稀氢氧化钠溶液中分解。

甲酚红 Cresol Red

〔$C_{21}H_{18}O_5S=382.44$〕

本品为深红色、红棕色或深绿色粉末。在乙醇或稀氢氧化钠溶液中易溶，在水中微溶。

甲酰胺 Formamide

〔$HCONH_2=45.04$〕

本品为无色略带黏性的液体；微具氨臭；有引湿性；有刺激性。与水或乙醇能任意混合。

甲酸 Formic Acid

〔$HCOOH=46.03$〕

本品为无色透明液体；有刺激性特臭；对皮肤有腐蚀性。含 HCOOH 不少于 85%。与水、乙醇、乙醚或甘油能任意混合。

甲酸乙酯 Ethyl Formate

〔$HCOOC_2H_5=74.08$〕

本品为低黏度液体；易燃；对皮肤及黏膜有刺激性，浓度高时有麻醉性。与乙醇或乙醚能任意混合，在 10 份水中溶解，同时逐渐分解出甲酸及乙醇。

甲酸钠　Sodium Formate

〔HCOONa · $2H_2O$ ＝104.04〕

本品为白色结晶；微有甲酸臭气；有引湿性。在水或甘油中溶解，在乙醇中微溶。

甲酸铵　Ammonium Formate

〔CH_5NO_2 ＝63.06〕

本品为无色结晶或颗粒；易潮解。在水或乙醇中溶解。

甲醇　Methanol

〔CH_3OH ＝32.04〕

本品为无色透明液体；具挥发性；易燃；含水分为 0.1%。与水、乙醇或乙醚能任意混合。沸程为 64～65℃。

甲醛溶液　Formaldehyde Solution

〔HCHO＝30.03〕

本品为无色液体；遇冷聚合变浑浊；在空气中能缓慢氧化成甲酸；有刺激性。含 HCHO 约 37%。与水或乙醇能任意混合。

四丁基氢氧化铵溶液　见氢氧化四丁基铵溶液。

四丁基溴化铵（溴化四丁基铵）　Tetrabutylammonium Bromide

〔$(C_4H_9)_4NBr$ ＝322.37〕

本品为白色结晶；有潮解性。在水、醇、醚和丙酮中易溶。

四甲基乙二胺　Tetramethylethylenediamine

〔$C_6H_{16}N_2$ ＝116.21〕

本品为无色透明液体。与水或乙醇能任意混合。

四苯硼钠　Sodium Tetraphenylborion

〔$(C_6H_5)_4BNa$ ＝342.22〕

本品为白色结晶；无臭。在水、甲醇、无水乙醇或丙酮中易溶。

四庚基溴化铵　Tetraheptylammonium Bromide

〔$(C_7H_{15})_4NBr$ ＝490.71〕

色谱纯，熔点 89～91℃。

四氢呋喃　Tetrahydrofuran

〔C_4H_8O ＝72.11〕

本品为无色液体；有醚样特臭；易燃；在贮存中易形成过氧化物。与水、乙醇、丙酮或乙醚能任意混合。沸点为 66℃。

四氢硼钾　Potassium Tetrahydroborate

〔KBH_4 ＝53.94〕

本品为白色结晶；在空气中稳定。在水中易溶。

四羟蒽醌（醌茜素）　Quinalizarin

〔$C_{14}H_8O_6$ ＝272.21〕

本品为红色或暗红色结晶或粉末；带绿的金属光泽。在醋酸中溶解为黄色，在硫酸中溶解为蓝紫色，在碱性水溶液中呈红紫色，在水中不溶。

四氮唑蓝　Tetrazolium Blue

〔$C_{40}H_{32}Cl_2N_8O_2$ ＝727.65〕

本品为无色或黄色结晶。在甲醇、乙醇或三氯甲烷中易溶，在水中微溶。

四氯化碳　Carbon Tetrachloride

〔CCl_4 ＝153.82〕

本品为无色透明液体；有特臭；质重。与乙醇、三氯甲烷、乙醚或苯能任意混合；在水中极微溶解。

四溴酚酞乙酯钾　Ethyl Tetrabromophenolphthalein Potassium

〔$C_{22}H_{13}Br_4KO_4$ ＝700.06〕

本品为深绿色或紫蓝色结晶性粉末。在水、乙醇或乙醚中溶解。

司盘 80　见油酸山梨坦。

对二甲氨基苯甲醛　p-Dimethylaminobenzaldehyde

〔$C_9H_{11}NO$ ＝149.19〕

本品为白色或淡黄色结晶；有特臭；遇光渐变红。在乙醇、丙酮、三氯甲烷、乙醚或醋酸中溶解，在水中微溶。

α-对甲苯磺酰-L-精氨酸甲酯盐酸盐　p-Tosyl-L-Arginine Methyl Ester Hydrochloride

〔$C_{14}H_{22}N_4O_4S · HCl$ ＝378.88〕

本品为白色结晶。在水与甲醇中溶解。

对甲苯磺酸　p-Toluenesulfonic Acid

〔$CH_3C_6H_4SO_3H · H_2O$ ＝190.22〕

本品为白色结晶。在水中易溶，在乙醇和乙醚中溶解。

对甲氨基苯酚硫酸盐　p-Methylaminophenol Sulfate

〔$C_{14}H_{18}N_2O_2 · H_2SO_4$ ＝344.39〕

本品为白色结晶；见光变灰色。在水中溶解，在乙醇或乙醚中不溶。

对甲氧基苯甲醛（茴香醛）　p-Methoxybenzaldehyde (Anisaldehyde)

〔$CH_3OC_6H_4CHO$ ＝136.15〕

本品为无色油状液体。与醇或醚能任意混合，在水中微溶。

对苯二胺　p-Diaminobenzene

〔$C_6H_4(NH_2)_2$ ＝108.14〕

本品为白色或淡红色结晶；露置空气中色变暗；受热易升华。在乙醇、三氯甲烷或乙醚中溶解，在水中微溶。

对苯二酚（氢醌）　p-Dihydrocybezene (Hydroquinone)

〔$C_6H_4(OH)_2$ ＝110.11〕

本品为白色或类白色结晶；见光易变色。在热水中易溶，在水、乙醇或乙醚中溶解。

对氨基苯甲酸　p-Aminobenzoic Acid

〔$C_7H_7NO_2$ ＝137.14〕

本品为白色结晶，置空气或光线中渐变淡黄色。在沸水、乙醇、乙醚或醋酸中溶解，在水中极微溶解。

对氨基苯磺酸 Sulfanilic Acid

〔$C_6H_7NO_3S=173.19$〕

本品为白色或类白色粉末；见光易变色。在氨溶液、氢氧化钠溶液或碳酸钠溶液中易溶，在热水中溶解，在水中微溶。

对氨基酚 p-Aminophenol

〔$C_6H_7NO=109.13$〕

本品为白色或黄色结晶性粉末；置空气中或光线中渐变色。在热水或乙醇中溶解。

α-对羟基苯甘氨酸 p-Hydroxyphenylglycine

〔$C_8H_9NO_3=167.16$〕

本品为白色有光泽的薄片结晶。在盐酸溶液（1→5）中易溶，在酸或碱中溶解，在水、乙醇、乙醚、丙酮、三氯甲烷、苯、冰醋酸或乙酸乙酯中几乎不溶。

对羟基苯甲酸甲酯 Methyl p-Hydroxybenzoate

〔$C_8H_8O_3=152.14$〕

本品为无色结晶或白色结晶性粉末；无气味或微有刺激性气味。在乙醇、乙醚或丙酮中溶解，在苯或四氯化碳中微溶，在水中几乎不溶。

对羟基苯甲酸乙酯 Ethyl p-Hydroxybenzoate

〔$C_9H_{10}O_3=166.17$〕

本品为白色结晶；无臭，无味。在乙醇、乙醚中溶解，在水中微溶。

对羟基苯甲酸丙酯 Propyl p-Hydroxybenzoate

〔$C_{10}H_{12}O_3=180.20$〕

本品为白色结晶。在乙醇或乙醚中易溶，在沸水中微溶，在水中几乎不溶。

对羟基联苯 p-Hydroxydiphenyl

〔$C_6H_5C_6H_4OH=170.21$〕

本品为类白色结晶。在乙醇或乙醚中易溶，在碱溶液中溶解，在水中不溶。

对硝基苯胺 p-Nitroaniline

〔$C_6H_6N_2O_2=138.13$〕

本品为黄色结晶或粉末。在甲醇中易溶，在乙醇或乙醚中溶解，在水中不溶。

对硝基苯偶氮间苯二酚 （p-Nitrophenyl-azo)-resorcinol

〔$C_{12}H_9N_3O_4=259.22$〕

本品为红棕色粉末。在沸乙醇、丙酮、乙酸乙酯及甲苯中微溶，在水中不溶；在稀碱溶液中溶解。

对硝基酚 p-Nitrophenol

〔$C_6H_5NO_3=139.11$〕

本品为白色或淡黄色结晶；能升华；易燃。在乙醇、三氯甲烷、乙醚或氢氧化钠溶液中易溶，在水中微溶。

对氯苯胺 p-Chloroaniline

〔$C_6H_6ClN=127.57$〕

本品为白色或暗黄色结晶。在热水、乙醇、乙醚或丙酮中溶解。

对氯苯酚 p-Chlorophenol

〔$C_6H_5ClO=128.56$〕

本品为白色结晶；有酚样特臭。在乙醇、乙醚中易溶，在水中微溶。

发烟硝酸 Nitric Acid，Fuming

〔$HNO_3=63.01$〕

本品为无色或微黄棕色透明液体；有强氧化性和腐蚀性；能产生二氧化氮及四氧化二氮的红黄色烟雾。与水能任意混合。

考马斯亮蓝 G250 Coomassie Brilliant Blue G250

〔$C_{47}H_{48}N_3NaO_7S_2=854.04$〕

本品为紫色结晶性粉末。在热水或乙醇中溶解，在水中微溶。

考马斯亮蓝 R250 Coomassie Brilliant Blue R250

〔$C_{45}H_{44}N_3NaO_7S_2=825.99$〕

本品为紫色粉末。在热水或乙醇中微溶，在水中不溶。

亚甲蓝 Methylene Blue

〔$C_{16}H_{18}ClN_3S \cdot 3H_2O=373.90$〕

本品为鲜深绿色结晶或深褐色粉末；带青铜样金属光泽。在热水中易溶。

亚铁氰化钾 Potassium Ferrocyanide

〔$K_4Fe(CN)_6 \cdot 3H_2O=422.39$〕

本品为黄色结晶或颗粒；水溶液易变质。在水中溶解，在乙醇中不溶。

亚硒酸 Selenious Acid

〔$H_2SeO_3=128.97$〕

本品为白色结晶；有引湿性；能被多数还原剂还原成硒。在水或乙醇中易溶，在氨溶液中不溶。

亚硒酸钠 Sodium Selenite

〔$Na_2SeO_3=172.94$〕

本品为白色结晶或结晶性粉末；易风化；易被还原剂还原。在水中易溶，在乙醇中不溶。

亚硫酸 Sulfurous Acid

〔$H_2SO_3=82.07$〕

本品为无色透明液体；有二氧化硫窒息气；不稳定，易分解。与水能任意混合。

亚硫酸钠 Sodium Sulfite

〔$Na_2SO_3 \cdot 7H_2O=252.15$〕

本品为白色透明结晶；有亚硫酸样特臭；易风化；在空气中易氧化成硫酸钠。在水中溶解，在乙醇中极微溶解。

亚硫酸氢钠 Sodium Bisulfite

〔$NaHSO_3=104.06$〕

本品为白色结晶性粉末；有二氧化硫样特臭；在空气中易被氧化成硫酸盐。在水中溶解，在乙醇中微溶。

1-亚硝基-2-萘酚-3,6-二磺酸钠 Sodium 1-Nitroso-2-naphthol-3,6-disulfonate

〔$C_{10}H_5NNa_2O_8S_2 = 377.26$〕

本品为金黄色结晶或结晶性粉末。在水中溶解，在乙醇中微溶。

亚硝基铁氰化钠 Sodium Nitroprusside

〔$Na_2Fe(NO)(CN)_5 \cdot 2H_2O = 297.95$〕

本品为深红色透明结晶。水溶液渐分解变为绿色。在水中溶解，在乙醇中微溶。

亚硝酸钠 Sodium Nitrite

〔$NaNO_2 = 69.00$〕

本品为白色或淡黄色结晶或颗粒；有引湿性；与有机物接触能燃烧和爆炸，并放出有毒和刺激性的过氧化氮和氧化氮气体。在水中溶解，在乙醇或乙醚中微溶。

亚硝酸钴钠 Sodium Cobaltinitrite

〔$Na_3Co(NO_2)_6 = 403.94$〕

本品为黄色或黄棕色结晶性粉末；易分解。在水中极易溶解，在乙醇中微溶。

亚碲酸钠 Sodium Tellurite

〔$Na_2TeO_3 = 221.58$〕

本品为白色粉末。在热水中易溶，在水中微溶。

过硫酸铵 Ammonium Persulfate

〔$(NH_4)_2S_2O_8 = 228.20$〕

本品为白色透明结晶或粉末；无臭；有强氧化性。在水中易溶。

西黄蓍胶 Tragacanth

本品为白色或微黄色粉末；无臭。在碱溶液或过氧化氢溶液中溶解，在乙醇中不溶。

刚果红 Congo Red

〔$C_{32}H_{22}N_6Na_2O_6S_2 = 696.68$〕

本品为红棕色粉末。在水或乙醇中溶解。

冰醋酸 Acetic Acid Glacial

〔$CH_3COOH = 60.05$〕

本品为无色透明液体；有刺激性特臭；有腐蚀性；温度低于凝固点(16.7℃)时即凝固为冰状晶体。与水或乙醇能任意混合。

次甲基双丙烯酰胺 N,N'-Methylene Bisacrylamide

〔$C_7H_{10}N_2O_2 = 154.17$〕

本品为白色结晶性粉末；水溶液可因水解而形成丙烯酸和氨。在水中略溶。

次没食子酸铋 Bismuth Subgallate

〔$C_7H_5BiO_6 \cdot H_2O = 430.12$〕

本品为黄色粉末；无臭，无味。溶于稀矿酸或稀氢氧化碱溶液并分解，几乎不溶于水、乙醇、乙醚或三氯甲烷。

次氯酸钠溶液 Sodium Hypochlorite Solution

〔$NaOCl = 74.44$〕

本品为淡黄绿色澄明液体；有腐蚀性；具强氧化性及强碱性。与水能任意混合。

次磷酸 Hypophosphorous Acid

〔$H_3PO_2 = 66.00$〕

本品为白色透明结晶，过冷时形成无色油状液体；无臭；有引湿性；系强还原剂。在水、乙醇或乙醚中溶解。

异丁醇 Isobutanol

〔$(CH_3)_2CHCH_2OH = 74.12$〕

本品为无色透明液体；具强折光性；易燃。与水、乙醇或乙醚能任意混合。沸程为 107.3～108.3℃。

异丙醇 Isopropanol

〔$(CH_3)_2CHOH = 60.10$〕

本品为无色透明液体；有特臭；味微苦。与水、乙醇或乙醚能任意混合。沸程为 82.0～83.0℃。

异丙醚 Isopropyl Ether

〔$C_6H_{14}O = 102.18$〕

本品为无色透明液体；易燃。与乙醇、三氯甲烷、乙醚或苯混溶；在水中微溶。

异戊醇 Isoamylol

〔$(CH_3)_2CHCH_2CH_2OH = 88.15$〕

本品为无色液体；有特臭；易燃。与有机溶剂能任意混合，在水中微溶。沸点为 132℃。

异辛烷 见三甲基戊烷。

异烟肼 Isoniazide

〔$C_6H_7N_3O = 137.14$〕 见本版药典（二部）正文异烟肼。

红碘化汞 Mercuric Iodide, Red

〔$HgI_2 = 454.40$〕

本品为鲜红色粉末，质重；无臭。在乙醚、硫代硫酸钠或碘化钾溶液中溶解，在无水乙醇中微溶，在水中不溶。

麦芽糖 Maltose

〔$C_{12}H_{22}O_{11} = 342.30$〕

本品为白色结晶（β 型）；味甜。在水中易溶，在乙醇中微溶，在乙醚中不溶。比旋度 $[\alpha]_D$ 为 + 125° 至 +137°。

汞 Mercury

〔$Hg = 200.59$〕

本品为银白色有光泽的液态金属；质重；在常温下微量挥发；能与铁以外的金属形成汞齐。在稀硝酸中溶解，在水中不溶。

苏丹Ⅲ Sudan Ⅲ

〔$C_{22}H_{16}N_4O = 352.40$〕

本品为红棕色粉末。在三氯甲烷或冰醋酸中溶解，在乙醇中微溶，在水中不溶。

苏丹Ⅳ Sudan Ⅳ

$[C_{24}H_{20}N_4O=380.45]$

本品为深褐色粉末。在乙醇、三氯甲烷、乙醚、苯或苯酚中溶解，在丙酮中微溶，在水中不溶。

连二亚硫酸钠 Sodium Hydrosulfite

$[Na_2S_2O_4=174.11]$

本品为白色或类白色粉末；有特臭；有引湿性；受热或露置空气中能加速分解乃至燃烧。在水中易溶，在乙醇中不溶。

抗坏血酸 Ascorbic Acid

$[C_6H_8O_6=176.13]$　　见本版药典（二部）正文维生素 C。

坚固蓝 BB 盐 Fast Blue BB Salt

$[C_{17}H_{18}ClN_3O_3 \cdot 1/2ZnCl_2=415.96]$

本品为浅米红色粉末。

吡啶 Pyridine

$[C_5H_5N=79.10]$

本品为无色透明液体；有恶臭；味辛辣；有引湿性，易燃。与水、乙醇、乙醚或石油醚能任意混合。

α，β-吲哚醌 Isatin

$[C_8H_5NO_2=147.13]$

本品为暗红色结晶或结晶性粉末；味苦；能升华。在乙醚或沸水中溶解，在沸醇中易溶，在冷水中几乎不溶。

钌红 Ruthenium Red

$[Ru_2(OH)_2Cl_4 \cdot 7NH_3 \cdot 3H_2O=551.23]$ 或$[(NH_3)_5RuO\text{-}Ru(NH_3)_4\text{-}O\text{-}Ru(NH_3)_5Cl_6=786.35]$

本品为棕红色粉末。在水中溶解，在乙醇或甘油中不溶。

含氯石灰（漂白粉） Chlorinated Lime

本品为灰白色颗粒粉末；有氯臭；在空气中即吸收水分与二氧化碳而缓缓分解。在水或乙醇中部分溶解。

邻二氮菲 o-Phenanthroline

$[C_{12}H_8N_2 \cdot H_2O=198.22]$

本品为白色或淡黄色结晶或结晶性粉末；久贮易变色。在乙醇或丙酮中溶解，在水中微溶，在乙醚中不溶。

邻甲基苯胺 o-Toluidine

$[C_7H_9N=107.16]$

本品为淡黄色液体；见光或露置空气中逐渐变为棕红色。在乙醇、乙醚或稀酸中溶解，在水中微溶。

邻甲酚 o-Cresol

$[CH_3C_6H_4OH=108.14]$

本品为无色液体或结晶；有酚臭；有腐蚀性，有毒；久置空气或见光即逐渐变为棕色。在乙醇、乙醚或三氯甲烷中溶解，在水中微溶。熔点为 30℃。

邻苯二甲酸二丁酯 Dibutyl Phthalate

$[C_{16}H_{22}O_4=278.35]$

本品为无色或淡黄色油状液体。在乙醇、丙酮、乙醚或苯中易溶，在水中几乎不溶。

邻苯二甲酸二辛酯 Dioctyl Phthalate

$[C_{24}H_{38}O_4=390.56]$

本品为无色或淡黄色油状液体；微有特臭。与有机溶剂能任意混合，在水中不溶。

邻苯二甲酸氢钾 Potassium Biphthalate

$[KHC_6H_4(COO)_2=204.22]$

本品为白色结晶性粉末。在水中溶解，在乙醇中微溶。

邻苯二醛 o-Phthalaldehyde

$[C_8H_6O_2=134.13]$

本品为淡黄色针状结晶。在水、乙醇或乙醚中溶解，在石油醚中微溶。

邻联二茴香胺 3,3′-Dimethoxybenzidine

$[C_{14}H_{16}N_2O_2=244.28]$

本品为白色结晶；在空气中带紫色光泽。在醇或醚中溶解，在水中不溶。熔点为 137～138℃。

邻联（二）茴香胺 o-Dianisidine

$[(CH_3OC_6H_3NH_2)_2=244.29]$

本品为白色结晶。在乙醇、乙醚或苯中溶解，在水中不溶。

卵磷脂 L-α-Phosphatidyl Choline, from Soyabean

$[C_{44}H_{88}N_{89}=790.16]$

本品为黄色至棕色蜡状物。在乙醇、乙醚、三氯甲烷、石油醚中溶解，在苯中微溶，不溶于丙酮、水和冷的植物油。在水中可溶胀成胶体液。

间二硝基苯 m-Dinitrobenzene

$[C_6H_4(NO_2)_2=168.11]$

本品为淡黄色结晶；易燃。在三氯甲烷、乙酸乙酯或苯中易溶，在乙醇中溶解，在水中微溶。

间甲酚紫 m-Cresol Purple

$[C_{21}H_{18}O_5S=382.44]$

本品为红黄色或棕绿色粉末。在甲醇、乙醇或氢氧化钠溶液中易溶，在水中微溶。

间苯二酚 Resorcinol

$[C_6H_4(OH)_2=110.11]$

本品为白色透明结晶；遇光、空气或与铁接触即变为淡红色。在水、乙醇或乙醚中溶解。

间苯三酚 Phloroglucinol

$[C_6H_3(OH)_3 \cdot 2H_2O=162.14]$

本品为白色或淡黄色结晶性粉末；味甜；见光易变为淡红色。在乙醇或乙醚中易溶，在水中微溶。

辛可宁 Cinchonine

$[C_{19}H_{22}N_2O=294.40]$

本品为白色结晶或粉末；味微苦；见光颜色变暗。在乙醇或三氯甲烷中溶解，在乙醚中微溶，在水中几乎不溶。

辛烷磺酸钠　Sodium Octanesulfonate

〔$C_8H_{17}NaO_3S = 216.28$〕

没食子酸（五倍子酸）　Gallic Acid

〔$C_7H_6O_5 \cdot H_2O = 188.14$〕

本品为白色或淡褐色结晶或粉末。在热水、乙醇或乙醚中溶解，在三氯甲烷或苯中不溶。

阿拉伯胶　Acacia

本品为白色或微黄色颗粒或粉末。在水中易溶，形成黏性液体；在乙醇中不溶。

环己烷　Cyclohexane

〔$C_6H_{12} = 84.16$〕

本品为无色透明液体；易燃。与甲醇、乙醇、丙酮、乙醚、苯或四氯化碳能任意混合，在水中几乎不溶。沸点为 80.7℃。

环己酮　Cyclohexanone

〔$C_6H_{10}O = 98.14$〕

本品为无色油状液体；有薄荷或丙酮臭气；其蒸气与空气能形成爆炸性混合物。与醇或醚能任意混合，在水中微溶。

玫瑰红钠（四氯四碘荧光素钠）　Rose Bengal Sodium Salt

〔$C_{20}H_2Cl_4I_4Na_2O_5 = 1017.6$〕

本品为棕红色粉末。在水中溶解，溶液呈紫色，无荧光；在硫酸中溶解，溶液为棕色。

苦酮酸　Picrolonic Acid

〔$C_{10}H_8N_4O_5 = 264.21$〕

本品为黄色叶状结晶。在乙醇中溶解，在水中微溶。

苯　Benzene

〔$C_6H_6 = 78.11$〕

本品为无色透明液体；有特臭；易燃。与乙醇、乙醚、丙酮、四氯化碳、二硫化碳或醋酸能任意混合，在水中微溶。沸点为 80.1℃。

2-苯乙酰胺（苯乙酰胺）　2-Phenylacetamid

〔$C_8H_9NO = 135.16$〕

本品为白色结晶。在热水或醇中溶解，在冷水或醚中微溶。熔点为 156～160℃。

苯甲酰氯（氯化苯甲酰）　Benzoyl Chloride

〔$C_6H_5COCl = 140.57$〕

本品为无色透明液体；有刺激性、腐蚀性；在潮湿空气中会发烟，蒸气有腐蚀性，能引起流泪。与乙醚或二硫化碳能任意混合，在水或乙醇中分解。

苯甲酸　Benzoic Acid

〔$C_6H_5COOH = 122.12$〕　见本版药典正文。

苯肼　Phenylhydrazine

〔$C_6H_8N_2 = 108.14$〕

本品为黄色油状液体，在 23℃ 以下为片状结晶；露置空气中或见光易变为褐色；有腐蚀性；易燃。与乙醇、乙醚、三氯甲烷或苯能混溶；在稀酸中溶解，在水或石油醚中微溶。

苯胺　Aniline

〔$C_6H_5NH_2 = 93.13$〕

本品为无色或淡黄色透明油状液体；有特臭；露置空气中或见光渐变为棕色；易燃。与乙醇、乙醚或苯能任意混合，在水中微溶。

苯氧乙醇　Phenoxyethanol

〔$C_6H_5OCH_2CH_2OH = 138.17$〕

本品为无色透明液体；有芳香臭。在乙醇、乙醚或氢氧化钠溶液中易溶，在水中微溶。

苯酚　Phenol

〔$C_6H_5OH = 94.11$〕

本品为无色或微红色的针状结晶或结晶性块；有特臭；有引湿性；对皮肤及黏膜有腐蚀性；遇光或在空气中色渐变深。在乙醇、三氯甲烷、乙醚、甘油、脂肪油或挥发油中易溶，在水中溶解，在液状石蜡中略溶。

苯替甘氨酸（α-苯甘氨酸）　Anilinoacetic Acid

〔$C_8H_9NO_2 = 151.16$〕

本品为白色或淡黄色结晶。在水中溶解，在乙醇或乙醚中微溶。

苯醌　Benzoquinone

〔$C_6H_4O_2 = 108.10$〕

本品为黄色结晶；有特臭；能升华。在乙醇或乙醚中溶解，在水中微溶。

茚三酮　Ninhydrine

〔$C_9H_6O_4 = 178.14$〕

本品为白色或淡黄色结晶性粉末；有引湿性；见光或露置空气中逐渐变色。在水或乙醇中溶解，在三氯甲烷或乙醚中微溶。

叔丁羟甲苯　Butylated Hydroxytoluene

〔$C_{15}H_{24}O = 220.4$〕

本品为无色结晶或白色结晶性粉末。熔点约为 70℃。

叔丁醇　t-Butanol

〔$(CH_3)_3COH = 74.12$〕

本品为白色结晶，含少量水时为液体；似樟脑臭；有引湿性；易燃。与乙醇或乙醚能任意混合，在水中溶解。沸点为 82.4℃。

明胶　Gelatin

本品为淡黄色至黄色、半透明、微带光泽的粉粒或薄片；无臭；潮湿后，易为细菌分解；在水中久浸即吸水膨胀并软化，重量可增加 5～10 倍。在热水、醋酸或甘油与水的热混合液中溶解，在乙醇、三氯甲烷或乙醚中不溶。

咕吨氢醇　Xanthydrol

〔$C_{13}H_{10}O_2 = 198.22$〕

本品为淡黄色结晶性粉末。在乙醇、三氯甲烷、乙醚中溶解，在水中不溶。

咖啡因　Caffeine

〔$C_8H_{10}N_4O_2 \cdot H_2O = 212.21$〕

本品为白色或带极微黄绿色、有丝光的针状结晶；无臭，味苦；有风化性。在热水或三氯甲烷中易溶，在水、乙醇或丙酮中略溶，在乙醚中极微溶解。

罗丹明 B　Rhodamine B

〔$C_{28}H_{31}ClN_2O_3 = 479.02$〕

本品为带绿色光泽的结晶或红紫色粉末。在水或乙醇中易溶，水溶液呈蓝红色，稀释后有强荧光；在盐酸或氢氧化钠溶液中微溶。

钍试剂　Thorin

〔$C_{16}H_{11}AsN_2Na_2O_{10}S_2 = 576.30$〕

本品为红色结晶。在水中易溶，在有机溶剂中不溶。

钒酸铵　Ammonium Vanadate

〔$NH_4VO_3 = 116.98$〕

本品为白色或微黄色结晶性粉末。在热水或稀氨溶液中易溶，在冷水中微溶，在乙醇中不溶。

金属钠　Sodium Metal

〔$Na = 22.99$〕

本品为银白色金属，立方体结构。新切面发光，在空气中氧化转变为暗灰色。质软而轻，遇水分解，生成氢氧化钠和氢气并产生热量。能引起燃烧，燃烧时发亮黄色火焰。

乳酸　Lactic Acid

〔$CH_3CH(OH)COOH = 90.08$〕　　见本版药典正文。

乳酸锂　Lithium Lactate

〔$LiC_3H_5O_3 = 96.01$〕

本品为白色粉末；无臭。在水中溶解。

乳糖　Lactose

〔$C_{12}H_{22}O_{11} \cdot H_2O = 360.31$〕

本品为白色的结晶性颗粒或粉末；无臭，味微甜。在水中易溶，在乙醇、三氯甲烷或乙醚中不溶。

变色酸　Chromotropic Acid

〔$C_{10}H_8O_8S_2 \cdot 2H_2O = 356.33$〕

本品为白色结晶。在水中溶解。

变色酸钠　Sodium Chromotropate

〔$C_{10}H_6Na_2O_8S_2 \cdot 2H_2O = 400.29$〕

本品为白色或灰色粉末。在水中溶解。溶液呈浅褐色。

庚烷（正庚烷）　Heptane

〔$C_7H_{16} = 100.20$〕

本品为无色透明液体；易燃。与乙醇、三氯甲烷或乙醚能混溶；在水中不溶。沸点为 98.4℃。

庚烷磺酸钠　Sodium Heptanesulfonate

〔$C_7H_{15}NaO_3S \cdot H_2O = 220.27$〕

单硬脂酸甘油酯　Glycerol Monostearate

〔$C_{21}H_{42}O_4 = 358.57$〕

本品为白色或微黄色蜡状固体；有愉快的气味。在热有机溶剂，如醇、醚或丙酮中溶解，在水中不溶。熔点为 56～58℃。

油酸山梨坦（司盘 80）　Sorbitan Monooleate（Span 80）

本品为浅粉红色或红棕色油状液体。有特臭。在水中不溶，但在热水中分散后可即成乳状溶液。

茜素红　Alizarin Red

〔$C_{14}H_7NaO_7S \cdot H_2O = 360.28$〕

本品为黄棕色或橙黄色粉末。在水中易溶，在乙醇中微溶，在苯或三氯甲烷中不溶。

茜素氟蓝　Alizarin Fluoro-Blue

〔$C_{19}H_{15}NO_8 = 385.33$〕

本品为橙黄色粉末。在水、乙醇或乙醚中微溶。

茜素磺酸钠（茜红）　Sodium Alizarinsulfonate

〔$C_{14}H_7NaO_7S \cdot H_2O = 360.28$〕

本品为橙黄色或黄棕色粉末。在水中易溶，在乙醇中微溶，在三氯甲烷或苯中不溶。

草酸　Oxalic Acid

〔$H_2C_2O_4 \cdot 2H_2O = 126.07$〕

本品为白色透明结晶或结晶性颗粒；易风化。在水或乙醇中易溶，在三氯甲烷或苯中不溶。

草酸三氢钾　Potassium Trihydrogen Oxalate

〔$KH_3(C_2O_4)_2 \cdot 2H_2O = 254.19$〕

本品为白色结晶或结晶性粉末。在水中溶解，在乙醇中微溶。

草酸钠　Sodium Oxalate

〔$Na_2C_2O_4 = 134.00$〕

本品为白色结晶性粉末。在水中溶解，在乙醇中不溶。

草酸铵　Ammonium Oxalate

〔$(NH_4)_2C_2O_4 \cdot H_2O = 142.11$〕

本品为白色结晶，加热易分解。在水中溶解，在乙醇中微溶。

茴香醛　见对甲氧基苯甲醛。

荧光母素　Fluorane

〔$C_{20}H_{12}O_3 = 300.31$〕

荧光黄（荧光素）　Fluorescein

〔$C_{20}H_{12}O_5 = 332.11$〕

本品为橙黄色或红色粉末。在热乙醇、冰醋酸、碳酸钠溶液或氢氧化钠溶液中溶解，在水、三氯甲烷或苯中不溶。

玻璃酸钾　Potassium Hyaluronate

本品为白色疏松絮状或片状物。在水中易溶。

〔检查〕干燥失重　取本品，置五氧化二磷干燥器中，减压干燥至恒重，减失重量不得过 10%（通则 0831）。

总氮量　按干燥品计算，含总氮量应为 3%～4%
（通则 0704 第一法）。

炽灼残渣　遗留残渣按干燥品计算为 14%～18%
（通则 0841）。

黏度　0.15% 水溶液的运动黏度（通则 0633 第一法）
为 5～6mm^2/s。

pH 值　0.15% 水溶液的 pH 值（通则 0631）应为
6.0～7.0。

枸橼酸（柠檬酸）　Citric Acid

〔$C_6H_8O_7 \cdot H_2O = 210.14$〕

本品为白色结晶或颗粒，易风化，有引湿性。在水或
乙醇中易溶。

枸橼酸钠　Sodium Citrate

〔$C_6H_5Na_3O_7 \cdot 2H_2O = 294.10$〕

本品为白色结晶或粉末。在水中易溶，在乙醇中
不溶。

枸橼酸氢二铵　Ammonium Citrate Dibasic

〔$(NH_4)_2HC_6H_5O_7 = 226.19$〕

本品为无色细小结晶或白色颗粒。在水中溶解，在醇
中微溶。

枸橼酸铁铵　Ammonium Ferric Citrate

〔$C_{12}H_{22}FeN_3O_{14} = 488.16$〕

本品为棕红色或绿色鳞片或粉末，易潮解，见光易还
原成亚铁。在水中溶解，在醇或醚中不溶。

枸橼酸铵　Ammonium Citrate, Tribasic

〔$C_6H_{17}N_3O_7 = 243.22$〕

本品为白色粉末；易潮解。在水中易溶，在乙醇、丙
酮或乙醚中不溶。

胃蛋白酶（猪）　Pepsin

本品为白色或微黄色鳞片或颗粒；味微酸咸；有引
湿性。在水中易溶，在乙醇、三氯甲烷或乙醚中几乎
不溶。

胃酶消化物　Peptone from Poultry

本品为黄色或浅黄色粉末，溶于水。

咪唑　Imidazole

〔$C_3H_4N_2 = 68.08$〕

本品为白色半透明结晶。在水、乙醇、乙醚或吡啶中
易溶，在苯中微溶，在石油醚中极微溶解。

钙黄绿素　Calcein

〔$C_{30}H_{24}N_2Na_2O_{13} = 666.51$〕

本品为鲜黄色粉末。在水中溶解，在无水乙醇或乙醚
中不溶。

钙紫红素　Calcon

〔$C_{20}H_{13}N_2NaO_5S = 416.39$〕

本品为棕色或棕黑色粉末。在水或乙醇中溶解。

钙-羧酸　Calcon Carboxylic Acid

本品为棕色到黑色结晶或褐色粉末。易溶于碱液和浓

氨溶液，微溶于水。

钠石灰　Soda Lime

本品为氢氧化钠与氧化钙的混合物，经用特殊指示剂
着色后制成的粉红色小粒，吸收二氧化碳后颜色逐渐
变淡。

钨酸钠　Sodium Wolframate

〔$Na_2WO_4 \cdot 2H_2O = 329.86$〕

本品为白色结晶性粉末；易风化。在水中溶解，在乙
醇中不溶。

氟化钙　Calcium Fluoride

〔$CaF_2 = 78.08$〕

本品为白色粉末或立方体结晶；加热时发光。在浓无
机酸中溶解，并分解放出氟化氢；在水中不溶。

氟化钠　Sodium Fluoride

〔$NaF = 41.99$〕

本品为白色粉末或方形结晶。在水中溶解，水溶液有
腐蚀性，能使玻璃发毛；在乙醇中不溶。

氟化钾　Potassium Fluoride

〔$KF = 58.10$〕

本品为白色结晶；有引湿性。在水中易溶，在氢氟酸
或浓氨溶液中溶解，在乙醇中不溶。

氢氟酸　Hydrofluoric Acid

〔$HF = 20.01$〕

本品为无色发烟液体；有刺激臭，对金属和玻璃有强
烈的腐蚀性。与水或乙醇能任意混合。

氢氧化四乙基铵　Tetraethylammonium Hydroxide

〔$(C_2H_5)_4NOH = 147.26$〕

本品游离碱仅存在于溶液中或以水合物的形式存
在，一般制成 10%、25% 或 60% 的水溶液，水溶液无
色；具强腐蚀性；具极强碱性，易吸收空气中的二氧
化碳。

氢氧化四丁基铵溶液　Tetrabutylammonium Hydroxide Solution

〔$C_{16}H_{37}NO = 259.48$〕

本品为无色澄清液体；有氨样臭。强碱性，易吸收二
氧化碳。通常制成 10% 和 20% 溶液。

氢氧化四甲基铵　Tetramethylammonium Hydroxide

〔$(CH_3)_4NOH = 91.15$〕

本品为无色透明液体；易吸收二氧化碳；有腐蚀性。
在水或乙醇中溶解。

氢氧化钙　Calcium Hydroxide

〔$Ca(OH)_2 = 74.09$〕

本品为白色结晶性粉末；易吸收二氧化碳而生成碳酸
钙。在水中微溶。

氢氧化钡　Barium Hydroxide

〔$Ba(OH)_2 \cdot 8H_2O = 315.46$〕

本品为白色结晶；易吸收二氧化碳而生成碳酸钡。在

水中易溶，在乙醇中微溶。

氢氧化钠　Sodium Hydroxide

〔NaOH＝40.00〕

本品为白色颗粒或片状物；易吸收二氧化碳与水；有引湿性。在水、乙醇或甘油中易溶。

氢氧化钾　Potassium Hydroxide

〔KOH＝56.11〕

本品为白色颗粒或棒状物；易吸收二氧化碳生成碳酸钾；有引湿性。在水或乙醇中溶解。

氢氧化铝　Aluminium Hydroxide

〔$Al(OH)_3$＝78.00〕

本品为白色粉末；无味。在盐酸、硫酸或氢氧化钠溶液中溶解，在水或乙醇中不溶。

氢氧化锂　Lithium Hydroxide

〔$LiOH \cdot H_2O$＝41.95〕

本品为白色细小单斜结晶；有辣味。强碱性，在空气中能吸收二氧化碳与水分。在水中溶解，在醇中微溶。

氢氧化锶　Strontium Hydroxide

〔$Sr(OH)_2 \cdot 8H_2O$＝265.76〕

本品为无色结晶或白色结晶；易潮解；在空气中吸收二氧化碳生成碳酸盐；在干燥空气中能失去 7 分子结晶水。在热水或酸中溶解，在水中微溶。

氢碘酸　Hydroiodic Acid

〔HI＝127.91〕

本品为碘化氢的水溶液。无色；见光或久置因析出碘变微黄色至棕色；有腐蚀性和强烈的刺激性气味。与水或醇能任意混和。

氢硼化钠　Sodium Borohydride

〔$NaBH_4$＝37.83〕

本品为白色结晶性粉末，有引湿性。在水、氨溶液、乙二胺或吡啶中溶解，在乙醚中不溶。

香草醛　Vanillin

〔$C_8H_8O_3$＝152.15〕

本品为白色结晶；有愉快的香气。在乙醇、三氯甲烷、乙醚、冰醋酸或吡啶中易溶，在油类或氢氧化钠溶液中溶解。

重铬酸钾　Potassium Dichromate

〔$K_2Cr_2O_7$＝294.18〕

本品为橙红色结晶，有光泽；味苦；有强氧化性。在水中溶解，在乙醇中不溶。

胨　Peptone

本品为黄色或淡棕色粉末；无臭；味微苦。在水中溶解，在乙醇或乙醚中不溶。

胆甾醇　Cholesterol

〔$C_{27}H_{46}O$＝386.66〕

本品的一水合物为白色或淡黄色片状结晶；70～80℃时成为无水物；在空气中能缓慢氧化变黄。在苯、石油醚

或植物油中溶解，在乙醇中微溶，在水中几乎不溶。

亮绿　Brilliant Green

〔$C_{27}H_{33}N_2 \cdot HSO_4$＝482.64〕

本品为金黄色结晶，有光泽。在水或乙醇中溶解，溶液呈绿色。

姜黄粉　Curcuma Powder

本品为姜科植物姜黄根茎的粉末，含有 5％挥发油、黄色姜黄素、淀粉和树脂。

活性炭　Carbon Active

〔C＝12.01〕

本品为黑色细微粉末，无臭，无味；具有高容量吸附有机色素及含氮碱的能力。在任何溶剂中不溶。

洋地黄皂苷　Digitonin

〔$C_{56}H_{92}O_{29}$＝1229.33〕

本品为白色结晶。在无水乙醇中略溶，在乙醇中微溶，在水、三氯甲烷或乙醚中几乎不溶。

浓过氧化氢溶液（30％）　Concentrated Hydrogen Peroxide Solution

〔H_2O_2＝34.01〕

本品为无色透明液体；有强氧化性及腐蚀性。与水或乙醇能任意混合。

浓氨溶液（浓氨水）　Concentrated Ammonia Solution

〔$NH_3 \cdot H_2O$＝35.05〕

本品为无色透明液体；有腐蚀性。含 NH_3 应为 25％～28％(g/g)。与乙醇或乙醚能任意混合。

结晶紫　Crystal Violet

〔$C_{25}H_{30}ClN_3$＝407.99〕

本品为暗绿色粉末，有金属光泽。在水、乙醇或三氯甲烷中溶解，在乙醚中不溶。

盐酸　Hydrochloric Acid

〔HCl＝36.46〕

本品为无色透明液体；有刺激性特臭；有腐蚀性；在空气中冒白烟。含 HCl 应为 36％～38％。与水或乙醇能任意混合。

盐酸二氨基联苯胺　Diaminobenzidine Hydrochloride

〔$C_{12}H_{14}N_4 \cdot 4HCl \cdot 2H_2O$＝396.14〕

本品为白色或灰色粉末。在水中溶解，溶液易氧化而变色。

盐酸甲胺　Methylamine Hydrochloride

〔$CH_3NH_2 \cdot HCl$＝67.52〕

本品为白色或类白色结晶；有引湿性。在水或无水乙醇中溶解。

盐酸半胱氨酸　Cysteine Hydrochloride

〔$CH_2(SH)CH(NH_2)COOH \cdot HCl$＝157.62〕

本品为白色结晶。在水或乙醇中溶解。

盐酸苯甲酰精氨酰萘胺　Benzoyl-DL-arginyl-naphthylamide Hydrochloride

〔$C_{22}H_{25}N_5O_2 \cdot HCl = 439.94$〕

本品为白色结晶。在水或乙醇中溶解。

盐酸苯肼 Phenylhydrazine Hydrochloride

〔$C_6H_8N_2 \cdot HCl = 144.60$〕

本品为白色或白色透明结晶；能升华。在水中易溶，在乙醇中溶解，在乙醚中几乎不溶。

盐酸萘乙二胺 N-Naphthylethylenediamine Dihydrochloride

〔$C_{12}H_{14}N_2 \cdot 2HCl = 259.18$〕

本品为白色微带红色或黄绿色结晶。在热水、乙醇或稀盐酸中易溶，在水、无水乙醇或丙酮中微溶。

盐酸 α-萘胺 α-Naphthylamine Hydrochloride

〔$C_{10}H_9N \cdot HCl = 179.65$〕

本品为白色结晶性粉末；置空气中变色。在水、乙醇或乙醚中溶解。

盐酸副品红 Pararosaniline Hydrochloride

〔$C_{19}H_{18}ClN_3 = 323.8$〕

本品为有绿色光泽的结晶或棕红色粉末。易溶于乙醇呈绯红色，热水呈红色，微溶于冷水，不溶于乙醚。

盐酸羟胺 Hydroxylamine Hydrochloride

〔$NH_2OH \cdot HCl = 69.49$〕

本品为白色结晶；吸湿后易分解；有腐蚀性。在水、乙醇或甘油中溶解。

盐酸氨基脲 Semicarbazide Hydrochloride

〔$NH_2CONHNH_2 \cdot HCl = 111.53$〕

本品为白色结晶。在水中易溶，在乙醇或乙醚中不溶。

盐酸普鲁卡因 Procaine Hydrochloride

〔$C_{13}H_{20}N_2O_2 \cdot HCl = 272.78$〕 见本版药典正文。

原儿茶酸 Protocatechuic Acid

〔$C_7H_6O_4 = 154.12$〕

本品为白色或微带棕色的结晶，置空气中渐变色。在乙醇或乙醚中溶解，在水中微溶。

钼酸钠 Sodium Molybdate

〔$Na_2MoO_4 \cdot 2H_2O = 241.95$〕

本品为白色结晶性粉末；加热至 100℃ 失去结晶水。在水中溶解。

钼酸铵 Ammonium Molybdate

〔$(NH_4)_6Mo_7O_{24} \cdot 4H_2O = 1235.86$〕

本品为无色或淡黄绿色结晶。在水中溶解，在乙醇中不溶。

铁 Iron

〔$Fe = 55.85$〕

本品为银灰色、丝状或灰黑色无定形粉末；露置潮湿空气中遇水易氧化。在稀酸中溶解，在浓酸、稀碱溶液中不溶。

铁氰氰化钠 Sodium Ferricyanide，Ammoniated

〔$Na_3[Fe(CN)_5NH_3] \cdot 3H_2O = 325.98$〕

本品为黄色结晶。在水中溶解。

铁氰化钾 Potassium Ferricyanide

〔$K_3Fe(CN)_6 = 329.25$〕

本品为红色结晶；见光、受热或遇酸均易分解。在水中溶解，在乙醇中微溶。

氧化钬 Holmium Oxide

〔$Ho_2O_3 = 377.86$〕

本品为黄色固体；微有引湿性；溶于酸后生成黄色盐。在水中易溶。

氧化铝 Aluminium Oxide

〔$Al_2O_3 = 101.96$〕

本品为白色粉末；无味；有引湿性。在硫酸中溶解；在氢氧化钠溶液中能缓慢溶解而生成氢氧化物，在水、乙醇或乙醚中不溶。

氧化银 Silver Oxide

〔$Ag_2O = 231.74$〕

本品为棕黑色粉末；质重；见光渐分解；易燃。在稀酸或氨溶液中易溶，在水或乙醇中几乎不溶。

氧化锌 Zinc Oxide

〔$ZnO = 81.39$〕

本品为白色或淡黄色粉末。在稀酸、浓碱或浓氨溶液中溶解，在水或乙醇中不溶。

氧化镁 Magnesium Oxide

〔$MgO = 40.30$〕

本品为白色极细粉末，无气味；暴露空气中易吸收水分和二氧化碳，与水结合生成氢氧化镁。在稀酸中溶解，在纯水中极微溶解，在醇中不溶。

氧化镧 Lanthanum Oxide

〔$La_2O_3 = 325.84$〕

本品为类白色的无定形粉末。在空气中能吸收二氧化碳。在稀矿酸中溶解而成盐，在水中不溶。

氨气 Ammonia

〔$NH_3 = 17.03$〕

可取铵盐（氯化铵）与强碱（氢氧化钙）共热，或取浓氨溶液加热，放出的气体经过氧化钙干燥，即得。

本品为无色气体，具氨臭；－33℃ 时液化，－78℃ 时凝固成无色晶体。在水中极易溶解，溶解时放出大量热。

7-氨基去乙酰氧基头孢烷酸 7-Aminodesacetoxycephalosporanic Acid

〔$C_8H_{10}N_2O_3S = 214.25$〕

本品为白色或微带黄色结晶性粉末。在水、乙醇或丙酮中不溶，在强酸或强碱溶液中溶解。

4-氨基安替比林 4-Aminoantipyrine

〔$C_{11}H_{13}N_3O = 203.24$〕

本品为淡黄色结晶。在水、乙醇或苯中溶解，在乙醚中微溶。

1-氨基-2-萘酚-4-磺酸　1-Amino-2-naphtho1-4-sulfonic Acid

〔$C_{10}H_9NO_4S=239.25$〕

本品为白色或灰色结晶；见光易变色；有引湿性。在热的亚硫酸氢钠或碱溶液中溶解，溶液易氧化；在水、乙醇或乙醚中不溶。

氨基黑 10B　Amido Black 10B

〔$C_{22}H_{14}N_6Na_2O_9S_2=616.50$〕

本品为棕黑色粉末。在水、乙醇或乙醚中溶解，其溶液为蓝黑色；在硫酸中溶解，溶液为绿色；在丙酮中微溶。

氨基磺酸　Sulfamic Acid

〔$NH_2SO_3H=97.09$〕

本品为白色结晶。在水中溶解，溶液易水解生成硫酸氢铵；在甲醇或乙醇中微溶，在乙醚或丙酮中不溶。

氨基磺酸铵　Ammonium Sulfamate

〔$NH_2SO_3NH_4=114.13$〕

本品为白色结晶；有引湿性。在水中易溶，在乙醇中难溶。

L-胱氨酸　L-Cystine

〔$C_6H_{12}N_2O_4S_2=240.30$〕

本品为白色结晶。在酸或碱溶液中溶解，在水或乙醇中几乎不溶。

胰蛋白胨　Tryptone

本品为米黄色粉末，极易潮解。在水中溶解，在乙醇、乙醚中不溶。

胰蛋白酶　Trypsin

本品为白色、类白色或淡黄色粉末。在水中溶解，乙醇中不溶。

胰酶　Pancreatin　见本版药典正文。

高氯酸　Perchloric Acid

〔$HClO_4=100.46$〕

本品为无色透明液体，为强氧化剂，极易引湿；具挥发性及腐蚀性。与水能任意混合。

高氯酸钡　Barium Perchlorate

〔$Ba(ClO_4)_2 \cdot 3H_2O=390.32$〕

本品为无色晶体。有毒。在水或甲醇中溶解，在乙醇、乙酸乙酯或丙酮中微溶，在乙醚中几乎不溶。

高碘酸　Periodic Acid

〔$HIO_4 \cdot 2H_2O=227.94$〕

本品为无色单斜结晶；有引湿性，暴露空气中则变成淡黄色；有氧化性。在水中易溶，在乙醇中溶解，在乙醚中微溶。

高碘酸钠　Sodium Periodate

〔$NaIO_4=213.89$〕

本品为白色结晶性粉末。在水、盐酸、硝酸、硫酸或醋酸中溶解；在乙醇中不溶。

高碘酸钾　Potassium Periodate

〔$KIO_4=230.00$〕

本品为白色结晶性粉末。在热水中溶解，在水中微溶。

高锰酸钾　Potassium Permanganate

〔$KMnO_4=158.03$〕

本品为深紫色结晶，有金属光泽；为强氧化剂。在乙醇、浓酸或其他有机溶剂中即分解而产生游离氧。在水中溶解。

烟酰酪氢酰肼　Nicotinyl-L-tyrosyl-hydrazide

〔$C_{15}H_{16}N_4O_3=300.32$〕

本品为白色结晶。在热乙醇中溶解。

酒石酸　Tartaric Acid

〔$H_2C_4H_4O_6=150.29$〕

本品为白色透明结晶或白色结晶性粉末。在水、甲醇、乙醇、丙醇或甘油中溶解，在乙醚中微溶，在三氯甲烷中不溶。

酒石酸氢钠　Sodium Bitartrate

〔$NaHC_4H_4O_6 \cdot H_2O=190.09$〕

本品为白色结晶性粉末；味酸。在热水中易溶，在水或乙醇中不溶。

酒石酸氢钾　Potassium Bitartrate

〔$KHC_4H_4O_6=188.18$〕

本品为白色透明结晶或结晶性粉末。在水中溶解，在乙醇中不溶。

酒石酸钾钠　Potassium Sodium Tartrate

〔$KNaC_4H_4O_6 \cdot 4H_2O=282.22$〕

本品为白色透明结晶或结晶性粉末。在水中溶解，在乙醇中不溶。

酒石酸锑钾　Antimony Potassium Tartrate

〔$C_4H_4KO_7Sb \cdot \frac{1}{2}H_2O=333.93$〕

本品为无色透明结晶或白色粉末；无臭，味微甜；有风化性。在水中溶解，在乙醇中不溶。

桑色素　Morin

〔$C_{15}H_{10}O_7=302.23$〕

本品为淡黄色针状结晶；在空气中变为棕色，在醇中易溶，在碱溶液中溶解，在醋酸或乙醚中微溶。

黄色玉米粉　Corn Flour

本品为黄色玉米加工制成的黄色粉末，不溶于水。

黄氧化汞　Mercuric Oxide, Yellow

〔$HgO=216.59$〕

本品为黄色或橙黄色粉末；质重；见光渐变黑。在稀硫酸、稀盐酸、稀硝酸中易溶，在水、乙醇、丙酮或乙醚中不溶。

1,3-萘二酚　见 1,3-二羟基萘。

α-萘胺 α-Naphthylamine

〔$C_{10}H_7NH_2 = 143.19$〕

本品为白色针状结晶或粉末；有不愉快臭；露置空气中渐变淡红色；易升华。能随水蒸气挥发。在乙醇或乙醚中易溶，在水中微溶。

α-萘酚 α-Naphthol

〔$C_{10}H_7OH = 144.17$〕

本品为白色或略带粉红色的结晶或粉末；有苯酚样特臭；遇光渐变黑。在乙醇、三氯甲烷、乙醚、苯或碱溶液中易溶，在水中微溶。

β-萘酚 β-Naphthol

〔$C_{10}H_7OH = 144.17$〕

本品为白色或淡黄色结晶或粉末；有特臭；见光易变色。在乙醇、乙醚、甘油或氢氧化钠溶液中易溶，在热水中溶解，在水中微溶。

α-萘酚苯甲醇 α-Naphtholbenzein

〔$C_{27}H_{20}O_3 = 392.45$〕

本品为红棕色粉末。在乙醇、乙醚、苯或冰醋酸中溶解，在水中不溶。

β-萘磺酸钠 Sodium β-Naphthalenesulfonate

〔$C_{10}H_7NaO_3S = 230.22$〕

本品为白色结晶或粉末。在水中溶解，在乙醇中不溶。

1,2-萘醌-4-磺酸钠 Sodium 1,2-Naphthoquinone-4-Sulfonate

〔$C_{10}H_5NaO_5S = 260.20$〕

本品为白色结晶。在水中易溶，在乙醇中难溶。

萘醌磺酸钾 Potassium Naphthoquinione Sulfonate

〔$C_{10}H_5KO_5S = 276.31$〕

本品为金黄色结晶。在 50% 乙醇中溶解，在水中微溶。

酞紫 Phthalein Purple 又名金属酞 Metalphthalein

〔$C_{32}H_{32}N_2O_{12} = 636.58$〕

本品为淡黄色或淡棕色粉末。

〔检查〕灵敏度 取本品 10mg，加浓氨溶液 1ml，加水至 100ml，摇匀；取 5ml，加水 95ml、浓氨溶液 4ml、乙醇 50ml、0.1mol/L 氯化钡溶液 0.1ml，应显蓝紫色。加 0.1mol/L 乙二胺四醋酸二钠溶液 0.15ml，溶液应变色。

酚红 Phenol Red

〔$C_{19}H_{14}O_5S = 354.38$〕

本品为深红色结晶性粉末。在乙醇中溶解，在水、三氯甲烷或醚中不溶，在氢氧化钠溶液或碳酸钠溶液中溶解。

酚酞 Phenolphthalein

〔$C_{20}H_{14}O_4 = 318.33$〕

本品为白色粉末。在乙醇中溶解，在水中不溶。

酚磺酞 Phenolsulfonphthalein

〔$C_{19}H_{14}O_5S = 354.38$〕

本品为深红色结晶性粉末。在乙醇、氢氧化钠或碳酸钠溶液中溶解，在水、三氯甲烷或乙醚中不溶。

硅钨酸 Silicowolframic Acid

〔$SiO_2 \cdot 12WO_3 \cdot 26H_2O = 3310.66$〕

本品为白色或淡黄色结晶；有引湿性。在水或乙醇中易溶。

硅胶 Silica Gel

〔$mSiO_2 \cdot nH_2O$〕

本品为白色半透明或乳白色颗粒或小球；有引湿性，一般含水 3%～7%。吸湿量可达 40% 左右。

硅藻土 Kieselguhr

本品为白色或类白色粉末；有强吸附力和良好的过滤性。在水、酸或碱溶液中均不溶解。

铝试剂（金精三羧酸铵） Ammonium Aurintricarboxylate

〔$C_{22}H_{23}N_3O_9 = 473.44$〕

本品为棕黄色或暗红色的粉末或颗粒。在水或乙醇中溶解。

铜 Copper

〔$Cu = 63.55$〕

本品为红棕色片状、颗粒状、屑状或粉末，有光泽；在干燥空气中和常温下稳定，久置潮湿空气中则生成碱式盐。在热硫酸和硝酸中易溶，在浓氨溶液中溶解并生成络盐。

铬天青 S Chrome Azurol S

〔$C_{23}H_{13}Cl_2Na_3O_9S = 605.31$〕

本品为棕色粉末。在水中溶解，呈棕黄色溶液；在醇中溶解度较水中小，呈红棕色。

铬黑 T Eriochrome Black T

〔$C_{20}H_{12}N_3NaO_7S = 461.39$〕

本品为棕黑色粉末。在水或乙醇中溶解。

铬酸 Chromic Acid

〔$H_2CrO_4 = 118.01$〕

本品为三氧化铬的水溶液。

铬酸钾 Potassium Chromate

〔$K_2CrO_4 = 194.19$〕

本品为淡黄色结晶。在水中溶解，在乙醇中不溶。

偶氮紫 Azo Violet

〔$C_{12}H_9N_3O_4 = 259.22$〕

本品为红棕色粉末。在醋酸、氢氧化钠溶液或甲苯中溶解。

脲（尿素） Urea

〔$NH_2CONH_2 = 60.06$〕

本品为白色结晶或粉末；有氨臭。在水、乙醇或苯中溶解，在三氯甲烷或乙醚中几乎不溶。

5-羟甲基糠醛　5-Hydroxymethyl Furfural

〔$C_6H_6O_3=126.11$〕

本品为针状结晶。在甲醇、乙醇、丙酮、乙酸乙酯或水中易溶，在苯、三氯甲烷或乙醚中溶解，在石油醚中难溶。

8-羟基喹啉　8-Hydroxyquinoline

〔$C_9H_7NO=145.16$〕

本品为白色或淡黄色结晶性粉末；有苯酚样特臭；见光易变黑。在乙醇、丙酮、三氯甲烷、苯或无机酸中易溶，在水中几乎不溶。

液化苯酚　Liquefied Phenol

取苯酚 90g，加水少量，置水浴上缓缓加热，液化后，放冷，添加适量的水使成 100ml，即得。

液体石蜡（液状石蜡）　Paraffin Liquid

本品为无色油状液体；几乎无臭；无味。与多数脂肪油能任意混合，在醚或三氯甲烷中溶解，在水或醇中不溶。

淀粉　Starch

〔$(C_6H_{10}O_5)_n=(162.14)_n$〕

马铃薯淀粉　Potato Starch

本品为茄科植物马铃薯 *Solanum tuberosum* L. 块茎中得到的淀粉。

本品为白色无定形粉末；吸湿性强；在冷时与碘反应，溶液呈蓝紫色。在热水中形成微带蓝色的溶胶，浓度高时则成糊状，冷却后凝固成胶冻，在冷水、乙醇或乙醚中不溶。

可溶性淀粉　Soluble Starch

本品为白色或淡黄色粉末。在沸水中溶解成透明微显荧光的液体；在冷水、乙醇或乙醚中不溶。

琥珀酸　Succinic Acid

〔$H_2C_4H_4O_4=118.09$〕

本品为白色结晶。在热水中溶解，在乙醇、丙酮或乙醚中微溶，在苯、二硫化碳、四氯化碳或石油醚中不溶。

琼脂　Agar　见本版药典正文。

琼脂糖　Agarose

本品为白色或淡黄色颗粒或粉末；有吸湿性。在热水中溶解。

2,2′-联吡啶　2,2′-Dipyridyl

〔$C_5H_4NC_5H_4N=156.19$〕

本品为白色或淡红色结晶性粉末。在乙醇、三氯甲烷、乙醚、苯或石油醚中易溶，在水中微溶。

联苯胺　Benzidine

〔$H_2NC_6H_4C_6H_4NH_2=184.24$〕

本品为白色或微淡红色结晶性粉末；在空气和光线影响下颜色变深。在沸乙醇中易溶，在乙醚中略溶，在沸水中微溶，在冷水中极微溶解。

葡萄糖　Glucose

〔$C_6H_{12}O_6·H_2O=198.17$〕　见本版药典正文。

硝基甲烷　Nitromethane

〔$CH_3NO_2=61.04$〕

本品为无色油状液体；易燃，其蒸气能与空气形成爆炸性混合物。与水、乙醇或碱溶液能任意混合。

硝基苯　Nitrobenzene

〔$C_6H_5NO_2=123.11$〕

本品为无色或淡黄色的油状液体；有苦杏仁臭。在乙醇、乙醚、苯或油类中易溶，在水中极微溶解。

硝酸　Nitric Acid

〔$HNO_3=63.01$〕

本品为无色透明液体；在空气中冒烟，有窒息性刺激气味；遇光能产生四氧化二氮而变成棕色。含 HNO_3 应为 69%～71%（g/g）。与水能任意混合。

硝酸亚汞　Mercurous Nitrate

〔$HgNO_3·H_2O=280.61$〕

本品为白色结晶；稍有硝酸臭。在水或稀硝酸中易溶；在大量水中分解为碱式盐而沉淀。

硝酸亚铈　Cerous Nitrate

〔$Ce(NO_3)_3·6H_2O=434.22$〕

本品为白色透明结晶。在水、乙醇或丙酮中溶解。

硝酸亚铊　Thallous Nitrate

〔$TlNO_3=266.40$〕

本品为白色或无色结晶。有毒。极易溶于热水，能溶于冷水，不溶于醇。约在 450℃ 分解。

硝酸汞　Mercuric Nitrate

〔$Hg(NO_3)_2·H_2O=342.62$〕

本品为白色或微黄色结晶性粉末；有硝酸气味，有引湿性。在水或稀硝酸中易溶；在大量水或沸水中生成碱式盐而沉淀。

硝酸钍　Thorium Nitrate

〔$Th(NO_3)_4·4H_2O=552.12$〕

本品为白色结晶或结晶性粉末；为强氧化剂；有放射性，水溶液呈酸性。在水与乙醇中易溶。

硝酸钡　Barium Nitrate

〔$Ba(NO_3)_2=261.34$〕

本品为白色结晶或结晶性粉末；与有机物接触、摩擦或撞击能引起燃烧和爆炸。在水中溶解，在乙醇中不溶。

硝酸钠　Sodium Nitrate

〔$NaNO_3=84.99$〕

本品为白色透明结晶或颗粒；与有机物接触、摩擦或撞击能引起燃烧和爆炸。在水中溶解，在乙醇中微溶。

硝酸钴　Cobaltous Nitrate

〔$Co(NO_3)_2·6H_2O=291.03$〕

本品为白色结晶或结晶性颗粒。在水或乙醇中易溶，在丙酮或氨溶液中微溶。

硝酸钾　Potassium Nitrate

〔$KNO_3 = 101.10$〕

本品为白色结晶或粉末；与有机物接触、摩擦或撞击能引起燃烧和爆炸。在水中溶解，在乙醇中微溶。

硝酸铁　Ferric Nitrate

〔$Fe(NO_3)_3 \cdot 9H_2O = 404.02$〕

本品为浅紫色至灰白色结晶；微有潮解性，100℃以下即开始分解。在水、醇或丙酮中易溶，在硝酸中微溶。

硝酸铅　Lead Nitrate

〔$Pb(NO_3)_2 = 331.21$〕

本品为白色结晶；与有机物接触、摩擦或撞击能引起燃烧和爆炸。在水中溶解，在乙醇中微溶。

硝酸铈铵　Ammonium Ceric Nitrate

〔$Ce(NO_3)_4 \cdot 2NH_4NO_3 = 548.22$〕

本品为橙红色结晶，有强氧化性。在水或乙醇中溶解，在浓硝酸中不溶。

硝酸铝　Aluminum Nitrate

〔$Al(NO_3)_3 \cdot 9H_2O = 375.13$〕

本品为白色结晶；有引湿性；与有机物加热能引起燃烧和爆炸。在水或乙醇中易溶，在丙酮中极微溶解，在乙酸乙酯或吡啶中不溶。

硝酸铜　Cupric Nitrate

〔$Cu(NO_3)_2 \cdot 3H_2O = 241.60$〕

本品为蓝色柱状结晶，与炭末、硫黄或其他可燃性物质加热、摩擦或撞击，能引起燃烧和爆炸。在水或乙醇中溶解。

硝酸铵　Ammonium Nitrate

〔$NH_4NO_3 = 80.04$〕

本品为白色透明结晶或粉末。在水中易溶，在乙醇中微溶。

硝酸银　Silver Nitrate

〔$AgNO_3 = 169.87$〕

本品为白色透明片状结晶。在氨溶液中易溶，在水或乙醇中溶解，在醚或甘油中微溶。

硝酸锆　Zirconium Nitrate

〔$Zr(NO_3)_4 \cdot 5H_2O = 429.32$〕

本品为白色结晶；易吸潮；热至100℃分解。在水中易溶，在乙醇中溶解。

硝酸镁　Magnesium Nitrate

〔$Mg(NO_3)_2 \cdot 6H_2O = 256.42$〕

本品为白色结晶。具潮解性。能溶于乙醇及氨溶液，溶于水，水溶液呈中性。于330℃分解。与易燃的有机物混合能发热燃烧，有火灾及爆炸危险。

硝酸镉　Cadmium Nitrate

〔$Cd(NO_3)_2 \cdot 4H_2O = 308.49$〕

本品为白色针状或斜方形结晶。具潮解性。易溶于水，能溶于乙醇、丙酮和乙酸乙酯，几乎不溶于浓硝酸。

与有机物混合时，发热自燃并爆炸。

硝酸镧　Lanthanum Nitrate

〔$La(NO_3)_3 \cdot 6H_2O = 433.01$〕

本品为白色结晶。在水、乙醇或丙酮中溶解。

硝酸镍　Nickelous Nitrate

〔$Ni(NO_3)_2 \cdot 6H_2O = 290.79$〕

本品为绿色结晶，水溶液呈酸性。在水中易溶，在乙醇或乙二醇中溶解，在丙酮中微溶。

硫乙醇酸（巯基醋酸）　Thioglycollic Acid

〔$CH_2(SH)COOH = 92.12$〕

本品为无色透明液体；有刺激性臭气。与水、乙醇、乙醚或苯能混合。

硫乙醇酸钠　Sodium Thioglycollate

〔$CH_2(SH)COONa = 114.10$〕

本品为白色结晶；有微臭；有引湿性。在水中易溶，在乙醇中微溶。

硫化钠　Sodium Sulfide

〔$Na_2S \cdot 9H_2O = 240.18$〕

本品为白色结晶，水溶液呈碱性。在水中溶解，在乙醇中微溶，在乙醚中不溶。

硫代乙酰胺　Thioacetamide

〔$CH_3CSNH_2 = 75.13$〕

本品为无色或白色片状结晶。在水、乙醇或苯中溶解；在乙醚中微溶。

硫代硫酸钠　Sodium Thiosulfate

〔$Na_2S_2O_3 \cdot 5H_2O = 248.19$〕

本品为白色透明结晶或白色颗粒。在水中溶解并吸热，在乙醇中微溶。

硫黄　Sulfur

〔$S = 32.06$〕

本品为硫的数种同素异构体，呈黄色细小粉末；易燃。在苯、甲苯、四氯化碳或二硫化碳中溶解，在乙醇或乙醚中微溶，在水中不溶。

硫脲　Thiourea

〔$NH_2CSNH_2 = 76.12$〕

本品为白色斜方晶体或针状结晶；味苦。在水或乙醇中溶解，在乙醚中微溶。

硫氰酸钾　Potassium Thiocyanate

〔$KSCN = 97.18$〕

本品为白色结晶。在水或乙醇中溶解。

硫氰酸铵　Ammonium Thiocyanate

〔$NH_4SCN = 76.12$〕

本品为白色结晶。在水或乙醇中易溶，在甲醇或丙酮中溶解，在三氯甲烷或乙酸乙酯中几乎不溶。

硫氰酸铬铵（雷氏盐）　Ammonium Reineckate

〔$NH_4Cr(NH_3)_2(SCN)_4 \cdot H_2O = 354.45$〕

本品为红色至深红色结晶；在水中能分解游离出氢氰

酸而呈蓝色。在热水或乙醇中溶解，在水中微溶。

硫酸　Sulfuric Acid

〔$H_2SO_4 = 98.08$〕

本品为无色透明的黏稠状液体；与水或乙醇混合时大量放热。含 H_2SO_4 应为 $95\% \sim 98\%$（g/g）。与水或乙醇能任意混合。相对密度约为 1.84。

硫酸亚铁　Ferrous Sulfate

〔$FeSO_4 \cdot 7H_2O = 278.02$〕

本品为淡蓝绿色结晶或颗粒。在水中溶解，在乙醇中不溶。

硫酸汞　Mercuric Sulfate

〔$HgSO_4 = 296.68$〕

本品为白色颗粒或结晶性粉末；无臭；有毒。在盐酸、热稀硫酸或浓氯化钠溶液中溶解。

硫酸肼　Hydrazine Sulfate

〔$(NH_2)_2 \cdot H_2SO_4 = 130.12$〕

本品为白色结晶或粉末。在热水中易溶，在水或乙醇中微溶。

硫酸奎宁　Quinine Sulfate

〔$(C_{20}H_{24}N_2O_2)_2 \cdot H_2SO_4 \cdot 2H_2O = 782.96$〕

本品为白色细微的针状结晶，无臭，味极苦，遇光渐变色；水溶液显中性反应。在三氯甲烷-无水乙醇（2：1）的混合液中易溶，在水、乙醇、三氯甲烷或乙醚中微溶。

硫酸氢钾　Potassium Bisulfate

〔$KHSO_4 = 136.17$〕

本品为白色结晶，水溶液呈强酸性。在水中溶解。

硫酸钠　Sodium Sulfate

〔$Na_2SO_4 = 142.04$〕

本品为白色颗粒性粉末；在潮湿空气中吸收 1 分子水。在水或甘油中溶解，在乙醇中不溶。

硫酸钙（煅石膏）　Calcium Sulfate

〔$CaSO_4 \cdot 2H_2O = 172.17$〕

本品为白色结晶性粉末。在铵盐溶液、硫代硫酸钠溶液、氯化钠溶液或酸类中溶解，在水或乙醇中不溶。

硫酸钾　Potassium Sulfate

〔$K_2SO_4 = 174.26$〕

本品为白色结晶或结晶性粉末。在水或甘油中溶解，在乙醇中不溶。

硫酸铁铵　Ferric Ammonium Sulfate

〔$FeNH_4(SO_4)_2 \cdot 12H_2O = 482.20$〕

本品为白色至淡紫色结晶。在水中溶解，在乙醇中不溶。

硫酸铈　Ceric Sulfate

〔$Ce(SO_4)_2 = 332.24$〕

本品为深黄色结晶。在热的酸溶液中溶解；在水中微溶，并分解成碱式盐。

硫酸铈铵　Ammonium Ceric Sulfate

〔$Ce(SO_4)_2 \cdot 2(NH_4)_2SO_4 \cdot 4H_2O = 668.58$〕

本品为黄色或橙黄色结晶性粉末。在酸溶液中溶解，在水中微溶，在醋酸中不溶。

硫酸铝　Aluminium Sulfate

〔$Al_2(SO_4)_3 \cdot 18H_2O = 666.43$〕

本品为白色结晶或结晶性粉末，有光泽。在水中溶解，在乙醇中不溶。

硫酸铝钾（明矾）　Potassium Aluminium Sulfate

〔$KAl(SO_4)_2 \cdot 12H_2O = 474.39$〕

本品为白色透明的结晶或粉末，无臭；味微甜而涩。在水或甘油中易溶，在乙醇或丙酮中不溶。

硫酸铜　Cupric Sulfate

〔$CuSO_4 \cdot 5H_2O = 249.69$〕

本品为蓝色结晶或结晶性粉末。在水中溶解，在乙醇中微溶。

硫酸铵　Ammonium Sulfate

〔$(NH_4)_2SO_4 = 132.14$〕

本品为白色结晶或颗粒。在水中溶解，在乙醇或丙酮中不溶。

硫酸锂　Lithium Sulfate

〔$Li_2SO_4 \cdot H_2O = 127.96$〕

本品为白色结晶。在水中溶解，在乙醇中几乎不溶。

硫酸锌　Zinc Sulfate

〔$ZnSO_4 \cdot 7H_2O = 287.56$〕

本品为白色结晶、颗粒或粉末。在水中易溶，在甘油中溶解，在乙醇中微溶。

硫酸锰　Manganese Sulfate

〔$MnSO_4 \cdot H_2O = 169.02$〕

本品为粉红色结晶。在水中溶解，在乙醇中不溶。

硫酸镁　Magnesium Sulfate

〔$MgSO_4 \cdot 7H_2O = 246.48$〕

本品为白色结晶或粉末，易风化。在水中易溶，在甘油中缓缓溶解，在乙醇中微溶。

硫酸镍　Nickelous Sulfate

〔$NiSO_4 \cdot 7H_2O = 280.86$〕

本品为绿色透明结晶。在水或乙醇中溶解。

硫酸镍铵　Ammonium Nickelous Sulfate

〔$NiSO_4 \cdot (NH_4)_2SO_4 \cdot 6H_2O = 394.99$〕

本品为蓝绿色结晶。在水中溶解，在乙醇中不溶。

紫草　Radix Arnebiae, Radix Lithospermi

见本版药典（一部）正文紫草。

喹哪啶红　Quinaldine Red

〔$C_{21}H_{23}IN_2 = 430.33$〕

本品为深红色粉末。在乙醇中溶解，在水中微溶。

锌　Zinc

〔$Zn = 65.39$〕

本品为灰白色颗粒，有金属光泽。在稀酸中溶解并放出氢，在氨溶液或氢氧化钠溶液中缓慢地溶解。

锌试剂　Zincon

〔$C_{20}H_{15}N_4NaO_6S=462.42$〕

本品为棕色结晶性粉末。在乙醇或氢氧化钠溶液中溶解，在水中不溶。

氰化钾　Potassium Cyanide

〔$KCN=65.12$〕

本品为白色颗粒或熔块。在水中溶解，在乙醇中微溶。

氰基乙酸乙酯　Ethyl Cyanoacetate

〔$CH_2(CN)COOC_2H_5=113.12$〕

本品为无色液体，有酯样特臭；味微甜。与乙醇或乙醚能任意混合，在氨溶液或碱性溶液中溶解，在水中不溶。

氯　Chlorine

〔$Cl_2=70.90$〕

由盐酸和二氧化锰作用而制得。本品为黄绿色气体；有剧烈窒息性臭。在二硫化碳或四氯化碳中易溶，在水或碱溶液中溶解。

氯化二甲基苄基烃铵（苯扎氯铵）　Benzalkonium Chloride

本品为白色或微黄色粉末或胶状小片。在水、乙醇或丙酮中极易溶解，在苯中微溶，在乙醚中几乎不溶。

氯化三苯四氮唑　Triphenyltetrazolium Chloride

〔$C_{19}H_{15}ClN_4=334.81$〕

本品为白色结晶，遇光色变暗。在水、乙醇或丙酮中溶解，在乙醚中不溶。

氯化亚铊　Thallous Chloride

〔$TlCl=239.85$〕

本品为白色结晶性粉末。有毒。在空气及光线中变成紫色。能溶于沸水，溶于 260 份冷水，不溶于醇，盐酸能降低其在水中的溶解度。

氯化亚锡　Stannous Chloride

〔$SnCl_2·2H_2O=225.65$〕

本品为白色结晶。在水、乙醇或氢氧化钠溶液中溶解。

氯化金　Auric Chloride

〔$HAuCl_4·3H_2O=393.83$〕

本品为鲜黄色或橙黄色结晶。在水、乙醇或乙醚中溶解，在三氯甲烷中微溶。

氯化钙　Calcium Chloride

〔$CaCl_2·2H_2O=147.01$〕

本品为白色颗粒或块状物；有引湿性。在水或乙醇中易溶。

氯化钡　Barium Chloride

〔$BaCl_2·2H_2O=244.26$〕

本品为白色结晶或粒状粉末。在水或甲醇中易溶，在

乙醇、丙酮或乙酸乙酯中几乎不溶。

氯化钠　Sodium Chloride

〔$NaCl=58.44$〕

本品为白色结晶或结晶性粉末；有引湿性。在水或甘油中溶解，在乙醇或盐酸中极微溶解。

氯化钯　Palladium Chloride

〔$PdCl_2=177.33$〕

本品为红色针状结晶，有吸潮性。在水、乙醇、丙酮或氢溴酸中溶解。

氯化钴　Cobaltous Chloride

〔$CoCl_2·6H_2O=237.93$〕

本品为红色或紫红色结晶。在水或乙醇中易溶，在丙酮中溶解，在乙醚中微溶。

氯化钾　Potassium Chloride

〔$KCl=74.55$〕

本品为白色结晶或结晶性粉末。在水或甘油中易溶，在乙醇中难溶，在丙酮或乙醚中不溶。

氯化铜　Cupric Chloride

〔$CuCl_2·2H_2O=170.48$〕

本品为淡蓝绿色结晶。在水、乙醇或甲醇中溶解，在丙酮或乙酸乙酯中微溶。

氯化铵　Ammonium Chloride

〔$NH_4Cl=53.49$〕

本品为白色结晶或结晶性粉末。在水或甘油中溶解，在乙醇中微溶。

氯化铯　Cesium Chloride

〔$CsCl=168.36$〕

本品为无色立方结晶或白色结晶性粉末；有潮解性。在水中易溶，在乙醇中微溶。

氯化锂　Lithium Chloride

〔$LiCl=42.39$〕

本品为白色结晶性粉末。在水、乙醇、丙酮、乙醚、异戊醇或氢氧化钠溶液中溶解。

氯化锆酰　Zirconyl Chloride

〔$ZrOCl_2·8H_2O=322.25$〕

本品为白色丝状或针状结晶；水溶液呈酸性。在水或乙醇中易溶，在盐酸中微溶。

氯化锌　Zinc Chlorid

〔$ZnCl_2=136.30$〕

本品为白色结晶性粉末或熔块。在水中易溶，在乙醇、丙酮或乙醚中溶解。

氯化锶　Strontium Chloride

〔$SrCl_2·6H_2O=266.64$〕

本品为无色透明结晶或颗粒；无气味；在空气中风化；在湿空气中潮解。在水中易溶，在乙醇中溶解。

氯化镁　Magnesium Chloride

〔$MgCl_2·6H_2O=203.30$〕

本品为白色透明结晶或粉末。在水或乙醇中溶解。

氯亚氨基-2,6-二氯醌 2,6-Dichloroquinone Chlorimide

〔$C_6H_2Cl_3NO=210.45$〕

本品为灰黄色结晶性粉末。在三氯甲烷或乙醚中易溶，在热乙醇或稀氢氧化钠溶液中溶解，在水中不溶。

氯铂酸 Chloroplatinic Acid

〔$H_2PtCl_6 \cdot 6H_2O=517.90$〕

本品为橙红色结晶；易潮解。在水中易溶，在乙醇、丙酮或乙醚中溶解。

氯胺 T Chloramine T

〔$C_7H_7ClNNaO_2S \cdot 3H_2O=281.69$〕

本品为白色结晶性粉末；微带氯臭。在水中溶解，在三氯甲烷、乙醚或苯中不溶。

氯酸钾 Potassium Chlorate

〔$KClO_3=122.55$〕

本品为白色透明结晶或粉末。在沸水中易溶，在水或甘油中溶解，在乙醇中几乎不溶。

氯磺酸 Chlorosulfonic Acid

〔$SO_2ClOH=116.52$〕

本品为无色或微黄色液体；具腐蚀性和强刺激性；在空气中发烟；滴于水中能引起爆炸分解，也能被醇和酸分解，在水中分解成硫酸和盐酸。

焦亚硫酸钠 Sodium Pyrosulfite

〔$Na_2S_2O_5=190.11$〕

本品为白色结晶或粉末；微有二氧化硫臭气；有引湿性。在水或甘油中溶解，在乙醇中微溶。

焦性没食子酸 Pyrogallic Acid

〔$C_6H_3(OH)_3=126.11$〕

本品为白色结晶，有光泽。在水、乙醇或乙醚中溶解，在三氯甲烷、苯或二硫化碳中微溶。

焦锑酸钾 Potassium Pyroantimonate

〔$KSbO_3 \cdot 3H_2O=262.90$〕

本品为白色颗粒或结晶性粉末。在热水中易溶，在冷水中难溶，在乙醇中不溶。

滑石粉 Talcum Powder

见本版药典（一部）正文滑石粉。

巯基乙酸钠 Sodium Mercaptoacetate

〔$C_2H_3NaO_2S=114.10$〕

本品为白色粉末。在水中易溶，在乙醇中微溶。

蓝色葡聚糖 2000 Blue Dextran 2000

本品系在葡聚糖 T2000（平均分子量 2 000 000）上引入多环生色团冷冻干燥而成。在水或电解质水溶液中易溶。

蒽酮 Anthrone

〔$C_{14}H_{10}O=194.23$〕

本品为白色结晶。在乙醇、苯或热氢氧化钠溶液中溶解，在水中不溶。

酪胨 Pancreatin Hydrolysate

本品为黄色颗粒，以干酪素为原料经胰酶水解、活性炭脱色处理、精制而成，用作细菌培养基，特别是作无菌检验培养基。

酪氨酸 Tyrosine

〔$C_9H_{11}NO_3=181.19$〕

本品为白色结晶。在水中溶解，在乙醇或乙醚中不溶。

酪蛋白 Casein

本品为白色或淡黄色的颗粒状粉末，无臭。在水或其他中性溶剂中不溶，在氨溶液或氢氧化钠溶液中易溶。

〔检查〕碱度 取本品 1g，加水 20ml，振摇 10 分钟后滤过，滤液遇石蕊试纸不得显碱性反应。

含氮量 按干燥品计算，含氮量应为 15.2%～16.0%（通则 0704）。

脂肪 不得过 0.5%（通则 0713）。

水中溶解物 不得过 0.1%。

干燥失重 不得过 10.0%（通则 0831）。

炽灼残渣 不得过 1%（通则 0841）。

酪蛋白胰酶消化物（胰酪胨或酪胨） Casein Tryptone

本品为浅黄色粉末。由酪蛋白经胰蛋白酶消化而得，易吸湿。在水中煮沸溶解。

碘 Iodine

〔$I_2=253.81$〕

本品为紫黑色鳞片状结晶或块状物，具金属光泽。在乙醇、乙醚或碘化钾溶液中溶解，在水中极微溶解。

碘化四丁基铵 Tetrabutylammonium Iodide

〔$(C_4H_9)_4NI=369.37$〕

本品为白色或微黄色结晶。在乙醇中易溶，在水中溶解，在三氯甲烷中微溶。

碘化钠 Sodium Iodide

〔$NaI=149.89$〕

本品为白色结晶或粉末。在水、乙醇或甘油中溶解。

碘化钾 Potassium Iodide

〔$KI=166.00$〕

本品为白色结晶或粉末。在水、乙醇、丙酮或甘油中溶解，在乙醚中不溶。

碘化镉 Cadmium Iodide

〔$CdI_2=366.22$〕

本品为白色或淡黄色结晶或结晶性粉末。在水、乙醇、乙醚、氨溶液或酸中溶解。

碘酸钾 Potassium Iodate

〔$KIO_3=214.00$〕

本品为白色结晶或结晶性粉末。在水或稀硫酸中溶解，在乙醇中不溶。

硼砂　Borax

〔$Na_2B_4O_7 \cdot 10H_2O = 381.37$〕

本品为白色结晶或颗粒，质坚硬。在水或甘油中溶解，在乙醇或酸中不溶。

硼酸　Boric Acid

〔$H_3BO_3 = 61.83$〕

本品为白色透明结晶或结晶性粉末，有珍珠样光泽。在热水、热乙醇、热甘油中易溶，在水或乙醇中溶解，在丙酮或乙醚中微溶。

羧甲纤维素钠　Sodium Carboxymethylcellulose

本品为白色粉末或细粒，有引湿性。在热水或冷水中易分散、膨胀，1%溶液黏度为 $0.005 \sim 2.0$ Pa·s。

溴　Bromine

〔$Br_2 = 159.81$〕

本品为深红色液体，有窒息性刺激臭；发烟，易挥发。与乙醇、三氯甲烷、乙醚、苯或二硫化碳能任意混合；在水中微溶。

溴化十六烷基三甲铵　Cetrimonium Bromide

〔$C_{16}H_{33}N(CH_3)_3Br = 364.45$〕

本品为白色结晶性粉末。在水中溶解，在乙醇中微溶，在乙醚中不溶。

溴化汞　Mercuric Bromide

〔$HgBr_2 = 360.40$〕

本品为白色结晶或结晶性粉末。在热乙醇、盐酸、氢溴酸或溴化钾溶液中易溶，在三氯甲烷或乙醚中微溶。

溴化钠　Sodium Bromide

〔$NaBr = 102.89$〕

本品为白色结晶或粉末。在水中溶解，在乙醇中微溶。

溴化钾　Potassium Bromide

〔$KBr = 119.00$〕

本品为白色结晶或粉末。在水、沸乙醇或甘油中溶解，在乙醇中微溶。

溴甲酚紫　Bromocresol Purple

〔$C_{21}H_{14}Br_2O_5S = 540.23$〕

本品为淡黄色或淡红色结晶性粉末。在乙醇或稀碱溶液中溶解，在水中不溶。

溴甲酚绿　Bromocresol Green

〔$C_{21}H_{14}Br_4O_5S = 698.02$〕

本品为淡黄色或棕色粉末。在乙醇或稀碱溶液中溶解，在水中不溶。

溴酚蓝　Bromophenol Blue

〔$C_{19}H_{10}Br_4O_5S = 669.97$〕

本品为黄色粉末。在乙醇、乙醚、苯或稀碱溶液中溶解，在水中微溶。

溴酸钾　Potassium Bromate

〔$KBrO_3 = 167.00$〕

本品为白色结晶或粉末。在水中溶解，在乙醇中不溶。

溴麝香草酚蓝　Bromothymol Blue

〔$C_{27}H_{28}Br_2O_5S = 624.39$〕

本品为白色或淡红色结晶性粉末。在乙醇、稀碱溶液或氨溶液中易溶，在水中微溶。

溶肉瘤素　Sarcolysin

〔$C_{13}H_{18}Cl_2N_2O_2 = 305.20$〕

本品为针状结晶。在乙醇或乙二醇中溶解，在水中几乎不溶。

溶剂蓝 19　Solvent Blue 19

本品为 1-氨基-4-苯氨基蒽醌与 1-甲胺基-4-苯氨基蒽醌的混合物。

聚乙二醇 1500　Polyethylene Glycol 1500

本品为白色或乳白色蜡状固体；有轻微的特臭；遇热即熔化。在水或乙醇中溶解。

聚乙二醇戊二酸酯

〔$HO(CH_2CH_2OCO(CH_2)_3COO)_nH = 600 \sim 800$〕

本品为棕黑色黏稠液体。在丙酮或三氯甲烷中溶解。

聚山梨酯 80(吐温 80)　Polysorbate 80

本品为淡黄色至橙黄色的黏稠液体；微有特臭。在水、乙醇、甲醇或乙酸乙酯中易溶，在矿物油中极微溶解。

蔗糖　Sucrose

〔$C_{12}H_{22}O_{11} = 342.30$〕

本品为无色结晶或白色结晶性的松散粉末；无臭，味甜。在水中极易溶解，在乙醇中微溶，在三氯甲烷或乙醚中不溶。

酵母浸出粉　Yeast Extract Powder

酵母浸膏　Yeast Extract

本品为红黄色至棕色粉末；有特臭，但无腐败臭。在水中溶解，溶液显弱酸性。

〔检查〕氯化物　本品含氯化物以 NaCl 计算，不得过 5%（通则 0801）。

含氮量　按干燥品计算，含氮量应为 7.2%～9.5%（通则 0704）。

可凝蛋白　取本品的水溶液（1→20），滤过后煮沸，不得发生沉淀。

干燥失重　不得过 5.0%（通则 0831）。

炽灼残渣　不得过 15%（通则 0841）。

碱式硝酸铋　Bismuth Subnitrate

〔$4BiNO_3(OH)_2BiO(OH) = 1461.99$〕

本品为白色粉末，质重；无臭，无味；稍有引湿性。在盐酸、硝酸、稀硫酸或醋酸中溶解，在水或乙醇中几乎不溶。

碱性品红　Fuchsin Basic（Magenta）

本品为深绿色结晶，有金属光泽。在水或乙醇中溶解，在乙醚中不溶。

碳酸钙 Calcium Carbonate

〔$CaCO_3 = 100.09$〕

本品为白色结晶性粉末。在酸中溶解，在水或乙醇中不溶。

碳酸钠 Sodium Carbonate

〔$Na_2CO_3 \cdot 10H_2O = 286.14$〕

本品为白色透明结晶。在水或甘油中溶解，在乙醇中不溶。

碳酸氢钠 Sodium Bicarbonate

〔$NaHCO_3 = 84.01$〕

本品为白色结晶性粉末。在水中溶解，在乙醇中不溶。

碳酸钾 Potassium Carbonate

〔$K_2CO_3 = 138.21$〕

本品为白色结晶粉末或颗粒，有引湿性。在水中溶解，在乙醇中不溶。

碳酸铜（碱式） Cupric Carbonate（Basic）

〔$Cu_2(OH)_2CO_3$ 或 $CuCO_3 \cdot Cu(OH)_2 = 221.12$〕

本品为绿色或蓝色无定形粉末或暗绿色结晶。有毒。在稀酸及氨溶液中溶解，在水和醇中不溶。

碳酸铵 Ammonium Carbonate

本品为碳酸氢铵与氨基甲酸铵的混合物，为白色半透明的硬块或粉末；有氨臭。在水中溶解，但在热水中分解。在乙醇或浓氨溶液中不溶。

碳酸锂 Lithium Carbonate

〔$Li_2CO_3 = 73.89$〕

本品为白色粉末或结晶；质轻。在稀酸中溶解，在水中微溶，在乙醇或丙酮中不溶。

镁粉 Magnesium

〔$Mg = 24.31$〕

本品为带金属光泽的银白色粉末。在酸中溶解，在水中不溶。

精制煤油 Kerosene, Refined

本品为无色或淡黄色油状液体；有特臭。与三氯甲烷、苯或二硫化碳能混溶，在水或乙醇中不溶。

取市售煤油 300ml，置 500ml 分液漏斗中，加粗硫酸洗涤 4～5 次，每次 20ml，至酸层显浅黑色为止，分取煤油层，用水将酸洗尽，再用氢氧化钠溶液（1→5）20ml 洗涤，最后用水洗净并用无水氯化钙脱水后，倾入蒸馏瓶中，在砂浴上附空气冷凝管蒸馏，收集 160～250℃ 的馏出物，即得。

樟脑 Camphor

〔$C_{10}H_{16}O = 152.25$〕

本品为白色结晶性粉末或无色半透明的硬块，加少量的乙醇、三氯甲烷或乙醚，易研碎成细粉；有刺激性特臭，味初辛、后清凉；在室温下易挥发，燃烧时发生黑烟及有光的火焰。在三氯甲烷中极易溶解，在乙醇、乙醚、脂肪油或挥发油中易溶，在水中极微溶解。

樟脑油 Camphor Oil

本品为天然油类，具强烈樟脑臭。在乙醚或三氯甲烷中溶解，在乙醇中不溶。

D-樟脑磺酸 Camphor Sulfonic Acid

〔$C_{10}H_{16}O_4S = 232.30$〕

本品为白色柱状结晶。在甘油、冰醋酸或乙酸乙酯中微溶，在乙醇中极微溶解，在乙醚中几乎不溶。

橄榄油 Olive Oil

本品为淡黄色或微带绿色的液体。与三氯甲烷、乙醚或二硫化碳能任意混合，在乙醇中微溶，在水中不溶。

醋酐 Acetic Anhydride

〔$(CH_3CO)_2O = 102.09$〕

本品为无色透明液体。与三氯甲烷、乙醚或冰醋酸能任意混合，与水混溶生成醋酸，与乙醇混溶生成乙酸乙酯。

醋酸 Acetic Acid

〔$C_2H_4O_2 = 60.05$〕

本品为无色透明液体。含 $C_2H_4O_2$ 应为 $36\% \sim 37\%$（g/g）。与水、乙醇与乙醚能任意混合，在二硫化碳中不溶。

醋酸汞 Mercuric Acetate

〔$Hg(C_2H_3O_2)_2 = 318.68$〕

本品为白色结晶或粉末，有醋酸样特臭。在水或乙醇中溶解。

醋酸钠 Sodium Acetate

〔$NaC_2H_3O_2 \cdot 3H_2O = 136.08$〕

本品为白色透明结晶或白色颗粒，易风化。在水中溶解。

醋酸钴 Cobaltous Acetate

〔$Co(C_2H_3O_2)_2 \cdot 4H_2O = 249.08$〕

本品为紫红色结晶。在水、乙醇、稀酸或乙酸戊酯中溶解。

醋酸钾 Potassium Acetate

〔$KC_2H_3O_2 = 98.14$〕

本品为白色结晶或粉末，有引湿性。在水或乙醇中易溶。

醋酸铅 Lead Acetate

〔$Pb(C_2H_3O_2)_2 \cdot 3H_2O = 379.34$〕

本品为白色结晶或粉末。在水或甘油中易溶，在乙醇中溶解。

醋酸氧铀 Uranyl Acetate

〔$UO_2(C_2H_3O_2)_2 \cdot 2H_2O = 424.15$〕

本品为黄色结晶性粉末。在水中溶解，在乙醇中微溶。

醋酸铜 Cupric Acetate

〔$Cu(C_2H_3O_2)_2 \cdot H_2O = 199.65$〕

本品为暗绿色结晶。在水或乙醇中溶解，在乙醚或甘油中微溶。

醋酸铵　Ammonium Acetate

$[NH_4C_2H_3O_2 = 77.08]$

本品为白色颗粒或结晶，有引湿性。在水或乙醇中溶解，在丙酮中微溶。

醋酸联苯胺　Benzidine Acetate

$[C_{14}H_{16}N_2O_2 = 244.29]$

本品为白色或淡黄色结晶或粉末。在水、醋酸或盐酸中溶解，在乙醇中极微溶解。

醋酸锌　Zinc Acetate

$[Zn(C_2H_3O_2)_2 \cdot 2H_2O = 219.51]$

本品为白色结晶。在水或沸乙醇中易溶，在乙醇中微溶。

醋酸镁　Magnesium Acetate

$[Mg(C_2H_3O_2)_2 = 142.39]$

本品为白色结晶，有引湿性。在水或乙醇中易溶。

醋酸镉　Cadmium Acetate

$[Cd(C_2H_3O_2)_2 \cdot 2H_2O = 266.53]$

本品为白色结晶。在水中易溶，在乙醇中溶解，在乙醚中极微溶解。

镍铝合金　Aluminum Nickel Alloy

本品为灰色金属合金。在氢氧化钠溶液中铝被溶解放出氢气，所剩余的镍具有活性。

糊精　Dextrin　见本版药典正文。

缬氨酸　Valine

$[C_5H_{11}NO_2 = 117.15]$

本品为白色片状结晶，能升华。在水中溶解，在乙醇或乙醚中不溶。

靛胭脂　Indigo Carmine

$[C_{16}H_8N_2Na_2O_8S_2 = 466.36]$

本品为蓝色结晶或粉末，有金属光泽。在水中微溶，在乙醇中不溶。

橙黄Ⅳ（金莲橙OO）　Orange Ⅳ (Tropaeolin OO)

$[C_{18}H_{14}N_3NaO_3S = 375.38]$

本品为黄色粉末。在水或乙醇中溶解。

磺胺　Sulfanilamide

$[C_6H_8N_2O_2S = 172.21]$

本品为白色叶状或针状结晶或粉末。在沸水、乙醇、丙酮、甘油、盐酸或苛性碱溶液中溶解，在水中微溶，在三氯甲烷、乙醚或苯中不溶。

磺基丁二酸钠二辛酯　Dioctyl Sodium Sulfosuccinate

$[C_{20}H_{37}NaO_7S = 444.57]$

本品为白色蜡样固体。在水、甲醇、丙酮、苯或四氯化碳中溶解，在碱性溶液中易水解。

磺基水杨酸　Sulfosalicylic Acid

$[C_7H_6O_6S \cdot 2H_2O = 254.22]$

本品为白色结晶或结晶性粉末；遇微量铁时即变粉红色，高温时分解成酚或水杨酸。在水或乙醇中易溶，在乙醚中溶解。

磷钨酸　Phosphotungstic Acid

$[P_2O_5 \cdot 20WO_3 \cdot 28H_2O = 5283.34]$

本品为白色或淡黄色结晶。在水、乙醇或乙醚中溶解。

磷钼酸　Phosphomolybdic Acid

$[P_2O_5 \cdot 20MoO_3 \cdot 51H_2O = 3939.49]$

本品为鲜黄色结晶。在水、乙醇或乙醚中溶解。

磷酸　Phosphoric Acid

$[H_3PO_4 = 98.00]$

本品为无色透明的黏稠状液体，有腐蚀性。在水中溶解。

磷酸二氢钠　Sodium Dihydrogen Phosphate

$[NaH_2PO_4 \cdot H_2O = 137.99]$

本品为白色结晶或颗粒。在水中易溶，在乙醇中几乎不溶。

磷酸二氢钾　Potassium Dihydrogen Phosphate

$[KH_2PO_4 = 136.09]$

本品为白色结晶或结晶性粉末。在水中溶解，在乙醇中不溶。

磷酸二氢铵　Ammonium Phosphate Monobasic

$[NH_4H_2PO_4 = 115.03]$

本品为无色结晶或白色结晶性粉末；无味。露置空气中能失去约 8% 的氨。在乙醇中微溶，在丙酮中不溶。

磷酸三辛酯　Trioctyl Phosphate

$[(C_8H_{17})_3PO_4 = 434.64]$

本品为无色或淡黄色油状液体。在乙醇、丙酮或乙醚中溶解。

磷酸三钙　Calcium Orthophosphate

$[Ca_3(PO_4)_2 = 310.20]$

本品为白色无定形粉末；无味；在空气中稳定，在热水中分解。在稀盐酸或硝酸中溶解，在水、乙醇或醋酸中几乎不溶。

磷酸钠　Sodium Phosphate

$[Na_3PO_4 \cdot 12H_2O = 380.12]$

本品为无色或白色颗粒。在水中易溶，在乙醇中微溶。

磷酸氢二钠　Disodium Hydrogen Phosphate

$[Na_2HPO_4 \cdot 12H_2O = 358.14]$

本品为白色结晶或颗粒状粉末，易风化。在水中溶解，在乙醇中不溶。

磷酸氢二钾　Dipotassium Hydrogen Phosphate

$[K_2HPO_4 = 174.18]$

本品为白色颗粒或结晶性粉末。在水中易溶，在乙醇中微溶。

磷酸氢二铵　Diammonium Hydrogen Phosphate

〔$(NH_4)_2HPO_4=132.06$〕

本品为白色结晶或结晶性粉末；露置空气中能失去氨而变成磷酸二氢铵。在水中溶解，在乙醇中不溶。

磷酸铵钠　Sodium Ammonium Phosphate

〔$Na(NH_4)_2PO_4\cdot 4H_2O=226.10$〕

本品为白色结晶或颗粒，易风化并失去部分氨。在水中溶解，在乙醇中不溶。

曙红钠　Eosin Sodium

〔$C_{20}H_6Br_4Na_2O_5=691.86$〕

本品为红色粉末。在水中易溶，水溶液呈红色荧光；在乙醇中微溶；在乙醚中不溶。

糠醛　Furfural

〔$C_5H_4O_2=96.09$〕

本品为无色或淡黄色油状液体；置空气中或见光易变为棕色。与水、乙醇或乙醚能任意混合。

鞣酸　Tannic Acid

〔$C_{76}H_{52}O_{46}=1701.22$〕

本品为淡黄色或淡棕色粉末，质疏松；有特臭；置空气中或见光逐渐变深。在水或乙醇中溶解。

麝香草酚　Thymol

〔$C_{10}H_{14}O=150.22$〕

本品为白色结晶。在水中极微溶解。

麝香草酚酞　Thymolphthalein

〔$C_{28}H_{30}O_4=430.54$〕

本品为白色粉末。在乙醇中溶解，在水中不溶。

麝香草酚蓝　Thymol Blue

〔$C_{27}H_{30}O_5S=466.60$〕

本品为棕绿色结晶性粉末。在乙醇中溶解，在水中不溶。

8002　试液

一氯化碘试液　取碘化钾 0.14g 与碘酸钾 90mg，加水 125ml 使溶解，再加盐酸 125ml，即得。本液应置玻璃瓶内，密闭，在凉处保存。

N-乙酰-L-酪氨酸乙酯试液　取 N-乙酰-L-酪氨酸乙酯 24.0mg，加乙醇 0.2ml 使溶解，加磷酸盐缓冲液（取 0.067mol/L 磷酸二氢钾溶液 38.9ml 与 0.067mol/L 磷酸氢二钠溶液 61.6ml，混合，pH 值为 7.0)2ml，加指示液（取等量的 0.1% 甲基红的乙醇溶液与 0.05% 亚甲蓝的乙醇溶液，混匀)1ml，用水稀释至 10ml，即得。

乙醇制对二甲氨基苯甲醛试液　取对二甲氨基苯甲醛 1g，加乙醇 9.0ml 与盐酸 2.3ml 使溶解，再加乙醇至 100ml，即得。

乙醇制氢氧化钾试液　可取用乙醇制氢氧化钾滴定液（0.5mol/L）。

乙醇制氨试液　取无水乙醇，加浓氨溶液使每 100ml 中含 NH_3 9～11g，即得。本液应置橡皮塞瓶中保存。

乙醇制硝酸银试液　取硝酸银 4g，加水 10ml 溶解后，加乙醇使成 100ml，即得。

乙醇制硫酸试液　取硫酸 57ml，加乙醇稀释至 1000ml，即得。本液含 H_2SO_4 应为 9.5%～10.5%。

乙醇制溴化汞试液　取溴化汞 2.5g，加乙醇 50ml，微热使溶解，即得。本液应置玻璃塞瓶内，在暗处保存。

二乙基二硫代氨基甲酸钠试液　取二乙基二硫代氨基甲酸钠 0.1g，加水 100ml 溶解后，滤过，即得。

二乙基二硫代氨基甲酸银试液　取二乙基二硫代氨基甲酸银 0.25g，加三氯甲烷适量与三乙胺 1.8ml，加三氯甲烷至 100ml，搅拌使溶解，放置过夜，用脱脂棉滤过，即得。本液应置棕色玻璃瓶内，密塞，置阴凉处保存。

二苯胺试液　取二苯胺 1g，加硫酸 100ml 使溶解，即得。

二盐酸二甲基对苯二胺试液　取二盐酸二甲基对苯二胺 0.1g，加水 10ml，即得。需新鲜少量配制，于冷处避光保存，如试液变成红褐色，不可使用。

二氨基萘试液　取 2,3-二氨基萘 0.1g 与盐酸羟胺 0.5g，加 0.1mol/L 盐酸溶液 100ml，必要时加热使溶解，放冷滤过，即得。本液应临用新配，避光保存。

二硝基苯试液　取间二硝基苯 2g，加乙醇使溶解成 100ml，即得。

二硝基苯甲酸试液　取 3,5-二硝基苯甲酸 1g，加乙醇使溶解成 100ml，即得。

二硝基苯肼乙醇试液　取 2,4-二硝基苯肼 1g，加乙醇 1000ml 使溶解，再缓缓加入盐酸 10ml，摇匀，即得。

二硝基苯肼试液　取 2,4-二硝基苯肼 1.5g，加硫酸溶液（1→2)20ml，溶解后，加水使成 100ml，滤过，即得。

稀二硝基苯肼试液　取 2,4-二硝基苯肼 0.15g，加含硫酸 0.15ml 的无醛乙醇 100ml 使溶解，即得。

二氯化汞试液　取二氯化汞 6.5g，加水使溶解成 100ml，即得。

二氯靛酚钠试液　取 2,6-二氯靛酚钠 0.1g，加水 100ml 溶解后，滤过，即得。

丁二酮肟试液　取丁二酮肟 1g，加乙醇 100ml 使溶解，即得。

三硝基苯酚试液　本液为三硝基苯酚的饱和水溶液。

三硝基苯酚锂试液　取碳酸锂 0.25g 与三硝基苯酚 0.5g，加沸水 80ml 使溶解，放冷，加水使成 100ml，即得。

三氯化铁试液　取三氯化铁 9g，加水使溶解成 100ml，即得。

三氯化铝试液　取三氯化铝 1g，加乙醇使溶解成 100ml，即得。

三氯化锑试液　本液为三氯化锑饱和的三氯甲烷溶液。

三氯醋酸试液　取三氯醋酸 6g，加三氯甲烷 25ml 溶解后，加浓过氧化氢溶液 0.5ml，摇匀，即得。

五氧化二钒试液　取五氧化二钒适量，加磷酸激烈振摇 2 小时后得其饱和溶液，用垂熔玻璃漏斗滤过，取滤液 1 份加水 3 份，混匀，即得。

水合氯醛试液　取水合氯醛 50g，加水 15ml 与甘油 10ml 使溶解，即得。

水杨酸铁试液　（1）取硫酸铁铵 0.1g，加稀硫酸 2ml 与水适量使成 100ml。

（2）取水杨酸钠 1.15g，加水使溶解成 100ml。

（3）取醋酸钠 13.6g，加水使溶解成 100ml。

（4）取上述硫酸铁铵溶液 1ml，水杨酸钠溶液 0.5ml，醋酸钠溶液 0.8ml 与稀醋酸 0.2ml，临用前混合，加水使成 5ml，摇匀，即得。

六氰络铁氢钾试液　取六氰络铁氢钾 5g，用少量水洗涤后，加水适量使溶解，用水稀释至 100ml，即得。本液应临用新制。

甘油乙醇试液　取甘油、稀乙醇各 1 份，混合，即得。

甘油淀粉润滑剂　取甘油 22g，加入可溶性淀粉 9g，加热至 140℃，保持 30 分钟并不断搅拌，放冷，即得。

甘油醋酸试液　取甘油、50％醋酸溶液与水各 1 份，混合，即得。

甲醛试液　可取用"甲醛溶液"。

甲醛硫酸试液　取硫酸 1ml，滴加甲醛试液 1 滴，摇匀，即得。本液应临用新制。

四苯硼钠试液　取四苯硼钠 0.1g，加水使溶解成 100ml，即得。

对二甲氨基苯甲醛试液　取对二甲氨基苯甲醛 0.125g，加无氮硫酸 65ml 与水 35ml 的冷混合液溶解后，加三氯化铁试液 0.05ml，摇匀，即得。本液配制后在 7 日内使用。

对甲苯磺酰-L-精氨酸甲酯盐酸盐试液　取对甲苯磺酰-L-精氨酸甲酯盐酸盐 98.5mg，加三羟甲基氨基甲烷缓冲液（pH8.1）5ml 使溶解，加指示液（取等量 0.1％甲基红的乙醇溶液与 0.05％亚甲蓝的乙醇溶液，混匀）0.25ml，用水稀释至 25ml。

对氨基苯磺酸 -α-萘胺试液　取无水对氨基苯磺酸 0.5g，加醋酸 150ml 溶解后，另取盐酸 -α-萘胺 0.1g，加醋酸 150ml 使溶解，将两液混合，即得。本液久置显粉红色，用时可加锌粉脱色。

对羟基联苯试液　取对羟基联苯 1.5g，加 5％氢氧化钠溶液 10ml 与水少量溶解后，再加水稀释至 100ml。本液贮存于棕色瓶中，可保存数月。

亚铁氰化钾试液　取亚铁氰化钾 1g，加水 10ml 使溶解，即得。本液应临用新制。

亚硝基铁氰化钠试液　取亚硝基铁氰化钠 1g，加水使溶解成 20ml，即得。本液应临用新制。

亚硝基铁氰化钠乙醛试液　取 1％亚硝基铁氰化钠溶液 10ml，加乙醛 1ml，混匀，即得。

亚硝酸钠乙醇试液　取亚硝酸钠 5g，加 60％乙醇使溶解成 1000ml，即得。

亚硝酸钠试液　取亚硝酸钠 1g，加水使溶解成 100ml，即得。

亚硝酸钴钠试液　取亚硝酸钴钠 10g，加水使溶解成 50ml，滤过，即得。

亚硫酸氢钠试液　取亚硫酸氢钠 10g，加水使溶解成 30ml，即得。本液应临用新制。

亚硫酸钠试液　取无水亚硫酸钠 20g，加水 100ml 使溶解，即得。本液应临用新制。

亚碲酸钠（钾）试液　取亚碲酸钠（钾）0.1g，加新鲜煮沸后冷至 50℃的水 10ml 使溶解，即得。

过氧化氢试液　取浓过氧化氢溶液（30％），加水稀释成 3％的溶液。临用时配制。

血红蛋白试液　取牛血红蛋白 1g，加盐酸溶液（取 1mol/L 盐酸溶液 65ml，加水至 1000ml）使溶解成 100ml，即得。本液置冰箱中保存，2 日内使用。

次氯酸钠试液　取次氯酸钠溶液适量，加水制成含 NaClO 不少于 4％的溶液，即得。本液应置棕色瓶内，在暗处保存。

次溴酸钠试液　取氢氧化钠 20g，加水 75ml 溶解后，加溴 5ml，再加水稀释至 100ml，即得。本液应临用新制。

异烟肼试液　取异烟肼 0.25g，加盐酸 0.31ml，加甲醇或无水乙醇使溶解成 500ml，即得。

多硫化铵试液　取硫化铵试液，加硫黄使饱和，即得。

苏丹Ⅲ试液　取苏丹Ⅲ 0.01g，加 90％乙醇 5ml 溶解后，加甘油 5ml，摇匀，即得。本液应置棕色的玻璃瓶中保存，在 2 个月内应用。

吲哚醌试液　取 α,β-吲哚醌 0.1g，加丙酮 10ml 溶解后，加冰醋酸 1ml，摇匀，即得。

含碘酒石酸铜试液　取硫酸铜 7.5g、酒石酸钾钠 25g、无水碳酸钠 25g、碳酸氢钠 20g 与碘化钾 5g，依次溶于 800ml 水中；另取碘酸钾 0.535g，加水适量溶解后，缓缓加入上述溶液中，再加水使成 1000ml，即得。

邻苯二醛试液　取邻苯二醛 1.0g，加甲醇 5ml 与 0.4mol/L 硼酸溶液（用 45％氢氧化钠溶液调节 pH 值至 10.4）95ml，振摇使邻苯二醛溶解，加硫乙醇酸 2ml，用 45％氢氧化钠溶液调节 pH 值至 10.4。

间苯二酚试液　取间苯二酚 1g，加盐酸使溶解成 100ml，即得。

间苯三酚试液　取间苯三酚 0.5g，加乙醇使溶解成

25ml，即得。本液应置玻璃塞瓶内，在暗处保存。

间苯三酚盐酸试液 取间苯三酚 0.1g，加乙醇 1ml，再加盐酸 9ml，混匀。本液应临用新制。

钌红试液 取 10％醋酸钠溶液 1～2ml，加钌红适量使呈酒红色，即得。本液应临用新制。

玫瑰红钠试液 取玫瑰红钠 0.1g，加水使溶解成 75ml，即得。

苯酚二磺酸试液 取新蒸馏的苯酚 3g，加硫酸 20ml，置水浴上加热 6 小时，趁其尚未凝固时倾入玻璃塞瓶内，即得。用时可置水浴上微热使融化。

茚三酮试液 取茚三酮 2g，加乙醇使溶解成 100ml，即得。

呫吨氢醇甲醇试液 可取用 85％呫吨氢醇的甲醇溶液。

钒酸铵试液 取钒酸铵 0.25g，加水使溶解成 100ml，即得。

变色酸试液 取变色酸钠 50mg，加硫酸与水的冷混合液(9：4)100ml 使溶解，即得。本液应临用新制。

茜素氟蓝试液 取茜素氟蓝 0.19g，加氢氧化钠溶液(1.2→100)12.5ml，加水 800ml 与醋酸钠结晶 0.25g，用稀盐酸调节 pH 值约为 5.4，用水稀释至 1000ml，摇匀，即得。

茜素锆试液 取硝酸锆 5mg，加水 5ml 与盐酸 1ml；另取茜素磺酸钠 1mg，加水 5ml，将两液混合，即得。

草酸试液 取草酸 6.3g，加水使溶解成 100ml，即得。

草酸铵试液 取草酸铵 3.5g，加水使溶解成 100ml，即得。

茴香醛试液 取茴香醛 0.5ml，加醋酸 50ml 使溶解，加硫酸 1ml，摇匀，即得。本液应临用新制。

枸橼酸醋酐试液 取枸橼酸 2g，加醋酐 100ml 使溶解，即得。

品红亚硫酸试液 取碱性品红 0.2g，加热水 100ml 溶解后，放冷，加亚硫酸钠溶液(1→10)20ml、盐酸 2ml，用水稀释至 200ml，加活性炭 0.1g，搅拌并迅速滤过，放置 1 小时以上，即得。本液应临用新制。

品红焦性没食子酸试液 取碱性品红 0.1g，加新沸的热水 50ml 溶解后，冷却，加亚硫酸氢钠的饱和溶液 2ml，放置 3 小时后，加盐酸 0.9ml，放置过夜，加焦性没食子酸 0.1g，振摇使溶解，加水稀释至 100ml，即得。

钨酸钠试液 取钨酸钠 25g，加水 72ml 溶解后，加磷酸 2ml，摇匀，即得。

氟化钠试液 取氟化钠 0.5g，加 0.1mol/L 盐酸溶液使溶解成 100ml，即得。本液应临用新制。

氢氧化四甲基铵试液 取 10％氢氧化四甲基铵溶液 1ml，加无水乙醇使成 10ml，即得。

氢氧化钙试液 取氢氧化钙 3g，置玻璃瓶中，加水

1000ml，密塞。时时猛力振摇，放置 1 小时，即得。用时倾取上清液。

氢氧化钠试液 取氢氧化钠 4.3g，加水使溶解成 100ml，即得。

氢氧化钡试液 取氢氧化钡，加新沸过的冷水使成饱和的溶液，即得。本液应临用新制。

氢氧化钾试液 取氢氧化钾 6.5g，加水使溶解成 100ml，即得。

香草醛试液 取香草醛 0.1g，加盐酸 10ml 使溶解，即得。

香草醛硫酸试液 取香草醛 0.2g，加硫酸 10ml 使溶解，即得。

重铬酸钾试液 取重铬酸钾 7.5g，加水使溶解成 100ml，即得。

重氮二硝基苯胺试液 取 2，4-二硝基苯胺 50mg，加盐酸 1.5ml 溶解后，加水 1.5ml，置冰浴中冷却，滴加 10％亚硝酸钠溶液 5ml，随加随振摇，即得。

重氮对硝基苯胺试液 取对硝基苯胺 0.4g，加稀盐酸 20ml 与水 40ml 使溶解，冷却至 15℃，缓缓加入 10％亚硝酸钠溶液，至取溶液 1 滴能使碘化钾淀粉试纸变为蓝色，即得。本液应临用新制。

重氮苯磺酸试液 取对氨基苯磺酸 1.57g，加水 80ml 与稀盐酸 10ml，在水浴上加热溶解后，放冷至 15℃，缓缓加入亚硝酸钠溶液(1→10)6.5ml，随加随搅拌，再加水稀释至 100ml，即得。本液应临用新制。

亮绿试液 取亮绿 0.1g，加水 100ml 使溶解。

盐酸试液 取盐酸 8.4ml，加水使稀释成 100ml。

盐酸氨基脲试液 取盐酸氨基脲 2.5g 与醋酸钠 3.3g，研磨均匀，用甲醇 30ml 转移至锥形瓶中，在 4℃ 以下放置 30 分钟，滤过，滤液加甲醇使成 100ml，即得。

盐酸羟胺乙醇试液 取盐酸羟胺溶液(34.8→100)1 份，醋酸钠-氢氧化钠试液 1 份和乙醇 4 份，混合。

盐酸羟胺试液 取盐酸羟胺 3.5g，加 60％乙醇使溶解成 100ml，即得。

盐酸羟胺醋酸钠试液 取盐酸羟胺与无水醋酸钠各 0.2g，加甲醇 100ml，即得。本液应临用新制。

钼硫酸试液 取钼酸铵 0.1g，加硫酸 10ml 使溶解，即得。

钼酸铵试液 取钼酸铵 10g，加水使溶解成 100ml，即得。

钼酸铵硫酸试液 取钼酸铵 2.5g，加硫酸 15ml，加水使溶解成 100ml，即得。本液配制后 2 周内使用。

铁氨氰化钠试液 取铁氨氰化钠 1g，加水使溶解成 100ml，即得。

铁氰化钾试液 取铁氰化钾 1g，加水 10ml 使溶解，即得。本液应临用新制。

稀铁氰化钾试液 取 1％铁氰化钾溶液 10ml，加 5％

三氯化铁溶液 0.5ml 与水 40ml，摇匀，即得。

氨试液　取浓氨溶液 400ml，加水使成 1000ml，即得。

浓氨试液　可取浓氨溶液应用。

氨制硝酸银试液　取硝酸银 1g，加水 20ml 溶解后，滴加氨试液，随加随搅拌，至初起的沉淀将近全溶，滤过，即得。本液应置棕色瓶内，在暗处保存。

氨制硝酸镍试液　取硝酸镍 2.9g，加水 100ml 使溶解，再加氨试液 40ml，振摇，滤过，即得。

氨制氯化铜试液　取氯化铜 22.5g，加水 200ml 溶解后，加浓氨试液 100ml，摇匀，即得。

氨制氯化铵试液　取浓氨试液，加等量的水稀释后，加氯化铵使饱和，即得。

1-氨基-2-萘酚-4-磺酸试液　取无水亚硫酸钠 5g、亚硫酸氢钠 94.3g 与 1-氨基-2-萘酚-4-磺酸 0.7g，充分混匀；临用时取此混合物 1.5g，加水 10ml 使溶解，必要时滤过，即得。

高氯酸试液　取 70% 高氯酸 13ml，加水 500ml，用 70% 高氯酸精确调至节 pH 值至 0.5，即得。

高氯酸铁试液　取 70% 高氯酸 10ml，缓缓分次加入铁粉 0.8g，微热使溶解，放冷，加无水乙醇稀释至 100ml，即得。用时取上液 20ml，加 70% 高氯酸 6ml，用无水乙醇稀释至 500ml。

高碘酸钠试液　取高碘酸钠 1.2g，加水 100ml 使溶解，即得。

高锰酸钾试液　可取用高锰酸钾滴定液（0.02mol/L）。

酒石酸氢钠试液　取酒石酸氢钠 1g，加水使溶解成 10ml，即得。本液应临用新制。

α-萘酚试液　取 15% 的 α-萘酚乙醇溶液 10.5ml，缓缓加硫酸 6.5ml，混匀后再加乙醇 40.5ml 及水 4ml，混匀，即得。

硅钨酸试液　取硅钨酸 10g，加水使溶解成 100ml，即得。

铜吡啶试液　取硫酸铜 4g，加水 90ml 溶解后，加吡啶 30ml，即得。本液应临用新制。

铬酸钾试液　取铬酸钾 5g，加水使溶解成 100ml，即得。

联吡啶试液　取 2，2′-联吡啶 0.2g、醋酸钠结晶 1g 与冰醋酸 5.5ml，加水适量使溶解成 100ml，即得。

硝铬酸试液　（1）取硝酸 10ml，加入 100ml 水中，混匀。

（2）取三氧化铬 10g，加水 100ml 使溶解。

用时将两液等量混合，即得。

硝酸亚汞试液　取硝酸亚汞 15g，加水 90ml 与稀硝酸 10ml 使溶解，即得。本液应置棕色瓶内，加汞 1 滴，密塞保存。

硝酸亚铈试液　取硝酸亚铈 0.22g，加水 50ml 使溶解，加硝酸 0.1ml 与盐酸羟胺 50mg，加水稀释至 1000ml，摇匀，即得。

硝酸汞试液　取黄氧化汞 40g，加硝酸 32ml 与水 15ml 使溶解，即得。本液应置玻璃塞瓶内，在暗处保存。

硝酸钡试液　取硝酸钡 6.5g，加水使溶解成 100ml，即得。

硝酸铈铵试液　取硝酸铈铵 25g，加稀硝酸使溶解成 100ml，即得。

硝酸银试液　可取用硝酸银滴定液（0.1mol/L）。

硫化钠试液　取硫化钠 1g，加水使溶解成 10ml，即得。本液应临用新制。

硫化氢试液　本液为硫化氢的饱和水溶液。

本液应置棕色瓶内，在暗处保存。本液如无明显的硫化氢臭，或与等容的三氯化铁试液混合时不能生成大量的硫沉淀，即不适用。

硫化铵试液　取氨试液 60ml，通硫化氢使饱和后，再加氨试液 40ml，即得。

本液应置棕色瓶内，在暗处保存，本液如发生大量的硫沉淀，即不适用。

硫代乙酰胺试液　取硫代乙酰胺 4g，加水使溶解成 100ml，置冰箱中保存。临用前取混合液（由 1mol/L 氢氧化钠溶液 15ml、水 5.0ml 及甘油 20ml 组成）5.0ml，加上述硫代乙酰胺溶液 1.0ml，置水浴上加热 20 秒，冷却，立即使用。

硫代硫酸钠试液　可取用硫代硫酸钠滴定液（0.1mol/L）。

硫脲试液　取硫脲 10g，加水使溶解成 100ml，即得。

硫氰酸汞铵试液　取硫氰酸铵 5g 与二氯化汞 4.5g，加水使溶解成 100ml，即得。

硫氰酸铬铵试液　取硫氰酸铬铵 0.5g，加水 20ml，振摇 1 小时后，滤过，即得。本液应临用新制。配成后 48 小时内使用。

硫氰酸铵试液　取硫氰酸铵 8g，加水使溶解成 100ml，即得。

硫酸亚铁试液　取硫酸亚铁结晶 8g，加新沸过的冷水 100ml 使溶解，即得。本液应临用新制。

硫酸汞试液　取黄氧化汞 5g，加水 40ml 后，缓缓加硫酸 20ml，随加随搅拌，再加水 40ml，搅拌使溶解，即得。

硫酸苯肼试液　取盐酸苯肼 60mg，加硫酸溶液（1→2）100ml 使溶解，即得。

硫酸钙试液　本液为硫酸钙的饱和水溶液。

硫酸钛试液　取二氧化钛 0.1g，加硫酸 100ml，加热使溶解，放冷，即得。

硫酸钾试液　取硫酸钾 1g，加水使溶解成 100ml，即得。

硫酸铁试液　称取硫酸铁 5g，加适量水溶解，加硫酸 20ml，摇匀，加水稀释至 100ml，即得。

硫酸铜试液　取硫酸铜 12.5g，加水使溶解成 100ml，即得。

硫酸铜铵试液　取硫酸铜试液适量，缓缓滴加氨试液，至初生的沉淀将近完全溶解，静置，倾取上层的清液，即得。本液应临用新制。

硫酸镁试液　取未风化的硫酸镁结晶 12g，加水使溶解成 100ml，即得。

稀硫酸镁试液　取硫酸镁 2.3g，加水使溶解成 100ml，即得。

紫草试液　取紫草粗粉 10g，加 90％乙醇 100ml，浸渍 24 小时后，滤过，滤液中加入等量的甘油，混合，放置 2 小时，滤过，即得。本液应置棕色玻璃瓶中，在 2 个月内应用。

氰化钾试液　取氰化钾 10g，加水使溶解成 100ml，即得。

氯铂酸试液　取氯铂酸 2.6g，加水使溶解成 20ml，即得。

氯化三苯四氮唑试液　取氯化三苯四氮唑 1g，加无水乙醇使溶解成 200ml，即得。

氯化亚锡试液　取氯化亚锡 1.5g，加水 10ml 与少量的盐酸使溶解，即得。本液应临用新制。

氯化金试液　取氯化金 1g，加水 35ml 使溶解，即得。

氯化钙试液　取氯化钙 7.5g，加水使溶解成 100ml，即得。

氯化钡试液　取氯化钡的细粉 5g，加水使溶解成 100ml，即得。

氯化钴试液　取氯化钴 2g，加盐酸 1ml，加水溶解并稀释至 100ml，即得。

氯化铵试液　取氯化铵 10.5g，加水使溶解成 100ml，即得。

氯化铵镁试液　取氯化镁 5.5g 与氯化铵 7g，加水 65ml 溶解后，加氨试液 35ml，置玻璃瓶内，放置数日后，滤过，即得。本液如显浑浊，应滤过后再用。

氯化锌碘试液　取氯化锌 20g，加水 10ml 使溶解，加碘化钾 2g 溶解后，再加碘使饱和，即得。本液应置棕色玻璃瓶内保存。

氯亚氨基-2,6-二氯醌试液　取氯亚氨基-2,6-二氯醌 1g，加乙醇 200ml 使溶解，即得。

氯试液　本液为氯的饱和水溶液。本液应临用新制。

氯酸钾试液　本液为氯酸钾的饱和硝酸溶液。

稀乙醇　取乙醇 529ml，加水稀释至 1000ml，即得。本液在 20℃时含 C_2H_5OH 应为 49.5％～50.5％（ml/ml）。

稀甘油　取甘油 33ml，加水稀释使成 100ml，再加樟脑一小块或液化苯酚 1 滴，即得。

稀盐酸　取盐酸 234ml，加水稀释至 1000ml，即得。

本液含 HCl 应为 9.5％～10.5％。

稀硝酸　取硝酸 105ml，加水稀释至 1000ml，即得。本液含 HNO_3 应为 9.5％～10.5％。

稀硫酸　取硫酸 57ml，加水稀释至 1000ml，即得。本液含 H_2SO_4 应为 9.5％～10.5％。

稀醋酸　取冰醋酸 60ml，加水稀释至 1000ml，即得。

焦锑酸钾试液　取焦锑酸钾 2g，在 85ml 热水中溶解，迅速冷却，加入氢氧化钾溶液（3→20）10ml；放置 24 小时，滤过，加水稀释至 100ml，即得。

蒽酮试液　取蒽酮 0.7g，加硫酸 50ml 使溶解，再以硫酸溶液（70→100）稀释至 500ml。

碘化汞钾试液　取二氯化汞 1.36g，加水 60ml 使溶解，另取碘化钾 5g，加水 10ml 使溶解，将两液混合，加水稀释至 100ml，即得。

碘化钾试液　取碘化钾 16.5g，加水使溶解成 100ml，即得。本液应临用新制。

碘化碘钾试液　取碘 0.5g 与碘化钾 1.5g，加水 25ml 使溶解，即得。

碘化铋钾试液　取次硝酸铋/碱式硝酸铋 0.85g，加冰醋酸 10ml 与水 40ml 溶解后，加碘化钾溶液（4→10）20ml，摇匀，即得。

改良碘化铋钾试液　取碘化铋钾试液 1ml，加 0.6mol/L 盐酸溶液 2ml，加水至 10ml，即得。

稀碘化铋钾试液　取次硝酸铋/碱式硝酸铋 0.85g，加冰醋酸 10ml 与水 40ml 溶解后，即得。临用前取 5ml，加碘化钾溶液（4→10）5ml，再加冰醋酸 20ml，用水稀释至 100ml，即得。

碘化镉试液　取碘化镉 5g，加水使溶解成 100ml，即得。

碘试液　可取用碘滴定液（0.05mol/L）。

碘试液（用于微生物限度检查）　取碘 6g 与碘化钾 5g，加水 20ml 使溶解，即得。

碘铂酸钾试液　取氯化铂 20mg，加水 2ml 溶解后，加 4％碘化钾溶液 25ml，如发生沉淀，可振摇使溶解。加水使成 50ml，摇匀，即得。

浓碘铂酸钾试液　取氯铂酸 0.15g 与碘化钾 3g，加水使溶解成 60ml，即得。

硼酸试液　本液为硼酸饱和的丙酮溶液。

溴化钾溴试液　取溴 30g 与溴化钾 30g，加水使溶解成 100ml，即得。

溴化氰试液　取溴试液适量，滴加 0.1mol/L 硫氰酸铵溶液至溶液变为无色，即得。本液应临用新制，有毒。

溴百里香酚蓝试液　取溴百里香酚蓝 0.3g，加 1mol/L 的氢氧化钠溶液 5ml 使溶解，加水稀释至 1000ml，即得。

溴试液　取溴 2～3ml，置用凡士林涂塞的玻璃瓶中，加水 100ml，振摇使成饱和的溶液，即得。本液应置暗处保存。

福林试液 取钨酸钠 10g 与钼酸钠 2.5g，加水 70ml、85% 磷酸 5ml 与盐酸 10ml，置 200ml 烧瓶中，缓缓加热回流 10 小时，放冷，再加硫酸锂 15g、水 5ml 与溴滴定液 1 滴煮沸约 15 分钟，至溴除尽，放冷至室温，加水使成 100ml。滤过，滤液作为贮备液。置棕色瓶中，于冰箱中保存。临用前，取贮备液 2.5ml，加水稀释至 10ml，摇匀，即得。

福林酚试液 福林酚试液 A 取 4% 碳酸钠溶液与 0.2mol/L 的氢氧化钠溶液等体积混合（溶液甲）；取 0.04mol/L 硫酸铜溶液与 2% 酒石酸钠溶液等体积混合（溶液乙），用时将溶液甲、溶液乙两种溶液按 50∶1 混合，即得。

福林酚试液 B 取钨酸钠 100g、钼酸钠 25g，加水 700ml、85% 磷酸 50ml 与盐酸 100ml，置磨口圆底烧瓶中，缓缓加热回流 10 小时，放冷，再加硫酸锂 150g、水 50ml 和溴数滴，加热煮沸 15 分钟，冷却，加水稀释至 1000ml，滤过，滤液作为贮备液，置棕色瓶中。临用前加水一倍，摇匀，即得。

酸性茜素锆试液 取茜素磺酸钠 70mg，加水 50ml 溶解后，缓缓加入 0.6% 二氯化氧锆（$ZrOCl_2 \cdot 8H_2O$）溶液 50ml 中，用混合酸溶液（每 1000ml 含盐酸 123ml 与硫酸 40ml）稀释至 1000ml，放置 1 小时，即得。

酸性硫酸铁铵试液 取硫酸铁铵 20g 与硫酸 9.4ml，加水至 100ml，即得。

酸性氯化亚锡试液 取氯化亚锡 20g，加盐酸使溶解成 50ml，滤过，即得。本液配成后 3 个月即不适用。

碱式醋酸铅试液 取一氧化铅 14g，加水 10ml，研磨成糊状，用水 10ml 洗入玻璃瓶中，加含醋酸铅 22g 的水溶液 70ml，用力振摇 5 分钟后，时时振摇，放置 7 日，滤过，加新沸过的冷水使成 100ml，即得。

稀碱式醋酸铅试液 取碱式醋酸铅试液 4ml，加新沸过的冷水使成 100ml，即得。

碱性三硝基苯酚试液 取 1% 三硝基苯酚溶液 20ml，加 5% 氢氧化钠溶液 10ml，加水稀释至 100ml，即得。本液应临用新制。

碱性四氮唑蓝试液 取 0.2% 四氮唑蓝的甲醇溶液 10ml 与 12% 氢氧化钠的甲醇溶液 30ml，临用时混合，即得。

碱性亚硝基铁氰化钠试液 取亚硝基铁氰化钠与碳酸钠各 1g，加水使溶解成 100ml，即得。

碱性连二亚硫酸钠试液 取连二亚硫酸钠 50g，加水 250ml 使溶解，加含氢氧化钾 28.57g 的水溶液 40ml，混合。本液应临用新制。

碱性枸橼酸铜试液 （1）取硫酸铜 17.3g 与枸橼酸 115.0g，加微温或温水使溶解成 200ml。

（2）取在 180℃ 干燥 2 小时的无水碳酸钠 185.3g，加

水使溶解成 500ml。

临用前取（2）液 50ml，在不断振摇下，缓缓加入（1）液 20ml 内，冷却后，加水稀释至 100ml，即得。

碱性盐酸羟胺试液 （1）取氢氧化钠 12.5g，加无水甲醇使溶解成 100ml。

（2）取盐酸羟胺 12.5g，加无水甲醇 100ml，加热回流使溶解。

用时将两液等量混合，滤过，即得。本液应临用新制，配制后 4 小时内应用。

碱性酒石酸铜试液 （1）取硫酸铜结晶 6.93g，加水使溶解成 100ml。

（2）取酒石酸钾钠结晶 34.6g 与氢氧化钠 10g，加水使溶解成 100ml。

用时将两液等量混合，即得。

碱性 β-萘酚试液 取 β-萘酚 0.25g，加氢氧化钠溶液（1→10）10ml 使溶解，即得。本液应临用新制。

碱性焦性没食子酸试液 取焦性没食子酸 0.5g，加水 2ml 溶解后，加氢氧化钾 12g 的水溶液 8ml，摇匀，即得。本液应临用新制。

碱性碘化汞钾试液 取碘化钾 10g，加水 10ml 溶解后，缓缓加入二氯化汞的饱和水溶液，随加随搅拌，至生成的红色沉淀不再溶解，加氢氧化钾 30g，溶解后，再加二氯化汞的饱和水溶液 1ml 或 1ml 以上，并用适量的水稀释使成 200ml，静置，使沉淀，即得。用时倾取上层的澄明液应用。

〔检查〕 取本液 2ml，加入含氨 0.05mg 的水 50ml 中，应即时显黄棕色。

碳酸钠试液 取一水合碳酸钠 12.5g 或无水碳酸钠 10.5g，加水使溶解成 100ml，即得。

碳酸氢钠试液 取碳酸氢钠 5g，加水使溶解成 100ml，即得。

碳酸钾试液 取无水碳酸钾 7g，加水使溶解成 100ml，即得。

碳酸铵试液 取碳酸铵 20g 与氨试液 20ml，加水使溶解成 100ml，即得。

醋酸汞试液 取醋酸汞 5g，研细，加温热的冰醋酸使溶解成 100ml，即得。本液应置棕色瓶内，密闭保存。

醋酸钠试液 取醋酸钠结晶 13.6g，加水使溶解成 100ml，即得。

醋酸钠-氢氧化钠试液 取醋酸钠 10.3g，氢氧化钠 86.5g，加水溶解并稀释至 1000ml。

醋酸钴试液 取醋酸钴 0.1g，加甲醇使溶解成 100ml，即得。

醋酸钾试液 取醋酸钾 10g，加水使溶解成 100ml，即得。

醋酸铅试液 取醋酸铅 10g，加新沸过的冷水溶解后，滴加醋酸使溶液澄清，再加新沸过的冷水使成

100ml，即得。

醋酸氧铀锌试液　取醋酸氧铀 10g，加冰醋酸 5ml 与水 50ml，微热使溶解，另取醋酸锌 30g，加冰醋酸 3ml 与水 30ml，微热使溶解，将两液混合，放冷，滤过，即得。

醋酸铵试液　取醋酸铵 10g，加水使溶解成 100ml，即得。

醋酸铜试液　取醋酸铜 0.1g，加水 5ml 与醋酸数滴溶解后，加水稀释至 100ml，滤过，即得。

浓醋酸铜试液　取醋酸铜 13.3g，加水 195ml 与醋酸 5ml 使溶解，即得。

靛胭脂试液　取靛胭脂，加硫酸 12ml 与水 80ml 的混合液，使溶解成每 100ml 中含 $C_{16}H_8N_2O_2(SO_3Na)_2$ $0.09\sim0.11g$，即得。

靛基质试液　取对二甲氨基苯甲醛 5.0g，加入戊醇（或丁醇）75ml，充分振摇，使完全溶解后，再取浓盐酸 25ml 徐徐滴入，边加边振摇，以免骤热导致溶液色泽变深；或取对二甲氨基苯甲醛 1.0g，加入 95% 乙醇 95ml，充分振摇，使完全溶解后，取盐酸 20ml 徐徐滴入。

磺胺试液　取磺胺 50mg，加 2mol/L 盐酸溶液 10ml 使溶解，即得。

磺基丁二酸钠二辛酯试液　取磺基丁二酸钠二辛酯 0.9g，加水 50ml，微温使溶解，冷却至室温后，加水稀释至 200ml，即得。

磷试液　取对甲氨基苯酚硫酸盐 0.2g，加水 100ml 使溶解后，加焦亚硫酸钠 20g，溶解，即得。本液应置棕色具塞玻璃瓶中保存，配制后 2 周即不适用。

磷钨酸试液　取磷钨酸 1g，加水使溶解成 100ml，即得。

磷钨酸钼试液　取钨酸钠 10g 与磷钼酸 2.4g，加水 70ml 与磷酸 5ml，回流煮沸 2 小时，放冷，加水稀释至 100ml，摇匀，即得。本液应置玻璃瓶内，在暗处保存。

磷钼钨酸试液　取钨酸钠 100g、钼酸钠 25g，加水 700ml 使溶解，加盐酸 100ml、磷酸 50ml，加热回流 10 小时，放冷，再加硫酸锂 150g、水 50ml 和溴 0.2ml，煮沸除去残留的溴（约 15 分钟），冷却，加水稀释至 1000ml，滤过，即得。本液不得显绿色（如放置后变为绿色，可加溴 0.2ml，煮沸除去多余的溴即可）。

磷钼酸试液　取磷钼酸 5g，加无水乙醇使溶解成 100ml，即得。

磷酸氢二钠试液　取磷酸氢二钠结晶 12g，加水使溶解成 100ml，即得。

镧试液　取氧化镧（La_2O_3）5g，用水润湿，缓慢加盐酸 25ml 使溶解，并用水稀释成 100ml，静置过夜，即得。

糠醛试液　取糠醛 1ml，加水使溶解成 100ml，即得。本液应临用新制。

鞣酸试液　取鞣酸 1g，加乙醇 1ml，加水溶解并稀释至 100ml，即得。本液应临用时新制。

8003　试纸

二氯化汞试纸　取滤纸条浸入二氯化汞的饱和溶液中，1 小时后取出，在暗处以 60℃干燥，即得。

三硝基苯酚试纸　取滤纸条浸入三硝基苯酚的饱和水溶液中，湿透后，取出，阴干，即得。临用时，浸入碳酸钠溶液（1→10）中，使均匀湿润。

刚果红试纸　取滤纸条浸入刚果红指示液中，湿透后，取出晾干，即得。

红色石蕊试纸　取滤纸条浸入石蕊指示液中，加极少量的盐酸使成红色，取出，干燥，即得。

〔检查〕　灵敏度　取 0.1mol/L 氢氧化钠溶液 0.5ml，置烧杯中，加新沸过的冷水 100ml 混合后，投入 10～12mm 宽的红色石蕊试纸一条，不断搅拌，30 秒内，试纸应即变色。

姜黄试纸　取滤纸条浸入姜黄指示液中，湿透后，置玻璃板上，在 100℃干燥，即得。

氨制硝酸银试纸　取滤纸条浸入氨制硝酸银试液中，湿透后，取出，即得。

硝酸汞试纸　取硝酸汞的饱和溶液 45ml，加硝酸 1ml，摇匀，将滤纸条浸入此溶液中，湿透后，取出晾干，即得。

蓝色石蕊试纸　取滤纸条浸入石蕊指示液中，湿透后，取出，干燥，即得。

〔检查〕　灵敏度　取 0.1mol/L 盐酸溶液 0.5ml，置烧杯中，加新沸过的冷水 100ml，混合后，投入 10～12mm 宽的蓝色石蕊试纸一条，不断搅拌，45 秒内，试纸应即变色。

碘化钾淀粉试纸　取滤纸条浸入含有碘化钾 0.5g 的新制的淀粉指示液 100ml 中，湿透后，取出干燥，即得。

溴化汞试纸　取滤纸条浸入乙醇制溴化汞试液中，1 小时后取出，在暗处干燥，即得。

醋酸铅试纸　取滤纸条浸入醋酸铅试液中，湿透后，取出，在 100℃干燥，即得。

醋酸铜联苯胺试纸　取醋酸联苯胺的饱和溶液 9ml，加水 7ml 与 0.3% 醋酸铜溶液 16ml，将滤纸条浸入此溶液中，湿透后，取出晾干，即得。

醋酸镉试纸　取醋酸镉 3g，加乙醇 100ml 使溶解，加氨试液至生成的沉淀绝大部分溶解，滤过，将滤纸条浸入滤液中，临用时取出晾干，即得。

8004　缓冲液

乙醇-醋酸铵缓冲液（pH3.7）　取 5mol/L 醋酸溶液

15.0ml，加乙醇 60ml 和水 20ml，用 10mol/L 氢氧化铵溶液调节 pH 值至 3.7，用水稀释至 1000ml，即得。

三乙胺缓冲液（pH3.2） 取磷酸 8ml，三乙胺 14ml，加水稀释至 1000ml，用三乙胺调节 pH 值至 3.2，加水 500ml，混匀，即得。

三羟甲基氨基甲烷缓冲液（pH8.0） 取三羟甲基氨基甲烷 12.14g，加水 800ml，搅拌溶解，并稀释至 1000ml，用 6mol/L 盐酸溶液调节 pH 值至 8.0，即得。

三羟甲基氨基甲烷缓冲液（pH8.1） 取氯化钙 0.294g，加 0.2mol/L 三羟甲基氨基甲烷溶液 40ml 使溶解，用 1mol/L 盐酸溶液调节 pH 值至 8.1，加水稀释至 100ml，即得。

三羟甲基氨基甲烷缓冲液（pH9.0） 取三羟甲基氨基甲烷 6.06g，加盐酸赖氨酸 3.65g、氯化钠 5.8g、乙二胺四醋酸二钠 0.37g，再加水溶解使成 1000ml，调节 pH 值至 9.0，即得。

乌洛托品缓冲液 取乌洛托品 75g，加水溶解后，加浓氨溶液 4.2ml，再用水稀释至 250ml，即得。

巴比妥缓冲液（pH7.4） 取巴比妥钠 4.42g，加水使溶解并稀释至 400ml，用 2mol/L 盐酸溶液调节 pH 值至 7.4，滤过，即得。

巴比妥缓冲液（pH8.6） 取巴比妥 5.52g 与巴比妥钠 30.9g，加水使溶解成 2000ml，即得。

巴比妥-氯化钠缓冲液（pH7.8） 取巴比妥钠 5.05g，加氯化钠 3.7g 及水适量使溶解，另取明胶 0.5g 加水适量，加热溶解后并入上述溶液中。然后用 0.2mol/L 盐酸溶液调节 pH 值至 7.8，再用水稀释至 500ml，即得。

甲酸钠缓冲液（pH3.3） 取 2mol/L 甲酸溶液 25ml，加酚酞指示液 1 滴，用 2mol/L 氢氧化钠溶液中和，再加入 2mol/L 甲酸溶液 75ml，用水稀释至 200ml，调节 pH 值至 3.25～3.30，即得。

邻苯二甲酸盐缓冲液（pH5.6） 取邻苯二甲酸氢钾 10g，加水 900ml，搅拌使溶解，用氢氧化钠试液（必要时用稀盐酸）调节 pH 值至 5.6，加水稀释至 1000ml，混匀，即得。

邻苯二甲酸氢钾-氢氧化钠缓冲液（pH5.0） 取 0.2mol/L 的邻苯二甲酸氢钾 100ml，用 0.2mol/L 氢氧化钠溶液约 50ml 调节 pH 值至 5.0，即得。

枸橼酸盐缓冲液 取枸橼酸 4.2g，加 1mol/L 的 20% 乙醇制氢氧化钠溶液 40ml 使溶解，再用 20% 乙醇稀释至 100ml，即得。

枸橼酸盐缓冲液（pH6.2） 取 2.1% 枸橼酸水溶液，用 50% 氢氧化钠溶液调节 pH 值至 6.2，即得。

枸橼酸-磷酸氢二钠缓冲液（pH4.0） 甲液：取枸橼酸 21g 或无水枸橼酸 19.2g，加水使溶解成 1000ml，置冰箱内保存。乙液：取磷酸氢二钠 71.63g，加水使溶解成 1000ml。取上述甲液 61.45ml 与乙液 38.55ml 混合，摇匀，即得。

枸橼酸-磷酸氢二钠缓冲液（pH7.0） 甲液：取枸橼酸 21g 或无水枸橼酸 19.2g，加水使溶解成 1000ml，置冰箱中保存。乙液：取磷酸氢二钠 71.63g，加水使溶解成 1000ml。

取上述甲液 17.65ml 与乙液 82.35ml 混合，摇匀，即得。

氨-氯化铵缓冲液（pH8.0） 取氯化铵 1.07g，加水使溶解成 100ml，再加稀氨溶液（1→30）调节 pH 值至 8.0，即得。

氨-氯化铵缓冲液（pH10.0） 取氯化铵 5.4g，加水 20ml 溶解后，加浓氨溶液 35ml，再加水稀释至 100ml，即得。

硼砂-氯化钙缓冲液（pH8.0） 取硼砂 0.572g 与氯化钙 2.94g，加水约 800ml 溶解后，用 1mol/L 盐酸溶液约 2.5ml 调节 pH 值至 8.0，加水稀释至 1000ml，即得。

硼砂-碳酸钠缓冲液（pH10.8～11.2） 取无水碳酸钠 5.30g，加水使溶解成 1000ml；另取硼砂 1.91g，加水使溶解成 100ml。临用前取碳酸钠溶液 973ml 与硼砂溶液 27ml，混匀，即得。

硼酸-氯化钾缓冲液（pH9.0） 取硼酸 3.09g，加 0.1mol/L 氯化钾溶液 500ml 使溶解，再加 0.1mol/L 氢氧化钠溶液 210ml，即得。

醋酸盐缓冲液（pH3.5） 取醋酸铵 25g，加水 25ml 溶解后，加 7mol/L 盐酸溶液 38ml，用 2mol/L 盐酸溶液或 5mol/L 氨溶液准确调节 pH 值至 3.5（电位法指示），用水稀释至 100ml，即得。

醋酸-锂盐缓冲液（pH3.0） 取冰醋酸 50ml，加水 800ml 混合后，用氢氧化锂调节 pH 值至 3.0，再加水稀释至 1000ml，即得。

醋酸-醋酸钠缓冲液（pH3.6） 取醋酸钠 5.1g，加冰醋酸 20ml，再加水稀释至 250ml，即得。

醋酸-醋酸钠缓冲液（pH3.7） 取无水醋酸钠 20g，加水 300ml 溶解后，加溴酚蓝指示液 1ml 及冰醋酸 60～80ml，至溶液从蓝色转变为纯绿色，再加水稀释至 1000ml，即得。

醋酸-醋酸钠缓冲液（pH3.8） 取 2mol/L 醋酸钠溶液 13ml 与 2mol/L 醋酸溶液 87ml，加每 1ml 含铜 1mg 的硫酸铜溶液 0.5ml，再加水稀释至 1000ml，即得。

醋酸-醋酸钠缓冲液（pH4.5） 取醋酸钠 18g，加冰醋酸 9.8ml，再加水稀释至 1000ml，即得。

醋酸-醋酸钠缓冲液（pH4.6） 取醋酸钠 5.4g，加水 50ml 使溶解，用冰醋酸调节 pH 值至 4.6，再加水稀释至 100ml，即得。

醋酸-醋酸钠缓冲液（pH6.0） 取醋酸钠 54.6g，加 1mol/L 醋酸溶液 20ml 溶解后，加水稀释至 500ml，即得。

醋酸-醋酸钾缓冲液(pH4.3)　取醋酸钾 14g,加冰醋酸 20.5ml,再加水稀释至 1000ml,即得。

醋酸-醋酸铵缓冲液(pH4.5)　取醋酸铵 7.7g,加水 50ml 溶解后,加冰醋酸 6ml 与适量的水使成 100ml,即得。

醋酸-醋酸铵缓冲液（pH4.8）　取醋酸铵 77g,加水约 200ml 使溶解,加冰醋酸 57ml,再加水至 1000ml,即得。

醋酸-醋酸铵缓冲液（pH6.0）　取醋酸铵 100g,加水 300ml 使溶解,加冰醋酸 7ml,摇匀,即得。

磷酸-三乙胺缓冲液（pH3.2）　取磷酸约 4ml 与三乙胺约 7ml,加 50％甲醇稀释至 1000ml,用磷酸调节 pH 值至 3.2,即得。

磷酸盐缓冲液　取磷酸二氢钠 38.0g,与磷酸氢二钠 5.04g,加水使成 1000ml,即得。

磷酸盐缓冲液(pH2.0)　甲液:取磷酸 16.6ml,加水至 1000ml,摇匀。乙液:取磷酸氢二钠 71.63g,加水使溶解成 1000ml。取上述甲液 72.5ml 与乙液 27.5ml 混合,摇匀,即得。

磷酸盐缓冲液(pH2.5)　取磷酸二氢钾 100g,加水 800ml,用盐酸调节 pH 值至 2.5,用水稀释至 1000ml。

磷酸盐缓冲液(pH5.0)　取 0.2mol/L 磷酸二氢钠溶液一定量,用氢氧化钠试液调节 pH 值至 5.0,即得。

磷酸盐缓冲液(pH5.8)　取磷酸二氢钾 8.34g 与磷酸氢二钾 0.87g,加水使溶解成 1000ml,即得。

磷酸盐缓冲液(pH6.5)　取磷酸二氢钾 0.68g,加 0.1mol/L 氢氧化钠溶液 15.2ml,用水稀释至 100ml,即得。

磷酸盐缓冲液(pH6.6)　取磷酸二氢钠 1.74g、磷酸氢二钠 2.7g 与氯化钠 1.7g,加水使溶解成 400ml,即得。

磷酸盐缓冲液(pH6.8)　取 0.2mol/L 磷酸二氢钾溶液 250ml,加 0.2mol/L 氢氧化钠溶液 118ml,用水稀释至 1000ml,摇匀,即得。

磷酸盐缓冲液(含胰酶)(pH6.8)　取磷酸二氢钾 6.8g,加水 500ml 使溶解,用 0.1mol/L 氢氧化钠溶液调节 pH 值至 6.8;另取胰酶 10g,加水适量使溶解,将两液混合后,加水稀释至 1000ml,即得。

磷酸盐缓冲液(pH7.0)　取磷酸二氢钾 0.68g,加 0.1mol/L 氢氧化钠溶液 29.1ml,用水稀释至 100ml,即得。

磷酸盐缓冲液(pH7.2)　取 0.2mol/L 磷酸二氢钾溶液 50ml 与 0.2mol/L 氢氧化钠溶液 35ml,加新沸过的冷水稀释至 200ml,摇匀,即得。

磷酸盐缓冲液(pH7.3)　取磷酸氢二钠 1.9734g 与磷酸二氢钾 0.2245g,加水使溶解成 1000ml,调节 pH 值至 7.3,即得。

磷酸盐缓冲液(pH7.4)　取磷酸二氢钾 1.36g,加 0.1mol/L 氢氧化钠溶液 79ml,用水稀释至 200ml,

即得。

磷酸盐缓冲液(pH7.6)　取磷酸二氢钾 27.22g,加水使溶解成 1000ml,取 50ml,加 0.2mol/L 氢氧化钠溶液 42.4ml,再加水稀释至 200ml,即得。

磷酸盐缓冲液(pH7.8)　甲液:取磷酸氢二钠 35.9g,加水溶解,并稀释至 500ml。乙液:取磷酸二氢钠 2.76g,加水溶解,并稀释至 100ml。取上述甲液 91.5ml 与乙液 8.5ml 混合,摇匀,即得。

磷酸盐缓冲液(pH7.8～8.0)　取磷酸氢二钾 5.59g 与磷酸二氢钾 0.41g,加水使溶解成 1000ml,即得。

8005　指示剂与指示液

乙氧基黄叱精指示液　取乙氧基黄叱精 0.1g,加乙醇 100ml 使溶解,即得。

变色范围　pH3.5～5.5（红→黄）。

二甲基黄指示液　取二甲基黄 0.1g,加乙醇 100ml 使溶解,即得。

变色范围　pH2.9～4.0（红→黄）。

二甲基黄-亚甲蓝混合指示液　取二甲基黄与亚甲蓝各 15mg,加三氯甲烷 100ml,振摇使溶解（必要时微温）,滤过,即得。

二甲基黄-溶剂蓝 19 混合指示液　取二甲基黄与溶剂蓝 19 各 15mg,加三氯甲烷 100ml 使溶解,即得。

二甲酚橙指示液　取二甲酚橙 0.2g,加水 100ml 使溶解,即得。本液应临用新制。

二苯胺磺酸钠指示液　取二苯胺磺酸钠 0.2g,加水 100ml 使溶解,即得。

二苯偕肼指示液　取二苯偕肼 1g,加乙醇 100ml 使溶解,即得。

儿茶酚紫指示液　取儿茶酚紫 0.1g,加水 100ml 使溶解,即得。

变色范围　pH6.0～7.0～9.0（黄→紫→紫红）。

中性红指示液　取中性红 0.5g,加水使溶解成 100ml,滤过,即得。

变色范围　pH6.8～8.0（红→黄）。

中性红指示液（用于微生物限度检查）　取中性红 1.0g,研细,加 95％乙醇 60ml 使溶解,再加水至 100ml,即得。

变色范围　pH6.8～8.0（红→黄）。

双硫腙指示液　取双硫腙 50mg,加乙醇 100ml 使溶解,即得。

孔雀绿指示液　取孔雀绿 0.3g,加冰醋酸 100ml 使溶解,即得。

变色范围　pH0.0～2.0（黄→绿）;11.0～13.5（绿→无色）。

石蕊指示液　取石蕊粉末 10g,加乙醇 40ml,回流煮沸 1 小时，静置，倾去上清液，再用同一方法处理 2 次，每次用乙醇 30ml，残渣用水 10ml 洗涤，倾去洗液，再加水 50ml 煮沸，放冷，滤过，即得。

变色范围　pH4.5~8.0（红→蓝）。

甲酚红指示液　取甲酚红 0.1g，加 0.05mol/L 氢氧化钠溶液 5.3ml 使溶解，再加水稀释至 100ml，即得。

变色范围　pH7.2~8.8（黄→红）。

甲酚红-麝香草酚蓝混合指示液　取甲酚红指示液 1 份与 0.1%麝香草酚蓝溶液 3 份，混合，即得。

甲基红指示液　取甲基红 0.1g，加 0.05mol/L 氢氧化钠溶液 7.4ml 使溶解，再加水稀释至 200ml，即得。

变色范围　pH4.2~6.3（红→黄）。

甲基红-亚甲蓝混合指示液　取 0.1%甲基红的乙醇溶液 20ml，加 0.2%亚甲蓝溶液 8ml，摇匀，即得。

甲基红-溴甲酚绿混合指示液　取 0.1%甲基红的乙醇溶液 20ml，加 0.2%溴甲酚绿的乙醇溶液 30ml，摇匀，即得。

甲基橙指示液　取甲基橙 0.1g，加水 100ml 使溶解，即得。

变色范围　pH3.2~4.4（红→黄）。

甲基橙-二甲苯蓝 FF 混合指示液　取甲基橙与二甲苯蓝 FF 各 0.1g，加乙醇 100ml 使溶解，即得。

甲基橙-亚甲蓝混合指示液　取甲基橙指示液 20ml，加 0.2%亚甲蓝溶液 8ml，摇匀，即得。

甲酚红指示液　取甲酚红 0.1g，加 0.05mol/L 氢氧化钠溶液 5.3ml 使溶解，再加水稀释至 100ml，即得。

变色范围　pH7.2~8.8（黄→红）。

甲酚红-麝香草酚蓝混合指示液　取甲酚红指示液 1 份与 0.1%麝香草酚蓝溶液 3 份，混合，即得。

四溴酚酞乙酯钾指示液　取四溴酚酞乙酯钾 0.1g，加冰醋酸 100ml，使溶解，即得。

对硝基酚指示液　取对硝基酚 0.25g，加水 100ml 使溶解，即得。

亚甲蓝指示液　取亚甲蓝 0.5g，加水使溶解成 100ml，即得。

刚果红指示液　取刚果红 0.5g，加 10%乙醇 100ml 使溶解，即得。

变色范围　pH3.0~5.0（蓝→红）。

苏丹Ⅳ指示液　取苏丹Ⅳ0.5g，加三氯甲烷 100ml 使溶解，即得。

含锌碘化钾淀粉指示液　取水 100ml，加碘化钾溶液（3→20）5ml 与氯化锌溶液（1→5）10ml，煮沸，加淀粉混悬液（取可溶性淀粉 5g，加水 30ml 搅匀制成），随加随搅拌，继续煮沸 2 分钟，放冷，即得。本液应在凉处密闭保存。

邻二氮菲指示液　取硫酸亚铁 0.5g，加水 100ml 使溶解，加硫酸 2 滴与邻二氮菲 0.5g，摇匀，即得。本液应临用新制。

间甲酚紫指示液　取间甲酚紫 0.1g，加 0.01mol/L 氢氧化钠溶液 10ml 使溶解，再加水稀释至 100ml，即得。

变色范围　pH7.5~9.2（黄→紫）。

金属酞指示液（邻甲酚酞络合指示液）　取金属酞 1g，加水 100ml，加少量氨试液使溶解，即得。

茜素磺酸钠指示液　取茜素磺酸钠 0.1g，加水 100ml 使溶解，即得。

变色范围　pH3.7~5.2（黄→紫）。

荧光黄指示液　取荧光黄 0.1g，加乙醇 100ml 使溶解，即得。

耐尔蓝指示液　取耐尔蓝 1g，加冰醋酸 100ml 使溶解，即得。

变色范围　pH10.1~11.1（蓝→红）。

钙黄绿素指示剂　取钙黄绿素 0.1g，加氯化钾 10g，研磨均匀，即得。

钙紫红素指示剂　取钙紫红素 0.1g，加无水硫酸钠 10g，研磨均匀，即得。

亮绿指示液　取亮绿 0.5g，加冰醋酸 100ml 使溶解，即得。

变色范围　pH0.0~2.6（黄→绿）。

姜黄指示液　取姜黄粉末 20g，用水浸渍 4 次，每次 100ml，除去水溶性物质后，残渣在 100℃干燥，加乙醇 100ml，浸渍数日，滤过，即得。

结晶紫指示液　取结晶紫 0.5g，加冰醋酸 100ml 使溶解，即得。

萘酚苯甲醇指示液　取 α-萘酚苯甲醇 0.5g，加冰醋酸 100ml 使溶解，即得。

变色范围　pH8.5~9.8（黄→绿）。

酞紫指示液　取水 10ml，用氨溶液调节 pH 值至 11 后，加入酞紫 10mg，溶解，即得。

酚红指示液　取酚红 100mg，加乙醇 100ml 溶解，即得（必要时滤过）。

酚酞指示液　取酚酞 1g，加乙醇 100ml 使溶解，即得。

变色范围　pH8.3~10.0（无色→红）。

酚磺酞指示液　取酚磺酞 0.1g，加 0.05mol/L 氢氧化钠溶液 5.7ml 使溶解，再加水稀释至 200ml，即得。

变色范围　pH6.8~8.4（黄→红）。

酚磺酞指示液（用于微生物限度检查）　取酚磺酞 1.0g，加 1mol/L 氢氧化钠溶液 2.82ml 使溶解，再加水至 100ml，即得。

变色范围　pH6.8~8.4（黄→红）。

铬黑 T 指示剂　取铬黑 T 0.1g，加氯化钠 10g，研磨均匀，即得。

铬酸钾指示液　取铬酸钾 10g，加水 100ml 使溶解，即得。

偶氮紫指示液　取偶氮紫 0.1g，加二甲基甲酰胺 100ml 使溶解，即得。

羟基萘酚蓝指示液　取羟基萘酚蓝 0.5g，加水 50ml 溶解，加 0.1mol/L 氢氧化钠溶液 2 滴，摇匀，即得。

淀粉指示液　取可溶性淀粉 0.5g，加水 5ml 搅匀后，缓缓倾入 100ml 沸水中，随加随搅拌，继续煮沸 2 分钟，放冷，倾取上层清液，即得。本液应临用新制。

硫酸铁铵指示液　取硫酸铁铵 8g，加水 100ml 使溶解，即得。

喹哪啶红指示液　取喹哪啶红 0.1g，加甲醇 100ml 使溶解，即得。

变色范围　pH1.4～3.2（无色→红）。

喹哪啶红-亚甲蓝混合指示液　取喹哪啶红 0.3g 与亚甲蓝 0.1g，加无水甲醇 100ml 使溶解，即得。

碘化钾淀粉指示液　取碘化钾 0.2g，加新制的淀粉指示液 100ml 使溶解，即得。

溴甲酚紫指示液　取溴甲酚紫 0.1g，加 0.02mol/L 氢氧化钠溶液 20ml 使溶解，再加水稀释至 100ml，即得。

变色范围　pH5.2～6.8（黄→紫）。

溴甲酚紫指示液（用于微生物限度检查）　取溴甲酚紫 1.6g，加 95%乙醇 100ml 使溶解，即得。

变色范围　pH5.2～6.8（黄→紫）。

溴甲酚绿指示液　取溴甲酚绿 0.1g，加 0.05mol/L 氢氧化钠溶液 2.8ml 使溶解，再加水稀释至 200ml，即得。

变色范围　pH3.6～5.2（黄→蓝）。

溴酚蓝指示液　取溴酚蓝 0.1g，加 0.05mol/L 氢氧化钠溶液 3.0ml 使溶解，再加水稀释至 200ml，即得。

变色范围　pH2.8～4.6（黄→蓝绿）。

溴麝香草酚蓝指示液　取溴麝香草酚蓝 0.1g，加 0.05mol/L 氢氧化钠溶液 3.2ml 使溶解，再加水稀释至 200ml，即得。

变色范围　pH6.0～7.6（黄→蓝）。

溶剂蓝 19 指示液　取 0.5g 溶剂蓝 19，加冰醋酸 100ml 使溶解，即得。

橙黄 IV 指示液　取橙黄 IV 0.5g，加冰醋酸 100ml 使溶解，即得。

变色范围　pH1.4～3.2（红→黄）。

曙红钠指示液　取曙红钠 0.5g，加水 100ml 使溶解，即得。

曙红钠指示液（用于微生物限度检查）　取曙红钠 2.0g，加水 100ml 使溶解，即得。

麝香草酚酞指示液　取麝香草酚酞 0.1g，加乙醇 100ml 使溶解，即得。

变色范围　pH9.3～10.5（无色→蓝）。

麝香草酚蓝指示液　取麝香草酚蓝 0.1g，加 0.05mol/L 氢氧化钠溶液 4.3ml 使溶解，再加水稀释至 200ml，即得。

变色范围　pH1.2～2.8（红→黄）；pH8.0～9.6（黄→紫蓝）。

8006　滴定液

乙二胺四醋酸二钠滴定液（0.05mol/L）

$C_{10}H_{14}N_2Na_2O_8 \cdot 2H_2O=372.24$　　$18.61g→1000ml$

【配制】　取乙二胺四醋酸二钠 19g，加适量的水使溶解成 1000ml，摇匀。

【标定】　取于约 800℃灼烧至恒重的基准氧化锌 0.12g，精密称定，加稀盐酸 3ml 使溶解，加水 25ml，加 0.025%甲基红的乙醇溶液 1 滴，滴加氨试液至溶液显微黄色，加水 25ml 与氨-氯化铵缓冲液（pH 10.0）10ml，再加铬黑 T 指示剂少量，用本液滴定至溶液由紫色变为纯蓝色，并将滴定的结果用空白试验校正。每 1ml 乙二胺四醋酸二钠滴定液（0.05mol/L）相当于 4.069mg 的氧化锌。根据本液的消耗量与氧化锌的取用量，算出本液的浓度，即得。

【贮藏】　置玻璃塞瓶中，避免与橡皮塞、橡皮管等接触。

乙醇制氢氧化钾滴定液（0.5mol/L 或 0.1mol/L）

$KOH=56.11$　　　　　　　$28.06g→1000ml$

　　　　　　　　　　　　　　$5.611g→1000ml$

【配制】　乙醇制氢氧化钾滴定液（0.5mol/L）　取氢氧化钾 35g，置锥形瓶中，加无醛乙醇适量使溶解并稀释成 1000ml，用橡皮塞密塞，静置 24 小时后，迅速倾取上清液，置具橡皮塞的棕色玻瓶中。

乙醇制氢氧化钾滴定液（0.1mol/L）　取氢氧化钾 7g，置锥形瓶中，加无醛乙醇适量使溶解并稀释成 1000ml，用橡皮塞密塞，静置 24 小时后，迅速倾取上清液，置具橡皮塞的棕色玻瓶中。

【标定】　乙醇制氢氧化钾滴定液（0.5mol/L）　精密量取盐酸滴定液（0.5mol/L）25ml，加水 50ml 稀释后，加酚酞指示液数滴，用本液滴定。根据本液的消耗量，算出本液的浓度，即得。

乙醇制氢氧化钾滴定液（0.1mol/L）　精密量取盐酸滴定液（0.1mol/L）25ml，加水 50ml 稀释后，加酚酞指示液数滴，用本液滴定。根据本液的消耗量，算出本液的浓度，即得。

本液临用前应标定浓度。

【贮藏】　置具橡皮塞的棕色玻瓶中，密闭保存。

四苯硼钠滴定液（0.02mol/L）

$(C_6H_5)_4BNa = 342.22$ 6.845g→1000ml

【配制】 取四苯硼钠 7.0g，加水 50ml 振摇使溶解，加入新配制的氢氧化铝凝胶（取三氯化铝 1.0g，溶于 25ml 水中，在不断搅拌下缓缓滴加氢氧化钠试液至 pH 8～9），加氯化钠 16.6g，充分搅匀，加水 250ml，振摇 15 分钟，静置 10 分钟，滤过，滤液中滴加氢氧化钠试液至 pH 8～9，再加水稀释至 1000ml，摇匀。

【标定】 精密量取本液 10ml，加醋酸-醋酸钠缓冲液（pH 3.7）10ml 与溴酚蓝指示液 0.5ml，用烃铵盐滴定液（0.01mol/L）滴定至蓝色，并将滴定的结果用空白试验校正。根据烃铵盐滴定液（0.01mol/L）的消耗量，算出本液的浓度，即得。

本液临用前应标定浓度。

如需用四苯硼钠滴定液（0.01mol/L）时，可取四苯硼钠滴定液（0.02mol/L）在临用前加水稀释制成。必要时标定浓度。

【贮藏】 置棕色玻瓶中，密闭保存。

甲醇制氢氧化钾滴定液（0.1mol/L）

$KOH = 56.11$ 5.611g→1000ml

【配制】 取氢氧化钾 6.8g，加水 4ml 使溶解，加甲醇稀释成 1000ml，用橡皮塞密塞，静置 24 小时后，迅速倾取上清液，置具橡皮塞的棕色玻瓶中。

【标定】 同乙醇制氢氧化钾滴定液（0.5mol/L）的标定（通则 8006）。

【贮藏】 置具橡皮塞的棕色玻瓶中，密闭保存。

甲醇钠滴定液（0.1mol/L）

$CH_3ONa = 54.02$ 5.402g→1000ml

【配制】 取无水甲醇（含水量 0.2% 以下）150ml，置于冰水冷却的容器中，分次加入新切的金属钠 2.5g，俟完全溶解后，加无水苯（含水量 0.02% 以下）适量，使成 1000ml，摇匀。

【标定】 取在五氧化二磷干燥器中减压干燥至恒重的基准苯甲酸约 0.4g，精密称定，加无水甲醇 15ml 使溶解，加无水苯 5ml 与 1% 麝香草酚蓝的无水甲醇溶液 1 滴，用本液滴定至蓝色，并将滴定的结果用空白试验校正。每 1ml 的甲醇钠滴定液（0.1mol/L）相当于 12.21mg 的苯甲酸。根据本液的消耗量与苯甲酸的取用量，算出本液的浓度，即得。

本液标定时应注意防止二氧化碳的干扰和溶剂的挥发，每次临用前均应重新标定。

【贮藏】 置密闭的附有滴定装置的容器内，避免与空气中的二氧化碳及湿气接触。

甲醇锂滴定液（0.1mol/L）

$CH_3OLi = 37.97$ 3.797g→1000ml

除取新切的金属锂 0.694g 外，该滴定液的配制、标定、贮藏照甲醇钠滴定液（0.1mol/L）方法。

亚硝酸钠滴定液（0.1mol/L）

$NaNO_2 = 69.00$ 6.900g→1000ml

【配制】 取亚硝酸钠 7.2g，加无水碳酸钠（Na_2CO_3）0.10g，加水适量使溶解成 1000ml，摇匀。

【标定】 取在 120℃ 干燥至恒重的基准对氨基苯磺酸约 0.5g，精密称定，加水 30ml 与浓氨试液 3ml，溶解后，加盐酸（1→2）20ml，搅拌，在 30℃ 以下用本液迅速滴定，滴定时将滴定管尖端插入液面下约 2/3 处，随滴随搅拌；至近终点时，将滴定管尖端提出液面，用少量水洗涤尖端，洗液并入溶液中，继续缓缓滴定，用永停滴定法（通则 0701）指示终点。每 1ml 亚硝酸钠滴定液（0.1mol/L）相当于 17.32mg 的对氨基苯磺酸。根据本液的消耗量与对氨基苯磺酸的取用量，算出本液浓度，即得。

如需用亚硝酸钠滴定液（0.05mol/L）时，可取亚硝酸钠滴定液（0.1mol/L）加水稀释制成。必要时标定浓度。

【贮藏】 置玻璃塞的棕色玻瓶中，密闭保存。

草酸滴定液（0.05mol/L）

$C_2H_2O_4 \cdot 2H_2O = 126.07$ 6.304g→1000ml

【配制】 取草酸 6.4g，加水适量使溶解成 1000ml，摇匀。

【标定】 精密量取本液 25ml，加水 200ml 与硫酸 10ml，用高锰酸钾滴定液（0.02mol/L）滴定，至近终点时，加热至 65℃，继续滴定至溶液显微红色，并保持 30 秒钟不褪；当滴定终了时，溶液温度应不低于 55℃。根据高锰酸钾滴定液（0.02mol/L）的消耗量，算出本液的浓度，即得。

如需用草酸滴定液（0.25mol/L）时，可取草酸约 32g，照上法配制与标定，但改用高锰酸钾滴定液（0.1mol/L）滴定。

【贮藏】 置玻璃塞的棕色玻瓶中，密闭保存。

氢氧化四丁基铵滴定液（0.1mol/L）

$(C_4H_9)_4NOH = 259.48$ 25.95g→1000ml

【配制】 取碘化四丁基铵 40g，置具塞锥形瓶中，加无水甲醇 90ml 使溶解，置冰浴中放冷，加氧化银细粉 20g，密塞，剧烈振摇 60 分钟；取此混合液数毫升，离心，取上清液检查碘化物，若显碘化物正反应，则在上述混合液中再加氧化银 2g，剧烈振摇 30 分钟后，再做碘化物试验，直至无碘化物反应为止。混合液用垂熔玻璃滤器滤过，容器和垂熔玻璃滤器用无水甲苯洗涤 3 次，每次 50ml；合并洗液和滤液，用无水甲苯-无水甲醇（3∶1）稀释至 1000ml，摇匀，并通入不含二氧化碳的干燥氮气 10 分钟。若溶液不澄清，可再加少量无水甲醇。

【标定】 取在五氧化二磷干燥器中减压干燥至恒重的基准苯甲酸约 90mg，精密称定，加二甲基甲酰胺 10ml 使溶解，加 0.3%麝香草酚蓝的无水甲醇溶液 3 滴，用本液滴定至蓝色（以电位法校对终点），并将滴定的结果用空白试验校正。每 1ml 氢氧化四丁基铵滴定液（0.1mol/L）相当于 12.21mg 的苯甲酸。根据本液的消耗量与苯甲酸的取用量，算出本液的浓度，即得。

【贮藏】 置密闭的容器内，避免与空气中的二氧化碳及湿气接触。

氢氧化四甲基铵滴定液（0.1mol/L）

$(CH_3)_4NOH = 91.15$ 9.115→1000ml

【配制】 取氢氧化四甲基铵 9.115g，加水至 1000ml，摇匀。

【标定】 取经硅胶干燥 24 小时的苯甲酸 0.3g，精密称定，加二甲基甲酰胺 90ml 溶解，加 0.1%麝香草酚蓝二甲基甲酰胺溶液 3 滴，用本液滴定至蓝色为终点。并将滴定结果用空白试验校正。每 1ml 氢氧化四甲基铵滴定液（0.1mol/L）相当于 12.21mg 的苯甲酸。根据本液的消耗量和苯甲酸的取用量，算出本液的浓度，即得。

【贮藏】 置密闭的容器内，避免与空气中的二氧化碳及湿气接触。

氢氧化钠滴定液（1mol/L、0.5mol/L 或 0.1mol/L）

$NaOH = 40.00$ 40.00g→1000ml；20.00g→1000ml；
    4.000g→1000ml

【配制】 取氢氧化钠适量，加水振摇使溶解成饱和溶液，冷却后，置聚乙烯塑料瓶中，静置数日，澄清后备用。

氢氧化钠滴定液（1mol/L） 取澄清的氢氧化钠饱和溶液 56ml，加新沸过的冷水使成 1000ml，摇匀。

氢氧化钠滴定液（0.5mol/L） 取澄清的氢氧化钠饱和溶液 28ml，加新沸过的冷水使成 1000ml，摇匀。

氢氧化钠滴定液（0.1mol/L） 取澄清的氢氧化钠饱和溶液 5.6ml，加新沸过的冷水使成 1000ml，摇匀。

【标定】 氢氧化钠滴定液（1mol/L） 取在 105℃ 干燥至恒重的基准邻苯二甲酸氢钾约 6g，精密称定，加新沸过的冷水 50ml，振摇，使其尽量溶解；加酚酞指示液 2 滴，用本液滴定；在接近终点时，应使邻苯二甲酸氢钾完全溶解，滴定至溶液显粉红色。每 1ml 氢氧化钠滴定液（1mol/L）相当于 204.2mg 的邻苯二甲酸氢钾。根据本液的消耗量与邻苯二甲酸氢钾的取用量，算出本液的浓度，即得。

氢氧化钠滴定液（0.5mol/L） 取在 105℃ 干燥至恒重的基准邻苯二甲酸氢钾约 3g，照上法标定。每 1ml 氢氧化钠滴定液（0.5mol/L）相当于 102.1mg 的邻苯二甲酸氢钾。

氢氧化钠滴定液（0.1mol/L） 取在 105℃ 干燥至恒重的基准邻苯二甲酸氢钾约 0.6g，照上法标定。每 1ml 氢氧化钠滴定液（0.1mol/L）相当于 20.42mg 的邻苯二甲酸氢钾。

如需用氢氧化钠滴定液（0.05mol/L、0.02mol/L 或 0.01mol/L）时，可取氢氧化钠滴定液（0.1mol/L）加新沸过的冷水稀释制成。必要时，可用盐酸滴定液（0.05mol/L、0.02mol/L 或 0.01mol/L）标定浓度。

【贮藏】 置聚乙烯塑料瓶中，密封保存；塞中有 2 孔，孔内各插入玻璃管 1 支，一管与钠石灰管相连，一管供吸出本液使用。

重铬酸钾滴定液（0.016 67mol/L）

$K_2Cr_2O_7 = 294.18$ 4.903g→1000ml

【配制】 取基准重铬酸钾，在 120℃ 干燥至恒重后，称取 4.903g，置 1000ml 量瓶中，加水适量使溶解并稀释至刻度，摇匀，即得。

烃铵盐滴定液（0.01mol/L）

【配制】 取氯化二甲基苄基烃铵 3.8g，加水溶解后，加醋酸-醋酸钠缓冲液（pH 3.7）10ml，再加水稀释成 1000ml，摇匀。

【标定】 取在 150℃ 干燥 1 小时的分析纯氯化钾约 0.18g，精密称定，置 250ml 量瓶中，加醋酸-醋酸钠缓冲液（pH 3.7）使溶解并稀释至刻度，摇匀，精密量取 20ml，置 50ml 量瓶中，精密加入四苯硼钠滴定液（0.02mol/L）25ml，用水稀释至刻度，摇匀，经干燥滤纸滤过，精密量取续滤液 25ml，置 150ml 锥形瓶中，加溴酚蓝指示液 0.5ml，用本液滴定至蓝色，并将滴定的结果用空白试验校正。每 1ml 烃铵盐滴定液（0.01mol/L）相当于 0.7455mg 的氯化钾。

盐酸滴定液

（1mol/L、0.5mol/L、0.2mol/L 或 0.1mol/L）

$HCl = 36.46$ 36.46g→1000ml；18.23g→1000ml；
    7.292g→1000ml；3.646g→1000ml

【配制】 盐酸滴定液（1mol/L） 取盐酸 90ml，加水适量使成 1000ml，摇匀。

盐酸滴定液（0.5mol/L、0.2mol/L 或 0.1mol/L） 照上法配制，但盐酸的取用量分别为 45ml、18ml 或 9.0ml。

【标定】 盐酸滴定液（1mol/L） 取在 270～300℃ 干燥至恒重的基准无水碳酸钠约 1.5g，精密称定，加水 50ml 使溶解，加甲基红-溴甲酚绿混合指示液 10 滴，用本液滴定至溶液由绿色转变为紫红色时，煮沸 2 分钟，冷却至室温，继续滴定至溶液由绿色变为暗紫色。每 1ml 盐酸滴定液（1mol/L）相当于 53.00mg 的无水碳酸钠。根据本液的消耗量与无水碳酸钠的取用量，算出本液的浓度，即得。

盐酸滴定液（0.5mol/L） 照上法标定，但基准无水碳酸钠的取用量改为约 0.8g。每 1ml 盐酸滴定液（0.5mol/L）相当于 26.50mg 的无水碳酸钠。

盐酸滴定液（0.2mol/L） 照上法标定，但基准无水碳酸钠的取用量改为约 0.3g。每 1ml 盐酸滴定液（0.2mol/L）相当于 10.60mg 的无水碳酸钠。

盐酸滴定液（0.1mol/L） 照上法标定，但基准无水碳酸钠的取用量改为约 0.15g。每 1ml 盐酸滴定液（0.1mol/L）相当于 5.30mg 的无水碳酸钠。

如需用盐酸滴定液（0.05mol/L、0.02mol/L 或 0.01mol/L）时，可取盐酸滴定液（1mol/L 或 0.1mol/L）加水稀释制成。必要时标定浓度。

高氯酸滴定液（0.1mol/L）

$HClO_4 = 100.46$ 10.05g→1000ml

【配制】 取无水冰醋酸（按含水量计算，每 1g 水加醋酐 5.22ml）750ml，加入高氯酸（70%～72%）8.5ml，摇匀，在室温下缓缓滴加醋酐 23ml，边加边摇，加完后再振摇均匀，放冷，加无水冰醋酸适量使成 1000ml，摇匀，放置 24 小时。若所测供试品易乙酰化，则须用水分测定法（通则 0832 第一法 1）测定本液的含水量，再用水和醋酐调节至本液的含水量为 0.01%～0.2%。

【标定】 取在 105℃ 干燥至恒重的基准邻苯二甲酸氢钾约 0.16g，精密称定，加无水冰醋酸 20ml 使溶解，加结晶紫指示液 1 滴，用本液缓缓滴定至蓝色，并将滴定的结果用空白试验校正。每 1ml 高氯酸滴定液（0.1mol/L）相当于 20.42mg 的邻苯二甲酸氢钾。根据本液的消耗量与邻苯二甲酸氢钾的取用量，算出本液的浓度，即得。

如需用高氯酸滴定液（0.05mol/L 或 0.02mol/L）时，可取高氯酸滴定液（0.1mol/L）用无水冰醋酸稀释制成，并标定浓度。

本液也可用二氧六环配制：取高氯酸（70%～72%）8.5ml，加异丙醇 100ml 溶解后，再加二氧六环稀释至 1000ml。标定时，取在 105℃ 干燥至恒重的基准邻苯二甲酸氢钾约 0.16g，精密称定，加丙二醇 25ml 与异丙醇 5ml，加热使溶解，放冷，加二氧六环 30ml 与甲基橙-二甲苯蓝 FF 混合指示液数滴，用本液滴定至由绿色变为蓝灰色，并将滴定的结果用空白试验校正。即得。

【贮藏】 置棕色玻瓶中，密闭保存。

高氯酸钡滴定液（0.05mol/L）

$Ba(ClO_4)_2 \cdot 3H_2O = 390.32$ 19.52g→1000ml

【配制】 取氢氧化钡 15.8g，加水 75ml 和高氯酸

7.5ml，用高氯酸调节 pH 值至 3.0，必要时过滤。加乙醇 150ml，加水稀释至 250ml，用醋酸-醋酸钠缓冲液（取无水醋酸钠 10g，加水 300ml 使溶解，用冰醋酸调节 pH 值至 3.7，用水稀释至 1000ml）稀释至 1000ml。

【标定】 精密量取硫酸滴定液（0.05mol/L）5ml，加水 5ml 与上述醋酸-醋酸钠缓冲液 50ml、乙醇 60ml，以 0.1% 茜素红溶液 0.5ml 为指示液，用本液滴定至橙红色。根据本液的消耗量，算出本液的浓度，即得。

高锰酸钾滴定液（0.02mol/L）

$KMnO_4 = 158.03$ 3.161g→1000ml

【配制】 取高锰酸钾 3.2g，加水 1000ml，煮沸 15 分钟，密塞，静置 2 日以上，用垂熔玻璃滤器滤过，摇匀。

【标定】 取在 105℃ 干燥至恒重的基准草酸钠约 0.2g，精密称定，加新沸过的冷水 250ml 与硫酸 10ml，搅拌使溶解，自滴定管中迅速加入本液约 25ml（边加边振摇，以避免产生沉淀），待褪色后，加热至 65℃，继续滴定至溶液显微红色并保持 30 秒不褪；当滴定终了时，溶液温度应不低于 55℃，每 1ml 高锰酸钾滴定液（0.02mol/L）相当于 6.70mg 的草酸钠。根据本液的消耗量与草酸钠的取用量，算出本液的浓度，即得。

如需用高锰酸钾滴定液（0.002mol/L）时，可取高锰酸钾滴定液（0.02mol/L）加水稀释，煮沸，放冷，必要时滤过，再标定其浓度。

【贮藏】 置玻璃塞的棕色玻瓶中，密闭保存。

硝酸汞滴定液（0.02mol/L 或 0.05mol/L）

$Hg(NO_3)_2 \cdot H_2O = 342.62$ 6.85g→1000ml；
                                        17.13g→1000ml

【配制】 硝酸汞滴定液（0.02mol/L） 取硝酸汞 6.85g，加 1mol/L 硝酸溶液 20ml 使溶解，用水稀释至 1000ml，摇匀。

硝酸汞滴定液（0.05mol/L） 取硝酸汞 17.2g，加水 400ml 与硝酸 5ml 溶解后，滤过，再加水适量使成 1000ml，摇匀。

【标定】 硝酸汞滴定液（0.02mol/L） 取在 110℃ 干燥至恒重的基准氯化钠约 15mg，精密称定，加水 50ml 使溶解，照电位滴定法（通则 0801），以铂电极作为指示电极，汞-硫酸亚汞电极作为参比电极，在不断搅拌下用本液滴定。每 1ml 硝酸汞滴定液（0.02mol/L）相当于 2.338mg 的氯化钠。根据本液的消耗量与氯化钠的取用量，算出本液的浓度，即得。

硝酸汞滴定液（0.05mol/L） 取在 110℃ 干燥至恒重的基准氯化钠约 0.15g，精密称定，加水 100ml 使溶解，加二苯偕肼指示液 1ml，在剧烈振摇下用本液滴定至显淡玫瑰紫色。每 1ml 硝酸汞滴定液（0.05mol/L）相当于 5.844mg 的氯

化钠。根据本液的消耗量与氯化钠的取用量，算出本液的浓度，即得。

硝酸铋滴定液(0.01mol/L)

$Bi(NO_3)_3 \cdot 5H_2O = 485.10$　　　4.851g→1000ml

【配制】　取硝酸铋 4.86g，加稀硝酸 100ml 使溶解，加水至 1000ml，摇匀。

【标定】　精密量取本液 25ml，加水 50ml 及二甲酚橙指示剂 3 滴，用乙二胺四醋酸二钠滴定液（0.01mol/L）滴定至溶液颜色由红色变为黄色。根据乙二胺四醋酸二钠滴定液（0.01mol/L）的消耗量，算出本液的浓度，即得。

硝酸铅滴定液(0.05mol/L)

$Pb(NO_3)_2 = 331.21$　　　16.56g→1000ml

【配制】　取硝酸铅约 17.5g，精密称定，置 1000ml 置瓶中，加水溶解并稀释至刻度，摇匀，即得。

【标定】　精密量取本滴定液 25ml，加冰醋酸 3ml 与六亚甲基四胺 5g，加水 70ml 与二甲酚橙指示液（2g/L）2 滴，用乙二胺四醋酸二钠滴定液（0.05mol/L）滴定至溶液显亮黄色。根据乙二胺四醋酸二钠滴定液（0.05mol/L）的消耗量，算出本液的浓度，即得。

如需用硝酸铅滴定液（0.001mol/L）时，可取硝酸铅滴定液（0.05mol/L）加水稀释制成，必要时标定浓度。

【贮藏】　置棕色玻璃瓶中，密闭保存。

硝酸银滴定液(0.1mol/L)

$AgNO_3 = 169.87$　　　16.99g→1000ml

【配制】　取硝酸银 17.5g，加水适量使溶解成 1000ml，摇匀。

【标定】　取在 110℃ 干燥至恒重的基准氯化钠约 0.2g，精密称定，加水 50ml 使溶解，再加糊精溶液（1→50）5ml、碳酸钙 0.1g 与荧光黄指示液 8 滴，用本液滴定至浑浊液由黄绿色变为微红色。每 1ml 硝酸银滴定液（0.1mol/L）相当于 5.844mg 的氯化钠。根据本液的消耗量与氯化钠的取用量，算出本液的浓度，即得。

如需用硝酸银滴定液（0.01mol/L）时，可取硝酸银滴定液（0.1mol/L）在临用前加水稀释制成。

【贮藏】　置玻璃塞的棕色玻瓶中，密闭保存。

硫代硫酸钠滴定液(0.1mol/L 或 0.05mol/L)

$Na_2S_2O_3 \cdot 5H_2O = 248.19$　　　24.82g→1000ml
　　　　　　　　　　　　　　　　　　12.41g→1000ml

【配制】　硫代硫酸钠滴定液（0.1mol/L）　取硫代硫酸钠 26g 与无水碳酸钠 0.20g，加新沸过的冷水适量使溶解并稀释至 1000ml，摇匀，放置 1 个月后滤过。

硫代硫酸钠滴定液（0.05mol/L）　取硫代硫酸钠 13g 与无水碳酸钠 0.10g，加新沸过的冷水适量使溶解并稀释至 1000ml，摇匀，放置 1 个月后滤过。或取硫代硫酸钠滴定液（0.1mol/L）加新沸过的冷水稀释制成。

【标定】　硫代硫酸钠滴定液（0.1mol/L）　取在 120℃ 干燥至恒重的基准重铬酸钾 0.15g，精密称定，置碘瓶中，加水 50ml 使溶解，加碘化钾 2.0g，轻轻振摇使溶解，加稀硫酸 40ml，摇匀，密塞；在暗处放置 10 分钟后，加水 250ml 稀释，用本液滴定至近终点时，加淀粉指示液 3ml，继续滴定至蓝色消失而显亮绿色，并将滴定的结果用空白试验校正。每 1ml 硫代硫酸钠滴定液（0.1mol/L）相当于 4.903mg 的重铬酸钾。根据本液的消耗量与重铬酸钾的取用量，算出本液的浓度，即得。

硫代硫酸钠滴定液（0.05mol/L）　照上法标定，但基准重铬酸钾的取用量改为约 75mg。每 1ml 硫代硫酸钠滴定液（0.05mol/L）相当于 2.452mg 的重铬酸钾。

室温在 25℃ 以上时，应将反应液及稀释用水降温至约 20℃。

如需用硫代硫酸钠滴定液（0.01mol/L 或 0.005mol/L）时，可取硫代硫酸钠滴定液（0.1mol/L 或 0.05mol/L）在临用前加新沸过的冷水稀释制成，必要时标定浓度。

硫氰酸铵滴定液(0.1mol/L)

$NH_4SCN = 76.12$　　　7.612g→1000ml

【配制】　取硫氰酸铵 8.0g，加水使溶解成 1000ml，摇匀。

【标定】　精密量取硝酸银滴定液（0.1mol/L）25ml，加水 50ml、硝酸 2ml 与硫酸铁铵指示液 2ml，用本液滴定至溶液微显淡棕红色；经剧烈振摇后仍不褪色，即为终点。根据本液的消耗量算出本液的浓度，即得。

硫氰酸钠滴定液（0.1mol/L）或硫氰酸钾滴定液（0.1mol/L）均可作为本液的代用品。

硫酸滴定液
(0.5mol/L、0.25mol/L、0.1mol/L 或 0.05mol/L)

$H_2SO_4 = 98.08$　49.04g→1000ml；24.52g→1000ml
　　　　　　　　9.81g→1000ml；4.904g→1000ml

【配制】　硫酸滴定液（0.5mol/L）　取硫酸 30ml，缓缓注入适量水中，冷却至室温，加水稀释至 1000ml，摇匀。

硫酸滴定液（0.25mol/L、0.1mol/L 或 0.05mol/L）照上法配制，但硫酸的取用量分别为 15ml、6.0ml 或 3.0ml。

【标定】　照盐酸滴定液（1mol/L、0.5mol/L、0.2mol/L 或 0.1mol/L）项下的方法标定，即得。

如需用硫酸滴定液（0.01mol/L）时，可取硫酸滴定液（0.5mol/L、0.1mol/L 或 0.05mol/L）加水稀释制成，必要时标定浓度。

硫酸亚铁铵滴定液（0.1mol/L）

$$Fe(NH_4)_2(SO_4)_2 \cdot 6H_2O = 392.13$$

$$39.21g \rightarrow 1000ml$$

【配制】　取硫酸亚铁铵 40g，溶于预先冷却的 40ml 硫酸和 200ml 水的混合液中，加水适量使成 1000ml，摇匀。

本液临用前应标定浓度。

【标定】　精密量取本液 25ml，加邻二氮菲指示液 2 滴，用硫酸铈滴定液（0.1mol/L）滴定至溶液由浅红色转变为淡绿色。根据硫酸铈滴定液（0.1mol/L）的消耗量，算出本液的浓度，即得。

硫酸铈滴定液（0.1mol/L）

$$Ce(SO_4)_2 \cdot 4H_2O = 404.30 \qquad 40.43g \rightarrow 1000ml$$

【配制】　取硫酸铈 42g（或硫酸铈铵 70g），加含有硫酸 28ml 的水 500ml，加热溶解后，放冷，加水适量使成 1000ml，摇匀。

【标定】　取在 105℃ 干燥至恒重的基准草酸钠约 0.2g，精密称定，加水 75ml 使溶解，加硫酸溶液（取硫酸 20ml 加入水 50ml 中混匀，放冷）6ml，边加边振摇，加盐酸 10ml，加热至 70～75℃，用本液滴定至溶液呈微黄色。每 1ml 硫酸铈滴定液（0.1mol/L）相当于 6.700mg 的草酸钠。根据本液的消耗量与草酸钠的取用量，算出本液的浓度，即得。

如需用硫酸铈滴定液（0.01mol/L）时，可精密量取硫酸铈滴定液（0.1mol/L），用每 100ml 中含硫酸 2.8ml 的水定量稀释制成。

氯化钡滴定液（0.1mol/L）

$$BaCl_2 \cdot 2H_2O = 244.26 \qquad 24.43g \rightarrow 1000ml$$

【配制】　取氯化钡 24.4g，加水适量使溶解成 1000ml，摇匀。

【标定】　精密量取本液 10ml，加水 60ml 和浓氨试液 3ml，加酞紫 0.5～1mg，用乙二胺四醋酸二钠滴定液（0.05mol/L）滴定至紫色开始消褪，加乙醇 50ml，继续滴定至紫蓝色消失，并将滴定的结果用空白试验校正。每 1ml 乙二胺四醋酸二钠滴定液（0.05mol/L）相当于 12.22mg 的氯化钡。根据乙二胺四醋酸二钠滴定液（0.05mol/L）的消耗量，算出本液的浓度，即得。

锌滴定液（0.05mol/L）

$$Zn = 65.39 \qquad 3.270g \rightarrow 1000ml$$

【配制】　取硫酸锌 15g（相当于锌约 3.3g），加稀盐酸 10ml 与水适量使溶解成 1000ml，摇匀。

【标定】　精密量取本液 25ml，加 0.025% 甲基红的乙醇溶液 1 滴，滴加氨试液至溶液显微黄色，加水 25ml、

氨-氯化铵缓冲液（pH 10.0）10ml 与铬黑 T 指示剂少量，用乙二胺四醋酸二钠滴定液（0.05mol/L）滴定至溶液由紫色变为纯蓝色，并将滴定的结果用空白试验校正。根据乙二胺四醋酸二钠滴定液（0.05mol/L）的消耗量，算出本液的浓度，即得。

碘滴定液（0.05mol/L）

$$I_2 = 253.81 \qquad 12.69g \rightarrow 1000ml$$

【配制】　取碘 13.0g，加碘化钾 36g 与水 50ml 溶解后，加盐酸 3 滴与水适量使成 1000ml，摇匀，用垂熔玻璃滤器滤过。

【标定】　精密量取本液 25ml，置碘瓶中，加水 100ml 与盐酸溶液（9→100）1ml，轻摇混匀，用硫代硫酸钠滴定液（0.1mol/L）滴定至近终点时，加淀粉指示液 2ml，继续滴定至蓝色消失。根据硫代硫酸钠滴定液（0.1mol/L）的消耗量，算出本液的浓度，即得。

如需用碘滴定液（0.025mol/L）时，可取碘滴定液（0.05mol/L）加水稀释制成。

【贮藏】　置玻璃塞的棕色玻瓶中，密闭，在凉处保存。

碘酸钾滴定液（0.05mol/L 或 0.016 67mol/L）

$$KIO_3 = 214.00 \qquad 10.700g \rightarrow 1000ml；$$

$$3.5667g \rightarrow 1000ml$$

【配制】　碘酸钾滴定液（0.05mol/L）　取基准碘酸钾，在 105℃ 干燥至恒重后，精密称取 10.700g，置 1000ml 量瓶中，加水适量使溶解并稀释至刻度，摇匀，即得。

碘酸钾滴定液（0.016 67mol/L）　取基准碘酸钾，在 105℃ 干燥至恒重后，精密称取 3.5667g，置 1000ml 量瓶中，加水适量使溶解并稀释至刻度，摇匀，即得。

溴滴定液（0.05mol/L）

$$Br_2 = 159.81 \qquad 7.990g \rightarrow 1000ml$$

【配制】　取溴酸钾 3.0g 与溴化钾 15g，加水适量使溶解成 1000ml，摇匀。

【标定】　精密量取本液 25ml，置碘瓶中，加水 100ml 与碘化钾 2.0g，振摇使溶解，加盐酸 5ml，密塞，振摇，在暗处放置 5 分钟，用硫代硫酸钠滴定液（0.1mol/L）滴定至近终点时，加淀粉指示液 2ml，继续滴定至蓝色消失。根据硫代硫酸钠滴定液（0.1mol/L）的消耗量，算出本液的浓度，即得。

室温在 25℃ 以上时，应将反应液降温至约 20℃。本液每次临用前均应标定浓度。

如需用溴滴定液（0.005mol/L）时，可取溴滴定液（0.05mol/L）加水稀释制成，并标定浓度。

【贮藏】 置玻璃塞的棕色玻瓶中,密闭,在凉处保存。

溴酸钾滴定液(0.016 67mol/L)

$KBrO_3 = 167.00$ 2.784g→1000ml

【配制】 取溴酸钾 2.8g,加水适量使溶解成 1000ml,摇匀。

【标定】 精密量取本液 25ml,置碘瓶中,加碘化钾 2.0g 与稀硫酸 5ml,密塞,摇匀,在暗处放置 5 分钟后,加水 100ml 稀释,用硫代硫酸钠滴定液(0.1mol/L)滴定至近终点时,加淀粉指示液 2ml,继续滴定至蓝色消失。根据硫代硫酸钠滴定液(0.1mol/L)的消耗量,算出本液的浓度,即得。

室温在 25℃以上时,应将反应液及稀释用水降温至约 20℃。

醋酸钠滴定液(0.1mol/L)

$C_2H_3NaO_2 = 82.04$ 8.204g→1000ml

【配制】 取无水碳酸钠 5.3g,加无水冰醋酸(按含水量计算,每 1g 水加醋酐 5.22ml)100ml,加无水冰醋酸至 1000ml,摇匀。

【标定】 精密量取高氯酸滴定液(0.1mol/L)15ml,加结晶紫指示液数滴,用本液滴定至绿色。根据本液的消耗量,算出本液的浓度,即得。

3701 生物制品国家标准物质目录［效力（价）/滴度、活性、浓度、含量测定］

名 称	用 途	名 称	用 途
卡介苗纯蛋白衍生物标准品	效力测定	B 型肉毒抗毒素标准品	抗体效价测定
结核菌素纯蛋白衍生物标准品	效力测定	E 型肉毒抗毒素标准品	抗体效价测定
细菌浊度标准品	菌浓度测定	F 型肉毒抗毒素标准品	抗体效价测定
卡介苗菌浓度参考品	菌浓度测定	气性坏疽（威士）抗毒素标准品	抗体效价测定
皮上划痕用鼠疫、布氏、炭疽活疫苗菌浓度参考品	菌浓度测定	气性坏疽（水肿）抗毒素标准品	抗体效价测定
白喉类毒素标准品	效价测定	气性坏疽（溶组织）抗毒素标准品	抗体效价测定
破伤风类毒素标准品	效价测定	气性坏疽（脓毒）抗毒素标准品	抗体效价测定
百日咳疫苗标准品	效价测定	抗眼镜蛇毒血清标准品	抗体效价测定
伤寒 Vi 多糖含量测定参考品	含量测定	抗五步蛇毒血清标准品	抗体效价测定
重组乙型肝炎疫苗（酵母）参考品	体外相对效力测定	抗蝮蛇毒血清标准品	抗体效价测定
狂犬病疫苗标准品	效价测定	抗银环蛇毒血清标准品	抗体效价测定
乙型脑炎灭活疫苗参考品	效价测定	冻干人凝血酶活性测定标准品	活性测定
乙型脑炎减毒活疫苗参考品	病毒滴定	人凝血因子Ⅷ活性测定标准品	活性测定
脊髓灰质炎减毒活疫苗（Ⅰ型）参考品	病毒滴定	人凝血因子Ⅱ、Ⅶ、Ⅸ和Ⅹ活性测定标准品	活性测定
脊髓灰质炎减毒活疫苗（Ⅱ型）参考品	病毒滴定	重组人白细胞介素-2 活性测定标准品	活性测定
脊髓灰质炎减毒活疫苗（Ⅲ型）参考品	病毒滴定	重组人干扰素 α1b 活性测定标准品	活性测定
麻疹减毒活疫苗参考品	病毒滴定	重组人表皮生长因子活性测定标准品	活性测定
风疹减毒活疫苗参考品	病毒滴定	重组链激酶活性测定国家标准品	活性测定
腮腺炎减毒活疫苗参考品	病毒滴定	重组人粒细胞刺激因子活性测定标准品	活性测定
抗-HBs 国家标准品（血浆）	抗体效价测定	重组人粒细胞巨噬细胞刺激因子活性测定标准品	活性测定
抗-HBs 国家标准品（人免疫球蛋白）	抗体效价测定	重组牛碱性成纤维细胞生长因子标准品	活性测定
狂犬病人免疫球蛋白标准品	抗体效价测定	重组人干扰素 α2a 活性测定标准品	活性测定
白喉抗体国家标准品（人免疫球蛋白）	抗体效价测定	重组人促红素活性测定标准品	活性测定
人破伤风免疫球蛋白国家标准品	抗体效价测定	重组人干扰素 α2b 活性测定标准品	活性测定
破伤风抗毒素国家标准品	抗体效价测定	蛋白质含量测定标准品（人白蛋白）	蛋白质含量测定
A 型肉毒抗毒素标准品	抗体效价测定	前激肽释放酶激活剂（PKA）标准品	PKA 含量测定

续表

名　称	用　途	名　称	用　途
大肠杆菌菌体蛋白含量测定参考品	菌体蛋白残留量测定	乙型肝炎病毒表面抗原（HBsAg）参考品	试剂盒质量控制
Vero 细胞 DNA 含量测定标准品（限杂交法）	DNA 残留量测定（疫苗）	丙型肝炎抗体诊断试剂参考品	试剂盒质量控制
CHO 细胞 DNA 含量测定标准品	DNA 残留量测定	艾滋病抗体诊断试剂（EIA）参考品	试剂盒质量控制
大肠杆菌 DNA 含量测定标准品	DNA 残留量测定	梅毒诊断试剂参考品（非特异性）	试剂盒质量控制
抗 A 抗 B 血型定型试剂（单克隆抗体）参考品	试剂盒质量控制	梅毒诊断试剂参考品（特异性）	试剂盒质量控制

其　他

1421　灭菌法

灭菌法系指用适当的物理或化学手段将物品中活的微生物杀灭或除去，从而使物品残存活微生物的概率下降至预期的无菌保证水平的方法。本法适用于制剂、原料、辅料及医疗器械等物品的灭菌。

无菌物品是指物品中不含任何活的微生物。对于任何一批灭菌物品而言，绝对无菌既无法保证也无法用试验来证实。一批物品的无菌特性只能相对地通过物品中活微生物的概率低至某个可接受的水平来表述，即无菌保证水平（sterility assurance level，简称 SAL）。实际生产过程中，灭菌是指将物品中污染微生物的概率下降至预期的无菌保证水平。最终灭菌的物品微生物存活概率，即无菌保证水平不得高于 10^{-6}。已灭菌物品达到的无菌保证水平可通过验证确定。

灭菌物品的无菌保证不能依赖于最终产品的无菌检验，而是取决于生产过程中采用合格的灭菌工艺、严格的 GMP 管理和良好的无菌保证体系。灭菌工艺的确定应综合考虑被灭菌物品的性质、灭菌方法的有效性和经济性、灭菌后物品的完整性和稳定性等因素。

灭菌程序的验证是无菌保证的必要条件。灭菌程序经验证后，方可交付正式使用。验证内容包括：

（1）撰写验证方案及制定评估标准。

（2）确认灭菌设备技术资料齐全、安装正确，并能处于正常运行（安装确认）。

（3）确认灭菌设备、关键控制和记录系统能在规定的参数范围内正常运行（运行确认）。

（4）采用被灭菌物品或模拟物品按预定灭菌程序进行重复试验，确认各关键工艺参数符合预定标准，确定经灭菌物品的无菌保证水平符合规定（性能确认）。

（5）汇总并完善各种文件和记录，撰写验证报告。

日常生产中，应对灭菌程序的运行情况进行监控，确认关键参数（如温度、压力、时间、湿度、灭菌气体浓度及吸收的辐照剂量等）均在验证确定的范围内。灭菌程序应定期进行再验证。当灭菌设备或程序发生变更（包括灭菌物品装载方式和数量的改变）时，应进行重新验证。

物品的无菌保证与灭菌工艺、灭菌前物品被污染的程度及污染菌的特性相关。因此，应根据灭菌工艺的特点制定灭菌物品灭菌前的微生物污染水平及污染菌的耐受限度并进行监控，并在生产的各个环节采取各种措施降低污染，确保微生物污染控制在规定的限度内。

灭菌的冷却阶段，应采取措施防止已灭菌物品被再次污染。任何情况下，都应要求容器及其密封系统确保物品在有效期内符合无菌要求。

灭菌方法

常用的灭菌方法有湿热灭菌法、干热灭菌法、辐射灭菌法、气体灭菌法和过滤除菌法。可根据被灭菌物品的特性采用一种或多种方法组合灭菌。只要物品允许，应尽可能选用最终灭菌法灭菌。若物品不适合采用最终灭菌法，可选用过滤除菌法或无菌生产工艺达到无菌保证要求，只要可能，应对非最终灭菌的物品作补充性灭菌处理（如流通蒸汽灭菌）。

一、湿热灭菌法

本法系指将物品置于灭菌柜内利用高压饱和蒸汽、过热水喷淋等手段使微生物菌体中的蛋白质、核酸发生变性而杀灭微生物的方法。该法灭菌能力强，为热力灭菌中最有效、应用最广泛的灭菌方法。药品、容器、培养基、无菌衣、胶塞以及其他遇高温和潮湿不发生变化或损坏的物品，均可采用本法灭菌。流通蒸汽不能有效杀灭细菌孢子，一般可作为不耐热无菌产品的辅助灭菌手段。

湿热灭菌条件的选择应考虑被灭菌物品的热稳定性、热穿透力、微生物污染程度等因素。湿热灭菌条件通常采用 121℃×15min、121℃×30min 或 116℃×40min 的程序，也可采用其他温度和时间参数，但无论采用何种灭菌温度和时间参数，都必须证明所采用的灭菌工艺和监控措施在日常运行过程中能确保物品灭菌后的 SAL≤10⁻⁶。当灭菌程序的选定采用 F_0 值概念时（F_0 值为标准灭菌时间，系灭菌过程赋予被灭菌物品 121℃下的灭菌时间），应采取特别措施确保被灭菌物品能得到足够的无菌保证，此时，除对灭菌程序进行验证外，还必须在生产过程中对微生物进行监控，证明污染的微生物指标低于设定的限度。对热稳定的物品，灭菌工艺可首选过度杀灭法，以保证被灭菌物品获得足够的无菌保证值。热不稳定性物品，其灭菌工艺的确定依赖于在一定的时间内，一定的生产批次的被灭菌物品灭菌前微生物污染的水平及其耐热性。因此，日常生产全过程应对产品中污染的微生物进行连续地、严格地监控，并采取各种措施降低物品微生物污染水平，特别是防止耐热菌的污染。热不稳定性物品的 F_0 值一般不低于 8 分钟。

采用湿热灭菌时，被灭菌物品应有适当的装载方式，不能排列过密，以保证灭菌的有效性和均一性。

湿热灭菌法应确认灭菌柜在不同装载时可能存在的冷点。当用生物指示剂进一步确认灭菌效果时，应将其置于冷点处。本法常用的生物指示剂为嗜热脂肪芽孢杆菌孢子（Spores of *Bacillus stearothermophilus*）。

二、干热灭菌法

本法系指将物品置于干热灭菌柜、隧道灭菌器等设备中，利用干热空气达到杀灭微生物或消除热原物质的方法。适用于耐高温但不宜用湿热灭菌法灭菌的物品灭菌，如玻璃器具、金属制容器、纤维制品、固体试药、液状石蜡等均可采用本法灭菌。

干热灭菌条件一般为（160～170℃）×120min 以上、（170～180℃）×60min 以上或 250℃×45min 以上，也可采用其他温度和时间参数。无论采用何种灭菌条件，均应保证灭菌后的物品的 SAL≤10⁻⁶。采用干热过度杀灭后的物品一般无需进行灭菌前污染微生物的测定。250℃×45min 的干热灭菌也可除去无菌产品包装容器及有关生产灌装用具中的热原物质。

采用干热灭菌时，被灭菌物品应有适当的装载方式，不能排列过密，以保证灭菌的有效性和均一性。

干热灭菌法应确认灭菌柜中的温度分布符合设定的标准及确定最冷点位置等。常用的生物指示剂为枯草芽孢杆菌孢子（Spores of *Bacillus subtilis*）。细菌内毒素灭活验证试验是证明除热原过程有效性的试验。一般将不小于 1000 单位的细菌内毒素加入待去热原的物品中，证明该

去热原工艺能使内毒素至少下降 3 个对数单位。细菌内毒素灭活验证试验所用的细菌内毒素一般为大肠埃希菌内毒素（*Escherichia coli* endoxin）。

三、辐射灭菌法

本法系指将物品置于适宜放射源辐射的 γ 射线或适宜的电子加速器发生的电子束中进行电离辐射而达到杀灭微生物的方法。本法最常用的为 ⁶⁰Co-γ 射线辐射灭菌。医疗器械、容器、生产辅助用品、不受辐射破坏的原料药及成品等均可用本法灭菌。

采用辐射灭菌法灭菌的无菌物品其 SAL 应≤10⁻⁶。γ 射线辐射灭菌所控制的参数主要是辐射剂量（指灭菌物品的吸收剂量）。该剂量的制定应考虑灭菌物品的适应性及可能污染的微生物最大数量及最强抗辐射力，事先应验证所使用的剂量不影响被灭菌物品的安全性、有效性及稳定性。常用的辐射灭菌吸收剂量为 25kGy。对最终产品、原料药、某些医疗器材应尽可能采用低辐射剂量灭菌。灭菌前，应对被灭菌物品微生物污染的数量和抗辐射强度进行测定，以评价灭菌过程赋予该灭菌物品的无菌保证水平。对于已设定的剂量，应定期审核，以验证其有效性。

灭菌时，应采用适当的化学或物理方法对灭菌物品吸收的辐射剂量进行监控，以充分证实灭菌物品吸收的剂量是在规定的限度内。如采用与灭菌物品一起被辐射的放射性剂量计，剂量计应置于规定的部位。在初安装时剂量计应用标准源进行校正，并定期进行再校正。

⁶⁰Co-γ 射线辐射灭菌法常用的生物指示剂为短小芽孢杆菌孢子（Spores of *Bacillus pumilus*）。

四、气体灭菌法

本法系指用化学消毒剂形成的气体杀灭微生物的方法。常用的化学消毒剂有环氧乙烷、气态过氧化氢、甲醛、臭氧（O_3）等，本法适用于在气体中稳定的物品灭菌。采用气体灭菌法时，应注意灭菌气体的可燃可爆性、致畸性和残留毒性。

本法中最常用的气体是环氧乙烷，一般与 80%～90% 的惰性气体混合使用，在充有灭菌气体的高压腔室内进行。该法可用于医疗器械、塑料制品等不能采用高温灭菌的物品灭菌。含氯的物品及能吸附环氧乙烷的物品则不宜使用本法灭菌。

采用环氧乙烷灭菌时，灭菌柜内的温度、湿度、灭菌气体浓度、灭菌时间是影响灭菌效果的重要因素。可采用下列灭菌条件：

温度	54℃±10℃
相对湿度	60%±10%
灭菌压力	8×10⁵ Pa
灭菌时间	90min

灭菌条件应予验证。灭菌时，将灭菌腔室抽成真空，然后通入蒸汽使腔室内达到设定的温湿度平衡的额定值，再通入经过滤和预热的环氧乙烷气体。灭菌过程中，应严

密监控腔室的温度、湿度、压力、环氧乙烷浓度及灭菌时间。必要时使用生物指示剂监控灭菌效果。本法灭菌程序的控制具有一定难度，整个灭菌过程应在技术熟练人员的监督下进行。灭菌后，应采取新鲜空气置换，使残留环氧乙烷和其他易挥发性残留物消散。并对灭菌物品中的环氧乙烷残留物和反应产物进行监控，以证明其不超过规定的浓度，避免产生毒性。

采用环氧乙烷灭菌时，应进行泄漏试验，以确认灭菌腔室的密闭性。灭菌程序确认时，还应考虑物品包装材料和灭菌腔室中物品的排列方式对灭菌气体的扩散和渗透的影响。生物指示剂一般采用枯草芽孢杆菌孢子（Spores of Bacillus subtilis）。

五、过滤除菌法

本法系利用细菌不能通过致密具孔滤材的原理以除去气体或液体中微生物的方法。常用于气体、热不稳定的药品溶液或原料的除菌。

除菌过滤器采用孔径分布均匀的微孔滤膜作过滤材料，微孔滤膜分亲水性和疏水性两种。滤膜材质依过滤物品的性质及过滤目的而定。药品生产中采用的除菌滤膜孔径一般不超过 $0.22\mu m$。过滤器的孔径定义来自过滤器对微生物的截留，而非平均孔径的分布系数。所以，用于最终除菌的过滤器必须选择具有截留实验证明的除菌级过滤器。过滤器对滤液的吸附不得影响药品质量，不得有纤维脱落，禁用含石棉的过滤器。过滤器的使用者应了解滤液过滤过程中的析出物性质、数量并评估其毒性影响。滤器和滤膜在使用前应进行洁净处理，并用高压蒸汽进行灭菌或做在线灭菌。更换品种和批次应先清洗滤器，再更换滤芯或滤膜或直接更换滤器。

过滤过程中无菌保证与过滤液体的初始生物负荷及过滤器的对数下降值 LRV（log reduction value）有关。LRV 系指规定条件下，被过滤液体过滤前的微生物数量与过滤后的微生物数量比的常用对数值。即：

$$LRV = \lg N_0 - \lg N$$

式中　N_0 为产品除菌前的微生物数量；

　　　N 为产品除菌后的微生物数量。

LRV 用于表示过滤器的过滤除菌效率，对孔径为 $0.22\mu m$ 的过滤器而言，要求每 $1cm^2$ 有效过滤面积的 LRV 应不小于 7。因此过滤除菌时，被过滤产品总的污染量应控制在规定的限度内。为保证过滤除菌效果，可使用两个除菌级的过滤器串连过滤，或在灌装前用过滤器进行再次过滤。

在过滤除菌中，一般无法对全过程中过滤器的关键参数（滤膜孔径的大小及分布，滤膜的完整性及 LRV）进行监控。因此，在每一次过滤除菌前后均应作滤器的完整性试验，即气泡点试验或压力维持试验或气体扩散流量试验，确认滤膜在除菌过滤过程中的有效性和完整性。完整性的测试标准来自于相关细菌截留实验数据。除菌过滤器

的使用时间应进行验证，一般不应超过一个工作日。

过滤除菌法常用的生物指示剂为缺陷假单胞菌（Pseudomonas diminuta）。

通过过滤除菌法达到无菌的产品应严密监控其生产环境的洁净度，应在无菌环境下进行过滤操作。相关的设备、包装容器、塞子及其他物品应采用适当的方法进行灭菌，并防止再污染。

六、无菌生产工艺

无菌生产工艺系指必须在无菌控制条件下生产无菌制剂的方法，无菌分装及无菌冻干是最常见的无菌生产工艺。后者在工艺过程中须采用过滤除菌法。

无菌生产工艺应严密监控其生产环境的洁净度，并应在无菌控制的环境下进行过滤操作。相关的设备、包装容器、塞子及其他物品应采用适当的方法进行灭菌，并防止被再次污染。

无菌生产工艺过程的无菌保证应通过培养基无菌灌装模拟试验验证。在生产过程中，应严密监控生产环境的无菌空气质量、操作人员的素质、各物品的无菌性。

无菌生产工艺应定期进行验证，包括对环境空气过滤系统有效性验证及培养基模拟灌装试验。

生物指示剂

生物指示剂系一类特殊的活微生物制品，可用于确认灭菌设备的性能、灭菌程序的验证、生产过程灭菌效果的监控等。用于灭菌验证中的生物指示剂一般是细菌的孢子。

1. 制备生物指示剂用微生物的基本要求

不同的灭菌方法使用不同的生物指示剂，制备生物指示剂所选用的微生物必须具备以下特性：

（1）菌种的耐受性应大于需灭菌物品中所有可能污染菌的耐受性。

（2）菌种应无致病性。

（3）菌株应稳定。存活期长，易于保存。

（4）易于培养。若使用休眠孢子，生物指示剂中休眠孢子含量要在 90% 以上。

2. 生物指示剂的制备

生物指示剂的制备应按一定的程序进行，制备前，需先确定所用微生物的特性，如 D 值（微生物的耐热参数，系指一定温度下，将微生物杀灭 90% 所需的时间，以分钟表示）等。菌株应用适宜的培养基进行培养。培养物应制成悬浮液，其中孢子的数量应占优势，孢子应悬浮于无营养的液体中保存。

生物指示剂中包含一定数量的一种或多种孢子，可制成多种形式。通常是将一定数量的孢子附着在惰性的载体上，如滤纸条、玻片、不锈钢、塑料制品等；孢子悬浮液也可密封于安瓿中；有的生物指示剂还配有培养基系统。D 值除与灭菌条件相关外，还与微生物存在的环境有关。

因此，一定形式的生物指示剂制备完成后，应测定 D 值和孢子总数。生物指示剂应选用合适的材料包装，并设定有效期。载体和包装材料在保护生物指示剂不致污染的同时，还应保证灭菌剂穿透并能与生物指示剂充分接触。载体和包装的设计原则是便于贮存、运输、取样、转移接种。

有些生物指示剂可直接将孢子接种至液体灭菌物或具有与其相似的物理和化学特性的替代品中。使用替代品时，应用数据证明二者的等效性。

3. 生物指示剂的应用

在灭菌程序的验证中，尽管可通过灭菌过程某些参数的监控来评估灭菌效果，但生物指示剂的被杀灭程度，则是评价一个灭菌程序有效性最直观的指标。可使用市售的标准生物指示剂，也可使用由日常生产污染菌监控中分离的耐受性最强的微生物制备的孢子。在生物指示剂验证试验中，需确定孢子在实际灭菌条件下的 D 值，并测定孢子的纯度和数量。验证时，生物指示剂的微生物用量应比日常检出的微生物污染量大，耐受性强，以保证灭菌程序有更大的安全性。在最终灭菌法中，生物指示剂应放在灭菌柜的不同部位。并避免指示剂直接接触到被灭菌物品。生物指示剂按设定的条件灭菌后取出，分别置培养基中培养，确定生物指示剂中的孢子是否被完全杀灭。

过度杀灭产品灭菌验证一般不考虑微生物污染水平，可采用市售的生物指示剂。对灭菌手段耐受性差的产品，设计灭菌程序时，根据经验预计在该生产工艺中产品微生物污染的水平，选择生物指示剂的菌种和孢子数量。这类产品的无菌保证应通过监控每批灭菌前的微生物污染的数量、耐受性和灭菌程序验证所获得的数据进行评估。

4. 常用生物指示剂

(1) 湿热灭菌法   湿热灭菌法最常用的生物指示剂为嗜热脂肪芽孢杆菌孢子 (Spores of *Bacillus stearothermophilus*，如 NCTC 10007、NCIMB 8157、ATCC 7953)。D 值为 1.5～3.0min，每片 (或每瓶) 活孢子数 5×10^5～5×10^6 个，在 121℃、19min 下应被完全杀灭。此外，还可使用生孢梭菌孢子 (Spores of *Clostridium sporogenes*，如 NCTC 8594、NCIMB 8053、ATCC 7955)，D 值为 0.4～0.8min。

(2) 干热灭菌法   干热灭菌法最常用的生物指示剂为枯草芽孢杆菌孢子 (Spores of *Bacillus subtilis*，如 NCIMB 8058、ATCC 9372)。D 值大于 1.5min，每片活孢子数 5×10^5～5×10^6 个。去热原验证时使用大肠埃希菌内毒素 (*Escherichia coli* endoxin)，加量不小于 1000 细菌内毒素单位。

(3) 辐射灭菌法   辐射灭菌法最常用的生物指示剂为短小芽孢杆菌孢子 (Spores of *Bacillus pumilus*，如 NCTC 10 327、NCIMB 10 692、ATCC 27 142)。每片活孢子数 10^7～10^8 个，置于放射剂量 25kGy 条件下，D 值约为

3kGy。但应注意灭菌物品中所负载的微生物可能比短小芽孢杆菌孢子显示更强的抗辐射力。因此短小芽孢杆菌孢子可用于监控灭菌过程，但不能用于灭菌辐射剂量建立的依据。

(4) 气体灭菌法   环氧乙烷灭菌最常用的生物指示剂为枯草芽孢杆菌孢子 (Spores of *Bacillus subtilis*，如 NCTC 10073、ATCC 9372)。气态过氧化氢灭菌最常用的生物指示剂为嗜热脂肪芽孢杆菌孢子 (Spores of *Bacillus stearothermophilus*，如 NCTC 10007、NCIMB 8157、ATCC 7953)。每片活孢子数 1×10^6～5×10^6 个。环氧乙烷灭菌中，枯草芽孢杆菌孢子 D 值大于 2.5min，在环氧乙烷浓度为 600mg/L，相对湿度为 60%，温度为 54℃ 下灭菌，60min 应被杀灭。

(5) 过滤除菌法   过滤除菌法最常用的生物指示剂为缺陷假单胞菌 (*Pseudomonas diminuta*，如 ATCC 19 146)，用于滤膜孔径为 $0.22\mu m$ 的滤器；黏质沙雷菌 (*Serratia marcescens*) (ATCC 14 756) 用于滤膜孔径为 $0.45\mu m$ 的滤器。

1431   生物检定统计法

一、总则

生物检定法是利用生物体包括整体动物、离体组织、器官、细胞和微生物等评估药物生物活性的一种方法。它以药物的药理作用为基础，以生物统计为工具，运用特定的实验设计在一定条件下比较供试品和相当的标准品或对照品所产生的特定反应，通过等反应剂量间比例的运算或限值剂量引起的生物反应程度，从而测定供试品的效价、生物活性或杂质引起的毒性。

生物检定统计法主要叙述应用生物检定时必须注意的基本原则、一般要求、实验设计及统计方法。有关品种用生物检定的具体实验条件和要求，必须按照该品种生物检定法项下的规定。

生物检定标准品   凡中国药典规定用生物检定的品种都有它的生物检定标准品(S)。S 都有标示效价，以效价单位 (u) 表示，其含义和相应的国际标准品的效价单位一致。

供试品   供试品 (T) 或 (U) 是供检定其效价的样品，它的活性组分应与标准品基本相同。

A_T 或 A_U 是 T 或 U 的标示量或估计效价。

等反应剂量对比   生物检定是将 T 和其 S 在相同的实验条件下同时对生物体或其离体器官组织等的作用进行比较，通过对比，计算出它们的等反应剂量比值(R)，以测得 T 的效价 P_T。

R 是 S 和 T 等反应剂量 (d_S、d_T) 的比值，即 $R = d_S/d_T$。

M 是 S 和 T 的对数等反应剂量（x_S、x_T）之差，即 $M = \lg d_S - \lg d_T = x_S - x_T$。$R = \text{antilg}M$。

P_T 是通过检定测得 T 的效价含量，称 T 的测得效价，是将效价比值（R）用 T 的标示量或估计效价 A_T 校正之后而得，即 $P_T = A_T \cdot R$ 或 $P_T = A_T \cdot \text{antilg}M$。

检定时，S 按标示效价计算剂量，T 按标示量或估计效价（A_T）计算剂量，注意调节 T 的剂量或调整其标示量或估计效价，使 S 和 T 的相应剂量组所致的反应程度相近。

生物变异的控制　生物检定具有一定的实验误差，其主要来源是生物变异性。因此生物检定必须注意控制生物变异，或减少生物变异本身，或用适宜的实验设计来减小生物变异对实验结果的影响，以减小实验误差。控制生物变异必须注意以下几点。

（1）生物来源、饲养或培养条件必须均一。

（2）对影响实验误差的条件和因子，在实验设计时应尽可能作为因级限制，将选取的因级随机分配至各组。例如体重、性别、窝别、双碟和给药次序等都是因子，不同体重是体重因子的级，雌性、雄性是性别因子的级，不同窝的动物是窝别因子的级，不同双碟是碟间因子的级，给药先后是次序因子的级等。按程度划分的级（如动物体重），在选级时，应选动物较多的邻近几级，不要间隔跳越选级。

（3）按实验设计类型的要求将限制的因级分组时，也必须严格遵守随机的原则。

误差项　指从实验结果的总变异中分去不同剂量及不同因级对变异的影响后，剩余的变异成分，用方差（s^2）表示。对于因实验设计类型的限制无法分离的变异成分，或估计某种因级对变异的影响小，可不予分离者，都并入 s^2。但剂间变异必须分离。

误差项的大小影响标准误 S_M 和可信限（FL）。

不同的检定方法和实验设计类型，分别按有关的公式计算 s^2。

可靠性测验　平行线检定要求在实验所用的剂量范围内，对数剂量的反应（或反应的函数）呈直线关系，供试品和标准品的直线应平行。可靠性测验即验证供试品和标准品的对数剂量反应关系是否显著偏离平行偏离直线，对不是显著偏离平行偏离直线（在一定的概率水平下）的实验结果，认为可靠性成立，方可按有关公式计算供试品的效价和可信限。

可信限和可信限率　可信限（FL）标志检定结果的精密度。M 的可信限是 M 的标准误 S_M 和 t 值的乘积（$t \cdot S_M$），用 95% 的概率水平。$M + t \cdot S_M$ 是可信限的高限；$M - t \cdot S_M$ 是可信限的低限。用其反对数计算得 R 和 P_T 的可信限低限及高限，是在 95% 的概率水平下从样品的检定结果估计其真实结果的所在范围。

R 或 P_T 的可信限率（FL%）是用 R 或 P_T 的可信限

计算而得。效价的可信限率为可信限的高限与低限之差除以 2 倍平均数（或效价）后的百分率。

$$\text{FL\%} = \frac{\text{可信限高限} - \text{可信限低限}}{2 \times \text{平均数（或效价）}} \times 100\%$$

计算可信限的 t 值是根据 s^2 的自由度（f）查 t 值表而得。

t 值与 f 的关系见表一。

表一　t 值表（$P = 0.95$）

f	t	f	t
3	3.18	14	2.15
4	2.78	16	2.12
5	2.57	18	2.10
6	2.45	20	2.09
7	2.37	25	2.06
8	2.31	30	2.04
9	2.26	40	2.02
10	2.23	60	2.00
11	2.20	120	1.98
12	2.18	∞	1.96

各品种的检定方法项下都有其可信限率的规定，如果检定结果不符合规定，可缩小动物体重范围或年龄范围，或调整对供试品的估计效价或调节剂量，重复实验以减小可信限率。

对同批供试品重复试验所得 n 次实验结果（包括 FL% 超过规定的结果），可按实验结果的合并计算法算得 P_T 的均值及其 FL% 作为检定结果。

二、直接测定法

直接测得药物对各个动物最小效量或最小致死量的检定方法。如洋地黄及其制剂的效价测定。

x_S 和 x_T 为 S 和 T 组各只动物的对数最小致死量，它们的均值 $\bar{x}_S$ 和 $\bar{x}_T$ 为 S 和 T 的等反应剂量，n_S 和 n_T 为 S 和 T 组的动物数。

1. 效价计算

按（1）～（3）式计算 M、R 和 P_T。

$$M = \bar{x}_S - \bar{x}_T \tag{1}$$

$$R = \text{antilg}(\bar{x}_S - \bar{x}_T) = \text{antilg}M \tag{2}$$

$$P_T = A_T \cdot R \tag{3}$$

2. 误差项及可信限计算

按（4）～（8）式计算 s^2、S_M 及 R 或 P_T 的 FL 和 FL%。

$$s^2 = \frac{\sum x_S^2 - \dfrac{(\sum x_S)^2}{n_S} + \sum x_T^2 - \dfrac{(\sum x_T)^2}{n_T}}{n_S + n_T - 2} \tag{4}$$

$f = n_S + n_T - 2$，用此自由度查表一得 t 值。

$$S_M = \sqrt{s^2 \cdot \frac{n_S + n_T}{n_S \cdot n_T}} \tag{5}$$

R 的 $\text{FL} = \text{antilg}(M \pm t \cdot S_M) \tag{6}$

antilg（$M+t \cdot S_M$）是 R 的高限

antilg（$M-t \cdot S_M$）是 R 的低限

P_T 的 FL ＝ $A_T \cdot$ antilg（$M \pm t \cdot S_M$）　　　　（7）

$A_T \cdot$ antilg（$M+t \cdot S_M$）是 P_T 的高限

$A_T \cdot$ antilg（$M-t \cdot S_M$）是 P_T 的低限

$$R（或 P_T）的 FL\% = \frac{R（或 P_T）高限 - R（或 P_T）低限}{2R（或 2P_T）} \times 100\%$$

（8）

当两批以上供试品（T、U…）和标准品同时比较时，按（9）式计算 S、T、U 的合并方差 s^2。

$$s^2 = \left[\sum x_S^2 - \frac{(\sum x_S)^2}{n_S} + \sum x_T^2 - \frac{(\sum x_T)^2}{n_T} + \sum x_U^2 - \frac{(\sum x_U)^2}{n_U} + \cdots\right] \Big/$$

$$(n_S - 1 + n_T - 1 + n_U - 1 + \cdots)$$　　　　（9）

$$f = n_S - 1 + n_T - 1 + n_U - 1 + \cdots$$

效价 P_T、P_U…则是 T、U 分别与 S 比较，按（1）～（3）式计算。

例 1　直接测定法

洋地黄效价测定——鸽最小致死量（MLD）法

S 为洋地黄标准品，按标示效价配成 1.0u/ml 的酊剂，临试验前稀释 25 倍。

T 为洋地黄叶粉，估计效价 $A_T = 10u/g$，配成 1.0u/ml 的酊剂，临试验前配成稀释液（1→25）。测定结果见表 1-1。

表 1-1　洋地黄效价测定结果

S		T	
$MLD_S(d_S)$	x_S	$MLD_T(d_T)$	x_T
u/kg 体重	lg($d_S \times 10$)	u/kg 体重	lg($d_T \times 10$)
1.15	1.061	1.11	1.045
1.01	1.004	1.23	1.090
1.10	1.041	1.06	1.025
1.14	1.057	1.31	1.117
1.06	1.025	0.94	0.973
0.95	0.978	1.36	1.134
$\sum x_S$	6.166	$\sum x_T$	6.384
$\bar{x}_S$	1.028	$\bar{x}_T$	1.064

按（1）～（3）式：

$$M = 1.028 - 1.064 = -0.036$$

$$R = \text{antilg}(-0.036) = 0.9204$$

$$P_T = 10 \times 0.9204 = 9.20（u/g）$$

按（4）～（8）式计算 s^2、S_M、P_T 的 FL 和 FL%。

$$s^2 = \left(1.061^2 + 1.004^2 + \cdots + 0.978^2 - \frac{6.166^2}{6} + 1.045^2 + \right.$$

$$\left. 1.090^2 + \cdots + 1.134^2 - \frac{6.384^2}{6}\right) \div (6 + 6 - 2)$$

$$= 0.002\ 373$$

$$f = 6 + 6 - 2 = 10 \quad 查表一 \quad t = 2.23$$

$$S_M = \sqrt{0.002\ 373 \times \frac{6+6}{6 \times 6}} = 0.028\ 12$$

P_T 的 FL ＝ $10 \cdot$ antilg（$-0.036 \pm 2.23 \times 0.028\ 12$）

$$= 7.97 \sim 10.6（u/g）$$

$$P_T \text{ 的 FL\%} = \frac{10.6 - 7.97}{2 \times 9.20} \times 100\% = 14.3\%$$

三、量反应平行线测定法

药物对生物体所引起的反应随着药物剂量的增加产生的量变可以测量者，称量反应。量反应检定用平行线测定法，要求在一定剂量范围内，S 和 T 的对数剂量 x 和反应或反应的特定函数 y 呈直线关系，当 S 和 T 的活性组分基本相同时，两直线平行。

本版药典量反应检定主要用（2.2）法、（3.3）法或（2.2.2）法、（3.3.3）法，即 S、T（或 U）各用 2 个剂量组或 3 个剂量组，统称（$k \cdot k$）法或（$k \cdot k \cdot k$）法；如果 S 和 T 的剂量组数不相等，则称（$k \cdot k'$）法；前面的 k 代表 S 的剂量组数，后面的 k 或 k' 代表 T 的剂量组数。一般都是按（$k \cdot k$）法实验设计，当 S 或 T 的端剂量所致的反应未达阈值，或趋于极限，去除此端剂量后，对数剂量和反应的直线关系成立，这就形成了（$k \cdot k'$）法。例如（3.3）法设计就可能形成（2.3）法或（3.2）法等。因此，（$k \cdot k'$）法中的 k 只可能比 k' 多一组或少一组剂量。（$k \cdot k'$）法的计算结果可供重复试验时调节剂量或调整供试品估计效价时参考。无论是（$k \cdot k$）法、（$k \cdot k'$）法或（$k \cdot k \cdot k$）法，都以 K 代表 S 和 T 的剂量组数之和，故 $K = k + k$ 或 $K = k + k'$ 或 $K = k + k + k$。

本版药典平行线测定法的计算都用简算法，因此对各种（$k \cdot k$）法要求：

（1）S 和 T 相邻高低剂量组的比值（r）要相等，一般 r 用（1：0.8）～（1：0.5），$\lg r = I$。

（2）各剂量组的反应个数（m）应相等。

1. 平行线测定的实验设计类型

根据不同的检定方法可加以限制的因级数采用不同的实验设计类型。本版药典主要用下面三种实验设计类型。

（1）随机设计　剂量组内不加因级限制，有关因子的各级随机分配到各剂量组。本设计类型的实验结果只能分离不同剂量（剂间）所致变异，如绒促性素的生物检定。

（2）随机区组设计　将实验动物或实验对象分成区组，一个区组可以是一窝动物、一只双碟或一次实验。在剂量组内的各行间加以区组间（如窝间、碟间、实验次序间）的因级限制。随机区组设计要求每一区组的容量（如每一窝动物的受试动物只数、每一只双碟能容纳的小杯数等）必须和剂量组数相同，这样可以使每一窝动物或每一只双碟都能接受到各个不同的剂量。因此随机区组设计除了从总变异中分离剂间变异之外，还可以分离区组间变异，减小实验误差。例如抗生素杯碟法效价测定。

（3）交叉设计 同一动物可以分两次进行实验者适合用交叉设计。交叉设计是将动物分组，每组可以是一只动物，也可以是几只动物，但各组的动物只数应相等。标准品（S）和供试品（T）对比时，一组动物在第一次试验时接受 S 的一个剂量，第二次试验时则接受 T 的一个剂量，如此调换交叉进行，可以在同一动物身上进行不同试品、不同剂量的比较，以去除动物间差异对实验误差的影响，提高实验精确度，节约实验动物。

（2.2）法 S 和 T 各两组剂量，用双交叉设计，将动物分成四组；对各组中的每一只动物都标上识别号。每一只动物都按给药次序表进行两次实验。

双交叉设计两次实验的给药次序表

	第一组	第二组	第三组	第四组
第一次实验	d_{S_1}	d_{S_2}	d_{T_1}	d_{T_2}
第二次实验	d_{T_2}	d_{T_1}	d_{S_2}	d_{S_1}

2. 平行线测定法的方差分析和可靠性测验

随机设计和随机区组设计的方差分析和可靠性测验

（1）将反应值或其规定的函数（y）按 S 和 T 的剂量分组列成方阵表 见表二。

表二　剂量分组方阵表

		S 和 T 的剂量组				总和 $\sum y_m$
		(1)	(2)	(3)	⋯	(k)	
行间（组内）	1	$y_{1(1)}$	$y_{1(2)}$	$y_{1(3)}$	⋯	$y_{1(k)}$	$\sum y_1$
	2	$y_{2(1)}$	$y_{2(2)}$	$y_{2(3)}$	⋯	$y_{2(k)}$	$\sum y_2$
	3	$y_{3(1)}$	$y_{3(2)}$	$y_{3(3)}$	⋯	$y_{3(k)}$	$\sum y_3$
	⋮	⋮	⋮	⋮		⋮	⋮
	m	$y_{m(1)}$	$y_{m(2)}$	$y_{m(3)}$	⋯	$y_{m(k)}$	$\sum y_m$
总和 $\sum y_{(k)}$		$\sum y_{(1)}$	$\sum y_{(2)}$	$\sum y_{(3)}$		$\sum y_{(k)}$	$\sum y$

方阵中，K 为 S 和 T 的剂量组数和，m 为各剂量组内 y 的个数，如为随机区组设计，m 为行间或组内所加的因级限制；n 为反应的总个数，$n = mK$。

（2）特异反应剔除和缺项补足

特异反应剔除 在同一剂量组内的各个反应中，如出现个别特大或特小的反应，应按下法判断其是否可以剔除。

设 y_a 表示特异反应值（或其规定的函数），y_m 为与 y_a 相对的另一极端的反应值，y_2、y_3 为与 y_a 最接近的两个反应值，y_{m-1}、y_{m-2} 为与 y_m 最接近的两个反应值，m 是该剂量组内的反应个数，将各数值按大小次序排列如下：

$$y_a \text{、} y_2 \text{、} y_3 \cdots y_{m-2} \text{、} y_{m-1} \text{、} y_m$$

如 y_a 为特大值，则依次递减，y_m 最小；如 y_a 为特小值，则依次递升，y_m 最大。按（10）～（12）式计算 J 值。

当 $m = 3 \sim 7$ 时

$$J_1 = \frac{y_2 - y_a}{y_m - y_a} \tag{10}$$

当 $m = 8 \sim 13$ 时

$$J_2 = \frac{y_3 - y_a}{y_{m-1} - y_a} \tag{11}$$

当 $m = 14 \sim 20$ 时

$$J_3 = \frac{y_3 - y_a}{y_{m-2} - y_a} \tag{12}$$

如 J 的计算值大于 J 值表（表三）中规定的相应数值时，y_a 即可剔除。

表三　剔除特异反应的 J 值表

m	3	4	5	6	7		
J_1	0.98	0.85	0.73	0.64	0.59		
m	8	9	10	11	12	13	
J_2	0.78	0.73	0.68	0.64	0.61	0.58	
m	14	15	16	17	18	19	20
J_3	0.60	0.58	0.56	0.54	0.53	0.51	0.50

缺项补足 因反应值被剔除或因故反应值缺失造成缺项，致 m 不等时，根据实验设计类型做缺项补足，使各剂量组的反应个数 m 相等。

随机设计 对缺失数据的剂量组，以该组的反应均值补入，缺 1 个反应补 1 个均值，缺 2 个反应补 2 个均值。

随机区组设计 按（13）式计算，补足缺项。

$$\text{缺项 } y = \frac{KC + mR - G}{(K-1)(m-1)} \tag{13}$$

式中　C 为缺项所在剂量组内的反应值总和；

　　　R 为缺项所在行的反应值总和；

　　　G 为全部反应值总和。

如果缺 1 项以上，可以分别以 y_1、y_2、y_3 等代表各缺项，然后在计算其中之一时，把其他缺项 y 直接用符号 y_1、y_2 等当作未缺项代入（13）式，这样可得与缺项数相同的方程组，解方程组即得。

随机区组设计，当剂量组内安排的区组数较多时，也可将缺项所在的整个区组除去。

随机设计的实验结果中，如在个别剂量组多出 1～2 个反应值，可按严格的随机原则去除，使各剂量组的反应个数 m 相等。

不论哪种实验设计，每补足一个缺项，就需把 s^2 的自由度减去 1，缺项不得超过反应总个数的 5%。

（3）方差分析 方阵表（表二）的实验结果，按（14）～（21）式计算各项变异的差方和、自由度（f）及误差项的方差（s^2）。

随机设计 按（14）式、（15）式计算差方和$_{(总)}$、差方和$_{(剂间)}$。按（20）式计算差方和$_{(误差)}$。按（18）式或（21）式计算 s^2。

随机区组设计 按（14）～（17）式计算差方和$_{(总)}$、差方和$_{(剂间)}$、差方和$_{(区组间)}$、差方和$_{(误差)}$。按（18）式或（19）式计算 s^2。

$$差方和_{(总)} = \sum y^2 - \frac{(\sum y)^2}{mK} \qquad (14)$$

$$f_{(总)} = mK - 1$$

$$差方和_{(剂间)} = \frac{\sum [\sum y_{(k)}]^2}{m} - \frac{(\sum y)^2}{mK} \qquad (15)$$

$$f_{(剂间)} = K - 1$$

$$差方和_{(区组间)} = \frac{\sum (\sum y_m)^2}{K} - \frac{(\sum y)^2}{mK} \qquad (16)$$

$$f_{(区组间)} = m - 1$$

$$差方和_{(误差)} = 差方和_{(总)} - 差方和_{(剂间)} - 差方和_{(区组间)} \qquad (17)$$

$$f_{(误差)} = f_{(总)} - f_{(剂间)} - f_{(区组间)} = (K-1)(m-1)$$

$$各变异项方差 = \frac{各变异项差方和}{各变异项自由度} \qquad (18)$$

$$误差项方差(s^2) = \frac{差方和_{(误差)}}{f_{(误差)}}$$

或

$$s^2 = \frac{Km \sum y^2 - K \cdot \sum [\sum y_{(k)}]^2 - m \cdot \sum (\sum y_m)^2 + (\sum y)^2}{Km(K-1)(m-1)} \qquad (19)$$

$$f = (K-1)(m-1)$$

$$差方和_{(误差)} = 差方和_{(总)} - 差方和_{(剂间)} \qquad (20)$$

$$f_{(误差)} = f_{(总)} - f_{(剂间)} = K(m-1)$$

$$s^2 = \frac{m \sum y^2 - \sum [\sum y_{(k)}]^2}{Km(m-1)} \qquad (21)$$

$$f = K(m-1)$$

(4) 可靠性测验　通过对剂间变异的分析,以测验 S 和 T 的对数剂量和反应的关系是否显著偏离平行直线。(2.2)法和(2.2.2)法的剂间变异分析为试品间、回归、偏离平行三项,其他 $(k \cdot k)$ 法还需再分析二次曲线、反向二次曲线等。

可靠性测验的剂间变异分析

$(k \cdot k)$ 法、$(k \cdot k')$ 法按表四计算各变异项的 $m \cdot \sum C_i^2$ 及 $\sum [C_i \cdot \sum y_{(k)}]$,按 (22) 式计算各项变异的差方和。

$$各项变异的差方和 = \frac{\{\sum [C_i \cdot \sum y_{(k)}]\}^2}{m \cdot \sum C_i^2} \qquad (22)$$

$$f = 1$$

表四　$(k \cdot k)$ 法、$(k \cdot k')$ 法可靠性测验正交多项系数表

方法	变异来源	$\sum y_{(k)}$ 的正交多项系数(C_i)								$m \cdot \sum C_i^2$	$\sum [C_i \cdot \sum y_{(k)}]$
		S_1	S_2	S_3	S_4	T_1	T_2	T_3	T_4		
(2.2)	试品间	-1	-1			1	1			$4m$	$T_2 + T_1 - S_2 - S_1$
	回归	-1	1			-1	1			$4m$	$T_2 - T_1 + S_2 - S_1$
	偏离平行	1	-1			-1	1			$4m$	$T_2 - T_1 - S_2 + S_1$
(3.3)	试品间	-1	-1	-1		1	1	1		$6m$	$T_3 + T_2 + T_1 - S_3 - S_2 - S_1$
	回归	-1	0	1		-1	0	1		$4m$	$T_3 - T_1 + S_3 - S_1$
	偏离平行	1	0	-1		-1	0	1		$4m$	$T_3 - T_1 - S_3 + S_1$
	二次曲线	1	-2	1		1	-2	1		$12m$	$T_3 - 2T_2 + T_1 + S_3 - 2S_2 + S_1$
	反向二次曲线	-1	2	-1		1	-2	1		$12m$	$T_3 - 2T_2 + T_1 - S_3 + 2S_2 - S_1$
(4.4)	试品间	-1	-1	-1	-1	1	1	1	1	$8m$	$T_4 + T_3 + T_2 + T_1 - S_4 - S_3 - S_2 - S_1$
	回归	-3	-1	1	3	-3	-1	1	3	$40m$	$3T_4 + T_3 - T_2 - 3T_1 + 3S_4 + S_3 - S_2 - 3S_1$
	偏离平行	3	1	-1	-3	-3	-1	1	3	$40m$	$3T_4 + T_3 - T_2 - 3T_1 - 3S_4 - S_3 + S_2 + 3S_1$
	二次曲线	1	-1	-1	1	1	-1	-1	1	$8m$	$T_4 - T_3 - T_2 + T_1 + S_4 - S_3 - S_2 + S_1$
	反向二次曲线	-1	1	1	-1	1	-1	-1	1	$8m$	$T_4 - T_3 - T_2 + T_1 - S_4 + S_3 + S_2 - S_1$
(3.2)	试品间	-2	-2	-2		3	3			$30m$	$3(T_2 + T_1) - 2(S_3 + S_2 + S_1)$
	回归	-2	0	2		-1	1			$10m$	$T_2 - T_1 + 2(S_3 - S_1)$
	偏离平行	1	0	-1		-2	2			$10m$	$2(T_2 - T_1) - S_3 + S_1$
	二次曲线	1	-2	1		0	0			$6m$	$S_3 - 2S_2 + S_1$
(4.3)	试品间	-3	-3	-3	-3	4	4	4		$84m$	$4(T_3 + T_2 + T_1) - 3(S_4 + S_3 + S_2 + S_1)$
	回归	-3	-1	1	3	-2	0	2		$28m$	$2(T_3 - T_1) + 3(S_4 - S_1) - S_2 + S_3$
	偏离平行	3	1	-1	-3	-5	0	5		$70m$	$5(T_3 - T_1) - 3(S_4 - S_1) - S_3 + S_2$
	二次曲线	3	-3	-3	3	2	-4	2		$60m$	$2(T_3 + T_1) - 4T_2 + 3(S_4 - S_3 - S_2 + S_1)$
	反向二次曲线	-1	1	1	-1	1	-2	1		$10m$	$T_3 - 2T_2 + T_1 - S_4 + S_3 + S_2 - S_1$

注:用(2.3)法及(3.4)法时,分别将(3.2)法及(4.3)法中 S 和 T 的正交多项系数互换得。

表中 S_1、S_2…T_1、T_2…在量反应分别为标准品和供试品每一剂量组内的反应值或它们规定函数的总和〔相当于表二的 $\sum y_{(k)}$ 各项〕。所有脚序 1、2、3……都是顺次由小剂量到大剂量, C_i 是与之相应的正交多项系数。$m \cdot \sum C_i^2$ 是该项变异各正交多项系数的平方之和与 m 的乘积, $\sum [C_i \cdot \sum y_{(k)}]$ 为 S_1、S_2…T_1、T_2…分别与该项正交多项系数乘积之和。

（$k \cdot k \cdot k$）法按（23）式、（24）式计算试品间差方和。

（2.2.2）法

$$差方和_{(试品间)} = \frac{(S_2 + S_1)^2 + (T_2 + T_1)^2 + (U_2 + U_1)^2}{2m} - \frac{(\sum y)^2}{mK} \quad (23)$$

$$f = 2$$

（3.3.3）法

$$差方和_{(试品间)} = [(S_1 + S_2 + S_3)^2 + (T_1 + T_2 + T_3)^2 + (U_1 + U_2 + U_3)^2]/(3m) - (\sum y)^2/(mK) \quad (24)$$

$$f = 2$$

按表五计算回归、二次曲线、反向二次曲线各项变异的 $m \cdot \sum C_i^2$ 及 $\sum [C_i \cdot \sum y_{(k)}]$；按（22）式计算差方和$_{(回归)}$、差方和$_{(二次曲线)}$。

表五　（$k \cdot k \cdot k$）法可靠性测验正交多项系数表

方法	变异来源	$\sum y_{(k)}$ 的正交多项系数（C_i）									$m \cdot \sum C_i^2$	$\sum [C_i \cdot \sum y_{(k)}]$
		S_1	S_2	S_3	T_1	T_2	T_3	U_1	U_2	U_3		
(2.2.2)	回　归	-1	1		-1	1		-1	1		$6m$	$S_2 - S_1 + T_2 - T_1 + U_2 - U_1$
	偏　离	1	-1		-1	1					$4m$	$T_2 - T_1 - S_2 + S_1$
	平　行	1	-1					-1	1		$4m$	$U_2 - U_1 - S_2 + S_1$
					1	-1		-1	1		$4m$	$U_2 - U_1 - T_2 + T_1$
(3.3.3)	回　归	-1	0	1	-1	0	1	-1	0	1	$6m$	$U_3 - U_1 + T_3 - T_1 + S_3 - S_1$
	偏　离	1	0	-1	-1	0	1				$4m$	$T_3 - T_1 - S_3 + S_1$
	平　行	1	0	-1				-1	0	1	$4m$	$U_3 - U_1 - S_3 + S_1$
					1	0	-1	-1	0	1	$4m$	$U_3 - U_1 - T_3 + T_1$
	二次曲线	1	-2	1	1	-2	1	1	-2	1	$18m$	$U_3 - 2U_2 + U_1 + T_3 - 2T_2 + T_1 + S_3 - 2S_2 + S_1$
	反　向	-1	2	-1	1	-2	1				$12m$	$T_3 - 2T_2 + T_1 - S_3 + 2S_2 - S_1$
	二次曲线	-1	2	-1				1	-2	1	$12m$	$U_3 - 2U_2 + U_1 - S_3 + 2S_2 - S_1$
					-1	2	-1	1	-2	1	$12m$	$U_3 - 2U_2 + U_1 - T_3 + 2T_2 - T_1$

按（25）式计算差方和$_{(偏离平行)}$及差方和$_{(反向二次曲线)}$。

$$差方和_{(偏离平行)}、差方和_{(反向二次曲线)} = \frac{2\sum\{\sum[C_i \cdot \sum y_{(k)}]\}^2}{\sum(m \cdot \sum C_i^2)} \quad (25)$$

$$f = 2$$

按（18）式计算各项变异的方差。

将方差分析结果列表进行可靠性测验。例如随机区组设计(3.3)法可靠性测验结果列表，见表六。

表六　随机区组设计（3.3）法可靠性测验结果

变异来源	f	差方和	方　差	F	P
试品间	1	(22)式	差方和/f	方差/s^2	
回归	1	(22)式	差方和/f	方差/s^2	
偏离平行	1	(22)式	差方和/f	方差/s^2	
二次曲线	1	(22)式	差方和/f	方差/s^2	
反向二次曲线	1	(22)式	差方和/f	方差/s^2	
剂间	$K-1$	(15)式	差方和/f	方差/s^2	
区组间	$m-1$	(16)式	差方和/f	方差/s^2	
误差	$(K-1)(m-1)$	(17)式	差方和/$f(s^2)$		
总	$mK-1$	(14)式			

表六中概率 P 是以该变异项的自由度为分子，误差项（s^2）的自由度为分母，查 F 值表（表七），将查表所得 F 值与表六 F 项下的计算值比较而得。当 F 计算值大于 $P=0.05$ 或 $P=0.01$ 的查表值时，则 $P<0.05$ 或 $P<0.01$，即为在此概率水平下该项变异有显著意义。

随机设计没有区组间变异项。

可靠性测验结果判断

可靠性测验结果，回归项应非常显著（$P<0.01$）。

（2.2）法、（2.2.2）法偏离平行应不显著（$P>0.05$）。

其他（$k \cdot k$）法、（$k \cdot k \cdot k$）法偏离平行、二次曲线、反向二次曲线各项均应不显著（$P>0.05$）。

试品间一项不作为可靠性测验的判断标准，试品间变异非常显著者，重复试验时，应参考所得结果重新估计 T 的效价或重新调整剂量试验。

双交叉设计的方差分析和可靠性测验

（1）双交叉设计实验结果的方阵表　将动物按体重随机分成四组，各组的动物数（m）相等，四组的动物总数为 $4m$。对四组中的每一只动物都加以识别标记，按双交叉设计给药次序表进行实验，各组的每一只动物都给药两次，共得 $2 \times 4m$ 个反应值。将 S、T 各两个剂量组两次实验所得反应值排列成表，见表八。

表七　F 值表

f_2（分母的自由度）		f_1（分子的自由度）								
		1	2	3	4	6	12	20	40	∞
1		161	200	216	225	234	244	248	251	254
		4052	4999	5403	5625	5859	6106	6208	6286	6366
2		18.51	19.00	19.16	19.25	19.33	19.41	19.44	19.47	19.50
		98.49	99.00	99.17	90.25	99.33	99.42	99.45	99.48	99.50
3		10.13	9.55	9.28	9.12	8.94	8.74	8.66	8.60	8.53
		34.12	30.82	29.46	28.71	27.91	27.05	26.69	26.41	26.12
4		7.71	6.94	6.59	6.39	6.16	5.91	5.80	5.71	5.63
		21.20	18.00	16.69	15.98	15.21	14.37	14.02	13.74	13.46
5		6.61	5.79	5.41	5.19	4.95	4.68	4.56	4.46	4.36
		16.26	13.27	12.06	11.39	10.67	9.89	9.55	9.29	9.02
6		5.99	5.14	4.76	4.53	4.28	4.00	3.87	3.77	3.67
		13.74	10.92	9.78	9.15	8.47	7.72	7.39	7.14	6.88
7		5.59	4.74	4.35	4.12	3.87	3.57	3.44	3.34	3.23
		12.25	9.55	8.45	7.85	7.19	6.47	6.15	5.90	5.65
8		5.32	4.46	4.07	3.84	3.58	3.28	3.15	3.05	2.93
		11.26	8.65	7.59	7.01	6.37	5.67	5.36	5.11	4.86
9		5.12	4.26	3.86	3.63	3.37	3.07	2.93	2.82	2.71
		10.56	8.02	6.99	6.42	5.80	5.11	4.80	4.56	4.31
10		4.96	4.10	3.71	3.48	3.22	2.91	2.77	2.67	2.54
		10.04	7.56	6.55	5.99	5.39	4.71	4.41	4.17	3.91
15		4.54	3.68	3.29	3.06	2.79	2.48	2.33	2.21	2.07
		8.68	6.36	5.42	4.89	4.32	3.67	3.36	3.12	2.87
20		4.35	3.49	3.10	2.87	2.60	2.28	2.12	1.99	1.84
		8.10	5.85	4.94	4.43	3.87	3.23	2.94	2.69	2.42
30		4.17	3.32	2.92	2.69	2.42	2.09	1.93	1.79	1.62
		7.56	5.39	4.51	4.02	3.47	2.84	2.55	2.29	2.01
40		4.08	3.23	2.84	2.61	2.34	2.00	1.84	1.69	1.51
		7.31	5.18	4.31	3.83	3.29	2.66	2.37	2.11	1.81
60		4.00	3.15	2.76	2.52	2.25	1.92	1.75	1.59	1.39
		7.08	4.98	4.13	3.65	3.12	2.50	2.20	1.93	1.60
∞		3.84	2.99	2.60	2.37	2.09	1.75	1.57	1.40	1.00
		6.64	4.60	3.78	3.32	2.80	2.18	1.87	1.59	1.00

注：上行，$P=0.05$；下行，$P=0.01$。

表八　双交叉实验结果

		第一组			第二组			第三组			第四组			
		第(1)次	第(2)次	两次	第(1)次	第(2)次	两次	第(1)次	第(2)次	两次	第(1)次	第(2)次	两次	
		d_{S_1}	d_{T_2}	反应和	d_{S_2}	d_{T_1}	反应和	d_{T_1}	d_{S_2}	反应和	d_{T_2}	d_{S_1}	反应和	
y		$y_{S_1(1)}$ ⋮	$y_{T_2(2)}$ ⋮	$y_{(1)}+y_{(2)}$ ⋮	$y_{S_2(1)}$ ⋮	$y_{T_1(2)}$ ⋮	$y_{(1)}+y_{(2)}$ ⋮	$y_{T_1(1)}$ ⋮	$y_{S_2(2)}$ ⋮	$y_{(1)}+y_{(2)}$ ⋮	$y_{T_2(1)}$ ⋮	$y_{S_1(2)}$ ⋮	$y_{(1)}+y_{(2)}$ ⋮	总和
Σ		$S_{1(1)}$			$S_{2(1)}$			$T_{1(1)}$	$S_{2(2)}$		$S_{1(2)}$			S_1 S_2 T_1 T_2
			$T_{2(2)}$			$T_{1(2)}$							$T_{2(1)}$	

（2）缺项补足　表八中如有个别组的 1 个反应值因故缺失，均作该只动物缺失处理，在组内形成两个缺项。此时，可分别用两次实验中该组动物其余各反应值的均值补入；也可在其余三组内用严格随机的方法各去除 1 只动物，使各组的动物数相等。每补足一个缺项，误差（Ⅰ）和误差（Ⅱ）的方差 s_I^2 和 s_{II}^2 的自由度都要减去 1。缺项不得超过反应总个数的 5%。同一组内缺失的动物不得超过 1 只。

（3）方差分析　双交叉设计的总变异中，包含有动物间变异和动物内变异。对表八的 $2 \times 4m$ 个反应值进行方差分析时，总变异的差方和$_{(总)}$ 按（26）式计算。

$$差方和_{(总)} = \sum y^2 - \frac{(\sum y)^2}{2 \times 4m} \tag{26}$$

$$f_{(总)} = 2 \times 4m - 1$$

动物间变异是每一只动物两次实验所得反应值的和（表八每组动物的第三列）之间的变异，其差方和按（27）式计算。

$$差方和_{(动物间)} = \frac{\sum [y_{(1)} + y_{(2)}]^2}{2} - \frac{(\sum y)^2}{2 \times 4m} \tag{27}$$

$$f_{(动物间)} = 4m - 1$$

总变异中分除动物间变异，余下为动物内变异。

动物间变异和动物内变异的分析　将表八中 S 和 T 各剂量组第（1）次实验所得反应值之和 $S_{1(1)}$、$S_{2(1)}$、$T_{1(1)}$、$T_{2(1)}$ 及第（2）次实验反应值之和 $S_{1(2)}$、$S_{2(2)}$、$T_{1(2)}$、$T_{2(2)}$ 按表九双交叉设计正交系数表计算各项变异的 $m \cdot \sum C_i^2$ 及 $\sum (C_i \cdot y)$，按（22）式计算各项变异的差方和。

总变异的差方和减去动物间变异的差方和，再减去动物内各项变异的差方和，余项为误差（Ⅰ）的差方和，按（28）式计算。

$$差方和_{(误差Ⅰ)} = 差方和_{(总)} - 差方和_{(动物间)} - 差方和_{(试品间)} -$$
$$差方和_{(回归)} - 差方和_{(次间)} - 差方和_{(次间 \times 偏离平行)} \tag{28}$$

$$f_{(误差Ⅰ)} = f_{(总)} - f_{(动物间)} - f_{(试品间)} - f_{(回归)} -$$
$$f_{(次间)} - f_{(次间 \times 偏离平行)} = 4(m-1)$$

误差（Ⅰ）的方差 s^2，用以计算实验误差 S_M、FL，及进行动物内各项变异（表九中 * 标记者）的 F 测验。

表九　双交叉设计正交系数表①

变异来源	第（1）次实验				第（2）次实验				$m \cdot \sum C_i^2$	$\sum (C_i \cdot \sum y)$
	$S_{1(1)}$	$S_{2(1)}$	$T_{1(1)}$	$T_{2(1)}$	$S_{1(2)}$	$S_{2(2)}$	$T_{1(2)}$	$T_{2(2)}$		
	正交多项系数 C_i									
试品间*	−1	−1	1	1	−1	−1	1	1	$8m$	$T_{2(1)} + T_{1(1)} - S_{2(1)} - S_{1(1)} + T_{2(2)} + T_{1(2)} - S_{2(2)} - S_{1(2)}$
回归*	−1	1	−1	1	−1	1	−1	1	$8m$	$T_{2(1)} - T_{1(1)} + S_{2(1)} - S_{1(1)} + T_{2(2)} - T_{1(2)} + S_{2(2)} - S_{1(2)}$
偏离平行	1	−1	−1	1	1	−1	−1	1	$8m$	$T_{2(1)} - T_{1(1)} - S_{2(1)} + S_{1(1)} + T_{2(2)} - T_{1(2)} - S_{2(2)} + S_{1(2)}$
次间*	1	1	1	1	−1	−1	−1	−1	$8m$	$T_{2(2)} + T_{1(2)} + S_{2(2)} + S_{1(2)} - T_{2(1)} - T_{1(1)} - S_{2(1)} - S_{1(1)}$
次间×试品间	−1	−1	1	1	1	1	−1	−1	$8m$	$T_{2(2)} + T_{1(2)} - S_{2(2)} - S_{1(2)} - T_{2(1)} - T_{1(1)} + S_{2(1)} + S_{1(1)}$
次间×回归	−1	1	−1	1	1	−1	1	−1	$8m$	$T_{2(2)} - T_{1(2)} + S_{2(2)} - S_{1(2)} - T_{2(1)} + T_{1(1)} - S_{2(1)} + S_{1(1)}$
次间×偏离平行*	−1	1	1	−1	1	−1	−1	1	$8m$	$T_{2(2)} - T_{1(2)} - S_{2(2)} + S_{1(2)} - T_{2(1)} + T_{1(1)} + S_{2(1)} - S_{1(1)}$

①各项变异的自由度均为 1。有 * 号标记的四项为动物内变异，其余三项为动物间变异。

误差（Ⅱ）的差方和为动物间变异的差方和减去表九中其余三项变异（表九中无 * 标记者）的差方和，按（29）式计算。

$$差方和_{(误差Ⅱ)} = 差方和_{(动物间)} - 差方和_{(偏离平行)} -$$
$$差方和_{(次间 \times 试品间)} - 差方和_{(次间 \times 回归)} \tag{29}$$

$$f_{(误差Ⅱ)} = f_{(动物间)} - f_{(偏离平行)} - f_{(次间 \times 试品间)} - f_{(次间 \times 回归)}$$
$$= 4(m-1)$$

误差（Ⅱ）的方差 s_{II}^2 用以进行上述三项变异的 F 测验。

（4）可靠性测验　将方差分析及 F 测验的结果列表，如表十。

表十中的概率 P，计算同表六，但表的上半部分是以 s_{II}^2 的自由度为分母，表的下半部分以 s^2 的自由度为分母，

查 F 值表（表七），将查表所得的 F 值与表十 F 项下的计算值比较而得。

表十　双交叉设计可靠性测验结果

变异来源	f	差方和	方差	F	P
偏离平行	1	（22）式	差方和/f	方差/s_{II}^2	
次间×试品间	1	（22）式	差方和/f	方差/s_{II}^2	
次间×回归	1	（22）式	差方和/f	方差/s_{II}^2	
误差（Ⅱ）	$4(m-1)$	（29）式	差方和/$f(s_{II}^2)$		
动物间	$4m-1$	（27）式	差方和/f	方差/s^2	
试品间	1	（22）式	差方和/f	方差/s^2	
回归	1	（22）式	差方和/f	方差/s^2	
次间	1	（22）式	差方和/f	方差/s^2	
次间×偏离平行	1	（22）式	差方和/f	方差/s^2	
误差（Ⅰ）	$4(m-1)$	（28）式	差方和/$f(s^2)$		
总	$2 \times 4m - 1$	（26）式			

可靠性测验结果判断　回归、偏离平行、试品间三项的判断标准同(2.2)法。

次间×试品间、次间×回归、次间×偏离平行三项中，如有 F 测验非常显著者，说明该项变异在第一次和第二次实验的结果有非常显著的差别，对出现这种情况的检定结果，下结论时应慎重，最好复试。

3. 效价(P_T)及可信限(FL)计算

各种($k \cdot k$)法都按表十一计算 V、W、D、A、B、g 等数值，代入(30)~(33)式及(3)式、(8)式计算 R、P_T、S_M 以及 R、P_T 的 FL 和 FL% 等。

$$R = D \cdot \text{antilg} \frac{IV}{W} \qquad (30)$$

$$S_M = \frac{I}{W^2(1-g)} \sqrt{ms^2 \left[(1-g)AW^2 + BV^2 \right]} \qquad (31)$$

$$R \text{ 的 FL} = \text{antilg}\left(\frac{\lg R}{1-g} \pm t \cdot S_M \right) \qquad (32)$$

$$P_T \text{ 的 FL} = A_T \cdot \text{antilg}\left(\frac{\lg R}{1-g} \pm t \cdot S_M \right) \qquad (33)$$

(2.2)法双交叉设计　计算方法同上述(2.2)法。双交叉设计各剂量组都进行两次试验，S 和 T 每一剂量组的反应值个数为组内动物数的两倍($2m$)。

(1)双交叉设计用 S 和 T 各组剂量两次试验所得各反应值之和(表八中的 S_1、S_2、T_1、T_2)按表十一(2.2)法公式计算 V、W、D、g 等数值。

(2)参照(31)式计算 S_M，因每只动物进行两次实验，式中 m 用 $2m$ 代替，(2.2)法 $A=1$，$B=1$，S_M 的公式为

$$S_M = \frac{I}{W^2(1-g)} \sqrt{2ms^2 \left[(1-g)W^2 + V^2 \right]} \qquad (34)$$

式中　s^2 为表十中误差（Ⅰ）的方差；

$$g = \frac{s^2 \cdot t^2 \cdot 2m}{W^2}。$$

表十一　量反应平行线检定法的计算公式[①]

方法 ($k_1 \cdot k_2$)	S	T	效价计算用数值			S_M 计算用数值		
			V	W	D	A	B	g
2.2	$d_{S_1} d_{S_2}$	$d_{T_1} d_{T_2}$	$\frac{1}{2}(T_1+T_2-S_1-S_2)$	$\frac{1}{2}(T_2-T_1+S_2-S_1)$	$\frac{d_{S_2}}{d_{T_2}}$	1	1	$\frac{t^2 s^2 m}{W^2}$
3.3	$d_{S_1} d_{S_2} d_{S_3}$	$d_{T_1} d_{T_2} d_{T_3}$	$\frac{1}{3}(T_1+T_2+T_3-S_1-S_2-S_3)$	$\frac{1}{4}(T_3-T_1+S_3-S_1)$	$\frac{d_{S_3}}{d_{T_3}}$	$\frac{2}{3}$	$\frac{1}{4}$	$\frac{t^2 s^2 m}{4W^2}$
4.4	$d_{S_1} d_{S_2} d_{S_3} d_{S_4}$	$d_{T_1} d_{T_2} d_{T_3} d_{T_4}$	$\frac{1}{4}(T_1+T_2+T_3+T_4-S_1-S_2-S_3-S_4)$	$\frac{1}{20}[(T_3-T_2+S_3-S_2)+3(T_4-T_1+S_4-S_1)]$	$\frac{d_{S_4}}{d_{T_4}}$	$\frac{1}{2}$	$\frac{1}{10}$	$\frac{t^2 s^2 m}{10W^2}$
3.2	$d_{S_1} d_{S_2} d_{S_3}$	$d_{T_1} d_{T_2}$	$\frac{1}{2}(T_2+T_1)-\frac{1}{3}(S_1+S_2+S_3)$	$\frac{1}{5}[(T_2-T_1)+2(S_3-S_1)]$	$\frac{d_{S_3}}{d_{T_2}} \cdot \frac{1}{\sqrt{r}}$	$\frac{5}{6}$	$\frac{2}{5}$	$\frac{2t^2 s^2 m}{5W^2}$
2.3	$d_{S_1} d_{S_2}$	$d_{T_1} d_{T_2} d_{T_3}$	$\frac{1}{3}(T_1+T_2+T_3)-\frac{1}{2}(S_1+S_2)$	$\frac{1}{5}[2(T_3-T_1)+(S_2-S_1)]$	$\frac{d_{S_2}}{d_{T_3}} \cdot \sqrt{r}$			
4.3	$d_{S_1} d_{S_2} d_{S_3} d_{S_4}$	$d_{T_1} d_{T_2} d_{T_3}$	$\frac{1}{3}(T_1+T_2+T_3)-\frac{1}{4}(S_1+S_2+S_3+S_4)$	$\frac{1}{14}[2(T_3-T_1)+(S_3-S_2)+3(S_4-S_1)]$	$\frac{d_{S_4}}{d_{T_3}} \cdot \frac{1}{\sqrt{r}}$	$\frac{7}{12}$	$\frac{1}{7}$	$\frac{t^2 s^2 m}{7W^2}$
3.4	$d_{S_1} d_{S_2} d_{S_3}$	$d_{T_1} d_{T_2} d_{T_3} d_{T_4}$	$\frac{1}{4}(T_1+T_2+T_3+T_4)-\frac{1}{3}(S_1+S_2+S_3)$	$\frac{1}{14}[2(S_3-S_1)+(T_3-T_2)+3(T_4-T_1)]$	$\frac{d_{S_3}}{d_{T_4}} \cdot \sqrt{r}$			
2.2.2	$d_{S_1} d_{S_2}$	$d_{T_1} d_{T_2}$	$\frac{1}{2}(T_1+T_2-S_1-S_2)$	$\frac{1}{3}(T_2-T_1+U_2-U_1+S_2-S_1)$	$\frac{d_{S_2}}{d_{T_2}}$	1	$\frac{2}{3}$	$\frac{2t^2 s^2 m}{3W^2}$
		$d_{U_1} d_{U_2}$	$\frac{1}{2}(U_1+U_2-S_1-S_2)$		$\frac{d_{S_2}}{d_{U_2}}$			
3.3.3	$d_{S_1} d_{S_2} d_{S_3}$	$d_{T_1} d_{T_2} d_{T_3}$	$\frac{1}{3}(T_1+T_2+T_3-S_1-S_2-S_3)$	$\frac{1}{6}(T_3-T_1+U_3-U_1+S_3-S_1)$	$\frac{d_{S_3}}{d_{T_3}}$	$\frac{2}{3}$	$\frac{1}{6}$	$\frac{t^2 s^2 m}{6W^2}$
		$d_{U_1} d_{U_2} d_{U_3}$	$\frac{1}{3}(U_1+U_2+U_3-S_1-S_2-S_3)$		$\frac{d_{S_3}}{d_{U_3}}$			

①表中 d_S、d_T 分别为 S 和 T 的剂量，下角 1、2、3 是顺次由小剂量到大剂量。

例 2 量反应平行线测定随机设计 (3.3.3) 法

绒促性素 (HCG) 效价测定——小鼠子宫增重法

S 为绒促性素标准品

d_{S_1}: 0.135u/鼠　　d_{S_2}: 0.225u/鼠　　d_{S_3}: 0.375u/鼠

T 为绒促性素　　估计效价 A_T: 2500u/mg

d_{T_1}: 0.135u/鼠　　d_{T_2}: 0.225u/鼠　　d_{T_3}: 0.375u/鼠

U 为绒促性素粉针, 标示量 A_U: 500u/安瓿

d_{U_1}: 0.144u/鼠　　d_{U_2}: 0.240u/鼠　　d_{U_3}: 0.400u/鼠

$r = 1 : 0.6$　　　　$I = 0.222$

反应 (y): 10g 体重的子宫重(mg)

测定结果见表 2-1。

(3.3.3)法, $K = 9$; 每组 15 只小鼠, $m = 15$

(1) 按(14)式、(15)式、(20)式计算各项的差方和

$$差方和_{(总)} = 9.31^2 + 17.50^2 + \cdots + 23.80^2 + 21.80^2 +$$
$$36.00^2 - \frac{3795.35^2}{9 \times 15} = 29\ 868.26$$
$$f_{(总)} = 9 \times 15 - 1 = 134$$
$$差方和_{(剂间)} = \frac{238.68^2 + 477.63^2 + \cdots + 582.10^2}{15} - \frac{3795.35^2}{9 \times 15}$$
$$= 12\ 336.55$$
$$f_{(剂间)} = 9 - 1 = 8$$

表 2-1　HCG 效价测定结果

剂量 u/鼠	d_{S_1} 0.135	d_{S_2} 0.225	d_{S_3} 0.375	d_{T_1} 0.135	d_{T_2} 0.225	d_{T_3} 0.375	d_{U_1} 0.144	d_{U_2} 0.240	d_{U_3} 0.400	
	9.31	33.70	15.10	20.80	25.70	35.60	26.20	10.00	55.00	
	17.50	56.80	47.20	16.40	6.37	48.40	10.00	40.20	41.70	
	21.90	44.60	51.80	5.66	38.30	41.90	19.22	22.30	15.40	
	14.60	32.30	47.30	9.50	46.80	44.70	22.00	40.50	53.60	
	8.20	16.70	49.90	9.27	43.40	29.80	20.70	50.90	53.70	
	11.00	6.17	47.20	7.56	27.80	38.80	23.20	23.50	33.00	
	24.40	41.50	47.10	15.40	26.00	37.40	18.70	19.60	44.30	
y	16.80	36.20	45.10	20.30	27.20	33.70	12.60	27.20	44.70	
	29.90	9.83	46.40	11.50	27.30	35.40	20.90	30.30	23.00	
	8.95	20.00	52.90	22.20	11.90	47.90	19.10	58.80	31.60	
	17.80	22.00	32.50	20.60	33.40	14.60	19.40	55.30	49.20	
	18.00	60.60	56.40	13.90	29.00	49.80	14.50	40.70	55.30	
	13.70	6.43	39.50	12.60	6.43	14.50	11.40	35.40	23.80	
	8.82	26.00	8.08	7.25	27.80	42.00	16.20	15.20	21.80	
	17.80	34.80	37.10	15.80	17.70	11.50	20.80	28.70	36.00	
$\sum y_{(k)}$	238.68 S_1	447.63 S_2	623.58 S_3	208.74 T_1	395.10 T_2	526.00 T_3	274.92 U_1	498.60 U_2	582.10 U_3	$\sum y$ 3795.35

$$差方和_{(误差)} = 29\ 868.26 - 12\ 336.55 = 17\ 531.71$$
$$f_{(误差)} = 134 - 8 = 126$$

(2) 剂间变异分析及可靠性测验　按(24)式及表五 (3.3.3)法分析。

$$差方和_{(试品间)} = [(238.68 + 447.63 + 623.58)^2 +$$
$$(208.74 + 395.10 + 526.00)^2] \div$$
$$(3 \times 15) + (274.92 + 498.60 +$$

$$582.10)^2 \div (3 \times 15) - 3795.35^2 \div$$
$$(9 \times 15) = 633.23$$
$$f_{(试品间)} = 2$$

各项分析结果见表 2-2、表 2-3。

结论: 回归非常显著, 偏离平行、二次曲线、反向二次曲线均不显著, 实验结果成立。

表 2-2　HCG(3.3.3)法剂间变异分析

变异来源		$\sum y_{(k)}$								分母 $m \cdot \sum C_i^2$	$\sum [C_i \cdot y_{(k)}]$	差方和 $\dfrac{\{\sum[C_i \cdot \sum y_{(k)}]\}^2}{m \cdot \sum C_i^2}$	$\dfrac{2\sum\{\sum[C_i \cdot \sum y_{(k)}]\}^2}{\sum(m \cdot \sum C_i^2)}$
	S_1 238.68	S_2 447.63	S_3 623.58	T_1 208.74	T_2 395.10	T_3 526.00	U_1 274.92	U_2 498.60	U_3 582.10				
					正交多项系数 C_i								
回归	-1	0	1	-1	0	1	-1	0	1	15×6	1009.34	11 319.64	

续表

变异来源	S_1	S_2	S_3	T_1	T_2	T_3	U_1	U_2	U_3	分母 $m \cdot \sum C_i^2$	$\sum[C_i \cdot \sum y_{(k)}]$	$\dfrac{\{\sum[C_i \cdot \sum y_{(k)}]\}^2}{m \cdot \sum C_i^2}$	$\dfrac{2\sum\{\sum[C_i \cdot \sum y_{(k)}]\}^2}{\sum(m \cdot \sum C_i^2)}$
	\multicolumn{9}{c}{$\sum y_{(k)}$}			\multicolumn{2}{c}{差方和}
	238.68	447.63	623.58	208.74	395.10	526.00	274.92	498.60	582.10				
	\multicolumn{9}{c}{正交多项系数 C_i}				
偏离平行	1	0	−1	−1	·0	1				15×4	−67.64		119.08
	1	0	−1				−1	0	1	15×4	−77.72		
				1	0	−1	−1	0	1	15×4	−10.08		
二次曲线	1	−2	1	1	−2	1	1	−2	1	15×18	−228.64	193.62	
反向二次曲线	−1	2	−1	1	−2	1				15×12	−22.46		71.0
	−1	2	−1				1	−2	1	15×12	−107.18		
				−1	2	−1	1	−2	1	15×12	−87.72		

表 2-3　HCG 效价测定 （3.3.3）法可靠性测验结果

变异来源	f	差方和	方差	F	P
试品间	2	633.2	316.6	2.28	>0.05
回归	1	11 319.64	11 319.64	81.35	<0.01
偏离平行	2	119.08	59.54	<1	>0.05
二次曲线	1	193.62	193.62	1.39	>0.05
反向二次曲线	2	71.00	35.50	<1	>0.05
剂间	8	12 336.55	1542.07	11.08	<0.01
误差	126	17 531.71	139.14(s^2)		
总	134	29 868.26			

（3）效价（P_T、P_U）及可信限（FL）计算　按表十一(3.3.3)法及(30)～(33)式、(3)式、(8)式计算。

$r = 1:0.6$　　　　$I = 0.222$

$s^2 = 139.14$　　　$f = 126$　　　　$t = 1.98$

P_T 及其 FL 计算：

$$V = \frac{1}{3} \times (208.74 + 395.10 + 526.00 - 238.68 - 447.63 - 623.58) = -60.017$$

$$W = \frac{1}{6} \times (526.00 - 208.74 + 623.58 - 238.68 + 582.10 - 274.92) = 168.223$$

$$g = \frac{139.14 \times 1.98^2 \times 15}{6 \times 168.223^2} = 0.048$$

$$R_T = \frac{0.375}{0.375} \cdot \text{antilg}\left(\frac{-60.017}{168.223} \times 0.222\right) = 0.833$$

$$P_T = 2500 \times 0.833 = 2082.5 (\text{u/mg})$$

$$S_{M_T} = \frac{0.222}{168.223^2 \times (1 - 0.048)} \times$$
$$\sqrt{15 \times 139.14 \times \left[(1-0.048) \times \frac{2}{3} \times 168.223^2 + \frac{1}{6} \times (-60.017)^2\right]}$$
$$= 0.051\ 29$$

$$R_T \text{ 的 FL} = \text{antilg}\left(\frac{\lg 0.833}{1 - 0.048} \pm 1.98 \times 0.051\ 29\right)$$

$$= 0.653 \sim 1.043$$

$$P_T \text{ 的 FL} = 2500 \times (0.653 \sim 1.043)$$
$$= 1632.5 \sim 2607.5 (\text{u/mg})$$

$$P_T \text{ 的 FL\%} = \frac{2607.5 - 1632.5}{2 \times 2082.5} \times 100\% = 23.4\%$$

P_U 及其 FL 计算：

$$V = \frac{1}{3} \times (274.92 + 498.60 + 582.10 - 238.68 - 447.63 - 623.58) = 15.243$$

$$W = 168.223 \qquad g = 0.048$$

$$R_U = \frac{0.375}{0.400} \cdot \text{antilg}\left(\frac{15.243}{168.223} \times 0.222\right) = 0.982$$

$$P_U = 500 \times 0.982 = 491.0 (\text{u/安瓿})$$

$$S_{M_U} = \frac{0.222}{168.223^2 \times (1 - 0.048)} \times$$
$$\sqrt{15 \times 139.14 \times \left[(1-0.048) \times \frac{2}{3} \times 168.223^2 + \frac{1}{6} \times 15.243^2\right]}$$
$$= 0.050\ 51$$

$$R_U \text{ 的 FL} = \text{antilg}\left(\frac{\lg 0.982}{1 - 0.048} \pm 1.98 \times 0.050\ 51\right)$$

$$= 0.779 \sim 1.235$$

$$P_U \text{ 的 FL} = 500 \times (0.779 \sim 1.235) = 389.5 \sim 617.5 (\text{u/安瓿})$$

$$P_U \text{ 的 FL}\% = \frac{617.5 - 389.5}{2 \times 491.0} \times 100\% = 23.2\%$$

按(21)式计算 s^2

$$s^2 = [15 \times (9.31^2 + 17.50^2 + \cdots + 21.80^2 + 36.00^2) -$$
$$(238.68^2 + 447.63^2 + \cdots + 582.10^2)] \div$$
$$[9 \times 15 \times (15-1)] = 139.14$$

与表 2-3 结果相同。

例 3　量反应平行线测定随机区组设计（3.3）法

新霉素效价测定——杯碟法

S 为新霉素标准品

稀释液 d_{S_1}: 8.0u/ml　　d_{S_2}: 10.0u/ml　　d_{S_3}: 12.5u/ml

T 为新霉素　标示量　A_T: 670u/mg

稀释液 d_{T_1}: 8.0u/ml　　d_{T_2}: 10.0u/ml　　d_{T_3}: 12.5u/ml

$r = 1 : 0.8$　$I = 0.0969$

反应（y）：抑菌圈直径（mm）

测定结果见表 3-1。

随机区组设计（3.3）法，$K = 6$

不同双碟（碟间）是剂量组内所加的因级限制，共 9 个双碟，$m = 9$。

（1）按（14）~（18）式计算各项差方和

$$\text{差方和}_{(\text{总})} = 16.05^2 + 16.20^2 + \cdots + 16.50^2 + 16.30^2 -$$
$$\frac{875.5^2}{9 \times 6} = 5.4709$$
$$f = 9 \times 6 - 1 = 53$$

表 3-1　新霉素效价测定结果

剂量 u/ml	d_{S_1} 8.0	d_{S_2} 10.0	d_{S_3} 12.5	d_{T_1} 8.0	d_{T_2} 10.0	d_{T_3} 12.5	$\sum y_m$
	16.05	16.20	16.50	15.80	16.35	16.60	97.50
	16.20	16.45	16.65	16.20	16.45	16.70	98.65
	16.00	16.45	16.70	16.05	16.35	16.70	98.25
	15.95	16.35	16.60	16.00	16.25	16.60	97.75
y	15.70	16.25	16.60	15.85	16.25	16.60	97.25
	15.55	16.20	16.55	15.70	16.20	16.60	96.80
	15.65	16.20	16.40	15.80	16.15	16.40	96.60
	15.90	16.10	16.45	15.80	16.10	16.50	96.85
	15.60	16.00	16.30	15.70	15.95	16.30	95.85
$\sum y_{(k)}$	142.60 S_1	146.20 S_2	148.75 S_3	142.90 T_1	146.05 T_2	149.00 T_3	875.50

$$\text{差方和}_{(\text{剂间})} = (142.60^2 + 146.20^2 + \cdots + 146.05^2 +$$
$$149.00^2) \div 9 - 875.5^2 \div (9 \times 6)$$
$$= 4.1926$$
$$f = 6 - 1 = 5$$

$$\text{差方和}_{(\text{碟间})} = (97.50^2 + 98.65^2 + \cdots + 96.85^2 +$$
$$95.85^2) \div 6 - 875.5^2 \div (9 \times 6)$$
$$= 1.0018$$
$$f = 9 - 1 = 8$$

$$\text{差方和}_{(\text{误差})} = 5.4709 - 4.1926 - 1.0018 = 0.2765$$
$$f = 53 - 5 - 8 = 40$$

（2）剂间变异分析及可靠性测验　按表四（3.3）法计算，结果见表 3-2、表 3-3。

结论：回归非常显著（$P < 0.01$），偏离平行、二次曲线、反向二次曲线均不显著（$P > 0.05$），实验结果成立。组内（碟间）差异非常显著（$P < 0.01$），分离碟间差异，可以减小实验误差。

（3）效价（P_T）及可信限（FL）计算　按表十一（3.3）法及（30）~（33）式、（3）式、（8）式计算。

$r = 1 : 0.8$　$I = 0.0969$　$s^2 = 0.006\ 912$　$f = 40$

$t = 2.02(P = 0.95)$

P_T 及其 FL 计算

$$V = \frac{1}{3} \times (142.90 + 146.05 + 149.00 - 142.6 -$$
$$146.2 - 148.75)$$
$$= 0.1333$$

$$W = \frac{1}{4} \times (149.0 - 142.9 + 148.75 - 142.6) = 3.0625$$

$$g = \frac{2.02^2 \times 0.006\ 912 \times 9}{4 \times 3.0625^2} = 0.007$$

$$R = \frac{12.5}{12.5} \cdot \text{antilg}\left(\frac{0.1333}{3.0625} \times 0.0969\right) = 1.01$$

$$P_T = 670 \times 1.01 = 676.70(\text{u/mg})$$

$$S_M = \frac{0.0969}{3.0625^2 \times (1 - 0.007)} \times$$

$$\sqrt{9 \times 0.006\ 912 \times \left[(1 - 0.007) \times \frac{2}{3} \times 3.0625^2 + \frac{1}{4} \times 0.1333^2\right]}$$

$$= 0.006\ 469$$

表 3-2　新霉素（3.3）法剂间变异分析

变异来源	$\sum y_{(k)}$						$m \cdot \sum C_i^2$	$\sum[C_i \cdot \sum y_{(k)}]$	差方和 $\dfrac{\{\sum[C_i \cdot \sum y_{(k)}]\}^2}{m \cdot \sum C_i^2}$
	S_1	S_2	S_3	T_1	T_2	T_3			
	142.60	146.20	148.75	142.90	146.05	149.00			
	正交多项系数（C_i）								
试品间	−1	−1	−1	+1	+1	+1	9×6	0.4000	0.002 963
回归	−1	0	+1	−1	0	+1	9×4	12.25	4.168
偏离平行	+1	0	−1	−1	0	+1	9×4	0.050 00	0.000 069 44
二次曲线	+1	−2	+1	+1	−2	+1	9×12	1.250	0.014 47
反向二次曲线	−1	+2	−1	+1	−2	+1	9×12	0.8500	0.006 690

表 3-3　新霉素效价测定（3.3）法可靠性测验结果

变异来源	f	差方和	方差	F	P
试品间	1	0.002 963	0.002 963	<1	>0.05
回归	1	4.168	4.168	602.9	<0.01
偏离平行	1	0.000 069 44	0.000 069 44	<1	>0.05
二次曲线	1	0.014 47	0.014 47	2.1	>0.05
反向二次曲线	1	0.006 690	0.006 690	<1	>0.05
剂间	5	4.1926	0.8385	121.3	<0.01
碟间	8	1.0018	0.1252	18.1	<0.01
误差	40	0.2765	0.006 912(s^2)		
总	53	5.4709			

$$R \text{ 的 FL} = \text{antilg}\left(\frac{\lg 1.010}{1-0.007} \pm 2.02 \times 0.006\,469\right)$$

$$= 0.980 \sim 1.041$$

$$P_T \text{ 的 FL} = 670 \times (0.980 \sim 1.041)$$

$$= 656.60 \sim 697.47(\text{u/mg})$$

$$P_T \text{ 的 FL\%} = \frac{697.47 - 656.60}{2 \times 676.70} \times 100\% = 3.0\%$$

按（19）式计算 s^2

$$s^2 = \frac{6 \times 9 \times (16.05^2 + 16.20^2 + \cdots + 16.50^2 + 16.30^2)}{6 \times 9 \times (6-1) \times (9-1)} -$$

$$\frac{6 \times (142.6^2 + \cdots + 149.0^2) - 9 \times (97.5^2 + \cdots + 95.85^2) + 875.5^2}{6 \times 9 \times (6-1) \times (9-1)}$$

$$= 0.006\,912$$

$$f = (6-1) \times (9-1) = 40$$

和表 3-3 结果相同。

例 4　量反应平行线测定随机区组设计（2.2）法

缩宫素效价测定——大鼠离体子宫法

S 为缩宫素标准品

d_{S_1}：0.0068u　d_{S_2}：0.009u

T 为缩宫素注射液　标示量　A_T：10u/ml

d_{T_1}：0.008u　d_{T_2}：0.0106u

$r = 1 : 0.75$　$I = 0.125$

反应（y）：子宫收缩高度（mm）

测定结果见表 4-1。

随机区组设计（2.2）法，$K = 4$。每组 4 个剂量为一区组，其给药次序为剂量组内所加因级限制。各剂量组均为 5 个反应，$m = 5$。

表 4-1　缩宫素效价测定结果

剂量 u	d_{S_1} 0.0068	d_{S_2} 0.0090	d_{T_1} 0.0080	d_{T_2} 0.0106	$\sum y_m$
	39.5	68.0	41.0	71.0	219.5
	37.0	62.5	36.0	53.0	188.5
y	35.0	63.0	37.0	62.0	197.0
	31.5	58.0	34.5 (15.0)	60.0	184.0
	30.0	50.0	35.0	60.0	175.0
$\sum y_{(k)}$	173.0 S_1	301.5 S_2	183.5 T_1	306.0 T_2	946.0

（1）特异反应处理　表 4-1 第三列第四行 d_{T_1} 的第 4 个数值特小，本例为随机区组设计按（10）式计算决定此值是否属特异值。

$m=5$　$y_a=15$　$y_2=35$　$y_m=41$

$$J_1=\frac{y_2-y_a}{y_m-y_a}=\frac{35-15}{41-15}=0.77$$

查表三，$m=5$ 时，$J_1=0.73$，小于计算值 0.77，故此值可以剔除。剔除后形成的缺项按(13)式补足。

$C=149$　$R=149.5$　$G=929.5$

$K=4$　$m=5$

$$缺项补足值 y=\frac{4\times149+5\times149.5-929.5}{(4-1)\times(5-1)}=34.5$$

(2) 按(14)~(18)式计算各项差方和　补足了一个缺项，误差项的自由度按(17)式再减 1。

$$差方和_{(总)}=39.5^2+37.0^2+\cdots+60.0^2+60.0^2-\frac{964.0^2}{5\times4}$$
$$=3600.20$$

$$f=5\times4-1=19$$

$$差方和_{(剂间)}=\frac{173.0^2+301.5^2+183.5^2+306.0^2}{5}-\frac{964.0^2}{5\times4}$$
$$=3163.10$$

$$f=4-1=3$$

$$差方和_{(区组间)}=\frac{219.5^2+188.5^2+\cdots+184.0^2+175.0^2}{4}-\frac{964.0^2}{5\times4}$$
$$=285.82$$

$$f=5-1=4$$

$$差方和_{(误差)}=3600.20-3163.10-285.82=151.28$$
$$f=19-3-4-1=11$$

(3) 剂间变异分析及可靠性测验　按表四(2.2)法计算，结果见表 4-2、表 4-3。

表 4-2　缩宫素(2.2)法剂间变异分析

变异来源	$\sum y_{(k)}$				$m\cdot\sum C_i^2$	$\sum[C_i\cdot\sum y_{(k)}]$	差方和 $\dfrac{\{\sum[C_i\cdot\sum y_{(k)}]\}^2}{m\cdot\sum C_i^2}$
	S_1	S_2	T_1	T_2			
	173.0	301.5	183.5	306.0			
	正交多项系数(C_i)						
试品间	−1	−1	1	1	5×4	15.0	11.25
回归	−1	1	−1	1	5×4	251.0	3150.05
偏离平行	1	−1	−1	1	5×4	−6.00	1.80

表 4-3　缩宫素效价测定(2.2)法可靠性测验结果

变异来源	f	差方和	方差	F	P
试品间	1	11.25	11.25	<1	>0.05
回归	1	3150.05	3150.05	229.06	<0.01
偏离平行	1	1.80	1.80	<1	>0.05
剂间	3	3163.10	1054.37	76.67	<0.01
区组间	4	285.82	71.46	5.20	<0.05
误差	11	151.27	13.75(s^2)		>0.01
总	19	3600.20			

结论：回归非常显著（$P<0.01$），偏离平行不显著（$P>0.05$），实验结果成立。

区组间差异显著（$P<0.05$），分离区组间变异，可以减小实验误差。

缩宫素离体子宫效价测定，如区组间变异不显著，也可以不分离区组间变异，用随机设计方差分析法计算。

(4) 效价（P_T）及可信限（FL）计算　按表十一(2.2)法及(30)~(33)式、(3)式、(8)式计算。

$r=1:0.75$　$I=0.125$　$s^2=13.75$

$f=11$　$t=2.20$

P_T 及其 FL 计算：

$$V=\frac{1}{2}\times(183.5+306.0-173.0-301.5)=7.5$$

$$W=\frac{1}{2}\times(306.0-183.5+301.5-173.0)=125.5$$

$$g=\frac{13.75\times2.20^2\times5}{125.5^2}=0.021$$

$$R=\frac{0.009}{0.0106}\cdot antilg\left(\frac{7.5}{125.5}\times0.125\right)=0.864$$

$$P_T=10\times0.864=8.64(\text{u/ml})$$

$$S_M=\frac{0.125}{125.5^2\times(1-0.021)}\times$$
$$\sqrt{5\times13.75\times[(1-0.021)\times125.5^2+7.5^2]}$$
$$=0.008\,362$$

$$R\text{ 的 FL}=antilg\left(\frac{\lg0.864}{1-0.021}\pm2.20\times0.008\,362\right)$$
$$=0.826\sim0.899$$

$$P_T\text{ 的 FL}=10\times(0.826\sim0.899)=8.26\sim8.99(\text{u/ml})$$

$$P_T\text{ 的 FL\%}=\frac{8.99-8.26}{2\times8.64}\times100\%=4.2\%$$

例 5　量反应平行线测定(2.2)法双交叉设计

胰岛素效价测定——小鼠血糖法

S 为胰岛素标准品

d_{S_1}：25mu/ml，0.25ml/鼠

d_{S_2}：50mu/ml，0.25ml/鼠

T 为胰岛素　标示量 A_T：27u/mg

d_{T_1}：25mu/ml，0.25ml/鼠

d_{T_2}：50mu/ml，0.25ml/鼠

$r=1:0.5$　$I=0.301$

反应值 y：血糖值（mg%）

每组用鼠 10 只，$m=10$

测定结果按表八排列，见表 5-1。

(1) 方差分析　按(26)式、(27)式计算：

$$差方和_{(总)}=103.99^2+113.21^2+\cdots+89.58^2+$$
$$110.93^2-\frac{7766.15^2}{2\times4\times10}$$

$$= 25\,865.8223$$

$$f_{(总)} = 2 \times 4 \times 10 - 1 = 79$$

$$差方和_{(动物间)} = \frac{191.00^2 + 217.82^2 + \cdots + 151.41^2 + 206.49^2}{2} - \frac{7766.15^2}{2 \times 4 \times 10} = 11\,320.6387$$

$$f_{(动物间)} = 4 \times 10 - 1 = 39$$

（2）将表 5-1 中 S、T 各剂量组每一次反应值之和按表九及（22）式、（28）式、（29）式、（18）式计算各项变异的 $m \cdot \sum C_i^2$、$\sum(C_i \cdot \sum y)$ 及差方和、方差，并进行可靠性测验，结果见表 5-2、表 5-3。

表 5-1　胰岛素效价测定结果

	第一组			第二组			第三组			第四组			总和	
	第(1)次	第(2)次	两次反应和	第(1)次	第(2)次	两次反应和	第(1)次	第(2)次	两次反应和	第(1)次	第(2)次	两次反应和		
	d_{S_1}	d_{T_2}		d_{S_2}	d_{T_1}		d_{T_1}	d_{S_2}		d_{T_2}	d_{S_1}			
	$y_{S_1(1)}$	$y_{T_2(2)}$	$y_{(1)}+y_{(2)}$	$y_{S_2(1)}$	$y_{T_1(2)}$	$y_{(1)}+y_{(2)}$	$y_{T_1(1)}$	$y_{S_2(2)}$	$y_{(1)}+y_{(2)}$	$y_{T_2(1)}$	$y_{S_1(2)}$	$y_{(1)}+y_{(2)}$		
	103.99	87.01	191.00	83.21	119.43	202.64	116.54	85.82	202.36	105.37	128.92	234.29		
	113.21	104.61	217.82	61.05	76.53	137.58	94.19	77.72	171.91	73.40	126.95	200.35		
	106.94	100.26	207.20	85.56	139.40	224.96	92.82	100.26	193.08	74.38	106.19	180.57		
	94.19	96.10	190.29	76.54	126.95	203.49	103.99	79.89	183.88	72.42	100.26	172.68		
	103.99	74.56	178.55	76.54	97.49	174.03	113.21	87.01	200.22	66.54	90.77	157.31		
	92.82	82.27	175.09	78.70	130.90	209.60	101.05	100.26	201.31	106.94	109.35	216.29		
	108.50	87.01	195.51	72.42	93.34	165.76	106.94	122.99	229.93	98.31	103.22	201.53		
	89.09	84.64	173.73	77.52	121.21	198.73	92.82	82.27	175.09	113.21	132.88	246.09		
	131.45	93.34	224.79	76.54	110.93	187.47	98.31	91.95	190.26	61.83	89.58	151.41		
	111.64	88.20	199.84	64.58	94.72	159.30	127.53	106.19	233.72	95.56	110.93	206.49		总和
$\sum$	1055.82 $S_{1(1)}$	898.00 $T_{2(2)}$		752.66 $S_{2(1)}$	1110.90 $T_{1(2)}$		1047.40 $T_{1(1)}$	934.36 $S_{2(2)}$		867.96 $T_{2(1)}$	1099.05 $S_{1(2)}$		S_1 2154.87 S_2 1687.02 T_1 2158.30 T_2 1765.96	
												$\sum y$	7766.15	

按（28）式、（29）式计算：

$$差方和_{(误差\,I)} = 25\,865.8223 - 11\,320.6387 - 84.8102 - 9249.0855 - 1267.7893 - 369.4991 = 3573.9995$$

$$f_{(误差\,I)} = 4 \times (10-1) = 36$$

$$差方和_{(误差\,II)} = 11\,320.6387 - 71.2720 - 215.7917 - 137.8388 = 10\,895.7362$$

$$f_{(误差\,II)} = 4 \times (10-1) = 36$$

结论：回归非常显著，偏离平行不显著，实验结果成立。两次实验间的差异非常显著，用双交叉设计可以消除实验间变异对实验误差的影响，提高实验的精确度。

（3）效价（P_T）及可信限（FL）计算：

用表 5-1 的 S_1、S_2、T_1、T_2，按表十一（2.2）法及（30）式、（32）～（34）式等计算：

$$r = 1 : 0.5 \quad I = 0.301$$

$$s_2 = 99.2778 \quad f = 36 \quad t = 2.03$$

$$V = \frac{1}{2} \times (1765.96 + 2158.30 - 1687.02 - 2154.87) = 41.185$$

$$W = \frac{1}{2} \times (1765.96 - 2158.30 + 1687.02 - 2154.87) = -430.095$$

$$R = \frac{50}{50} \cdot \text{antilg}\left(\frac{41.185}{-430.095} \times 0.301\right) = 0.936$$

$$P_T = 27 \times 0.936 = 25.27\,(\text{u/mg})$$

$$g = \frac{99.2778 \times 2.03^2 \times 2 \times 10}{(-430.095)^2} = 0.044$$

$$S_M = \frac{0.301}{(-430.095)^2 \times (1-0.044)} \times$$

$$\sqrt{2 \times 10 \times 99.2778 \times [(1-0.044) \times (-430.095)^2 + 41.185^2]}$$
$$= 0.03204$$

R 的 FL $= $ antilg $\left(\dfrac{\lg 0.936}{1-0.044} \pm 2.03 \times 0.032\,04\right)$

$\qquad = 0.803 \sim 1.084$

P_T 的 FL $= 27 \times (0.803 \sim 1.084) = 21.68 \sim 29.27$ (u/mg)

P_T 的 FL% $= \dfrac{29.27 - 21.68}{2 \times 25.27} \times 100\% = 15.0\%$

表 5-2 胰岛素双交叉法剂间变异分析

变异来源	第（1）次实验 $\sum y_{(1)}$				第（2）次实验 $\sum y_{(2)}$				$m \cdot \sum C_i^2$	$\sum (C_i \cdot \sum y)$	差方和 $\dfrac{[\sum (C_i \cdot \sum y)]^2}{m \cdot \sum C_i^2}$
	$S_{1(1)}$ 1055.82	$S_{2(1)}$ 752.66	$T_{1(1)}$ 1047.40	$T_{2(1)}$ 867.96	$S_{1(2)}$ 1099.05	$S_{2(2)}$ 934.36	$T_{1(2)}$ 1110.90	$T_{2(2)}$ 898.00			
	$C_i \cdot \sum y$										
试品间*	−1	−1	1	1	−1	−1	1	1	10×8	82.37	84.8102
回归*	−1	1	−1	1	−1	1	−1	1	10×8	−860.19	9249.0855
偏离平行	1	−1	−1	1	1	−1	−1	1	10×8	75.51	71.2720
次间*	−1	−1	−1	−1	1	1	1	1	10×8	318.47	1267.7893
次间×试品间	1	1	−1	−1	−1	−1	1	1	10×8	−131.39	215.7917
次间×回归	1	−1	1	−1	−1	1	−1	1	10×8	105.01	137.8388
次间×偏离平行*	−1	1	1	−1	1	−1	−1	1	10×8	−171.93	369.4991

表 5-3 胰岛素双交叉法可靠性测验结果

变异来源	f	差方和	方差	F	P
偏离平行	1	71.2720	71.2720	<1	>0.05
次间×试品间	1	215.7917	215.7917	<1	>0.05
次间×回归	1	137.8388	137.8388	<1	>0.05
误差（Ⅱ）	36	10 895.7362	302.6593($s_{\text{Ⅱ}}^2$)		
动物间	39	11 320.6387	290.2728	2.92	
试品间	1	84.8102	84.8102	<1	>0.05
回归	1	9249.0855	9249.0855	93.16	<0.01
次间	1	1267.7893	1267.7893	12.77	<0.01
次间×偏离平行	1	369.4991	369.4991	3.72	>0.05
误差（Ⅰ）	36	3573.9995	99.2778(s^2)		
总	79	25 865.8223			

四、实验结果的合并计算

同一批供试品重复 n 次测定，所得 n 个测定结果，可用合并计算的方法求其效价 P_T 的均值及其 FL。

参加合并计算的 n 个结果应该是：

（1）各个实验结果是独立的，完整的，是在动物来源、实验条件相同的情况下，与标准品同时比较所得的检定结果（P_T）。

（2）各次检定结果，经用标示量或估计效价（A_T）校正后，取其对数值（$\lg P_T$）参加合并计算。

计算时，令 $\lg P_T = M$

n 次实验结果共 n 个 M 值，按(35)式进行 χ^2 测验：

$$\chi^2 = \sum WM^2 - \frac{(\sum WM)^2}{\sum W} \qquad (35)$$

$$f = n - 1$$

式中 W 为各次实验结果的权重，相当于各次实验 S_M 平方的倒数，即

$$W = \frac{1}{S_M^2} \qquad (36)$$

按(35)式的自由度（f）查 χ^2 值表（表十二），得 $\chi^2_{(f)0.05}$ 查表值；当 χ^2 计算值小于 $\chi^2_{(f)0.05}$ 查表值时，认为 n

个实验结果均一，可按(37)式、(38)式、(39)式计算 n 个 M 的加权均值 $\overline{M}$、$S_{\overline{M}}$ 及其 FL。

$$\overline{M} = \frac{\sum(WM)}{\sum W} \qquad (37)$$

$$S_{\overline{M}} = \sqrt{\frac{1}{\sum W}} \qquad (38)$$

合并计算的自由度(f)是 n 个实验结果的 s^2 自由度之和。$f = \sum f_i$，按此 f 查 t 值表（表一）得 t 值。

表十二　χ^2 值表（$P=0.05$）

f	χ^2	f	χ^2
1	3.84	16	26.3
2	5.99	17	27.6
3	7.82	18	28.9
4	9.49	19	30.1
5	11.1	20	31.4
6	12.6	21	32.7
7	14.1	22	33.9
8	15.5	23	35.2
9	16.9	24	36.4
10	18.3	25	37.6
11	19.7	26	38.9
12	21.0	27	40.1
13	22.4	28	41.3
14	23.7	29	42.6
15	25.0	30	43.8

$$\overline{M} \text{ 的 FL} = \overline{M} \pm t \cdot S_{\overline{M}} \qquad (39)$$

$\overline{P}_T$ 及其可信限按(40)式、(41)式计算：

$$\overline{P}_T = \text{antilg}\overline{M} \qquad (40)$$

$$\overline{P}_T \text{ 的 FL} = \text{antilg}(\overline{M} \pm t \cdot S_{\overline{M}}) \qquad (41)$$

FL% 按(8)式计算。

当 χ^2 计算值大于 $\chi^2_{(f)0.05}$ 查表值时，则 n 个实验结果不均一，可用以下方法进行合并计算。

(1) 如为个别实验结果影响 n 次实验结果的均一性，可以剔除个别结果，将其余均一的结果按以上公式进行合并计算，但剔除个别结果应符合"特异反应剔除"的要求。

(2) 如果 n 次实验结果的不均一性并非个别实验结果的影响，则按(42)式、(43)式计算校正权重 W'，如经公式 (43) 计算结果为负值，可以删除减号后面一项，计算近似的 S_m^2 和各次实验的 W'。用 W' 和 $\sum W'$ 代替公式 (37) 式、(38) 式中 W 和 $\sum W$ 计算 $\overline{M}$、$S_{\overline{M}}$，再按(39)式、(40)式、(41)式计算 $\overline{M}$ 的 FL、$\overline{P}_T$ 及其 FL。

$$W' = \frac{1}{S_M^2 + S_m^2} \qquad (42)$$

$$S_m^2 = \frac{\sum M^2 - (\sum M)^2/n}{n-1} - \frac{\sum(S_M^2)}{n} \qquad (43)$$

$$f = n - 1$$

例6　肝素钠5次测定结果的合并计算

测定结果见表 6-1。

按(35)式计算：

$$\chi^2 = 212\,767.17 - \frac{93\,786.69^2}{41\,341.06} = 1.86$$

$$f = 5 - 1 = 4$$

查表十二，$\chi^2_{(4)0.05} = 9.49$

χ^2 计算值 $1.86 < \chi^2_{(4)0.05}$ 查表值，5次结果均一。

表 6-1　肝素钠的效价测定结果

P_T u/mg	$M(\lg P_T)$	S_M	$W\left(\frac{1}{S_M^2}\right)$	WM	WM^2
189.28	2.2771	0.0289	1197.30	2726.37	6208.22
180.13	2.2556	0.0144	4822.53	10 877.70	24 535.74
189.72	2.2781	0.0105	9070.29	20 663.03	47 072.44
185.27	2.2678	0.006 33	24 957.01	56 597.51	128 351.83
181.25	2.2583	0.0278	1293.93	2922.08	6598.94
		$\sum$	41 341.06	93 786.69	212 767.17

按(37)~(41)式

$$\overline{M} = \frac{93\,786.69}{41\,341.06} = 2.2686$$

$$\overline{P}_T = \text{antilg}2.2686 = 185.61(\text{u/mg})$$

$$S_{\overline{M}} = \sqrt{\frac{1}{41\,341.06}} = 0.004\,92$$

5次实验均用(3.3)法，随机设计，每剂5管，各次实验 s^2 的自由度 f_i 均为：$f_i = 29 - 5 = 24$。

合并计算的自由度 $f = 5 \times 24 = 120$，$t = 1.96$

$$\overline{P}_T \text{ 的 FL} = \text{antilg}(2.2686 \pm 1.96 \times 0.004\,92)$$
$$= 181.53 \sim 189.78(\text{u/mg})$$

$$\text{FL}\% = \frac{189.78 - 181.53}{2 \times 185.61} \times 100\% = 2.2\%$$

例7　胰岛素6次效价测定结果的合并计算

测定结果见表 7-1。

按(35)式：

$$\chi^2 = 57\,368.16 - \frac{41\,715.06^2}{30\,343.38} = 19.70$$

$$f = 6 - 1 = 5 \quad 查表十二，\chi^2_{(5)0.05} = 11.1$$

χ^2 计算值 $19.70 > \chi^2_{(5)0.05}$ 查表值，6次结果不均一，经特异反应剔除计算（公式10），无个别删除结果。

按(42)式、(43)式计算：

$$S_m^2 = \frac{12.1094 - 8.5221^2/6}{6-1} - \frac{0.013\,272\,06}{6} =$$
$$0.001\,007 - 0.002\,212 = -0.001\,205$$

计算结果为负数，可删除减号后面项，$S_m^2 = 0.001\,007$。

计算各次实验结果的差方 S_M^2、差方和（$S_M^2 + S_m^2$）、校正权重 W'、$\sum W'M$，见表 7-2。

$$\overline{M} = 4328.62/3063.46 = 1.4130$$

$$S_{\overline{M}} = \sqrt{\frac{1}{3063.46}} = 0.018\,07 \quad f = 5, t = 2.57$$

$$\overline{P}_T = \text{antilg}1.4130 = 25.88(u/mg)$$

$\overline{P}_T$ 的 FL = antilg$(1.4130 \pm 2.57 \times 0.01807)$ =

$$23.26 \sim 28.80(u/mg)$$

$$FL\% = \frac{28.80 - 23.26}{2 \times 25.88} \times 100\% = 10.70\%$$

表 7-1　胰岛素效价测定结果

P_T u/mg	$M(\lg P_T)$	M^2	S_M	$W(1/S_M^2)$	WM	WM^2
25.91	1.4135	1.9980	0.096 03	108.44	153.28	216.66
23.15	1.3646	1.8621	0.006 202	25 997.79	35 476.59	48 411.35
27.48	1.4390	2.0707	0.026 09	1469.10	2114.04	3042.10
28.39	1.4532	2.1118	0.031 77	990.75	1439.76	2092.26
27.56	1.4403	2.0745	0.035 60	789.04	1136.46	1636.84
25.79	1.4115	1.9923	0.031 81	988.26	1394.93	1968.95
$\sum$	8.5221	12.1094		30 343.38	41 715.06	57 368.16

表 7-2　胰岛素测定结果不均一时计算表

P_T (u/mg)	$M(\lg P_T)$	M^2	S_M^2	$S_M^2 + S_m^2$	W'	$\sum W'M$
25.91	1.4135	1.9980	0.009 222	0.010 23	97.75	138.17
23.15	1.3646	1.8621	0.000 038 46	0.001 045	956.94	1305.84
27.48	1.4390	2.0707	0.000 723 6	0.001 731	577.70	831.31
28.39	1.4532	2.1118	0.001 009	0.002 016	496.03	720.83
27.56	1.4403	2.0745	0.001 267	0.002 274	439.75	633.37
25.79	1.4115	1.9923	0.001 012	0.002 019	495.29	699.10
$\sum$	8.5221	12.1094	0.013 272 06		3063.46	4328.62

五、符号

A　S_M 计算公式中的数值

A_T　供试品的标示量或估计效价

B　S_M 计算公式中的数值

C　缺项所在列各反应值之和

C_i　可靠性测验用正交多项系数

D　效价计算用数值

d_{S_1}, d_{S_2} …标准品的各剂量

d_{T_1}, d_{T_2} …供试品的各剂量

F　两方差值之比，用于方差分析等

FL　可信限

$FL\%$　可信限率

f　自由度

G　缺项补足式中除缺项外各反应值之和

g　回归的显著性系数

I　相邻高低剂量比值的对数，$I = \lg r$

J_1, J_2 …特异反应剔除用的 J 值

K　S 和 T 的剂量组数和

$k \cdot k'$　S 或 T 的剂量组数

M　S 和 T 的对数等反应剂量之差，即效价比值（R）的对数，$M = \lg R$。合并计算中 $M = \lg P_T$

m　平行线测定法各剂量组内反应的个数或动物数

n　S 和 T 反应个数之和

n_S　最小效量法 S 反应的个数

n_T　最小效量法 T 反应的个数

P　概率

P_T、P_U　供试品（T、U）的测得效价

R　S 和 T 的等反应剂量比值

R　缺项所在行反应值之和

r　S 和 T 相邻高低剂量的比值

S　标准品

S_1, S_2 …　平行线测定标准品（S）各剂量组反应之和，等于 S 各剂量组的 $\sum y_{(k)}$

S_M　M 的标准误

s^2　实验的误差项

S_m^2　合并计算中各次实验间的差方

T　供试品

T_1，T_2…　平行线测定供试品（T）各剂量组反应值之和，相当于 T 各剂量组的 $\sum y_{(k)}$

t　可信限计算用 t 值，见表一

U　供试品的另一符号

U_1，U_2…　平行线测定供试品（U）各剂量组反应值之和，相当于 U 各剂量组的 $\sum y_{(k)}$

u　供试品的效价单位

V　平行线测定效价计算用数值，见表七

W　同 V

W　合并计算中为各次实验结果的权重

W'　合并计算中各次实验结果的校正权重

W_C　权重系数

nW_C　权重

x　对数剂量，$x = \lg d$

x_S　S 的对数剂量或 S 的对数最小效量

x_T　T 的对数剂量或 T 的对数最小效量

$\bar{x}_S$　直线测定法中，S 组对数最小效量的均值

$\bar{x}_T$　直接测定法中，T 组对数最小效量的均值

y　反应或其规定的函数

y_a、y_m　特异反应所在组的两极端值

$\sum$　总和

$\sum y_{(k)}$　S 和 T 各剂量组反应值之和

$\sum y_{(m)}$　S 和 T 各剂量组内各区组反应值之和

χ^2　卡方

技术指南

9101　药品质量标准分析方法验证指导原则

药品质量标准分析方法验证的目的是证明采用的方法适合于相应检测要求。在建立药品质量标准时，分析方法需经验证；在药品生产工艺变更、制剂的组分变更、原分析方法进行修订时，则质量标准分析方法也需进行验证。方法验证理由、过程和结果均应记载在药品质量标准起草说明或修订说明中。生物制品质量控制中采用的方法包括理化分析方法和生物学测定方法，其中理化分析方法的验证原则与化学药品基本相同，所以可参照本指导原则进行，但在进行具体验证时还需要结合生物制品的特点考虑；相对于理化分析方法而言，生物学测定方法存在更多的影响因素，因此本指导原则不涉及生物学测定方法验证的内容。

验证的分析项目有：鉴别试验、限量或定量检查、原料药或制剂中有效成分含量测定，以及制剂中其他成分（如防腐剂等，中药中其他残留物、添加剂等）的测定。药品溶出度、释放度等检查中，其溶出量等的测定方法也应进行必要验证。

验证指标有：准确度、精密度（包括重复性、中间精密度和重现性）、专属性、检测限、定量限、线性、范围和耐用性。在分析方法验证中，须采用标准物质进行试验。由于分析方法具有各自的特点，并随分析对象而变化，因此需要视具体方法拟订验证的指标。表1中列出的分析项目和相应的验证指标可供参考。

表 1　检验项目和验证指标

内容 ＼ 项目	鉴别	杂质测定		含量测定及溶出量测定	校正因子
		定量	限度		
准确度	−	+	−	+	+
精密度					
重复性	−	+	−	+	+
中间精密度	−	+[①]	−	+[①]	+
专属性[②]	+	+	+	+	+
检测限	−	−[③]	+	−	−
定量限	−	+	−	−	−
线性	−	+	−	+	+
范围	−	+	−	+	+
耐用性	+	+	+	+	+

①已有重现性验证，不需验证中间精密度。

②如一种方法不够专属，可用其他分析方法予以补充。

③视具体情况予以验证。

一、准确度

准确度系指采用该方法测定的结果与真实值或参考值接近的程度，一般用回收率（％）表示。准确度应在规定的范围内测定。

1. 化学药含量测定方法的准确度

原料药采用对照品进行测定，或用本法所得结果与已知准确度的另一个方法测定的结果进行比较。制剂可在处方量空白辅料中，加入已知量被测物对照品进行测定。如不能得到制剂辅料的全部组分，可向待测制剂中加入已知量的被测物对照品进行测定，或用所建立方法的测定结果与已知准确度的另一种方法测定结果进行比较。

准确度也可由所测定的精密度、线性和专属性推算出来。

2. 化学药杂质定量测定的准确度

可向原料药或制剂处方量空白辅料中加入已知量杂质进行测定。如不能得到杂质或降解产物对照品，可用所建立方法测定的结果与另一成熟的方法进行比较，如药典标准方法或经过验证的方法。在不能测得杂质或降解产物的校正因子或不能测得对主成分的相对校正因子的情况下，可用不加校正因子的主成分自身对照法计算杂质含量。应明确表明单个杂质和杂质总量相当于主成分的重量比（%）或面积比（%）。

3. 中药化学成分测定方法的准确度

可用对照品进行加样回收率测定，即向已知被测成分含量的供试品中再精密加入一定量的被测成分对照品，依法测定。用实测值与供试品中含有量之差，除以加入对照品量计算回收率。在加样回收试验中须注意对照品的加入量与供试品中被测成分含有量之和必须在标准曲线线性范围之内；加入对照品的量要适当，过小则引起较大的相对误差，过大则干扰成分相对减少，真实性差。

$$回收率\% = （C-A）/B×100\%$$

式中　　A 为供试品所含被测成分量；

　　　　B 为加入对照品量；

　　　　C 为实测值。

4. 校正因子的准确度

对色谱方法而言，绝对（或定量）校正因子是指单位面积的色谱峰代表的待测物质的量。待测定物质与所选定的参照物质的绝对校正因子之比，即为相对校正因子。相对校正因子计算法常应用于化学药有关物质的测定、中药材及其复方制剂中多指标成分的测定。校正因子的表示方法很多，本指导原则中的校正因子是指气相色谱法和高效液相色谱法中的相对重量校正因子。

相对校正因子可采用替代物（对照品）和被替代物（待测物）标准曲线斜率比值进行比较获得；采用紫外吸收检测器时，可将替代物（对照品）和被替代物（待测物）在规定波长和溶剂条件下的吸收系数比值进行比较，计算获得。

5. 数据要求

在规定范围内，取同一浓度（相当于 100% 浓度水平）的供试品，用至少测定 6 份样品的结果进行评价；或设计 3 种不同浓度，每种浓度分别制备 3 份供试品溶液进行测定，用 9 份样品的测定结果进行评价。对于化学药，一般中间浓度加入量与所取供试品中待测定成分量之比控制在 1：1 左右，建议高、中、低浓度对照品加入量与所取供试品中待测定成分量之比控制在 1.2：1，1：1，0.8：1 左右，应报告已知加入量的回收率（%），或测定结果平均值与真实值之差及其相对标准偏差或置信区间（置信度一般为 95%）；对于中药，一般中间浓度加入量与所取供试品中待测定成分量之比控制在 1：1 左右，建议高、中、低浓度对照品加入量与所取供试品中待测定成分量之比控

制在 1.5：1，1：1，0.5：1 左右，应报告供试品取样量、供试品中含有量、对照品加入量、测定结果和回收率（%）计算值，以及回收率（%）的相对标准偏差（RSD%）或置信区间。对于校正因子，应报告测定方法、测定结果和 RSD%。样品中待测定成分含量和回收率限度关系可参考表 2。在基质复杂、组分含量低于 0.01% 及多成分等分析中，回收率限度可适当放宽。

表 2　样品中待测定成分含量和回收率限度

待测定成分含量	回收率限度（%）
100%	98～101
10%	95～102
1%	92～105
0.1%	90～108
0.01%	85～110
$10\mu g/g$（ppm）	80～115
$1\mu g/g$	75～120
$10\mu g/kg$（ppb）	70～125

二、精密度

精密度系指在规定的条件下，同一份均匀供试品，经多次取样测定所得结果之间的接近程度。精密度一般用偏差、标准偏差或相对标准偏差表示。

在相同条件下，由同一个分析人员测定所得结果的精密度称为重复性；在同一个实验室，不同时间由不同分析人员用不同设备测定结果之间的精密度，称为中间精密度；在不同实验室由不同分析人员测定结果之间的精密度，称为重现性。

含量测定和杂质的定量测定应考察方法的精密度。

1. 重复性

在规定范围内，取同一浓度（相当于 100% 浓度水平）的供试品，用至少测定 6 份的结果进行评价；或设计 3 种不同浓度，每种浓度分别制备 3 份供试品溶液进行测定，用 9 份样品的测定结果进行评价。采用 9 份测定结果进行评价时，对于化学药，一般中间浓度加入量与所取供试品中待测定成分量之比控制在 1：1 左右，建议高、中、低浓度对照品加入量与所取供试品中待测定成分量之比控制在 1.2：1，1：1，0.8：1 左右，对于中药，一般中间浓度加入量与所取供试品中待测定成分量之比控制在 1：1 左右，建议高、中、低浓度对照品加入量与所取供试品中待测定成分量之比控制在 1.5：1，1：1，0.5：1 左右。

2. 中间精密度

考察随机变动因素如不同日期、不同分析人员、不同仪器对精密度的影响，应设计方案进行中间精密度试验。

3. 重现性

国家药品质量标准采用的分析方法，应进行重现性试验，如通过不同实验室检验获得重现性结果。协同检验的

目的、过程和重现性结果均应记载在起草说明中。应注意重现性试验用样品质量的一致性及贮存运输中的环境对该一致性的影响，以免影响重现性结果。

4. 数据要求

均应报告偏差、标准偏差、相对标准偏差或置信区间。样品中待测定成分含量和精密度可接受范围参考表3。在基质复杂、含量低于 0.01% 及多成分等分析中，精密度接受范围可适当放宽。

表 3　样品中待测定成分含量和精密度 RSD 可接受范围

待测定成分含量	重复性（RSD%）	重现性（RSD%）
100%	1	2
10%	1.5	3
1%	2	4
0.1%	3	6
0.01%	4	8
$10\mu g/g$（ppm）	6	11
$1\mu g/g$	8	16
$10\mu g/kg$（ppb）	15	32

三、专属性

专属性系指在其他成分（如杂质、降解产物、辅料等）存在下，采用的分析方法能正确测定被测物的能力。鉴别反应、杂质检查和含量测定方法，均应考察其专属性。如方法专属性不强，应采用多种不同原理的方法予以补充。

1. 鉴别反应

应能区分可能共存的物质或结构相似化合物。不含被测成分的供试品，以及结构相似或组分中的有关化合物，应均呈阴性反应。

2. 含量测定和杂质测定

采用色谱法和其他分离方法，应附代表性图谱，以说明方法的专属性，并应标明各成分在图中的位置，色谱法中的分离度应符合要求。

在杂质对照品可获得的情况下，对于含量测定，试样中可加入杂质或辅料，考察测定结果是否受干扰，并可与未加杂质或辅料的试样比较测定结果。对于杂质检查，也可向试样中加入一定量的杂质，考察各成分包括杂质之间能否得到分离。

在杂质或降解产物不能获得的情况下，可将含有杂质或降解产物的试样进行测定，与另一个经验证了的方法或药典方法比较结果。也可用强光照射、高温、高湿、酸（碱）水解或氧化等方法进行加速破坏，以研究可能存在的降解产物和降解途径对含量测定和杂质测定的影响。含量测定方法应比对两种方法的结果，杂质检查应比对检出的杂质个数，必要时可采用光二极管阵列检测和质谱检测，进行峰纯度检查。

四、检测限

检测限系指试样中被测物能被检测出的最低量。药品的鉴别试验和杂质检查方法，均应通过测试确定方法的检测限。检测限仅作为限度试验指标和定性鉴别的依据，没有定量意义。常用的方法如下。

1. 直观法

用已知浓度的被测物，试验出能被可靠地检测出的最低浓度或量。

2. 信噪比法

用于能显示基线噪声的分析方法，即把已知低浓度试样测出的信号与空白样品测出的信号进行比较，计算出能被可靠地检测出的被测物质最低浓度或量。一般以信噪比为 3∶1 或 2∶1 时相应浓度或注入仪器的量确定检测限。

3. 基于响应值标准偏差和标准曲线斜率法

按照 $LOD = 3.3\delta/S$ 公式计算。式中 LOD：检测限；δ：响应值的偏差；S：标准曲线的斜率。

δ 可以通过下列方法测得：①测定空白值的标准偏差；②标准曲线的剩余标准偏差或截距的标准偏差来代替。

4. 数据要求

上述计算方法获得的检测限数据须用含量相近的样品进行验证。应附测定图谱，说明试验过程和检测限结果。

五、定量限

定量限系指试样中被测物能被定量测定的最低量，其测定结果应符合准确度和精密度要求。对微量或痕量药物分析、定量测定药物杂质和降解产物时，应确定方法的定量限。常用的方法如下。

1. 直观法

用已知浓度的被测物，试验出能被可靠地定量测定的最低浓度或量。

2. 信噪比法

用于能显示基线噪声的分析方法，即把已知低浓度试样测出的信号与空白样品测出的信号进行比较，计算出能被可靠地定量的被测物质的最低浓度或量。一般以信噪比为 10∶1 时相应浓度或注入仪器的量确定定量限。

3. 基于响应值标准偏差和标准曲线斜率法

按照 $LOQ = 10\delta/S$ 公式计算。式中 LOQ：定量限；δ：响应值的偏差；S：标准曲线的斜率。

δ 可以通过下列方法测得：①测定空白值的标准偏差；②采用标准曲线的剩余标准偏差或是截距的标准偏差来代替。

4. 数据要求

上述计算方法获得的定量限数据须用含量相近的样品进行验证。应附测定图谱，说明测试过程和定量限结果，包括准确度和精密度验证数据。

六、线性

线性系指在设计的范围内，测定响应值与试样中被测物浓度呈比例关系的程度。

应在规定的范围内测定线性关系。可用同一对照品贮备液经精密稀释，或分别精密称取对照品，制备一系列对照品溶液的方法进行测定，至少制备 5 份不同浓度的对照品溶液。以测得的响应信号对被测物的浓度作图，观察是否呈线性，再用最小二乘法进行线性回归。必要时，响应信号可经数学转换，再进行线性回归计算。或者可采用描述浓度-响应关系的非线性模型。

数据要求：应列出回归方程、相关系数和线性图（或其他数学模型）。

七、范围

范围系指分析方法能达到一定精密度、准确度和线性要求时的高低限浓度或量的区间。

范围应根据分析方法的具体应用及其线性、准确度、精密度结果和要求确定。原料药和制剂含量测定，范围一般为测定浓度的 80%～120%；制剂含量均匀度检查，范围一般为测定浓度的 70%～130%，特殊剂型，如气雾剂和喷雾剂，范围可适当放宽；溶出度或释放度中的溶出量测定，范围一般为限度的 ±30%，如规定了限度范围，则应为下限的 −20% 至上限的 +20%；杂质测定，范围应根据初步实际测定数据，拟订为规定限度的 ±20%。如果含量测定与杂质检查同时进行，用峰面积归一化法进行计算，则线性范围应为杂质规定限度的 −20% 至含量限度（或上限）的 +20%。

在中药分析中，范围应根据分析方法的具体应用和线性、准确度、精密度结果及要求确定。对于有毒的、具特殊功效或药理作用的成分，其验证范围应大于被限定含量的区间。

校正因子测定时，范围一般应根据其应用对象的测定范围确定。

八、耐用性

耐用性系指在测定条件有小的变动时，测定结果不受影响的承受程度，为所建立的方法用于日常检验提供依据。开始研究分析方法时，就应考虑其耐用性。如果测定条件要求苛刻，则应在方法中写明，并注明可以接受变动的范围，可以先采用均匀设计确定主要影响因素，再通过单因素分析等确定变动范围。典型的变动因素有：被测溶液的稳定性、样品的提取次数、时间等。高效液相色谱法中典型的变动因素有：流动相的组成和 pH 值、不同品牌或不同批号的同类型色谱柱、柱温、流速等。气相色谱法变动因素有：不同品牌或批号的色谱柱、固定相、不同类型的担体、载气流速、柱温、进样口和检测器温度等。

经试验，测定条件小的变动应能满足系统适用性试验要求，以确保方法的可靠性。

9201 药品微生物检验替代方法验证指导原则

本指导原则是为所采用的试验方法能否替代药典规定的方法用于药品微生物的检验提供指导。

随着微生物学的迅速发展，制药领域不断引入了一些新的微生物检验技术，大体可分为三类：①基于微生物生长信息的检验技术，如生物发光技术、电化学技术、比浊法等；②直接测定被测介质中活微生物的检验技术，如固相细胞计数法、流式细胞计数法等；③基于微生物细胞所含有特定组成成分的分析技术，如脂肪酸测定技术、核酸扩增技术、基因指纹分析技术等。这些方法与传统检查方法比较，或简便快速，或具有实时或近实时监控的潜力，使生产早期采取纠正措施及监控和指导优良生产成为可能，同时新技术的使用也促进了生产成本降低及检验水平的提高。

在控制药品微生物质量中，微生物实验室出于各种原因如成本、生产量、快速简便及提高药品质量等需要而采用非药典规定的检验方法（即替代方法）时，应进行替代方法的验证，确认其应用效果优于或等同于药典的方法。

微生物检验的类型及验证参数

药品微生物检验方法主要分两种类型：定性试验和定量试验。定性试验就是测定样品中是否存在活的微生物，如无菌检查及控制菌检查。定量试验就是测定样品中存在的微生物数量，如微生物计数试验。

由于生物试验的特殊性，如微生物检验方法中的抽样误差、稀释误差、操作误差、培养误差和计数误差都会对检验结果造成影响，因此，药品质量标准分析方法验证指导原则（通则9101）不完全适宜于微生物替代方法的验证。药品微生物检验替代方法的验证参数见表1。

表 1 不同微生物检验类型验证参数

参数	定性检验	定量检验
准确度	−	+
精密度	−	+
专属性	+	+
检测限	+	−
定量限	−	+
线性	−	+
范围	−	+
耐用性	+	+
重现性	+	+

注：+表示需要验证的参数；−表示不需要验证的参数。

尽管替代方法的验证参数与药品质量标准分析方法验证参数有相似之处，但是其具体的内容是依据微生物检验特点而设立的。替代方法验证的实验结果需进行统计分析，当替代方法属于定性检验时，一般采用非参数的统计技术；当替代方法属于定量检验时，需要采用参数统计技术。

进行微生物替代方法的验证时，若替代方法只是针对药典方法中的某一环节进行技术修改，此时，需要验证的对象仅是该项替代技术而不是整个检验方法。如无菌试验若改为使用含培养基的过滤器，然后通过适宜的技术确认活的微生物存在，那么，验证时仅需验证所用的微生物回收系统而不是整个无菌试验方法。

替代方法验证的一般要求

在开展替代方法对样品检验的适用性验证前，有必要对替代方法有一个全面的了解。首先，所选用的替代方法应具备必要的方法适用性证据，表明在不含样品的情况下，替代方法在不同类型的微生物检验中所具有的专属性、精密度和检测限等参数。这些证据或由替代方法的研发者提供，或由方法使用者完成。

使用者在基本确认替代方法的适用性后，应采用样品按表1规定的参数逐一进行验证，以确认替代方法可否用于该样品的检验。验证至少使用 2 个批号的样品，每批样品应平行进行至少 3 次独立实验。

在开展各参数验证时，涉及的菌种除应包括非无菌产品微生物限度检查：微生物计数法（通则 1105）、非无菌产品微生物限度检查：控制菌检查法（通则 1106）和无菌检查法（通则 1101）中培养基适用性检查规定的菌株外，还应根据替代方法及样品的特点增加相应的菌株。各菌种应分别进行验证。

样品中微生物定性检验方法的验证

1. 专属性

微生物定性检验的专属性是指检测样品中可能存在的特定微生物种类的能力。当替代方法以微生物生长作为判断微生物是否存在时，其专属性验证时应确认所用培养基的促生长试验，还应考虑样品的存在对检验结果的影响。当替代方法不是以微生物生长作为判断指标时，其专属性验证应确认检测系统中的外来成分不得干扰试验而影响结果，如确认样品的存在不会对检验结果造成影响。采用替代方法进行控制菌的检验，还应选择与控制菌具有类似特性的菌株作为验证对象。

2. 检测限

微生物定性检验的检测限是指在替代方法设定的检验条件下，样品中能被检出的微生物的最低数量。由于微生物所具有的特殊性质，检测限是指在稀释或培养之前初始样品所含有的微生物数量，而不是指检验过程中某一环节的供试液中所含有的微生物数量。例如控制菌检查中规定不得检出沙门菌，对检测限而言，是指每 10g 样品中能被检出的沙门菌的最低数量。

检测限确定的方法是在样品中接种较低浓度的试验菌（每单位不超过 5cfu），然后分别采用药典方法和替代方法对该试验菌进行检验，以检出与否来比较两种方法的差异。试验菌的接种量须根据试验而定，以接种后采用药典方法 50% 的样品可检出该试验菌为宜。检测限验证至少应重复进行 5 次。对于同一种试验菌可采用卡方检验（χ^2）来评价两种方法的检测限是否存在差异。

3. 重现性

微生物定性检验的重现性是指相同的样品在正常的实验条件（如实验地点、实验人员、仪器、试剂的批次等）发生变化时，所得检验结果的精密度。重现性可视为微生物检验方法在检验结果上抵抗操作和环境变化的能力。方法使用者应优先测定该验证参数。在样品中接种一定数量的试验菌（接种量应在检测限以上），采用药典方法和替代方法，分别由不同人员，在不同时间，使用不同的试剂（或仪器）进行检验，采用卡方检验（χ^2）来评价两种方法的重现性是否存在差异。验证过程中，应关注样品的一致性。

4. 耐用性

微生物定性检验的耐用性是指当方法参数有小的刻意变化时，检验结果不受影响的能力，为方法正常使用时的可靠性提供依据。方法使用者应优先测定该验证参数。与药典方法比较，若替代方法检验条件较为苛刻，则应在方法中加以说明。替代方法与药典方法的耐用性比较不是必须的，但应单独对替代方法的耐用性进行评价，以便使用者了解方法的关键操作点。

样品中微生物定量检验方法的验证

微生物定量检验一般都涉及菌落计数。对计数结果进行数据处理时通常需要使用统计的方法。由于菌落计数服从泊松分布，因此采用泊松分布的统计方法对计数结果进行数据处理优于采用正态分布的统计方法。检验者往往习惯采用正态分布的统计方法，因此也可以通过对数转换或加1后开方的方法将原始数据转换为正态分布数据后再进行统计分析。两种统计方法都适用于微生物数据的统计分析。

1. 准确度

微生物定量检验的准确度是指替代方法的检验结果与药典方法检验结果一致的程度。准确度的确认应在检测的范围内，通常用微生物的回收率（%）来表示。

检测范围内的准确度都应符合要求，准确度验证的方法是：制备试验菌的菌悬液，菌悬液的浓度应选择为能够准确计数的最高浓度，然后系列稀释至较低浓度（如小于 10cfu/ml）。例如，菌落计数平皿法的替代方法，在制备高浓度菌悬液时，其浓度可以是 10^3 cfu/ml，并系列稀释至 10^0 cfu/ml。每个试验菌应至少选择 5 个菌浓度进行准确度确认，替代方法的检验结果不得少于药典方法检验结果的

70％，也可以采用合适的统计学方法表明替代方法的回收率至少与药典方法一致。当替代方法的回收率高于药典方法时，有必要结合专属性项下的有关内容对准确度进行评价。

2. 精密度

微生物定量检验的精密度是指在检验范围内，对同一个均匀的样品多次重复取样测定，其检验结果的一致程度，通常采用标准偏差或相对标准偏差来表示，也可以采用其他适宜的方式。

精密度验证的方法是：制备试验菌的菌悬液，菌悬液的浓度应选择为能够准确读数的最高浓度，然后系列稀释至较低浓度（如小于 10cfu/ml）。每个试验菌选择其中至少 5 个浓度的菌悬液进行检验。每一个浓度至少应进行 10 次重复检验，以便能够采用统计分析方法得到标准偏差或相对标准偏差。一般情况下，可以接受的相对标准偏差（RSD）应不大于 35％。不考虑特殊的检验结果，替代方法的相对标准偏差（RSD）应不大于药典方法。例如，药典菌落计数平皿法其可接受的相对标准偏差（RSD）与含菌浓度的关系见表 2。

表 2　不同含菌浓度下预期的相对标准偏差

cfu/皿	预期 RSD
<10	<35％
10～30	<25％
30～300	<15％

3. 专属性

微生物定量检验的专属性是指通过检测适宜的试验菌，以证明检验方法与其设定目的相适应的能力。例如，菌落计数平皿法其设定目的在于检出一定数量的微生物，则其专属性验证应证明当样品中存在一定数量的试验菌时，通过平皿法检验，能够检出试验菌，而样品的存在不会对结果造成影响。专属性验证时，应能够设计出可能使替代方法出现假阳性的实验模型来挑战替代方法，从而确认替代方法的适用性。当替代方法不依赖微生物生长出菌落或出现混浊就可以定量时（如不需要增菌或在 1～50cfu 范围内就可直接测定菌数的定量方法），以上验证方式就显得更为重要。

4. 定量限

微生物定量检验的定量限是指样品中能被准确定量测定的微生物最低数量。由于无法得到含有已知微生物数量的实验样品，因此，在定量限验证时，应选择在检验范围内至少 5 个菌浓度，每个浓度重复取样测定不少于 5 次，替代方法的定量限不得大于药典方法。需要注意的是，由于细菌计数和菌落数服从泊松分布，可能存在计数结果的误差，因此替代方法的定量限仅需证实在相近的低限度下其灵敏度至少相当于药典方法。

定量限验证的方法是：在检验范围的低限制备 5 份不同含菌浓度的菌悬液，每份菌悬液分别用药典方法和替代方法进行不少于 5 次检验，采用统计方法比较替代方法的检验结果与药典方法结果的差异，从而评价替代方法的定量限。

5. 线性

微生物定量检验的线性是指在一定范围内，检验结果与样品中微生物数量成比例关系的程度。线性验证时必须覆盖能够准确测定的所有浓度范围。每株试验菌应选择至少 5 个浓度，每个浓度至少测定 5 次。根据以上实验数据，以检验结果为因变量，以样品中微生物的预期数量为自变量进行线性回归分析，计算相关系数 r。当相关系数不能准确评估线性时，只能确定简单大约的关系值。替代方法的相关系数不得低于 0.95。

6. 范围

微生物定量检验的范围是指能够达到一定的准确度、精密度和线性，检验方法适用的高低限浓度或数量的区间。

7. 重现性

微生物定量检验的重现性是指相同的样品在正常的实验条件（如实验地点、实验人员、仪器、试剂的批次等）发生变化时，所得检验结果的精密度。重现性可视为微生物检验方法在检验结果上抵抗操作和环境变化的能力。方法使用者应优先测定该验证参数。在样品中接种一定数量的试验菌（接种量应在定量限以上），采用药典方法和替代方法，分别由不同人员，在不同时间，使用不同的试剂（或仪器）进行检验，对检验结果进行统计分析，以相对标准偏差（RSD）来评价两种方法的重现性差异。验证过程中，应关注样品的一致性。

8. 耐用性

微生物定量检验的耐用性是指当方法参数有小的刻意变化时，检验结果不受影响的能力，为方法正常使用时的可靠性提供依据。方法使用者应优先测定该验证参数。与药典方法比较，若替代方法检验条件较为苛刻，则应在方法中加以说明。替代方法与药典方法的耐用性比较不是必须的，但应单独对替代方法的耐用性进行评价，以便使用者了解方法的关键操作点。

9203　药品微生物实验室质量管理指导原则

药品微生物实验室质量管理指导原则用于指导药品微生物检验实验室的质量控制。

药品微生物的检验结果受很多因素的影响，如样品中微生物可能分布不均匀、微生物检验方法的误差较大等。因此，在药品微生物检验中，为保证检验结果的可靠性，必须使用经验证的检测方法并严格按照药品微生物实验室质量管理指导原则要求进行检验。

药品微生物实验室质量管理指导原则包括以下几个方面：人员、培养基、试剂、菌种、环境、设备、样品、检验方法、污染废弃物处理、检测结果质量保证和检测过程质量控制、实验记录、结果的判断和检测报告、文件等。

人　员

从事药品微生物试验工作的人员应具备微生物学或相近专业知识的教育背景。

实验人员应依据所在岗位和职责接受相应的培训，在确认他们可以承担某一试验前，他们不能独立从事该项微生物试验。应保证所有人员在上岗前接受胜任工作所必需的设备操作、微生物检验技术等方面的培训，如无菌操作、培养基制备、消毒、灭菌、注平板、菌落计数、菌种的转种、传代和保藏、微生物检查方法和鉴定基本技术等，经考核合格后方可上岗。

实验人员应经过实验室生物安全方面的培训，保证自身安全，防止微生物在实验室内部污染。

实验室应制定所有级别实验人员的继续教育计划，保证知识与技能不断地更新。

检验人员必须熟悉相关检测方法、程序、检测目的和结果评价。微生物实验室的管理者其专业技能和经验水平应与他们的职责范围相符，如：管理技能、实验室安全、试验安排、预算、实验研究、实验结果的评估和数据偏差的调查、技术报告书写等。

实验室应通过参加内部质量控制、能力验证或使用标准菌株等方法客观评估检验人员的能力，必要时对其进行再培训并重新评估。当使用一种非经常使用的方法或技术时，有必要在检测前确认微生物检测人员的操作技能。

所有人员的培训、考核内容和结果均应记录归档。

培　养　基

培养基是微生物试验的基础，直接影响微生物试验结果。适宜的培养基制备方法、贮藏条件和质量控制试验是提供优质培养基的保证。

1. 培养基的制备

微生物实验室使用的培养基可按处方配制，也可使用按处方生产的符合规定的脱水培养基。

在制备培养基时，应选择质量符合要求的脱水培养基或按单独配方组分进行配制。脱水培养基应附有处方和使用说明，配制时应按使用说明上的要求操作以确保培养基的质量符合要求，结块或颜色发生改变的脱水培养基不得使用。

脱水培养基或单独配方组分应在适当的条件下贮藏，如低温、干燥和避光，所有的容器应密封，尤其是盛放脱水培养基的容器。商品化的成品培养基除了应附有处方和使用说明外，还应注明有效期、贮藏条件、适用性检查试验的质控菌和用途。

为保证培养基质量的稳定可靠，各脱水培养基或各配方组分应准确称量，并要求有一定的精确度。配制培养基最常用的溶剂是纯化水。应记录各称量物的重量和水的使用量。

配制培养基所用容器不得影响培养基质量，一般为玻璃容器。培养基配制所用的容器和配套器具应洁净，可用纯化水冲洗以消除清洁剂和外来物质的残留。对热敏感的培养基如糖发酵培养基，其分装容器一般应预先进行灭菌，保证培养基的无菌性。

脱水培养基应完全溶解于水中，再行分装与灭菌。配制时若需要加热助溶，应注意不要过度加热，避免培养基颜色变深。如需要添加其他组分时，加入后应充分混匀。

培养基灭菌应按照生产商提供或使用者验证的参数进行。商品化的成品培养基必须附有所用灭菌方法的资料。培养基灭菌一般采用湿热灭菌技术，特殊培养基可采用薄膜过滤除菌。

培养基若采用不适当的加热和灭菌条件，有可能引起颜色变化、透明度降低、琼脂凝固力或 pH 值的改变。因此，培养基应采用验证的灭菌程序灭菌，培养基灭菌方法和条件，应通过无菌性试验和促生长试验进行验证。此外，对高压灭菌器的蒸汽循环系统也要加以验证，以保证在一定装载方式下的正常热分布。温度缓慢上升的高压灭菌器可能导致培养基的过热，过度灭菌可能会破坏绝大多数的细菌和真菌培养基促生长的质量。灭菌器中培养基的容积和装载方式也将影响加热的速度。因此，应根据灭菌培养基的特性，进行全面的灭菌程序验证。

应确定每批培养基灭菌后的 pH 值（冷却至室温 25℃ 测定）。若培养基处方中未列出 pH 值的范围，除非经验证表明培养基的 pH 值允许的变化范围很宽，否则，pH 值的范围不能超过规定值±0.2。

制成平板或分装于试管的培养基应进行下列检查：容器和盖子不得破裂，装量应相同，尽量避免形成气泡，固体培养基表面不得产生裂缝或涟漪，在冷藏温度下不得形成结晶，不得污染微生物等。应检查和记录批数量、有效期及培养基的无菌检查。

2. 培养基的贮藏

自配的培养基应标记名称、批号、配制日期、制备人等信息，并在已验证的条件下贮藏。商品化的成品培养基标签上应标有名称、批号、生产日期、失效期及培养基的有关特性，生产商和使用者应根据培养基使用说明书上的要求进行贮藏，所采用的贮藏和运输条件应使成品培养基最低限度的失去水分并提供机械保护。

培养基灭菌后不得贮藏在高压灭菌器中，琼脂培养基不得在 0℃ 或 0℃ 以下存放，因为冷冻可能破坏凝胶特性。培养基保存应防止水分流失，避光保存。琼脂平板最好现配现用，如置冰箱保存，一般不超过 1 周，且应密闭包装，若延长保存期限，保存期需经验证确定。

固体培养基灭菌后只允许 1 次再融化，避免因过度受热造成培养基质量下降或微生物污染。培养基的再融化一般采用水浴或流通蒸汽加热，若采用其他溶解方法，应对其进行评估，确认该溶解方法不影响培养基质量。融化的培养基应置于 45～50℃ 的环境中，不得超过 8 小时。使用过的培养基（包括失效的培养基）应按照国家污染废物处理相关规定进行。

3. 培养基的质量控制试验

实验室应制定试验用培养基的质量控制程序，确保所用培养基质量符合相关检查的需要。

实验室配制或商品化的成品培养基的质量依赖于其制备过程，采用不适宜方法制备的培养基将影响微生物的生长或复苏，从而影响试验结果的可靠性。

所有配制好的培养基均应进行质量控制试验。实验室配制的培养基的常规监控项目是 pH 值、适用性检查试验，定期的稳定性检查以确定有效期。培养基在有效期内应依据适用性检查试验确定培养基质量是否符合要求。有效期的长短取决于在一定存放条件下（包括容器特性及密封性）的培养基其组成成分的稳定性。

除药典附录另有规定外，在实验室中，若采用已验证的配制和灭菌程序制备培养基且过程受控，那么同一批脱水培养基的适用性检查试验可只进行 1 次。如果培养基的制备过程未经验证，那么每一灭菌批培养基均要进行适用性检查试验。试验的菌种可根据培养基的用途从相关附录中进行选择，也可增加生产环境及产品中常见的污染菌株。

培养基的质量控制试验若不符合规定，应寻找不合格的原因，以防止问题重复出现。任何不符合要求的培养基均不能使用。

用于环境监控的培养基须特别防护，最好要双层包装和终端灭菌，如果不能采用终端灭菌的培养基，那么在使用前应进行 100% 的预培养以防止外来的污染物带到环境中及避免出现假阳性结果。

试　剂

微生物实验室应有试剂接收、检查和贮藏的程序，以确保所用试剂质量符合相关检查要求。

实验用关键试剂，在开启和贮藏过程中，应对每批试剂的适用性进行验证。实验室应对试剂进行管理控制，保存和记录相关资料。

实验室应标明所有试剂、试液及溶液的名称、制备依据、适用性、浓度、效价、贮藏条件、制备日期、有效期及制备人。

菌　种

试验过程中，生物样本可能是最敏感的，因为它们的

活性和特性依赖于合适的试验操作和贮藏条件。实验室菌种的处理和保藏的程序应标准化，使尽可能减少菌种污染和生长特性的改变。按统一操作程序制备的菌株是微生物试验结果一致性的重要保证。

药品微生物检验用的试验菌应来自认可的国内或国外菌种保藏机构的标准菌株，或使用与标准菌株所有相关特性等效的可以溯源的商业派生菌株。

标准菌株的复苏、复壮或培养物的制备应按供应商提供的说明或按已验证的方法进行。从国内或国外菌种保藏机构获得的标准菌株经过复活并在适宜的培养基中生长后，即为标准贮备菌株。标准贮备菌株应进行纯度和特性确认。标准贮备菌株保存时，可将培养物等份悬浮于抗冷冻的培养基中，并分装于小瓶中，建议采用低温冷冻干燥、液氮贮存、超低温冷冻（低于−30℃）等方法保存。低于−70℃或低温冷冻干燥方法可以延长菌种保存时间。标准贮备菌株可用于制备每月或每周 1 次转种的工作菌株。冷冻菌种一旦解冻转种制备工作菌株后，不得重新冷冻和再次使用。

工作菌株的传代次数应严格控制，不得超过 5 代（从菌种保藏机构获得的标准菌株为第 0 代），以防止过度的传代增加菌种变异的风险。1 代是指将活的培养物接种到微生物生长的新鲜培养基中培养，任何形式的转种均被认为是传代 1 次。必要时，实验室应对工作菌株的特性和纯度进行确认。

工作菌株不可替代标准菌株，标准菌株的商业衍生物仅可用作工作菌株。标准菌株如果经过确认试验证明已经老化、退化、变异、污染等或该菌株已无使用需要时，应及时灭菌销毁。

实验室必须建立和保存其所有菌种的进出、收集、贮藏、确认试验以及销毁的记录，应有菌种管理的程序文件（从标准菌株到工作菌株），该程序包括：标准菌种的申购记录；从标准菌株到工作菌株操作及记录；菌种必须定期转种传代，并做纯度、特性等实验室所需关键指标的确认，并记录；每支菌种都应注明其名称、标准号、接种日期、传代数；菌种生长的培养基和培养条件；菌种保藏的位置和条件；其他需要的程序。

环　境

微生物实验室应具有进行微生物检测所需的适宜、充分的设施条件，实验环境应保证不影响检验结果的准确性。工作区域与办公区域应分开。

微生物实验室应专用，并与其他领域分开尤其是生产领域。

1. 实验室的布局和运行

微生物实验室的布局与设计应充分考虑到试验设备安装、良好微生物实验室操作规范和实验室安全的要求。实验室布局设计的基本原则是既要最大可能防止微生物的污

染，又要防止检验过程对人员和环境造成危害，同时还应考虑活动区域的合理规划及区分，避免混乱和污染，以提高微生物实验室操作的可靠性。

微生物实验室的设计和建筑材料应考虑其适用性，以利清洁、消毒、灭菌并减少污染的风险。洁净或无菌室应配备独立的空气机组或空气净化系统，以满足相应的检验要求，包括温度和湿度的控制，压力、照度和噪声等都应符合工作要求。空气过滤系统应定期维护和更换，并保存相关记录。微生物实验室应划分成相应的洁净区域和活菌操作区域，同时应根据实验目的，在时间或空间上有效分隔不相容的实验活动，将交叉污染的风险降到最低。活菌操作区应配备生物安全柜，以避免有危害性的生物因子对实验人员和实验环境造成的危害。一般情况下，药品微生物检验的实验室应有符合无菌检查法（通则 1101）和微生物限度检查（通则 1105、通则 1106）要求的、用于开展无菌检查、微生物限度检查、无菌采样等检测活动的、独立设置的洁净室（区）或隔离系统，并配备相应的阳性菌实验室、培养室、试验结果观察区、培养基及实验用具准备（包括灭菌）区、样品接收和贮藏室（区）、标准菌株贮藏室（区）、污染物处理区和文档处理区等辅助区域，同时，应对上述区域明确标识。

微生物实验的各项工作应在专属的区域进行，以降低交叉污染、假阳性结果和假阴性结果出现的风险。无菌检查应在 B 级背景下的 A 级单向流洁净区域或隔离系统中进行，微生物限度检查应在不低于 D 级背景下的 B 级单向流空气区域内进行。A 级和 B 级区域的空气供给应通过终端高效空气过滤器（HEPA）。

一些样品若需要证明微生物的生长或进一步分析培养物的特性，如再培养、染色、微生物鉴定或其他确定试验均应在实验室的活菌操作区进行。任何出现微生物生长的培养物不得在实验室无菌区域内打开。对染菌的样品及培养物应有效隔离以减少假阳性结果的出现。病原微生物的分离鉴定工作应在二级生物安全实验室进行。

实验室应制定进出洁净区域的人和物的控制程序和标准操作规程，对可能影响检验结果的工作（如洁净度验证及监测、消毒、清洁维护等）能够有效地控制、监测并记录。微生物实验室使用权限应限于经授权的工作人员，实验人员应了解洁净区域的正确进出的程序，包括更衣流程；该洁净区域的预期用途、使用时的限制及限制原因；适当的洁净级别。

2. 环境监测

微生物实验室应按相关国家标准制定完整的洁净室（区）和隔离系统的验证和环境监测标准操作规程，环境监测项目和监测频率及对超标结果的处理应有书面程序。监测项目应涵盖到位，包括对空气悬浮粒子、浮游菌、沉降菌、表面微生物及物理参数（温度、相对湿度、换气次数、气流速度、压差、噪声等）的有效地控制和监

测。环境监测按药品洁净实验室微生物监测和控制指导原则（通则 9205）进行。

3. 清洁、消毒和卫生

微生物实验室应有制定清洁、消毒和卫生的标准操作规程，规程中应涉及环境监测结果。

实验室在使用前和使用后应进行消毒，并定期监测消毒效果，要有足够洗手和手消毒设施。应有对有害微生物发生污染的处理规程。

所用的消毒剂种类应满足洁净实验室相关要求并定期更换。理想的消毒剂既能杀死广泛的微生物、对人体无毒害、不会腐蚀或污染设备，又应有清洁剂的作用、性能稳定、作用快、残留少、价格合理。所用消毒剂和清洁剂的微生物污染状况应进行监测，并在规定的有效期内使用，A 级和 B 级洁净区应当使用无菌的或经无菌处理的消毒剂和清洁剂。

设　备

微生物实验室应配备与检验能力和工作量相适应的仪器设备，其类型、测量范围和准确度等级应满足检验所采用标准的要求。设备的安装和布局应便于操作，易于维护、清洁和校准，并保持清洁和良好的工作状态。用于试验的每台仪器、设备应该有唯一标识。

仪器设备应有合格证书，实验室在仪器设备完成相应的检定、校准、验证、确认其性能，并形成相应的操作、维护和保养的标准操作规程后方可正式使用，仪器设备使用和日常监控要有记录。

1. 设备的维护

为保证仪器设备处于良好工作状态，应定期对其进行维护和性能验证，并保存相关记录。仪器设备若脱离实验室或被检修，恢复使用前应对其检查或校准，以保证性能符合要求。

重要的仪器设备，如培养箱、冰箱等，应由专人负责进行维护和保管，保证其运行状态正常和受控，同时应有相应的备用设备以保证试验菌株和微生物培养的连续性，特殊设备如高压灭菌器、隔离器、生物安全柜等实验人员应经培训后持证上岗。对于培养箱、冰箱、高压灭菌锅等影响实验准确性的关键设备应在其运行过程中对关键参数（如温度、压力）进行连续观测和记录，有条件的情况下尽量使用自动记录装置。如果发生偏差，应评估对以前的检测结果造成的影响并采取必要的纠正措施。

对于一些容易污染微生物的仪器设备如水浴锅、培养箱、冰箱和生物安全柜等应定期进行清洁和消毒。

对试验需用的无菌器具应实施正确的清洗、灭菌措施，并形成相应的标准操作规程，无菌器具应有明确标识并与非无菌器具加以区别。

实验室的某些设备（例如培养箱、高压灭菌器和玻璃器皿等）应专用，除非有特定预防措施，以防止交叉污染。

2. 校准、性能验证和使用监测

微生物实验室所用的仪器应根据日常使用的情况进行定期的校准，并记录。校准的周期和校验的内容根据仪器的类型和设备在实验室产生的数据重要性不同而不同。仪器上应有标签说明校准日期和再校准日期。

温度测量装置

温度不但对实验结果有直接的影响，而且还对仪器设备的正常运转和正确操作起关键因素。相关的温度测量装置如培养箱和高压灭菌器中的温度计、热电耦和铂电阻温度计，应具有可靠的质量并进行校准以确保所需的精确度，温度设备的校准应遵循国家或国际标准。

温度测量装置可以用来监控冰箱、超低温冰箱、培养箱、水浴锅等设备的温度，应在使用前验证此类装置的性能。

称量设备

天平和标准砝码应定期进行校准，天平使用过程应采用标准砝码进行校准。每次使用完后应及时清洁，必要时用非腐蚀消毒剂进行消毒。

容量测定设备

微生物实验室对容量测定设备如自动分配仪、移液枪、移液管等应进行检定，以确保仪器准确度。标有各种使用体积的仪器需要对使用时的体积进行精密度的检查，并且还要测定其重现性。

对于一次性使用的容量设备，实验室应该从公认的和具有相关质量保证系统的公司购买。对仪器适用性进行初次验证后，要对其精密度随时进行检查。必要时应该对每批定容设备进行适用性检查。

生物安全柜、层流超净工作台、高效过滤器

应由有资质的人员进行生物安全柜、层流超净工作台及高效过滤器的安装与更换，要按照确认的方法进行现场生物和物理的检测，并定期进行再验证。

实验室生物安全柜和层流超净工作台的通风应符合微生物风险级别及符合安全要求。应定期对生物安全柜、层流超净工作台进行监测以确保其性能符合相关要求。实验室应保存检查记录和性能测试结果。

其他设备

悬浮粒子计数器、浮游菌采样器应定期进行校准；pH 计、传导计和其他类似仪器的性能应定期或在每次使用前确认；若湿度对实验结果有影响，湿度计应按国家或国际标准进行校准；当所测定的时间对检测结果有影响时，应使用校准过的计时仪或定时器；使用离心机时，应评估离心机每分钟的转数，若离心是关键因素，离心机应该进行校准。

样　品

1. 样品采集

试验样品的采集，应遵循随机抽样的原则，并在受控条件下进行抽样，如有可能，抽样应在具有无菌条件的特定抽样区域中进行。抽样时，须采用无菌操作技术进行取样，防止样品受到微生物污染而导致假阳性的结果。抽样的任何消毒过程（如抽样点的消毒）不能影响样品中微生物的检出。

抽样容器应贴有唯一性的标识，注明样品名称、批号、抽样日期、采样容器、抽样人等。抽样应由经过培训的人员使用无菌设备在无菌条件下进行无菌操作。抽样环境应监测并记录，同时还需记录采样时间。

2. 样品储存和运输

待检样品应在合适的条件下贮藏并保证其完整性，尽量减少污染的微生物发生变化。样品在运输过程中，应保持原有（规定）的储存条件或采取必要的措施（如冷藏或冷冻）。应明确规定和记录样品的贮藏和运输条件。

3. 样品的确认和处理

实验室应有被检样品的传递、接收、储存和识别管理程序。

实验室在收到样品后应根据有关规定尽快对样品进行检查，并记录被检样品所有相关信息，如：接收日期及时间、接收时样品的状况、采样操作的特征（包括采样日期和采样条件等）、贮藏条件。

如果样品存在数量不足、包装破损、标签缺失、温度不适等，实验室应在决定是否检测或拒绝接受样品之前与相关人员沟通。样品的包装和标签有可能被严重污染，因此搬运和储存样品时应小心以避免污染的扩散，容器外部的消毒应不影响样品的完整性。样品的任何状况在检验报告中应有说明。

选择具有代表性的样品，根据有关的国家或国际标准，或者使用经验证的实验方法，尽快进行检验。

实验室应按照书面管理程序对样品进行保留和处置。如果实验用的是已知被污染的样品，应该在丢弃前进行灭菌。

检验方法

1. 检验方法选择

药品微生物检验时，应根据检验目的选择适宜的方法进行样品检验。

2. 检验方法的验证

药典方法或标准中规定的方法是经过验证的，当进行样品检验时，应进行方法适用性确认。

如果检验方法不是药典或标准中规定的方法，使用前应进行替代方法的验证，确认其应用效果优于或等同于药典方法。替代方法的验证按药品微生物检验替代方法验证指导原则（通则 9201）进行。

实验室对所用商业检测系统如试剂盒等应保留确认数据，这些确认数据可由制造者提供或由第三方机构评估，必要时，实验室应对商业检测系统进行确认。

污染废弃物处理

实验室应有妥善处理废弃样品、过期（或失效）培养基和有害废弃物的设施和制度，旨在减少检查环境和材料的污染。污染废弃物的最终处理必须符合国家环境和健康安全规定。

实验室还应针对类似于带菌培养物溢出的意外事件制定处理规程。如：活的培养物洒出必须就地处理，不得使培养物污染扩散。

检测结果的质量保证和检测过程的质量控制

1. 内部质量控制

为保证实验室在每个工作日检测结果的连贯性和与检测标准的一致性，实验室应制定对所承担的工作进行连续评估的程序。

实验室应定期对实验环境的洁净度、培养基的适用性、灭菌方法、菌株纯度和活性（包括性能）、试剂的质量等进行监控并详细记录。

实验室应定期对检测人员进行技术考核。可以通过加标试样的使用、平行实验和参加能力验证等方法使每个检测人员所检测项目的可变性处于控制之下，以保证检验结果的一致性。

实验室应对重要的检验设备如自动化检验仪器等进行比对。

2. 外部质量评估

实验室应参加与检测范围相关的国家能力验证或实验室之间的比对实验来评估检测水平，通过参加外部质量评估来评定检测结果的偏差。

实验记录

实验结果的可靠性依赖于试验严格按照标准操作规程进行，而标准操作规程应指出如何进行正确的试验操作。实验记录应包含所有关键的实验细节，以便确认数据的完整性。

实验室原始记录至少应包括以下内容：实验日期、检品名称、实验人员姓名、标准操作规程编号或方法、实验结果、偏差（存在时）、实验参数（所使用的设备、菌种、培养基和批号以及培养温度等）、主管/复核人签名。

实验记录上还应显示出检验标准的选择，如果使用的是药典标准，必须保证是现行有效的标准。

试验所用的每一个关键的实验设备均应有记录，设备日志或表格应设计合理，以满足试验记录的追踪性，设备温度（水浴、培养箱、灭菌器）必须记录，且具有追溯性。

实验记录写错时，用单线划掉并签字。原来的数据不能抹去或被覆盖。

所有实验室记录应以文件形式保存并防止意外遗失，记录应存放在特定的地方并有登记。

结果的判断和检测报告

由于微生物试验的特殊性，在实验结果分析时，对结果应进行充分和全面的评价，所有影响结果观察的微生物条件和因素应完全考虑，包括与规定的限度或标准有很大偏差的结果；微生物在原料、辅料或试验环境中存活的可能性及微生物的生长特性等。特别要了解实验结果与标准的差别是否有统计学意义。若发现实验结果不符合药典各品种项下要求或另外建立的质量标准，应进行原因调查。引起微生物污染结果不符合标准的原因主要有两个：试验操作错误或产生无效结果的试验环境条件；产品本身的微生物污染总数超过规定的限度或检出控制菌。

异常结果出现时，应进行偏差调查。偏差调查时应考虑实验室环境、抽样区的防护条件、样品在该检验条件下以往检验的情况、样品本身具有使微生物存活或繁殖的特性等情况。此外，回顾试验过程，也可评价该实验结果的可靠性及实验过程是否恰当。如果试验操作被确认是引起实验结果不符合的原因，那么应制定纠正和预防措施，按照正确的操作方案进行实验，在这种情况下，对试验过程及试验操作应特别认真地进行监控。

如果依据分析调查结果发现试验有错误而判实验结果无效，那么这种情况必须记录。实验室也必须认可复试程序，如果需要，可按相关规定重新抽样，但抽样方法不能影响不符合规定结果的分析调查。

微生物实验室检测报告应该符合检测方法的要求。实验室应准确、清晰、明确和客观地报告每一项或每一份检测的结果。

检测报告的信息应该完整。

文 件

文件应当充分表明试验是在实验室里按可控的检查法进行的，一般包括以下方面：人员培训与资格确认；设备验收、验证、检定（或校准期间核查）和维修；设备使用中的运行状态（设备的关键参数）；培养基制备、贮藏和质量控制；菌种管理；检验规程中的关键步骤；数据记录与结果计算的确认；质量责任人对试验报告的评估；数据偏离的调查。

附　表

原子量表

($^{12}C = 12.00$)

（录自 2001 年国际原子量表）

中文名	英 文 名	符号	原 子 量	中文名	英 文 名	符号	原 子 量
氢	Hydrogen	H	1.00794 (7)	砷	Arsenic	As	74.92160 (2)
氦	Helium	He	4.002602 (2)	硒	Selenium	Se	78.96 (3)
锂	Lithium	Li	6.941 (2)	溴	Bromine	Br	79.904 (1)
硼	Boron	B	10.811 (7)	锶	Strontium	Sr	87.62 (1)
碳	Carbon	C	12.0107 (8)	锆	Zirconium	Zr	91.224 (2)
氮	Nitrogen	N	14.0067 (2)	钼	Molybdenum	Mo	95.94 (2)
氧	Oxygen	O	15.9994 (3)	锝	Technetium	Tc	[99]
氟	Fluorine	F	18.9984032 (5)	钯	Palladium	Pd	106.42 (1)
钠	Sodium (Natrium)	Na	22.989770 (2)	银	Silver (Argentum)	Ag	107.8682 (2)
镁	Magnesium	Mg	24.3050 (6)	镉	Cadmium	Cd	112.411 (8)
铝	Aluminium	Al	26.981538 (2)	铟	Indium	In	114.818 (3)
硅	Silicon	Si	28.0855 (3)	锡	Tin (Stannum)	Sn	118.710 (7)
磷	Phosphorus	P	30.973761 (2)	锑	Antimony (Stibium)	Sb	121.760 (1)
硫	Sulfur	S	32.065 (5)	碘	Iodine	I	126.90447 (3)
氯	Chlorine	Cl	35.453 (2)	碲	Tellurium	Te	127.60 (3)
氩	Argon	Ar	39.948 (1)	氙	Xenon	Xe	131.293 (6)
钾	Potassium (Kalium)	K	39.0983 (1)	钡	Barium	Ba	137.327 (7)
钙	Calcium	Ca	40.078 (4)	镧	Lanthanum	La	138.9055 (2)
钛	Titanium	Ti	47.867 (1)	铈	Cerium	Ce	140.116 (1)
钒	Vanadium	V	50.9415 (1)	钬	Holmium	Ho	164.93032 (2)
铬	Chromium	Cr	51.9961 (6)	镱	Ytterbium	Yb	173.04 (3)
锰	Manganese	Mn	54.938049 (9)	钨	Tungsten (Wolfram)	W	183.84 (1)
铁	Iron (Ferrum)	Fe	55.845 (2)	铂	Platinum	Pt	195.078 (2)
钴	Cobalt	Co	58.933200 (9)	金	Gold (Aurum)	Au	196.96655 (2)
镍	Nickel	Ni	58.6934 (2)	汞	Mercury (Hydrargyrum)	Hg	200.59 (2)
铜	Copper (Cuprum)	Cu	63.546 (3)	铅	Lead (Plumbum)	Pb	207.2 (1)
锌	Zinc	Zn	65.409 (4)	铋	Bismuth	Bi	208.98038 (2)
镓	Gallium	Ga	69.723 (1)	钍	Thorium	Th	232.0381 (1)
锗	Germanium	Ge	72.64 (1)	铀	Uranium	U	238.02891 (3)

注：1. 原子量末位数的准确度加注在其后括号内。

2. 中括号内的数字是半衰期最长的放射性同位素的质量数。

索　引

索　引

中 文 索 引
（按汉语拼音顺序排列）

Z

英 文 索 引

A

B

D

G

H

I

J

L

M

N

P

R

S

T